第 4 版
第 5 卷

Dermatology

皮肤病学（简装版）

原著主编　Jean L. Bolognia　Julie V. Schaffer　Lorenzo Cerroni

原著编委　Jeffrey P. Callen　Edward W. Cowen　George J. Hruza

　　　　　Joseph L. Jorizzo　Harvey Lui　Luis Requena

　　　　　Thomas Schwarz　Antonio Torrelo

主　　译　朱学骏　王宝玺　孙建方　项蕾红

副主译　（按姓氏笔画排序）

　　　　　于　波　于建斌　王　刚　孙　青　李　明　李　航

　　　　　张福仁　陆前进　郑　捷　晋红中　徐金华　高兴华

　　　　　陶　娟　常建民　蒋　献　鲁　严　赖　维

U0295943

北京大学医学出版社

PIFUBINGXUE（JIANZHUANGBAN）（DI 4 BAN）
图书在版编目（CIP）数据

皮肤病学（简装版）（第 4 版）/（美）博洛尼亚
（Bolognia）原著；朱学骏等主译 . —北京：北京大学
医学出版社，2019.11（2025.1 重印）
书名原文：Dermatology
ISBN 978-7-5659-2059-2

Ⅰ．①皮…　Ⅱ．①博…②朱…　Ⅲ．①皮肤病学
Ⅳ．① R75

中国版本图书馆 CIP 数据核字（2019）第 203371 号

北京市版权局著作权合同登记号：图字：01-2019-4859
ELSEVIER
Elsevier（Singapore）Pte Ltd.
3 Killiney Road，#08-01 Winsland House I，Singapore 239519
Tel：（65）6349-0200；Fax：（65）6733-1817

皮肤病学（简装版）（第 4 版）

主　　译：朱学骏　王宝玺　孙建方　项蕾红
出版发行：北京大学医学出版社
地　　址：（100191）北京市海淀区学院路 38 号　北京大学医学部院内
电　　话：发行部 010-82802230；图书邮购 010-82802495
网　　址：http://www.pumpress.com.cn
E-mail：booksale@bjmu.edu.cn
印　　刷：北京金康利印刷有限公司
经　　销：新华书店
责任编辑：张李娜　　责任校对：靳新强　　责任印制：李　啸
开　　本：710 mm×1000 mm　1/16　印张：193.25　字数：6100 千字
版　　次：2019 年 11 月第 1 版　2025 年 1 月第 3 次印刷
书　　号：ISBN 978-7-5659-2059-2
定　　价：990.00 元
版权所有，违者必究
（凡属质量问题请与本社发行部联系退换）

目　录

第 5 卷

第 19 部分　药物治疗

第 20 部分　物理治疗方法

第 21 部分　外科

第 22 部分　美容外科

第 123 章　公共卫生和皮肤病学

Eleni Linos，*Abrar A. Qureshi*

引言

当一位皮肤科医生走进图 123.1 患者所在的检查室时，一些可能的诊断会出现在脑海中。患者的病史、体格检查发现和其他线索有助于缩小鉴别诊断范围。对于本例患者，了解其特应性皮炎病史有助于理解凿蚀样糜烂的发生背景，并有助于得出疱疹性湿疹的诊断。因此，了解疾病的流行病学特点，明确疾病在人群中的分布情况以及影响其分布的因素有助于确定诊断[1-3]。

由于许多皮肤病的发病率较高或在不断上升，皮肤科医生有可能在公共卫生研究和政策中发挥重要作用。本章着重介绍了皮肤病与公共卫生的相关性、流行病学对皮肤科实践的影响、公共卫生研究的主要类型以及研究设计理念和术语在流行病学中的应用。

皮肤病学对公共卫生的重要性

皮肤病全世界都有发病。据 2010 年全球疾病负担数据的显示[4]，因皮肤病损失的伤残调整生命年（disability-adjusted life years，DALYs）达 3600 万年，排在非致死性疾病负担最常见原因的第 4 位（表 123.1）。在美国，皮肤病占门诊就诊人数的 4%，在所有专科中排第 3（排在眼科和整形外科之后）。因皮肤病就诊的人数在初级保健中占 5% ～ 8%，急诊就诊人数中占 4%，门诊最常见的诊断是湿疹、皮肤感染、良性肿瘤、痤疮、银屑病和皮肤癌[5-8]。值得注意的是，

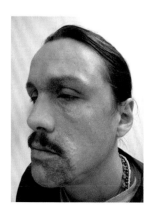

图 123.1　**疱疹性湿疹：流行病学知识有助于诊断。** 明显的群集性水疱和凿蚀性糜烂。单纯根据这些信息，疱疹性湿疹仍须进行鉴别诊断。而了解特应性皮炎患者的病史，结合疱疹性湿疹的流行病学知识，有助于确定诊断

2010 年，美国因瘙痒症状就诊的人数占所有门诊的 1%[9]。

皮肤病不仅很常见，而且某些病的发病率正在上升。例如，1981—2006 年，美国黑色素瘤的发病率每年增加 2.9%，2007—2013 年，以每年 0.9% 的速度低速增长[10]。各厚度组的黑色素瘤发病率均有所上升，尽管近年来黑色素瘤死亡率总体稳定，并有所降低[11]。此外，许多国家的非黑色素瘤皮肤癌，即基底细胞癌（BCC）和鳞状细胞癌（SCC）的发病率有所增加[12-16]。室内晒黑（日光浴床）与皮肤癌的风险增加有关，并且在年轻人中达到惊人的比例，美国、加拿大以及北欧和西欧近 20% 的青少年接受室内晒黑[17-18]。

确保男女同性恋、双性恋和变性者（LBGT）的健康，对包括皮肤科医生在内的所有医生也都很重要。识别和治疗艾滋病和梅毒等性传播感染至关重要，相关的皮肤表现往往对疾病诊断有提示意义[19]（见第 78 章和第 82 章）。与异性恋男子相比，男同性恋使用日光浴床的比例高出 6 倍，皮肤癌的患病率高出 1 倍以上[20]。这些皮肤癌在 HIV 感染个体中也更常见和更具侵袭性。皮肤科医生必须继续解决与变性患者相关的文化能力缺陷；一个例子是 FDA 强制执行的风险缓解计划，如 iPledge 计划。新的数据表明，男女同性恋、双性恋和变性者群体之间持续存在健康差距，因此须要提供具有男女同性恋、双性恋和变性者文化应对能力的健康保健人员，更有必要对如何评估和解决现有差距进行更多的研究。

流行病学在皮肤病学中的作用

流行病学研究可以提供关于皮肤病的病因、危险因素、自然病史、预后、发病率、患病率和有效治疗的信息。表 123.2 概述了流行病学数据对皮肤病患者照护和基于系统的实践的影响。

观察性研究

观察性研究中测量、记录患者的特征及治疗结果，不对患者进行外界干预，也不试图去影响结局。

表 123.1　2010 年所有皮肤病伤残调整生命年（DALY）率合计

DALY 率 /100 000 人	国家和地区
< 508	德国
509 ～ 562	加拿大、西班牙、英国
563 ～ 609	巴西、法国、日本、美国
610 ～ 677	澳大利亚、芬兰、中国台湾
678 ～ 740	埃塞俄比亚、海地
> 740	巴布亚新几内亚、苏丹

Data from ref 3.

表 123.2　流行病学在皮肤病学中的应用

流行病学在医疗服务中的应用

- 提供背景以帮助诊断
- 指导患者避免触发因素和可改变的疾病危险因素
- 为治疗策略提供证据
- 通过早期筛查预防患者及其家属的相关共病

流行病学在系统层面的应用

- 提高对社区皮肤病负担和分布的认识
- 为共同和新出现的疾病适当分配资源
- 确定不断变化和未来的医疗保健需要
- 影响公共政策

描述性研究

目前在皮肤科进行的许多研究都是描述性的，其中包括病例报告和病例系列。病例报告是对个体患者特征（例如人口统计学信息）、临床表现、诊断、治疗和疾病过程的详细描述。病例系列是对一组具有共同特征的患者在诊断程序和治疗方面的描述[21]。病例报告和病例系列有助于确定罕见疾病的表现，报告试验性治疗的初步结果，并为更大的研究提出假设。病例系列的缺点是缺少对照组（表 123.3）[21-22]，虽然先前的数据（例如关于一般人群中风险因素的流行情况）有时可用于比较。

病例系列的一个有价值的例子是 Kasteler 和 Callen 对皮肌炎患者头皮受累的描述[23]。作者在 5 年的临床实践中发现，17 例皮肌炎患者中有 14 例头皮受累，表现为萎缩性、红色鳞屑性斑块。14 例患者中有 5 例曾被诊断为银屑病或脂溢性皮炎。这项研究促使人们认识到头皮受累是皮肌炎的一个临床表现。

用流行病学方法确定病因

病例对照研究、队列研究和横断面研究通常有助于阐明疾病的病因和危险因素（见表 123.3）。这些方法包括研究目标疾病（如皮肤 SCC）和疾病可疑危险暴露因

表 123.3　研究类型及其特点[2, 22, 24]

研究类型	研究人群	对照人群	相关常用度量	优点	缺点	疗效证据等级*
病例系列	患有疾病者	无	各种类型（例如百分位数）	• 描述罕见的疾病和治疗方法	• 无对照组，无背景暴露水平比较资料	4
病例对照研究	患有疾病者	正常者	OR（罕见疾病中接近 RR）	• 可以研究罕见疾病 • 持续时间短，价格便宜，样本小	• 由于对两个不同群体进行采样而可能产生偏倚和混杂 • 不建立因果关系 • 限于一种疾病	3
队列研究	接受暴露者	未接受暴露者	RR 或者绝对风险†	• 因果推断 • 可以评估多种疾病 • 提供发病率 • 可以研究少见的暴露	• 通常需要大样本量 • 对罕见疾病不太可行	2**
横断面研究	患有疾病者或接受暴露者	以上任一项	OR 或者相对患病率	• 可以研究几种暴露因素和疾病 • 耗时相对短 • 提供疾病和暴露因素的流行信息	• 不建立因果关系 • 对罕见疾病不太可行	2**
随机对照试验（RCTs）	随机接受治疗者	随机对照者	各种类型（例如 RR 或百分位数）	• 可证明因果关系 • 随机化和盲法有助于减少偏倚或混杂	• 昂贵 • 会使参与者受到潜在的伤害 • 仅能回答一个较窄的临床问题	1

* 治疗效果的证据水平为 1 ～ 5，1 是最好的。专家意见代表级别 5。系统评价的疗效证据水平取决于其评价的研究类型。具有良好同质性的随机对照试验的系统评价证据等级高于单个随机对照试验。

** 一般而言，队列研究（2b）证据等级高于横断面研究（2c）。

† 绝对风险降低（absolute risk reduction）是指暴露组的发病率减去未暴露组的发病率。这受人口中疾病比例的影响，疾病的患病率越高，绝对风险降低的程度就越高。绝对风险降低的倒数就是每避免一个人患病所需的治疗次数（number needed to treat）。

OR，比值比；RR，相对危险度

素（如紫外线辐射），因此研究参与者可以归类为是否患有该疾病以及是否暴露于潜在风险因素（表123.4）。

病例对照研究

病例对照研究包含一组患病个体和来自同一人群没有患病的对照组。研究设计为回顾性评估疾病组（病例）与非疾病组（对照组）的暴露因素。为确保有疾病和无疾病的参与者具有可比性，两类参与者应从单一人群中抽样，并以相同方式为每一组收集数据[24]。此外，病例组和对照组应与可能的构成因素相匹配，例如，如果病例组有1位60岁的女性病例，那么将从同一普通人群中选择1位60岁的女性作为对照。

混杂因素（confounder）是指与暴露及被研究疾病相关的外部变量，它可以解释暴露和疾病之间的部分或全部关系。虽然混杂因素可能是导致该疾病的一个作用因素，但疾病并非由此变量引起，所以并不在暴露和疾病之间的"因果路径"上[1-2]（图123.2）。年龄和性别是可能的混杂因素的例子。这些因素以及其他和疾病与暴露相关的特征也应记录并放入统计模型中。在考虑混杂因素后，若某个关联仍存在，那么它很可能是一真正的关联。

在病例对照研究中，计算出患病组的暴露比值（a/c），与未患病组的暴露比值相比（b/d，见表123.4）。在病例对照研究中，用于研究关联性的是比值比（OR），等于（a/c）/（b/d）或ad/bc。OR = 1表示无关联，而OR在统计上显著大于或小于1分别表示正关联或负关

表 123.4 根据研究对象的疾病和暴露情况对其进行的分类。比值比（OR）=（a/c）/（b/d），而相对危险度（RR）=（a/a + b）/（c/c + d）		
	有疾病（如皮肤 SCC）	无疾病（如无皮肤 SCC）
有暴露（例如高剂量紫外线）	a	b
无暴露（例如无高剂量紫外线）	c	d
SCC，鳞状细胞癌；UV，紫外线辐射。		

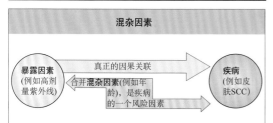

图123.2 **混杂因素**。蓝色箭头表示真正的关联，在本例中是因果关系。紫色箭头并不代表真正的关联，而是因为混杂。SCC，鳞状细胞癌

联。其不同于相对危险度（RR），即暴露人群的发病率除以未暴露人群的发病率［（a/a + b）/（c/c + d）］（见下文队列研究部分）。虽然RR不能直接从病例对照研究中计算，但当该疾病罕见时，OR接近RR。

病例对照研究的一个主要优点是，只使用有限数量的参与者便可以得到许多疾病预测因子信息，因此，非常适用于罕见病的调查。此外，病例对照研究相对便宜和省时。病例对照研究的缺点之一是不清楚暴露是否先于疾病，所以不能确定因果关系。此外，这种类型的研究有几种潜在的误差，当病例组和对照组分别进行收集时，可能会出现抽样误差，并且可能无法进行比较。由于是回顾性确定暴露因素，可能发生回忆偏倚，例如，那些患有疾病的人可能会更详细地回忆起暴露的情况，因为他们一直在考虑其疾病的潜在原因。病例对照研究不能提供疾病发病率或患病率的信息。

举一个例子，Picard等通过病例对照研究的方法研究了银屑病（此处为暴露因素）与冠状动脉疾病之间的关系[25]。他们比较了年龄和性别匹配的冠心病（CAD，血管造影证实）患者与无CAD（无病史或症状，心电图无Q波）患者的银屑病患病率，这些无CAD患者是由于非心血管疾病而被推荐给外科医生的患者。调查发现CAD病例组的银屑病患病率为8.0%，而对照组的银屑病患病率为3.4%，OR为2.64［95%置信区间（CI）1.42～4.88］。换句话说，CAD患者患银屑病的比例是无CAD的患者的2.64倍。95% CI不包括1，表明OR具有统计显著性。然而，在多变量分析中调整潜在混杂心血管危险因素后，OR降至1.84（95%CI 0.99～3.40），包括1，因此仅具有临界意义。

队列研究

队列研究从普通人群中招募参与者，而被招募者必须没有罹患目标疾病。如表123.4中给出的示例，所有参与者在研究开始时都须没有罹患SCC。然后，将他们分为有或无高剂量UV暴露组，随访一段时间。我们可以计算出高剂量UV暴露组的SCC发生率（a/a + b），并与无高剂量UV暴露组的SCC发生率（c/

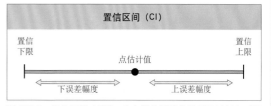

图123.3 **置信区间（CI）**。从有效分析得出的置信区间在无限重复的研究中95%的次数包含真实参数

c + d）进行比较。因此，队列研究比较的是某种疾病在暴露和未暴露于某种特定危险因素时的发病率。其通常用 RR 表示（见上文定义）。与 OR 类似，RR 为 1 表示无关联，而统计学上显著大于或小于 1 的 RR 表示正或负关联。队列研究可以前瞻性进行，以便更好地控制对结果的测量（尤其是对于致命疾病更好），或者回顾性地进行，这样研究成本更低，所需时间更少。

队列研究的优点之一是可以确定疾病的发生率，疾病的发生率是在特定时间段（例如，研究的时长）内，新发病例数除以特定人群（例如，研究的参与者）中具有患病风险的总人数[1]。此外，这种研究方法记录了患者疾病发生时的数据，因此可以展示疾病的自然病史。另一个优点是，队列研究确立了时序性，因为暴露先于结果，使推断暴露和疾病发生之间的因果关系成为可能。缺点是队列研究往往需要较大样本量，对罕见结局的可行性较低。

Zhang 等最近的 1 项队列研究分析了日光浴床的使用与皮肤癌之间的关系[26]。他们于 1989 年至 2009 年间随访了超过 7 万名护士。在对可能的混杂因素（例如年龄、皮肤类型、日光暴露、居住地 UV 指数）进行调整后发现，在 35 岁之前使用日光浴床每年增加 4 次，发展为 BCC 的 RR 为 1.15（95% CI 1.11～1.19）。因此，与不使用日光浴床相比，平均每年使用日光浴床 4 次或 8 次，导致 BCC 的风险分别升高约 15% 或 30%。这表明了剂量依赖效应，即使用日光浴床的妇女患皮肤癌的风险更高。此外，作者指出，在青少年或大学时期暴露于日光浴床的妇女比在晚年暴露于日光浴床的妇女风险更高。

当暴露因素和疾病之间的关系由于某一变量（如图 123.4 中的年龄变量）而发生改变时，则会发生**效应修饰**或**交互作用**。因此，暴露因素和效应修饰因素对疾病发生有相互依赖性作用。在这种情况下，暴露因素

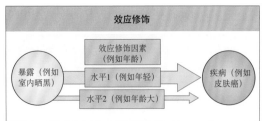

图 123.4　**效应修饰**。蓝色箭头表示真正的关联，在本例中表示因果关联；箭头越粗，关联就越强。如果某个变量导致效应修饰，则暴露与疾病之间的关联强度会因效应修饰因素水平的不同而不同。年龄在许多情况下是效应修饰因素。交互作用是一个类似的概念，当暴露因素和另一个变量对疾病的影响相互依赖时就会发生

与疾病的关系应根据效应修饰因素进行分层展示[1-2]。

横断面研究

横断面研究类似于队列研究，不同之处在于初始人群无须是不患有目标疾病的，而且疾病和暴露都是在同一个时间点测量的，没有随访期。它能提供疾病患病率的信息，即在给定时间内受累个体的数量除以有风险的人数（例如，研究参与者的总数）。横断面研究可以探索暴露因素与疾病之间的相关性，但无法确定这两者中哪一种在前。横断面研究结果通常以 ORs 或**相对患病率**表示，比较暴露人群和未暴露人群的疾病患病率。在数学上，它由（a/a + b）/（c/c + d）表示（见表 123.4），如队列研究一样，这里 a/a + b 和 c/c + d 是患病率，而不是发病率。

横断面研究的优点是相对快速、便宜且不需要随访。它是唯一可以得出疾病的患病率、暴露或其他危险因素的流行病学研究。其缺点之一是没有表现出时间性，因此不能建立疾病和暴露之间的因果关系。而且对于研究罕见疾病和罕见暴露不可行，因为需要非常大的研究人群。

一个横断面研究的例子是 Love 等的研究[27]，他们使用了一个代表非制度化美国平民人口的国家数据库，即全国健康和营养检查调查。结果发现，银屑病患者代谢综合征的患病率为 40%，对照组为 23%。调整年龄、性别、种族/民族、吸烟状况和 C 反应蛋白水平后，银屑病与代谢综合征之间的 OR 为 1.96（95 CI 1.01～3.77）。因此，银屑病患者患代谢综合征的比例是无银屑病患者的 1.96 倍或比他们高 96%。

评估预防或治疗干预的效果

临床试验

与观察研究不同，临床试验涉及干预。在随机对照试验（RCT）中，受试者随机接受干预或安慰剂。参与者不知道他们的分组情况，观察者也不知道（双盲）。受试者被随访一段给定的时间，在此期间评估疾病的结果和安全性。表 123.5 列出了新药试验的四个阶段。然后执行意向性分析，该分析将所有随机分组后纳入干预组的受试者均进行分析，而不是仅分析实际接受干预处理的患者。若排除未遵医嘱或由于副作用及其他原因而终止干预的受试者，研究结果则可能出现偏倚。因此，意向性分析保留了临床研究的随机性。同时，对实际接受干预处理的患者也进行分析，以便于比较。RCT 的结果指标可根据研究目的而不同

（如相对危险度、各组的改善百分比、预后指标，见表 123.6）。统计显著性的概念被用来评估结果的差异是偶然发生的还是可能代表干预的真实效果。

对照试验的主要优点是能够证明因果关系（表 123.7）。随机化可以消除混杂效应，盲法可以消除偏倚。缺点是对照试验相对昂贵，可能使受试者暴露于潜在的伤害，能回答的临床问题也比较窄。因此，随机对照试验通常留给充分发展的研究问题，这些问题是基于先前较小的研究或观察性研究的证据。一般而言，临床试验的受试者应易于招募，很可能受益于干

表 123.5	新药试验的四个期 [2, 24]
1 期	涉及少数志愿者的无盲、无对照研究，重点关注药物的安全性和药理学特征
2 期	小的随机试验检验疗效和相对安全性
3 期	大的随机试验检验有效性和安全性
如果通过了第三期，可以得到 FDA 的批准	
4 期	试验性或观察性研究，用于市场营销后监测，以评估严重的副作用并评价其额外的治疗用途

表 123.6	预后和生存数据的 5 种表达方式。考虑到有一些皮肤病是致命的，了解生存测量是有用的
病死率	死于目标疾病的人数除以患有疾病的人数，多用于短期急性疾病
五年存活率	在诊断后或治疗开始后存活 5 年的患者的百分比，常用于评估癌症研究
观察存活率	研究每年的存活概率（例如生命表）或基于从基线到研究参与者死亡的时间间隔（例如 Kaplan-Meier 图）
中位存活率	一半的被研究人群存活的时间长度，可应用于疾病导致患者生存期较短或较长的研究中
相对存活率	观察到的患者的存活率除以没有疾病条件下的预期存活率

表 123.7	强化因果推断的因素。一项精心设计的随机对照试验为建立因果关系提供了最好的证据。队列研究可以推断因果关系，因为在这些研究中暴露先于疾病 [2, 24]
时间性证据——暴露因素在疾病或结果之前	
其他研究的一致性和可重复性	
强关联（例如，RR 或 OR 离 1 越远），且在一项强效力的研究中具有统计显著性	
剂量-效应关系——暴露因素越强，患病风险越大	
停止暴露与疾病风险降低相关	
生物学上的合理性和与其他科学知识的一致性——暴露与疾病有某种机制相联系	
OR，比值比；RR，相对危险度	

预措施，不太可能受到干预措施的伤害；受试者应当对治疗依从性高，并且应有随访计划。干预措施的设计应在疗效和安全性之间取得平衡，并在试验期间进行监测，以确保受试者不会受到有害干预措施的影响，不会被剥夺有益干预措施，或继续进行无法回答预期问题的试验。只要可能，试验应包括与安慰剂的比较。当在等效性或优效性试验中比较主动治疗时，与所研究患者群体的金标准治疗进行比较可以最大限度地提高与临床实践的相关性。精心设计的随机盲法对照试验被认为是研究设计的金标准 [22]（见表 123.3）。

随机对照试验的一个例子是 Paller 等对依那西普治疗儿童和青少年中重度斑块型银屑病的效果和安全性的评估 [28]。该研究随机选取 211 例银屑病患儿（4～17 岁）进行双盲试验，每周皮下注射依那西普或安慰剂一次，为期 12 周。主要终点是银屑病面积和严重程度指数比基线改善 75% 及以上（PASI75）。随机接受依那西普治疗的患者达到 PASI75 的可能性（57%）显著高于接受安慰剂治疗的患者（11%）（$P < 0.001$）。因此作者得出结论，依那西普显著降低了儿童和青少年中重度斑块银屑病的疾病严重程度。

系统综述

系统综述是汇总并统计分析已完成的对特定研究问题的各项研究结果，得出关于一系列研究的结论 [1]。虽然系统综述传统上应用于 RCTs，但是也可以从观察研究中获取数据。系统综述应有一个书面方案，解决其寻求回答的研究问题，利用全面和无偏倚的方法选择研究，并清楚描述综述的统计学方法，即荟萃分析（meta 分析）。其还应包括一个基于所有合格研究结果的效应估计（附加 CI）的概要（见图 123.3）。此外，还应评估所用研究的异质性，以表明不同研究中发现的差异程度。它应考虑到未发表的研究，解决发表偏倚，因为阳性的研究更有可能被发表。它通常还包括部分或全部研究所做的基于额外测量的对主要研究问题进行补充的分层分析。如果任何设计决策有问题或过于武断，应进行分析，以评估荟萃分析的结果对设计特定研究或纳入某些研究时所作决策的敏感性。在这里，研究敏感性越低越好。每个研究的特征和结果应清楚地显示在表格和图中，以使读者能够直观地看到数据，而不仅仅依赖于荟萃分析的结论 [2, 24]。

系统综述的优点是，它能够整合多项研究结果，从而获得更有意义的结论。虽然这往往很费时，但并不需要大量财政资源。此外，这些结果有时被用来制定实践指南。系统综述的质量取决于作为其基础的研

究的质量。在解释系统综述时必须谨慎，因为它可能没有考虑到未发表的研究，所有研究的质量可能不一致，研究可能没有可比性（例如不同的结果衡量标准），并且调整偏倚可能是一项艰巨的任务。此外，根据几项研究的风险评估做出的单一风险评估可能使人对风险的大小产生错误的确定感。对结果均一的随机对照试验进行系统综述可获得所有研究类型中最高级别的结果[22]（见表 123.3），但对于受上述因素受限的系统综述，证据水平要低得多。

Cochrane 皮肤小组源于更大的 Cochrane 协作小组，该小组负责各种医疗保健研究的综述，致力于对皮肤病学主题进行系统综述[29]。系统综述的一个例子是 Wehner 等[18]利用现有研究总结了室内晒黑对皮肤 BCC 和 SCC 风险的影响。作者检索了多个大型数据库（例如 PubMed、Embase、Web of Science），从 12 项符合其纳入标准的研究（均为观察性）中收集数据，并通过既定的方法进行了方法学质量、异质性和发表偏倚的评估。他们发现，与从未使用过日光浴床的人相比，曾经使用过日光浴床的人患 BCC 的总 RRs 为 1.29（95% CI 1.08 ～ 1.53），SCC 的总 RRs 为 1.67（95% CI 1.29 ～ 2.17）[18]。通过将这些总 RRs 应用于美国室内晒黑的流行情况，他们计算出人群中室内晒黑的归因风险：SCC 为 8.2%，BCC 为 3.7%。

遗传流行病学

考虑疾病的病因时，遗传易感性和环境因素都是很重要的。由于分子和遗传技术的最新进展，流行病学研究已经扩展至生物样本的使用。随着 2003 年人类基因组计划和 2005 年国际 HapMap 计划的完成，遗传流行病学的研究人员正在使用一种称为全基因组关联研究（GWAS，见第 54 章）的技术。该方法检验疾病与单核苷酸多态性（SNPs）、疾病与单倍体型（作为整体遗传给后代的 DNA 变异组合）之间的关联。该研究可阐述疾病的分子机制，研究者可以寻找基于假设的或非基于假设的关联性。

Petukhova 等[30]的一项研究说明了 GWAS 技术在探讨斑秃（AA）发病机制中的应用。他们用 1054 例患者的遗传样本和 3278 例对照组的遗传样本发现了 139 个与 AA 显著相关的 SNPs（$P \leqslant 5 \times 10^{-7}$）。他们发现这些 SNPs 与含有控制 T 细胞活化和细胞因子产生的几个基因的基因区域相关。这一研究结果表明先天免疫和后天免疫都参与了 AA 的发病机制，并提示斑秃存在潜在的自身免疫机制。

健康服务研究

在健康服务研究领域，应用流行病学调查技术来评估社区提供的卫生服务与疾病结果之间的关联。这类研究的结果包括死亡率和发病率等传统终点，以及使用和获取、患者满意度、生活质量和残疾计量等其他终点。除了在理想、可控的环境中进行干预的效果之外，还必须评估现实生活中的效果（例如，降低依从性的因素，表 123.8）和效率（如成本效益比）。

研究对卫生政策的影响

医学研究的最终目标是使患者受益。研究结果在医疗保健政策和实践中的适当应用是医学进步的关键组成部分。目前，国际上正在进行一项名为"明智选择"的运动，该运动是一项以医生为主导、以患者为中心的倡议，其目标是利用循证医学提高护理质量，减少不必要和可能有害的测试、操作和治疗的使用。以患者为中心的沟通和共享决策也被列为癌症护理的最高优先事项。例如，患者在生命末期过度诊断无症状性 BCCs 可能导致焦虑和强化治疗，其危害大于益处。提倡一种包含患者投入和总体预后的个体化方法[31]。

生活质量评定

世界卫生组织（WHO）将生活质量（QOL）定义为个人对其生活状态的看法，在他们所生活的文化和价值体系的背景下，并与他们的目标、期望、标准和关注有关。QOL 是皮肤科疾病的一项重要结果评定指标，因为尽管许多疾病不是致命的，但可以造成明显的疾病状态，导致 QOL 降低。患者可能会根据其个人价值观、背景和教育程度对各种 QOL 衡量标准施加不同的权重。因此，开发有效的 QOL 评定标准可能是一项挑战。皮肤病学中最常用的 QOL 工具是皮肤病学生活质量指数（DLQI），其已被用于多种疾病。这是一份自我管理的 10 项问卷，内容是关于过去一周患者对皮肤病影响的看法[32]。DLQI 已用于年龄 ≥ 16 岁的皮肤病患者，一致性良好至优秀，重测可靠性高，结果与其他 QOL 工具一致（尽管在精神和情感方面较少）[33]。另一种常用的、经过验证的皮肤病学 QOL 工具是 Skindex，它有 29 项和 16 项版本，在症状、情绪和功能方面有不同的评分[34-35]。

表 123.8　皮肤科治疗的患者依从性：障碍与潜在解决方案	
障碍	潜在解决方案
对疾病病程缺乏了解或对以前的治疗感到沮丧	• 增加对患者／家庭的教育，包括内部讨论、书面材料、在线资源和疾病支持小组 • 表达同情和识别疾病对患者生活的影响
对治疗方案缺乏了解	• 提供个体化的书面治疗计划 • 说明具体情况，例如在哪里使用局部药物以及使用多少药物 • 避免在对治疗缺乏信心或缺乏医疗常识的患者中使用复杂的方案
治疗太耗时间	• 简化方案，例如在可能的情况下每天给药一次和使用复合产品
产品使用起来困难、麻烦或不愉快	• 对于局部用药，选择易于施用和易于吸收的载体 • 为患者定制给药工具或给药方法，如对青少年尽量使用不太油腻的药物，对幼儿尽量避免使用有烧灼感的药物
担心或发生副作用	• 询问并解决具体问题，例如类固醇恐惧症、对天然产品的渴望 • 就潜在的副作用以及如何预防或改善这些副作用提供前瞻性指导，例如口服药物和食物或水同服、应用润肤剂和剂量调整
由于期望立即／迅速的结果而放弃治疗	• 告知患者／家属预期的改善时间
不接受或忘记使用药物	• 预期与接受药物有关的潜在问题，例如须事先授权、保险问题或药物不能即时可用 • 开足量的药 • 计划一个随访电话或文本，特别是在治疗开始后的一周内 • 讨论将药物作为日常生活的一部分（例如刷牙），并将其放置在可见／可接近的位置 • 使用图表／日历、电子设备或家庭成员帮助的提醒系统 • 尽早／更频繁地预约随访 • 患者／家属是否带着他们的瓶子／试管来就诊或检查电子病历，以查看空瓶是否已再次填满药物 • 具体询问药物的使用频率

设计和审定研究时的重要概念

研究问题与设计

在规划研究或理解已发表的文献时，须要考虑一些重要的概念，这些概念对于观察研究和临床试验都适用（表 123.9）。首先，重要的是要知道研究设计须要最好地回答目标研究问题。此外，必须认识到特定

表 123.9　审阅研究时的重要注意事项。常见的误区用粗体表示 [2, 24]	
研究问题与研究设计	• 根据研究设计，可以回答或无法回答哪些问题？（见表 123.3）
方法	• **有没有对照组？** • 是否努力减少系统误差？ • 暴露和疾病是否得到了可靠、准确的测量？ • **潜在混杂因素是否包括在检验暴露因素与疾病之间关系的统计模型中？** • 是否进行了试验，以寻找暴露与其他研究变量之间的效应修饰或交互作用（见图 123.4）？
结果	• 各暴露组的基线特征是否显著不同？如果是，是否在统计模型中对这些变量进行了校正？ • **研究设计是否应用了正确的结果测量方法？** • 关联是否有统计显著性？（例如，P 值 < 0.05 或某一比值的 95% CI 不包含 1） • 这项研究是否有足够的效力（通常指参与者的数量）来检测统计显著性？
结论	• **因果关系的证据有多强？**（见表 123.7） • 是否会出现 I 类错误（假阳性）？ • 是否会发生 II 类错误（假阴性）？ • **考虑到研究设计的类型、优点和局限性，包括偏倚，可以得出什么结论？**（见表 123.3） • 结果的普遍性如何？ • 这项研究是由商业企业赞助的吗？ • 作者是否有重大利益冲突？ • 这些发现是否足以影响当前的临床实践和未来研究的方向？
CI，置信区间	

的研究设计能够回答和不能回答的问题，例如，病例对照研究无法确定因果关系。

方法

在考虑研究方法时必须认识到对照组的重要性，并了解可能影响研究的随机（由于偶然）和系统误差。系统误差（systematic errors）源于偏倚，"这些变异源在一个方向上歪曲了研究结果" [24]。系统误差的对立面是有效性（validity）。表 123.10 描述了在流行病学研究中可能出现的几种类型的偏倚。一些研究特别容易产生某些类型的偏倚，例如，回顾性研究特别容易受到回忆偏倚的影响，回忆偏倚是一种信息偏倚（见病例对照研究部分）。在研究设计中应尽可能减少系统误差。

患者基线特征、暴露因素、其他风险因素和疾病特征应可靠、准确（图 123.5）。关于信息的有效性（准确性）通常使用敏感性和特异性或预测值来表达。**敏感性**表示患该病的人检测呈阳性的可能性（a/a + c）（表 123.11）。**特异性**是指没有患该病的人检测呈

表 123.10　误差和偏倚的种类。有两种类型的误差：随机误差（出于偶然）和系统误差

- 随机误差
- 系统误差
  - 确认偏倚发生于人群中所有应被代表的没有全部被代表时
  - 选择偏倚发生于各类暴露组或疾病组的参与者选择不相同时
  - 错分偏倚发生于参与者被错误地认为应属于一个暴露组或疾病组，但实际上应是另一个组时
  - 信息偏倚与采集的暴露因素或疾病信息不准确有关（例如回忆偏倚）

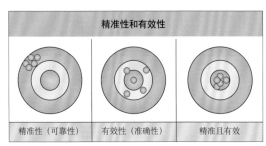

精准性和有效性

精准性（可靠性）　　有效性（准确性）　　精准且有效

图 123.5　**精准性和有效性**。精准性（可靠性）是随机误差相对少。有效性（准确性）是系统误差相对少（From Porta M. Dictionary of Epidemiology，5th edn. Cary，NC：Oxford University Press，2008：2. © 2008. Oxford University Press. All rights reserved.）

表 123.11　敏感性、特异性、阳性预测值和阴性预测值的概念

筛查试验结果	真实情况 （用金标准检测确定）		
	疾病	无疾病	
阳性	a（真阳性）	b（假阳性）	阳性预测值＝a/（a＋b） （随患病率升高而升高）
阴性	c（假阴性）	d（真阴性）	阴性预测值＝d/（c＋d） （随患病率降低而降低）
	敏感性＝a/ （a＋c）	特异性＝d/ （b＋d）*	

*译者注：原书中特异性＝b/（b＋d）有误

阴性的可能性（d/b＋d）。当我们测试一般人群时，这些指标为如何能够很好地识别有或没有患该病的人提供了信息。通过对预测值的测量，得到了检验有效性的不同观点，这使我们能够告知个别患者他们的测试结果意味着什么。**阳性预测值**是检测呈阳性（a/a＋b）时患该病的可能性。**阴性预测值**是当检测为阴性（d/c＋d）时没患该病的可能性。预测值取决于疾病的患病率，患病率越高，阳性预测值越高，阴性预测值越低。

统计方法应包括对潜在混杂因素的调整，包括检验暴露因素与疾病之间的关联时（见图 123.2）。如果不进行调整，混杂因素可能导致暴露因素与疾病之间的假关联。在分析疾病结果时，检测可能与暴露因素发挥相互依赖作用的其他研究变量的暴露效应修饰也很重要。如果某一关联存在显著的效应修饰变量，应针对不同水平的效应修饰变量进行关联测量。

结果

在分析结果时，评估暴露组和结果组的基线特征是否存在显著差异非常重要。如果存在差异，则须将这种潜在混杂因素置于统计模型中，以解决暴露因素与疾病之间的关联，从而对其进行调整。然后，必须报告给定研究设计的正确结果衡量标准，如病例对照研究中的OR。**统计显著性**（statistical significance）通常通过 P 值 ≤ 0.05 和（或）某一比值的95% CI 不包括1（某一差值的95% CI 不包括0）来表示。95% CI 表示显著性，即有95%的置信度认为关联不仅仅是出于偶然（见图 123.3）。还应确定研究是否有足够的效力来检测具有统计显著性的差异。**效力**（power）受参与者数量的影响。在规划研究时，进行效力计算有助于研究者纳入足够多的受试者，以检测研究组之间存在的具有统计显著性的差异（如果存在）。计算中包含的变量因研究设计而异，但都包括被测关联的预期大小、所需显著性水平和样本大小。

结论

从结果得出结论时，应确定支持因果关联的因素（见表 123.7）。如果发现有统计显著性，则须确定这种关联是否具有生物学意义和临床意义。如果没有意义，可能已经发生 I 类错误，即统计学发现的阳性关联实际并不存在（假阳性）。对一项研究进行的统计检验越多，所发现的统计上显著的关联就越有可能是源于偶然。另一方面，如果一个预期的关联未被发现，则可能发生 II 类错误，即关联确实存在，却没有发现统计显著性（假阴性），这可能是研究没有足够的效力造成的。

必须认识到给定研究设计类型可以得出的结论，要考虑到研究设计的优点和局限性，以及潜在的偏倚。在外推结果时，还必须考虑研究的普遍性（generalizability）。这关乎研究结果如何适用于未参与研究的更多人群和群体。还应注意的是，试验是否由商业企业赞助。最后，考虑研究对目前的临床实践和未来研究方向的影响也很重要。

《强化流行病学观察性研究报告质量声明》和《临床试验报告统一标准》

确保皮肤病学研究结果的恰当报告十分必要。Langan 等[36]发现，皮肤病学论文很少报告样本量计算、缺失数据、随访脱落和统计方法。Ubriani 等[37]指出，在 2004—2005 年，发表在 3 种著名皮肤病学杂志上的文章，只有 20% ~ 49% 在论文的标题或摘要中报告了他们的研究设计。

为了提高医学研究中观察性研究报告的质量，建议按照《强化流行病学观察性研究报告质量声明》（即 STROBE 声明）中提出的条目进行逐一报告。须纳入项目包括研究设计（标题或摘要中）和所做工作的内容提要（摘要中）。方法部分应描述：①受试者的入选标准、来源和选择方法；②随访方法、匹配标准（如果适用）和暴露／非暴露个体的数量；③所有结果、暴露、预测因子、潜在混杂因素和效应修饰因素以及诊断标准；④所有统计方法（包括处理混杂因素的方法）、分层和交互作用的检查、缺失数据和随访脱落的处理以及所有敏感性分析[38]。《临床试验报告统一标准》（即 CONSORT 声明）是一项类似的举措，旨在提高随机对照试验的报告质量。这份包含 25 个项目的清单强调了如何报告试验的设计、分析和解释。它还包括一个流程图，显示整个试验过程中所有受试者的进度[39]。

皮肤流行病学研究的机遇

虽然以上讨论的每种研究类型都提供了有价值的信息，但是在皮肤病学研究中包括对照组或大量研究人群的研究相对较少。考虑到许多皮肤病的高患病率和黑色素瘤等疾病发病率的上升，皮肤病学在未来的公共卫生研究中可能发挥更大的作用。因此，对于皮肤科医生来说，了解地方、州和国家调查中的流行病学和临床研究技术非常重要，这样可以进行大规模的流行病学研究。

目前有几种数据来源可用于分析皮肤病信息，包括国家数据库和疾病登记册。流行病学研究的其他机会包括进行系统综述或参与多中心临床试验。还有一些新的分子技术即将问世，须进一步研究。皮肤科医生如有兴趣获得更丰富的流行病学研究经验，可以考虑报名参加公共健康课程，与该领域的导师联系，或参与该领域的研究社区。目前有多种资金来源可用于皮肤流行病学研究，包括来自皮肤病协会或基金会和国家资助的资金。随着皮肤科医生在这些领域越来越活跃，患者将更有可能从皮肤流行病学研究中获益。

感谢

作者感谢 Ken Katz（MD., Msc., MSCE）对本章的贡献。

（薛小文译　王　刚校　赵邑审）

参考文献

1. Porta MI. Dictionary of Epidemiology. 5th ed. Cary, NC: Oxford University Press; 2008.
2. Gordis L. Epidemiology. 4th ed. Philadelphia: Elsevier/ Saunders; 2009.
3. Barzilai DA, Freiman A, Dellavalle RP, et al. Dermatoepidemiology. J Am Acad Dermatol 2005;52:559–73.
4. Hay RJ, Johns NE, Williams HC, et al. The global burden of skin disease in 2010: an analysis of the prevalence and impact of skin conditions. J Invest Dermatol 2014;134:1527–34.
5. Feldman SR, Fleischer AB Jr, McConnell RC. Most common dermatologic problems identified by internists, 1990–1994. Arch Intern Med 1998;158:726–30.
6. Awadalla F, Rosenbaum DA, Camacho F, et al. Dermatologic disease in family medicine. Fam Med 2008;40:507–11.
7. Kerr OA, Tidman MJ, Walker JJ, et al. The profile of dermatological problems in primary care. Clin Exp Dermatol 2010;35:380–3.
8. Centers for Disease Control and Prevention. National Ambulatory Medical Care Survey: 2008 Summary Tables. <https://www.cdc.gov/nchs/ahcd/web_tables .htm>.
9. Shive M, Linos E, Berger T, et al. Itch as a patient-reported symptom in ambulatory care visits in the United States. J Am Acad Dermatol 2013;69:550–6.
10. Howlader N, Noone AM, Krapcho M, et al., editors. SEER Cancer Statistics Review, 1975–2013. Bethesda, MD: National Cancer Institute; 2013 <http://seer.cancer.gov/ csr/1975_2013/>; based on November 2015 SEER data submission, posted to the SEER website April 2016.

11. Shaikh WR, Dusza SW, Weinstock MA, et al. Melanoma Thickness and Survival Trends in the United States, 1989 to 2009. J Natl Cancer Inst 2015;108:djv294.
12. Brewster DH, Bhatti LA, Inglis JH, et al. Recent trends in incidence of nonmelanoma skin cancers in the East of Scotland, 1992–2003. Br J Dermatol 2007;156:1295–300.
13. Birch-Johansen F, Jensen A, Mortensen L, et al. Trends in the incidence of nonmelanoma skin cancer in Denmark 1978–2007: rapid incidence increase among young Danish women. Int J Cancer 2010;127:2190–8.
14. Holterhues C, Vries E, Louwman MW, et al. Incidence and trends of cutaneous malignancies in the Netherlands, 1989–2005. J Invest Dermatol 2010;130:1807–12.
15. Lomas A, Leonardi-Bee J, Bath-Hextall F. A systematic review of worldwide incidence of nonmelanoma skin cancer. Br J Dermatol 2012;166:1069–80.
16. Rogers HW, Weinstock MA, Feldman SR, et al. Incidence estimate of nonmelanoma skin cancer (keratinocyte carcinomas) in the US population, 2012. JAMA Dermatol 2015;151:1081–6.
17. Wehner MR, Chren M-M, Nameth D, et al. International prevalence of indoor tanning: a systematic review and meta-analysis. JAMA Dermatol 2014;150:390–400.
18. Wehner MR, Shive ML, Chren MM, et al. Indoor tanning and non-melanoma skin cancer: systematic review and meta-analysis. BMJ 2012;345:e5909.
19. Katz KA, Furnish TJ. Dermatology-related epidemiologic and clinical concerns of men who have sex with men, women who have sex with women, and transgender individuals. Arch Dermatol 2005;141:1303–10.
20. Mansh M, Katz KA, Linos E, et al. Association of skin

cancer and indoor tanning in sexual minority men and women. JAMA Dermatol 2015;151:1308–16.
21. Nijsten T, Stern RS. How epidemiology has contributed to a better understanding of skin disease. J Invest Dermatol 2012;132:994–1002.
22. OCEBM Levels of Evidence Working Group. The Oxford 2011 Levels of Evidence. Oxford Centre for Evidence-Based Medicine. <www.cebm.net/index.aspx?o=5653>.
23. Kasteler JS, Callen JP. Scalp involvement in dermatomyositis. Often overlooked or misdiagnosed. JAMA 1994;272:1939–41.
24. Hulley SB, Cummings SR, Browner WS, et al. Designing Clinical Research. 2nd ed. Philadelphia: Wolters Kluwer Health/Lippincott Williams & Wilkins; 2001.
25. Picard D, Bénichou J, Sin C, et al. Increased prevalence of psoriasis in patients with coronary artery disease: results from a case–control study. Br J Dermatol 2014;171:580–7.
26. Zhang M, Qureshi AA, Geller AC, et al. Use of tanning beds and incidence of skin cancer. J Clin Oncol 2012;30:1588–93.
27. Love TJ, Qureshi AA, Karlson EW, et al. Prevalence of the metabolic syndrome in psoriasis: results from the National Health and Nutrition Examination Survey, 2003–2006. Arch Dermatol 2011;147:419–24.
28. Paller AS, Siegfried EC, Langley RG, et al. Etanercept Pediatric Psoriasis Study Group. Etanercept treatment for children and adolescents with plaque psoriasis. N Engl J Med 2008;358:241–51.
29. Collier A, Johnson KR, Delamere F, et al. The Cochrane Skin Group: promoting the best evidence. J Cutan Med Surg 2005;9:324–31.
30. Petukhova L, Duvic M, Hordinsky M, et al. Genome-

wide association study in alopecia areata implicates both innate and adaptive immunity. Nature 2010;466:113–17.

31. Linos E, Schroeder SA, Chren MM. Potential overdiagnosis of basal cell carcinoma in older patients with limited life expectancy. JAMA 2014;312: 997–8.

32. Basra MKA, Fenech R, Gatt RM, et al. The Dermatology Life Quality Index 1994–2007: a comprehensive review of validation data and clinical results. Br J Dermatol 2008;159:997–1035.

33. Both H, Essink-Bot ML, Busschbach J, Nijsten T. Critical review of generic and dermatology-specific health-related quality of life instruments. J Invest Dermatol 2007;127:2726–39.

34. Chren MM, Lasek RJ, Quinn LM, Covinsky KE. Convergent and discriminant validity of a generic and a disease- specific instrument to measure quality of life in patients with skin disease. J Invest Dermatol 1997;108:103–7.

35. Chren MM, Lasek RJ, Sahay AP, Sands LP. Measurement properties of Skindex-16, A brief quality-of-life measure for patients with skin diseases. J Cutan Med Surg 2001;5:105–10.

36. Langan S, Schmitt J, Coenraads PJ, et al. European Dermato-Epidemiology Network (EDEN). The reporting of observational research studies in dermatology journals: a literature-based study. Arch Dermatol 2010;146:534–41.

37. Ubriani R, Smith N, Katz KA. Reporting of study design

in titles and abstracts of articles published in clinically oriented dermatology journals. Br J Dermatol 2007;156:557–9.

38. von Elm E, Altman DG, Egger M, STROBE Initiative, et al. The Strengthening the Reporting of Observational Studies in Epidemiology (STROBE) statement: guidelines for reporting observational studies. Epidemiology 2007;18:800–4.

39. Altman DG, Schulz KF, Moher D, CONSORT GROUP (Consolidated Standards of Reporting Trials), et al. The revised CONSORT statement for reporting randomized trials: explanation and elaboration. Ann Intern Med 2001;134:663–94.

第 124-1 章　皮肤屏障

Matthias Schmuth, Peter M. Elias, Thomas J. Franz, Jui-Chen Tsai, Gopinathan K. Menon, Kenneth R. Feingold

皮肤作为人体与外界环境直接接触的部分，是人体面积最大的器官。其重要功能之一是阻止潜在的有害物质进入人体（即外源性屏障），同时，为了保持体内水电解质平衡，维持人体各脏器功能，皮肤屏障必须阻止水分以及身体其他成分的过分丢失（即内源性屏障）。

皮肤屏障功能的发挥大部分来自于表皮的稳态，而这一稳态的维持依赖于表皮内各种细胞以及它们各自的功能[1]。当它们分化时，角质形成细胞积累了特定的细胞器，例如含有脂质的层状小体，其内容物在角质层的形成中起着关键作用（图124.1）。角质层内的角质细胞（corneocyte）主要由包裹在角质化包膜中的聚集的角蛋白丝组成，被比作"砖"。它们被类似于"砂浆"的多层双层脂质的细胞外环境包围。这些结构阻止体内水分的过度流失和外源性化合物的进入，包括许多局部应用的药物（除外脂溶性和低分子量药物）。

起初，皮肤屏障被认为是完全由脂质分泌和加工形成的[2-4]。然而，最近有研究表明，紧密连接不仅在直接阻止某些分子通过中发挥重要作用，而且直接导致表皮分化和脂质屏障的形成[5-6]。值得注意的是，在胎儿大鼠模型和人类表皮等效物（HEE）中，紧密连接屏障的形成在脂质屏障之前，随着脂质屏障的出现，紧密连接表达消退[7]。

角质层的结构与组成

角质层是由蛋白和脂质构成的复合体，其结合方式类似于"砖和砂浆"（见图124.1，表124.1）[8]。角质层并不是均一的，在正常角质层的细胞外间隙中存在着高度疏水性的脂质，它们形成板层膜包绕在角质细胞周围[9]。因此，在不同部位，除角质层厚度不同之外，板层膜数量（等于脂质重量100%）、膜结构和（或）脂质成分也不同，这成为不同部位渗透性存在差异的结构及生化基础[10]。随后发现，角质层中富含脂质的细胞外基质不仅在结构上限制了亲水性药物经皮运输，还成为角质层的"储藏库"[11]，脂溶性药物，如外用的糖皮质激素，可以在其内蓄积并缓慢释放。

典型的人类角质层由20层角质细胞构成，其厚度、角蛋白丝排列、聚丝蛋白（filaggrin）含量以及角化桥粒（corneodesmosomes）数量均因体表部位的不同而异。角质细胞内充满了角蛋白丝，包埋在主要

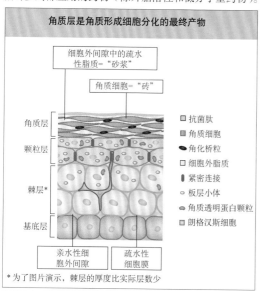

角质层是角质形成细胞分化的最终产物

- 细胞外间隙中的疏水性脂质="砂浆"
- 角质细胞="砖"

角质层　棘层*　颗粒层　基底层

- 抗菌肽
- 角质细胞
- 角化桥粒
- 细胞外间质
- 紧密连接
- 板层小体
- 角质透明蛋白颗粒
- 朗格汉斯细胞

亲水性细胞外间隙　疏水性细胞膜

* 为了图片演示，棘层的厚度比实际层数少

图 124.1　角质层是角质形成细胞分化的最终产物。 在分化过程中，角质形成细胞在从基底层向外移动的同时分化为外表皮层，形成富含脂质的板层小体和颗粒层内的紧密连接。皮肤屏障与先天免疫系统密切相关，如抗菌肽的产生，以及朗格汉斯细胞活化。皮肤屏障是一个独特的双室系统，类似于砖墙。脂质在角质层内被分离在细胞外，角质细胞内脂质很少但富含蛋白质

表 124.1　角质层的特征
• 药物经皮吸收的主要屏障
• 双室结构："砖和砂浆"
• 细胞外间隙的微观不均一性："'砂浆'中有脂质以外的物质"
• 持续的代谢活动：角质层从内至外胞液、角质化胞膜及间隙的动态改变
• 有核细胞层与稳态相关：屏障功能调节表皮 DNA 和脂质合成
• 皮肤深层的病理生理改变：屏障功能障碍和（或）表皮受损导致表皮增生和炎症
• 角质层作为生物感应器：仅仅外界湿度的改变就可调节聚丝蛋白（filaggrin）的水解、表皮 DNA 脂质的合成，并导致炎症发生

由聚丝蛋白及其降解产物（这一降解产物也可理解为"天然保湿因子"）构成的基质中。角质细胞被一个高度交联的弹性外壳——角化包膜所包绕。这是一个富含脂质的细胞外基质，来源于角质细胞所分泌的板层小体脂质前体，大多以板层膜形式存在（图124.2）。分泌后，板层小体首尾相连并融合，逐渐延长，成为膜片（即板层膜）[9]，此过程需脂解加工酶（见下文）的驱动。

由于正常角质层富含脂质的细胞外基质的某些特征，水溶性药物在其中的渗透性极低（表124.2）[12]。而且，不仅是细胞外脂质的双层排列，其高度的疏水性以及三种关键脂质（神经酰胺、胆固醇和游离脂肪酸）严格按照摩尔比例（1:1:1）分配，也进一步巩固了屏障功能。

神经酰胺约占角质层脂质总重的50%[13]，对角质层屏障中的板层结构至关重要[14]。在已知的9类神经酰胺中，酰基神经酰胺或神经酰胺1，4，7（其一处酯链上含有连接ω-羟基的必需脂肪酸）作为表皮特有的成分，对屏障具有重要的影响[15]。**胆固醇**在角质层脂质含量中位居第二，一方面能促使不同种类的脂质混合，另一方面，也调节其"相位"状态[16]。**游离脂肪酸**占角质层脂质的10%～15%，主要由≥18个碳原子的长链饱和脂肪酸组成。这些重要的脂质中，任何一种的含量减少均可改变维持细胞膜正常屏障功能的最适摩尔比例，危及屏障的完整性。

表124.2　影响角质层脂质调节屏障功能的因素
• 细胞外定位：仅细胞间脂质起作用
• 脂质量［脂质重量（%）］
• 伸长而迂曲的通道：增加了扩散距离
• 形成板层膜结构
• 疏水性成分：缺乏极性脂膜，存在长链饱和脂肪酸
• 恰当的摩尔比例：三种关键脂质——神经酰胺、胆固醇和游离脂肪酸按照大约1:1:1的比例分配
• 独特的分子结构（如神经酰胺）

表皮脂质代谢与皮肤屏障

生物合成活动

表皮分化是一个逐步的过程，其脂质成分的组成发生着巨大的变化，包括角质层内磷脂含量的降低与神经酰胺、胆固醇和游离脂肪酸的出现[13, 17]（见图124.2）。尽管表皮脂质能够高效、自主地合成而较少受到系统影响，但仍可受到外界环境的左右，如渗透屏障的改变[18]。皮肤渗透屏障发生急性异常改变时能够启动修复程序，年轻皮肤可在约72 h内恢复正常的屏障功能（皮肤负荷试验）。其机制是试验部位下方表皮的胆固醇、游离脂肪酸和神经酰胺合成增加，这是由每种合成限速酶的mRNA水平、活性/数量增加所致（图124.3）。此外，正常屏障稳态的维持也需要这三种关键脂质的合成。例如，局部使用合成途径中各个限速酶的抑制剂，可以导致皮肤渗透屏障稳态

图124.2　**板层小体分泌释放的不仅有脂质前体，还有一些水解酶**。这些细胞器也释放抗菌肽，包括人类β-防御素2和LL-37（人类抗菌肽的羧基末端片段）。结果发现，抗微生物屏障与渗透屏障密切相关。例如，在特应性皮炎中，渗透性屏障受损并且抗微生物药物的表达降低，部分解释了葡萄球菌定植的倾向

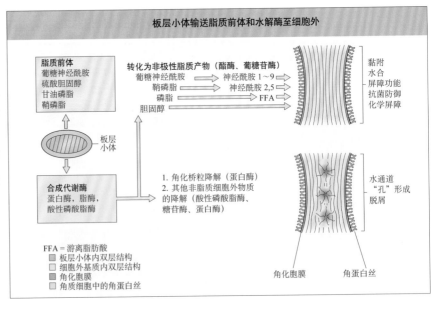

板层小体输送脂质前体和水解酶至细胞外

FFA = 游离脂肪酸
■ 板层小体内双层结构
□ 细胞外基质内双层结构
■ 角化胞膜
□ 角质细胞中的角蛋白丝

的异常[18]。

板层小体的分泌

角质层这种独特双分子层结构的形成，归功于板层小体源性脂质的分泌以及颗粒层与角质层交界处水解酶的存在[9]。正常情况下板层小体的分泌是缓慢的，但足以保持屏障的完整性。在屏障受到急性破坏之后，钙从表皮丢失，颗粒层最外层细胞内已合成的板层小体会迅速分泌[19-21]。钙（Ca^{2+}）是板层小体分泌的主要调节因子，颗粒层内高水平钙将板层小体的分泌限制在一个较低的维持水平[22]。

细胞外加工

在颗粒层和角质层交界处，板层小体中的极性脂质被排出后，逐渐转化为更为疏水性的脂类，并形成成熟的板层膜[23]（图124.4）。由于一系列的相关水解酶的分泌，葡糖神经酰胺（glucosylceramides）、磷脂和胆固醇硫酸盐在细胞外进行加工，而神经酰胺、游离脂肪酸和胆固醇在角质层内积聚（见图124.2）。

葡糖神经酰胺的细胞外加工在皮肤屏障稳态中起

着关键作用（见图124.3）。同时，磷脂的水解是由一个或多个分泌型磷脂酶（如 sPLA₂）催化，之后生成一系列非必需游离脂肪酸，它们对于维持屏障稳态是必需的[24-26]。在正常皮肤上给予二溴苯乙酮或 MJ33（非化学性 sPLA₂ 抑制剂）后，发现其能够调节皮肤的屏障功能，提示 sPLA2 在维持皮肤屏障稳态中可能具有关键作用[24-26]。此外，给予以上任何一种干扰皮肤的稳态的抑制剂，都会延缓皮肤屏障的修复。

酸性鞘磷脂酶催化**鞘磷脂**的水解，产生正常屏障稳态所必需的九种神经酰胺中的两种（见图124.2）。此外，编码酸性鞘磷脂酶的基因发生突变（Niemann-Pick，A 型）的患者，其酶的活性较低，表现为鱼鳞病样皮肤病，酸性鞘磷脂酶基因敲除小鼠也表现出屏障功能的异常。最后，给予酸性鞘磷脂酶非特异性抑制剂能够延缓屏障的修复[27]。

与葡糖神经酰胺和鞘磷脂一样，在表皮分化过程中，**硫酸胆固醇**的含量逐渐增加，但随着表皮分化，其含量又进行性减少，原因是硫酸胆固醇在从角质层的内层向外层移动的过程中，发生去硫酸化反应[28]。硫酸

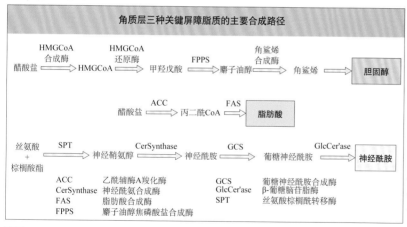

角质层三种关键屏障脂质的主要合成路径

图124.3　**角质层三种关键屏障脂质的主要合成路径**。图片显示每一种路径中的限速酶。在正常皮肤上使用 β-葡糖脑苷脂酶的特异性环己烯四醇型抑制剂，可引起皮肤屏障功能的进行性恶化。在 Gaucher 病（GD）基因改造小鼠模型（通过靶向断裂 β-葡糖脑苷脂酶基因而得）以及在重症2型神经病变型 GD 中，新生儿均表现出屏障功能异常。这归因于葡糖神经酰胺的堆积、神经酰胺的损耗以及角质层间隙中不成熟板层小体的出现

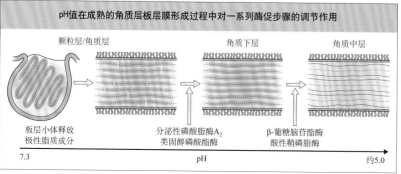

pH值在成熟的角质层板层膜形成过程中对一系列酶促步骤的调节作用

图124.4　**pH 值在成熟的角质层板层膜形成过程中对一系列酶促步骤的调节作用**。此过程始于颗粒层–角质层交界处。值得注意的是，在特应性皮炎中，观察到较高的 pH 值

胆固醇及其加工酶类固醇硫酸脂酶都集中分布在角质层的细胞膜上。对于隐性 X 连锁鱼鳞病患者，该区域硫酸胆固醇的含量增加约 10 倍（见第 57 章）[26]。不仅是屏障功能存在缺陷的隐形 X 连锁鱼鳞病患者[29]，对于正常皮肤，在反复给予硫酸胆固醇后，同样可以引起皮肤屏障功能异常[30]。在这两种情况下，屏障功能异常是由硫酸胆固醇导致的板层膜结构的分离而引起[29]。但屏障功能缺陷也可能部分由胆固醇含量减少所致，因为硫酸胆固醇是 HMG-CoA（羟甲基戊二酰辅酶 A）的有效抑制剂（见图 124.3）。

除脂质前体和水解酶（例如类固醇硫酸酯酶、酸性鞘磷脂酶）外，层状体含有蛋白酶和抗蛋白酶，其协调角压桥粒的有序消化，允许角质细胞脱落。这些细胞器还释放抗菌肽，包括人类 β - 防御素 2 和人类抗菌肽（cathelicidin）的羧基末端片段（LL-37）。

酸化

研究证明，角质层具有酸性的细胞外 pH 值（"酸幕"），但形成的具体机制尚不清楚。细胞外环境的酸化机制目前可以分为两部分：①表皮外机制，包括外泌汗腺和皮脂腺分泌物的沉积以及微生物的代谢产物；②内源性分解代谢过程，例如，磷脂水解为游离脂肪酸，组氨酸脱氨基形成尿酸，以及角质下层氢离子的生成［通过胞膜内的钠-氢逆向转运蛋白（NHE1）实现］，可以有效地酸化细胞外环境[31-32]。这些机制不仅可以解释角质层间隙之间 pH 梯度的形成（见图124.4），也可以解释角质下层胞膜区被选择性酸化的原因。

皮肤酸化对于渗透屏障的稳态是必需的，主要基于

以下研究：将受到急性刺激的皮肤浸泡在中性 pH 值缓冲液中[33]，或者钠-氢交换 / 逆向转运蛋白功能发生异常，或 sPLA2 介导的磷脂酯向游离脂肪酸的水解过程受限时，都会出现皮肤屏障功能修复的延迟[29]。酸化过程是通过达到最适酸度 pH 值来调节参与细胞外加工的酶，如 β - 葡糖脑苷脂酶和酸性鞘磷脂酶，从而影响屏障功能的稳态（见图 124.4）。

皮肤屏障破坏与皮肤炎症

在常见和罕见的皮肤疾病中都观察到皮肤屏障的异常。许多角化异常性疾病，包括鱼鳞病，都是由于编码皮肤屏障关键成分（如角质细胞和细胞外脂质）的基因的突变[34]。在特应性皮炎中，编码聚丝蛋白的基因的突变通常驱动炎症的发生（见第 12 章）[35-36]，并且银屑病易感基因包括编码角化包膜蛋白 LCE3B 和 LCE3C 的基因[37-38]。图 124.5 描述了聚丝蛋白生成的减少对角质层各种功能的影响。

不仅皮肤屏障功能障碍会导致炎症，炎症也会同时削弱皮肤屏障功能[39-41]，从而将免疫系统与渗透屏障联系起来。在特应性皮炎中，炎症减少了紧密连接和抗微生物肽的表达，后者部分解释了金黄色葡萄球菌定植的倾向。此外，在一些鱼鳞病（例如 Netherton 综合征）以及特应性皮炎患者中观察到丝氨酸蛋白酶 / 抗蛋白酶表达异常。目前，我们对于皮肤屏障功能障碍所致疾病的病理生理知识的认识的深化为单基因和多基因皮肤病的新疗法的发现提供了更多可能[17, 42-43]。

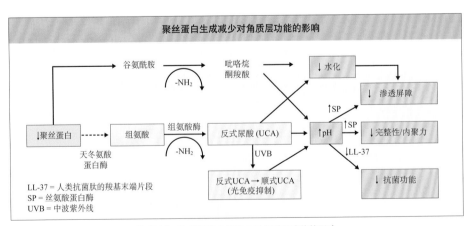

图 124.5　聚丝蛋白生成减少对角质层功能的影响

参考文献

1. Scheuplein RJ, Blank IH. Permeability of the skin. Physiol Rev 1971;51:702–47.
2. Elias PM, Friend DS. The permeability barrier in mammalian epidermis. J Cell Biol 1975;65:180–91.
3. Elias PM, Friend DS. Vitamin-A-induced mucous metaplasia. An in vitro system for modulating tight and gap junction differentiation. J Cell Biol 1976;68:173–88.
4. Elias PM, McNutt NS, Friend DS. Membrane alterations during cornification of mammalian squamous epithelia: a freeze-fracture, tracer, and thin-section study. Anat Rec 1977;189:577–94.
5. Furuse M, Hata M, Furuse K, et al. Claudin-based tight junctions are crucial for the mammalian epidermal barrier: a lesson from claudin-1-deficient mice. J Cell Biol 2002;156:1099–111.
6. Kirschner N, Rosenthal R, Gunzel D, et al. Tight junctions and differentiation–a chicken or the egg question? Exp Dermatol 2012;21:171–5.
7. Celli A, Zhai Y, Jiang YJ, et al. Tight junction properties change during epidermis development. Exp Dermatol 2012;21:798–801.
8. Elias PM. Epidermal lipids, barrier function, and desquamation. J Invest Dermatol 1983;80:44–9s.
9. Elias PM, Menon GK. Structural and lipid biochemical correlates of the epidermal permeability barrier. Adv Lipid Res 1991;24:1–26.
10. Lampe MA, Burlingame AL, Whitney J, et al. Human stratum corneum lipids: characterization and regional variations. J Lipid Res 1983;24:120–30.
11. Rougier A, Dupuis D, Lotte C, et al. In vivo correlation between stratum corneum reservoir function and percutaneous absorption. J Invest Dermatol 1983;81:275–8.
12. Potts RO, Francoeur ML. The influence of stratum corneum morphology on water permeability. J Invest Dermatol 1991;96:495–9.
13. Schurer NY, Elias PM. The biochemistry and function of stratum corneum lipids. Adv Lipid Res 1991;24:27–56.
14. Bouwstra JA, Gooris GS, Cheng K, et al. Phase behavior of isolated skin lipids. J Lipid Res 1996;37:999–1011.
15. Wertz PW, Downing DT. Ceramides of pig epidermis: structure determination. J Lipid Res 1983;24:759–65.
16. Norlen L, Nicander I, Lundh Rozell B, et al. Inter- and intra-individual differences in human stratum corneum lipid content related to physical parameters of skin barrier function in vivo. J Invest Dermatol 1999;112:72–7.
17. Schmuth M, Moosbrugger-Martinz V, Blunder S, Dubrac S. Role of PPAR, LXR, and PXR in epidermal homeostasis and inflammation. Biochim Biophys Acta 2014;1841:463–73.
18. Feingold KR. The regulation and role of epidermal lipid synthesis. Adv Lipid Res 1991;24:57–82.
19. Menon GK, Elias PM, Lee SH, Feingold KR. Localization of calcium in murine epidermis following disruption and repair of the permeability barrier. Cell Tissue Res 1992;270:503–12.
20. Menon GK, Feingold KR, Elias PM. Lamellar body secretory response to barrier disruption. J Invest Dermatol 1992;98:279–89.
21. Menon GK, Elias PM, Feingold KR. Integrity of the permeability barrier is crucial for maintenance of the epidermal calcium gradient. Br J Dermatol 1994;130:139–47.
22. Lee SH, Elias PM, Proksch E, et al. Calcium and potassium are important regulators of barrier homeostasis in murine epidermis. J Clin Invest 1992;89:530–8.
23. Menon GK, Elias PM. Morphologic basis for a pore-pathway in mammalian stratum corneum. Skin Pharmacol 1997;10:235–46.
24. Mao-Qiang M, Brown BE, Wu-Pong S, et al. Exogenous nonphysiologic vs physiologic lipids. Divergent mechanisms for correction of permeability barrier dysfunction. Arch Dermatol 1995;131:809–16.
25. Mao-Qiang M, Feingold KR, Jain M, Elias PM. Extracellular processing of phospholipids is required for permeability barrier homeostasis. J Lipid Res 1995;36:1925–35.
26. Mao-Qiang M, Jain M, Feingold KR, Elias PM. Secretory phospholipase A2 activity is required for permeability barrier homeostasis. J Invest Dermatol 1996;106:57–63.
27. Schmuth M, Man MQ, Weber F, et al. Permeability barrier disorder in Niemann-Pick disease: sphingomyelin-ceramide processing required for normal barrier homeostasis. J Invest Dermatol 2000;115:459–66.
28. Elias PM, Williams ML, Maloney ME, et al. Stratum corneum lipids in disorders of cornification. Steroid sulfatase and cholesterol sulfate in normal desquamation and the pathogenesis of recessive X-linked ichthyosis. J Clin Invest 1984;74:1414–21.
29. Zettersten E, Man MQ, Sato J, et al. Recessive x-linked ichthyosis: role of cholesterol-sulfate accumulation in the barrier abnormality. J Invest Dermatol 1998;111:784–90.
30. Maloney ME, Williams ML, Epstein EH Jr, et al. Lipids in the pathogenesis of ichthyosis: topical cholesterol sulfate-induced scaling in hairless mice. J Invest Dermatol 1984;83:252–6.
31. Behne MJ, Meyer JW, Hanson KM, et al. NHE1 regulates the stratum corneum permeability barrier homeostasis. Microenvironment acidification assessed with fluorescence lifetime imaging. J Biol Chem 2002;277:47399–406.
32. Chapman SJ, Walsh A. Membrane-coating granules are acidic organelles which possess proton pumps. The J Invest Dermatol 1989;93:466–70.
33. Mauro T, Holleran WM, Grayson S, et al. Barrier recovery is impeded at neutral pH, independent of ionic effects: implications for extracellular lipid processing. Arch Dermatol Res 1998;290:215–22.
34. Schmuth M, Martinz V, Janecke AR, et al. Inherited ichthyoses/generalized Mendelian disorders of cornification. Eur J Hum Genet 2013;21:123–33.
35. Palmer CN, Irvine AD, Terron-Kwiatkowski A, et al. Common loss-of-function variants of the epidermal barrier protein filaggrin are a major predisposing factor for atopic dermatitis. Nat Genet 2006;38:441–6.
36. Sandilands A, Terron-Kwiatkowski A, Hull PR, et al. Comprehensive analysis of the gene encoding filaggrin uncovers prevalent and rare mutations in ichthyosis vulgaris and atopic eczema. Nat Genet 2007;39:650–4.
37. Bergboer JG, Umicevic-Mirkov M, Fransen J, et al. A replication study of the association between rheumatoid arthritis and deletion of the late cornified envelope genes LCE3B and LCE3C. PLoS ONE 2012;7:e32045.
38. de Cid R, Riveira-Munoz E, Zeeuwen PL, et al. Deletion of the late cornified envelope LCE3B and LCE3C genes as a susceptibility factor for psoriasis. Nat Genet 2009;41:211–15.
39. Pellerin L, Henry J, Hsu CY, et al. Defects of filaggrin-like proteins in both lesional and nonlesional atopic skin. J Allergy Clin Immunol 2013;131:1094–102.
40. Howell MD, Fairchild HR, Kim BE, et al. Th2 cytokines act on S100/A11 to downregulate keratinocyte differentiation. J Invest Dermatol 2008;128:2248–58.
41. Thyssen JP, Kezic S. Causes of epidermal filaggrin reduction and their role in the pathogenesis of atopic dermatitis. J Allergy Clinical Immunol 2014;134:792–9.
42. Elias PM, Wakefield JS. Mechanisms of abnormal lamellar body secretion and the dysfunctional skin barrier in patients with atopic dermatitis. J Allergy Clin Immunol 2014;134:781–91.
43. Lai-Cheong JE, Elias PM, Paller AS. Pathogenesis-based therapies in ichthyoses. Dermatol Ther 2013;26:46–54.

第124-2章　经皮药物输送

Mark R. Prausnitz、Peter M. Elias、Thomas J. Franz、Jui-Chen Tsai、Gopinathan K. Menon、Kenneth R. Feingold

影响皮肤渗透性的参数

　　正如以下部分所详细讨论的那样，皮肤是经皮药物输送最直接的部位[44-45]。然而，正常皮肤对药物吸收提供了适当的屏障。了解影响这种屏障渗透性的参数对于通过皮肤实现成功的药物治疗是必不可少的。尽管我们一般通过将药物溶解或悬浮于作为半固体制剂局部应用的赋形剂（例如乳膏剂或软膏剂）中来进行局部皮肤治疗[46]，但通常使用贴剂来实现通过皮肤进行的系统治疗。在任何一种情况下，药物都在皮肤表面扩散通过角质层，其目的是通过皮肤表面毛细血管达到皮肤内的治疗和（或）全身吸收。

控制吸收的参数

传统的经皮给药是一个被动的过程，它遵从 Fick 定律，即吸收率或任意跨越屏障的物质的通量（J）与屏障两侧该物质的浓度差成正比[47-48]。对于局部应用的药物，这个浓度差就是药物在基质中的浓度（C_v），将通量与浓度联系到一起的比例常数是渗透系数 K_p（公式 1）。影响 K_p 的相关因素与药物和屏障，以及两者之间的相互作用有关。这些因素是扩散系数（D）、分配系数（K_m）和扩散路径长度（L）（公式 2）。因此，这四个因素决定了药物经皮吸收的动力学（公式 2）；然而，其中的两个决定因素（C_v、K_m）常常受到另一个因素——基质的影响，这在实践中具有重要的意义。

$$J = K_p C_v \tag{1}$$

$$J = \left(\frac{DK_m}{L} \right) C_v \tag{2}$$

基质的作用

基质是连接药物效能和治疗反应之间的重要桥梁。大量临床药学研究显示，基质的成分可以显著地影响药物吸收的速度和程度（生物利用度）。糖皮质激素的效能等级就说明了这一点[49]，同样的药物在不同的基质中表现出来的疗效也不同（表 124.3）。就像大家所公认的，软膏的作用强于乳膏的作用。尽管对于早期的糖皮质激素适用，但并不广泛适用于所有的药物。随着对外用药物剂型认识的加深，特殊形式的乳膏、凝胶和溶液也可以达到与软膏一样的疗效（见表 124.3）。

为达到最高生物利用度，在皮肤科外用药物基质的合理设计中，有两个因素至关重要：①溶解药物的基质（C_v）；②药物从基质向角质层弥散的最大能力（K_m）。分配系数体现了药物从基质向角质最外层的弥散能力，定义为药物在角质层中的平衡溶解度与其在基质中的溶解度的相对值（$K_m = C_{sc}/C_v$）。

药物的浓度

药物经皮输送的动力是溶解在基质中的药物浓度。许多较老的外用药是基于浓度越高疗效更好的理念被推广的。这一原则对一些制剂来说（例如，0.01% ～ 0.1% 维 A 酸凝胶和软膏，在所有浓度下药物都是完全溶解的）是正确的，但对于其他一些药物就不适用了。1% 和 2.5% 的氢化可的松乳膏已被证明具

表 124.3 基质对效能的影响。在这张表格中，效能等级从最高等级 1 到最低等级 6	
糖皮质激素 *	效能等级
二丙酸倍他米松	
• Diprolene 软膏 0.05%	1
• Diprolene 凝胶 0.05%	1
• Diprolene 乳膏 AF 0.05%	2
• Diprosone 软膏 0.05%	2
• Diprosone 乳膏 0.05%	3
• Diprosone 洗剂 0.05%	5
丙酸氯倍他索	
• Temovate 软膏 0.05%	1
• Temovate 乳膏 0.05%	1
• Temovate 凝胶 0.05%	1
• Temovate E 乳膏 0.05%	1
• Olux 泡沫 0.05%	1
• Temovate 头皮外用剂 0.05%	2
醋酸氟轻松	
• Lidex 软膏 0.05%	2
• Lidex 乳膏 0.05%	2
• Lidex 凝胶 0.05%	2
• Lidex 溶液 0.05%	2
• Lidex E 乳膏 0.05%	2
曲安奈德	
• Aristocort A 软膏 0.1%	3
• Kenalog 乳膏 0.1%	4
• Kenalog 洗剂 0.1%	5
• Aristocort 乳膏 0.1%	6
* 通用名在标题行，商品名在其下	

有同样的效力。0.025%、0.1% 和 0.5% 曲安奈德乳膏的疗效也类似[49]。糖皮质激素制剂的重大研究进展之一，就是当基质中加入丙二醇后，药物就能够完全溶解，这一现象首先是在醋酸氟轻松中发现的。这就使得类固醇激素制剂能够具有更强的疗效，这一作用通过血管收缩试验得到证实。

目前在新产品的开发过程中，药物都要进行测试，以证明通过增加药物的浓度，其生物利用度也有相应的增加。然而，过量的非溶解药物有时可能是有利的，尤其是在长时间外用（例如长达 1 周）的透皮贴剂中。在这种情况下，随着溶解的药物被逐渐吸收到人体中，未溶解的药物随后可以继续溶解以保持平衡，从而随时间维持恒定的溶解药物浓度并提供恒定

的输送速率[50]。

分配系数

外用药物常常吸收不良，这是因为只有很低比例的药物能够进入角质层，大多数药物仍留在皮肤表面，导致药物丢失的因素包括表皮剥脱、出汗、洗除、擦除、衣物的吸附、化学或光化学的降解。在给药后 10 ~ 12 h，即使药物还没有被擦除或通过表皮剥脱去除而存留在皮肤表面，也很容易简单通过肥皂和水清除[51]。局部封包或者使用透皮贴剂可促进药物经皮输送，但是在长达几天的外用透皮贴剂治疗中，如果移除透皮贴剂，会导致大约一半的药物瞬时释放，这可能会对皮肤造成伤害，特别是对于有潜在危险的药物，例如芬太尼[52]。

一些物理和化学因素可促进药物的弥散。局部封包或者使用透皮贴剂都可增加药物在角质层的分布，将药物的吸收提高至原来的 5 ~ 10 倍之多[53]。常见的辅料，如乙醇、丙二醇，也可通过改变皮肤屏障的结构而增加弥散[54]。此外，它们还是良好的有机溶剂，因此可对 Cv 和 Km 产生积极的影响。高浓度的丙二醇已经普遍使用于强效及超强效糖皮质激素制剂中，以最大限度地提高药物的生物利用度。然而，当作用于皲裂或糜烂的皮肤上时，会出现烧灼感和刺痛等不良反应，而且可能会发生接触性皮炎。

其他一些成分也被认为有促进吸收的作用（增强剂）。二甲亚砜（DMSO）是经典的增强剂，证明了可以达到的效果（图 124.6）。与乙醇和丙二醇一样，它对 Cv 和 Km 都造成一定的影响。较其他溶剂而言，它是一个更有效的有机溶剂，能达到更高的药物浓度，同样也可以扩展皮肤屏障，促进药物经皮输送，并可能提高屏障的弥散系数（D）。然而，强效增强剂（如 DMSO）的使用因过度皮肤刺激或毒性而受到限制[55]。

部位差异

机体不同部位皮肤的渗透性是不同的[56]。角质层的厚度、皮脂腺的数量和皮肤水化程度的不同都可以影响药物的吸收。目前的数据和临床经验表明，人们可以将不同部位的渗透性能进行如下排序：甲＜＜掌／跖＜躯干／四肢＜面部／头皮＜＜阴囊。

增加药物经皮输送的方法

尽管角质层具有显著的渗透屏障功能，但透过皮

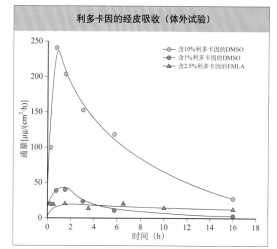

图 124.6 利多卡因的经皮吸收（体外试验）。联合 DMSO 和乙醇作为助溶剂可促进药物的溶解（C_v）和分配（K_m）。在药物浓度 10% 时，所能达到的最大通量较乳液剂型 [2.5% 利多卡因和 2.5% 丙胺卡因的低熔混合物（EMLA）] 高出 10 倍。1% 药物浓度 DMSO 的最大通量是 2.5% 药物浓度 EMLA 的 2 倍（Reproduced from Mallory SB，et al. Topical lidocaine for anesthesia in patients undergoing pulsed dye laser treatment for vascular malformations. Pediatr Dermatol. 1993；10：370-5.）

肤给药仍然是较好的选择，并且临床广泛用于局部和全身治疗（表 124.4，图 124.7）[44-45]。皮损的最直接治疗方法为局部给药，从而将身体其他部位的不良反应降至最低。通过局部用药治疗可避免药物在胃肠道内的降解和肝的首关代谢，这两者都与口服药物有关，此外，还可以避免与注射相关的疼痛及安全问题。经皮药物输送，特别是长效透皮贴剂，能够减少给药次数并且可以维持药物浓度稳态。

许多皮肤科药物可以直接局部应用于皮肤，因为所需的剂量通常非常小，即使在吸收非常低效时它们也可以是有效的。此外，许多皮肤疾病与皮肤屏障功能受损相关，而这也会导致受累部位药物摄入增加[57]。

表 124.4　药物经皮输送：理论优势
● 可提高患者的依从性
● 可提高效能，即持续性释放
● 可降低毒性：（a）无 "吸收峰"，（b）总吸收量低
● 可避开肝首关代谢
● 可避免胃肠道局部的不良反应／代谢
● 可减少给药频率
● 可避免注射疼痛感
● 可通过减少总剂量和给药频率（效能提高），从而降低患者的花费

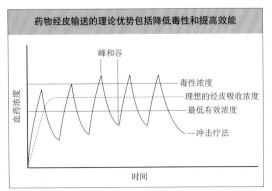

图 124.7 药物经皮输送的理论优势包括降低毒性和提高效能。 这是由于减少了冲击疗法（bolus therapy）吸收曲线中的"峰"和"谷"

相比之下，通过透皮吸收而进行系统给药通常须通过正常皮肤施用较大剂量。因此，在撰写本文时，FDA 批准用于透皮给药的药物不到 25 种。这些药物具有以下几个特征：分子量低（< 400 Da）、亲脂性（辛醇-水分配系数高达 10 000）和相对低剂量（通常 < 10 mg/d）[58]（表 124.5）。

研究人员花费了大量努力开发新的技术以增强透皮给药，从而增加通过该途径给药的药物数量（图 124.8）。这些技术可大致分为化学技术、生物化学技术和物理学技术（表 124.6）。

化学增强

化学增强剂包括与角质层的脂质基质相互作用以改变其纳米结构并由此增加渗透性的化合物[45, 54]。化学增强剂的主要优点在于它们通常成本低，可以结合到常规贴剂或局部制剂中，并且不需要电池供电装置。化学增强剂的主要缺点是，当高浓度且长时间暴露时，

表 124.5 使用贴剂的常规药物经皮输送
理想的药物特性
• 低剂量（< 10 mg/d）
• 低分子量（< 400 Da）
• 中等亲脂性
透皮贴剂中可使用的药物举例
丁丙诺啡、辣椒碱、可乐定、雌二醇*、炔雌醇*、芬太尼、格拉司琼、左炔诺孕酮*、利多卡因、哌甲酯、水杨酸甲酯、尼古丁、硝酸甘油、诺孕雌明*、炔诺酮*、奥昔布宁、卡巴拉汀、罗替高汀、司来吉兰、舒马普坦、睾酮*
* 激素

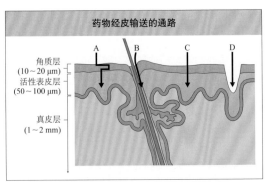

图 124.8 药物经皮输送的通路。A. 通过主要在细胞外脂质内的曲折途径进行透皮转运。该途径在药物吸收期间与化学、生物化学和一些物理增强剂联合使用。**B.** 可通过离子导入和某些颗粒制剂增强通过毛囊和汗管的运输。**C.** 通过电穿孔直接穿过角质层传输。**D.** 剥脱、消融、磨损、局灶性光热作用和微针去除或刺穿角质层，以制造微米级（或更大）的通路进入皮肤（Reproduced with permission from Prausnitz MR, et al. Current status and future potential of transdermal drug delivery. Nat Rev Drug Discov. 2004；3：115-24.）

表 124.6 增强经皮药物输送的方法	
化学方法	
• 离子液体	• 表面活性剂 / 去污剂
• 脂质体 / 纳米颗粒	
• 溶剂	
生物化学方法	
• 代谢抑制剂	• 肽类
物理方法	
• 电穿孔	• 剥脱
• 局灶性光热作用	• 热消融
• 离子导入	• 超声（空化）
• 机械磨损	• 超声（加热）
• 微针	

它们通常与皮肤刺激或毒性相关[55]。因此，化学增强剂主要用于增加已经穿过皮肤的化合物的合理渗透性，但通常不能显著影响新类别分子药物（例如高度水溶性药物）或大分子药物（例如蛋白质、基因药物和疫苗）的输送。

最常见的化学增强剂是**水**，通过外用局部制剂或贴剂持续封包会导致角质层水合[53, 59]，封包 24 ~ 48 h 后，可引起角质形成细胞肿胀、细胞间隙增大，导致腔隙结构扩张。腔隙结构的扩张最终导致在角质层内的间断连接，从而在角质层间隙中出现"孔"样结构，使得极性和非极性物质更易于从中穿过。

一些**溶剂**（如乙醇、甲醇、氯仿、丙酮及去污剂）

可以提取表皮脂质和（或）破坏其双层结构，增加角质层的渗透性[45, 54-55]。在暴露于有机溶剂后，皮肤角质层会发生一系列形态学变化，包括相分离和双分子层的破坏[60]，还会引起角质细胞膜缺损（应用去污剂）。此外，表面活性剂，如十二烷基硫酸钠（月桂基）和基质（如丙二醇）可提取脂质，使原有细胞腔隙显著扩大。此外，以有机溶剂为基础的增强剂，如氮酮、亚砜、尿素和游离脂肪酸，不仅提取细胞外脂质，也会改变角质层脂质的组成（相位），从而促进药物经皮输送并扩大细胞间隙（图 124.9，见图 124.6）。最新的研究表明，特定的化学增强剂组合可以发挥特定的疗效[61]。如一种反离子配对的药物盐可以使外用药物的泡沫制剂无需溶剂即呈液体状态[62]。

最后，**脂质体**和**纳米颗粒**代表了一类可以用于增强药物经皮输送的其他"化学"技术，特别是在使用化妆品和保湿剂的情况下[63]。尽管完整的脂质体可能不穿透角质层[64]，但可用于增加基质（Cv）中的有效药物溶解性并促进其分配到皮肤（Km）。当纳米颗粒含有药物时，这可能导致皮肤表面药物浓度增加，从而增加药物经皮输送，并且在某些情况下，纳米颗粒可以使药物随着时间缓慢释放[65]。

生物化学增强

生物化学技术可以直接增加角质层脂质基质的通透性，并通过改变脂质代谢间接影响皮肤通透性。这一领域的许多工作都集中于被认为可以破坏或穿透角质层脂质的多肽。例如，聚精氨酸已被证明可以使附着在其上的分子穿过角质层，进入活的表皮和真皮[66]（图 124.10）。其他肽（通过噬菌体显示筛选）似乎针对滤泡途径，并不需要药物附着[67]。瓜蟾抗菌肽是一种自然存在的成孔肽，通过与角质层脂质直接相互作用并进行破坏来增加皮肤渗透性[68]。

在相关策略中，基于代谢的方法旨在通过生物化学技术抑制体内的修复（代谢）反应，延迟屏障恢复，从而提高标准增强剂的疗效[69]。这些方法通过改变三种角质层关键脂质的摩尔比例，或通过引起板层双分子层系统断裂来实现。已经检测到的脂质合成抑制剂和干扰板层小体聚集、分泌和细胞外加工的制剂包括布雷菲德菌素 A、莫能星、氯喹、高 Ca^{2+}/K^+ 水平和中性 pH 值缓冲液。总体来说，到目前为止，生物化学增强技术还没有被广泛应用于临床药物输送。

物理增强

许多物理技术可用于增强皮肤的药物输送，其中

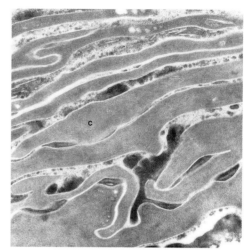

图 124.9　**亲脂性药物（如正丁醇）经细胞间隙穿过角质层。**电镜照片显示细胞外区域的容量显著增加，形成角质层"储藏库"。方法：正丁醇原位沉淀（锇蒸气）。C. 角质细胞

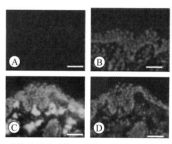

图 124.10　**生物化学方法加强药物经皮输送的小鼠试验。**A. 荧光剂未经完整的皮肤渗透。C. 荧光剂结合 D- 精氨酸七聚体大量穿透角质层，进入有活性的表皮及真皮。B 和 D. 碘化丙啶反染色显示组织切片 A 和 C 具有相同的组织结构。比例尺为 20 μm（Reproduced with permission from Rothbard JB, et al. Conjugation of arginine oligomers to cyclosporin A facilitates topical delivery and inhibition of inflammation. Nat Med. 2000；6：1253-7.）

部分须依靠高精密的小型仪器，而这些仪器有望显著扩大可透皮给药的药物谱，其中包括水溶性分子和大分子[70-71]。

剥脱是一种应用于研究方案中的通过连续使用胶带或氰基丙烯酸酯去除角质层的简单技术[69, 72]。胶带剥脱法可同时将角质细胞和细胞外脂质移除，从而缩短药物经皮输送过程所需通过的路径长度，并且机械性破坏板层双分子结构，甚至在保留的角质层下层也是如此。须进行多次剥脱才能破坏人类皮肤屏障，这可能导致局部的炎症反应。与 1 型和 2 型皮肤光型（肤色较浅）相比，要达到破坏皮肤屏障的目的，需

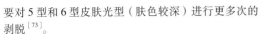

要对 5 型和 6 型皮肤光型（肤色较深）进行更多次的剥脱[73]。

离子导入和电穿孔是依靠电的性能来促进药物/大分子物质穿过角质层的物理方法[74]。**离子导入**是通过外部放置电极并给予几分钟到几小时的低量电流（电流方向与药物极性一致），从而帮助这些分子穿过角质层，主要是通过电泳[75]。由于药物吸收量与所给予的电流强度呈正比，离子导入使程序释药的出现成为可能，特别是在小型微处理器系统基础上。临床上，离子导入已用于药物经皮输送，如导入芬太尼和利多卡因缓解疼痛[76]，导入毛果芸香碱诱导出汗（作为诊断测试）[77]，导入水治疗多汗症[78]，以及导入舒马普坦治疗偏头痛。反向离子导入技术从皮肤提取葡萄糖作为监测糖尿病患者中葡萄糖水平的手段，也已经被应用于临床[79]。

电穿孔（电渗透）利用非常短的（微秒到毫秒）和相对高电压（约 100 V）的脉冲来诱导角质层脂质的结构重排，最终导致孔形成[80-81]。正确设计的系统可以最大限度地减少脉冲感，并促进药物输送，尤其是亲水性和带电分子进入皮肤。尽管目前仍处于经皮药物输送的研究阶段，但电穿孔技术已被用来通过表面或穿透电极将化学治疗剂导入皮肤肿瘤[82]。

超声不仅广泛、安全地应用于临床诊断和物理治疗，还可用于增强药物经皮输送。当超声以类似于医学成像的方式使用时，对增强药物经皮输送并不是很有效。然而，加热深层组织（如在物理治疗过程中所做的）中使用的超声波可以增加皮肤的药物穿透率，这种技术实际上是在物理治疗时用于增加局部抗炎药物的输送[83]。在不同的设置下（特别是低频率，例如 < 1 MHz），可以使用超声波来产生小气泡活动，称为"空化"。在超声换能器和皮肤表面之间的介质中振荡和内爆的空化气泡机械地冲击皮肤，在角质层结构中产生微观缺陷。这些缺陷增加了水溶性分子和一些大分子的透皮性[84]。在应用利多卡因作为加速局部麻醉的手段之前，皮肤的超声空化可作为预处理。在相关的方法中，脉冲激光束也被用于在皮肤表面产生光机械冲击波，这也增加了皮肤渗透性[85]。

上述方法均是破坏角质层纳米级结构，除此之外，还可以在角质层内制造微米微孔，这样就能使大分子物质以更大的通量进入皮肤。热消融利用电极导管、射频或激光，将微秒至毫秒级波长的热能导入角质层，从而在角质层内形成微米大小的微孔[86-87]。因为脉冲时间极短，热量没有足够的时间深入到组织中，故消

融的热量只局限在表皮内，在保护真皮的同时大大降低了疼痛度，这一效应已经在临床试验中得到证实。角质层的局部缺损和皮肤渗透性的增加也可以通过砂纸局部磨损和皮肤磨削实现[88-89]。

局灶性光热作用也被用于在皮肤上形成微米孔洞（见第 136 章和第 137 章），以增强几种局部药物，包括利多卡因、5- 氨基酮戊酸和氟尿嘧啶的输送。

最后，微针是经皮药物输送的另一种微米级技术，近年来该技术引起了广泛的关注[90]。微针通常测量长度为 0.1 ～ 1 mm，可以是实心或空心，由微电子工业中使用的精细加工工具制造。在临床试验中，固体微针用于在外用透皮贴剂（例如含有纳曲酮的贴剂）之前将微孔打入皮肤[91]，并且这些微针在商业上已获批用于化妆品[92]和药品[93]的使用。接触皮肤后会溶解的药物覆盖的固体微针也已经进入试验阶段，并且已经有实验研究证明以这种方式输送的甲状旁腺激素用于治疗骨质疏松症的有效性[94]（图 124.11）。同时，还开发了完全水溶性微针，特别是用于通过不产生锐利废物的贴剂简化疫苗接种[95]。

与需要临床培训以确保皮内注射针头位置的 Mantoux 技术相比[96]，空心微针能够进行简单且精确的皮内注射。针对糖尿病患者的临床试验显示，与常规皮下注射相比，经皮微针注射胰岛素后可加快其药

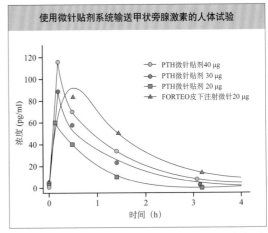

图 124.11 使用微针贴剂系统输送甲状旁腺激素的人体试验。皮下注射合成人甲状旁腺激素 1-34（FORTEO）在 23 min 时达到药物峰浓度，而应用微针贴剂系统涂抹相同药物达到药物峰浓度仅需 8 min（ZP-PTH）（Reproduced with permission from Daddona PE, et al. Parathyroid hormone（1-34）-coated microneedle patch system: clinical pharmacokinetics and pharmacodynamics for treatment of osteoporosis. Pharm Res. 2011; 28: 159-65.）

动学[97]。获批用于经皮微针注射的流感疫苗可增加老年人的免疫原性，且其低剂量对非老年人亦有效[98]。该疫苗有效性的增加是由于与传统的肌肉接种相比，皮肤环境的免疫应答水平更高。

（屈欢欢译　马翠玲校　王　刚审）

参考文献

44. Prausnitz MR, Langer R. Transdermal drug delivery. Nat Biotechnol 2008;26:1261–8.

45. Bronaugh RL, Maibach HI, editors. Percutaneous absorption: drugs-cosmetics-mechanisms-methodology. 4th ed. New York: Marcel Dekker; 2005.

46. Williams A. Transdermal and topical drug delivery. London: Pharmaceutical Press; 2003.

47. Michaels AS, Chandrasekaran SK, Shaw JE. Drug permeation through human skin: theory and in vitro experimental measurement. AIChE J 1975;21:985–96.

48. Franz TJ. Kinetics of cutaneous drug penetration. Int J Dermatol 1983;22:499–505.

49. Stoughton RB. Vasoconstrictor assay: specific applications. In: Maibach HI, Surber C, editors. Topical corticosteroids. Basel: Karger; 1992. p. 42–53.

50. Gupta SK, Southam M, Gale R, Hwang SS. System functionality and physicochemical model of fentanyl transdermal system. J Pain Symptom Manage 1992;7(3 Suppl.):S17–26.

51. Franz TJ, Lehman PA. Percutaneous absorption of sulconazole nitrate in man. J Pharm Sci 1988;77:489–91.

52. US Food and Drug Administration. Guidance for industry. Residual drug in transdermal and related drug delivery systems. Silver Spring, MD: Center for Drug Evaluation and Research (CDER); August 2011.

53. Van Den Merwe E, Ackermann C. Physical changes in hydrated skin. Int J Cosmet Sci 1987;9:237–47.

54. Williams AC, Barry BW. Penetration enhancers. Adv Drug Deliv Rev 2004;56:603–18.

55. Karande P, Jain A, Ergun K, et al. Design principles of chemical penetration enhancers for transdermal drug delivery. Proc Natl Acad Sci USA 2005;102:4688–93.

56. Wester RC, Maibach HI. Regional variation in percutaneous absorption. In: Bronaugh RL, Maibach HI, editors. Percutaneous absorption: drugs, cosmetics, mechanisms, methodology. New York: Marcel Dekker; 1999. p. 107–16.

57. Bucks DAW. Permeability through diseased and damaged skin. In: Walters K, Roberts M, editors. Dermatologic, cosmeceutic and cosmetic development. New York: Informa Healthcare; 2008. p. 157–67.

58. Choy YB, Prausnitz MR. The rule of three for non-oral routes of drug delivery: ophthalmic, inhalation and transdermal. Pharm Res 2011;28:943–8.

59. Mikulowska A. Reactive changes in human epidermis following simple occlusion with water. Contact Dermatitis 1992;25:224–7.

60. Menon GK, Lee SH, Roberts MS. Ultrastructural effects of some solvents and vehicles on the stratum corneum and other skin components: evidence for an "extended mosaic-partitioning model of the skin barrier". In: Robert MS, Walters KA, editors. Dermal absorption and toxicity assessment. New York: Marcel Dekker; 1998. p. 727–51.

61. Karande P, Jain A, Mitragotri S. Discovery of transdermal penetration enhancers by high-throughput screening. Nat Biotechnol 2004;22:192–7.

62. Shamshina JL, Barber PS, Rogers RD. Ionic liquids in drug delivery. Expert Opin Drug Deliv 2013;10:1367–81.

63. Sinico C, Fadda AM. Vesicular carriers for dermal drug delivery. Expert Opin Drug Deliv 2009;6:813–25.

64. Lasch J, Laub R, Wohlrab W. How deep do intact liposomes penetrate into human skin? J Contr Rel 1992;18:55–8.

65. Goyal R, Macri LK, Kaplan HM, Kohn J. Nanoparticles and nanofibers for topical drug delivery. J Control Release 2016;240:77–92.

66. Rothbard JB, Garlington S, Lin Q, et al. Conjugation of arginine oligomers to cyclosporin A facilitates topical delivery and inhibition of inflammation. Nat Med 2000;6:1253–7.

67. Chen Y, Shen Y, Guo X, et al. Transdermal protein delivery by a coadministered peptide identified via phage display. Nat Biotechnol 2006;24:455–60.

68. Kim YC, Ludovice PJ, Prausnitz MR. Transdermal delivery enhanced by magainin pore-forming peptide. J Control Release 2007;122:375–83.

69. Tsai JC, Guy RH, Thornfeldt CR, et al. Metabolic approaches to enhance transdermal drug delivery. 1. Effect of lipid synthesis inhibitors. J Pharm Sci 1996;85:643–8.

70. Arora A, Prausnitz MR, Mitragotri S. Micro-scale devices for transdermal drug delivery. Int J Pharm 2008;364:227–36.

71. Banga AK. Transdermal and intradermal delivery of therapeutic agents: application of physical technologies. Boca Raton, FL: CRC Press; 2011.

72. Spruit D, Malten KE. The regeneration rate of the water vapour loss of heavily damaged skin. Dermatologica 1966;132:115–23.

73. Reed JT, Ghadially R, Elias PM. Skin type, but neither race nor gender, influence epidermal permeability barrier function. Arch Dermatol 1995;131:1134–8.

74. Banga AK. Electrically-assisted transdermal and topical drug delivery. London: Taylor & Francis; 1998.

75. Subramony JA, Sharma A, Phipps JB. Microprocessor controlled transdermal drug delivery. Int J Pharm 2006;317:1–6.

76. Mayes S, Ferrone M. Fentanyl HCl patient-controlled iontophoretic transdermal system for the management of acute postoperative pain. Ann Pharmacother 2006;40:2178–86.

77. Beauchamp M, Lands LC. Sweat-testing: a review of current technical requirements. Pediatr Pulmonol 2005;39:507–11.

78. Kreyden OP. Iontophoresis for palmoplantar hyperhidrosis. J Cosmet Dermatol 2004;3:211–14.

79. Tamada J, Garg S, Jovanovic L, et al. Noninvasive glucose monitoring: comprehensive clinical results. Cygnus Research Team. JAMA 1999;282:1839–44.

80. Prausnitz MR, Bose VG, Langer R, Weaver JC. Electroporation of mammalian skin: a mechanism to enhance transdermal drug delivery. Proc Natl Acad Sci USA 1993;90:10504–8.

81. Denet AR, Vanbever R, Preat V. Skin electroporation for transdermal and topical delivery. Adv Drug Deliv Rev 2004;56:659–74.

82. Gehl J. Electroporation for drug and gene delivery in the clinic: doctors go electric. Methods Mol Biol 2008;423:351–9.

83. Machet L, Boucaud A. Phonophoresis: efficiency, mechanisms and skin tolerance. Int J Pharm 2002;243:1–15.

84. Polat BE, Hart D, Langer R, Blankschtein D. Ultrasound-mediated transdermal drug delivery: mechanisms, scope, and emerging trends. J Control Release 2011;152:330–48.

85. Doukas AG, Kollias N. Transdermal drug delivery with a pressure wave. Adv Drug Deliv Rev 2004;56:559–79.

86. Levin G, Gershonowitz A, Sacks H, et al. Transdermal delivery of human growth hormone through RF-microchannels. Pharm Res 2005;22:550–5.

87. Bramson J, Dayball K, Evelegh C, et al. Enabling topical immunization via microporation: a novel method for pain-free and needle-free delivery of adenovirus-based vaccines. Gene Ther 2003;10:251–60.

88. Glenn GM, Flyer DC, Ellingsworth LR, et al. Transcutaneous immunization with heat-labile enterotoxin: development of a needle-free vaccine patch. Expert Rev Vaccines 2007;6:809–19.

89. Andrews S, Lee JW, Choi SO, Prausnitz MR. Transdermal insulin delivery using microdermabrasion. Pharm Res 2011;28:2110–18.

90. Kim YC, Park JH, Prausnitz MR. Microneedles for drug and vaccine delivery. Adv Drug Deliv Rev 2012;64:1547–68.

91. Wermeling DP, Banks SL, Hudson DA, et al. Microneedles permit transdermal delivery of a skin-impermeant medication to humans. Proc Natl Acad Sci USA 2008;105:2058–63.

92. Schwarz M, Laaff H. A prospective controlled assessment of microneedling with the Dermaroller device. Plast Reconstr Surg 2011;127:146e–8e.

93. Duan D, Moeckly C, Gysbers J, et al. Enhanced delivery of topically-applied formulations following skin pre-treatment with a hand-applied, plastic microneedle array. Curr Drug Deliv 2011;8:557–65.

94. Cosman F, Lane NE, Bolognese MA, et al. Effect of transdermal teriparatide administration on bone mineral density in postmenopausal women. J Clin Endocrinol Metab 2010;95:151–8.

95. Sullivan SP, Koutsonanos DG, Del Pilar Martin M, et al. Dissolving polymer microneedle patches for influenza vaccination. Nat Med 2010;16:915–20.

96. Flynn PM, Shenep JL, Mao L, et al. Influence of needle gauge in Mantoux skin testing. Chest 1994;106:1463–5.

97. Pettis RJ, Ginsberg B, Hirsch L, et al. Intradermal microneedle delivery of insulin lispro achieves faster insulin absorption and insulin action than subcutaneous injection. Diabetes Technol Ther 2011;13:435–42.

98. Atmar RL, Patel SM, Keitel WA. Intanza®: a new intradermal vaccine for seasonal influenza. Expert Rev Vaccines 2010;9:1399–409.

第 125 章　糖皮质激素

Courtney R. Schadt，Scott M. Jackson

要点

- 糖皮质激素一直是皮肤科乃至医学领域最常用的抗炎药物，对很大一部分疾病有效。
- 正确地系统性使用糖皮质激素要求医生具有下丘脑-垂体-肾上腺（hypothalamic-pituitary-adrenal，HPA）轴相关知识。
- 正确地外用或皮损内使用糖皮质激素需要医生对其不同的制剂和效力有全面认识。
- 糖皮质激素具有广泛的潜在副作用，许多方法可以用来减少其相关副作用。
- 在短期或长期糖皮质激素治疗中，临床应用指南对于使用合理剂量及管理均十分重要。

引言

1950 年，诺贝尔医学奖授予 Hench 及其合作者[1]，以表彰其进行的糖皮质激素（glucocorticosteroid）治疗风湿性疾病的益处和毒性作用的初期研究。1951 年，Sulzberger 等[2]首先报道，系统性使用可的松和促肾上腺皮质激素（ACTH）可作为炎症性皮肤病的治疗方法。1 年后，Sulzberger 和 Witten 成功外用氢化可的松治疗湿疹。1982 年，Johnson 和 Lazarus[3]将大剂量使用糖皮质激素的新方法应用于皮肤科，他们首次用静脉冲击疗法治疗坏疽性脓皮病。在过去 40 年中，开发出许多其他抗炎/免疫调节药物，利用其"无糖皮质激素不良反应"效应，降低了长期系统性使用糖皮质激素治疗的风险。

药理学与作用机制

结构与代谢

所有类固醇，包括糖皮质激素，均有胆固醇基本的四环结构——三个己烷环和一个戊烷环。图 125.1 展示了氢化可的松（皮质醇）的化学结构。对糖皮质激素的基本四环结构进行修饰可产生具有不同效力、盐质激素作用、作用时间（生物半衰期）及代谢途径的系统性药物；这些药物通常被称为皮质类固醇，这一术语被用于本书的其他部分。表 125.1 列出了当前主要系统性药物的关键药理学特性。糖皮质激素分子基本结构的类似改变也可引起不同外用药物在溶解度、亲脂性、经皮吸收率及糖皮质激素受体结合活性方面的差异。表 14.11 详述了药物过敏反应和交叉反应相关的糖皮质激素结构类型。

查看糖皮质激素的化学结构时，重要的是识别活性制剂（如氢化可的松）（见图 125.1）在 11 位点有 1 个羟基；相应的非活性药物（可的松）在 11 位点有 1 个酮基，且必须经肝转化为氢化可的松才具有生物学活性。同样，泼尼松须在肝经过相同的 11- 羟基化才能产生活性药物泼尼松龙。一些有严重肝病的患者将非活性药物转变成活性类似物的功能减弱，这种情况最好选择不需代谢转变即可发挥治疗作用的药物，如泼尼松龙[4]。

表 125.1 除了以毫克（mg）为单位列出对等效力的糖皮质激素剂量外，还展示了这些药物相应的盐皮质激素和糖皮质激素的不同效能。可的松和氢化可的松具有相当显著的盐皮质激素效力，而泼尼松和泼尼松龙具有轻微的盐皮质激素效应。没有盐皮质激素效力的药物，如甲泼尼龙，在必须避免盐皮质激素作用影响的情况下，是一个极好的选择[4]。

各种系统性糖皮质激素的血浆半衰期为 1 h 到 5 h 不等，见表 125.1。然而，血浆半衰期并不能准确反映出每种药物的作用时间（生物学活性）。生物学作用时间最好通过给予单剂量的某一糖皮质激素后，观察其对垂体腺分泌 ACTH 的抑制时间来评定。如表 125.1 所示，短效糖皮质激素作用 8 ～ 12 h，中效药物作用时间为 24 ～ 36 h，长效药物作用大于 48 h。生物活性的持续时间是选择糖皮质激素隔日治疗的重要因素。因此可

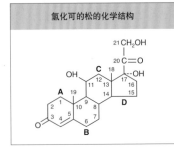

图 125.1　氢化可的松的化学结构。注意 11 位的羟基

表 125.1	系统性使用糖皮质激素（GCs）的药理学。这些药物通常被称为皮质类固醇，这一术语也用于本书的其他部分				
	等价 GCS 剂量（mg）	糖皮质激素效力（相对）	盐皮质激素效力（相对）	作用时间（h）*	血浆半衰期（min）
短效					
可的松	25	0.8	1.0	8～12	60
氢化可的松	20	1	0.8	8～12	90
中效					
泼尼松	5	4	0.25	24～36	60
泼尼松龙	5	4	0.25	24～36	200
甲泼尼龙	4	5	0	24～36	180
曲安西龙	4	5	0	24～36	300
长效					
地塞米松	0.75	25～30	0	36～54	200
倍他米松	0.6	30～35	0	36～54	200
* 肌内给药不同（见正文）					

选用中效药物，避免长效药物，因为后者使得下丘脑-垂体-肾上腺（HPA）轴缺少恢复时间（见下文）[4]。

吸收与分布

口服糖皮质激素在空肠内被吸收，吸收后 30～90 min 达血浆峰值。与食物一起摄入可能延缓吸收过程，但不会降低该药物的吸收量。

一旦糖皮质激素进入血浆，主要的载体蛋白是皮质激素结合球蛋白（CBG），也被称为皮质激素运载蛋白。大多数内源性氢化可的松与 CBG 结合，而低剂量外源性糖皮质激素主要与该高亲和力、低容量的载体系统结合。糖皮质激素剂量较高时，也可与白蛋白发生低亲和力结合，由于血浆中白蛋白量较大，其结合量也大。外源性糖皮质激素与这两种载体蛋白结合的亲和力要小于内源性氢化可的松。当外源性糖皮质激素填满 CBG 结合位点后，与低亲和力白蛋白结合增加，导致出现大量游离（未结合）的糖皮质激素。这些游离糖皮质激素具有生物学活性，可进入细胞介导糖皮质激素效应[5]。可引起血浆结合蛋白减少的疾病，如肝肾病变，均可导致外源性糖皮质激素游离部分比例增高，因而增强了其治疗作用和毒性。

下丘脑-垂体-肾上腺（HPA）轴

有关正常 HPA 轴功能的知识对于了解糖皮质激素生理学意义极大。下丘脑生成促肾上腺皮质激素释放激素，以小脉冲形式释放至垂体的循环中。垂体前叶对促肾上腺皮质激素释放激素做出反应并合成 ACTH，以脉冲形式分泌至外周循环。ACTH 可刺激肾上腺皮质中间层产生并释放氢化可的松。在有正常睡眠周期的个体，绝大多数氢化可的松在清晨起床前数小时释放。正常情况下，成人肾上腺每天产生 20～30 mg 氢化可的松（相当于 5～7.5 mg 泼尼松），但在最强应激时，其产量可提高至 10 倍。ACTH 对刺激肾上腺产生雄激素也有作用，但不太涉及醛固酮这一主要的盐皮质激素的产生。盐皮质激素的主要调控机制是肾素-血管紧张素系统和血清钾水平。

有三种机制调控内源性氢化可的松的分泌[6]。首先是血浆氢化可的松水平的负反馈效应，可分别抑制下丘脑和垂体分泌促肾上腺皮质激素释放激素和 ACTH。第二种调控方法是 ACTH 的脉冲式分泌，基于昼夜节律，睡眠数小时后脉冲开始增加，在临醒前即刻达到高峰。从这些 ACTH 的脉冲中可看出，在典型的睡眠周期中，氢化可的松释放峰值出现在早上 6 点至 8 点。在其他的睡眠周期中，昼夜节律模式会调整，使得氢化可的松的峰值出现于临醒前。内源性氢化可的松生成的第三种调控方式来自于 HPA 轴对不同的情绪和生理应激反应的神经效应。这些神经刺激包括脑干产生儿茶酚胺、下丘脑以外部位产生促肾上腺皮质激素释放激素及抗利尿激素。

分子机制

如图 125.2 所示，游离（未结合的）糖皮质激素进入细胞，通过与包含热休克蛋白的蛋白质复合物内的糖皮质激素受体结合发挥效应[5]。糖皮质激素与该受体的结合导致它们转位至细胞核并最终从蛋白复合物释放。在细胞核中，糖皮质激素受体形成二聚体并结合于一些基因启动子区域的糖皮质激素应答元件（见图 125.2）。每个细胞中有 10～100 个基因

图 125.2 **糖皮质激素作用机制。**
"游离"糖皮质激素进入细胞并与糖皮质激素受体结合，在细胞质内形成包括 90 KDa 热休克蛋白和一种免疫亲和蛋白——FK506 结合蛋白 51（FKBP51）在内的复合物。在糖皮质激素与受体结合后，FKBP52 替代 FKBP51 并促进核转位。在细胞核中，结合配体的糖皮质激素受体同型二聚体直接与靶基因启动子区域中的糖皮质激素应答元件（GREs）结合，导致激活或抑制（较少）转录。糖皮质激素受体单体还可通过与其他转录因子［如核因子 - κB（NF-κB）或激活蛋白 1（AP-1）］的相互作用和抑制作用，导致促炎症基因的转录减少。IL，白细胞介素；IκB-α，抑制剂 κB-α；POMC，阿黑皮素原

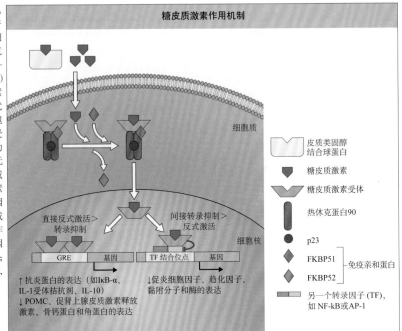

糖皮质激素作用机制

细胞质

直接反式激活 > 转录抑制

间接转录抑制 > 反式激活

细胞核

| GRE | 基因 | | TF 结合位点 | 基因 |

↑抗炎蛋白的表达（如IκB-α、IL-1受体拮抗剂、IL-10）
↓POMC、促肾上腺皮质激素释放激素、骨钙蛋白和角蛋白的表达

↓促炎细胞因子、趋化因子、黏附分子和酶的表达

皮质类固醇结合球蛋白

糖皮质激素

糖皮质激素受体

热休克蛋白90

p23

FKBP51

FKBP52

免疫亲和蛋白

另一个转录因子（TF），如 NF-kB 或 AP-1

直接受糖皮质激素调控。这种结合影响了转录、诱导或抑制特定的信使 RNA 产生和蛋白质合成（较少见）的速度。

糖皮质激素受体也与其他在炎症反应中起主要作用的转录因子（见图 125.2）及其共活化分子（如 cAMP 反应原件结合蛋白）相互作用。核因子 NF-κB 是重要的转录因子，可诱导许多在慢性炎症中发挥重要作用及编码不同细胞因子、黏附分子、炎症酶和生长因子的基因的表达。通过直接或间接抑制核因子 NF-κB，糖皮质激素受体可以令人惊奇地缩短炎症过程[5]。糖皮质激素对激活蛋白（activating protein1，AP-1）（由 c-jun、c-fos 和活性转录因子组成的异二聚体转录因子）产生抑制效应，同样可以调控生长因子和细胞因子基因的表达。糖皮质激素抑制的关键细胞因子和其他促炎症分子以及这些药物对炎症细胞的作用总结于表 125.2[8-9]。

临床适应证、剂量和禁忌证

表 125.3 列出了皮肤科主要的须系统性使用糖皮质激素的疾病。还有许多其他皮肤疾病外用及皮损内使用糖皮质激素有效，例如湿疹和丘疹鳞屑性疾病及其他局限性炎症病变。

口服治疗

皮肤科医生常短程使用糖皮质激素治疗一些急性病，如泛发性变应性接触性皮炎和其他急性湿疹性疾病。短期治疗定义为 3 周以内的治疗。如果皮肤疾病需要更长的疗程（数月至数年），则应考虑添加糖皮质激素助减剂，以协助减少糖皮质激素治疗的剂量和疗程。中效口服药物，如泼尼松，一般采取晨间单次给药，以最大程度地减少对 HPA 轴的抑制作用。在一些严重的急性皮肤病，为尽早尽快控制病情，可将每日剂量分 2 次给药（相对于更常用的静脉内给药），但应尽快改换为早上单次给药。分次给药方法使效力和毒性同时增强。每天以分次剂量给予的总毫克数在生物学上相当于稍高一点的单次晨间剂量。泼尼松的每日剂量取决于皮肤病的严重程度，但在大多数中等程度疾病，平均体重成人常用初始剂量为 40 ~ 60 mg/d，儿童约 1 mg/（kg·d）。

泼尼松是短期或长期治疗常选用的中效糖皮质素，既便宜又有多种剂型可供选用[6]。如须避免任何盐皮质激素作用，可选用甲泼尼龙。中效药物，如泼尼松和甲泼尼龙也被用于隔晨疗法（逐渐减量方案的一个组成部分，见下文），可使 HPA 轴在治疗的间歇日的后 12 h 内恢复。糖皮质激素隔晨疗法的其他优点列于表 125.4。长期糖皮质激素治疗的两个重要副作

表 125.2 糖皮质激素的抗炎作用
减少细胞因子和其他促炎症分子的产生
<ul><li>肿瘤坏死因子 - α</li><li>粒细胞-巨噬细胞集落刺激因子</li><li>白细胞介素（IL）-1、IL-2、IL-6 和 IL-8</li><li>细胞间黏附分子（ICAM）-1、E- 选择素</li><li>白三烯和前列腺素（由于磷脂酶 A_2 和环氧合酶活性降低）</li></ul>
对炎症细胞的影响
<ul><li>中性粒细胞<ul><li>增加从骨髓中的释放，循环池增大而引起中性粒细胞增多</li><li>内皮黏附分子和化学诱导物表达降低，减少了炎症部位的浸润</li><li>细胞凋亡减少</li><li>对吞噬和杀菌功能的轻微作用</li></ul></li><li>淋巴细胞<ul><li>T 细胞向淋巴库的再分布，导致短暂性淋巴细胞减少</li><li>效应（辅助性>细胞毒性）T 细胞的活性和增殖减少，与 IL-2 信号转导和抗原呈递减弱有关</li><li>B 细胞功能和抗体产生降低（高剂量时）</li><li>细胞凋亡增加</li><li>调节 T 细胞功能增强</li></ul></li><li>嗜酸性粒细胞<ul><li>减少骨髓释放和炎症部位聚集</li><li>细胞凋亡增加</li></ul></li><li>单核细胞 / 巨噬细胞<ul><li>减少产生、分化和抗原呈递</li></ul></li><li>肥大细胞<ul><li>成熟度降低，细胞因子产生、高亲和力 IgE 受体（Fc ε RI）表达和介质释放减少</li></ul></li><li>红细胞<ul><li>减少自身溶血和噬红细胞作用造成的破坏</li></ul></li></ul>

用——骨质疏松和白内障并不因隔晨疗法而减少（见下文）。

尽管可能有助于预防疾病反弹，但从肾上腺恢复的角度看，短期治疗时，糖皮质激素剂量不须逐渐减量。然而，当治疗时间超过 3 ～ 4 周时，特别是剂量 ≥ 20 mg/d 时，逐渐减量对于肾上腺恢复很重要（见下文 HPA 轴抑制）。即使在没有明显的肾上腺功能不全的情况下，患者也可能出现以关节痛、肌痛、情绪改变、疲劳、头痛、恶心和厌食为特征的糖皮质激素戒断综合征[10]。发生这种情况时，建议恢复至原有糖皮质激素剂量并更缓慢地逐渐减量。通常，泼尼松减量的频率取决于皮肤病的特征（例如类型、活动性、严重程度）和肾上腺恢复状况。泼尼松减量在总剂量大于 60 mg/d 时每次减量 20 mg，在 30 ～ 60 mg/d 时每次减量 10 mg，在 30 mg 和生理剂量范围间时每次减量 5 mg。一旦达到泼尼松的生理剂量范围（5 ～ 7.5 mg/d），由于肾上

表 125.3 皮肤科系统性使用糖皮质激素的主要适应证
严重的皮肤病
<ul><li>接触性皮炎（各种类型）</li><li>特应性皮炎急性加重（停药后风险反弹加重）</li><li>日光性皮炎</li><li>剥脱性红皮病</li></ul>
大疱性皮肤病
<ul><li>天疱疮（所有类型）</li><li>大疱性类天疱疮</li><li>黏膜（瘢痕性）类天疱疮</li><li>线状 IgA 大疱性皮肤病</li><li>获得性大疱表皮松解症</li><li>妊娠类天疱疮</li><li>多形红斑（重症）</li></ul>
血管炎
<ul><li>皮肤型（各种类型）</li><li>系统型（各种类型）</li></ul>
自身免疫性结缔组织病
<ul><li>红斑狼疮</li><li>皮肌炎</li><li>系统性硬皮病（须挑选患者）</li><li>硬斑病（严重的泛发和线状型）</li><li>嗜酸性筋膜炎</li><li>混合性结缔组织病</li><li>复发性多软骨炎</li></ul>
嗜中性皮肤病
<ul><li>坏疽性脓皮病</li><li>Sweet 综合征（急性发热性嗜中性皮肤病）</li><li>白塞病</li></ul>
其他皮肤病
<ul><li>结节病</li><li>扁平苔藓</li><li>脂膜炎（某些类型）</li><li>荨麻疹 / 血管性水肿（急性）</li><li>伴嗜酸性粒细胞增多和系统症状的药物反应（DRESS）</li><li>节肢动物叮咬 / 蜇伤</li></ul>

表 125.4 糖皮质激素隔晨治疗
<ul><li>间歇日有利于下丘脑-垂体-肾上腺（HPA）轴恢复</li><li>降低以下风险<ul><li>生长抑制</li><li>肌病</li><li>高血压病</li><li>机会感染</li><li>神经精神影响 *</li><li>电解质失衡（如低钾血症、低钙血症）</li></ul></li><li>不会根本改善骨质疏松或白内障的风险</li><li>血糖水平的波动会使糖尿病更难管理</li></ul>
* 双相行为偶尔加重除外

腺功能恢复所需，应更缓慢地减量（例如每次减量在 1 ～ 2.5 mg）。

另一种糖皮质激素减量方法是在泼尼松剂量 20 ～ 30 mg/d 时，将每日给药改为隔日治疗[4]。最简单的转换方法是将原每日剂量乘以 2 ～ 2.5 作为治疗日剂量，在间歇日迅速减量。另一种替换方法是在治疗日剂量增加 5 mg，在间歇日减少相同剂量，直至最后治疗日剂量加倍，而间歇日停药。最后，可以通过隔日清晨减量 5 mg 的方法同时实现减量和隔日方案的转换，这样，患者相当于隔日清晨才服用既往的每日剂量。

肌内注射治疗

皮肤科医生有时采用肌内注射（肌注）糖皮质激素来控制急性皮肤病[11]。尽管肌注糖皮质激素治疗一些急性皮肤病疗效较好，但对于严重疾病，如寻常型天疱疮或系统性红斑狼疮（SLE），由于一开始就需要较高的每日剂量，且为更好地控制剂量的转变，最好还是采用其他系统性给药途径。糖皮质激素肌注给药的优势有：医生对治疗的管理保证了患者依从性、使糖皮质激素从注射的长效制剂中稳定释放。肌注治疗的反对者则强调早晨口服给药更符合生理性，更易按预期吸收，更易减量，隔晨给药可减少 HPA 轴抑制。肌注治疗可能出现注射部位的脂肪萎缩或无菌性脓肿，尤其在注射曲安奈德未达到足够的深度时。倍他米松和地塞米松等肌注药物作用持续时间少于 1 周，适用于自限性皮肤病。长效肌注药物，如曲安奈德和醋酸甲泼尼龙，作用时间约 3 周，每年给药次数不应超过 4 ～ 6 次。临床医生不能认为这种治疗方法是间断的而相对安全，实际上每次注射后疗效持续 ≥ 3 周，即 HPA 轴恢复的必需时间。

静脉和冲击治疗

对于危及生命的皮肤科疾病，糖皮质激素治疗必须采取静脉内给药。在一些紧急危重的疾病中，开始每日甲泼尼龙总剂量为 2 mg/kg 或以上，每 6 ～ 8 h 分次给药。在某些严重的皮肤病中，采用糖皮质激素冲击治疗[12]。在此方法中，甲泼尼龙每日剂量为 0.5 ～ 1 g，输注时间不短于 2 h，共用 1 ～ 5 天。这种治疗以前都在住院患者中使用，辅以心电监护，以防给药太快导致急性电解质紊乱，继而引发心律失常及罕见的猝死。但可通过同时补钾来避免这个问题，并且以长于 2 h 的速度缓慢输注甲泼尼龙通常可预防心脏副作用，从而允许在门诊患者中使用该疗法。大多数情况下，冲击治疗后继续给予口服维持剂量。冲击治疗对严重的皮肤病有显著的快速疗效，但希望大幅度减少后续维持治疗的要求和剂量的愿望尚难以实现。

外用治疗

对于外用糖皮质激素治疗，有各种作用强度及不同基质的药物可供选择。世界卫生组织（WHO）依据作用强度将外用糖皮质激素分为四大组，共 7 级，从第 1 级的超强效到第 7 级的极弱效。这些分级根据血管收缩试验和临床双盲试验结果而制定。研究人员在一整夜使用各种药物后，将对照受试者正常皮肤内的皮肤血管收缩强度进行分级，发现血管收缩程度与临床疗效（治疗 2 ～ 3 周的银屑病皮损的反应）之间有显著相关性[13]。各级别的外用制剂见表 125.5。基质可以极大地影响特定糖皮质激素的透皮吸收和疗效。在某些情况下，同一制剂、同一浓度和同一基质类型的品牌名称和通用配方可能具有不同的效力（见表 124.3）。在通用替代及限量处方的年代，医生须考虑到这些问题，依从性差可能也是某些皮肤病疗效不佳的潜在原因。

同样的糖皮质激素分子在软膏基质中的效力强于其在霜剂（乳膏）或洗剂中的效力，这是因为封闭性基质通过增加角质层的水合作用而增强其透皮吸收。凝胶制剂也易被吸收。临床选用外用糖皮质激素时，首先应根据皮损的类型、部位、厚度及范围选择所需作用强度的药物。其次，根据所需的水合或干燥作用、人体部位以及基质成分的潜在刺激性或致敏性等选择合适的基质。洗剂适用于面部；霜剂易于涂擦；软膏利于干性皮损；凝胶或泡沫更适合用于多毛部位，或是为了干燥效果（见图 129.3）。对于面部和身体褶皱部位，避免使用强效糖皮质激素制剂，以免引起这些部位的皮肤萎缩和面部的类固醇酒渣鼻 / 口周皮炎。脉冲给药（pulse dosing）（如仅周末每日 2 次应用）有可能减少强效糖皮质激素引起的表皮萎缩的风险。除了降低局部使用糖皮质激素的强度或使用频率外，目前尚未确定任何其他能减少皮肤萎缩或口周皮炎 / 类固醇酒渣鼻风险的措施。

某些外用糖皮质激素，如糠酸莫米松和丙酸氟替卡松，透皮吸收效率低，并在肝中迅速代谢，极大降低了其系统性生物利用度[14]。后者还具有高度亲脂性，与糖皮质激素受体具有高亲和力，而与雄激素、孕激素、雌激素或盐皮质激素受体无明显结合。

表 125.6 列出了眼科常用的糖皮质激素制剂。

皮损内注射治疗

对于许多局限性皮肤病，特别是当外用治疗疗效

表 125.5　部分常用的外用糖皮质激素的作用效力分级

WHO 效力分组	分级	外用糖皮质激素制剂和配方
极高（超强效）	1	二丙酸倍他米松软膏 * 和凝胶 *0.05% 丙酸氯倍他索凝胶、软膏、霜剂、洗剂、泡沫、溶液（"用于头皮"）**、喷雾剂和洗发剂 0.05% 去羟米松喷雾剂 0.25% 醋酸二氟拉松软膏 *0.05% 醋酸氟轻松霜剂 0.1% 氟氢缩松胶带 4 μg/cm² 丙酸卤倍他索软膏和霜剂 0.05%
高	2	安西奈德软膏 0.1% 二丙酸倍他米松软膏、霜剂 * 和洗剂 *0.05% 去羟米松霜剂和软膏 0.25% 或凝胶 0.05% 双醋二氟拉松霜剂 * 和软膏 0.05% 醋酸氟轻松霜剂、软膏、凝胶和溶液 0.05% 哈西奈德霜剂和软膏 0.1% 糠酸莫米松软膏 0.1% 曲安奈德软膏 0.5%
	3	安西奈德霜剂和洗剂 0.1% 二丙酸倍他米松霜剂和洗剂 ^ 0.05% 戊酸倍他米松软膏 0.1%、泡沫 0.12%*** 双醋二氟拉松霜剂 0.05% 丙酸氟替卡松软膏 0.005% 曲安奈德软膏 0.1%、霜剂 0.5%
中	4	戊酸倍他米松泡沫 0.12%*** 去羟米松霜剂 0.05% 氟轻松软膏 0.025% 氟氢缩松软膏 0.05% 戊酸氢化可的松软膏 0.2% 糠酸莫米松霜剂和洗剂 0.1% 曲安奈德霜剂和软膏（Kenalog®）0.1% 或喷雾剂 0.2%
	5	二丙酸倍他米松洗剂 0.05%^ 戊酸倍他米松霜剂和洗剂 0.1% 戊酸氯可托龙霜剂 0.1% 氟轻松霜剂 0.025% 或油剂和洗发剂 0.01% 丙酸氟替卡松霜剂和洗剂 0.05% 氟氢缩松霜剂和洗剂 0.05% 丁酸氢化可的松霜剂、软膏、洗剂和溶液 0.1% 丁酸丙酸氢化可的松霜剂 0.1% 戊酸氢化可的松霜剂 0.2% 泼尼卡酯霜剂和软膏 0.1% 曲安奈德软膏 0.025% 或洗剂 0.1%
低	6	二丙酸阿氯米松霜剂和软膏 0.05% 戊酸倍他米松洗剂 0.05% 地奈德霜剂、凝胶、软膏、洗剂、泡沫 0.05% 氟轻松霜剂和溶液 0.01% 曲安奈德霜剂和洗剂 0.025%
	7	地塞米松磷酸钠霜剂 0.1% 氢化可的松（醋酸酯）霜剂、软膏、凝胶、洗剂和溶液 0.5% ～ 2.5% 醋酸甲泼尼龙霜剂 0.25%

* 最优化基质。
** 在某些分类中为 2 级。
*** 取决于分类，3 级或 4 级。
^ 取决于分类，3 级或 5 级。

表 125.6 　糖皮质激素的眼科应用
最大强度
氯替泼诺混悬液 0.5%
泼尼松龙混悬液和溶液 1%
利美索龙混悬液 1%
中等强度
氟米龙软膏 0.1%、混悬液 0.1% 或 0.25%
氯替泼诺混悬液 0.2%
泼尼松龙混悬液和溶液 0.125%
低强度
倍他米松溶液 0.1%*
地塞米松软膏 0.05%、混悬液和溶液 0.1%
二氟泼尼酯乳剂 0.05%
甲羟松混悬液 1%
* 在美国未获许可

表 125.7 　短期内系统性糖皮质激素治疗的副作用
● 情绪改变、焦虑、失眠
● 胃肠道不耐受（如恶心、呕吐）
● 高血糖
● 水钠潴留
● 食欲增强、体重增加
● 痤疮样皮损
● 感染增加
● 闭经
● 肌无力、对肌肉的影响
● 抑制伤口愈合

不佳而系统性治疗最好避用时，皮损内糖皮质激素治疗常有很好的效果。用此方法，根据皮损情况及治疗的部位，将曲安奈德混悬液稀释至所需浓度，采用 30 G（30-gauge）针头少量注射于皮损内。对于较厚的真皮损害，如瘢痕疙瘩，注射曲安奈德的浓度可达 20 ～ 40 mg/ml，以达到减少皮损内过多的结缔组织的目的。然而，对于其他可能会出现真皮或脂肪萎缩这些副作用的皮损，应该使用稀释至更低的浓度（低至 2 mg/ml 的曲安奈德）。采用这种治疗方法，医生可以绕过厚厚的角质层屏障和（或）通过直接在病变部位注射高浓度糖皮质激素治疗真皮或毛囊周围的炎症性疾病（如环状肉芽肿、结节囊肿性痤疮、斑秃），以降低表皮萎缩的风险。

禁忌证

　　全身或局部糖皮质激素治疗有几种禁忌证[6]。单纯疱疹性角膜炎被认为是眼局部糖皮质激素治疗的禁忌证，而活动性结核病和系统性真菌感染通常被认为是系统性糖皮质激素治疗的禁忌证。过去对静脉注射制剂的过敏史很少见，但也应该避免再次使用该特定药物。系统性糖皮质激素治疗的相对禁忌证包括活动性消化性溃疡、严重抑郁症或精神病，以及广泛的慢性皮肤病（如银屑病）等，在糖皮质激素快速减量后可能发生反跳现象。在这种情况下，只有当利明显大于弊时才可使用系统性糖皮质激素治疗。

主要副作用

　　短期使用糖皮质激素治疗自限性疾病及急性皮肤病通常非常安全。表 125.7 列出了短期系统性治疗常见

的副作用。长期超生理剂量的糖皮质激素治疗使得很严重副作用的发生率上升。表 125.8 列出了主要并发症的类别及在此范围内的主要副作用。大多数不良反应呈剂量相关性。表 125.9 显示了使用糖皮质激素时发生副作用风险较高的患者[6]。下面将重点讨论糖皮质激素治疗的主要毒性。

骨质疏松症

　　骨质疏松症（osteoporosis）是长期系统性糖皮质激素治疗中最常见的副作用。在长期使用糖皮质激素而未做预防措施的人群中，骨质疏松发生率为 30% ～ 50%[15]。骨密度的急剧降低发生于治疗最初 3 个月，6 个月时达高峰[16]。绝经后高加索女性患骨折等并发症的风险最高，因为她们在开始治疗前骨量最低。在年轻男性中通常会观察到最大量的骨质流失，这与他们治疗前骨量最高有关。隔晨治疗不能避免骨质减少和骨质疏松症的发生。

　　松质骨［如中轴骨骼（椎骨、肋骨）］的代谢周转率是皮质骨（长骨）的 8 倍，故其更容易脱钙[17]。尽管许多骨质疏松症患者没有症状，但疾病进一步发展会产生骨痛、骨折和椎骨塌陷。糖皮质激素所致骨质丢失的机制包括直接和间接作用[18]。糖皮质激素**直接**降低成骨细胞的增殖和功能，增加成骨细胞的凋亡并促进破骨细胞的增殖。其通过增加尿钙排泄和减少肠道对钙的吸收来发挥**间接**作用，从而减少了血清钙并刺激甲状旁腺激素释放，驱使破骨细胞产生溶骨作用。

　　尽管常规放射线检查可以检测到椎体压缩性骨折，但这些普通的 X 射线检查对发现骨质疏松症还是不够敏感，直至骨量丢失 20% ～ 60% 才能发现（图 125.3）。目前检测骨质疏松症最好的方法是用双能 X 射线吸收法（dual-energy x-ray absorptiometry，DEXA）对骨密度做定量检测，该方法具有敏感性高、可重复和低辐射等优点。理想情况下，长期应用糖皮质激素的患者应进行髋关节和腰椎的基线 DEXA 检查，并在

表 125.8 长期系统性糖皮质激素治疗的主要副作用	
骨骼肌肉	**妇产科**
骨质疏松症	闭经
骨坏死（如髋关节）	对胎儿的影响（罕见肾上腺功能不全，动物实验出现腭裂）
生长迟缓	
肌肉萎缩	**血液学、细胞学**
肌病	白细胞增多
眼科	淋巴细胞减少症
白内障	嗜酸性粒细胞减少症
青光眼	免疫抑制伴感染风险增加
感染	**神经系统**
出血	情绪、人格改变
眼球突出	精神问题、精神病
胃肠道	癫痫
恶心、呕吐	假性脑瘤
胃食管反流	外周神经病变
消化性溃疡	硬膜外脂肪增多症
肠穿孔	**皮肤**
胰腺炎	萎缩、萎缩纹、毛细血管扩张
食管炎（反流性或念珠菌性）	血管脆性增加、紫癜
代谢	痤疮、痤疮样皮疹
高血糖	多毛症
高脂血症	感染
肥胖	**下丘脑-垂体-肾上腺（HPA）轴**
低钙血症	抑制
低钾血症性碱中毒	戒断综合征
心血管	肾上腺（艾迪生）危象
高血压	
周围性水肿	
动脉粥样硬化症	

表 125.9 易出现糖皮质激素（GC）治疗毒性的高风险患者	
患者	**关注点**
女性患者	• 雌激素引起 GCs 的代谢/清除速度较慢 • 较低的骨密度基线 • 当不根据体重调整时通常给予较高的剂量
绝经后妇女、老年患者	• 增加骨质疏松症的风险，尤其是在体力活动有限的情况下
儿童患者	• 暂时性生长迟缓 • 青少年膨胀纹的可能性增加
SLE、皮肌炎/多发性肌炎或类风湿关节炎患者	• 长期使用可致骨无菌性坏死、肌肉萎缩或骨质疏松症的风险较高
肝病（如继发于酒精中毒）患者	• GCs 和脂质代谢降低，导致血清三酰甘油水平升高
低蛋白血症患者	• GCs 的游离部分增加导致更大的副作用
吸烟和（或）大量酒精摄入患者	• 骨质疏松症和消化性溃疡的风险增加

SLE，系统性红斑狼疮

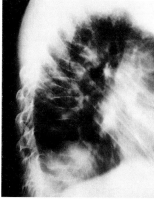

图 125.3 脊柱 X 线影像示严重脱钙。提示骨质疏松症晚期

同一部位每 1 ~ 3 年进行一次重复检查。在密度测定报告中，T 值代表健康对照人群均数的标准差。T 值低于均数的 1 个和 2.5 个标准差之间定义为骨量减少，低于 2.5 个标准差以上定义为骨质疏松症[15]。对于开始长期糖皮质激素治疗的患者，应评估降低骨密度的危险因素，并遵循预防和治疗骨质疏松症的指南（图 125.4）[16, 19]。对发生明显的骨量减少或骨质疏松症的患者，应进行内分泌科会诊。长期糖皮质激素治疗患者骨质疏松症预防和治疗指南见图 125.4[19a]。

一般而言，专家认为，具有轻度损伤骨折病史和中度到高骨折风险的成年患者，特别是绝经后妇女和 50 ~ 65 岁及以上的男性，在长期使用糖皮质激素治疗时，应联合应用二膦酸盐类药物治疗（见图 125.4）。

骨质大量丢失发生在糖皮质激素治疗的最初 6 个月，因此立即启动这一措施和其他预防措施非常重要[16]。阿仑膦酸盐或利塞膦酸盐是每日或每周给予的一线口服药物。患者应于晨起时空腹仅用水送服，服药后 1 h 不能平卧。一般耐受性好，也可能发生胃肠道副作用，严重时应更换药物。静脉用二膦酸盐，如帕米膦酸二钠 30 mg 静脉注射，每 3 个月一次；或唑来膦酸盐 4 ~ 5 mg 静脉注射，每年一次，可供选择。颌骨坏死是二膦酸盐治疗的潜在并发症，最常发生在给予高剂量静脉治疗的具有潜在恶性肿瘤（例如多发性骨髓瘤）的患者，偶尔也与有创牙科治疗相关。一些病例报告和小样本系列分析描述了长期接受二膦酸盐治疗的患

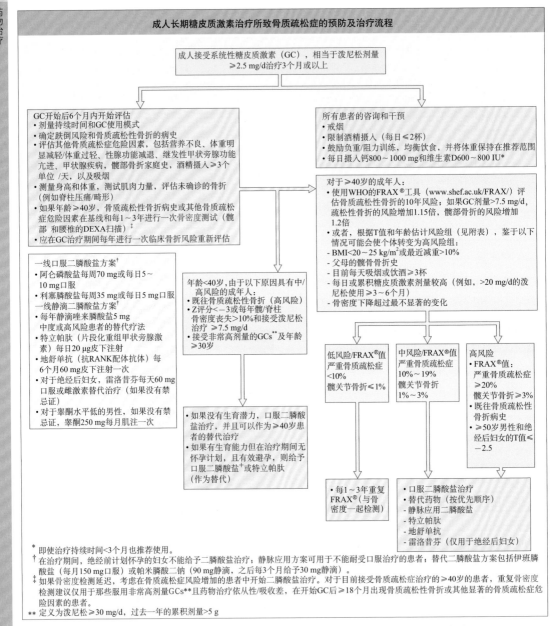

成人长期糖皮质激素治疗所致骨质疏松症的预防及治疗流程

成人接受系统性糖皮质激素（GC），相当于泼尼松剂量 ≥2.5 mg/d治疗3个月或以上

GC开始后6个月内开始评估
- 剂量持续时间和GC使用模式
- 确定跌倒风险和骨质疏松性骨折的病史
- 评估其他骨质疏松症危险因素，包括营养不良、体重明显减轻/体重过轻、性腺功能减退、继发性甲状腺功能亢进、甲状腺疾病、髋部骨折家庭史，酒精摄入 ≥3个单位／天，以及吸烟
- 测量身高和体重，测试肌肉力量，评估未确诊的骨折（例如脊柱压痛/畸形）
- 如果年龄 ≥40岁，骨质疏松性骨折病史或其他骨质疏松症危险因素在基线和每1～3年进行一次骨密度测试（髋部 和腰椎的DEXA扫描）‡
- 应在GC治疗期间每年进行一次临床骨折风险重新评估

所有患者的咨询和干预
- 戒烟
- 限制酒精摄入（每日≤2杯）
- 鼓励负重/阻力训练，均衡饮食，并将体重保持在推荐范围
- 每日摄入钙800～1000 mg和维生素D600～800 IU*

对于≥40岁的成年人：
- 使用WHO的FRAX®工具（www.shef.ac.uk/FRAX/）评估骨质疏松性骨折的10年风险；如果GC剂量>7.5 mg/d，疏松性骨折的风险增加1.15倍，髋部骨折的风险增加1.2倍
- 或者，根据T值和年龄估计风险组（见附表），鉴于以下情况可能会使个体转变为高风险组：
  - BMI<20～25 kg/m² 或最近减重>10%
  - 父母的髋骨骨折史
  - 目前每天吸烟或饮酒 ≥3杯
  - 每日或累积糖皮质激素剂量较高（例如，>20 mg/d的泼尼松使用≥3～6个月）
  - 骨密度下降超过最不显著的变化

一线口服二膦酸盐方案†
- 阿仑膦酸盐每周70 mg或每日5～10 mg口服
- 利塞膦酸盐每周35 mg或每日5 mg口服
一线静滴二膦酸盐方案†
- 每年静脉唑来膦酸盐5 mg
中度或高风险患者的替代疗法
- 特立帕肽（片段化重组甲状旁腺素）每日20 μg皮下注射
- 地舒单抗（抗RANK配体抗体）每6个月60 mg皮下注射一次
- 对于绝经后妇女，雷洛昔芬每天60 mg口服或雌激素替代治疗（如果没有禁忌证）
- 对于睾酮水平低的男性，如果没有禁忌证，睾酮250 mg每月肌注一次

年龄<40岁，由于以下原因具有中/高风险的成年人：
- 既往骨质疏松性骨折（高风险）
- Z评分<−3或每年髋/脊柱骨密度丧失>10%和接受泼尼松治疗>7.5 mg/d
- 接受非常高剂量的GCs**及年龄>30岁

- 如果没有生育潜力，口服二膦酸盐治疗，并且可以作为≥40岁患者的替代治疗
- 如果有生育能力但在治疗期间无怀孕计划，且有效避孕，则给予口服二膦酸盐†或特立帕肽（作为替代）

低风险/FRAX®值
严重骨质疏松症
<10%
髋关节骨折≤1%

中风险/FRAX®值
严重骨质疏松症
10%～19%
髋关节骨折
1%～3%

高风险
- FRAX®值：
严重骨质疏松症
≥20%
髋关节骨折≥3%
- 既往骨质疏松性骨折病史
- ≥50岁男性和绝经后妇女的T值≤ −2.5

- 每1～3年重复FRAX®（与骨密度一起检测）

- 口服二膦酸盐治疗
- 替代药物（按优先顺序）
  - 静脉应用二膦酸盐
  - 特立帕肽
  - 地舒单抗
  - 雷洛昔芬（仅用于绝经后妇女）

* 即使治疗持续时间<3个月也推荐使用。
† 在治疗期间，绝经前计划怀孕的妇女不能给予二膦酸盐治疗；静脉应用方案可用于不能耐受口服治疗的患者；替代二膦酸盐方案包括伊班膦酸盐（每月150 mg口服）或帕米膦酸二钠（90 mg静滴，之后每3个月给予30 mg静滴）。
‡ 如果骨密度检测延迟，考虑在骨质疏松风险增加的患者中开始二膦酸盐治疗。对于目前接受骨质疏松症治疗的≥40岁的患者，重复骨密度检测建议仅用于那些服用非常高剂量GCs**且药物治疗依从性/吸收差，在开始GC后≥18个月出现骨质疏松性骨折或其他显著的骨质疏松症危险因素的患者。
** 定义为泼尼松≥30 mg/d，过去一年的累积剂量>5 g

图 125.4　成人长期糖皮质激素治疗所致骨质疏松症的预防及治疗流程。 根据美国风湿病学会2017年指南[19a]，针对接受糖皮质激素治疗 ≥ 3个月的儿童的建议包括：①在开始治疗后6个月内及以后的每年进行临床骨折风险评估；②对于4～17岁的患者，每日给予钙1 g，维生素D 600 IU；③对于有骨质疏松性骨折史和糖皮质激素剂量 ≥ 0.1 mg/（kg·d）的患者，口服二膦酸盐治疗。雄激素抑制剂用于男性和类风湿关节炎（特别是女性）是骨质疏松症的又一风险因素。BMI，体重指数；DEXA，双能 X 射线吸收法。更新的 ACR 指南尚未公布

者的股骨转子下或股骨干不典型骨折，但更大规模的研究表明其绝对风险非常低[20-21]。在可能怀孕的绝经前妇女中应避免使用所有二膦酸盐，尤其是那些半衰期长的药物（如伊班膦酸盐），因为这些药物会穿过胎盘并产生致畸性，包括胎儿骨骼异常。

女性健康倡议（Women's Health Initiative，WHI）研究显示，女性性激素替代治疗曾被认为是绝经后骨质疏松症的有效治疗选择[22]。不幸的是，WHI 也显示，应用雌激素-孕激素替代治疗的女性中，乳腺癌、卒中、血栓和心肌梗死发生率增高，其风险高于避免发生骨质疏松的益处。现在还不清楚应用小剂量雌激素而不用孕激素是否具有同样风险。选择性雌激素受体调节剂（SERM）雷洛昔芬在预防骨质疏松症方面不如雌激素有效，但对乳腺癌的预防和治疗方面有较大益处，可考虑用于某些长期应用糖皮质激素治疗的绝经后妇女，以预防骨质丢失。在长期使用糖皮质激素治疗的睾酮水平低的男性患者中，如果没有禁忌证（例如前列腺癌或乳腺癌病史、严重的前列腺增生症），可以考虑睾酮替代治疗（每月一次肌注 250 mg）。

如果患者具有中度至高度骨折风险，无法服用二膦酸盐或既往使用二膦酸盐无效，可考虑使用特立帕肽（人甲状旁腺激素，PTH 的片段）进行治疗。特立帕肽的价格是其使用受限的因素之一，其效力受二磷酸盐抑制，故不可与后者联合使用。地舒单抗是一种针对 RANKL（NF-κB 配体的受体激活剂）的单克隆抗体，已获批用于治疗骨质疏松性骨折高风险或其他治疗失败的绝经后妇女的骨质疏松症。这种配体（RANKL）与破骨细胞上的 RANK 受体的结合可激活破骨细胞的成熟，但可被地舒单抗阻断。潜在的副作用包括低钙血症、皮炎、颌骨坏死和感染风险增加。雷奈酸锶在欧洲被批准用于治疗骨质疏松症，但由于血栓栓塞和心肌梗死的风险增加，其使用受到限制。

骨坏死

骨坏死（osteonecrosis）（也称为无菌性坏死或缺血性坏死）有多种原因，是糖皮质激素治疗中少见但严重的并发症之一[23]。其他危险因素包括身体创伤、镰状细胞病、酗酒、吸烟、HIV 感染和血清三酰甘油（甘油三酯）升高等。在肾移植受体及 SLE、脂质代谢紊乱、脂肪肝或酒精中毒患者中，糖皮质激素相关性骨坏死的发生率更高。

活动中局部骨痛是骨坏死常见的初始症状，最后发展成休息时也疼痛，须应用止痛剂才能减轻。股骨近端是最常见的受累部位，股骨远端和肱骨头也可受

累。大部分发展成骨坏死的患者至少已用糖皮质激素治疗 6 ～ 12 个月，同时伴骨髓脂肪沉积。

其机制还未完全阐明，但在某些部位，与脂肪细胞扩大所致的骨内高压损伤末梢细动脉有关。一些研究者认为脂肪栓子来源于肝的脂肪沉积或血清甘油三酯，而另一些则认为只有来自骨的脂肪栓子引起了动脉栓塞和继发性梗死。

标准 X 线检查中，骨坏死的征象在骨痛开始后 6 个月不一定明显（图 125.5A）。因此，建议早期进行 MRI 这一最特异和敏感的影像学检查来确诊（图 125.5B）。早期保守治疗包括预防外伤、休息和使用拐杖以减轻承重等[24]。病情进一步发展的年轻患者可能须进行髋关节救助治疗，如髓芯减压术以减轻骨内高压、带血管蒂的腓骨移植和电刺激等。最终全髋关节置换常不可避免。

生长迟缓

造成生长抑制的系统性糖皮质激素剂量并不比生理剂量多很多。隔晨治疗可减轻但不能完全消除这一

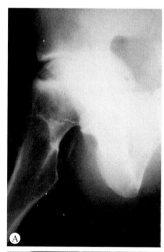

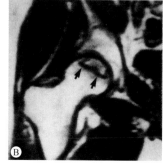

图 125.5　股骨头坏死。A. X 线影像未能证实早期骨坏死。B. 相比之下，同一患者的髋部 MRI 影像显示明显的骨坏死（箭头处）

作用[25]。吸入性或广泛长期外用糖皮质激素治疗也可能引起生长抑制，但较罕见。一旦糖皮质激素治疗终止，常出现一个补偿性的发育急速期，使身高发育至正常水平。如果慢性糖皮质激素治疗是在青春期之前或青春期早期进行的，则预期的青春期生长突增通常会延迟。如持续使用糖皮质激素，补偿性发育有时可能会因骨骺闭合而停止。

糖皮质激素造成生长迟缓的机制很多，包括干扰氮和矿物质的保存、抑制胶原和蛋白基质合成、减弱生长激素的释放和信号传导等[25]。对生长发育的检测必须每 3～6 个月进行一次，在某些情况下，可考虑给予生长激素治疗以恢复线性生长，逆转其他分解代谢效应。

肌病

肌病是糖皮质激素治疗中少见的并发症。肌病的经典（慢性）表现为无痛、对称的近端肌无力，多发生于下肢。通常发生于使用 > 40 mg/d 泼尼松相当剂量的患者，在系统性治疗的几周至几个月后开始出现。这种情况可出现于任何糖皮质激素治疗中，但氟化的糖皮质激素（例如地塞米松、倍他米松、曲安奈德）更见[26]。隔晨治疗可减少其发生率。肌病诊断困难，因为血清肌酶水平及肌电图检查结果往往正常。肌肉活检结果相对来说是非特异性的，有肌纤维直径的变化和 II 型胶原纤维的萎缩，但没有实质的炎症或坏死。尿肌酸水平升高有助于诊断。逐步减少糖皮质激素剂量同时予以物理治疗有助于肌病的治疗，而肌肉功能恢复至正常则需数月。

对于炎症性肌病，如皮肌炎，应用糖皮质激素实际上也可能增加肌萎缩的发生。当糖皮质激素开始控制症状后，特别是如果不能以一个可以接受的速度进行减量时，可加用糖皮质激素助减剂[42]（见第 42 章）。表 125.10 阐述了糖皮质激素相关性肌病和肌炎的鉴别要点。

白内障

患者接受系统性糖皮质激素治疗的总剂量和疗程是其影响后囊膜下白内障形成的最重要的因素。在小剂量使用（如 10 mg/d 泼尼松）1 年的患者中已观察到这种副作用。尽管持续治疗患者的危险性大于间歇治疗者，但隔晨治疗也不能减少白内障的发生。尽管存在个体易感性，但与成人相比，儿童危险性更高，小剂量及短疗程即可能出现白内障。在特应性皮炎患者中发生的白内障是特应性角膜结膜炎的一种表现，通

表 125.10　糖皮质激素（GC）相关性肌病和肌炎的鉴别特征。肌病也称为皮质类固醇诱发的肌病或简称类固醇肌病

特征	糖皮质激素相关性肌病	肌炎
临床情况	● 更可能使用大剂量 GC ● 当 GC 剂量减少，在 3～4 周内改善	● 不太可能使用大剂量 GC ● 当 GC 减量时加重
临床表现	● 无力，通常没有肌痛	● 无力，通常伴肌痛
实验室检查	● 通常血清肌酸激酶正常 ● 随着 GC 减量，升高的尿肌酸 * 可降低	● 血清肌酸激酶升高 ● 随着 GC 减量，升高的尿肌酸 * 可增高
肌电图检查	● 正常	● 异常
MRI 检查	● 肌萎缩征象	● 肌肉炎症 / 水肿征象
肌肉活检	● 肌萎缩	● 炎症和坏死

* 肌酸尿百分率可通过 24 h 尿样中肌酸（mg）/［肌酸+肌酐（mg）］来计算；但是，升高的水平（> 10%）对肌病而言不具特异性

常是前囊膜下的病变，但白内障也可能在后部发病，难以与糖皮质激素所致白内障相区分。

建议长期接受系统性糖皮质激素治疗的患者每 6～12 个月进行一次眼科检查。减少或停用糖皮质激素治疗后白内障的进程仍可能持续，但停用糖皮质激素偶尔也可阻止白内障的进一步形成或逆转晶状体的混浊[27]。

代谢影响

糖皮质激素通过增强肝糖异生和减少外周胰岛素介导的葡萄糖摄取来影响糖代谢，引起高血糖。通过降低细胞受体的胰岛素亲和力产生相对的胰岛素抵抗。虽然已有的或亚临床的葡萄糖耐受不良发生恶化的情况常见，但新发糖尿病常仅出现在那些接受大剂量糖皮质激素治疗的患者，酮症酸中毒罕见。大多数患者在停用糖皮质激素治疗后数月血糖恢复到原先水平。高剂量或长期糖皮质激素治疗期间应定期检测血糖水平，糖尿病患者需要更密切的监测，他们可能须从口服抗糖尿病药物转变为胰岛素治疗，或者由于糖皮质激素引起的胰岛素抵抗而增加胰岛素剂量。糖尿病患者由于胰岛素需求的波动，通常不可能采取隔晨糖皮质激素方案。

高脂血症是糖皮质激素治疗常见的副作用，尤其是那些原有血脂异常的患者。甘油三酯升高最常见，但在某些患者中也可出现高密度脂蛋白或低密度脂蛋白增高。高甘油三酯血症的机制可能与相对的胰岛素不足有关。长期接受糖皮质激素治疗的患者应采用低饱和脂肪酸和低热量饮食。

慢性糖皮质激素治疗通常会导致体重增加和脂

肪的向心性再分配,包括经典的"水牛肩"和"满月脸"。其他潜在的代谢影响包括与高剂量治疗相关的低钾性碱中毒(特别是有较强盐皮质激素效应的药物),以及少见的低钙血症,在高剂量治疗时偶尔可导致儿童发生手足抽搐。常须补钾,必须适当摄取钙。

心血管影响

绝大多数内源性糖皮质激素过剩(库欣综合征)的患者有高血压,而外源性糖皮质激素治疗时由于盐皮质激素效应低,只有20%的患者出现高血压。糖皮质激素相关的高血压更常发生于原有高血压、肾功能减退及老年患者,或使用盐皮质激素活性较强的糖皮质激素时[24]。因为糖皮质激素在治疗最初2周内极少影响血压,故在高血压患者中短程使用糖皮质激素几乎不会产生任何问题,但他们如接受长期治疗,限钠及可能同时使用噻嗪类利尿剂都很重要。隔晨治疗可减弱血压的升高。糖皮质激素所致高血压的机制还未完全了解,可能与儿茶酚胺增强血管收缩和对血管扩张的抑制作用、盐皮质激素活性相关的钠潴留及血管内容量增加有关。

在一些患者,尤其是SLE、类风湿关节炎及肾移植患者中,长期系统性使用糖皮质激素后偶可加剧动脉粥样硬化的进展。这种情况还出现于接受糖皮质激素治疗的儿童,并在慢性内源性糖皮质激素过剩引发库欣综合征的患者中早有记录。接受糖皮质激素治疗的患者出现血栓栓塞并发症及房室传导问题的现象也有报道。

胃肠道影响

系统性糖皮质激素治疗与消化性溃疡(PUD)之间的相关性受到争议,在公开发表的不同病例中结论相异。使用糖皮质激素和NSAIDs或阿司匹林同时治疗的患者(例如类风湿关节炎患者)的PUD发病率似乎确有增高[28]。其他危险因素还包括吸烟、酒精摄入和既往有PUD病史。当接受糖皮质激素治疗的患者发生PUD时,胃部发生率高于十二指肠,伴有轻微疼痛,出现重大并发症,如出血或穿孔的概率更高。这与糖皮质激素掩盖了炎症的症状和体征以及抑制伤口愈合的倾向有关。在这些情况下溃疡的可能机制是黏液产生和黏膜细胞的更新减少。糖皮质激素随同食物口服,以及高风险患者使用H$_2$受体拮抗剂或质子泵抑制剂,可降低应用糖皮质激素的患者出现PUD的可能性。

通过随同食物服用和(或)服用抑酸药物,糖皮质激素相关的恶心、呕吐和胃食管反流也会降至最轻。念珠菌性食管炎可发生于糜烂性口腔黏膜疾病,如寻常型天疱疮,须口服抗真菌药(例如氟康唑)治疗。糖皮质激素的其他胃肠道副作用包括伴有高甘油三酯血症的胰腺炎、脂肪肝和肠穿孔(很少见)。

感染

接受系统性糖皮质激素治疗的患者对许多细菌、病毒、真菌及寄生虫感染的易感性增加。皮肤葡萄球菌和浅部真菌感染常见。服用糖皮质激素的患者发热和炎症的症状可能被掩盖,使得感染的早期诊断变得困难。隔晨治疗和泼尼松相当剂量 < 10 mg/d 可减少机会性感染的可能。

慢性糖皮质激素治疗的患者肺结核的再活动一直被关注,但这种风险可能比以前认为的要低。须询问结核病史,如果没有或不确定,则治疗前应先进行皮肤结核菌素试验或干扰素 - γ 释放试验。结核菌素试验阳性反应者(应用 ≥ 15 mg/d 泼尼松的相当剂量长达1个月或更长的患者硬结 ≥ 5 mm)或干扰素 - γ 释放试验阳性反应者、有结核病史或其他危险因素(如原有的免疫抑制)者必须进行胸部X线检查。对于未经治疗的潜伏性结核感染者,推荐使用异烟肼治疗9个月。

接受糖皮质激素治疗(泼尼松相当剂量 ≥ 20 mg/d,时间超过1个月)并有其他免疫功能低下原因的患者,发生肺孢子菌肺炎的风险增加。易感个体包括全身炎症性疾病患者,如伴多血管炎的肉芽肿病(Wegener肉芽肿病)或SLE患者,特别是还接受免疫抑制剂且(或)伴有并发症(如肺部疾病或淋巴细胞减少)时[29]。这些高风险患者应预防性使用甲氧苄啶-磺胺甲噁唑(TMP-SMX;例如一次给予双倍强度片剂,每周3次或每日1次)[30]。CD4$^+$计数 < 200/m^3 的HIV阳性患者通常接受TMP-SMX预防治疗,但CD4$^+$计数 > 200/m^3 的正在接受系统性糖皮质激素治疗的HIV阳性患者也应考虑TMP-SMX预防治疗。

接受超生理剂量慢性糖皮质激素治疗的患者可能对免疫接种的抗体反应不足。在糖皮质激素治疗期间或停用糖皮质激素治疗后的1个月内[泼尼松相当剂量 ≥ 20 mg/d 或体重 < 10 kg 的儿童 ≥ 2 mg/(kg·d),治疗 ≥ 2周],禁止给儿童或成人使用活病毒疫苗(见表128.10)[31]。

妇产科影响

啮齿动物怀孕早期予以大剂量糖皮质激素后,腭裂发生率增高,因此,对妊娠前三个月使用糖皮质激素的安全性存在争议。然而,临床经验及一些临床研究认为,妊娠期间使用糖皮质激素治疗的女性其后代所受影响很小[32]（见第 27 章）。因为一种胎盘酶——2 型 11- 羟类固醇脱氢酶可灭活大部分进入胎儿循环的泼尼松，仅有少量泼尼松以活性形式到达胎儿。这种酶对氟化糖皮质激素（如倍他米松、地塞米松）的代谢作用有限，因而使用这些药后可大量到达胎儿体内。使用糖皮质激素治疗的孕妇罹患高血压和妊娠期葡萄糖不耐受的风险轻度增高，前者可引起妊娠胎儿体型较小，后者在使用中到高剂量糖皮质激素患者中较多见。当分娩时使用大剂量糖皮质激素，偶尔可发生胎儿 HPA 轴抑制，导致新生儿假性艾迪生病（pseudo-Addisonian）。尽管糖皮质激素可分泌至母乳中，但美国儿科学会已确认哺乳期间无须避免泼尼松治疗；如果可能，应在泼尼松给药后 4 h 哺乳。

非妊娠妇女使用系统性糖皮质激素治疗可能发生闭经，多见于肌内注射给药时。绝经前妇女接受糖皮质激素治疗应被告知这种可能性，以防出现不必要的恐慌。在接受系统性糖皮质激素的男性中也有精子数量减少的报道。

神经系统影响

情绪变化、焦虑和失眠是常见的糖皮质激素剂量相关性副作用。有人格障碍病史的患者发生糖皮质激素相关性神经精神症状的风险较高。糖皮质激素治疗减量过程中出现抑郁和疲乏并不少见。

精神病是一种少见的副作用，与剂量相关，多见于既往有精神病史者。疾病严重不能立刻减量时，可使用非典型抗精神病药物奥氮平。当糖皮质激素治疗的 SLE 患者出现精神症状时，很难判断是由潜在疾病引起还是糖皮质激素所致。如果糖皮质激素剂量减少，类固醇性精神病应该会得到改善，而狼疮性脑病则不会改变或恶化。

假性脑瘤是大剂量或长期糖皮质激素治疗可能的并发症，患者表现为头痛、恶心、呕吐、视力改变和视盘水肿，常发生在糖皮质激素快速减量或停用后，因此建议返回到原先的大剂量并更缓慢地逐渐减量。虽然这种症状可逆，但有失明的潜在可能。

癫痫发作不常见，主要发生于有癫痫倾向的接受高剂量糖皮质激素治疗的患者。其他少见的神经系统并发症包括脑电图改变、震颤增强、周围神经病变和硬膜外脂肪瘤。在治疗神经精神并发症时，某些情况下咨询精神科医生或神经科医生极为必要，有时须应用抗精神病药物治疗（见上文）。三环类抗抑郁药可能会加重症状，最好在专家指导下使用。隔晨治疗可能有益，但有时也可能导致双相障碍加重。

皮肤影响

系统性和外用糖皮质激素可出现许多皮肤副作用，大部分与内源性库欣综合征的表现相似，包括紫癜、毛细血管扩张、皮肤萎缩、萎缩纹（图 125.6）、假性瘢痕、痤疮样或酒渣鼻样皮疹以及多血质面容。在一项研究中，几乎一半的患者在治疗（平均泼尼松剂量为 30 mg/d）3 个月后出现皮肤变化[33]。局部发生的毛细血管扩张、萎缩和色素沉着可能源于长期外用糖皮质激素，特别是长期每天应用强效药物或封包治疗，以及病灶内糖皮质类固醇治疗（图 125.7 和 125.8）。病灶内给药偶可导致这些表现沿着淋巴引流的途径呈线性模式分布（见图 66.28）。

系统性糖皮质激素引起的痤疮或毛囊炎特征性地表现为胸背部单一性的丘疹脓疱（图 125.9）。持续糖皮质激素治疗后寻常痤疮本身常进一步加重，而较短期间歇性系统应用糖皮质激素治疗，或囊肿皮损内注射糖皮质激素后，炎症性和囊肿性痤疮皮损可能暂时改善（见第 36 章）。使用吸入性糖皮质激素或于面部使用糖皮质激素（特别是强效药物），患者可能会出现口周、鼻旁或眶周痤疮样或酒渣鼻样皮损（图 125.10）。此外，在面部或腹股沟长期不适当地外用强效糖皮质激素可导致红斑、水肿、丘疹脓疱及停药后的灼烧感，在社会媒体中称为"局部类固醇成瘾"[34]。

系统性糖皮质激素的其他皮肤副作用还包括黑棘皮病和休止期脱发。身体其他部位可出现多毛症。

外用及系统性使用糖皮质激素治疗可通过抑制成纤维细胞功能和胶原产生而影响伤口愈合，创面的血管生成、纤维外基质的产生（"基质形成"）和上皮再生也受到抑制[4]。

HPA 轴抑制

外源性糖皮质激素可引起与剂量和疗程相关的继发性肾上腺功能不全。使用刚好超过生理剂量的糖皮

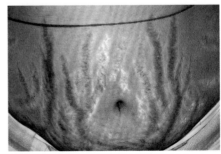

图 125.6 长期口服泼尼松患者的大量萎缩纹（Courtesy, Julie V Schaffer, MD.）

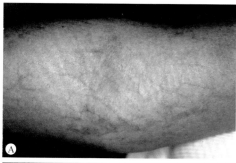

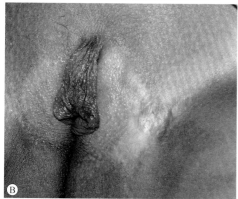

图 125.7　长期每天外用糖皮质激素引起的皮肤萎缩。A.注意
手臂上明显的血管形态变化。B.这名 10 岁女孩患脂溢性皮炎，
每天接受中效外用糖皮质激素治疗数年，导致萎缩纹和色素减
退（B，Courtesy，Julie V Schaffer，MD.）

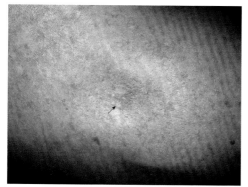

图 125.8　皮损内使用糖皮质激素的局部副作用。毛细血管
扩张，真皮和皮下组织萎缩，以及黄白色的曲安奈德沉积物
（Courtesy，Jean L Bolognia，MD.）

质激素 4 周后即可发生肾上腺抑制，而高剂量时发生
得更早。早晨单次给药可将这种影响减小，而隔晨使
用中效药物的影响可更小。

　　外源性糖皮质激素可影响整个 HPA 轴。下丘脑

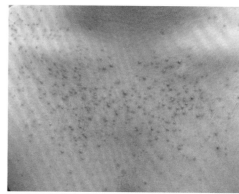

图 125.9　系统性使用糖皮质激素诱发的痤疮。注意躯干上部
的单一形态粉红色丘疹脓疱

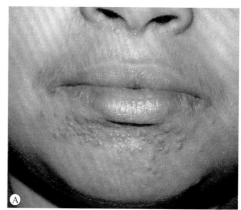

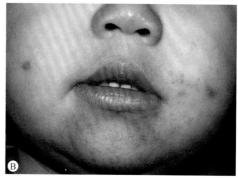

图 125.10　局部外用和吸入糖皮质激素引起的口周炎。由于外
用中效糖皮质激素（A）和通过面罩吸入糖皮质激素治疗哮喘
（B）而在鼻和口周出现单一形态粉红色小丘疹。注意 B 图中另
外两个较大的丘疹脓疱（Courtesy，Julie V Schaffer，MD.）

首先被抑制，但恢复最快，而肾上腺是三种腺体中最
后被抑制的，恢复也最慢。大剂量治疗数月至数年后，
ACTH 在数月内不能恢复到正常水平。肾上腺完全恢

复、血清氢化可的松水平正常可能需要更长时间，有时达 1 年[6]。在感染或手术等情况下，应激反应发生改变，患者出现虚弱、疲劳、食欲减退、恶心、发热等症状，偶尔还出现低血压或休克。在生理紧张状态（如大的手术）之前可能须要小剂量静脉内使用糖皮质激素。局部麻醉下的小手术无须糖皮质激素替代治疗。出现罕见的艾迪生病（肾上腺皮质功能不全）危象时，必须请内分泌科会诊。在没有明显的肾上腺功能不全的情况下，长期糖皮质激素治疗快速减药后，也可能出现关节痛、头痛、嗜睡和恶心等皮质类固醇戒断综合征的症状。可能因细胞内糖皮质激素水平过低所致，恢复到原先的剂量再更缓慢地逐步减量可减轻这种综合征。

关于 HPA 轴抑制，对整个轴基本功能的主要筛查试验是检测清晨血清氢化可的松水平。于早上 6 点至 8 点间检测氢化可的松水平，检测当日早晨糖皮质激素给药必须停止。血清氢化可的松水平低于 10 μg/dl 提示 HPA 轴基础功能受损。还可以通过更特异的 ACTH 刺激试验来单独检测肾上腺功能，首先在基线时测量血清氢化可的松水平，然后静脉内或肌内使用 250 μg ACTH（替可克肽），30 min 和（或）60 min 后测量血清氢化可的松水平（标准剂量测试，幼儿根据体重调整剂量），也可使用 ACTH（替可克肽）1 μg（低剂量测试，可能更敏感）进行检测[35]。如须更详细地检测 HPA 轴或肾上腺的应激反应，可进行 ACTH 刺激试验或其他评估方法，包括促肾上腺皮质激素释放因子试验、胰岛素低血糖试验或美替拉酮试验等，须获得内分泌科会诊意见。

药物相互作用和剂量变更

关于糖皮质激素和其他药物之间相互作用以及可能须调整糖皮质激素方案的疾病等注意事项列于表 125.11。

致谢

作者感谢已故的 Lee T Nesbitt Jr 博士对本章以前版本的贡献。

表 125.11　糖皮质激素（GC）治疗：与药物相互作用和医疗状况相关的剂量和副作用考虑	
增加所需的 GC 剂量	诱导细胞色素 P450 代谢 *（特别是 CYP3A4，见表 131.8） ● 苯妥英 ● 苯巴比妥 ● 利福平 胃肠道吸收减少，肝清除率增加，泼尼松龙：泼尼松降低 ● 甲状腺功能亢进
减少所需的 GC 剂量	抑制细胞色素 P450 代谢（特别是 CYP3A4，见表 131.8） ● 酮康唑＞其他唑类抗真菌药 ● 红霉素＞克拉霉素 改变蛋白质结合和降低肝代谢（例如通过竞争性抑制） ● 雌激素 / 口服避孕药 增加 GC 的游离（未结合）部分 ● 低蛋白血症 肾功能受损 肝功能受损 †
特定的副作用增强	胃肠道副作用 / 消化性溃疡的风险 ● NSAIDs 感染风险 ● 其他免疫抑制剂 低钾血症风险 ● 排钾利尿剂 ● 两性霉素 B
降低水平 / 须增加其他药物的剂量	胰岛素、口服降糖药（由于 GC 相关的胰岛素抵抗） ● 异烟肼 ● 水杨酸盐 ● 华法林（可变，GC 也可增加血管脆性）
增高水平 / 须降低其他药物的剂量	● β- 胡萝卜素 ● 环孢素
* 值得注意的是，地塞米松本身可能充当 CYP3A4 诱导剂。 † 在严重肝病患者中，泼尼松向其活性形式（泼尼松龙）的转化可能会减少	

（王　莉译　廖文俊校　王　刚审）

参考文献

1. Hench PS, Kendall EC, Slocumb CH, et al. Effects of cortisone acetate and pituitary ACTH on rheumatoid arthritis, rheumatic fever, and certain other conditions. Study in clinical physiology. Arch Intern Med 1950;85:545–666.

2. Sulzberger MB, Witten VH, Yaffe SN. Cortisone acetate administered orally in dermatologic therapy. AMA Arch Dermatol Syphilol 1951;64:573–8.

3. Johnson RB, Lazarus GS. Pulse therapy: therapeutic efficacy in the treatment of pyoderma gangrenosum. Arch Dermatol 1982;118:76–84.

4. Jackson SM, Gilchrist HM, Nesbitt LT. Update on the dermatologic use of systemic glucocorticosteroids. Dermatol Ther 2007;4:187–205.

5. Rhen T, Cidlowki JA. Antiinflammatory action of glucocorticoids—new mechanisms for old drugs. N Engl J Med 2005;353:1711–23.

6. Wolverton SE. Systemic corticosteroids. In: Wolverton SE, editor. Comprehensive Dermatologic Drug Therapy. 3rd ed. Philadelphia: WB Saunders; 2013. p. 143–68.

7. Fauci AS, Dale DC, Balow JE. Glucocorticosteroid therapy: mechanisms of action and clinical considerations. Ann Intern Med 1976;84:304–15.

8. Boumpas DT, Chrousos GP, Wilder RL, et al. Glucocorticoid therapy for immune-mediated diseases: basic and clinical correlates. Ann Intern Med 1993;119:1198–208.

9. Barnes PJ. Corticosteroid effects on cell signaling. Eur Respir J 2006;27:413–26.

10. Dixon RB, Christy NP. On the various forms of corticosteroid withdrawal syndrome. Am J Med 1980;68:224–30.

11. Robins DN. Intramuscular triamcinolone: a safe, effective and underutilized dermatologic therapy. J Drugs Dermatol 2009;8:580–5.

12. Baethge BA, Lidsky MD, Goldberg JW. A study of adverse effects of high-dose intravenous (pulse) methylprednisolone therapy in patients with rheumatic disease. Ann Pharmacother 1992;26:316–20.

13. Comell RC, Stoughton RB. Correlation of the vasoconstrictor assay and clinical activity. Arch Dermatol 1985;121:63–7.

14. Chu AC, Munn S. Fluticasone propionate in the treatment of inflammatory dermatoses. Br J Clin Pract 1995;49:131–3.

15. Iqbal MM. Osteoporosis: epidemiology, diagnosis and treatment. South Med J 2000;93:2–18.

16. Lane NE, Lukert B. The science and therapy of glucocorticoid-induced bone loss. Endocrinol Metab Clin North Am 1998;27:465–83.

17. Grossman JM, Gordon R, Ranganath VK, et al. American College of Rheumatology 2010 recommendations for the prevention and treatment of glucocorticoid-induced osteoporosis. Arthritis Care Res 2010;62:1515–26.

18. Summey BT, et al. Glucocorticoid-induced bone loss in dermatologic patients: an update. Arch Dermatol 2006;142:82–90.

19. Qaseem A, Snow V, Shekelle P, et al. Pharmacologic treatment of low bone density or osteoporosis to prevent fractures: a clinical practice guideline from the American College of Physicians. Ann Intern Med 2008;149:404–15.

19a. Buckley L, Guyatt G, Fink HA, et al. American College of Rheumatology guideline for the prevention and treatment of glucocorticoid-induced osteoporosis. Arthritis Care Res 2017;[Epub ahead of print].

20. Khosla S, Bilezikian JP, Dempster DW, et al. Benefits and risks of bisphosphonate therapy for osteoporosis. J Clin Endocrinol Metab 2012;97:2272–82.

21. Park-Wyllie LY, Mamdani MM, Juurlink DN, et al. Bisphosphonate use and the risk of subtrochanteric or femoral shaft fractures in older women. JAMA 2011;305:783–9.

22. Cauley JA, Robbins J, Chen Z, et al. Effects of estrogen plus progestin on risk of fracture and bone mineral density: Women's Health Initiative randomized trial. JAMA 2003;290:1729–38.

23. Mankin HJ. Nontraumatic necrosis of bone (osteonecrosis). N Engl J Med 1992;326:1473–9.

24. Whitworth JA. Mechanisms of glucocorticoid-induced hypertension. Kidney Int 1987;31:1213–24.

25. Allen DB. Growth suppression by glucocorticoid therapy. Endocrinol Metab Clin North Am 1996;25:699–717.

26. Lacomis D, Samuels MA. Adverse neurologic effects of glucocorticosteroids. J Gen Intern Med 1991;6:367–77.

27. Renfro L, Snow JS. Ocular effects of topical and systemic steroids. Dermatol Clin 1992;10:505–12.

28. Piper JM, Ray WA, Daugherty JR, Griffin MR. Corticosteroid use and peptic ulcer disease: role of nonsteroidal anti-inflammatory drugs. Ann Intern Med 1991;114:735–40.

29. Gerhart JL, Kalaaji AN. Development of Pneumocystis carinii pneumonia in patients with immunobullous and connective tissue disease receiving immunosuppressive medications. J Am Acad Dermatol 2010;62:957–61.

30. Green H, Paul M, Vidal L, Leibovici L. Prophylaxis of Pneumocystis pneumonia in immunocompromised non-HIV-infected patients: systematic review and meta-analysis of randomized controlled trials. Mayo Clin Proc 2007;82:1052–9.

31. Kimberlin DW, editor. Red Book: Report of the Committee on Infectious Diseases. 30th ed. Elk Grove Village, IL: American Academy of Pediatrics; 2015. p. 78.

32. Reed BR. Pregnancy, drugs, and the dermatologist. Curr Prob Dermatol 1994;6:33–54.

33. Fardet L, Flahault A, Kettaneh A, et al. Corticosteroid-induced clinical adverse events: frequency, risk factors, and patient's opinion. Br J Dermatol 2007;157:142–8.

34. Hajar T, Leshem YA, Hanifin JM, et al. A systematic review of topical corticosteroid withdrawal ("steroid addiction") in patients with atopic dermatitis and other dermatoses. J Am Acad Dermatol 2015;72:541–9.

35. Kazlauskaite R, Evans AT, Villabona CV, et al. Corticotropin tests for hypothalamic-pituitary-adrenal insufficiency: a metaanalysis. J Clin Endocrinol Metab 2008;93:4245–53.

附表：接受长期糖皮质激素治疗的绝经后妇女和 ≥ 50 岁男性骨质疏松性骨折的风险评估。其他风险因素（见图 125.4）的存在可能会使个体转至高风险群体

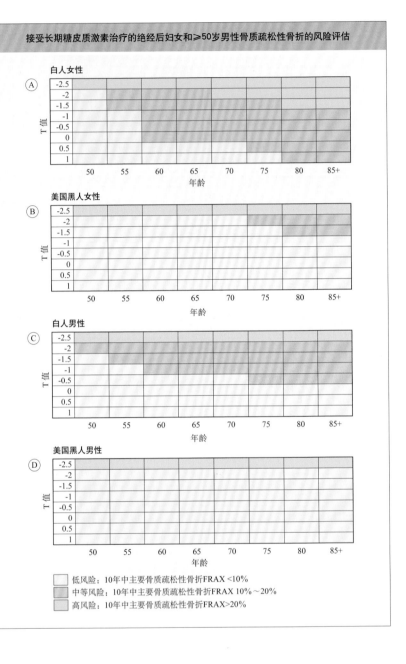

接受长期糖皮质激素治疗的绝经后妇女和≥50岁男性骨质疏松性骨折的风险评估

白人女性

美国黑人女性

白人男性

美国黑人男性

低风险：10年中主要骨质疏松性骨折FRAX <10%

中等风险：10年中主要骨质疏松性骨折FRAX 10%～20%

高风险：10年中主要骨质疏松性骨折FRAX>20%

第 126 章　维 A 酸类药物

Jean-Hilaire Saurat，Olivier Sorg

要点

- 结构和功能与维生素 A 相似，对细胞分化和增殖、免疫系统及胚胎发育发挥多重作用。
- 维 A 酸受体（RARs）及维 A 酸 X 受体（RXRs）均为类固醇-甲状腺激素家族中的配体依赖性转录因子。
- 外用维 A 酸可用于治疗痤疮、光老化及银屑病等一系列疾病。由于外用后有与剂量相关的皮肤刺激，本药的使用受到限制。致畸形风险低，甚至不存在。
- 口服维 A 酸是治疗严重性痤疮（异维 A 酸）和许多角化性疾病（阿维 A 和异维 A 酸）最有效的药物。治疗银屑病有效，对脓疱性及红皮病性银屑病尤其有效（阿维 A 优于异维 A 酸）。还可用于毛发红糠疹（阿维 A 和异维 A 酸）、皮肤 T 细胞淋巴瘤（贝沙罗汀）和手部慢性湿疹（阿利维 A 酸）。
- 系统性维 A 酸类药物疗法需要甄选适用患者并进行监测，因为其具有致畸性及其他潜在的毒性，实验室检查异常（如高甘油三酯血症、转氨酶升高），眼、肌肉骨骼以及内分泌或血液系统（主要是贝沙罗汀）的不良反应。

引言

维 A 酸类药物包括维生素 A（视黄醇）及一些在结构上（视黄醇衍生物）或功能上（具有维生素 A 活性）与维生素 A 类似的药物（图 126.1）。维生素 A 对皮肤的生物学作用最早在 20 世纪初由 Wolbach 发现，他观察到维生素 A 缺乏动物的角化过程发生改变，如表皮角化过度、黏膜鳞状上皮化生和出现某些癌前病变[1]。维生素 A 这种抗角化特性启发了 von Stuettgen 和 Bollag 率先外用及系统性应用维 A 酸治疗角化性疾病。但在口服维 A 酸治疗角化性疾病的早期临床试验中，可耐受剂量治疗无效，而较高的潜在有效剂量毒性过大。这种狭窄的治疗窗使研究者们将重点转向合成高效低毒的维 A 酸类似物。与此同时，对外用维 A

酸的研究也在不断增多。

全反式维 A 酸（*at*-RA、维 A 酸）作为视黄醇的天然代谢产物（见图 126.1），是第一个合成的维 A 酸。口服效果并不优于维生素 A，因此，皮肤科应用主要集中在外用治疗，特别是用于治疗寻常痤疮及光老化。而口服维 A 酸是急性早幼粒细胞白血病的治疗方案中一个重要的组成部分，其应用了维 A 酸促进细胞分化的功能。

最初发现于 1955 年的 13-顺-维 A 酸（13-cis-RA，异维 A 酸）直到大约 20 年后才得以进行临床研究。受沙利度胺悲剧事件的影响，具有致畸性使异维 A 酸的应用被推迟。异维 A 酸治疗银屑病的结果不确切，但随后发现阿维 A 酯治疗银屑病非常有效。20 世纪 70 年代中末期，Peck 等发现口服异维 A 酸治疗片层状鱼鳞病及其他角化性皮肤病有效，对其他治疗方法抵抗的结节囊肿性痤疮也对其反应良好，并可获得更长的有效期[2,3]。外用异维 A 酸也得以制造，其在治疗痤疮方面，疗效与外用维 A 酸相当。1999 年，美国食品药品管理局（FDA）正式批准 9-顺-维 A 酸（9-cis-RA，阿利维 A 酸）1% 凝胶用于治疗皮肤卡波西肉瘤。迄今为止，在美国之外，口服阿利维 A 酸已被批准用于治疗严重的、顽固的手部湿疹。

1972 年，Bollag 研发出了两种芳香族维 A 酸——阿维 A 酯及其游离酸性代谢物阿维 A。这两种药物用于治疗化学诱导的啮齿类动物乳头瘤模型，结果显示治疗指数好于维 A 酸 10 倍。阿维 A 酯和阿维 A 代表了第二代维 A 酸，其研发为银屑病及许多角化性疾病的系统性治疗带来了突破性进展。

核受体——维 A 酸受体（RARs）和维 A 酸 X 受体（RXRs）的发现是维 A 酸作用的分子药理学特性及机制研究的一大进展，这使以维 A 酸特异性受体为靶点的新一代维 A 酸类药物大量涌现。第三代维 A 酸类药物包括外用阿达帕林（痤疮）、外用他扎罗汀（银屑病和痤疮）以及口服外用均可的贝沙罗汀（皮肤 T 细胞淋巴瘤）。最近，视黄醇和视黄醛，即维 A 酸前体，已被纳入医学护肤品范畴。

作用机制

维 A 酸调节多种生物学功能（表 126.1）：影响细

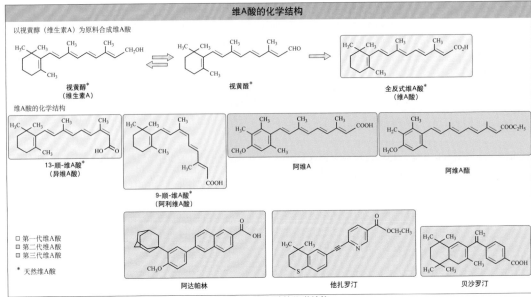

图 126.1 维 A 酸的化学结构

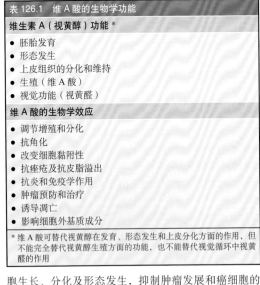

表 126.1 维 A 酸的生物学功能

维生素 A（视黄醇）功能 *
- 胚胎发育
- 形态发生
- 上皮组织的分化和维持
- 生殖（维 A 酸）
- 视觉功能（视黄醛）

维 A 酸的生物学效应
- 调节增殖和分化
- 抗角化
- 改变细胞黏附性
- 抗痤疮及抗皮脂溢出
- 抗炎和免疫学作用
- 肿瘤预防和治疗
- 诱导凋亡
- 影响细胞外基质成分

* 维 A 酸可替代视黄醇在发育、形态发生和上皮分化方面的作用，但不能完全替代视黄醇生殖方面的功能，也不能替代视觉循环中视黄醛的作用。

胞生长、分化及形态发生，抑制肿瘤发展和癌细胞的生长，进行免疫调节，改变细胞的黏附性[4]。

维生素 A 代谢

维生素 A（视黄醇）必须从饮食中获取，以视黄酯和前维生素 A 类胡萝卜素的形式吸收。在后者，β-胡萝卜素能高效地转化为维生素 A。视黄酯在肠腔内水解为可吸收的视黄醇，并以酯（特别是棕榈酰视黄酯，图 126.2）的形式储存于肝。视黄醇及其酯类主要

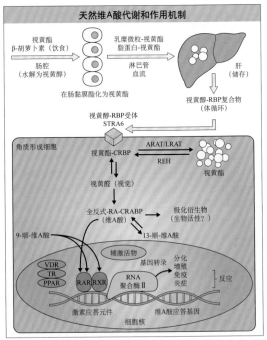

图 126.2 天然维 A 酸代谢和作用机制。ARAT，酰基 -CoA：视黄醇酰基转移酶；CRABP，胞质维 A 酸结合蛋白；CRBP，胞质视黄醇结合蛋白；LRAT，卵磷脂：视黄酯酰基转移酶；PPAR，过氧化物酶增殖激活受体；RAR，维 A 酸受体；RBP，视黄醇结合蛋白；REH，视黄醇水解酶；RXR，维 A 酸 X 受体；STRA6，由维 A 酸 6 激活；TR，甲状腺激素受体；VDR，维生素 D₃ 受体

来自饮食，是维生素 A 的转运和储存形式。视黄醇以视黄酯（储存形式）从肝释放，一进入血流，便与视黄醇结合蛋白（RBP）和甲状腺素运载蛋白的复合物结合，并被转运。目标细胞从 RBP- 甲状腺运载蛋白复合物摄取视黄醇是由 STRA6（由维 A 酸 6 激活）介导。STRA6 作为 RBP- 甲状腺运载蛋白复合物受体之一，是一种二聚体跨膜蛋白[5-6]。

视黄醇转换为与核受体结合的生物活性配体 at-RA，其细胞路径分为两个步骤（见图 126.1 和 126.2）。视黄醇（维生素 A 醇）首先被可逆性地氧化成视黄醛（维生素 A 醛），后者不可逆地转变为维 A 酸（维生素 A 酸）。胞质 RBP（CRBP- I）通过递送视黄醇至特定的酶，加速了这些酶的反应。

另两种细胞内载体——胞质维 A 酸结合蛋白（CRABP- I 和 CRABP- II）有转运维 A 酸至细胞核的功能，并能缓冲细胞内游离 at-RA 水平。这种缓冲功能通过隔离 at-RA 及促进 at-RA 代谢完成，后者的代谢需要属于 CYP 2D6 家族（如 CYP26A1）的细胞色素 P450 酶。CRABP- I 通过直接影响代谢维 A 酸的细胞色素 P450 酶的活性来调节其配体的代谢转归，而 CRABP- II 则通过蛋白-蛋白相互作用，显著激活维 A 酸介导的 RAR 转录活性[7-8]。

现已发现，细胞内的维 A 酸呈全反式和 9- 顺式两种结构（见图 126.2）。at-RA 是维 A 酸的主要生理形式，仅有小部分为 13-顺-RA。at-RA 是与已知的三种核 RARs 结合的活性配体，至少部分介导了维 A 酸的分子和细胞效应。

维 A 酸受体

维 A 酸通过结合两个独立的核受体家族 RARs 和 RXRs 而影响 DNA 转录。这两个受体家族属于配体活化的转录因子核受体超家族，该家族还包括类固醇、维生素 D₃、甲状腺激素等受体以及过氧化物酶体增殖物激活受体（PPARs）。RAR 和 RXR 受体家族各含有三种受体同型（α、β 和 γ），分别由不同的基因编码。at-RA 只与 RAR 结合，而 9- 顺 -RA(阿利维 A 酸) 与 RARs 和 RXRs 均可结合（表 126.2）。

RARs 和 RXRs 形成一个异二聚体。而 RXRs 可形成一个同二聚体，与其他多种核受体，包括维生素 D₃ 受体、甲状腺激素受体及过氧化物酶增殖物激活受体形成异二聚体。这些异二聚体提供了核激素信号路径间的交互作用机制。维 A 酸受体二聚物（RAR/RXR 或 RXR/RXR）停留于细胞核，即使是在未与配体结合的状态下，仍能结合于维 A 酸应答基因启动子区的

特异 DNA 调节序列，即激素应答元件（RAREs）（见图 126.2）。未结合配体的受体与辅阻遏物结合并阻遏转录。而当受体与配体结合时，发生构象改变，释放辅阻遏物而募集辅激活物，后者包括组蛋白乙酰酶，其能改变染色质构象，以便于转录因子接近 DNA。通过这些途径，维 A 酸-受体复合物可调节特殊系列基因的转录，这一作用机制也可能介导了很多维 A 酸诱导分化行为。

维 A 酸除了能通过将维 A 酸-受体复合物结合至 RAREs 来直接上调基因转录，也可通过下调在启动子区不含 RAREs 的基因来间接影响基因转录。维 A 酸-受体复合物可能拮抗不同转录因子，如 AP1 或 NF-IL6，通过与同一系列所需的辅激活物竞争来下调 AP1 或 NF-IL6 应答基因的表达。后者的表达可促进细胞的增殖及炎症反应。现在认为，维 A 酸的抗增殖和抗炎作用是由这种负向的、简洁的基因调节机制所介导的。维 A 酸在抑制 IL-6 驱动诱导的 Th17 细胞增殖及促进抗炎调节性 T 细胞分化中尤其起到重要作用。at-RA（维 A 酸）的抗炎作用也与它对 Toll 样受体（TLRs）（特别是 TLR2）的表达及活化的调节能力有关。有关维 A 酸非基因组效应的生物学相关性（如磷酸化、膜效应）仍在研究中。

由于受体、二聚体、激素应答元件、作用机制和调节蛋白存在不同类型和分布，维 A 酸能通过多重路径进行调节，引起大量协同调节基因活化或抑制的复杂过程。然而，维 A 酸在许多皮肤病中的作用机制还不清楚，现存的核受体理论还不能完全解释维 A 酸作用的生物学多样性。

皮肤中的维 A 酸

维生素 A 及其生物活性代谢产物在促进角质形成细胞从表皮基底层至角质层的分化中起着重要作用[9]。视黄酯和视黄醇是皮肤中主要的维 A 酸，前者在表皮中的浓度可达到 1000 pmol/g 以上。表皮的维 A 酸可吸收 UVB，在 II / III 型皮肤中，其黑色素过滤 UVB 能力达 2% ～ 3%[9-10]。吸收 UVB 的过程使得表皮内的维 A 酸大幅减少，外用维 A 酸可避免这种情况的发生[11-12]。营养不良、衰老和氧化应激也可使皮肤内的维 A 酸减少[9]。在护肤品及防晒霜中，视黄酯（如棕榈酰视黄酯）与 UVA 之间的相互作用是否产生可能的活性氧产物仍存在争议，但理论上潜在的光致癌性并未发现与临床相关。

合成维 A 酸

目前已研发出三代合成维 A 酸（见图 126.1）。第

表 126.2　维 A 酸类药物的主要药理学特征和核结合概况

维 A 酸	种类	系统性吸收或生物利用度*（% 剂量）	消除半衰期	代谢	排泄	核受体结合亲和力					
						RAR			RXR		
						α	β	γ	α	β	γ
外用维 A 酸类 *											
全反式维 A 酸 **	天然（第一代）	正常皮肤 < 2%	正常存在于皮肤	异构化 13- 顺 -RA（表皮）	脱落, 胆道	+	+	+	−	−	−
阿利维 A 酸（9- 顺 - 维 A 酸）	天然（第一代）	极小	正常存在于皮肤	主要代谢产物：4- 氧代 -9- 顺 -RA	脱落, 胆道	+	+	+	+	+	+
阿达帕林	第三代	极小	未知	因生物刚性，生物转化极小	脱落, 胆道	±	+	+	−	−	−
他扎罗汀	第三代	正常皮肤 < 1%～6%	16 h（他扎罗酸）	皮肤内快速（20 min 内）酯水解形成活性代谢产物他扎罗酸，排泄代谢产物：亚砜类、砜类	脱落, 肾（3 天内），胆道（7 天内）	±	+	+	−	−	−
系统性维 A 酸类											
全反式维 A 酸 **	天然（第一代）	50%	1 h	肝，主要代谢产物：顺 - 和反 -4- 氧代衍生物	胆道, 肾	+	+	+	−	−	−
异维 A 酸（13- 顺 -RA）	天然（第一代）	25%	20 h	肝，内源性浓度在 2 周内可测到；主要代谢产物：4- 氧代 - 异维 A 酸	胆道, 肾	+	+	+	−	−	−
阿利维 A 酸	天然（第一代）	未知	2～10 h	肝，主要代谢产物：4- 氧代 - 阿利维 A 酸	肾, 胆道	+	+	+	+	+	+
阿维 A（和阿维 A 酯）	第二代	60%	2 天	肝，饮酒可间接促进其重酯化为阿维 A 酯，主要代谢产物：顺 - 阿维 A	胆道, 肾	+†	+†	+†	+†	−	−
贝沙罗汀 ‡	第三代	未知	7～9 h	肝	胆道	−	−	−	+	+	+

* 外用直接分布至全身组织的量有限；口服生物利用度可变性大，与食物同时服用时生物利用度较高。
** 也可以与胞质维 A 酸结合蛋白（CRABP）结合。
† 可激活 RARs，尽管很少与它们结合。
‡ 外用制剂也有效。
RA，维 A 酸；RAR，维 A 酸受体；RXR，维 A 酸 X 受体

一代非芳香族维 A 酸（全反式维 A 酸、异维 A 酸、阿利维 A 酸）是通过对维生素 A 极性末端基团和多烯侧链进行化学修饰而成。**第二代**单芳香族维 A 酸（阿维 A 酯、阿维 A）通过用不同环状结构取代或非取代性替换维生素 A 的环状末端基团而成。**第三代**多芳香族维 A 酸（阿达帕林、贝沙罗汀、他扎罗汀）也称作芳维 A 酸类（arotinoids），通过多烯侧链的环化产生。

已上市的维 A 酸不仅临床作用范围有差异，观察到的毒性和药动学也不同。每种维 A 酸都应被看作独立的药物，某种维 A 酸疗效欠佳并不代表其他种类也无效。

维 A 酸都有亲脂性，随同食物，特别是高脂肪餐服用时，口服生物利用度增强。维 A 酸代谢主要在肝进行，通过氧化和链缩短形成没有生物活性的极性代谢产物，利于胆汁和（或）肾排泄。氧化代谢主要由维 A 酸自身诱导引起，也可能由诱导肝细胞色素 P450 异型体的其他药物引起。表 126.2 总结了皮肤科适用的维 A 酸的主要药理学特点和核结合特性。

阿达帕林

阿达帕林是一种光稳定、刚性（rigid）和高度亲脂性的合成维 A 酸，与 RAR-β/γ 的亲和力高于 RAR-α。RAR-β 在角质形成细胞中不表达，故 RAR-γ 是阿达帕林在表皮中的主要维 A 酸靶受体。阿达帕林不与胞质维 A 酸结合蛋白（CRABPs）结合，但诱导 CRABP-Ⅱ 的表达。阿达帕林的亲脂性可能使其更好地被毛囊皮脂腺单位摄取且抗痤疮疗效更好。由于其经皮吸收的量微不足道，致畸的风险很小。阿达帕林作用于痤疮中异常的细胞分化、角化和炎症过程，但没有抑制皮脂分泌的作用。

他扎罗汀

他扎罗汀是一种前体药，由皮肤酯酶快速转化为具有活性的游离羧酸代谢产物——他扎罗酸。与 RAR-β/γ 的亲和力高于 RAR-α，与 RXR 无亲和力。由于代谢迅速，很少发生系统吸收。他扎罗汀通过调节维 A 酸应答基因的表达来调整银屑病的发病机制，这些应答基因参与细胞增殖、细胞分化和炎症过程。

阿维 A

阿维 A 是阿维 A 酯的主要代谢产物和药理活性物质，与阿维 A 酯同样有效，但阿维 A 清除要快很多。阿维 A 酯的亲脂性高出阿维 A 约 50 倍，与血浆蛋白、尤其与脂蛋白和白蛋白结合力强。阿维 A 酯储存于脂肪组织（包括皮下脂肪），并从中缓慢释放，故其终末半衰期长达 120 天。在相同的条件下，阿维 A 携带一个负电荷基团，亲脂性远低于阿维 A 酯。因此，阿维 A 不储存于脂肪组织，从体内排出更快，半衰期为 2 天。

系统性应用维 A 酸最严重的不良反应是致畸，因此，这些药物在体内存留的时间非常重要。阿维 A 与酒精同时摄入时，可发生再酯化，转化为阿维 A 酯。这一发现促使生产商将育龄期妇女服用者阿维 A 停药后的强制避孕时间延长至 2 年，同阿维 A 酯一样。根据临床试验中阿维 A 和阿维 A 酯的药动学观察结果以及既往阿维 A 酯的安全性试验结果，FDA 建议阿维 A 的避孕期至少为 3 年。但是对于在治疗期间及治疗后 2 个月严格避免酒精摄入的妇女，阿维 A 仍持保有较短的半衰期[13]。鉴于其更优的风险-收益比，1996 年 FDA 正式批准阿维 A 作为阿维 A 酯的替代品，后者不再商品化生产[13]。

阿维 A 的作用机制尚不清楚。阿维 A 可激活 RAR 所有亚型，却极少与它们结合。有证据支持，阿维 A 可使分化和增殖正常化，并对炎症反应和中性粒细胞有调节功能。

异维 A 酸（13- 顺-维 A 酸）

异维 A 酸是维生素 A 代谢中出现的天然生理性物质（见图 126.2）。13- 顺-RA 和 at-RA 是可互相转化的两种异构体，消除半衰期不同，前者为 20 h，后者为 1 h。异维 A 酸经肝首过代谢，随后进入肝肠循环。血浆中，异维 A 酸与血浆蛋白（主要为白蛋白）结合率约为 99%。与维生素 A 明显不同的是，异维 A 酸不储存于肝和脂肪组织。异维 A 酸通过氧化作用产生其主要代谢产物 4- 氧代-异维 A 酸。异维 A 酸及其主要代谢产物在尿、粪中排泄。异维 A 酸停用后，2 周内仍可测得此药及其主要代谢产物，从 at-RA 的 2 天到 4- 氧代-异维 A 酸的 10 天不等。因此，治疗后避孕 1 个月是避免致畸较安全合适的范围。

在天然和合成的维 A 酸中，只有口服异维 A 酸及其 4- 氧代-异维 A 酸代谢产物显著抑制皮脂增生，这解释了其对痤疮的显著疗效。异维 A 酸诱导的皮脂腺萎缩不太可能由 RAR/RXR 介导，因为异维 A 酸与任何已知的维 A 酸受体都没有明确的亲和力[14]，且有效的 RAR/RXR 配体，如维 A 酸及阿利维 A 酸并不会导致皮脂腺萎缩。异维 A 酸诱导的皮脂腺萎缩的作用机制涉及皮脂腺细胞凋亡[15]，但也有另外两种可能的病理机制——抑制皮脂腺细胞的起源细胞或是抑制编码皮脂腺生发酶的基因。

贝沙罗汀

贝沙罗汀是一种 RXR 选择性维 A 酸（rexinoid），FDA 批准口服（1999 年）及外用（2000 年）形式用于治疗皮肤 T 细胞淋巴瘤。该物质与 RXRs 的结合效力比与 RARs 强 100 倍。贝沙罗汀在血浆中与多种尚未明确的蛋白质结合（> 99%）。贝沙罗汀的清除与异维 A 酸相似，清除半衰期为 7 ～ 9 h[16]。贝沙罗汀通过 CYP3A4 代谢，经肝 CYP3A4 诱导产生自身氧化代谢产物。贝沙罗汀及其产物均不在尿中排泄，主要经肝胆排泄。贝沙罗汀治疗皮肤 T 细胞淋巴瘤的确切作用机制尚不清楚，有可能通过调节细胞分化、增殖和诱导凋亡起作用。

阿利维 A 酸（9- 顺-维 A 酸）

阿利维 A 酸是一种天然的泛激动剂维 A 酸，可结合 RARs 和 RXRs[17]，是后者的内生性配体。外用 0.1% 阿利维 A 酸凝胶可用于治疗皮肤卡波西肉瘤，在美国以外的地区，口服阿利维 A 酸疗法最近被用于治疗手部顽固性、慢性湿疹。胃肠道对口服阿利维 A 酸的吸收是不定的，因此每天使用的相关剂量可超过治疗范围 10 ～ 30 mg。阿利维 A 酸完整的生物利用度现在仍未确定。阿利维 A 酸通过肝由 CYP3A4 氧化代谢成 4- 氧代-阿利维 A 酸，母体药物及其代谢物分别异构化为 at-RA 和 4- 氧代 -at-RA。体内清除主要在肾，阿利维 A 酸的半衰期为 2 ～ 10 h。停止服药后 1 ～ 3 天内，阿利维 A 酸的浓度恢复正常。

阿利维 A 酸在手部慢性湿疹中的作用机制仍未知。阿利维 A 酸有免疫调节及抗炎作用，包括抑制细胞因子激活的白细胞亚型和抗原提呈细胞。

维 A 酸代谢阻断剂

维 A 酸代谢阻断剂（RAMBAs）抑制 CYP26 家族中 P450 酶导致的 at-RA 的分解代谢，因此增加了皮肤及其他目标组织细胞内内源性 *at*-RA 的水平[18]。这限制了系统性暴露及潜在的毒性，停用药物 24 h 内，*at*-RA 的浓度会恢复到生理水平。利罗唑（一种没有抗真菌属性的咪唑衍生物）是一种同工酶特异性较低的维 A 酸代谢阻断剂，同时抑制 P450 诱导的类固醇生物合成通路。而他拉罗唑（一种三唑衍生物）是一种更特异和高效的 CYP26 酶抑制剂。利罗唑是欧洲委员会及 FDA 承认的用于治疗先天性鱼鳞病的稀有药物。最近一项包含 64 名中度至重度片层状鱼鳞病患者的随机、安慰剂对照的 II / III 期试验中，利罗唑的反应率为 41% ～ 50%，而安慰剂的反应率为 11%，有临界统计学差异（$P = 0.056$）[18]。

适应证（表 126.3）

外用维 A 酸

外用维 A 酸治疗中最重要的环节是患者教育。治疗中可出现局部皮肤刺激症状，明显的治疗效果需要数周或数月后才出现。外用维 A 酸应根据皮肤刺激反应逐步增加，这可能意味着减小用药浓度或次数。谨慎做法是由最低浓度开始，随耐受性的增强提高用药浓度。另一种方案是从设定浓度开始，隔日用药。日间使用有防晒功能的保湿剂是外用维 A 酸治疗方案中的重要环节。

痤疮

外用维 A 酸的原型为全反式维 A 酸，是治疗粉刺和炎性痤疮的主流药物[19]。对痤疮的主要作用是使异常分化和增殖的毛囊上皮正常化（见第 36 章），引起微粉刺松解、脱落，使皮脂可输送到皮肤表面，并防止毛囊皮脂腺单位的萎缩。此外，外用维 A 酸有抗炎活性。外用异维 A 酸（在美国不适用）的作用机制与外用维 A 酸相似，因为异维 A 酸通过上皮的异构化会转化为维 A 酸。与口服异维 A 酸相反，外用异维 A 酸不能抑制皮脂产生。相对于维 A 酸，异维 A 酸的刺激性小，但疗效也可能略低。外用合成维 A 酸阿达帕林和他扎罗汀有相当或者更优的（阿达帕林）耐受性并同时保持了与外用维 A 酸相似的疗效[20-21]。

外用维 A 酸应外涂于整个面部或易长痤疮的区域，若能耐受，应每晚一次，以防止因紫外线导致失活。药物应涂于干燥皮肤，以减少皮肤的吸收，药物吸收量与皮肤刺激相关。要告知患者药物起效慢，常需 6 ～ 8 周或更长时间。治疗第 1 个月皮损外观可能加重，这是因为毛囊上皮松解，使原有深在的痤疮皮损外向化而变得明显。除了轻微的痤疮（主要是粉刺型痤疮），外用维 A 酸常联合使用过氧苯甲酰及抗生素（口服或外用），主要针对由痤疮丙酸杆菌及炎症病变导致的痤疮（见第 36 章）。

银屑病

外用维 A 酸或异维 A 酸对银屑病疗效有限。尽管外用他扎罗汀治疗轻中度的小于 20% 体表面积的斑块型银屑病有效，但皮肤刺激性限制了它作为单一的治疗药物。他扎罗汀与中效皮质激素联用可提高有效性，同时减少了皮肤刺激性及激素导致皮肤萎缩的可能性。

光老化

对照研究表明，外用维 A 酸，包括维 A 酸和他扎罗汀乳膏（霜剂），可改善细小皱纹、减轻不均匀色素沉着[22]。如每日使用，一般需 3 ～ 6 个月才可看见明显的临床改善。皮肤刺激常使其使用受到限制。在小范围的临床试验中，视黄醛治疗光损害被证明与维 A 酸同样有效[23]，但耐受性更好，这可能反映了其可更有效地将维 A 酸转运至靶细胞。

光老化是紫外线辐射（UVR）诱导的皮肤损害，其特点是维生素 A 含量[9]及 RXR-α 和 RXR-γ 受体（角质形成细胞中主要的维 A 酸核受体）的表达[24]在急性期减少，随后 AP1 驱动的基质金属蛋白酶（MMPs）表达上调。外用维 A 酸促进细胞分化和细胞外基质合成，除了减少 MMP 产生，还包括 CD44 调节机制所致的透明质酸增加[25-26]。重复外用维 A 酸时组织学检查的发现包括角质层致密、表皮增生（棘层肥厚）、异型性被纠正（如光线性角化病）、黑色素颗粒分散、真皮胶原合成增生和血管生成。这些发现可以解释报道过的皮肤变得光滑、红润有光泽、斑状色素减轻以及细纹、皱纹减少等现象。

其他适应证

其他获 FDA 批准的外用维 A 酸包括 0.1% 阿利维 A 酸凝胶治疗皮肤卡波西肉瘤和 1% 贝沙罗汀凝胶治疗皮肤 T 细胞淋巴瘤[27-28]。外用维 A 酸还有很多超适应证应用（见表 126.3）。

系统性维 A 酸

银屑病

已有数个多中心随机临床试验研究阿维 A 治疗斑块型和脓疱性银屑病的效果，与之前阿维 A 酯的研究结果相似[29]。阿维 A 治疗银屑病的指南总结在表 8.13 和 8.14。在肢端型或泛发性（von Zumbusch）脓疱性

表 126.3　皮肤科维 A 酸类药物的临床适应证。需要注意的是，FDA 批准维 A 酸的口服制剂用于治疗急性早幼粒细胞白血病			
外用维 A 酸类	FDA 批准的适应证	寻常痤疮（维 A 酸、阿达帕林、他扎罗汀） 光老化，如皱纹、斑驳状色素沉着、面部粗糙（维 A 酸、他扎罗汀） 银屑病，< 20% 体表面积（他扎罗汀 *） 皮肤 T 细胞淋巴瘤（贝沙罗汀） 卡波西肉瘤（阿利维 A 酸）	
	部分未被 FDA 批准 的适应证	某些角化性疾病（鱼鳞病） 毛囊角化病 毛发红糠疹 酒渣鼻 色素性疾病，如黄褐斑、炎症后色素沉着 雀斑 光线性角化病 萎缩纹 伤口愈合 扁平苔藓（口腔及皮肤） 扁平疣 激素所致萎缩 治疗和预防皮肤癌（基底细胞癌、着色性干皮病）	
系统性维 A 酸类	FDA 批准的适应证	银屑病（阿维 A）	脓疱性银屑病（局限型和泛发性） 红皮病性银屑病 严重和顽固的斑块型银屑病 *
		痤疮（异维 A 酸）	结节囊肿型痤疮 有瘢痕形成倾向性的顽固性痤疮
		皮肤 T 细胞淋巴瘤（贝沙罗汀）	至少对一种系统性治疗有抵抗
	部分未被 FDA 批准 的适应证	酒渣鼻及痤疮相关疾病	化脓性汗腺炎 嗜酸性粒细胞性脓疱性毛囊炎（Ofuji 病） AIDS 相关的嗜酸性粒细胞性毛囊炎 面部脓皮病（暴发性酒渣鼻） 痤疮伴面部实性水肿 头皮穿掘性蜂窝组织炎
		角化性疾病及相关疾病	鱼鳞病，不同类型（见第 57 章） 毛囊角化病 角皮病 Papillon-Lefèvre 综合征
		炎症性疾病	慢性手部湿疹（阿利维 A 酸、阿维 A） 毛发红糠疹 红斑狼疮 扁平苔藓
		肿瘤的化学预防	着色性干皮病 痣样基底细胞癌综合征 实质性器官移植患者的皮肤癌
		肿瘤治疗	上皮癌前病变 基底细胞癌 晚期鳞状细胞癌 角化棘皮瘤（包括 BRAF 抑制剂引起的） 卡波西肉瘤 皮脂腺增生 Muir-Torre 综合征 黏膜白斑 朗格汉斯细胞组织细胞增生症

表 126.3 皮肤科维 A 酸类药物的临床适应证。需要注意的是，FDA 批准维 A 酸的口服制剂用于治疗急性早幼粒细胞白血病（续表）	
其他种类疾病	蠕虫样皮肤萎缩
	眉部瘢痕性红斑
	融合性网状乳头状瘤病
	Bazex 综合征（副肿瘤性肢端角化病）
	毛囊性黏蛋白沉积症
	结节病
	环状肉芽肿
	硬化性苔藓（生殖器及生殖器外）
	角层下脓疱性皮肤病
	移植物抗宿主病（慢性硬皮病）
	寻常疣、湿疣

* 联合治疗常常是必需的，如与外用激素或光（化学）疗法联合

银屑病中取得最好的疗效，阿维 A 被认为是其一线治疗药物。其他多种类型的脓疱性银屑病，以及红皮病性银屑病，单用阿维 A 也能使皮损快速消除。停药后病情反弹不常见，重新用药也能够取得很好的疗效。

斑块型银屑病对不同药物的反应不一样。尽管只有约 30% 的银屑病患者可以完全清除斑块，但 50% 的患者皮损有显著改善。依据剂量和疗程不同，银屑病面积和严重度评分（PASI）平均下降 60% ～ 70%。许多斑块依然存在，但厚度变薄，鳞屑及红斑也减少。约 20% 的患者治疗失败。

阿维 A 治疗初期，用 0.5 ～ 1 mg/（kg · d）（成人至 25 ～ 70 mg/d）的剂量，斑块型银屑病的红斑和（或）皮损面积可能会增大。治疗开始时使用低剂量（10 mg/d），然后逐渐增量，可避免这种情况发生。在两个研究中，单一使用 25 ～ 75 mg/d 的阿维 A，而非 10 mg/d，在 8 周治疗结束时的疗效优于安慰剂[30-31]。

要完全清除银屑病皮损，常需联合治疗，如外用皮质激素、外用维生素 D 衍生物、地蒽酚、光（化学）疗法 [窄谱 UVB 或补骨脂素联合 UVA（PUVA）]。维 A 酸 -PUVA 联合中，维 A 酸应用 14 天后再开始 PUVA 治疗，这样可以加速缓解皮损以及清除单用维 A 酸或 PUVA 不能清除的皮损（图 126.3）。维 A 酸 -PUVA 联合可以减少缓解病情所需的 PUVA 累积照射剂量，也降低了 UVA 诱导的致癌风险。最近，已证实阿维 A 和 UVB 光疗联合治疗银屑病比单独使用维 A 酸或 UVB 光疗更有效[32-33]。

尽管异维 A 酸与 PUVA 联合治疗银屑病有一定疗效，但异维 A 酸的疗效要逊于阿维 A[34]。异维 A 酸仍偶尔应用于有银屑病且需要系统性维 A 酸治疗的育龄期妇女，来避免用药后较长的避孕期。

痤疮

使用异维 A 酸是皮肤科治疗的关键性进展。异维

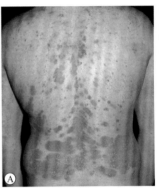
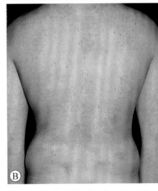

图 126.3 **慢性斑块型银屑病。** 阿维 A 联合 PUVA 治疗前（A）和治疗后（B）

A 酸是长期缓解甚至"治愈"痤疮的唯一药物，尽管作用程度不同或是非永久性的，但它是唯一一种能作用于痤疮所有致病因素（皮脂产生、粉刺形成、痤疮丙酸杆菌定植）的药物（图 126.4）。所有用于人的自然和合成维 A 酸中，只发现异维 A 酸能抑制皮脂分泌（见下文）。

20 世纪 80 年代早期，异维 A 酸仅限于严重的结节囊肿性痤疮患者使用。随着临床经验增多，其已应用于外用及口服抗生素治疗不满意的病情略轻的患者，也用于重度痤疮可能形成瘢痕的患者。痤疮已不仅仅

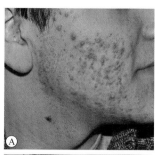

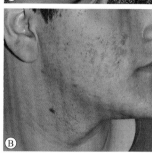

图 126.4 重度寻常痤疮。口服异维A酸治疗前（A）和治疗后（B）（Courtesy, Ángela Hernández-Martín, MD.）

是一个美学问题，从抑郁、焦虑到人际交往和工作困难，其可造成显著的社会心理影响。生活质量研究显示，异维A酸治疗明显提高了患者的社交能力和自我肯定意识。

最初认为，可能需达到～1 mg/（kg·d）的剂量才能取得最佳疗效[35]。这一高剂量会带来不良反应，而剂量低于0.5 mg/（kg·d）的短程治疗取得了相似疗效。为了避免低剂量异维A酸引起的高复发率，需要长期维持治疗，以达到临界累积剂量阈值。异维A酸的累积剂量在痤疮治疗中的重要性首先由Harms等在1989年提出[36]，其等于患者在整个疗程中口服异维A酸的总量除以其体重（mg/kg）。比如，一位50千克的患者，以异维A酸25 mg/d治疗100天，其接受的累积剂量为50 mg/kg（25 mg×100 = 2500 mg，除以50 kg，为50 mg/kg）。多个研究中心的数据显示，治疗的累积剂量至少达到120 mg/kg后，治疗后的复发减少，而大于150 mg/kg的治疗累积剂量并不能取得更好的疗效[37]。但是，一个跨度为6个月的低剂量异维A酸（20 mg/d，平均累积剂量 = 70 mg/kg）治疗项目发现，其对中度痤疮治疗有效，且不良反应发生率低，相对于高剂量来说也减少了费用[38]。

疗效的显现需要滞后1～3个月。约1/3的痤疮患者会因病情迁移或复发需要第二疗程治疗。对异维A酸治疗抵抗的唯一征兆是闭合性粉刺和微囊肿型痤疮。有痤疮病史的女性，如异维A酸难以控制病情或反复发作，应排除卵巢或肾上腺功能失调导致的高雄激素血症。

异维A酸治疗中，偶尔会观察到前几周出现病情暴发，随后痤疮囊肿形成化脓性肉芽肿样损害（见图36.18）。在治疗的前3～4周内减少异维A酸剂量可降低这种副作用的发生率。

口服异维A酸是强效致畸剂，而异维A酸的有效浓度持续到治疗后1个月，所以育龄期妇女在治疗前1个月、治疗中、停止治疗后1个月内必须有效避孕（见下文）。

异维A酸对化脓性汗腺炎和头皮穿掘性蜂窝组织炎的作用有限。这些疾病作为毛囊闭锁四联症的表现一起发生。一些研究者推荐在化脓性汗腺炎手术前数周或数月，有时也在术后，口服异维A酸；但有些研究者则在围术期避免使用异维A酸，因有报道指出会使瘢痕增大。

皮肤T细胞淋巴瘤

异维A酸和阿维A治疗蕈样肉芽肿（mycosis fungoides, MF）有一定疗效，且效力相当。维A酸可与PUVA、干扰素或系统性化疗联合使用。单用这些维A酸最初对MF的不同阶段有改善，但一般不能持续缓解病情。

口服和外用贝沙罗汀治疗皮肤T细胞淋巴瘤（cutaneous T-cell lymphoma, CTCL）均有效。在两项多中心临床试验中，疾病Ⅰ～ⅡA期（早期）（n = 58）或ⅡB～ⅣB期（晚期）（n = 94）患者采用口服贝沙罗汀治疗[40]。研究中，早期患者被随机分组，低剂量组每天6.5 mg/m²的有效率为20%，而起始剂量为每天300 mg/m²和650 mg/m²（随后增至每天500 mg/m²）的有效率分别为54%和67%。然而，剂量相关毒性是一个严重的问题。每天使用300～650 mg/m²剂量的晚期CTCL患者的有效率约为50%[28, 40]。

对于使用了至少一种系统性治疗但无效的CTCL患者，FDA批准口服贝沙罗汀用于治疗，外用凝胶剂型被批准用于早期难治性CTCL。由于不良反应的发生率很高，特别是高脂血症（见下文），常用的推荐起始剂量是150 mg/m²（表126.4）。贝沙罗汀与PUVA、窄谱UVB、甲氨蝶呤、干扰素α或地尼白介素2的联合疗法在临床试验及系列病例中也有评估。

手部慢性湿疹

在一项随机双盲安慰剂对照的多中心研究中，1032名有严重手部慢性湿疹的成人口服30 mg或10 mg阿利维A酸治疗或用安慰剂治疗了12～24周。三个组别的反应率（即手部皮损全部好转或大部分好转）分别

表 126.4 皮肤 T 淋巴细胞瘤的贝沙罗汀系统性治疗方案

	贝沙罗汀的使用	监测	不良反应的处理
治疗前		基线 CBC，基础功能代谢检查，肝功能、TSH、游离 T_4、空腹血脂、CK 确定患者是否服用抑制或诱导 CYP3A4 的药物（见第 131 章）	调节饮食及生活习惯，使高脂血症的风险降到最低 如果之前已存在实验室数据异常，则： • 服用左甲状腺素达到正常的游离 T_4 水平 • 服用一种贝特类（fibrate）药物（如非诺贝特）* 来达到 < 200 mg/dl 的甘油三酯水平及 > 50 mg/dl 的 HDL 水平 • 服用他汀类药物 **，达到 < 160 mg/dl 的 LDL 水平
前 7 天			开始服用贝特类药物（如每日非诺贝特 145 ～ 200 mg）*
第 0 天	开始每天服用贝沙罗汀 150 mg/m²		开始每天服用左甲状腺素 0.05 mg
第 7 ～ 28 天		每 1 ～ 2 周查游离 T_4¶ 及空腹血脂	按需调节左甲状腺素和贝特类药物剂量及（或）加上他汀类药物 ** 来保持实验室数据在以上目标范围内
第 28 天 §	贝沙罗汀增加至每天 300 mg/m²		
第 29 天后	根据疾病的反应，按照需求调节贝沙罗汀的用量	游离 T_4¶ 及空腹血脂 • 每 1 ～ 2 周检测，随后调整剂量，直至到目标值范围内 • 每 1 ～ 2 个月查一次 每 1 ～ 2 个月查一次 CBC	如上所述；对于部分患者来说，甘油三酯 < 400 mg/dl 也许是一个更合适的水平

* 肌酐清除率下降的患者减少剂量。因为吉非罗齐提高了贝沙罗汀的水平，这些药物不应该同时使用。
** 合并高脂血症的患者，烟酸是另一个选择。同时服用贝特类药物及他汀类药物的患者可能有横纹肌溶解的风险。
¶ 游离 T_4 是检测甲状腺功能减退的一个指标。贝沙罗汀降低 TSH 水平（中枢性甲状腺功能减退）。
§ 可在第 14 天增加剂量，如果需要更多时间来调整血脂至正常，可在 28 天增加剂量。
CBC，全血细胞计数；CK，肌酸激酶；HDL，高密度脂蛋白；LDL，低密度脂蛋白；T_4，甲状腺素；TSH，促甲状腺素。

为 48%、28% 和 17%。治疗的耐受性很好，剂量相关的不良事件包括头痛、皮肤黏膜副作用、高脂血症及甲状腺功能减退。明显改善始于用药后 4 周，复发时间（定义为出现初始症状及体征的 75%）的中立值为没有任何后续治疗后 6 个月[41]。口服阿利维 A 酸（在美国仍不可行）因此是治疗成人严重的、顽固的手部慢性湿疹的治疗选择之一，有应用间歇性治疗来获得中期缓解的可能性。

其他超适应证临床应用

维 A 酸的多重作用表明其在皮肤病中有广泛的治疗范围。虽然维 A 酸治疗对很多皮肤病有效（见表 126.8），但是建立在对照研究上治疗有效的疾病只有少数几种[42]。系统性使用维 A 酸也可能对高危人群抑制角质形成细胞癌有效，如实体器官移植受体[43]（见第 108 章）。

鱼鳞病

阿维 A 对非综合征性常染色体隐性遗传先天性鱼鳞病（ichthyosis）疗效最佳（图 126.5），对 X 连锁隐性遗传鱼鳞病和寻常型鱼鳞病也有比较好的疗效，但这些疾病的程度较轻，并不常需要系统性维 A 酸治疗。

由于这些疾病可持续终身，有时可间断性给予维 A 酸治疗。

毛囊角化病

严重的毛囊角化病（darier disease）常采用系统性维 A 酸治疗，但起始剂量必须非常低（例如，阿维 A 10 mg/d），以防病情在治疗初期恶化。一般 20 mg/d 就足以明显改善病情。

毛发红糠疹

口服维 A 酸治疗可以清除毛发红糠疹（pityriasisrubrapilaris，PRP）的皮损（图 126.6）。大量病例表明，联合使用甲氨蝶呤治疗优势更大。阿维 A 治疗成年发作的 PRP 要优于异维 A 酸[44]。

酒渣鼻

在严重或治疗无效的酒渣鼻（rosacea）中，异维 A 酸对炎症损害的疗效较血管性损害更好[45]。通常，每日 10 mg 低剂量已足够，有时也将寻常痤疮高剂量的治疗方案用于严重酒渣鼻病例。

癌前病变和恶性皮肤病变

阿维 A 治疗皮肤癌前病变有效，包括 HPV 所致肿瘤和光线性角化病。在痣样基底细胞癌综合征和着

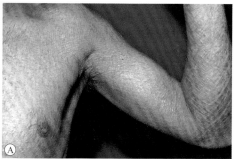

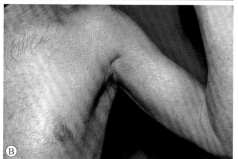

图 126.5　片层状鱼鳞病。阿维A治疗前（A）和治疗后（B）

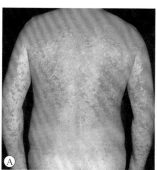

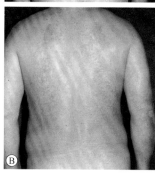

图 126.6　毛发红糠疹。阿维A治疗前（A）和治疗后（B）

色性干皮病患者中，阿维A可能减少了皮肤癌的发生。一项双盲研究显示，阿维A（30 mg/d，共计6个月）可预防肾移植者癌前病变和恶性皮肤肿瘤的发生[46]。

红斑狼疮

异维A酸和阿维A均已成功用于治疗不同类型的红斑狼疮（lupus erythematosus，LE）患者。而治疗后皮损的复发是一个使用受限因素。阿维A治疗盘状LE和亚急性皮肤性LE的疗效与羟氯喹相似[47]。

剂量

目前皮肤科可用的外用和系统性维A酸的不同剂型、强度和标准剂量范围见表126.5。

禁忌证

外用维A酸类

主要考虑到口服异维A酸致畸所带来的医学法律问题，建议妊娠和哺乳期应避免外用维A酸。因外用维A酸的皮肤刺激，要避免同时使用刺激性外用产品（如研磨洁面乳、收敛水）。

系统性维A酸类

妊娠或有妊娠意愿、不规律避孕、哺乳及对阿维A胶囊中的防腐剂成分过敏是绝对禁忌证。白细胞减少、中重度高胆固醇血症或高三酰甘油（甘油三酯）血症、肝（特别是使用贝沙罗汀时）或肾功能明显异常、甲状腺功能减退（特别是使用贝沙罗汀和阿利维A酸时）、有自杀倾向和假性脑瘤是相对禁忌证。不建议患者额外补充维生素A。

主要副作用

外用维A酸类

目前为止，外用异维A酸最常见的副作用是以红斑、剥脱为主的皮肤刺激症状（表126.6）。这种"维A酸皮炎"主要发生在治疗的第1个月，以后减轻。减少维A酸使用频率、总量或治疗时间［如短时接触（short contact）疗法］及使用保湿剂对维A酸皮炎治疗有效。由RAR介导的磷屑及剥脱符合表皮对维A酸的增生反应，但红斑的产生并非是受体介导[48]。面部口周皮肤对剥脱作用最敏感，故该部位要限制或避免应用。

尽管还没有外用维A酸引起光敏性或光毒性反应的证据，但许多患者注意到对UVR的耐受性下降。在阳光下暴露后不久会产生红斑，常常合并灼热感，这

表 126.5　外用及系统性维 A 酸的剂型

维 A 酸	使用途径（妊娠分级）	剂型	标准剂量范围	主要适应证
视黄醇	外用	各种剂型（0.15%、0.3%）		药妆产品
视黄醛	外用	各种剂型（0.05% ~ 0.1%）		
全反式维 A 酸	外用（C）	凝胶、霜剂、溶液（0.1%、0.05%、0.04%、0.025%、0.02%、0.01%）		寻常痤疮 光老化
	系统性（X）	10 mg 胶囊	45 mg/（m² · d）	急性早幼粒细胞白血病
他扎罗汀	外用（X）	凝胶、霜剂（0.05%、0.1%）		寻常痤疮 斑块型银屑病 光老化
阿达帕林**	外用（C）	凝胶、霜剂、乳液（0.1%、0.3%）		寻常痤疮
异维 A 酸	外用（C）	凝胶（0.05%）		寻常痤疮*
	系统性（X）	10 mg、20 mg、30 mg、40 mg 胶囊	0.5 ~ 2 mg/（kg · d）	严重、顽固的痤疮；相关性皮肤病*
阿维 A	系统性（X）	10 mg、17.5 mg、22.5 mg、25 mg 胶囊	25 ~ 50 mg/d	银屑病 角化性疾病*
贝沙罗汀	外用（C）	凝胶（1%）		皮肤 T 细胞淋巴瘤
	系统性（X）	75 mg 胶囊	300 mg/（m² · d）	
阿利维 A 酸	外用（D）	凝胶（0.1%）		卡波西肉瘤
	系统性***	10 mg、30 mg 胶囊	10 ~ 30 mg/d	慢性手部湿疹*

* 非 FDA 批准的适应证。
** 1% 阿达帕林是非处方药，1% 和 3% 阿达帕林及 2.5% 过氧苯甲酰复方制剂已上市用于寻常痤疮。
*** 现在美国仍未使用

表 126.6　外用维 A 酸的不良反应

皮肤刺激（维 A 酸皮炎）	红斑 脱屑、脱皮 干燥 烧灼 瘙痒 光敏感
不常见	色素减退或色素沉着 睑外翻 变应性接触性皮炎 皮肤黏滞感

表 126.7　维 A 酸胚胎病变

颅面
- 耳道闭锁、小耳、无耳
- 小眼畸形
- 面部不对称
- 腭裂
- 小颌畸形

心血管（尤其是圆锥动脉干及主动脉弓缺陷）
- 大血管移位
- 法洛四联症
- 动脉干
- 嵴上型室间隔缺损
- 主动脉弓断裂
- 食管后起源的右锁骨下动脉
- 主动脉发育不全

中枢神经系统
- 脑积水
- 小头畸形
- 皮质发育不全
- 小脑发育不全
- 智力发育迟缓
- 视觉和运动整合困难

第三和第四咽囊
- 胸腺发育不良
- 副甲状腺发育不良

其他
- 四肢畸形
- 肛门和阴道闭锁

种反应可能与红外线有关。长期外用维 A 酸的潜在致畸性很小，动物和人体研究均未发现外用维 A 酸的系统性吸收[49]，也没有外用维 A 酸致先天性疾病的证据。治疗刚开始的 1 周内，痤疮可暂时性加重。不常见的副作用包括暂时性色素减退或色素沉着、银屑病的同形反应（特别是使用他扎罗汀时）、变应性接触性皮炎和睑外翻。

系统性维 A 酸类

致畸性是口服维 A 酸最受关注的副作用（表 126.7）。系统性维 A 酸的副作用（表 126.8）与维生素 A 中毒或维生素 A 过多综合征的临床表现相似。维 A 酸急性毒性表现包括黏膜皮肤（常见）和实验室指标的异常，而维 A 酸慢性毒性可涉及骨的改变。

表 126.8　系统性维 A 酸的不良反应。致畸性见表 126.7。

急性反应	皮肤黏膜	干燥症伴瘙痒 * 唇炎 * 黏膜干燥 *：口、鼻（鼻出血）、眼（见下文） 皮肤脆弱 * 维 A 酸皮炎（见表 126.6）* 光敏感 黏滞感（掌、跖） 肉芽组织合并化脓性肉芽肿样损害 （如在痤疮囊肿处、甲周） 间擦糜烂合并过度生长的肉芽组织 甲软化变脆、甲分离、甲沟炎 面部肿胀 金黄色葡萄球菌感染 休止期脱发、头发稀疏
	眼睛	眼干燥症 * 睑结膜炎 夜间视力下降 视物模糊、畏光、角膜炎、角膜溃疡（罕见）
	系统性	肌痛 关节痛 食欲减退、恶心、腹泻、腹痛 头痛、假性脑瘤（罕见） 疲劳、嗜睡、易怒 抑郁、自杀倾向（罕见、有争议） 肝毒性（罕见） 甲状腺功能减退（贝沙罗汀 *） 继发于高三酰甘油（甘油三酯）血症的胰腺炎（罕见） 尿酸增高伴痛风（罕见）
	实验室检查	肝功能指标升高（常为暂时性、轻微）：AST、ALT、碱性磷酸酶、乳酸脱氢酶、胆红素 高脂血症：高三酰甘油（甘油三酯）血症 *，胆固醇、VLDL 和 LDL 升高，HDL 降低 游离 T_4 减少（贝沙罗汀 *） 激酶升高 白细胞减少症（贝沙罗汀） 粒细胞减少症（贝沙罗汀） 血小板增多症、血小板减少症 高钙血症（罕见）
慢性反应	皮肤黏膜	脱发（罕见） 干眼、角膜混浊（罕见）
	系统性	DISH 综合征样骨改变： 　骨赘和骨桥生成，特别是椎骨（痤疮治疗剂量时，临床显著症状罕见） 　脊柱前＞脊柱后韧带钙化 　脊柱外肌腱和韧带钙化 长骨骨质疏松改变 骨骺过早闭合（罕见） 骨膜增厚 肌病（罕见）

* 常见不良反应。
ALT，谷丙转氨酶；AST，谷草转氨酶；DISH，弥漫性特发性骨肥厚；HDL，高密度脂蛋白；LDL，低密度脂蛋白；VLDL，极低密度脂蛋白

致畸性

　　系统性维 A 酸有强致畸性，胎儿畸形是育龄妇女口服维 A 酸治疗的主要担忧。目前，在致畸性方面，还未建立一个妊娠期最小安全剂量。能观察到的维 A 酸胚胎病变包括颅面部（小耳畸形 / 无耳畸形）、心血管、胸腺及中枢神经系统（脑积水、小头畸形）畸形

（见表 126.7）[50]。这些异常情况可致自发性流产、早产或胎儿死亡。推断作用机制可能与神经脊细胞的毒性作用有关，特别是在妊娠第 4 周时服用药物者。并没有因受孕时男方服用阿维 A 或异维 A 酸引起典型胚胎病变畸形的报道。然而，对于积极生育孩子的男性，还是建议避免服用系统性维 A 酸。

在美国，开处异维A酸的处方时，医师、父母双方（女性和男性，为了防止共享处方）及药剂师需强制性登记于减少妊娠风险项目（pregnancy risk reduction program）（iPLEDGE™）。该项目要求有生育可能性的育龄期妇女学习一本教育手册，每月接受顾问咨询，每月考察综合情况并进行妊娠试验（开始治疗前进行两次妊娠试验），并且必须承诺在使用异维A酸前1个月、治疗中及治疗后1个月使用两种有效的避孕方式（或者节欲）[51-52]。使用系统性维A酸治疗的患者在治疗过程中不可以献血，在治疗结束后，使用异维A酸和阿维A的患者分别于1个月和3年后方可献血。

皮肤和黏膜不良反应

剂量依赖性黏膜皮肤毒性是口服维A酸最常见的副作用，主要表现为皮脂产生减少、角质层厚度变薄以及皮肤屏障功能改变（图126.7）。唇干燥（唇炎）是治疗开始后最早和最常见的症状（图126.8）。其他潜在的症状包括口干（伴口渴）、鼻黏膜干燥（伴脆性增加及鼻出血）、眼部干涩（见下文）。

皮肤干燥症伴瘙痒、脱屑（尤其是掌跖部位）和皲裂（尤其是指尖）是常见的副作用。特应性皮炎可能会加重。偶可观察到光敏感，特别是在异维A酸治疗中，这可能反映了角质层厚度的下降。金黄色葡萄球菌定植与异维A酸所致皮脂生成减少有关，可能造成严重的

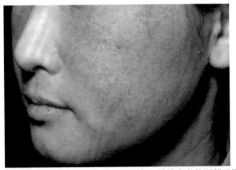

图126.7 维A酸皮炎。接受口服异维A酸的患者的面部干燥、脱屑及红斑

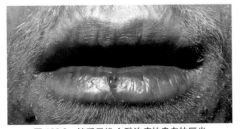

图126.8 接受异维A酸治疗的患者的唇炎

皮肤感染。尽管客观意义上的脱发只发生在高剂量水平治疗时，但弥漫的毛发缺失（休止期脱发）是较常见的主诉。对甲的影响包括甲变薄、脆性增高、指甲脱落及甲沟炎样改变，甲周有化脓性肉芽肿样肉芽组织。

不同种类的系统性维A酸引起的皮肤黏膜副作用亦不同。如异维A酸更多引起黏膜干燥，阿维A相关的脱发和掌跖脱屑发生率较高，而贝沙罗汀的黏膜皮肤和眼部副作用较其他维A酸更轻微。

系统性毒性作用

骨毒性

维A酸治疗患者可出现骨痛，但没有任何异常的客观证据，也没有后遗症。一些报告指出，系统性维A酸疗法，包括阿维A酯和异维A酸，在弥漫性脊柱骨肥厚［弥漫性特发性骨肥厚（diffuse idiopathic skeletal hyperostosis，DISH）综合征样改变］的形成，特别是踝部的肌腱韧带钙化中起作用[53]。特殊表现还包括脊柱前韧带钙化、骨赘（"骨刺"）形成、脊柱外钙化和骨桥，但没有椎间隙狭窄（图126.9）。更为罕见的有脊柱后纵韧带骨化的报道，这种变化可能是进行性的，可导致脊神经压迫，出现不完全痉挛性截瘫的症状[54]。

回顾性研究数据得出的结论是，虽然许多观察到的骨改变比较普遍（尤其是成人）且不能肯定归因于阿维A酯或阿维A治疗，但骨刺和骨间膜及肌腱钙化可能与治疗有关[55]。前瞻性研究显示，如果维A酸对骨的影响存在，可能涉及原有的骨骼过度生长加剧，而不是引起新生骨骼异常。甚至长时间使用异维A酸

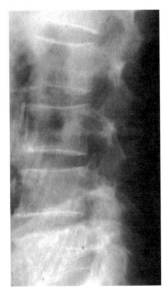

图126.9 延长异维A酸疗程（数年）的痤疮患者的骨赘和骨桥，未见椎间隙狭窄

的痤疮患者也很少发生明显的临床影像学异常，大多数骨肥厚无症状、临床表现不明显[56]。

骨质疏松症出现于维生素 A 过多症和长期阿维 A 酯治疗后，但使用阿维 A 及异维 A 酸则没有这个情况[57-58]。最近的研究中，18 名年轻男性（没有测到的钙代谢异常）在应用异维 A 酸（1 mg/kg）治疗 6 个月后，股骨 Ward 三角的骨密度丢失 4.4%，与对照组相比，骨改变在这一位置（$P = 0.04$），而不是在颈椎和腰椎[59]。随后采用类似的异维 A 酸治疗方案的研究包括一项纳入 217 名青少年的开放性临床试验及青少年和青年成人（分别为 21 名和 36 名患者）的两组对照试验，结果显示骨密度无明显改变[60]。同样，一项纳入 30 名成人的研究发现，慢性皮肤病及骨质减少或骨质疏松症的风险与阿维 A 疗法（中位治疗时间 3.6 年）没有关联[58]。也有少量儿童骨骼异常病例的报道，包括骨质疏松症、骨膜增厚、长骨细长和骨骺过早闭合[61-62]。在使用系统性维 A 酸治疗前不需要常规 X 线检查，而对于需要长期高剂量维 A 酸治疗的高危患者，进行检测很有用。

对肌肉的影响

尽管服用阿维 A 酯或阿维 A 的患者中可见到肌痛性痉挛，但这些症状主要与高剂量异维 A 酸治疗有关，特别是一些剧烈体力活动者。偶尔可见肌酸激酶升高。分别与阿维 A 酯及阿维 A 治疗相关的肌张力增高及轴向肌僵直和肌病也有报道[63]。

中枢神经系统和精神方面的影响

中枢神经系统副作用罕见。偶可见个别患者颅内压升高的症状，如头痛、恶心、呕吐，但伴视盘水肿和视物模糊的假性脑瘤综合征十分罕见[64-65]。合并使用与颅内高压相关的其他药物（如四环素）是发生假性脑瘤的危险因素，因此必须避免使用[66]。当接受维 A 酸治疗的患者主诉持续性头痛，尤其是伴有视力改变、恶心呕吐或已怀疑假性脑瘤时，应立即检查是否有视盘水肿。

已有少量报道提示接受异维 A 酸治疗的痤疮患者与抑郁、精神病及自杀倾向有关，但并未建立起因果联系[67]。大量前瞻性研究中，在使用异维 A 酸治疗痤疮后，并未发现抑郁症状和抑郁的诊断有明显的增加。实际上，在部分研究中，与基线或使用别的痤疮疗法的对照组相比，抑郁症状明显减少[68]。大规模人群研究以及大量病例对照和处方序列对称分析并未提供证据证实异维 A 酸的应用与抑郁、自杀行为相关，尽管有一项小规模的病例交叉研究显示，接受异维 A 酸治疗的痤疮患者在治疗 5 个月时比治疗前（治疗前 7～12 个月）发生抑郁症的可能性高出 2.8 倍。最近的一项 meta 分析并未发现异维 A 酸治疗和抑郁症风险的增加有关，相反，痤疮的治疗使抑郁症的患病率降低[67a]。在初次治疗前，必须告知有抑郁症状或自杀想法的患者，治疗与精神方面的影响有潜在相关性，并且需被小心监护[67]。

眼部副作用

维 A 酸最常见的眼部影响是干燥和刺激。睑板腺分泌减少引起的干眼症可能会导致不能使用接触镜，也可导致睑结膜炎、角膜炎或角膜混浊（尤其是使用异维 A 酸）。视觉功能改变（主要是夜盲）、对亮光过度敏感以及色觉改变也有报道[69]。维 A 酸竞争性抑制眼部视黄醇脱氢酶，使视紫质生成减少可能是引起夜盲症的原因。

其他系统的影响

甲状腺功能减退

贝沙罗汀治疗 CTCL 的临床试验中，有 40% 的患者出现甲状腺功能减退的临床表现和生化异常，并在停止治疗后迅速完全逆转[70-71]。在阿利维 A 酸临床试验中，也能观察到剂量相关的血清促甲状腺素（TSH）下降。这一作用是通过抑制表达 RXR-γ 的垂体前叶的促甲状腺素细胞分泌促甲状腺素 β 亚单位来介导的。在进行贝沙罗汀和阿利维 A 酸治疗前及治疗中必须监控游离 T_4 的水平，必要时使用甲状腺激素替代治疗使其正常化[28]。

胃肠道副作用

有报道指出，非特异性肠道并发症与维 A 酸治疗有关。确诊炎性肠病（inflammatory bowel disease, IBD）前有异维 A 酸用药史的病例虽然有报道，且其中一个病例指出先前异维 A 酸的使用和溃疡性结肠炎的发生有关，但是至今因果关系尚未确定。一些大规模人群研究发现，与对照组相比，有 IBD 的患者在确诊此病前使用异维 A 酸的可能性并没有更高[72-73]。最近一项 meta 分析得出的结论是，异维 A 酸的使用并不会增加 IBD 或溃疡性结肠炎的风险[73]。严重的炎症性痤疮本身及口服抗生素的潜在混杂作用可能显得异维 A 酸与 IBD 之间有明显的关系。

对肾的影响

肾毒性不是维 A 酸的特征性不良反应。晚期肾病进行血液透析的患者使用维 A 酸是安全的。维 A 酸治疗期间，对于有肾病史的患者应检测肾功能。

实验室指标异常

血脂异常

高三酰甘油（甘油三酯）血症是维 A 酸治疗最常见的系统性副作用，异维 A 酸和阿维 A 酯 / 阿维 A 治疗引起 25% ～ 50% 的患者甘油三酯升高，20% ～ 30% 的患者胆固醇升高[74]，而贝沙罗汀分别引起多达 80% 和 50% 的患者甘油三酯和胆固醇升高[70]。常伴随总的脂蛋白和低密度脂蛋白（LDL）胆固醇的上升。在维 A 酸所致严重的高甘油三酯血症情况下，可能发生发疹性黄瘤病和急性出血性胰腺炎。与第一代或第二代维 A 酸相比，服用贝沙罗汀的患者急性出血性胰腺炎的发生率要高。

开始贝沙罗汀治疗前应检测基线空腹血脂，在治疗期间每 1 ～ 2 周检测一次，直至血脂水平稳定（通常在 4 ～ 8 周）。口服其他的维 A 酸，前 2 个月每月检测一次血脂水平，如果基线血脂水平正常、剂量没有增加且没有风险因素（肥胖、大量酒精摄入、糖尿病），而后每 2 ～ 3 个月检查一次已经足够。最近，建议服用异维 A 酸的年轻健康痤疮患者进行更低频率的检测［只在基线或者治疗 2 个月后（如果正常）］[75]。如果空腹甘油三酯达 800 mg/dl（8 g/L），则停止治疗。血脂升高不严重者，可通过减量或中断治疗、控制饮食至血脂正常。有些情况下，可使用降脂药物[76]。治疗高胆固醇血症的他汀类药物（如阿托伐他汀）及治疗高甘油三酯血症的非诺贝特被推荐与贝沙罗汀合用来治疗维 A 酸所致的高脂血症及降低胰腺炎的风险[13, 77]。一些作者建议所有患者在开始贝沙罗汀治疗前 7 天开始服用非诺贝特[28]。

长期治疗中维 A 酸所致高脂血症对动脉粥样硬化性心血管疾病的影响还未知。维 A 酸可能干扰脂质清除而导致高脂血症。贝沙罗汀提高了载脂蛋白 C-III 的表达，阻止脂质从极低密度脂蛋白（VLDL）进入细胞[78]。

肝毒性

采用阿维 A 治疗时，有 20% 的患者血清转氨酶一过性异常升高，较异维 A 酸或贝沙罗汀治疗者低许多。维 A 酸治疗期间循环中碱性磷酸酶、乳酸脱氢酶和胆红素水平也升高。肝功能异常，大多数轻微，常发生于开始治疗后 2 ～ 8 周，其后即便持续治疗，也会在 2 ～ 4 周内恢复正常。严重或持续的肝毒性反应只见于不到 1% 的患者。在一项为期 2 年的前瞻性研究中，肝活检并没有发现阿维 A 治疗引发肝毒性，提示没有必要周期性进行肝活检[79]。现在还没有肝功能不全患者使用维 A 酸的特殊研究。但维 A 酸由肝细胞色素 P450 同工酶（如 CYP3A4）代谢，部分经胆汁排泄，故明显的肝功能不全可能干扰药物排泄。转氨酶高出正常上限 3 倍时需停止维 A 酸治疗。转氨酶升高 2 ～ 3 倍时，应暂停治疗，直至肝功能检测结果正常[13]。同时要排除其他引起转氨酶升高的原因。

血液学毒性

贝沙罗汀治疗 CTCL 的研究报告中，剂量相关性白细胞减少发生率高（30%），出现在初期的 2 ～ 4 周，中性粒细胞降低大于淋巴细胞[70]。血液学异常在应用其他维 A 酸时不多见，但 HIV 感染患者需仔细行血液学检测。

小结

大多数维 A 酸相关的不良反应通过选择合适的患者、常规检测及按照指导调整剂量（或偶尔停止治疗）是可预防和处理的。

相互作用

同时使用维 A 酸和酒精或者其他副作用相似的药物可增加不良反应的发生率。下列药物需避免或慎用：

- 四环素、多西环素、米诺环素（可能升高颅内压）
- 酒精（增加阿维 A 向阿维 A 酯的转化以及肝毒性）
- 甲氨蝶呤（与维 A 酸有协同肝毒性，但可小心联合用于治疗 PRP 或严重的银屑病）
- 维生素 A（有维生素 A 过多症的风险）

CYP3A4 抑制剂咪唑类大环内酯类可能提高维 A 酸药物水平和因此产生的潜在毒性。与之相反，抗结核药物（利福平）和抗惊厥药物（苯妥英钠和卡马西平）可通过 CYP3A4 的诱导，降低维 A 酸药物水平。维 A 酸还可通过竞争 CYP3A4 代谢而提高环孢素药物水平[13]。贝沙罗汀和吉非罗齐联用可引起贝沙罗汀血浆浓度大大上升，这至少部分是由吉非罗齐引起的细胞色素 P450 CYP3A4 抑制所致。合并使用阿托伐他汀（治疗高胆固醇血症）或非诺贝特（治疗高甘油三酯血症）不影响贝沙罗汀的血浆水平，故可与贝沙罗汀联用（见表 126.4）。

少数糖尿病患者服用维 A 酸时血糖控制困难，其间因果关系还不清楚。阿维 A 可能降低单纯孕酮避孕的效果。另外，由于维 A 酸治疗后的潜在的光敏性增加，也要避免直接暴露于紫外线或服用光敏药物。由维 A 酸作用于核受体二聚体，与其他核受体的交互作用可能产生协同影响，例如，RXR 和维生素 D 受体（VDR）的相互作用增加了维生素 D₃ 的作用，而 PPAR 及其配体间的相互作用则仍在研究之中。

妊娠和哺乳期的使用

所有维生素A都有致畸性，故在妊娠和哺乳期绝对禁用（FDA妊娠分级X级）。如前所述，在进行口服维A酸治疗前育龄期妇女必须行妊娠试验（在美国，使用异维A酸需要检测两次），然后在用药期间规律检测（如使用异维A酸每月检测）。这些患者需要在用药前至少1个月及整个治疗过程中有效避孕。在停止治疗后，阿维A需避孕3年（美国）或2年（欧洲），异维A

酸、贝沙罗汀和阿利维A酸只需避孕1个月。

虽然没有证据表明外用维A酸对人有致畸性，仍不推荐妊娠期间使用。由于尚未发现需要外用维A酸的皮肤病会威胁母亲或胎儿生命，故明智的做法是推迟治疗至分娩后，在作者看来，主要是出于法医学原因，而非科学统计。由于不确定外用维A酸类药物是否进入乳汁，哺乳期不建议外用维A酸。

（赖绮雯译　高琳校　王　刚审）

参考文献

1. Wolbach SB, Hoewe PR. Tissue changes following deprivation of fat-soluble vitamin A. J Exp Med 1925;42:753–78.
2. Peck GL, Yoder FW. Treatment of lamellar ichthyosis and other keratinising dermatoses with an oral synthetic retinoid. Lancet 1976;2:1172–4.
3. Peck GL, Olsen TG, Yoder FW, et al. Prolonged remissions of cystic and conglobate acne with 13-cis-retinoic acid. N Engl J Med 1979;300:329–33.
4. Brun PJ, Yang KJ, Lee SA, et al. Retinoids: Potent regulators of metabolism. Biofactors 2013;39:151–63.
5. Kawaguchi R, Yu J, Honda J, et al. A membrane receptor for retinol binding protein mediates cellular uptake of vitamin A. Science 2007;315:820–5.
6. Chen Y, Clarke OB, Kim J, et al. Structure of the STRA6 receptor for retinol uptake. Science 2016;353:887, aad8266.
7. Wolf G. Cellular retinoic acid-binding protein II: a coactivator of the transactivation by the retinoic acid receptor complex RAR.RXR. Nutr Rev 2000;58:151–3.
8. Dong D, Ruuska SE, Levinthal DJ, Noy N. Distinct roles for cellular retinoic acid-binding proteins I and II in regulating signaling by retinoic acid. J Biol Chem 1999;274:23695–8.
9. Sorg O, Saurat JH. Topical retinoids in skin ageing : a focused update with reference to sun induced epidermal vitamin A deficiency. Dermatology 2014;228:314–25.
10. Sorg O, Tran C, Carraux P, et al. Spectral properties of topical retinoids prevent DNA damage and apoptosis after acute UVB exposure in hairless mice. Photochem Photobiol 2005;81:830–6.
11. Sorg O, Tran C, Carraux P, et al. Retinol and retinyl ester epidermal pools are not identically sensitive to UVB irradiation and anti-oxidant protective effect. Dermatology 1999;199:302–7.
12. Tran C, Sorg O, Carraux P, et al. Topical delivery of retinoids counteracts the UVB-induced epidermal vitamin A depletion in hairless mouse. Photochem Photobiol 2001;73:425–31.
13. Wiegand UW, Chou RC. Pharmacokinetics of acitretin and etretinate. J Am Acad Dermatol 1998;39: S25–33.
14. Torma H. Interaction of isotretinoin with endogenous retinoids. J Am Acad Dermatol 2001;45:S143–9.
15. Nelson AM, Zhao W, Gilliland KL, et al. Neutrophil gelatinase-associated lipocalin mediates 13-cis retinoic acid-induced apoptosis of human sebaceous gland cells. J Clin Invest 2008;118:1468–78.
16. Querfeld C, Nagelli LV, Rosen ST, et al. Bexarotene in the treatment of cutaneous T-cell lymphoma. Expert Opin Pharmacother 2006;7:907–15.
17. Kane MA. Analysis, occurrence, and function of 9-cis-retinoic acid. Biochim Biophys Acta 2012;1821:10–20.
18. Vahlquist A, Blockhuys S, Steijlen P, et al. Oral liarozole in the treatment of patients with moderate/severe lamellar ichthyosis: results of a randomized, double-blind, multinational, placebo-controlled phase II/III trial. Br J Dermatol 2014;170:173–81.
19. Valente Duarte de Sousa IC. Novel pharmacological approaches for the treatment of acne vulgaris. Expert Opin Investig Drugs 2014;23:1389–410.
20. Cunliffe WJ, Caputo R, Dreno B, et al. Clinical efficacy and safety comparison of adapalene gel and tretinoin gel in the treatment of acne vulgaris: Europe and U.S. multicenter trials. J Am Acad Dermatol 1997;36:S126–34.
21. Gregoriou S, Kritsotaki E, Katoulis A, Rigopoulos D. Use of tazarotene foam for the treatment of acne vulgaris.

Clin Cosmet Investig Dermatol 2014;7:165–70.
22. Darlenski R, Surber C, Fluhr JW. Topical retinoids in the management of photodamaged skin: from theory to evidence-based practical approach. Br J Dermatol 2010;163:1157–65.
23. Creidi P, Vienne MP, Ochonisky S, et al. Profilometric evaluation of photodamage after topical retinaldehyde and retinoic acid treatment. J Am Acad Dermatol 1998;39:960–5.
24. Wang Z, Boudjelal M, Kang S, et al. Ultraviolet irradiation of human skin causes functional vitamin A deficiency, preventable by all-trans retinoic acid pre-treatment. Nat Med 1999;5:418–22.
25. Kaya G, Grand D, Hotz R, et al. Upregulation of CD44 and hyaluronate synthase by topical retinoids in mouse skin. J Invest Dermatol 2005;124:284–7.
26. Kaya G, Tran C, Sorg O, et al. Retinaldehyde-induced epidermal hyperplasia via heparin binding epidermal growth factor is CD44-dependent. J Invest Dermatol 2005;124:A32.
27. Dezube BJ, Pantanowitz L, Aboulafia DM. Management of AIDS-related Kaposi sarcoma: advances in target discovery and treatment. AIDS Read 2004;14:236–8, 43–44, 51–53.
28. Gniadecki R, Assaf C, Bagot M, et al. The optimal use of bexarotene in cutaneous T-cell lymphoma. Br J Dermatol 2007;157:433–40.
29. Ortiz M, Nijhawan RI, Weinberg JM. Acitretin. Dermatol Ther 2013;26:390–9.
30. Goldfarb MT, Ellis CN, Gupta AK, et al. Acitretin improves psoriasis in a dose-dependent fashion. J Am Acad Dermatol 1988;18:655–62.
31. Lassus A, Geiger JM, Nyblom M, et al. Treatment of severe psoriasis with etretin (RO 10-1670). Br J Dermatol 1987;117:333–41.
32. Lebwohl M. Acitretin in combination with UVB or PUVA. J Am Acad Dermatol 1999;41:S22–4.
33. Saurat JH, Geiger JM, Amblard P, et al. Randomized double-blind multicenter study comparing acitretin-PUVA, etretinate-PUVA and placebo-PUVA in the treatment of severe psoriasis. Dermatologica 1988;177:218–24.
34. Saurat JH. Systemic retinoids. What's new? Dermatol Clin 1998;16:331–40.
35. Layton AM, Knaggs H, Taylor J, Cunliffe WJ. Isotretinoin for acne vulgaris – 10 years later: a safe and successful treatment. Br J Dermatol 1993;129:292–6.
36. Harms M, Duvanel T, Williamson C, et al. Isotretinoin for acne: when should we consider the total cumulative dose? In: Marks R, Plewig G, editors. Acne and related disorders. London: Martin Dunitz; 1989. p. 203–6.
37. Rademaker M. Isotretinoin: dose, duration and relapse. What does 30 years of usage tell us? Australas J Dermatol 2013;54:157–62.
38. Amichai B, Shemer A, Grunwald MH. Low-dose isotretinoin in the treatment of acne vulgaris. J Am Acad Dermatol 2006;54:644–6.
39. Lehucher-Ceyrac D, de La Salmoniere P, Chastang C, Morel P. Predictive factors for failure of isotretinoin treatment in acne patients: results from a cohort of 237 patients. Dermatology 1999;198:278–83.
40. Duvic M, Hymes K, Heald P, et al. Bexarotene is effective and safe for treatment of refractory advanced-stage cutaneous T-cell lymphoma: multinational phase II-III trial results. J Clin Oncol 2001;19:2456–71.
41. Ruzicka T, Lynde CW, Jemec GB, et al. Efficacy and safety of oral alitretinoin (9-cis retinoic acid) in patients with severe chronic hand eczema refractory to topical corticosteroids: results of a randomized, double-blind,

placebo-controlled, multicentre trial. Br J Dermatol 2008;158:808–17.
42. Arechalde A, Saurat JH. Retinoids: unapproved uses or indications. Clin Dermatol 2000;18:63–76.
43. Bettoli V, Zauli S, Virgili A. Retinoids in the chemoprevention of non-melanoma skin cancers: why, when and how. J Dermatolog Treat 2013;24:235–7.
44. Clayton BD, Jorizzo JL, Hitchcock MG, et al. Adult pityriasis rubra pilaris: a 10-year case series. J Am Acad Dermatol 1997;36:959–64.
45. Erdogan FG, Yurtsever P, Aksoy D, Eskioglu F. Efficacy of low-dose isotretinoin in patients with treatment-resistant rosacea. Arch Dermatol 1998;134:884–5.
46. Bavinck JN, Tieben LM, Van der Woude FJ, et al. Prevention of skin cancer and reduction of keratotic skin lesions during acitretin therapy in renal transplant recipients: a double-blind, placebo-controlled study. J Clin Oncol 1995;13:1933–8.
47. Ruzicka T, Sommerburg C, Goerz G, et al. Treatment of cutaneous lupus erythematosus with acitretin and hydroxychloroquine. Br J Dermatol 1992;127:513–18.
48. Kang S, Duell EA, Fisher GJ, et al. Application of retinol to human skin in vivo induces epidermal hyperplasia and cellular retinoid binding proteins characteristics of retinoic acid but without measurable retinoic acid levels or irritation. J Invest Dermatol 1995;105: 549–56.
49. Jick H. Retinoids and teratogenicity. J Am Acad Dermatol 1998;39:S118–22.
50. Lammer EJ, Chen DT, Hoar RM, et al. Retinoic acid embryopathy. N Engl J Med 1985;313:837–41.
51. Werner CA, Papic MJ, Ferris LK, et al. Women's experiences with isotretinoin risk reduction counseling. JAMA Dermatol 2014;150:366–71.
52. Lam C, Zaenglein AL. Contraceptive use in acne. Clin Dermatol 2014;32:502–15.
53. Carey BM, Parkin GJ, Cunliffe WJ, Pritlove J. Skeletal toxicity with isotretinoin therapy: a clinico-radiological evaluation. Br J Dermatol 1988;119:609–14.
54. Tfelt-Hansen P, Knudsen B, Petersen E, Sorensen EB. Spinal cord compression after long-term etretinate. Lancet 1989;2:325–6.
55. Kilcoyne RF. Effects of retinoids in bone. J Am Acad Dermatol 1988;19:212–16.
56. Ling TC, Parkin G, Islam J, et al. What is the cumulative effect of long-term, low-dose isotretinoin on the development of DISH? Br J Dermatol 2001;144:630–2.
57. DiGiovanna JJ, Sollitto RB, Abangan DL, et al. Osteoporosis is a toxic effect of long-term etretinate therapy. Arch Dermatol 1995;131:1263–7.
58. McMullen EA, McCarron P, Irvine D, et al. Association between long-term acitretin therapy and osteoporosis: no evidence of increased risk. Clin Exp Dermatol 2003;28:307–9.
59. Leachman SA, Insogna KL, Katz L, et al. Bone densities in patients receiving isotretinoin for cystic acne. Arch Dermatol 1999;135:961–5.
60. DiGiovanna JJ, Langman CB, Tschen EH, et al. Effect of a single course of isotretinoin therapy on bone mineral density in adolescent patients with severe, recalcitrant, nodular acne. J Am Acad Dermatol 2004;51:709–17.
61. Halkier-Sörensen L, Laurberg G, Andresen J. Bone changes in children on long-term treatment with etretinate. J Am Acad Dermatol 1987;16:999–1006.
62. Nishimura G, Mugishima H, Hirao J, Yamato M. Generalized metaphyseal modification with cone-shaped epiphyses following long-term administration of 13-cis-retinoic acid. Eur J Pediatr 1997;156:432–5.
63. Lister RK, Lecky BR, Lewis-Jones MS, Young CA.

Acitretin-induced myopathy. Br J Dermatol 1996;134:989–90.

64. Sarkar S, Das K, Roychoudhury S, Shrimal A. Pseudotumor cerebri in a child treated with acitretin: a rare occurrence. Indian J Pharmacol 2013;45: 89–90.

65. Bonnetblanc JM, Hugon J, Dumas M, Rupin D. Intracranial hypertension with etretinate. Lancet 1983;2:974.

66. Lee AG. Pseudotumor cerebri after treatment with tetracycline and isotretinoin for acne. Cutis 1995;55:165–8.

67. Bigby M. Does isotretinoin increase the risk of depression? Arch Dermatol 2008;144:1197–9, discussion 234–5.

67a. Huang YC, Cheng YC. Isotretinoin treatment for acne and risk of depression: a systematic review and meta-analysis. J Am Acad Dermatol 2017;76:1068–76.

68. Marqueling AL, Zane LT. Depression and suicidal behavior in acne patients treated with isotretinoin: a systematic review. Semin Cutan Med Surg

2007;26:210–20.

69. Safran AB, Haliaoua B, Roth A, Saurat JH. Ocular side-effects of oral treatment with retinoids. In: Saurat J-H, editor. Retinoids: 10 years on. Basel: Karger; 1991. p. 315–26.

70. Duvic M, Martin AG, Kim Y, et al. Phase 2 and 3 clinical trial of oral bexarotene (Targretin capsules) for the treatment of refractory or persistent early-stage cutaneous T-cell lymphoma. Arch Dermatol 2001;137:581–93.

71. Sherman SI, Gopal J, Haugen BR, et al. Central hypothyroidism associated with retinoid X receptor-selective ligands. N Engl J Med 1999;340:1075–9.

72. Racine A, Cuerq A, Bijon A, et al. Isotretinoin and risk of inflammatory bowel disease: a French nationwide study. Am J Gastroenterol 2014;109:563–9.

73. Lee SY, Jamal MM, Nguyen ET, et al. Does exposure to isotretinoin increase the risk for the development of inflammatory bowel disease? A meta-analysis. Eur J Gastroenterol Hepatol 2016;28:210–16.

74. Stoll D, Binnert C, Mooser V, Tappy L. Short-term

administration of isotretinoin elevates plasma triglyceride concentrations without affecting insulin sensitivity in healthy humans. Metabolism 2004;53:4–10.

75. Hansen TJ, Lucking S, Miller JJ, et al. Standardized laboratory monitoring with use of isotretinoin in acne. J Am Acad Dermatol 2016;75:323–8.

76. Vahlquist C, Olsson AG, Lindholm A, Vahlquist A. Effects of gemfibrozil (Lopid®) on hyperlipidemia in acitretin-treated patients. Results of a double-blind cross-over study. Acta Derm Venereol 1995;75:377–80.

77. Talpur R, Ward S, Apisarnthanarax N, et al. Optimizing bexarotene therapy for cutaneous T-cell lymphoma. J Am Acad Dermatol 2002;47:672–84.

78. Vu-Dac N, Gervois P, Torra IP, et al. Retinoids increase human Apo C-III expression at the transcriptional level via the retinoid X receptor. J Clin Invest 1998;102:625–32.

79. Roenigk HH Jr, Callen JP, Guzzo CA, et al. Effects of acitretin on the liver. J Am Acad Dermatol 1999;41:584–8.

第 127 章　抗微生物药

Alexandra Cameli Carley、Erik J. Stratman、Jack L. Lesher Jr、R. Carol McConnell

要点

- 皮肤和软组织的细菌 / 真菌和病毒感染非常普遍。
- 正确的治疗选择取决于感染微生物的类型、感染部位和程度，以及患者本身的情况（如年龄、妊娠 / 哺乳、共病医疗条件等）。
- 医生必须了解抗微生物药物之间的相互作用及其可能的副作用。

抗菌剂

引言

现在已有的多种抗生素为临床医生提供了对抗微生物的强大武器。然而，虽然抗生素种类多样给医生们提供了丰富的治疗选择，但也带来不少困惑。选择适当的抗生素依赖于明确感染的微生物以及明确其对抗微生物药物的敏感性。通常，患者会表现出特定微生物感染的临床症状。在有条件的情况下，应该在治疗前进行微生物培养。

对于急性感染的患者，最初需应用广谱抗生素进行经验性治疗。在这种情况下，局部细菌耐药的模式应作为进一步选择抗生素的指导。一旦确定微生物的种类，应根据其对抗生素的敏感性调整用药方案，不加选择地应用广谱抗生素会引起细菌耐药性的产生[1-2]。同时，感染部位、范围、药物治疗的副作用及费用，患者的情况，如肾功能及肝功能，以及是否妊娠、哺乳均是影响药物选择的重要因素。

抗菌剂分为抑菌剂和杀菌剂（表 127.1）。抑菌剂抑制细菌的生长、复制及感染的扩散，利于免疫系统清除病原体。杀菌剂则直接杀伤细菌。

外用抗菌剂

引言

外用抗菌剂通常用于治疗寻常痤疮、玫瑰痤疮和浅表细菌感染以及预防手术或外伤后感染。外用抗生素可以直接方便地涂抹于感染的皮肤，达到较高的治疗浓度，并且全身副作用较少。然而，这些特点也决定了其仅能用于局部浅表的部位。

表 127.1　抑菌剂和杀菌剂。克林霉素既可以是抑菌剂，也可以是杀菌剂，取决于感染微生物的敏感性及感染部位能达到的药物浓度。感染的微生物和生长条件等因素也会影响其他药物是抑菌剂还是杀菌剂

抑菌剂	杀菌剂
氯霉素	氨基糖苷类
克林霉素	杆菌肽
红霉素	碳青霉烯类
噁唑烷酮类	单环 β - 内酰胺类
磺胺类药物	青霉素类
四环素	多黏菌素 B
甲氧苄啶	喹诺酮类
	万古霉素
	脂糖肽类

用于治疗寻常痤疮及玫瑰痤疮的外用抗菌剂

表 127.2 列出了通常用于治疗寻常痤疮和玫瑰痤疮的外用抗生素，以及其具有的抗炎及抗菌作用。外用抗生素对于非炎症的黑头粉刺作用相对较小。

作用机制

壬二酸是谷类和动物组织来源的二羟酸衍生物，通常在人血浆中存在。在体外，壬二酸可抑制短小棒状杆菌和表皮葡萄球菌。壬二酸为抑菌剂，但在高浓度时可杀菌，其作用机制在于抑制微生物细胞蛋白质合成。壬二酸也可抑制粉刺形成，促进皮肤正常角化，使角质层变薄，导致透明角质颗粒数量和体积减少，并可减少表皮内聚丝蛋白的数量，改变其分布。还可抑制黑素细胞的异常增生及过度活化，但很少造成正常皮肤色素减退（见表 127.2）。

过氧苯甲酰是痤疮丙酸杆菌抑制剂，经皮肤吸收后即转变为苯甲酸。皮肤表面半胱氨酸可使其分解，释放活性氧使细菌蛋白氧化。每日使用 10% 过氧苯甲酰 2 周后可减少 50% 的游离脂肪酸及 98% 的痤疮丙酸杆菌，同抗生素治疗 4 周后效果相同[3]。过氧苯甲酰还可以溶解角质并引起脱屑。

克林霉素是半合成林可酰胺抗生素，可通过结合细菌 50S 核糖体亚基抑制细菌蛋白质合成，并可拮抗革兰氏阴性球菌及厌氧菌，如葡萄球菌、链球菌、痤

表 127.2　寻常痤疮及玫瑰痤疮的外用抗菌剂。已有红霉素和醋酸锌联合制剂（如 Zyneret® 洗剂或溶液，在美国没有），也有过氧苯甲酰和乳酸锌联合制剂（如 Triaz® 产品）；锌可能具有抗雄激素作用，并可抑制皮脂产生

通用名	商品名®	规格	剂量和频率	FDA 妊娠分级	副作用
壬二酸	Azalea，Azelex，Cutacelan，Finacea，Finevin，Skinoderm，Skinoren	20% 乳膏，15% 凝胶	每日 2 次	B	瘙痒，烧灼感，干燥，脱皮；少见的有色素沉着 / 色素脱失，多毛，变应性接触性皮炎，毛周角化，加重复发性唇部疱疹
过氧苯甲酰	Acne-Aid，Acnomel，Benoxyl，Benzac，Benzagel，BenzaShave，BenzEFoam，Brevoxyl，Clearasil，Clearplex，Dermoxyl，Desquam-E，或 -X，Oxy，NeoBenz，Pan-Oxyl，Persa-Gel，Triaz，Zapzyt	2.5～10% 洗剂、乳膏、凝胶、泡沫、溶液、棒、清洗条、清洗剂、布、垫、面膜、剃须霜	每日 1～3 次，面膜每周 1 次	C	刺激性、变应性接触性皮炎；偶有水疱，结痂，严重红斑水肿；漂白头发和有色织物
克林霉素	Basocin，Cleocin T，Clinac，Clinda-Derm，Clindagel，Clindets，Cutaclin，Dalacin，Dalagis，Euroclin，Evoclin	1% 凝胶、洗剂、溶液、泡沫、纱布，2% 阴道乳膏	每日 2 次	B	革兰氏阴性毛囊炎，细菌耐药；可能发生罕见的伪膜性结肠炎（局部应用的风险在临床上可能不显著[106]）
红霉素	Akne-Mycin，A/T/S，Emgel，Erycette，Eryderm，Erygel，Erymax，Ery-Sol，Erythra-Derm，ETS，Llotycin，Sans-Acne，Staticin，Theramycin Z，T-Stat，Zyneret	1.5% 或 2% 溶液，2% 纱布、软膏、凝胶	每日 2 次	B	眼部刺激，皮肤压痛，革兰氏阴性毛囊炎，细菌耐药；少见泛发性荨麻疹样反应
乙酰磺胺钠	Klaron，Mexar，Ovace，Seb-Prev，Sebizon With 5%sulfur；Avar Cleanser，Clarifoam，Clenia，Novacet，Plexion，Prascion，Rosac，Rosaderm，Rosanil，Rosula，Sulfacet-R，Sulfatol，SulZee，Sumaxin，Suphera，Topisulf，Zetacet	10% 洗剂、乳膏、混悬液、泡沫、冲洗 / 清洁剂、清洗布	每日 2 次	C	干燥，瘙痒；对相关口服药物过敏的患者可能发生交叉反应
甲硝唑	MetroGel，MetroCream，MetroLotion，Noritate	0.75% 或 1% 凝胶、乳膏、洗剂	每日 1 或 2 次	B	口腔金属味，已报道的外用药物引起的有流泪、恶心、麻木和麻痹等[19]；对口服药物过敏的患者可能发生交叉反应
氨苯砜	Aczone	5% 凝胶 7.5% 凝胶	每日 2 次 每日 1 次	C	干燥，脱皮，红斑；在 G6PD 缺乏患者中，血红蛋白水平偶尔下降，少见高铁血红蛋白血症；同时使用过氧苯甲酰可导致局部皮肤暂时黄色-橙色变
过氧苯甲酰 / 红霉素	Benzamycin	5%/3% 凝胶	每日 2 次	C	见上文
过氧苯甲酰 / 克林霉素	Acanya，Benzaclin，Duac，Z-Clinz	2.5%～10%/1% 凝胶	每日 2 次	C	见上文
过氧苯甲酰 / 阿达帕林	Epiduo	2.5%/0.1%～0.3% 凝胶	每日 1 次	C	见上文
克林霉素磷酸盐 / 维 A 酸	Veltin，Ziana	1.2%/0.025% 凝胶	每日 1 次	C	见上文

疮丙酸杆菌、棒状杆菌、梭状杆菌和阴道加德纳菌。克林霉素既可以是抑菌剂，也可以是杀菌剂，取决于感染微生物的敏感性及感染部位能达到的药物浓度。

红霉素为大环内酯类抗生素，也是通过结合细菌 50S 核糖体亚基抑制细菌蛋白质合成。红霉素可抗革兰氏阳性球菌，包括 A 族 β 溶血性链球菌及金黄色葡萄球菌，也可抗部分革兰氏阴性杆菌。红霉素还具有抗炎效应。

研究显示，红霉素或克林霉素与过氧苯甲酰联合应用治疗痤疮的疗效优于单独应用红霉素或克林霉素，克林霉素与过氧苯甲酰联合应用的疗效也优于单独应用过氧苯甲酰[4-10]。细菌对红霉素和克林霉素耐药性的发生

表 127.3　用于治疗浅表皮肤感染的外用抗菌剂。一种无氟外用 1% 奥泽沙星乳膏在随机对照试验中也被证明治疗脓疱病是安全、有效的

通用名	商品名®	规格（非处方 / 处方）	剂量频率	FDA 妊娠分级	分类−作用机制
莫匹罗星	Bactoderm, Bacroban, Centany, Eismycin	2% 软膏或乳膏（处方药）	每日 3 次	B	单氧碳酸−通过与细菌亮氨酸转移 RNA 合成酶可逆结合抑制细菌蛋白质合成
瑞他莫林	Altabax	1% 软膏（处方药）	每日 2 次	B	截短侧耳素类−通过与 50S 核糖体亚基中的核糖体蛋白 L3 相互作用而抑制细菌蛋白质合成
新霉素	Myciguent	0.5% 软膏或乳膏（非处方药）	每日 1～3 次	C	氨基糖苷类−通过结合细菌核糖体 30S 亚基抑制细菌蛋白质合成，也可抑制细菌 DNA 多聚酶
庆大霉素	Garamycin, Gentamar, G-Myticin	0.1% 软膏或乳膏（处方药）	每日 3 或 4 次	C	
杆菌肽	Baciguent	每克软膏 400～500 单位（非处方药）	每日 3 次	C	环肽类−与细菌细胞壁组分 C55 焦磷酸酚形成复合物，抑制细菌细胞壁合成
多黏菌素 B	Polysporin 软膏＝杆菌肽＋多黏菌素 B Neosporin 软膏＝杆菌肽、多黏菌素 B＋新霉素 Neosporin 乳膏＝多黏菌素 B＋新霉素	每克软膏 5000～10 000 单位（非处方药）	每日 1～3 次	C	环脂肽类−与细菌细胞膜磷脂相互作用，从而增加细胞通透性

是个突出的问题，上述联合用药可能延缓细菌对其耐药性的产生。目前已有上述联合用药的复合制剂。

磺胺醋酰钠为磺胺类药物，其抑菌作用是参与阻断叶酸合成（见图 127.5）。磺胺醋酰钠可抑制数种革兰氏阳性和革兰氏阴性菌。一些外用制剂联合磺胺醋酰钠与硫磺，可作为角质剥脱剂和抗菌剂。

甲硝唑为一种硝基咪唑，具有抗氧化、抗炎作用及抗厌氧菌作用。其作用机制可能是导致 DNA 断裂。

氨苯砜是一种砜类药，其抗菌机制为抑制二氢叶酸合成酶和阻断细菌叶酸合成。氨苯砜还具有抗炎作用，主要针对中性粒细胞，抑制其趋化性，降低髓过氧化酶活性。

适应证

壬二酸、过氧苯甲酰、克林霉素、红霉素、磺胺醋酰钠和氨苯砜通常用于治疗轻到中度炎性痤疮。这些药物还有其他适应证。壬二酸也可用于治疗黄褐斑及其他色素沉着；过氧苯甲酰已用于治疗压疮和淤积性溃疡；外用克林霉素和红霉素可用于浅表皮肤细菌感染，而外用克林霉素和甲硝唑可用于细菌性阴道炎；磺胺醋酰钠和外用甲硝唑也可治疗玫瑰痤疮。

剂量

外用抗菌剂通常为每天使用 1 次或 2 次（表 127.2）。

薄层小剂量的药物通常通过按摩、轻柔，渗入清洁干燥的皮肤。过氧苯甲酰洗剂用于清洁，每天 1～3 次。过氧苯甲酰剃须霜同其他剃须霜一样使用。面膜每周使用 1 次，薄层涂抹于面部，15～25 min 后清洗掉。

禁忌证

这些外用药物的主要禁忌证是对药物成分过敏。壬二酸含有的丙二醇是一种潜在的致敏剂。对于炎性肠病及抗生素相关性结肠炎患者，应慎重外用克林霉素。

主要副作用

外用抗生素治疗寻常痤疮和玫瑰痤疮的副作用通常比较轻微且短暂。在含有酒精的制剂中，刺痛较常见。表 127.2 列出了个别药物的不良反应。

药物相互作用

同时使用多种外用药物可能会增加或减少药物的治疗效应。过氧苯甲酰与其他外用痤疮制剂联用时会产生附加刺激效应。此外，与其他产品同时使用时，由于过氧苯甲酰可氧化，会降低维 A 酸的活性。外用克林霉素可与其他药物协同，导致系统性吸收增多。克林霉素有神经肌肉阻滞效应，在接受神经肌肉阻滞药物的患者中应谨慎使用。克林霉素、红霉素和氯霉素因具有相似的作用机制而彼此拮抗。口服甲硝唑可

增强华法林的抗凝作用，从而导致凝血酶原时间延长，目前尚不清楚外用制剂是否具有相同的作用。同时使用外用氨苯砜和过氧苯甲酰，皮肤和头发偶尔会出现暂时的黄色-橙色染色，如果氨苯砜与复方磺胺甲噁唑联合使用，全身的氨苯砜水平会增加。

妊娠和哺乳

表127.2列举了用于治疗寻常痤疮和玫瑰痤疮的外用抗生素的FDA妊娠分级。一般认为妊娠和哺乳期局部外用抗生素是安全的[11]。

尚不明确**壬二酸**是否可在妊娠期使用。外用仅产生有限的系统性吸收，尽管壬二酸可通过乳汁分泌，但目前尚无壬二酸在哺乳婴儿中引起问题的报道。

目前尚无人类和动物实验研究说明妊娠期使用**过氧苯甲酰**的安全性，外用可能会产生系统性吸收，但是否可通过乳汁分泌仍不清楚，目前尚无哺乳婴儿出现不良反应的报道。

虽然美国疾控中心（CDC）的诊疗建议指出**克林霉素**阴道乳膏治疗细菌性阴道炎在妊娠期间是安全的，但目前尚缺乏在妊娠或哺乳期妇女中使用克林霉素的研究。尚不清楚外用应用克林霉素是否可通过乳汁分泌，暂无婴幼儿严重副作用的报道，目前认为外用克林霉素可以应用于进行母乳喂养的女性患者[11-12]。

尚无人类及动物研究报道外用**红霉素**对妊娠的影响，目前认为其对妊娠妇女是安全的[12]。系统性红霉素治疗可导致药物从乳汁分泌，但外用红霉素是否可从乳汁分泌尚不清楚。目前尚无外用红霉素在婴幼儿中引起不良反应的报道，认为其可应用于母乳喂养的女性患者[11-12]。然而，母亲在妊娠或产后早期口服红霉素可能会增加婴儿幽门狭窄的风险。

口服**磺胺药**可增加新生儿胆红素脑病的发生率，不可系统用于妊娠晚期患者，相对而言，外用吸收极少。此外，磺胺类药物可通过乳汁分泌而致新生儿胆红素脑病、贫血及其他副作用，特别是葡萄糖-6磷酸脱氢酶（G6PD）缺乏的患儿。

尚缺乏有关孕妇外用**甲硝唑**的研究，但根据对妊娠期阴道和口服给药的研究，推测它是安全的。系统用甲硝唑确实能通过胎盘屏障进入胎儿血液循环中，然而，其是否有可能导致出生缺陷或其他问题一直是有争议的，目前美国疾控中心不再建议妊娠前3个月避免其系统性用药。目前的动物实验尚无证据表明甲硝唑能引起出生缺陷或其他问题。外用甲硝唑的血药浓度远比系统性使用甲硝唑的血药浓度低，小剂量的血液吸收不会对婴儿造成严重影响。

用于治疗浅表感染的外用抗菌剂

表127.3列举了通常用于治疗浅表皮肤感染的外用抗菌剂。

作用机制

治疗表浅感染的外用抗菌剂的作用机制也列举于表127.3。

莫匹罗星（假单胞菌酸A）来源于荧光假单胞菌。可逆性抑制细菌亮氨酸转移RNA合成酶，临床上用于治疗葡萄球菌，A、B、C、G链球菌，以及某些革兰氏阴性需氧菌。本药通常为抑菌剂，但在高浓度时可杀菌。

瑞他莫林是截短侧耳素类的第一种抗生素，来源于蕈类斜盖菇发酵[13]，具有抗化脓性链球菌和耐甲氧西林金黄色葡萄球菌的活性。

新霉素与**庆大霉素**是氨基糖苷类抗生素，分别由新霉素链霉菌及紫色小单胞菌培养中获得。新霉素可杀灭革兰氏阳性及阴性菌，包括金黄色葡萄球菌、大肠埃希菌、流感嗜血杆菌、变形菌及灵杆菌，但对铜绿假单胞菌（绿脓杆菌）无效。庆大霉素可杀伤A族 α 和 β 溶血性链球菌、金黄色葡萄球菌（凝固酶阳性、阴性及产青霉素酶菌株）和革兰氏阴性菌，包括铜绿假单胞菌、产气杆菌、大肠埃希菌、变形杆菌及肺炎克雷伯杆菌。

杆菌肽是由枯草杆菌Tracey I菌株产生的一种环肽类抗生素。含有四氢噻唑环和肽侧链。在体内，可与C55焦磷酸酚形成复合物，后者为细菌细胞壁成分，从而阻断细菌细胞壁合成。杆菌肽可拮抗革兰氏阳性菌，如葡萄球菌、链球菌、棒状杆菌及梭状芽孢杆菌。

多黏菌素B是从需氧性革兰氏阳性多黏杆菌分离出的一种环脂肽类抗生素。可与细菌细胞膜磷脂相互作用而增加细胞通透性。可快速杀灭多种革兰氏阴性菌，包括铜绿假单胞菌、大肠埃希菌、肺炎克雷伯杆菌、产气肠杆菌、流感嗜血杆菌、奇异变形杆菌和黏质沙雷杆菌，但对革兰氏阳性菌无作用。

适应证

莫匹罗星、新霉素、庆大霉素、杆菌肽和含有多黏菌素B的复方制剂均可用于治疗和预防浅表皮肤细菌感染。莫匹罗星钙盐鼻内使用可根除鼻咽部携带的金黄色葡萄球菌。研究显示，鼻内金黄色葡萄球菌是伤口感染及菌血症的潜在来源，莫匹罗星鼻内使用可减少易感人群（如复发性葡萄球菌感染）感染的发生率[14]。对已知的金黄色葡萄球菌携带者在Mohs显微外科手术前 5 天使用莫匹罗星鼻膏和氯己定可降低手术部位感染风险，这比在手术当天口服抗生素更有效[15-16]。莫匹罗星对 2 月龄患儿因化脓性链球菌或金黄色葡萄球菌引起的局限性脓疱病的治疗效果与系统性应用抗生素一样有效[17-18]。瑞他莫林可外用治疗 9 月龄患儿因化脓性链球菌和甲氧西林敏感的金黄色葡萄球菌引起的脓疱病。

剂量

表 127.3 概述了治疗浅表皮肤感染的成分和剂量。鼻内莫匹罗星涂于鼻孔中，每天 2～4 次，共持续 5～14 天。

禁忌证

同所有外用药物一样，主要禁忌证是对该制剂的任一组分有过敏史。

主要副作用

莫匹罗星副作用包括烧灼、刺痛、疼痛和瘙痒、红斑、水肿、渗出增加、变应性接触性皮炎、头痛及恶心。鼻部莫匹罗星偶尔可引起头痛、鼻炎、呼吸道阻塞、咽炎、味觉障碍、烧灼、刺痛及咳嗽。据报道，莫匹罗星应用于大面积屏障功能降低的皮肤可引起肾毒性，这是由于系统性聚乙二醇吸收所致。瑞他莫林可致使用部位刺激或瘙痒。

新霉素的副作用为 5%～15% 的患者会出现变应性接触性皮炎[19]，特别是皮肤溃疡和（或）慢性淤积性皮炎的区域应用新霉素。最常见的症状是瘙痒、红斑及水肿。在肾功能受损的情况下，与系统性吸收有关的副作用风险增加，若药物使用范围广，则需谨慎使用。不可逆毒性致听力丧失、肾毒性、神经肌肉阻滞以及死亡均有报道[19]。还可导致肥大细胞脱颗粒及组胺释放[3]。

庆大霉素的副作用包括红斑、瘙痒、水肿和光敏感。当用于较严重的细菌定植皮肤（如大腿溃疡），会有诱发产生庆大霉素抵抗性假单胞菌菌株的风险。

杆菌肽的副作用包括刺激性或变应性接触性皮炎，慢性淤积性皮炎可诱发后者。曾有患者开放性伤口使用大量杆菌肽后出现过敏反应的报道。

多黏菌素 B 的副作用少见，接触性过敏现象曾有报道。需注意的是，由于杆菌肽和多黏菌素 B 均属于芽孢杆菌属，二者可存在交叉反应。

药物相互作用

在大肠埃希菌研究中发现，氯霉素可干扰莫匹罗星对细菌 RNA 合成的抑制效应。此外，治疗浅表皮肤感染时，外用的抗生素间无已知明显的相互作用。

妊娠和哺乳

表 127.3 列举了外用抗生素治疗浅表感染的 FDA 妊娠分级。

妊娠期外用或者鼻部使用莫匹罗星的安全性均未明确。动物实验使用大鼠或兔子进行研究均未出现出生缺陷或其他问题，并且外用莫匹罗星系统性吸收很少。外用或鼻部使用莫匹罗星是否可通过乳汁分泌尚不明确。外用新霉素尚未出现人类出生缺陷及新生儿异常。多黏菌素 B 尚无动物实验，是否可通过乳汁分泌也不明确。

其他外用抗菌剂

夫西地酸是一种由梭链孢属分离出的夫西地酸抗生素[20]，已在欧洲和加拿大使用，但尚未在美国批准使用。其用于治疗轻到中度皮肤感染、眼外部感染及鼻咽部携带金黄色葡萄球菌的清除。制剂有 2% 的乳膏、软膏和浸润纱布，每日使用 3 次。也可口服或静脉给药。夫西地酸有甾体样结构，但无甾体类药物的效应[20-21]。其可通过抑制延伸因子 G 而阻止细菌蛋白质合成。夫西地酸可对抗革兰氏阳性菌，尤其是金黄色葡萄球菌。对脓疱病的细菌学杀伤效应与莫匹罗星或瑞他莫林一致，但成本更高[21-24]。当与皮质激素联用时，可用于特应性皮炎的葡萄球菌感染[21]，其对红癣治疗也有效[25-26]。虽然曾有变应性接触性皮炎的报道，但夫西地酸的副作用很少。

双碘喹啉（1%）与 1% 氢化可的松联合制剂已在市场上出售多年。双碘喹啉是具有抗细菌和真菌活性的卤代羟基喹啉。作用机制不明。每日 3 或 4 次外用，可用于浅表皮肤细菌和真菌感染。FDA 妊娠分级为 C 级，在妊娠期使用的安全性不明。外用双碘喹啉（1%）可达到较高的碘浓度。双碘喹啉有系统性剂型，用于治疗阿米巴病，碘过敏者禁忌服用，系统服用还可干扰甲状腺功能检测，或者引发碘疹[27]。外用氯碘羟喹（抗阿米巴药）可用于治疗浅表真菌感染（见下文）。

醋酸磺胺米隆乳膏是用于治疗烧灼伤的磺胺类制剂，每日使用 1 或 2 次。其具有抗细菌及真菌的作用。最常见的副作用是烧灼感，也可发生荨麻疹或面部水肿。非常罕见的是可致骨髓抑制或葡萄糖 -6- 磷酸脱氢酶（G6PD）缺乏患者出现溶血性贫血。因醋酸磺胺米隆有潜在的致代谢性酸中毒的副作用，肾功能或肺疾病患者应谨慎使用。此外，该乳膏外用时可引起剧烈疼痛，可能与念珠菌双重感染有关。

磺胺嘧啶银为 1% 乳膏，每日 1 或 2 次用于治疗热灼伤。其与细菌细胞壁和细胞膜相互作用，产生广谱抗菌作用。磺胺嘧啶银可干扰局部蛋白水解酶的活性。磺胺过敏者禁用，有 G6PD 缺乏（因有溶血风险）、肾及肝损害、卟啉症的患者应谨慎使用。局部银的真皮沉积也可导致银中毒。

外用四环素类药物

盐酸四环素 3% 的溶液或软膏（美国目前不使用）每日使用 2 次可用于治疗寻常痤疮及浅表皮肤感染。外用四环素类药物作用可能不及外用克林霉素或红霉素。其可抑制蛋白质合成，具有广谱的革兰氏阴性和阳性菌抑制谱。目前产品已制定配方，以减轻外用四环素后造成的皮肤黄染。副作用包括刺激、烧灼、异味等。由于四环素可导致牙齿永久性变色，妊娠、哺乳妇女及 8 岁以下儿童应禁用。

系统性抗菌剂

系统性抗菌剂有潜在的广泛副作用，并可与其他药物相互作用。例如，利福平可降低口服避孕药的作用。抑制性抗菌剂可降低杀菌性抗菌剂的功效，因为杀菌剂靶目标为分裂活跃期的细菌。另外，系统性抗菌剂的使用可导致细菌耐药的形成。主要抗菌剂的作用机制见表 127.4，并在图 127.1 中阐述。系统性抗生素常用于皮肤科围术期，以预防高风险手术部

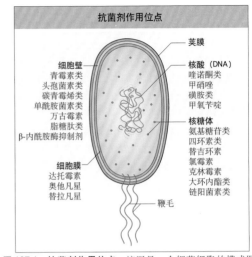

图 127.1　抗菌剂作用位点。该图是一个细菌细胞的模式图，各种抗菌剂都对该细胞某一特定的组分发挥作用

位的感染，如涉及下肢或腹股沟的手术、唇上或耳上的楔形切除、壁上的皮瓣和皮肤移植物。对于感染性心内膜炎或全关节置换术以及涉及口腔黏膜或感染皮肤手术的高危患者，也推荐使用抗生素预防[28]（见第 151 章）。

青霉素类

作用机制

青霉素类药物是 β - 内酰胺类抗生素，可结合细菌细胞壁上的青霉素结合蛋白或使其失活，从而杀灭细菌。其可通过阻断肽聚糖链的转肽酶交联来抑制细胞细胞壁的合成（图 127.2）。

天然青霉素类药物（青霉素和青霉素 V）对革兰氏阳性和阴性球菌、大多数革兰氏阳性杆菌及螺旋体敏感。耐青霉素酶青霉素（甲氧西林、萘夫西林和双氯西林）被称为抗葡萄球菌青霉素，对金黄色葡萄球菌具有更好的疗效。氨基青霉素（氨苄西林、阿莫西林）具有更广谱的抗菌效应，包括流感嗜血杆菌、大肠埃希菌、沙门菌、志贺菌及其他一些革兰氏阴性菌，但对假单胞菌属无效。抗假单胞菌青霉素（羧苄西林、替卡西林、哌拉西林）对铜绿假单胞菌和脆性假单胞菌有效。羧苄西林及替卡西林对克雷伯杆菌属无效，而美洛西林、阿洛西林和哌拉西林对其有效。加入 β - 内酰胺酶抑制剂克拉维酸、舒巴坦、他唑巴坦和阿维巴坦（avibactam）可将青霉素类药物的抗菌谱扩展至包括葡萄球菌及其他产 β - 内酰胺酶的细菌（图 127.3）。

表 127.4	不同类型系统性抗菌剂的作用位点
作用位点	**药物分类**
细胞壁	青霉素类 头孢菌素类 碳青霉烯类 单酰胺菌素类 万古霉素 脂糖肽类 β - 内酰胺酶抑制剂
细胞膜	达托霉素 奥他凡星、替拉凡星
抑制核酸合成	磺胺类药物 甲氧苄啶
DNA 促旋酶	喹诺酮类
DNA 链断裂	甲硝唑
核糖体亚基	氨基糖苷类 -30S 四环素类 -30S 甘氨酰环素（替吉环素）-30S 氯霉素 -50S 克林霉素 -50S 大环内酯类 -50S 噁唑烷酮类 -50S 链阳菌素类（奎奴普丁 / 达福普汀）-50S

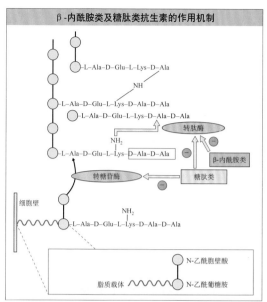

图 127.2 β-内酰胺类及糖肽类抗生素的作用机制。此图为 β-内酰胺类抗生素（青霉素类、头孢菌素类）和糖肽类抗生素（如万古霉素、达巴凡星）干扰细菌细胞壁（肽聚糖）合成中的酶促反应的作用机制简化图

适应证

青霉素类药物可用于治疗梅毒和链球菌感染（如丹毒）及其他皮肤感染（如类丹毒）[29]。阿莫西林–克拉维酸可用于猫、狗、人咬伤的治疗，也可用于急性甲沟炎。耐青霉素酶青霉素（如双氯西林）可用于葡萄球菌皮肤感染，包括脓疱病、毛囊炎和疖病，耐甲氧西林金黄色葡萄球菌（MRSA）发生率渐增高，当考虑 MRSA 临床感染时应行药敏试验。当多西环素禁忌时，阿莫西林可用于治疗莱姆病。青霉素类可用于治疗敏感性细菌导致的非皮肤感染，包括肺炎、淋病、梅毒、尿道感染、中耳炎和鼻窦炎。

剂量

儿童和成人青霉素的常用剂量列于表 127.5。阿莫西林和阿莫西林–克拉维酸钾应与食物同服。其他青霉素应空腹服用。

禁忌证

青霉素类药物禁用于已知对任何青霉素有 I 型（速发型）（IgE 介导的）超敏反应的患者，如有青霉素相关的荨麻疹、血管性水肿或过敏反应史的患者。然而，曾报告对青霉素过敏的患者通过皮肤检测证实仅有

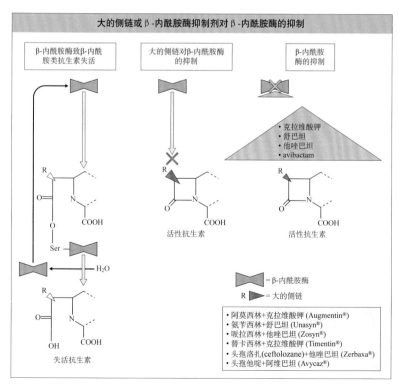

图 127.3 大的侧链或 β-内酰胺酶抑制剂对 β-内酰胺酶的抑制。在青霉素分子中置入一个大的侧链（如甲氧西林、奈夫西林、双氯西林），或青霉素与一种 β-内酰胺酶抑制剂联合（如克拉维酸、舒巴坦、他唑巴坦）均能抑制细菌的 β-内酰胺酶。后一组药物并无内在的抗菌活性。β-内酰胺酶的抑制使抗生素发挥作用并抑制细菌的转肽酶

表 127.5　常用青霉素剂量		
通用名	儿童口服剂量	成人口服剂量
青霉素 V 钾	25 ～ 50 mg/（kg·d），每 6 ～ 8 h 一次	250 ～ 500 mg，每日 4 次
双氯西林	12.5 ～ 50 mg/（kg·d），每 6 h 一次	125 ～ 500 mg，每日 4 次
氨苄西林	50 ～ 100 mg/（kg·d），每 6 h 一次	250 ～ 500 mg，每日 4 次
阿莫西林	25 ～ 50 mg/（kg·d），每 8 h 或 12 h 一次	250 ～ 500 mg，每日 2 次
阿莫西林 / 克拉维酸钾	阿莫西林 20 ～ 40 mg/（kg·d），每 8 h 和 12 h 一次 *	500 ～ 875 mg，每日 2 次

* 若增加了阿莫西林的剂量，则不要增加克拉维酸钾的剂量，因为这
会使克拉维酸钾的剂量过大而增加其胃肠道副作用（如腹泻）风险

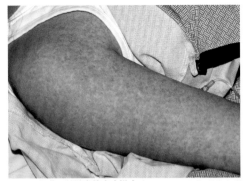

图 127.4　阿莫西林继发的麻疹样疹（Courtesy，Julie V Schaffer，MD.）

10% ～ 20% 对青霉素真正过敏[30]。在对头孢菌素过敏的患者中，有 2% ～ 15% 发生了交叉反应。

青霉素过敏皮肤试验（皮试）：①主要过敏原苯甲酸青霉噻唑酰多赖氨酸；②次要变应原青霉素 G、青霉噻唑酸苄酯和青霉素酰；③阴性对照（盐水）和阳性对照（组胺）。应避免在皮试前使用抗组胺药。对青霉素具有高度过敏反应的患者应在皮试前将抗原原液稀释 100 倍后使用，需要在具有监护设施及治疗过敏反应的条件时做皮试。青霉素皮刺试验是在掌侧前臂滴点抗原溶液并用一个 26 号针头刺入真皮而不出血。皮刺试验阳性是在 15 min 内平均风团直径大于阴性对照组风团直径 4 mm。皮内试验是指将抗原溶液和对照溶液注射到掌侧前臂，皮内试验阳性是在注射后 15 min 平均风团直径至少比初起风团直径大 2 mm，也可为比阴性对照直径大 2 mm。

有青霉素过敏史而对所有主要抗原和次要抗原皮试均为阴性的患者可在监测下使用青霉素。皮试阳性患者可采用口服或在医院静脉滴注超过 4 h 的方法脱敏。极少情况下会发生 IgE 介导的严重过敏反应。血液检测也可用来检测青霉素特异性 IgE，但这种方法的敏感性较皮肤试验差。

主要副作用

5% ～ 15% 的患者对青霉素类药物产生超敏反应，表现为荨麻疹、面红和瘙痒。严重的情况下可导致过敏反应、休克和死亡。此外，青霉素可诱发麻疹样疹和其他发疹性皮疹（表 127.4），可能与发热和嗜酸性粒细胞增多相关。血清病样反应、Stevens-Johnson 综合征、中毒性表皮坏死松解症和脓疱性损害（如急性泛发性发疹性脓疱病）较少发生。这些药物偶尔可导致自身免疫反应，包括溶血性贫血和血管炎。值得注

意的是，当用阿莫西林和氨苄西林治疗传染性单核细胞增多症时，常可导致弥漫性麻疹样疹；这种反应也常见于淋巴细胞白血病患者或伴服别嘌醇的患者。

青霉素可诱发以蛋白尿、血尿、肾管型尿、嗜酸性粒细胞增多、嗜酸性粒细胞减少、发热、关节痛和肾功能降低为特征的急性间质性肾炎。长期使用青霉素可导致可逆性中性粒细胞减少、贫血、粒细胞缺乏症和血小板功能障碍。青霉素可引起腹泻、伪膜性结肠炎和肝功能异常。约 10% 的患者青霉素治疗后可出现口腔或阴道念珠菌的过度繁殖。

药物相互作用

因丙磺舒可阻断远端肾小管青霉素的分泌，两种药合用会增加青霉素的血清水平及作用时间。当阿莫西林或氨苄西林与别嘌醇合用时可增加麻疹样药疹的发生率，当四环素类药物与青霉素类联用时，青霉素的杀菌效应会降低。

妊娠和哺乳

青霉素类药物妊娠分级为 B 级，可认为其对哺乳期妇女比较安全。

头孢菌素类

作用机制

同青霉素类药物一样，头孢菌素类抗生素（表127.6）是具有杀菌效应的 β - 内酰胺类抗生素，也可结合青霉素结合蛋白而干扰细菌细胞壁合成。第一代头孢菌素对于革兰氏阳性菌（葡萄球菌和链球菌）非常有效，对于革兰氏阴性菌效果较差，对大肠埃希菌、克雷伯杆菌及变形菌属有效。第二代头孢菌素对革兰氏阴性及阳性菌具有相同杀菌效应。其抗菌谱包括第一代头孢菌素所包含的抗菌谱加上肠道链球菌属、淋奈瑟菌属及流感嗜血杆菌属。第三代头孢菌素对革兰

表 127.6 头孢菌素的种类及其用药方式

通用名	商品名®	用药方式
第一代头孢菌素		
头孢羟氨苄	Duracef, Ultracef	口服
头孢唑林	Ancef, Kefzol, Zolicef	肌内注射, 静脉滴注
头孢氨苄	Keflex, Keftab, Biocef	口服
头孢噻吩 *	Keflin, Seffin	肌内注射, 静脉滴注
头孢匹林 *	Cefadyl	肌内注射, 静脉滴注
头孢拉定 *	Velosef, Anspor	口服, 肌内注射, 静脉滴注
第二代头孢菌素		
头孢克洛	Ceclor, Ceclor CD	口服
头孢孟多 *	Mandol	肌内注射, 静脉滴注
头孢美唑 *	Zefazone	静脉滴注
头孢尼西 *	Monocid	肌内注射, 静脉滴注
头孢丙烯	Cefzil	口服
头孢呋辛钠	Zinacef, Kefurox	肌内注射, 静脉滴注
头孢呋辛酯	Ceftin	口服
氯碳头孢（碳头孢烯）*	Lorabid	口服
第三代头孢菌素		
头孢地尼	Omnicef	口服
头孢托仑	Spectracef	口服
头孢克肟	Suprax	口服
头孢哌酮 *	Cefobid	肌内注射, 静脉滴注
头孢噻肟 *	Claforan	肌内注射, 静脉滴注
头孢泊肟酯	Vantin	口服
头孢他啶	Ceptaz, Fortaz, Tazidime, Tazicef	肌内注射, 静脉滴注
头孢布烯	Cedax	口服
头孢唑肟	Cefizox	肌内注射, 静脉滴注
头孢曲松	Rocephin	肌内注射, 静脉滴注
第四代头孢菌素		
头孢吡肟	Maxipime	肌内注射, 静脉滴注
第五代头孢菌素		
头孢洛林酯	Teflaro	静脉滴注
头孢洛扎	Zerbaxa（与 taz-obactam）	静脉滴注
头孢比罗 *	Zevtera, Mabelio	静脉滴注
头霉素类 **		
头孢西丁	Mefoxin	肌内注射, 静脉滴注
头孢替坦	Cefotan	肌内注射, 静脉滴注

* 目前在美国不可用。
** 有时会与第二代头孢菌素联合应用

氏阴性菌的抗菌效果比对革兰氏阳性菌更强。第四代头孢菌素对革兰氏阴性（包括肠道细菌属和克雷伯杆菌属）和阳性菌的抗菌谱更为广泛，但对 β - 内酰胺酶的抵抗力最小。第五代头孢菌素（如头孢洛林酯）对金黄色葡萄球菌（包括 MRSA）、化脓性链球菌、无乳链球菌、肺炎链球菌、流感嗜血杆菌、大肠埃希菌和克雷伯杆菌有效。先锋霉素（β - 内酰胺类抗生素，与头孢菌素非常相似）可抵抗 β - 内酰胺酶并具有广泛的抗菌谱，包括大肠埃希菌、克雷伯杆菌、变形菌、沙雷菌和拟杆菌属。

适应证

头孢菌素对皮肤、软组织的金黄色葡萄球菌和链球菌感染有效。在单纯的皮肤感染（如脓疱病、蜂窝组织炎、疖病、丹毒和臁疮）中，第一代药物（如头孢氨苄或者头孢羟氨苄）为首选药物[29]。但除了第五代药物（如头孢洛林酯），MRSA 菌株对头孢菌素耐药。

剂量

表 127.7 列举了常用头孢菌素的使用剂量。

禁忌证

对头孢菌素有 I 型（速发型）（IgE 介导的）超敏反应史的患者禁用此类药物。对青霉素类药物过敏的患者中 10% ～ 15% 的成人和 2% 的儿童对头孢菌素类药物

表 127.7 常用头孢菌素的使用剂量。 除了另行说明，常规口服

通用名	儿童剂量	成人剂量
头孢氨苄	25 ～ 100 mg/（kg·d）每 6 h 或 12 h 一次	250 ～ 500 mg, 每日 4 次
头孢羟氨苄	30 mg/（kg·d），每 12 h 一次	1 ～ 2 g, 每日 1 次
头孢克洛	40 mg/（kg·d），每 8 h 或 12 h 一次	250 ～ 500 mg, 每日 3 次
头孢丙烯	30 mg/（kg·d），每 12 h 一次	250 ～ 500 mg, 每日 1 次
头孢呋辛酯	20 ～ 30 mg/（kg·d），每 12 h 一次	250 ～ 500 mg, 每日 2 次
头孢泊肟酯	10 mg/（kg·d），每 12 h 一次	100 ～ 400 mg, 每日 2 次
头孢布烯	9 mg/（kg·d），每 24 h 一次	400 mg, 每日 1 次
头孢克肟	8 mg/（kg·d），每 12 h 或 24 h 一次	200 mg 每日 2 次, 或 400 mg 每日 1 次
头孢曲松	50 mg/kg 肌内注射 1 次（最大 1 g）	1 ～ 4 g 肌内注射每日 1 次, 250 mg 肌内注射 1 次治疗非复杂性淋病
头孢地尼	14 mg/（kg·d），每 12 h 或 24 h 一次	300 mg 每日 2 次, 或 600 mg 每日 1 次

有交叉过敏反应[31]。

主要副作用

皮肤反应与青霉素类似，包括麻疹样疹、荨麻疹、过敏反应和急性泛发性发疹性脓疱病。大约2%对头孢菌素过敏的患者对青霉素也过敏。头孢克洛比其他头孢菌素和其他抗生素诱发儿童血清病样反应的概率更高[32]。头孢菌素类药物也可导致中性粒细胞减少症、血小板减少症、Coombs试验阳性溶血性贫血，肾功能受损的患者更易发生。口服给药时，也可导致腹泻、恶心和伪膜性结肠炎。当与酒精同时摄入时，具有甲硫基四唑侧基的头孢菌素/头霉素类（如头孢替坦、头孢哌酮和头孢孟多）可导致双硫仑样反应及拮抗维生素K效应，从而使出血概率增加。

药物相互作用

口服头孢菌素与氨基糖苷类药物同时给予可增加肾毒性。丙磺舒可降低头孢菌素的肾清除作用。制酸剂、去羟肌苷、质子泵抑制剂可降低某些口服头孢菌素（如头孢呋辛）的吸收。

妊娠和哺乳

头孢菌素的FDA妊娠分级为B级。在妊娠和哺乳期未表现出不良反应，被认为适合母乳喂养[11-12]。

磺胺类药物和复方磺胺甲噁唑

作用机制

磺胺甲噁唑、柳氮磺吡啶、磺胺异噁唑等磺胺类药物可与对氨基苯甲酸（PABA）竞争二氢叶酸合成酶的底物（图127.5）。二氢叶酸合成酶可催化蝶啶前体与PABA结合形成叶酸，从而阻止细菌核酸合成所需组分叶酸的合成。磺胺类药物对革兰氏阳性菌（尤其是金黄色葡萄球菌）、革兰氏阴性菌、衣原体和放线菌有抑制效应。

复方新诺明（复方磺胺甲噁唑）是磺胺甲噁唑与甲氧苄啶的联合制剂，其阻断了细菌核酸生物合成的两个连续步骤（见图127.5）。磺胺甲噁唑可抑制二氢叶酸合成酶合成，甲氧苄啶可阻断二氢叶酸还原酶的活性，后者可将二氢叶酸转换成四氢叶酸酯（为叶酸的活性成分）。这种联合制剂可根据药物浓度和感染细菌的易感性发挥杀菌或抑菌效应，对大部分革兰氏阳性及阴性菌有效。

适应证

复方磺胺甲噁唑用于治疗疑似MRSA所致的毛囊炎或化脓性蜂窝组织炎、对其他抗菌剂抵抗的炎症性寻常痤疮以及腹股沟肉芽肿。其他适应证包括呼吸道、

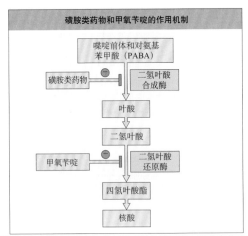

图127.5 磺胺类药物和甲氧苄啶的作用机制。磺胺类药物阻断二氢叶酸合成酶，从而抑制蝶啶前体和PABA转化为叶酸。甲氧苄啶阻断二氢叶酸还原酶，从而抑制二氢叶酸转化成四氢叶酸酯。两者作用的最终结果是抑制细菌核酸的合成

前列腺、泌尿道和胃肠道感染。也可用来治疗及预防肺孢子菌肺炎，并可用于系统用药或HIV感染导致的免疫抑制患者。系统应用磺胺类药物也用于衣原体结膜炎和诺卡菌感染。柳氮磺吡啶常用于溃疡性结肠炎。

剂量

一粒复方磺胺甲噁唑双倍浓度胶囊含160 mg甲氧苄啶和800 mg磺胺甲噁唑（Septra DS®, Bactrim DS®），成人给药一天2次，对于肺孢子菌肺炎的预防，每周3次。儿童给药剂量为8～12 mg/（kg·d）甲氧苄啶和40～60 mg/（kg·d）磺胺甲噁唑，分2次给药。成人口服磺胺嘧啶和磺胺异噁唑一般为2～4 g/d，儿童为75～150 mg/（kg·d），每4～8 h给药一次。

禁忌证

对磺胺类药物和复方磺胺甲噁唑过敏的患者禁用此类药物。妊娠末3个月及哺乳期妇女禁服磺胺类药物（见下文）。卟啉症患者也禁用，磺胺类药物可诱发急性假性卟啉症和真卟啉症，可能是由于肝细胞损害或者刺激细胞色素P450活性或抑制其他肝酶，导致卟啉增加。巨幼细胞贫血、叶酸缺乏或G6PD缺乏患者禁用复方磺胺甲噁唑。肝或肾功能损伤患者及骨髓抑制患者应谨慎使用。

主要副作用

磺胺类药物和复方磺胺甲噁唑可导致固定性药疹或麻疹样疹、荨麻疹、血管性水肿、光敏感、Stevens-Johnson综合征、中毒性表皮坏死松解症、剥脱性红皮

病和血管炎。其他不常见的皮肤副作用包括急性泛发性发疹性脓疱病、Sweet 综合征、线状 IgA 大疱性皮肤病、结节性红斑和再放射反应（radiation recall）。这类药物是导致 HIV 感染者药物性皮疹的常见原因。该类药物的非皮肤副作用包括 G6PD 缺乏时的溶血性贫血、粒细胞缺乏症、血小板减少、嗜酸性粒细胞增多、高铁血红蛋白血症、肝肾毒性、神经毒性及新生儿胆红素脑病。复方磺胺甲噁唑还可引起恶心、呕吐、口舌炎、头晕及头痛。甲氧苄啶（单独或与磺胺甲噁唑联用）可导致叶酸缺乏性巨幼细胞贫血、白细胞减少、粒细胞减少症及血小板减少症。因叶酸不会进入细菌，所以给予叶酸治疗不会损伤抗菌剂的活性，而会逆转叶酸缺乏引发的副作用。

药物相互作用

磺胺类药物可降低甲氨蝶呤的蛋白结合及经肾清除，这两种药物（以及复方磺胺甲噁唑中的甲氧苄啶）都能抑制叶酸的代谢。这些机制可导致潜在的甲氨蝶呤引发的危及生命的骨髓抑制和其他毒性反应，如黏膜炎。磺胺类药物及复方磺胺甲噁唑能增强口服华法林的抗凝效应和口服降糖药的降糖作用，不可用于正在使用乌洛托品治疗尿路感染的患者。单胺氧化酶（MAO）抑制剂及丙磺舒可分别通过改变肝代谢及肾清除功能而增加磺胺类药物的不良反应。

妊娠和哺乳

妊娠期、哺乳期及 2 个月的新生儿应该避免服用复方磺胺甲噁唑。磺胺类药物和复方磺胺甲噁唑因其叶酸抑制效应，在妊娠期的前 6 个月属于妊娠 C 级，但因其可增加胆红素脑病的发生率，在妊娠末 3 个月属于 D 级。系统性使用磺胺类药物可通过乳汁分泌，从而导致新生儿肝毒性、贫血及其他毒性不良反应。

大环内酯类

作用机制

大环内酯类抗生素具有抑菌效应，可通过结合 50S 核糖体亚基而抑制细菌蛋白质合成。红霉素对革兰氏阳性、阴性球菌，大多数革兰氏阳性杆菌和螺旋菌有效。克拉霉素的抗菌谱还包括流感嗜血杆菌和黏膜炎莫拉菌（moraxella catarrhalis）。阿奇霉素可对抗流感嗜血杆菌。克拉霉素和阿奇霉素都可对抗非典型分枝杆菌、梅毒螺旋体和伯氏疏螺旋体，但它们并不是后两种感染的一线药物。

大环内酯类抗生素也具有抗炎作用，包括抑制炎症因子（如 IL-8、TNF-α）的产生，减少基质金属蛋白酶的表达，抑制白细胞的迁移和黏附。

适应证

大环内酯类抗生素常可作为青霉素过敏患者的替代治疗，常用于治疗葡萄球菌和链球菌皮肤感染，但有部分金黄色葡萄球菌对红霉素耐药，偶有化脓性链球菌对红霉素耐药。红霉素和阿奇霉素的其他皮肤病学适应证包括炎性痤疮或玫瑰痤疮、红癣、窝状角质松解症、杆菌性血管瘤病及猫抓病。因其抗炎作用，这些药物也可用于治疗急性和慢性苔藓样糠疹。此外，还可用于几种性传播疾病，如软下疳、性病性淋巴肉芽肿、衣原体及腹股沟肉芽肿。大环内酯类药物用于非结核分枝杆菌感染及各种细菌性呼吸道感染，包括咽炎、肺炎、支原体肺炎、军团病、白喉和百日咳。

剂量

表 127.8 列举了常用大环内酯类抗生素的剂量。红霉素应空腹服用，其他应与食物同服。

禁忌证

大环内酯类药物相关的肝功能损伤及对大环内酯类药物过敏的患者应禁服该类药物。在 QT 间期延长、电解质异常（如低钾血症、低镁血症），肝功能障碍或肾功能障碍的患者中应谨慎使用这些药物。

主要副作用

红霉素的使用可能受胃肠道副作用（如恶心、呕吐、腹部绞痛）的影响，而阿奇霉素改善了胃肠道的

表 127.8　常用大环内酯类药物剂量		
通用名	儿童口服剂量	成人口服剂量
阿奇霉素	细菌感染：第 1 天 10 mg/kg（最大 500 mg），第 2 ~ 5 天 5 mg/kg（最大 250 mg）每日 1 次 寻常痤疮，玫瑰痤疮，苔藓样糠疹：5 ~ 10 mg/kg，每周 3 次	细菌感染：第 1 天 500 mg，第 2 ~ 5 天 250 mg，每日 1 次（Zithromax® "Z-pack"） 软下疳：1 g 顿服 寻常痤疮，玫瑰痤疮，苔藓样糠疹：250 ~ 500 mg，每周 3 次
克拉霉素	15 mg/mg，每 12 h 一次，最大剂量 1 g/d。肾功能损伤的患者应调整剂量	250 ~ 500 mg，每日 2 次。肾功能损伤的患者应调整剂量
红霉素	30 ~ 50 mg/kg，每 6 ~ 8 h 一次，最大剂量 2 g/d	250 ~ 500 mg，每日 4 次，或 333 mg，每日 3 次，或 500 mg，每日 2 次
依托红霉素	20 ~ 50 mg/kg，每 6 ~ 12 h 一次，最大剂量 2 g/d	250 ~ 500 mg，每日 2 ~ 4 次
琥乙红霉素	20 ~ 50 mg/kg，每 8 ~ 12 h 一次，最大剂量 2 g/d	400 mg，每日 4 次
红霉素硬脂酸盐	20 ~ 50 mg/kg，每 6 h 一次	250 ~ 500 mg，每日 2 ~ 4 次

耐受性[33]。依托红霉素可引发成人肝内胆汁淤积，在妊娠期危险性更高。其他少见副作用包括口腔炎、黄疸、暂时性耳聋和心律失常。虽然对大环内酯类药物的超敏反应不常见，但偶尔发生急性泛发性发疹性脓疱病、荨麻疹、Stevens-Johnson 综合征、中毒性表皮坏死松解症和血管炎不常见。

药物相互作用

大环内酯类药物有较多明显的药物相互作用。由于对细胞色素酶 CYP3A4 的抑制作用（见第 131 章），当大环内酯类药物（克拉霉素和红霉素＞阿奇霉素）与格帕沙星、司帕沙星、特非那定、阿司咪唑或西沙必利联合，可增加尖端扭转型室性心动过速的发生风险。鉴于这种心脏风险，后面所有药物都已从美国和世界大多数市场撤下。因同样的机制，大环内酯类药物可提高抗惊厥药、苯二氮䓬类、丁螺酮、皮质激素、华法林、β - 羟 - β - 甲戊二酸单酰辅酶 A（HMG-CoA）还原酶抑制剂、秋水仙碱、口服避孕药、环孢素、他克莫司、丙吡胺、非洛地平和麦角生物碱的血清水平及潜在毒性。大环内酯类药物可通过抑制 CYP1A2 而使茶碱的水平增加，从而导致心律失常。大环内酯类药物也可通过改变消化道可代谢地高辛的菌群，上调地高辛水平。

克拉霉素与钙通道阻滞剂联用可增加心动过缓以及低血压的风险。红霉素与洛伐他汀联用已报道可引发横纹肌溶解症。大环内酯类药物可抑制氯霉素或克林霉素的效用（见下文），抑制剂可降低阿奇霉素的吸收。克拉霉素当与氟康唑、海索比妥、阿芬太尼、丙吡胺或溴隐亭联用时，血清浓度将增加。

妊娠和哺乳

红霉素和阿奇霉素的 FDA 妊娠分级为 B 级，克拉霉素为 C 级。大环内酯类药物在妊娠期使用通常被认为是安全的，但依托红霉素除外，该药可导致母亲胆汁淤积性肝炎，故在妊娠期禁忌使用。而导致胆汁淤积性肝炎的原因是机体对依托酸酯这一成分过敏，可伴有发热、白细胞增多、嗜酸性粒细胞增多及肝病（恶心、呕吐、腹痛、黄疸、肝酶异常），偶尔可见皮疹。在以下情况下，婴儿肥厚性幽门狭窄的风险增加：①母亲在妊娠晚期口服大环内酯类药物或新生儿期母乳喂养；②婴儿在 2 周大以前服用大环内酯类药物[11]。

四环素类药物

作用机制

四环素类药物（表 127.9）可通过结合 30S 核糖体

通用名	商品名®	用药途径	成人剂量	肾功能损伤的患者是否需调整剂量
地美环素	Declomycin, Declostatin, Ledermycin	口服	300 mg，每 12 h 一次	减少剂量和（或）增加用药间隔
盐酸多西环素	Vibramycin, Vibra-Tabs, Doxy-Caps, Acticlate, Atridox Periostat	口服	50 ～ 100 mg，每 12 ～ 24 h 一次；150 mg，每日 1 次 20 mg，每 12 h 一次（亚抗菌）	否
盐酸多西环素缓释剂	Doryx, Doxteric	口服	50 ～ 200 mg，每日 1 次	否
一水强力霉素	Monodox, Adoxa, Doxyhexal	口服	50 ～ 100 mg，每 12 ～ 24 h 一次	否
一水强力霉素速释剂和缓释剂	Oracea	口服	40 mg，每日 1 次	可考虑剂量调整（说明书）
米诺环素	Minocin, Dynacin, Vectrin	口服	50 ～ 100 mg，每 12 ～ 24 h 一次	减少剂量或增加用药间隔；如肌酐清除率＜ 80 ml/min，每日剂量不超过 200 mg
米诺环素缓释剂	Solodyn	口服	45 ～ 135 mg，每日 1 次	减少剂量和（或）增加用药间隔
土霉素	Terramycin	口服，肌内注射	250 ～ 500 mg，每 6 h 一次	减少剂量和（或）增加用药间隔
四环素	Sumycin, Achromycin, Robitet, Panmycin	口服，静脉滴注	250 ～ 1500 mg/d，分 2 ～ 4 次给药	减少剂量和（或）增加用药间隔*

表 127.9 四环素类药物的用法与剂量

* 剂量为 250 ～ 500 mg（初始每 6 ～ 12 h 一次），推荐调整用药间隔，根据肌酐清除率：如果 50 ～ 80 ml/min，调整为每 8 ～ 12 h 一次；如果 10 ～ 50 ml/min，调整为每 12 ～ 24 h 一次；如果＜ 10 ml/min，调整为每日 1 次

亚基抑制细菌蛋白质合成，为抑菌剂，但在高浓度时可作为杀菌剂。四环素类药物可对抗许多细菌，包括MRSA、立克次体、衣原体和支原体，但对变形杆菌或铜绿假单胞菌无效。四环素还具有抗炎作用，如抑制基质金属蛋白酶活性、白细胞趋化和炎症因子（如TNF-α、IL-1β）的产生。

适应证

四环素类药物因其抗炎和抗微生物特性可用于治疗寻常痤疮、玫瑰痤疮及口周皮炎。四环素类药物是治疗立克次体感染（如洛基山斑疹热、立克次体痘、斑疹伤寒、Q热和战壕热）、莱姆病和埃里希体病的一线药物。还可用于对青霉素过敏的梅毒、腹股沟肉芽肿、衣原体感染（性病性淋巴肉芽肿、鹦鹉热）、布氏菌病、放线菌病和霍乱患者。还可用于治疗因MRSA（如疖、化脓性蜂窝组织炎）、创伤弧菌或海分枝杆菌引起的皮肤感染。此外，四环素类药物可用于治疗苔藓样糠疹，与烟酰胺联用可治疗大疱性类天疱疮。

剂量

四环素类药物常在饭前1～2h服用。多西环素和米诺环素可与或不与食物同服。为减少发生食管炎的可能性，药片不应干吞，并且至少在睡前半小时服用。表127.9列举了常见四环素类药物的用法与剂量。

禁忌证

四环素类药物应禁用于8岁以下儿童（避免牙齿变色）和孕妇（见下文）。除多西环素外，所有四环素类药物应用于肾功能损害的患者均应调整剂量，而多西环素有代偿性的胃肠道分泌。

主要副作用

四环素类药物的常见副作用包括胃肠道不适、阴道念珠菌病和光敏感（尤其是多西环素）。米诺环素通常不会导致明显的光毒性，但可引起光暴露部位泥点样色素沉着，以及瘢痕蓝色变（包括痤疮瘢痕）和正常皮肤蓝色变（尤其是小腿）[29]（图127.6，见表67.4）。口腔黏膜、巩膜、指甲和牙齿（成人偶尔也会发生牙齿变

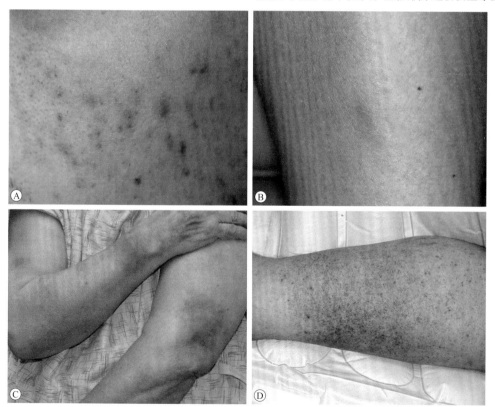

图127.6　米诺环素引起的色素沉着。痤疮瘢痕的蓝灰色变（A），在之前的正常皮肤上出现轻微孤立色素斑（B），以及更加广泛的色素沉着斑和斑块（C、D）。发生于手臂和小腿的皮疹可能被误认为瘀斑

色）可发生灰到蓝色变色，甲状腺黑色色素沉着。四环素类药物通常在儿童的牙齿和骨骼上沉积而导致牙齿的变色和发育不良（乳牙和恒牙）及短暂的发育障碍。头晕是米诺环素的另一个潜在副作用。

四环素类药物（特别是米诺环素）可引起过敏反应，包括荨麻疹和米诺环素"超敏反应综合征"［伴有嗜酸性粒细胞增多和系统症状的药物反应（DRESS），见第 21 章）]（通常包括肺炎和肝炎）[34]，这些反应在黑种人中更常见[35]。四环素类药物可导致血清病样反应、食管溃疡、小肠结肠炎、血恶液质、假性脑瘤样综合征（同时给予系统性维 A 酸时风险可能会增加）、肾毒性和肾源性尿崩症，甚至致死性肝毒性。米诺环素已被证实与多种自身免疫性疾病相关，如药物性狼疮、结节性多动脉炎、多发性关节炎和自身免疫性肝病[36-37]。这些免疫反应往往出现于治疗 1 年或更长时间后，受影响的个体通常有抗中性粒细胞胞质抗体（ANCA）（常伴有核周染色和髓过氧化物酶特异性），以及抗核抗体（ANA）[38]。

药物相互作用

食物可降低四环素类药物 50% 的吸收率。因此，四环素类药物应该在餐前 1 h 或用餐 2 h 以后服用。米诺环素和多西环素可与食物同服，以避免胃肠道不适症状。四环素类药物的吸收可被多价阳离子，如钙、铝、镁、铁、锌、铋等削弱。因此，制酸剂、某些缓泻剂、含镁药物（如喹那普利）、膳食补充剂、乳制品可抑制四环素类药物的吸收（四环素＞多西环素＞米诺环素）。制酸剂、H_2 阻断剂和质子泵抑制剂可升高胃液 pH 值，从而降低四环素类药物的吸收。四环素类药物可增加地高辛、锂剂和华法林的血清浓度及潜在的毒性，可减低胰岛素的需要。巴比妥酸盐、苯妥英、卡马西平可缩短多西环素的半衰期。如上所述，抑菌性四环素类药物可干扰青霉素类药物的杀菌效应。

妊娠和哺乳

妊娠和哺乳期不能系统使用四环素类药物，其可通过胎盘及乳汁分泌，可使乳牙着色、釉质发育不全、胎儿及婴儿期骨骼发育受损[39]。其被归类为妊娠分级 D 级。

克林霉素

作用机制

克林霉素是一种可结合细菌 50S 核糖体亚基而抑制细菌蛋白质合成的林可酰胺，可抑制革兰氏阳性球菌，包括金黄色葡萄球菌、肺炎链球菌、化脓性链球菌、草绿色链球菌和厌氧菌，对肠球菌无效。克林霉素对消化链球菌属、消化球菌属、拟杆菌属和梭形杆菌等厌氧菌敏感。

适应证

克林霉素用于厌氧菌脓肿、衣原体感染和细菌性阴道炎。也可用于 MRSA、对甲氧西林敏感的金黄色葡萄球菌或化脓性链球菌引起的皮肤感染，包括脓疱病、蜂窝组织炎、毛囊炎、疖病、臁疮。也可用于坏死性筋膜炎和毒素介导的情况（考虑其抑制蛋白质合成），如葡萄球菌烫伤样皮肤和中毒性休克综合征。值得注意的是，对克林霉素敏感但对红霉素耐药的葡萄球菌和 β-溶血性链球菌在首次药敏试验中应采用 D 试验（双纸片扩散法）诱导克林霉素耐药。这发生于携带编码红霉素核糖体甲基化酶的 *erm* 基因的细菌。当这种蛋白质的表达被诱导（如红霉素）或被合成（选择克林霉素治疗期间）时，其改变了细菌核糖体而导致既耐大环内酯类药物，又耐林可酰胺类药物（见第 74 章）。

剂量

克林霉素可口服、静脉及肌内给药。一般成人剂量是 150～450 mg，3 或 4 次 / 日，儿童为 8～25 mg/（kg·d），分 3 或 4 次。

禁忌证

对克林霉素过敏及有结肠炎的患者应禁服克林霉素。

主要副作用

克林霉素引发伪膜性结肠炎的风险较高，据报道，发生率为 0.1%～10%[40-42]。偶可增加血清肝酶水平。克林霉素可导致超敏反应（特别是 HIV 阳性患者），可引起短暂的中性粒细胞减少或血小板减少症、嗜酸性粒细胞减少，还可能引起神经肌肉阻滞。Stevens-Johnson 综合征和中毒性表皮坏死松解症很少发生。

药物相互作用

克林霉素可结合红霉素和氯霉素的作用位点及附近位点，因此与这些药不能联合使用。克林霉素可增强肉毒毒素或神经肌肉阻滞剂的神经肌肉作用。

妊娠和哺乳

克林霉素被列为妊娠分级 B 级。胎儿期系统性使用该药的副作用尚不明确[11]。在大鼠和小鼠研究中，口服和皮下注射克林霉素未发现导致出生缺陷。虽然克林霉素被认为适用于母乳喂养[11-12]，但克林霉素可调节新生儿的肠道菌群，也可干扰新生儿发热评估时的细菌培养结果。

喹诺酮类药物

作用机制

喹诺酮类药物可通过抑制细菌 DNA 促旋酶（拓

扑异构酶Ⅱ）而快速杀灭细菌。对革兰氏阴性需氧菌、葡萄球菌和链球菌有效而对厌氧菌无效。

该类药物列举于表 127.10。

适应证

喹诺酮类药物适用于鼻窦炎、慢性支气管炎急性发作、社区获得性肺炎、泌尿道感染、胃肠道感染、衣原体感染、骨髓炎和一些皮肤及软组织感染。

第二代喹诺酮类药物（如环丙沙星、氧氟沙星、诺氟沙星）对革兰氏阴性杆菌和某些革兰氏阳性菌有较广的抗菌谱，是最有效的抗假单胞菌的喹诺酮类药物。第三代喹诺酮类药物（如左氧氟沙星）的抗菌谱广，可抵抗革兰氏阴性杆菌和更广大范围的革兰氏阳性球菌，尤其是链球菌。第四代喹诺酮类药物（莫西沙星和吉米沙星）抗菌谱很广，可抗革兰氏阴性杆菌、革兰氏阳性球菌、厌氧菌和非典型无芽孢细菌，其对抗假单胞菌的作用较弱，但对链球菌和金黄色葡萄球菌有效；然而，喹诺酮类药物对后者的耐药性会迅速出现。新的喹诺酮——德拉沙星具有抗 MRSA 活性，最近被批准用于急性皮肤感染的治疗。

剂量

环丙沙星和左氧氟沙星剂量为 250 ～ 750 mg，2 次 / 日。肾功能损伤的患者应用喹诺酮类药物应调整剂量。虽然喹诺酮类药物在儿科患者中一般避免使用，除非没有安全有效的替代方法[43]（见下文），但环丙沙星已应用于儿童，20 ～ 40 mg/（kg·d），分 2 次服用。

表 127.10 喹诺酮类药物			
通用名	商品名®	代	给药途径
阿拉沙星 *	Trovan Ⅳ	第 4 代	静脉滴注、肌内注射
环丙沙星	Cipro	第 2 代	口服、静脉滴注
德拉沙星	Baxdela		口服、静脉滴注
依诺沙星 *	Penetrex	第 2 代	口服
加替沙星 *	Tequin	第 4 代	口服、静脉滴注
吉米沙星 *	Factive	第 4 代	口服
左氧氟沙星	Levaquin	第 3 代	口服、静脉滴注
洛美沙星 *	Maxaquin	第 2 代	口服
莫西沙星	Avelox	第 4 代	口服
诺氟沙星	Chibroxin, Noroxin	第 2 代	口服
氧氟沙星	Floxin	第 2 代	口服、静脉滴注
司帕沙星 *	Zagam	第 3 代	口服
曲伐沙星 *	Trovan	第 4 代	口服、静脉滴注

* 已撤出美国市场

禁忌证

QT 间期延长、低血钾以及对这类药物过敏的患者应禁忌使用喹诺酮类药物。在妊娠期和 18 岁以下患者中，由于关节病和肌腱病变的潜在风险，均应避免使用喹诺酮类药物（见下文）。

主要副作用

在幼年动物实验中，喹诺酮类药物可损伤承重的关节软骨[44]。但喹诺酮类药物已用于治疗儿童囊性纤维化，系统的文献回顾发现，关节的改变（通常是关节痛和僵硬）是可逆的，并且应用环丙沙星治疗的儿科患者发生率＜ 1.5%（232/16 184）[43, 45]。喹诺酮类药物可导致胃肠道不适、味觉改变、肝功能试验异常、光毒性、肾毒性、头痛、头晕、眩晕和困倦，很少引起颅内压升高及癫痫。偶尔会发生肌腱或跟腱断裂。偶可发生重症肌无力加重及恶化。加替沙星与血糖异常有关。

药物相互作用

阳离子（如钙、铝、镁、铁和锌盐）、制酸剂和硫糖铝可阻碍喹诺酮类药物的吸收，从而降低其血清药物浓度。由于喹诺酮类药物可抑制 CYP1A2，可使咖啡因、茶碱、氨茶碱的血清浓度及潜在毒性增加。其也可增加华法林血清水平。与环孢素联用可增加肾移植患者血清肌酐水平。可通过降低肾对普鲁卡因胺的清除率而使该药的循环血清水平增加。

服用抗心律失常药、红霉素、抗精神病药、三环类抗抑郁药或其他可延长 QT 间期或降低癫痫阈值的药物的患者应谨慎使用喹诺酮类药物。与非甾体抗炎药联用可增加癫痫发作的风险。加替沙星或较低水平其他喹诺酮药物与磺酰脲类联用时会增加低血糖的风险，特别是老年人。

妊娠和哺乳

喹诺酮类药物被列为妊娠分级 C 级。因动物研究发现该药可引发关节病变，该药物在妊娠期或哺乳期禁忌使用。

甲硝唑

作用机制

甲硝唑属于咪唑类药物。其作用机制可能是使细菌 DNA 双链断裂。

适应证

除了其抗原虫作用外，甲硝唑可对抗厌氧球菌（包括消化球菌属和消化链球菌属）、革兰氏阴性杆菌（包括拟杆菌属、梭形杆菌属）、革兰氏阳性杆菌（包括梭状芽孢杆菌）。其为滴虫病、阿米巴病和厌氧菌感染的适用药物。可用于治疗皮肤和软组织感染、口腔和牙齿感染、腹内、盆腔和大脑脓肿、厌氧性肺部感染和骨髓炎。甲硝唑可与广谱 β - 内酰胺酶抑制剂青霉素联合治疗 Fournier 坏疽。也可用于治疗贾第虫病、新世界黏膜皮肤利什曼病（New World mucocutaneous leishmaniasis）和细菌性阴道炎。

剂量

甲硝唑可通过口服和静脉给药。细菌感染时每 6～8 h 500 mg 口服，共 7～14 天。对于细菌性阴道炎或滴虫病，单次 2 g/d 或 500 mg 2 次 / 天，共 7 天。儿童给药剂量为 30 mg/（kg·d），每 6 h 给药一次。

禁忌证

对甲硝唑过敏者禁忌使用甲硝唑。肝功能受损的患者需谨慎使用。

主要副作用

甲硝唑可导致麻疹样疹、瘙痒、发热、胃肠道功能紊乱、口腔金属味、口干。其他不良反应包括血栓性静脉炎、一过性淋巴细胞减少、黑尿和神经系统症状（如头痛、意识错乱、晕厥、癫痫和感觉神经病）。

药物相互作用

甲硝唑可使环孢素、他克莫司、苯妥英的循环血清浓度升高，增加华法林的抗凝作用。当与乙醇或蛋白酶抑制剂联用时可引发双硫仑样反应，而当甲硝唑与双硫仑联用时可诱发精神异常。甲硝唑因有逆转录酶抑制剂的作用，可增加神经病变的风险。

妊娠和哺乳

甲硝唑被列为妊娠分级 B 级。虽然其可通过胎盘，但在妊娠期妇女中完成的多项横断面及队列研究显示该药物对胎儿无致畸或致突变作用。因此美国 CDC 不再建议妊娠前三个月避免使用甲硝唑。甲硝唑可以经乳汁分泌，但报道末发现对哺乳期婴儿的不良影响。其适用于哺乳期，一些临床医生建议单次 2 g 给药后延长护理 24 h。

其他应用于革兰氏阳性菌皮肤感染的抗菌剂

除万古霉素外，利奈唑胺、特地唑胺（噁唑烷酮类）和奎奴普丁 / 达福普汀（链阳菌素类）以及替吉环素（一种甘氨酰环素）可用于治疗严重的链球菌和葡萄球菌皮肤感染，包括 MRSA（表 127.11）。后两种

通用名	商品名®	规格	适应证和剂量	FDA 妊娠分级	主要副作用
表 127.11　其他应用于革兰氏阳性菌皮肤感染的抗菌剂					
噁唑烷酮类药物					
利奈唑胺	Zyvox	600 mg 片剂，100 mg/5 ml 口服混悬液，静脉滴注	皮肤感染（如 MRSA）：10 mg/kg，最高 400～600 mg 口服或（如果是复杂感染）每 12 h 静脉滴注*，7～14 天。肾功能损伤者应调整剂量	C	头痛、失眠、腹泻（偶由艰难梭菌引起）、恶心／呕吐，骨髓抑制（血小板减少＞贫血或白细胞减少症，特别是治疗超过 14 天者），神经性疾病（外周神经或视神经，主要见于治疗超过 28 天者），胰腺炎，转氨酶升高，乳酸性酸中毒（罕见），5- 羟色胺综合征（与其他单胺氧化酶抑制剂、选择性 5- 羟色胺再摄取抑制剂或三环类抗抑郁药同用时），高血压（与 α 受体激动剂同用时）
特地唑胺	Sivextro	200 mg 片剂，静脉滴注	成人急性革兰氏阳性菌皮肤感染：200 mg 口服或静脉滴注，每 24 h 一次，6 天	C	头痛、恶心、腹泻（偶由艰难梭菌引起）、骨髓抑制（贫血或血小板减少＞中性粒细胞减少），神经性疾病（外周神经或视神经）；药物相互作用可导致 5- 羟色胺综合征或高血压（见上文利奈唑胺）
糖肽类药物 *					
万古霉素	Vancocin	静脉滴注 **	由 MRSA 或其他革兰氏阳性菌导致的严重感染：成人 500 mg 静脉滴注，每 6 h 或 12 h 一次，儿童 10 mg/kg 静脉滴注，每 6 h 一次。肾功能损伤患者应调整剂量	C	肾毒性（与氨基糖苷类或其他肾毒性药物一起使用会增加风险），输注部位反应，低血压和"红人"综合征，耳毒性，中性粒细胞减少，恶心／呕吐，腹泻（偶由艰难梭菌引起）；偶会出现其他药疹，包括线状 IgA 大疱性皮肤病
脂糖肽类药物					
替拉凡星	Vibativ	静脉滴注	由 MRSA 或其他革兰氏阳性菌导致的复杂性皮肤感染：10 mg/kg 静脉滴注，每 24 h 一次，7～14 天。肾功能损伤患者应调整剂量	C	肾毒性，输注部位反应，"红人"综合征，QT 间期延长，头痛，失眠，泡沫尿，味觉障碍，恶心／呕吐，腹泻（偶由艰难梭菌引起）

表 127.11 其他应用于革兰氏阳性菌皮肤感染的抗菌剂（续表）

通用名	商品名®	规格	适应证和剂量	FDA 妊娠分级	主要副作用
奥他凡星[107]	Orbactiv	静脉滴注	成人急性革兰氏阳性菌皮肤感染：单次 1200 mg 静脉滴注	C	头痛，恶心 / 呕吐，腹泻（偶由艰难梭菌引起），瘙痒，输注部位反应，"红人"综合征，头晕，心动过速，肝转氨酶升高；脓肿和骨髓炎，可能由于不完全的细菌清除；aPTT 和 PT/INR 假性升高 120 h（这期间不应静脉滴注肝素）；可增加华法林水平
达巴凡星	Dalvance	静脉滴注	成人急性革兰氏阳性菌皮肤感染：单次 1500 mg 静脉滴注，或第 1 天静脉滴注 1000 mg，第 8 天静脉滴注 500 mg。肾功能损伤患者应调整剂量	C	头痛，恶心 / 呕吐，腹泻（偶由艰难梭菌引起），瘙痒，"红人"综合征，肝转氨酶升高
脂肽类抗菌剂					
达托霉素	Cubicin	静脉滴注	复杂性革兰氏阳性菌皮肤感染：4 mg/kg 静脉滴注，每 24 h 一次，7 ～ 14 天。肝肾功能损伤患者应调整剂量	B	便秘，腹泻，恶心 / 呕吐，头痛，失眠，麻疹样疹，输注部位反应，转氨酶和肌酸激酶升高，肌病（高剂量），肾毒性，嗜酸细胞性肺炎（罕见）
其他					
奎奴普丁 /达福普丁	Synercid	静脉滴注	金黄色葡萄球菌或化脓性链球菌引起的严重皮肤感染：7.5 mg/kg 静脉滴注，每 12 h 一次	B	高胆红素血症，输注部位反应，关节痛 / 肌肉疼痛，头痛，恶心 / 呕吐，腹泻（偶由艰难梭菌引起）
替吉环素	Tygacil	静脉滴注	复杂性皮肤感染：50 mg 静脉滴注，每 12 h 一次，5 ～ 14 天。肝功能损伤患者应调整剂量	D	恶心 / 呕吐，腹泻（偶由艰难梭菌引起），腹痛，头痛，输注部位反应，牙齿变色（如果小于 8 岁），过敏反应 / 超敏反应[†]，光敏感，胰腺炎，肝功能异常，假性脑瘤，增加全因死亡率；仅用于没有其他选择的情况

* 小于 5 岁儿童的复杂性感染每 8 h 一次。
** 口服胶囊和溶液虽极少系统性吸收，也可用于治疗艰难梭菌相关性腹泻和葡萄球菌性小肠结肠炎。
*** 在美国还没有其他的糖肽抗生素，包括替考拉宁。
† 与四环素交叉反应。
aPTT，活化部分凝血活酶时间；PT，凝血酶原时间；INR，国际标准化比率

抗生素抑制细菌蛋白质合成（见表 127.4）。**万古霉素**（一种环糖肽）和相关的脂糖肽类药物（如达巴凡星、奥他凡星、替拉凡星）与肽聚糖结合，从而抑制细菌细胞壁的合成；此外，奥他凡星和替拉凡星破坏细胞壁的完整性。**达托霉素**是一种用于治疗复杂性皮肤感染的环脂肽，也可杀死细菌，通过影响细胞膜，去极化抑制蛋白质和核酸的合成。表 127.11 概述了这些抗菌剂的适应证、剂量和副作用。

氨苯砜

氨苯砜（一种砜类药）的口服剂型，用于麻风的联合治疗和中性粒细胞性皮肤病的治疗，见第 31 章和第 130 章。

抗真菌药

浅表皮肤真菌病通常应用外用抗真菌药（表 127.12），

外用抗真菌药很少有严重的副作用。这些产品中有好几种为非处方药。头发和指甲的真菌感染和系统性真菌病一般都需要系统性抗真菌治疗。此外，免疫功能低下、广泛皮肤病损或外用药物治疗无效的患者都需要系统性治疗[46]。

作用机制

抗真菌药的作用机制见表 127.13，在图 127.7 和 127.8 中亦有详细说明。虽然部分药物在高浓度时有杀真菌作用，但多数唑类为抑真菌药。丙烯胺、苄胺和环吡酮胺均有抑制真菌和杀灭真菌的作用。多烯类抗真菌药（制霉菌素和两性霉素 B）在低浓度时具有抑菌作用，高浓度时具有杀菌作用。两性霉素 B 可以三油脂复合物形式（脂质体、脂质复合物和胆固醇复合物胶体分散体）使用，具有较小的肾毒性，但价格较传统药物昂贵。

上述抗真菌药都有抗炎作用。例如，萘替芬在中性

表 127.12　外用抗真菌药。其他具有抗真菌作用的药物未列入该表格，包括 Whitfield 软膏（苯甲酸和水杨酸）、硫化硒、硫代硫酸钠、水杨酸和硫磺、吡硫翁锌、卤普罗近、磺胺米隆、阿莫罗芬、丙二醇及过氧苯甲酰

通用名	商品名®	规格	FDA 妊娠分级	OTC/Rx
咪唑类				
布康唑	Femstat-3，Gynazole-1，Mycelex-3	2% 阴道乳膏	C	OTC
克霉唑	Canesten，Clotrimaderm，Cruex，Desenex AF，FemCare，Gyne-Lotrimin，Lotrimin AF，Mycelex，Myclo，Myclo-Gyne，Neo-Zol	1% 洗剂，溶液，乳膏，气溶胶溶液，锭剂，片剂，粉剂	B	OTC，Rx
益康唑	Spectazole，Ecostatin	1% 乳膏，洗剂，喷雾剂	C	Rx
艾菲康唑	Jublia	10% 外用溶液	C	Rx
酮康唑	Nizoral，Nizoral AD 洗发剂，Extina，Xolegel	2% 乳膏，凝胶，泡沫剂；1% 和 2% 洗发剂	C	OTC，Rx
氯利康唑	Luzu	1% 乳膏	C	Rx
咪康唑	Femizole-M，Micatin，Micozole，Monistat，Monistat-Derm，Triple Paste AF，Vusion，Zeasorb AF	2% 乳膏，洗剂，粉剂，气溶胶粉剂，气溶胶溶液；0.25% 软膏（和氧化锌）	C	OTC，Rx
奥昔康唑	Derimine，Myfungar，Oceral，Oceral GB，Okinazole，Oxistat，Oxizole	1% 乳膏，洗剂	B	Rx
舍他康唑	Ertaczo	2% 乳膏	C	Rx
硫康唑	Exelderm，Sulcosyn	1% 乳膏，溶液	C	Rx
特康唑	Fungistat 3 或 5，Terazol 3 或 7，Tercospor	0.4% 和 0.8% 阴道乳膏，80 mg 阴道栓剂	C	Rx
噻康唑	GyneCure，Monistat 1，Trosyd AF，Trosyd J，Vagistat 1	20% 指（趾）甲胶，6.5% 阴道乳膏，软膏	C	OTC
丙烯胺类				
萘替芬	Mentax，Lotrimin Ultra	1% 乳膏和凝胶，2% 凝胶	B	Rx
特比萘芬	Lanmisil，Lamifen	1% 乳膏，溶液，气溶胶溶液	B	OTC
苄胺类				
布替萘芬	Mentax，Lotrimin Ultra	1% 乳膏	C	OTC，Rx
多烯类化合物				
制霉菌素	Acronistina，Barstatin，Bio-Atatin，Candacin，Candex，Candio，Canstat，Conio，Fongistat，Kandistatin，Korostatin，Lystin，Micostatin，Moronal，Mycastatin，Mycocide，Mycostatin，Mykinac，Mytrex，Nadostine，Nilstat，Nyaderm，Nysert，Nystacid，Nystan，Nystaina，Nystex，Nystop，O-V Statin，Oranyst，Pedi-Dry，Scanytin，Statin，Vagistat	100 000 USP 单位 / 克乳膏，软膏，粉剂，口服混悬剂，锭剂（片剂），阴道片剂	C，锭剂 A	Rx
两性霉素 B*	Fungizone	3% 乳膏，软膏，洗剂	B	Rx
其他				
环吡酮胺	Batrafen，Batrafen Nail Lacquer，Brumixol，Ciclochem，Fungowas，Loprox，Miclast，Micoxolamina，Mycoster，Nail Batrafen，Penlac，Primax	0.77% 和 1% 乳膏，凝胶，洗剂，溶液，8% 指（趾）甲胶	B	Rx
他伐硼罗	Kerydin	5% 溶液	C	Rx
托萘酯	Aftate，Equate，Genaspore，NP-27，Pitrex，Tinactin，Ting	1% 乳膏，凝胶，粉剂，溶液，气溶胶液体，气溶胶粉剂	—	OTC
十一烯酸	Caldesene，Cruex，Decylenes，Gordochom	20% 乳膏，25% 软膏，溶液，15% 粉剂，气溶胶泡沫，气溶胶粉剂	—	OTC

表 127.12　外用抗真菌药。其他具有抗真菌作用的药物未列入该表格，包括 Whitfield 软膏（苯甲酸和水杨酸）、硫化硒、硫代硫酸钠、水杨酸和硫磺、吡硫翁锌、卤普罗近、磺胺米隆、阿莫罗芬、丙二醇及过氧苯甲酰（续表）

通用名	商品名®	规格	FDA 妊娠分级	OTC/Rx
氯碘羟喹	Vioform HC，Lococorten-Vioform	3% 氯碘羟喹和 1% 氢化可的松或 0.02% 氟米松乳膏或软膏	C	—
双碘喹啉（氯碘喹啉）[†]	Alcortin，Vytone	1% 双碘喹啉和 2% 氢化可的松凝胶	C	Rx

* 现美国市场已经退出。
[†] 一种具有抗真菌及抗细菌作用的系统性羟喹啉类药物。
OTC，非处方药；Rx，处方药

表 127.13　抗真菌药的作用机制。除抗真菌作用外，这些药物还具有抗炎作用（见正文）

药物种类	作用机制
多烯类化合物	不可逆地与细胞膜固醇（如麦角固醇）结合，增加细胞膜通透性
棘球白素	通过抑制 β-（1，3）-D- 葡聚糖合成来干扰细胞壁的合成 / 通透性
咪唑类和三唑类	通过抑制依赖真菌细胞色素 P450 的 14-α- 脱甲基酶来干扰细胞膜的合成，这种酶通常将羊毛固醇转化为 14-去甲基羊毛固醇。这会导致有毒的 14-α- 甲基固醇蓄积，并抑制麦角固醇的合成，而麦角固醇的合成是真菌细胞膜结构完整所必须的。这些药物还可能影响真菌甘油三酯 / 磷脂的合成，并抑制真菌的氧化 / 过氧化物酶（导致有毒的过氧化氢的累积）
丙烯胺、苄胺和托萘酯（一种硫代氨基甲酸酯）	通过抑制鲨烯环氧化酶对细胞膜合成产生干扰，鲨烯环氧化酶是羊毛固醇合成所必需的；胞内鲨烯的蓄积具有抗真菌作用
氟胞嘧啶	干扰 DNA 合成的胞嘧啶类似物
灰黄霉素	通过与微管的相互作用，破坏有丝分裂纺锤体，从而抑制皮肤真菌的有丝分裂
环吡酮胺（一种羟基吡啶酮）	螯合多价阳离子（如 Fe^{3+}），在真菌细胞色素、过氧化氢酶和过氧化物酶中发挥着重要作用，从而抑制呼吸，抑制氨基酸转运，并改变细胞膜通透性
他伐硼罗（一种氧络合剂）	通过抑制真菌亮氨酸转移核糖核酸（tRNA）合成酶阻断真菌蛋白质合成
硫化硒	抗有丝分裂特性；减少细胞在角质细胞的黏附，促进真菌脱落

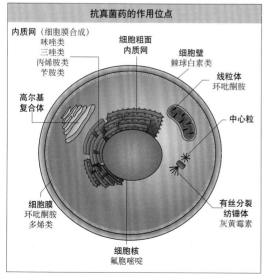

抗真菌药的作用位点

内质网（细胞膜合成）
咪唑类
三唑类
丙烯胺类
苄胺类

细胞粗面内质网

细胞壁
棘球白素类

高尔基复合体

线粒体
环吡酮胺

中心粒

细胞膜
环吡酮胺
多烯类

有丝分裂纺锤体
灰黄霉素

细胞核
氟胞嘧啶

图 127.7　**抗真菌药的作用位点**。值得注意的是，环吡酮胺具有多个作用位点。另外，他伐硼罗抑制真菌氨酰 -tRNA 合成酶

粒细胞的作用下，抑制活性氧的趋化性和产生[47]。唑类抑制中性粒细胞的趋化性、钙调蛋白的作用、白三烯和前列腺素的合成以及肥大细胞释放组胺[48-50]。酮康唑的抗炎作用与氢化可的松相当[51]。环吡酮胺也具有抗炎作用，因其抑制前列腺素和白三烯的合成[49, 52]。

灰黄霉素为发癣菌、小孢子菌和表皮癣菌的抑真菌药。其对酵母菌（包括马拉色菌和隐球菌）、双向型真菌或引起着色真菌病的真菌没有作用。

适应证

外用唑类药物适用于体癣、足癣、股癣、花斑癣和皮肤黏膜念珠菌病。另外，10% 艾菲康唑（efinaconazole）溶液用于治疗红色毛癣菌和红毛癣菌引起的甲癣，每日用药 48 周后可达到 15% ～ 20% 的临床和真菌综合治愈率。在外用唑类药物里，奥昔康唑和硫康唑对抗念珠菌作用相对较小。布康唑、克霉唑、益康唑、咪康唑、特康唑和噻康唑可作为阴道内用药，用于念珠菌阴道炎。酮康唑还可用于脂溢性皮炎。局部抗真菌治疗局限性花斑癣可能与口服疗法疗效相当或更好，副作用

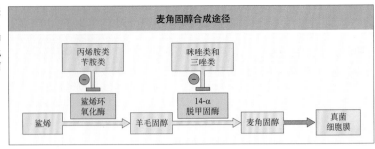

图 127.8 麦角固醇合成途径。鲨烯经鲨烯环氧化酶的作用转化为羊毛固醇。该酶被丙烯胺或苄胺类抗真菌药所抑制。14-α脱甲基酶可将羊毛固醇转化为麦角固醇，咪唑类和三唑类抗真菌药抑制这一转化

较少[53-54]。

外用药丙烯胺和苄胺可用于足癣、股癣和体癣。体外实验表明，布替萘芬和特比萘芬比唑类抗真菌药对抗常见皮肤真菌的效果分别强 10～100 倍和 2～30 倍[55-56]。临床试验显示，特比萘芬、布替萘芬和萘替芬在治疗足癣方面优于唑类抗真菌药，停药后 1 个月的治愈率明显提高，临床复发率较低[57-61]。1% 布替萘芬乳膏每日使用治疗股癣 2 周，停药后 4 周，达到 62% 的真菌治愈率[62]。外用特比萘芬和布替萘芬适用于念珠菌感染，虽然其对抗念珠菌病时与唑类外用抗真菌药相比作用较弱。

在两类外用多烯类药物中，制霉菌素较常用，其可用于皮肤黏膜的念珠菌感染。多烯类药物对皮肤真菌无效[63-64]。制霉菌素口服并不容易被吸收，但这有助于治疗肛门生殖器的念珠菌病和念珠菌性尿布皮炎[64-65]。

环吡酮胺对皮肤真菌、马拉色菌、念珠菌、放线菌、霉菌、革兰氏阳性菌和革兰氏阴性菌都有效，其可用于体癣、足癣、股癣、花斑癣、皮肤黏膜念珠菌病和脂溢性皮炎。在体外，其对抗皮肤真菌比丙烯胺和苄胺类抗真菌药效果要差，但比唑类抗真菌药效果要好。而在对念珠菌上，其比唑类、丙烯胺和苄胺类抗真菌药效果要好。

5% 他伐硼罗溶液最近被批准用于治疗红色毛癣菌和须毛癣菌引起的甲癣，与 8% 环磷酰胺溶液类似，每日应用 48 周后，临床和真菌治愈率为 6%～10%。托萘酯、十一烯酸和氯碘羟喹可用于皮肤真菌感染，但效果不及前面所提到的外用药，托萘酯对马拉色菌感染也有效果。

系统性抗真菌药适应证见表 127.14。对于儿童外用药耐药的皮肤真菌感染，灰黄霉素为经典药物。真菌治愈率通常为 80%～95%。特比萘芬、伊曲康唑和氟康唑也对成人和儿童的皮肤、毛发和甲的浅表皮肤真菌感染有效[46, 66]。特比萘芬的真菌治愈率在趾甲可达 70%，指甲可达 80%，然而复发率较高，尤其是趾

甲。伊曲康唑持续使用或冲击疗法也能达到相同的真菌治愈率。持续 12 周口服特比萘芬治疗趾甲癣，临床和真菌治愈率比伊曲康唑要高（38% vs. 23%，P = 0.004）[67]。氟康唑为治疗系统性念珠菌病的常用药物，然而，可能发生对唑类耐药的念珠菌造成的真菌血症[68]。由于氟康唑与其他系统性唑类抗真菌药相比亲水性较好，可进入脑脊液，能够用于治疗真菌性脑膜炎。

剂量

外用抗真菌药通常每天 2 次，直到消除临床症状和体征为止，一般需要 1～4 周。局部不应该封闭遮盖。洗发剂通常每 3～4 天使用一次，使药液在头部保持 5 min 后，再用清水冲洗。制霉菌素口服混悬液在咽下和吐出前尽可能在口腔保持较长时间，每天使用 4 次，该药基本上没有全身性吸收。制霉菌素锭剂用于口腔内慢慢含化，每天 4 或 5 次，持续 14 天。环吡酮胺甲油涂于甲，每天 1 次，持续 1 周，之后用乙醇去除，这一过程重复 48 周。艾菲康唑和他伐硼罗溶液也每日使用连续 48 周，但不需要定期去除。

特比萘芬内服的常规疗程为趾甲癣 12 周，指甲癣 6 周，对外用抗真菌药耐药的体癣 2 周。对于头癣，需连续服用 3～6 周。成人和儿童的用量见表 127.15[46]。

由于潜在的毒性，酮康唑不再常规用于皮肤或甲真菌感染，包括念珠菌和皮肤真菌感染。其使用应仅限于治疗失败或不能耐受其他治疗的地方性真菌病（如芽生菌病、球孢子菌病）患者。

伊曲康唑口服溶液应该空腹服用，胶囊应餐后用，可增加吸收。儿科用药每天 3～5 mg/kg[66, 69]，药量每天超过 200 mg 时应分 2 次使用。对于儿童的头癣，伊曲康唑应持续用药 2～4 周或者用药 1～3 周冲击治疗，两次冲击治疗间应停药 3 周。成人口服药的适应证见表 127.16。口咽和食管的念珠菌感染用药应至少 3 周，当症状消退后再至少持续用药 2 周。

表 127.14　系统性抗真菌药的适应证。氟胞嘧啶的使用逐渐减少，但在某些情况下仍在使用

通用名	抗真菌谱	适应证	FDA 妊娠分级
特比萘芬	絮状表皮癣菌，须毛癣菌，红色毛癣菌，断发毛癣菌	甲癣 浅表真菌感染：广泛发作的、严重的或对外用抗真菌药耐药的 *	B
伊曲康唑	皮肤真菌，酵母菌（念珠菌、糠秕孢子菌），双向型真菌，部分霉菌	芽生菌病，组织胞浆菌病和曲霉病（口服和静脉内给药）；甲癣（口服）；口咽和食管念珠菌感染（溶液） 浅表真菌感染：广泛发作的、严重的或对外用抗真菌药耐药的 *	C
氟康唑	念珠菌，断发毛癣菌，红色毛癣菌，犬小孢子菌	口咽、食管、阴道和系统念珠菌感染，隐球菌性脑膜炎，对外用抗真菌药耐药的浅表真菌感染 *	单剂量 150 mg 时为 C，其他适应证为 D
伏立康唑	曲霉菌，念珠菌，镰刀菌，足放线病菌	侵袭性曲霉病（优于两性霉素 B），食管念珠菌病，严重的镰刀菌和尖端赛多孢子菌感染	D
泊沙康唑	念珠菌，曲霉菌，隐球菌，镰刀菌，接合菌	免疫抑制患者预防侵袭性曲霉病和念珠菌感染 口腔念珠菌病的治疗，尤其是对其他唑类药物耐药者	C
艾沙康唑†	念珠菌，曲霉菌和隐球菌属，接合菌，双向型真菌	侵袭性曲霉病及毛霉病	C
灰黄霉素	发癣菌，小孢子菌，表皮癣菌（对念珠菌属或马拉色菌属无活性）	头癣和甲癣 浅表真菌感染：广泛发作的、严重的或对外用抗真菌药耐药的	X
两性霉素 B	念珠菌，新型隐球菌，双向型真菌（荚膜组织胞浆菌，粗球孢子菌和芽生菌），曲霉菌	严重的真菌感染，包括广泛发作的系统念珠菌病、隐球菌性脑膜炎、芽生菌病、广泛发作的组织胞浆菌病、皮肤外的孢子丝菌病、球孢子菌病、副球孢子菌病、毛霉病和曲霉病	B
氟胞嘧啶	念珠菌，隐球菌，曲霉菌，着色真菌病致病菌	严重真菌感染，包括念珠菌病、隐球菌病、曲霉病和着色真菌病治疗的二线药物或者联合应用	C
醋酸卡泊芬净 **	烟曲霉，黄曲霉，土曲霉，念珠菌	其他抗真菌药难以控制的侵袭性曲霉病、念珠菌血症、食管念珠菌病	C
米卡芬净 **	念珠菌，曲霉菌	造血干细胞移植患者预防念珠菌感染，食管念珠菌病	C
阿尼芬净 **	念珠菌，曲霉菌	念珠菌血症、食管念珠菌病、腹内念珠菌感染和腹膜炎	B
酮康唑	大部分皮肤真菌，念珠菌，双向型真菌	仅用于治疗失败或对其他治疗耐受的系统性真菌感染：组织胞浆菌病、球孢子菌病、芽生菌病	C

* 对系统性特比萘芬和唑类药物耐药的浅表真菌感染包括体癣、股癣和足癣。唑类药物也可用于花斑癣。
† 该种药物正在研发中。
** 棘球白素类抗真菌药

表 127.15　特比萘芬的使用剂量。特比萘芬有 250 mg 的片剂和 125 mg 或 187.5 mg 的颗粒剂，后者撒在不含酸、不含水果的柔软食物上服用

口服片剂	
成人	250 mg，每日 1 次
2 岁以上儿童体重不超过 20 kg	62.5 mg，每日 1 次
2 岁以上儿童体重 20 ~ 40 kg	125 mg，每日 1 次
2 岁以上儿童体重超过 40 kg	250 mg，每日 1 次
口服颗粒剂治疗头癣	
4 岁以上儿童体重小于 25 kg	125 mg，每日 1 次
4 岁以上儿童体重 25 ~ 35 kg	187.5 mg，每日 1 次
4 岁以上儿童体重超过 35 kg	250 mg，每日 1 次

伊曲康唑溶液漱口，每次 10 ml，在嘴里含漱几秒后再咽下。

表 127.17 列出了氟康唑的口服剂量。不同于伊曲康唑，氟康唑的吸收不依赖于胃酸的低 pH 值。

伏立康唑用于治疗重症真菌感染，13 岁及以上患者，每 12 h 4 mg/kg 静脉给药，或口服，每 12 h 200 mg。在静脉或口服给药前，先以负荷剂量 6 mg/kg 静脉给药，共 2 次，间隔 12 h。若患者肝功能不全，用药剂量应适当调整，肾损害患者宜口服，以避免静脉输液蓄积。在免疫功能低下的患者，如造血干细胞移植受者，预防方案也是 200 mg 口服，每天 2 次。

泊沙康唑有 100 mg 缓释片和 40 mg/ml 混悬液可

表 127.16　伊曲康唑成人剂量。伊曲康唑有 100ng 的胶囊和 10 mg/ml 樱桃焦糖味的溶液。伊曲康唑在儿童中的安全性还没有得到专门的研究。3～16 岁儿童使用伊曲康唑胶囊或溶液治疗系统性真菌感染，一般 5 mg/（kg·d），未发现任何问题。动物实验表明，高剂量具有致畸性，引起大鼠骨骼缺损。值得注意的是，伊曲康唑口服溶液中含有赋形剂羟丙基 -β- 环糊精，长期应用可导致大鼠胰腺癌（而小鼠不会发生）

适应证	成人剂量
花斑癣	200 mg，每日 1 次口服，5～7 天
体癣、股癣	100 mg，每日 1 次口服，持续 2 周；或 200 mg，每日 1 次口服，持续 1 周
足癣	100 mg，每日 1 次口服，持续 2 周；或 200 mg，每日 1 次口服，持续 1 周
芽生菌病、组织胞浆菌病	200 mg，每日 1 次口服，可逐次增加 100 mg，最大剂量 400 mg，每日 1 次口服，至少持续 3 个月
皮肤孢子丝菌病	200 mg，每日 1 次口服，持续 3～6 个月或直到所有皮疹消退 2～4 周
曲霉病	200～400 mg，每日 1 次口服，至少持续 3 个月。患者有生命危险时，可给予负荷剂量 200 mg，每日 3 次，前 3 天使用
趾甲甲癣	200 mg，每日 1 次口服，持续 12 周；或 200 mg，每日 2 次口服，持续 1 周，间隔 3 周，重复 2 次以上，共治疗 3 个冲击疗程
指甲甲癣	200 mg，每日 1 次口服，持续 6 周；或 200 mg，每日 2 次口服，持续 1 周，间隔 3 周，再次 200 mg，每日 2 次口服，持续 1 周（2 个冲击疗程）
口咽念珠菌病	漱口并吞咽 200 mg，每日 1 次，持续 1～2 周
对氟康唑不敏感的口咽念珠菌病	漱口并吞咽 100 mg，每日 2 次
食管念珠菌病	漱口并吞咽 100～200 mg，每日 1 次

表 127.17　口服氟康唑剂量。氟康唑有 50 mg、100 mg、150 mg 和 200 mg 的片剂，也有 10 mg/ml 和 40 mg/ml 的橙味混悬剂。因口服氟康唑具有很高的生物利用率，静脉滴注只用于不适合口服给药的患者，除非胃肠吸收功能较差或有严重的疾病

适应证	儿童剂量	成人剂量
花斑癣		400 mg 单次；或 300 mg 单次，根据临床症状可能需要在 1 周后给予第 2 次治疗
体癣、股癣	6 mg/kg，每周一次，持续 2～4 周	50～100 mg，每日 1 次；或 150 mg，每周 1 次，持续 2～4 周
足癣	6 mg/kg，每周一次，持续 2～6 周	150～450 mg，每周 1 次，持续 2～6 周
头癣	6 mg/kg，每周一次，持续 3～6 周	6 mg/（kg·d），持续 3～6 周
甲癣	6 mg/kg，每周一次，持续 3～4 个月（指甲）或 5～7 个月（趾甲），或直到甲板恢复正常	150～450 mg，每周 1 次，持续 6 个月（指甲）或 9 个月（趾甲），或直到甲板恢复正常
口咽念珠菌病	第 1 天 6 mg/kg，后 3 mg/kg，每 24～72 h 一次，持续 14 天 *	第 1 天 200 mg，后 100 mg 每日 1 次，至少持续 2 周
念珠菌阴道炎		150 mg 单次
食管念珠菌病	第 1 天 6 mg/kg，后 3～12 mg/kg，每 24～72 h 一次，持续 21 天 *	第 1 天 200 mg，后 100 mg 每日 1 次，至少持续 3 周；持续到症状消失至少 2 周
系统性念珠菌病	6～12 mg/kg，每 24～72 h 一次，持续 28 天 *	第 1 天 800 mg，后 400 mg，每日 1 次
骨髓移植患者预防念珠菌病	10～12 mg/kg，每 24 h 一次（最大剂量 600 mg/d）	400 mg，每日 1 次
隐球菌性脑膜炎（冲击治疗后，通常使用两性霉素 B + 氟康唑的脂质制剂，持续 2 周以上）	巩固治疗：10～12 mg/kg，每日 1 次，持续 8 周 维持治疗：6 mg/kg，每日 1 次，持续 6～12 个月	巩固治疗：400 mg，每日 1 次，持续 8 周 维持治疗：200 mg，每日 1 次，持续 6～12 个月
HIV 感染者预防隐球菌性脑膜炎复发		200 mg，每日 1 次

* 如果患者出生不到 14 天，剂量为每 24～72 h 一次；如果患者出生超过 14 天，则剂量为每 24 h 一次

用，与食物一起服用，应用于 13 岁以上的患者。成人也可以静脉注射。预防免疫缺陷患者的侵袭性真菌感染时，口服剂量为 200 mg，每日 3 次，或第 1 天 300 mg，每日 2 次，然后每日 300 mg 缓释片。13 岁以上患者为 200 mg 口服，每天 3 次。对于口咽念珠菌病，第 1 天口服混悬液 100 mg 2 次，其后 13 天每天口服 100 mg。对于氟康唑和伊曲康唑耐药的患者，泊沙康唑剂量应提高到 400 mg，每天 2 次，治疗持续时间根据患者的反应情况而定[70]。由于皮肤副作用少（见表 127.19），泊沙康唑往往比伏立康唑更受青睐，但其较高的成本可能会限制其推广。

灰黄霉素使用剂量见表 127.18。在美国，治疗断发毛癣菌引起的头癣需加大灰黄霉素的剂量。由于使用灰黄霉素治疗持续时间长，依从性差。多脂肪的饮食可明显增加灰黄霉素的吸收。微粒化和超微粒化使药物颗粒变小，从而显著增加了药物的口服吸收效率。

静脉给药两性霉素 B 的用量取决于制剂的配方［例如，传统两性霉素 B 为 0.75 ～ 1 mg/（kg·d），而脂质复合体两性霉素为 3 ～ 5 mg/（kg·d）］。在成年人，氟胞嘧啶的用量为每天口服 150 mg/kg，分 4 次给药。每次服药时间超过 15 min 可以减轻恶心症状。对肾功能不全患者应调整这两种药物的剂量。

醋酸卡泊芬净应缓慢静脉给药，静脉滴注时间应

超过 1 h。治疗曲霉菌感染时，第 1 天用药为 70 mg，之后每天 50 ～ 70 mg。卡泊芬净不能与含葡萄糖的溶液混合，有中度肝功能不全的患者应该在第 1 天剂量 70 mg 后，每天用 35 mg。儿童用药尚无充分研究。

米卡芬净仅仅用于静脉输注。对食管念珠菌病，一般每天 150 mg。对于造血干细胞移植患者，为预防念珠菌感染，每天使用 50 mg 静脉输注。阿尼芬净也可通过静脉输注治疗念珠菌感染[71]。对于念珠菌血症，在第 1 天负荷剂量 200 mg 后，每天静脉输注剂量为 100 mg，治疗应持续到最后一次血培养阳性后 2 周。对于食管念珠菌病，初始负荷剂量为 100 mg，以后每天 50 mg。

禁忌证

对任何剂型抗真菌药过敏的患者应禁忌外用和系统使用该抗真菌药。由于潜在的严重肝毒性和 QT 间期延长，酮康唑的使用应限于治疗失败或对其他治疗不耐受的患者的系统性真菌感染。当患者正在服用其他有可能与系统性抗真菌药发生严重相互作用的药物时，该抗真菌药禁忌使用（见下文）。左心疾病患者禁忌使用伊曲康唑，妊娠和哺乳期妇女应避免使用伊曲康唑治疗甲癣。酮康唑和伊曲康唑在胃酸缺乏的患者中可能不被吸收，而氟康唑的吸收并不依赖于胃的低 pH 值[72]。急性间歇性卟啉病、可变性卟啉病、迟发性皮肤卟啉病或肝衰竭患者禁忌使用灰黄霉素，不应用于孕妇（见下文）。所有的系统性抗真菌药应谨慎用于肝肾疾病患者。氟胞嘧啶慎用于骨髓抑制患者。

主要副作用

外用抗真菌药常见的副作用为局部皮肤刺激，这在封包时更为突出。刺激症状包括烧灼感、针刺感、瘙痒、红斑、水肿、脱屑、水疱、变应性接触性皮炎。氯碘羟喹能使衣服、皮肤、头发和甲褪色。

口服特比萘芬会引起麻疹样疹，少见的有荨麻疹、瘙痒、脱发或皮炎。其他的皮肤反应包括 Stevens-Johnson 综合征和中毒性表皮坏死松解症、急性泛发性发疹性脓疱病、脓疱性银屑病或其他类型银屑病、亚急性皮肤性红斑狼疮[73-77]。特比萘芬的非皮肤副作用包括胃肠道功能紊乱、肝转氨酶升高、头痛、味觉与视觉障碍、绝对淋巴细胞计数短暂下降和罕见的免疫抑制患者中性粒细胞减少。该药慎用于肝肾疾病患者。在用药治疗前和疗程超过 6 周或有肝病风险的患者的治疗期间，应监测肝酶情况。系统性唑类抗真菌药的副作用列于表 127.19。

表 127.18 灰黄霉素口服剂量			
通用名	成人		儿童（超过 2 岁）
	体癣、股癣	足癣、甲癣、头癣	
灰黄霉素微粒 *（125 mg/5 ml 混悬液，250 mg 和 500 mg 片剂）	500 ～ 1000 mg，每日 1 次	750 ～ 1500 mg，每日 1 次	15 ～ 20 mg/kg，每日 1 次（通常最大剂量 1 g）使用更高的剂量 20 ～ 25 mg/kg，每日 1 次，治疗头癣
超微粒化灰黄霉素 *（125 mg 和 250 mg 片剂）	375 ～ 500 mg，每日 1 次	500 ～ 750 mg，每日 1 次	10 ～ 15 mg/（kg·d）（最大剂量通常为 750 mg/d）
疗程			
体癣治疗 2 ～ 4 周			
头癣治疗 6 ～ 12 周			
足癣治疗 4 ～ 6 周			
指甲甲癣治疗 4 个月或直到甲板恢复正常†			
趾甲甲癣治疗 6 个月或直到甲板恢复正常†			

* 为增加吸收率，灰黄霉素应与脂肪餐同时服用。
† 不再常规应用于甲癣。其可能需要更长的治疗时间

表 127.19	系统性唑类抗真菌药的副作用
通用名	副作用
伊曲康唑	• 麻疹样疹、瘙痒、荨麻疹、脱发、Stevens-Johnson 综合征（少见），胃肠外给药可能会导致输注部位反应 • 食欲减退、恶心、呕吐、腹痛、肝功能不全 • 乏力、头痛、头晕 • 发热、水肿、低血钾、中性粒细胞减少（少见） • 少见引起充血性心力衰竭、肺水肿、过敏反应、周围神经病变
氟康唑	• 麻疹样疹、剥脱性皮炎（少见） • 恶心、呕吐、腹痛、腹泻、肝毒性 • 头痛
泊沙康唑	• QT 间期延长 • 肝炎 • 腹泻、恶心、呕吐、发热、头痛、低血钾、中性粒细胞减少 • 中度或重度肾损害禁用
伏立康唑	• 光毒性；可导致假性卟啉病和加速光老化（长期应用）（图 127.9），侵袭性或多灶性皮肤鳞状细胞癌（特别是在免疫抑制的情况下），以及黑色素瘤[108-109] • 视觉障碍（如视物模糊、色觉改变、畏光）、头痛、幻觉 • 恶心、呕吐、腹泻、腹痛、肝毒性 • 发热、外周性水肿 • QT 间期延长
酮康唑（FDA 建议，除非其他治疗系统性真菌感染的方法失败，否则不要开具）	• FDA 黑框警告：严重的肝毒性，QT 间期延长以及药物相互作用导致 QT 间期延长 • 恶心、呕吐、腹痛 • 过敏、荨麻疹、瘙痒 • 肾上腺皮质功能减退症（剂量超过每日 400 mg），减少睾酮的生成

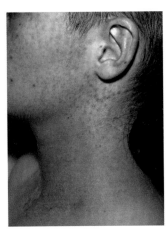

图 127.9　长期应用伏立康唑治疗导致光老化加速。注意该慢性肉芽肿性疾病年轻患者的日光性黑子（Courtesy, Edward Cowen, MD.）

疹，包括发疹性皮疹、剥脱性皮炎、固定性药疹、面部潮红、荨麻疹和输注部位反应。两性霉素 B 也能引起低血钾、血小板减少、尿素氮和肌酐增高等肾毒性。较少情况下，该药物能引起癫痫发作、心律失常、粒细胞缺乏症、肝衰竭或者过敏反应。

氟胞嘧啶能引起许多神经系统副作用，包括头痛、疲劳、眩晕、共济失调、感觉异常、意识错乱和幻觉。除了胃肠功能紊乱（包括恶心、呕吐、腹痛和腹泻）外，还可引起低血钾和低血糖。潜在的严重副作用包括心跳呼吸停止、肾衰竭、再生障碍性贫血、粒细胞缺乏症、血小板减少症、胃肠道出血和结肠炎。

醋酸卡泊芬净可能会引起头痛、恶心、呕吐、发热、输液反应、静脉炎、面部潮红、面部肿胀、荨麻疹其他皮疹和瘙痒。也有过敏反应的相关报道。实验室异常包括碱性磷酸酶升高、低血钾、嗜酸性粒细胞增多、蛋白尿和血尿。**米卡芬净**引起的相对不常见的副作用包括过敏反应、肝或肾功能不全、血栓性静脉炎和溶血性贫血。其还可引起头痛、恶心、寒战和白细胞减少，皮肤反应包括皮疹和输注部位反应。**阿尼芬净**可引起肝毒性、腹泻、低血钾和输液反应。

药物相互作用

系统性**特比萘芬**抑制细胞色素 P450 同工酶 CYP2D6。因此，其可提高经此途径代谢的其他药物的血清浓度和毒性反应，包括 β 受体阻滞剂、三环类抗抑郁药、选择性 5- 羟色胺再摄取抑制剂（SSRIs）、单胺氧化酶抑制药、B 型和 I C 类抗心律失常药。特比萘芬可使环孢素的清除率增加 15%，使咖啡因的清除率降低 19%，其也能降低可待因的功效。特比萘芬与硫利达嗪合用可引起 QT 间期延长和心律失常。另一方面，西咪替丁可提高特比萘芬浓度，而利福平则可

灰黄霉素已使用了 50 余年，副作用少见，最常见的副作用为头痛和胃肠功能紊乱，也可引起固定性药疹、光敏感、瘀点、瘙痒、剥脱性皮炎或荨麻疹 / 血管性水肿和血清病样反应。其可促发或加重红斑狼疮和卟啉病。偶可引起遗尿症、蛋白尿、尿频、关节痛、发热、神经方面的副作用（如意识错乱、视物模糊、眩晕、抑郁、噩梦、失眠、共济失调、感觉异常）、晕厥、鼻出血、雌激素样作用、咽喉痛、肝毒性及白细胞减少。

两性霉素 B 通常引起发热、寒战、恶心和呕吐。较少情况下，两性霉素 B 可引起厌食症、腹泻、直立性低血压、高血压、心动过速、呼吸困难、头痛和皮

加快特比萘芬的清除率。

唑类抗真菌药通过抑制细胞色素 P450 酶（见上文）来发挥其治疗作用。细胞色素 P450 酶在将亲脂性药物转化为更易排泄的代谢物方面起着重要作用[72]。这类酶的抑制是许多唑类抗真菌药与其他药物相互作用的原因。FDA 将这些药物相互作用列于黑框警告中，相互作用见表 127.20。

灰黄霉素可以降低华法林和水杨酸盐的浓度和功效。巴比妥类药物可通过降低其吸收率来降低灰黄霉素的功效。灰黄霉素会增强酒精的效应，或者诱导双硫仑样反应[72]，其也会增加雌激素代谢的肝酶水平，使口服避孕药作用降低或者引起月经不调。

两性霉素 B 与系统性皮质激素、袢利尿剂和噻嗪类利尿剂同时使用会增加低血钾的发生风险。与抗精神病药合用可能会引起 QT 间期延长和心律失常。肾毒性药物，如顺铂、氟胞嘧啶、庆大霉素和万古霉素可能会增加两性霉素 B 的肾毒性。两性霉素 B 可提高地高辛浓度。顺铂与氟胞嘧啶联合使用会增加肾毒性和骨髓抑制的风险。

醋酸卡泊芬净虽然不影响细胞色素 P450，但会降低他克莫司浓度。环孢素可提高卡泊芬净浓度。此外，苯妥英、利福平、地塞米松、卡马西平和几种抗逆转录病毒药物（依非韦伦、奈非那韦、奈韦拉平）能够降低卡泊芬净浓度。

妊娠和哺乳

目前尚未发现妊娠期外用咪唑类药物、制霉菌素、

表 127.20　系统性唑类抗真菌药的药物相互作用		
相互作用的药物	**作用结果**	**包括的唑类药物**
阿司咪唑，特非那定，西沙必利（禁用或限制）	心律失常，尖端扭转型室性心动过速	K, I, F, V, P
华法林	增加华法林浓度	K, I, F, V, P
环孢素，他克莫司，西罗莫司	增加相互作用药物的浓度，肾毒性，神经毒性，高血压	K, I, V, P > F
利福平，利福霉素，利福布汀	降低唑类抗真菌药的血药浓度（酮康唑还可降低利福霉素的吸收率）	K, I, F, V, P
苯妥英	苯妥英降低伊曲康唑、酮康唑和泊沙康唑浓度，氟康唑、泊沙康唑可增加苯妥英浓度	K, I, F, V, P
西地那非（Viagra®），他达拉非（Cialis®）	增加相互作用药物的浓度	K, I, F, V, P
口服降血糖药	低血糖	K, I, F, V, P
口服避孕药	增加雌激素、孕激素水平，对避孕的影响有争议	K, I, F, V
制酸药，H₂抗组胺药，质子泵抑制剂，抗胆碱能药，去羟肌苷	降低唑类抗真菌药的胃肠吸收 奥美拉唑和伏立康唑联用可引起这两种药物浓度增高	K, I, V
苯二氮䓬类	过度镇静	K, I, V
茚地那韦	增加茚地那韦浓度	K, P
皮质激素	增加皮质激素浓度	K, P
地高辛	增加地高辛浓度	I, F, V, P
HMG-CoA 还原酶抑制剂（如阿托伐他汀、辛伐他汀）	横纹肌溶解症，肌病	I, V, P
二氢吡啶钙通道阻滞剂	水肿	I, V, P
苯巴比妥，卡马西平，异烟肼，奈韦拉平	降低唑类抗真菌药浓度，与泊沙康唑联用可增加卡马西平和奈韦拉平浓度	I, V, P
匹莫齐特，丁螺酮，奎尼丁，长春新碱	增加相互作用药物的浓度	I, V, P
噻嗪类利尿剂（如氢氯噻嗪）	增加氟康唑浓度	F
茶碱，核苷类似物	增加相互作用药物的浓度	F, V, P
利托那韦	增加相互作用药物的浓度	I, K, P
麦角胺，二氢麦角胺	增加相互作用药物的浓度	K, I, F, V, P
K，酮康唑；I，伊曲康唑；F，氟康唑；V，伏立康唑；P，泊沙康唑		

环吡酮胺、托萘酯和十一烯酸会导致胎儿不良反应；其妊娠分级列于表127.12。虽然少量环吡酮胺可通过皮肤吸收，但在小鼠、大鼠、兔子和猴中进行的动物实验显示，当使用剂量达到人类外用剂量10倍时不会对胎儿造成伤害。一般认为外用抗真菌药可应用于母乳喂养[11-12]。外用奥昔康唑可随母乳排出，但外用其他咪唑类药物、制霉菌素和环吡酮胺是否通过母乳排出尚不清楚。

FDA对系统性抗真菌药的妊娠分级见表127.14。对处于妊娠期或者计划妊娠的妇女，不推荐使用上述药物治疗甲癣。在妊娠期，只有当这些药物的疗效大于风险时，才可用于治疗严重真菌感染。虽然动物实验显示妊娠期口服特比萘芬没有任何不良反应，但在妊娠妇女的研究资料尚不充分。特比萘芬口服后可通过母乳排出，因此不推荐在哺乳期使用。

关于人类妊娠期和哺乳期使用唑类抗真菌药作用的实验研究并不充分。早期妊娠应用氟康唑、酮康唑、伊曲康唑和伏立康唑会增加胎儿畸形的风险[11]。虽然单剂量150 mg氟康唑尚未发现与胎儿畸形相关，但最近数据表明，其可能增加流产的风险。伊曲康唑及氟康唑可通过母乳排出，在哺乳期禁用。灰黄霉素与鼠和狗的胎儿发育异常相关。偶有妊娠早期服用灰黄霉素导致联体畸胎的报道。女性在停止服用灰黄霉素后，至少应避孕1个月[78]。

抗病毒药

该部分讲述用于治疗单纯疱疹病毒（HSV）和水痘带状疱疹病毒（VZV）感染的抗病毒药。表127.21列举了外用抗疱疹病毒药。抗逆转录病毒药请参阅第78章。

作用机制

图127.10列举了主要抗病毒药的作用机制。

伐昔洛韦为阿昔洛韦的前体药物，在通过胃肠道和肝的过程中通过伐昔洛韦水解酶几乎完全转化成阿昔洛韦。其口服生物利用度比阿昔洛韦要高出近3倍（55% vs. 15%～30%），而且服用更便捷。

喷昔洛韦为无环鸟苷类似物，作用机制与阿昔洛韦相似，与阿昔洛韦相比，有着更高的细胞内浓度和更长的细胞内半衰期（2.3～3 h vs. 1.3～1.5 h）。但喷昔洛韦功效较小，因为其并不造成病毒DNA链合成的终止，且口服生物利用度较低。基于这些原因，该药物仅作为外用药[79]。泛昔洛韦为喷昔洛韦的前体药物，其生物利用度为77%。如同伐昔洛韦，其可在消化道和肝内转变为活化形式[80]。体外试验显示，喷昔洛韦在抗病毒HSV-1和HSV-2方面，至少与阿昔洛韦等效[81]。

二十二（烷）醇为饱和二十二碳脂肪醇，对几种有脂质包膜的病毒（包括HSV）具有抗病毒活性。当病毒与宿主细胞黏附后，n-二十二（烷）醇阻止HSV的外膜与未感染细胞的细胞膜融合[82]。

适应证

外用5%阿昔洛韦软膏适用于首次发作的生殖器疱疹。其降低了病毒排出的持续时间，从7天缩短到4天[83]。一些研究表明，该药对复发性生殖器疱疹也有效果[84]。

表127.21 治疗疱疹的外用抗病毒药

通用名	商品名®	规格	FDA妊娠分级	剂量	副作用
阿昔洛韦	Acic, Aciclosina, Acivir, Aclovir, Acyclo-V, Acyvir, Cicloferon, Cicloviral, Clinovir, Cusiviral, Cyclivex, Cyclovir, Deherp, Entir, Herpex, Lovir, Oppvir, Poviral, Supraviran, Vicorax, Virex, Virless, Zevin, Zoter, Zovir, Zovirax 含1%氢化可的松：Xerese 颊黏片：Sitavig	5%软膏，乳膏；50 g颊黏片（处方药）	B	每3h一次，每日6次，持续7天。在加拿大：每日4～6次，持续10天。含氢化可的松制剂：每日5次，持续5天。颊黏片：单次使用	烧灼，刺痛，不适；较少出现瘙痒、红肿或黏膜刺激（用于外阴皮损时）
喷昔洛韦	Denavir, Vectavir	1%乳膏（处方药）	B	清醒时每2h一次（每日不少于6次），持续4天	烧灼，刺痛，不适；较少出现红斑或感觉减退（尤其是触觉）；偶尔出现头痛和味觉障碍
二十二（烷）醇	Abreva	10%乳膏（非处方药）	B	每日5次，直到治愈	烧灼，瘙痒，干燥，红斑，水肿，痤疮

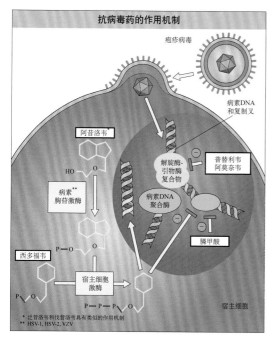

抗病毒药的作用机制

图 127.10　**抗病毒药的作用机制**。阿昔洛韦是一种合成的嘌呤核苷类似物（与脱氧鸟苷类似），对 HSV-1、HSV-2 和 VZV 胸苷激酶有很高的亲和力，其可磷酸化并激活药物。然后人细胞鸟苷酸激酶再两次磷酸化阿昔洛韦，将其转化为三磷酸阿昔洛韦，通过竞争性抑制和灭活 DNA 聚合酶，并与病毒 DNA 链不可逆结合，导致 DNA 链终止，从而阻断病毒 DNA 合成。伐昔洛韦、喷昔洛韦和泛昔洛韦具有类似的作用机制。西多福韦是脱氧胞嘧啶一磷酸的无环核苷磷酸盐类似物，其不需要病毒胸苷激酶激活，但其他方面也有类似的机制。膦甲酸是一种无机焦磷酸盐类似物，通过阻断其焦磷酸结合位点，选择性地抑制病毒 DNA 聚合酶。解旋酶-引物酶抑制剂（普替利韦、阿莫奈韦）在病毒复制过程中阻断 DNA 复制叉处的解离和引物的合成。这些药物在体外试验中具有抗 HSV-1、HSV-2 的活性，并且在早期临床试验中有较好的前景，但因潜在的不良反应，在美国其开发被暂停

5% 阿昔洛韦软膏和 5% 阿昔洛韦与 1% 氢化可的松复方软膏分别适用于年龄不小于 12 岁和不小于 6 岁的免疫功能正常的复发性口唇疱疹患者。单用阿昔洛韦大约缩短愈合时间 0.5 天，复方制剂大约缩短愈合时间 1.5 天。虽然有报道称阿昔洛韦软膏可治疗免疫缺陷患者较为局限且无生命危险的皮肤黏膜单纯疱疹感染，但通常推荐这些患者进行系统性治疗。

喷昔洛韦对 HSV-1、HSV-2、VZV 和 EB 病毒（EBV）有效。1% 喷昔洛韦乳膏适用于 12 岁以上免疫功能正常的复发性口面部单纯疱疹感染。与使用安慰剂的情况相比，喷昔洛韦将愈合时间缩短了 0.5 天，降低了疼痛和疱疹性唇炎的病毒排出[79]。二十二（烷）醇在美国为非处方药，适用于 12 岁以上的复发性口面部单纯疱疹的局部治疗，缩短了近 1 天的愈合时间。

口服阿昔洛韦和伐昔洛韦适用于初发和复发性生殖器疱疹、单纯疱疹抑制、水痘（阿昔洛韦适用于成人和儿童，伐昔洛韦适用于儿童）和带状疱疹的治疗。伐昔洛韦和单剂量阿昔洛韦颊黏片适用于复发性口腔疱疹。阿昔洛韦静脉给药用于治疗免疫缺陷患者 HSV 和 VZV 感染、新生儿 HSV 感染以及其他严重的或播散性 HSV 或 VZV 感染[85]。阿昔洛韦和伐昔洛韦超适应证用药的情况包括预防复发性疱疹相关的多形红斑及疱疹性湿疹、原发性疱疹性龈口炎和疱疹性瘭疽的治疗。泛昔洛韦适用于带状疱疹、原发和复发性生殖器疱疹、免疫功能正常成人的疱疹抑制和 HIV 感染的成年人复发性单纯疱疹的治疗。口服更昔洛韦可用于器官移植患者巨细胞病毒（CMV）感染的预防。

阿昔洛韦、伐昔洛韦和泛昔洛韦在生殖器疱疹初次发作使用的安全性和有效性（治疗时间、疼痛持续时间和病毒脱落时间）方面被认为是等同的[86]。泛昔洛韦和伐昔洛韦具有口服生物利用度高、给药方便的优点。伐昔洛韦在降低带状疱疹疼痛持续时间上与阿昔洛韦效果相同[87-88]。表 127.22 列出了抗疱疹病毒药物的相对敏感性。

表 127.22　治疗疱疹的抗病毒药的敏感性比较

抗病毒药	病毒敏感性				主要目标
	HSV-1	HSV-2	VZV	CMV	
阿昔洛韦，伐昔洛韦	+++	+++	++	−	HSV-1，HSV-2，VZV
西多福韦	+	+	++	+++	CMV，耐药的 HSV
泛昔洛韦	+++	+++	++	−	HSV-1，HSV-2，VZV
膦甲酸	++	++	++	++	CMV，耐药的 HSV，VZV
更昔洛韦，缬更昔洛韦	+	+	+	+++	CMV

剂量

抗病毒治疗（外用或系统性）应在症状和体征出现后尽早开始。应用手套或棉花棒涂抹局部，以预防手指感染。表 127.21 详细显示了外用抗病毒药的给药方法。表 127.23 列举了系统性抗病毒药可用的剂型。表 80.4 概括了系统性抗疱疹药物在不同适应证下的用药剂量。严重免疫抑制者、不能口服抗病毒药的患者和那些不能正确服药的患者需静脉给药[89]。

大部分 HSV-2 血清阳性患者没有临床症状[90-91]，但是可通过无症状的病毒脱落，导致生殖器疱疹病毒的传播。依据每年疾病发作的次数、发作的严重性、有无前驱症状与 HSV 血清阴性的性伴侣[89]，医生必须决定是在发作间歇用药，还是持续抑制性用药。阿昔洛韦 400 mg，每天 2 次，可抑制 80% ～ 90% 的复发和降低 95% 的无症状性病毒脱落[92]。一项为期 1 年的双盲安慰剂对照研究显示，伐昔洛韦每天服用 1 g 可降低 78% 的复发率[93]。另外，多中心随机安慰剂对照研究表明，每天服用伐昔洛韦可明显降低生殖器疱疹在异性、免疫能力正常的夫妻间（一方为 HSV-2 阳性而一方为阴性）传播的风险[94]。

阿昔洛韦、伐昔洛韦和泛昔洛韦在间歇或抑制期间使用时对唇疱疹都有效果，它们在治疗带状疱疹方面亦都有效。对健康儿童水痘的治疗尚有争议，其并不能影响 28 天和 1 年时的抗体产生[95]。建议健康青少年和成人，以及患有慢性皮肤病或者肺病或长期使用水杨酸的儿童使用口服疗法；免疫缺陷的患者，包括正接受系统性皮质激素治疗的患者，可静脉给药[96]。

禁忌证

与其他药物一样，抗病毒药禁忌用于对药物、药物前体或者药物任何组分过敏者。对肾功能受损的患者（见表 80.5），使用系统性抗病毒药时需要对剂量做出调整；正服用肾毒性药物的患者应检测肾功能。有报道显示，免疫缺陷的血栓性血小板减少性紫癜和溶

表 127.23 系统性抗病毒药规格

抗病毒药	可用规格
阿昔洛韦	200 mg 胶囊，400 mg 或 800 mg 片剂，静脉滴注溶液 200 mg/5 ml 香蕉味混悬液
伐昔洛韦	500 mg 和 1000 mg 片剂 *
泛昔洛韦	125 mg、250 mg 和 500 mg 片剂
更昔洛韦	250 mg 和 500 mg 胶囊，静脉溶液
缬更昔洛韦	250 mg 片剂，50 mg/ml 口服溶液

* 药剂师可将泛昔洛韦片剂调配成口服混悬液（25 或 50 mg/ml）

血性尿毒症综合征患者可接受伐昔洛韦治疗[97]。

主要副作用

表 127.21 列出了外用抗病毒药的副作用。外用抗病毒药的吸收有限。

表 127.24 列出了系统性抗病毒药的副作用。

药物相互作用

临床上，尚无与外用抗病毒药发生重要相互作用的报道。表 127.25 列出了系统性使用抗病毒药与其他药物的相互作用。

表 127.24 系统性抗病毒药的副作用

阿昔洛韦和伐昔洛韦	• 皮肤：麻疹样疹，Stevens-Johnson 综合征，输注部位反应，荨麻疹，血管性水肿 • 胃肠道：恶心，呕吐，腹泻，腹痛 • 血液系统：再生障碍性贫血，白细胞减少，血小板减少 • 神经系统：头痛，眩晕，昏睡，意识错乱，幻觉，抑郁，癫痫，脑病，昏迷（老年患者更易出现中枢神经系统紊乱） • 心血管系统：高血压，心动过速，过敏反应 • 其他：不适，关节痛，肌肉痛，呼吸困难，痛经 • 静脉注射阿昔洛韦引起可逆性晶体性肾病（常发生于既往有肾功能不全或脱水患者） • 免疫抑制患者使用伐昔洛韦引起血栓性血小板减少性紫癜或溶血性尿毒症综合征
泛昔洛韦	瘙痒，感觉异常，头痛，疲劳，恶心，呕吐，腹泻和胃肠胀气

表 127.25 系统性抗病毒药的相互作用

相互作用药物	作用结果
两性霉素 B	增加阿昔洛韦血药浓度
西咪替丁	降低伐昔洛韦到阿昔洛韦的转换率 增加阿昔洛韦和伐昔洛韦的血药浓度
地高辛	伐昔洛韦提高地高辛浓度
格列本脲和二甲双胍（Glucovance®）	阿昔洛韦或伐昔洛韦可引起肾功能降低患者的乳酸性酸中毒
干扰素	可加重阿昔洛韦潜在的肾毒性
鞘内甲氨蝶呤注射	可加重阿昔洛韦潜在的肾毒性
肾毒性药物（即顺铂）	阿昔洛韦增加了肾毒性的风险
丙磺舒	降低伐昔洛韦到阿昔洛韦的转换率 增加阿昔洛韦和伐昔洛韦血药浓度
茶碱	阿昔洛韦引起新陈代谢下降，增加茶碱血药浓度 茶碱提高阿昔洛韦和伐昔洛韦的血药浓度
齐多夫定	增加阿昔洛韦和伐昔洛韦的血药浓度

妊娠和哺乳

尚缺乏关于外用抗病毒药用于妊娠和哺乳期妇女的研究。外用阿昔洛韦时，有少量药物可通过皮肤和黏膜吸收。鼠或兔中进行的动物实验显示外用二十二（烷）醇尚未出现胎儿畸形或其他不良反应。目前并不清楚外用抗病毒药是否通过母乳排出。至今为止，无使用外用抗病毒药引起被哺乳婴儿不良反应的报道。

系统应用阿昔洛韦、伐昔洛韦和泛昔洛韦在动物研究中尚未显示有致畸作用，并且 FDA 妊娠分级均为 B 级。体外试验中阿昔洛韦可通过胎盘，大剂量有致突变作用。然而在标准的动物研究中，未显示有致畸作用。一项服用阿昔洛韦的 756 名孕妇的前瞻性登记显示，胎儿畸形的发生率与普通人群相同。制造商正在维护一项登记，以记录暴露于泛昔洛韦的孕妇患者[19]。传统上，阿昔洛韦为孕妇原发疱疹的首选药物，因其安全使用历史悠久。妊娠期间复发性单纯疱疹不适合用阿昔洛韦。患水痘的孕妇应使用阿昔洛韦治疗，因为水痘性肺炎造成死亡的风险及发生死胎或早产的风险较高[97]。然而，阿昔洛韦是否可预防先天性水痘综合征尚不清楚。其可通过母乳排出。阿昔洛韦和伐昔洛韦适用于母乳喂养，并且在哺乳期优于泛昔洛韦[12]。

其他抗病毒药

免疫缺陷患者疱疹感染对常规用药的耐药是值得关注的问题。在这种情况下可供选择的药物有膦甲酸和西多福韦（见表 127.22 和图 127.10）。

膦甲酸为静脉内注射用抗病毒药，用于 HIV 感染者的 CMV 视网膜炎或 CMV 皮肤感染和对阿昔洛韦耐药的单纯疱疹感染。膦甲酸为无机焦磷酸盐类似物，通过阻断焦磷酸盐结合位点，选择性地抑制 DNA

聚合酶。这样就阻止了焦磷酸盐向脱氧腺苷三磷酸分裂。其不需要被病毒的胸苷激酶等途径磷酸化而激活，因此避免了病毒耐药最常见的机制。膦甲酸对所有疱疹病毒均有效。静脉注射的副作用包括肾毒性、贫血、阴茎糜烂性病变、血栓性静脉炎、癫痫发作、胃肠道功能紊乱，以及血清钙、镁、磷水平的改变[98-99]。

西多福韦是脱氧胞嘧啶一磷酸的一种无环核苷磷酸盐类似物。其能抑制病毒 DNA 聚合酶，从而引起 DNA 链合成中断。不同于阿昔洛韦和喷昔洛韦，西多福韦不需要病毒胸苷激酶活化[99]。其也用于 HIV 感染者的 CMV 视网膜炎的治疗。西多福韦目前主要通过静脉给药，副作用包括肾毒性、虹膜炎、中性粒细胞减少、代谢性酸中毒、胃肠功能紊乱。此外，复方外用药物也已成功应用于对阿昔洛韦耐药的单纯疱疹、传染性软疣、尖锐湿疣、寻常疣和病毒相关的棘状毛发发育不良的治疗。在体外，该药对 DNA 病毒，包括猴痘、天花和牛痘都有作用。

抗病毒复合物，如普替利韦（pritelivir）和阿莫奈韦，与 HSV 解旋酶–引物酶复合物（由三个能使 DNA 解链的蛋白质构成）进行靶向结合，已被证实在体外和动物模型中均有效[102-104]。在最近的随机对照研究中，与服用安慰剂的对照组相比，HSV-2 型生殖器疱疹患者接受普替利韦治疗组病程显著缩短，HSV 脱落减少[105-105a]。在日本的一项研究中，为期 7 天的阿莫奈韦和伐昔洛韦治疗免疫功能正常的带状疱疹患者的疗效和安全性相似[105b]。然而，由于可能的不良影响，如灵长类动物研究中的贫血等，这些药物的开发在美国已经暂停。

（杨 枫译 李春英校 王 刚审）

参考文献

1. Espersen F. Resistance to antibiotics used in dermatological practice. Br J Dermatol 1998;139(Suppl. 53):4–8.
2. Veien NK. The clinician's choice of antibiotics in the treatment of bacterial skin infection. Br J Dermatol 1998;139(Suppl. 53):30–6.
3. Tunkel AR. Topical antibacterials. In: Mandell GL, Bennett JE, Dolin R, editors. Mandell, Douglas, and Bennett's Principles and Practice of Infectious Disease. 5th ed. Philadelphia: Churchill Livingstone; 2000. p. 428–35.
4. Eady EA, Bojar RA, Jones CE, et al. The effects of acne treatment with a combination of benzoyl peroxide and erythromycin on skin carriage of erythromycin-resistant propionibacteria. Br J Dermatol 1996;134:107–13.
5. Ross JI, Snelling AM, Eady EA, et al. Phenotypic and genotypic characterization of antibiotic-resistant Propionibacterium acnes isolated from acne patients attending dermatology clinics in Europe, the USA, Japan and Australia. Br J Dermatol 2001;144: 339–46.
6. Eady EA, Farmery MR, Ross JI, et al. Effects of benzoyl

peroxide and erythromycin alone and in combination against antibiotic-sensitive and -resistant skin bacteria from acne patients. Br J Dermatol 1994;131:331–6.
7. Harkaway KS, McGinley KJ, Foglia AN, et al. Antibiotic resistance patterns in coagulase-negative staphylococci after treatment with topical erythromycin, benzoyl peroxide, and combination therapy. Br J Dermatol 1992;126:586–90.
8. Chalker DK, Shalita A, Smith JG Jr, Swann RW. A double-blind study of the effectiveness of a 3% erythromycin and 5% benzoyl peroxide combination in the treatment of acne vulgaris. J Am Acad Dermatol 1983;9:933–6.
9. BenzaClin® topical gel (clindamycin – benzoyl peroxide gel). [Prescribing Information]. Bridgewater, NJ: Dermik Laboratories, 2006.
10. Lookingbill DP, Chalker DK, Lindholm JS, et al. Treatment of acne with a combination clindamycin/ benzoyl peroxide gel compared with clindamycin gel, benzoyl peroxide gel and vehicle gel: combined results of two double-blind investigations. J Am Acad Dermatol 1997;37:590–5.

11. Murase JE, Heller MM, Butler DC. Safety of dermatologic medications in pregnancy and lactation: Part I. Pregnancy. J Am Acad Dermatol 2014;70:401. e1–14.
12. Butler DC, Heller MM, Murase JE. Safety of dermatologic medications in pregnancy and lactation: Part II. Lactation. J Am Acad Dermatol 2014;70:417. e1–11.
13. Altabax ointment (retapamulin ointment), 1% [package insert]. Research Triangle Park, NC: GlaxoSmithKline, 2007.
14. von Eiff C, Becker K, Machka K, et al. Nasal carriage as a source of Staphylococcus aureus bacteremia. N Engl J Med 2001;344:11–16.
15. Cherian P, Gunson T, Borchard K, et al. Oral antibiotics versus topical decolonization to prevent surgical site infection after Mohs micrographic surgery–a randomized, controlled trial. Dermatol Surg 2013;39:1486–93.
16. Tai YJ, Borchard KL, Gunson TH, et al. Nasal carriage of Staphylococcus aureus in patients undergoing Mohs micrographic surgery is an important risk factor for postoperative surgical site infection: a prospective

randomised study. Australas J Dermatol 2013;54:109–14.
17. Leyden JJ. Review of mupirocin ointment in the treatment of impetigo. Clin Pediatr 1992;31:549–53.
18. Rice TD, Duggan AK, DeAngelis C. Cost-effectiveness of erythromycin versus mupirocin for the treatment of impetigo in children. Pediatrics 1992;89:210–14.
19. McEvoy GK, editor. American Hospital Formulary Service (AHFS) Drug Information. Bethesda: American Society of Health-System Pharmacists; 2001. p. 539–41, 3322–4.
20. Mandell LA. Fusidic acid. In: Mandell GL, Bennett JE, Dolin R, editors. Mandell, Douglas, and Bennett's Principles and Practice of Infectious Disease. 6th ed. Philadelphia: Churchill Livingstone; 2005. p. 326–8.
21. Wilkinson JD. Fusidic acid in dermatology. Br J Dermatol 1998;139(Suppl. 53):37–40.
22. Oranje AP, Chosidow O, Sacchidanand S, et al. Topical retapamulin ointment, 1%, versus sodium fusidate ointment, 2%, for impetigo: a randomized, observer-blinded, noninferiority study. Dermatology 2007;215:331–40.
23. Sutton JB. Efficacy and acceptability of fusidic acid cream and mupirocin ointment in facial impetigo. Curr Ther Res 1992;51:673–8.
24. Morley PAR, Munot LD. A comparison of sodium fusidate ointment and mupirocin ointment in superficial skin sepsis. Curr Med Res Opin 1988;11:142–8.
25. Macmillan AL, Sarkany I. Specific topical therapy for erythrasma. Br J Dermatol 1970;82:507–9.
26. Hamann K, Thorn P. Systemic or local treatment of erythrasma? A comparison between erythromycin tablets and fucidin cream in general practice. Scand J Prim Health Care 1991;9:35–9.
27. Pearson RD. Agents active against parasites and *Pneumocystis carinii*. In: Mandell GL, Bennett JE, Dolin R, editors. Mandell, Douglas, and Bennett's Principles and Practice of Infectious Disease. 6th ed. Philadelphia: Churchill Livingstone; 2005. p. 583.
28. Wright TI, Baddour LM, Berbari EF, et al. Antibiotic prophylaxis in dermatologic surgery: advisory statement 2008. J Am Acad Dermatol 2008;59: 464–73.
29. Darmstadt GL. Antibiotics in the management of pediatric skin disease. Dermatol Clin 1998;16:509–25.
30. Salkind AR, Cuddy PG, Foxworth JW. Is this patient allergic to penicillin? An evidence-based analysis of the likelihood of penicillin allergy. JAMA 2001;285:2498–505.
31. Anderson JA. Antibiotic drug allergy in children. Curr Opin Pediatr 1994;6:656–60.
32. Ibia EO, Schwartz RH, Wiedermann BL. Antibiotic rashes in children. A survey in a private practice setting. Arch Dermatol 2000;136:849–54.
33. Raimer SS. New and emerging therapies in pediatric dermatology. Dermatol Clin 2000;18:73–8.
34. Sullivan JR, Shear NH. The drug hypersensitivity syndrome. What is the pathogenesis? Arch Dermatol 2001;137:357–64.
35. Le Cleach L, Bocquet H, Roujeau JC. Reactions and interactions of some commonly used systemic drugs in dermatology. Dermatol Clin 1998;16:421–9.
36. Shapiro LE, Knowles SR, Shear NH. Comparative safety of tetracycline, minocycline, and doxycycline. Arch Dermatol 1997;133:1224–30.
37. Margolis DJ, Hoffstad O, Bilker W. Association or lack of association between tetracycline class antibiotics used for acne vulgaris and lupus erythematosus. Br J Dermatol 2007;157:540–6.
38. El-Hallak M, Giani T, Yeniay BS, et al. Chronic minocycline-induced autoimmunity in children. J Pediatr 2008;153:314–19.
39. Cohan S, Bevelander G, Tiamisc T. Growth inhibition of prematures receiving tetracycline. Am J Dis Child 1963;105:1008.
40. Bartlett JG. Antimicrobial agents implicated in *Clostridium difficile* toxin-associated diarrhea or colitis. Johns Hopkins Med J 1981;149:6–9.
41. Bartlett JG. Anti-anaerobic antibacterial agents. Lancet 1982;2:478–81.
42. Tedesco FJ. Clindamycin and colitis: a review. J Infect Dis 1977;135:S95–8.
43. Adefurin A, Sammons H, Jacqz-Aigrain E, et al. Ciprofloxacin safety in paediatrics: a systematic review. Arch Dis Child 2011;96:874–80.
44. Hooper DC. Quinolones. In: Mandell GL, Bennett JE, Dolin R, editors. Mandell, Douglas, and Bennett's Principles and Practice of Infectious Disease. 5th ed. Philadelphia: Churchill Livingstone; 2000. p. 306–7.
45. Burkhardt JE, Walterspiel JN, Schaad UB. Quinolone arthropathy in animals versus children. Clin Infect Dis 1997;25:1196–204.
46. Lesher JL Jr. Oral therapy of common superficial fungal infections of the skin. J Am Acad Dermatol 1999;40:S31–4.
47. Evans EG, James IG, Seaman RA, Richardson MD. Does naftifine have anti-inflammatory properties? A double-blind comparative study with 1% clotrimazole/1% hydrocortisone in clinically diagnosed fungal infection of the skin. Br J Dermatol 1993;129:437–42.
48. Hegemann L, Toso SM, Lahijani KI, et al. Direct interaction of antifungal azole-derivatives with calmodulin: a possible mechanism for their therapeutic activity. J Invest Dermatol 1993;100: 343–6.
49. Rosen T, Schell BJ, Orengo I. Anti-inflammatory activity of antifungal preparations. Int J Dermatol 1997;36:788–92.
50. Bremm KD, Plempel M. Modulation of leukotriene metabolism from human polymorphonuclear granulocytes by bifonazole. Mycoses 1991;34:41–5.
51. van Cutsem J, van Gerven F, Cauwenbergh G, et al. The anti-inflammatory effects of ketoconazole. A comparative study with hydrocortisone acetate in a model using living and killed *Staphylococcus aureus* on the skin of guinea-pigs. J Am Acad Dermatol 1991;25:257–61.
52. Abrams BB, Hanel H, Hoehler T. Ciclopirox olamine: a hydroxypyridine antifungal agent. Clin Dermatol 1991;9:471–7.
53. Stratman EJ. Failure to use available evidence to guide tinea versicolor treatment: comment on "pityriasis versicolor". Arch Dermatol 2010;146:1140.
54. Hu SW, Bigby M. Pityriasis versicolor: a systematic review of interventions. Arch Dermatol 2010;146:1132–40.
55. Arika T, Yokoo M, Yamaguchi H. Topical treatment with butenafine significantly lowers relapse rate in an interdigital tinea pedis model in guinea pigs. Antimicrob Agents Chemother 1992;36:2523–5.
56. Shadomy S, Wang H, Shadomy HJ. Further in vitro studies with oxiconazole nitrate. Diagn Microbiol Infect Dis 1988;9:231–7.
57. Evans EG. A comparison of terbinafine (Lamisil) 1% cream given for one week with clotrimazole (Canesten) 1% cream given for four weeks, in the treatment of tinea pedis. Br J Dermatol 1994;130(Suppl. 43):12–14.
58. Bergstresser PR, Elewski B, Hanifin J, et al. Topical terbinafine and clotrimazole in interdigital tinea pedis: a multicenter comparison of cure and relapse rates with 1- and 4-week treatment regimens. J Am Acad Dermatol 1993;28:648–51.
59. Ablon G, Rosen T, Spedale J. Comparative efficacy of naftifine, oxiconazole, and terbinafine in short-term treatment of tinea pedis. Int J Dermatol 1996;35:591–3.
60. Smith EB, Breneman DL, Griffith RF, et al. Double-blind comparison of naftifine cream and clotrimazole/ betamethasone dipropionate cream in the treatment of tinea pedis. J Am Acad Dermatol 1992;26:125–7.
61. Elewski B, Bergstresser P, Hanifin J, et al. Long-term outcome of patients with interdigital tinea pedis treated with terbinafine or clotrimazole. J Am Acad Dermatol 1995;32:290–2.
62. Lesher JL Jr, Babel DE, Stewart DM, et al. Butenafine 1% cream in the treatment of tinea cruris: a multicenter, vehicle-controlled, double-blind trial. J Am Acad Dermatol 1997;36:S20–4.
63. Brennan B, Leyden JJ. Overview of topical therapy for common superficial fungal infections and the role of new topical agents. J Am Acad Dermatol 1997;36:S3–8.
64. Lesher JL Jr, Smith JG Jr. Antifungal agents in dermatology. J Am Acad Dermatol 1987;17:383–94.
65. Lynch PJ, Minkin W, Smith EB. Ecology of *Candida albicans* in candidiasis of the groin. Arch Dermatol 1969;99:154–60.
66. Friedlander SF, Suarez S. Pediatric antifungal therapy. Dermatol Clin 1998;16:527–37.
67. De Backer M, De Vroey C, Lesaffre E, et al. Twelve weeks of continuous oral therapy for toenail onychomycosis caused by dermatophytes: double-blind comparative trial of terbinafine 250 mg/day versus itraconazole 200 mg/day. J Am Acad Dermatol 1998;38:S57–63.
68. Jandourek A, Brown P, Vazquez JA. Community-acquired fungemia due to a multiple-azole-resistant strain of *Candida tropicalis*. Clin Infect Dis 1999;29:1583–4.
69. Elewski BE. Tinea capitis: a current perspective. J Am Acad Dermatol 2000;42:1–20.
70. Cornely OA, Maertens J, Winston DJ, et al. Posaconazole vs. fluconazole or itraconazole prophylaxis in patients with neutropenia. N Engl J Med 2007;356:348–59.
71. Vazquez JA, Sobel JD. Anidulafungin: a novel Echinocandin. Clin Infect Dis 2006;43:215–22.
72. Katz HI. Systemic antifungal agents used to treat onychomycosis. J Am Acad Dermatol 1998;38:S48–52.
73. Gupta AK. Systemic antifungal agents. In: Wolverton SE, editor. Comprehensive Dermatologic Drug Therapy. 2nd ed. Philadelphia: Saunders; 2007. p. 101–12.
74. Brooke R, Coulson IH, al-Dawoud A. Terbinafine-induced subacute cutaneous lupus erythematosus. Br J Dermatol 1998;139:1132–3.
75. Holmes S, Kemmett D. Exacerbation of systemic lupus erythematosus induced by terbinafine. Br J Dermatol 1998;139:1133.
76. Murphy M, Barnes L. Terbinafine-induced lupus erythematosus. Br J Dermatol 1998;138:708–9.
77. Bonsmann G, Schiller M, Luger TA, Stander S. Terbinafine-induced subacute cutaneous lupus erythematosus. J Am Acad Dermatol 2001;44:925–31.
78. Smith EB. The treatment of dermatophytosis: safety considerations. J Am Acad Dermatol 2000;43:S113–19.
79. Spruance SL, Rea TL, Thoming C, et al. Penciclovir cream for the treatment of herpes simplex labialis. JAMA 1997;277:1374–9.
80. Vere Hodge RA. Review: antiviral portraits series, number 3. Famciclovir and penciclovir: the mode of action of famciclovir including its conversion to penciclovir. Antiviral Chem Chemother 1993;4: 67–84.
81. Bacon TH, Howard BA, Spender LC, Boyd MR. Activity of penciclovir in antiviral assays against herpes simplex virus. J Antimicrob Chemother 1996;37:303–13.
82. Pope LE, Marcelletti JF, Katz LR, et al. The anti-herpes simplex virus activity of n-docosanol includes inhibition of the viral entry process. Antiviral Res 1998;40:85–94.
83. Corey L, Nahmias AJ, Guinan ME, et al. A trial of topical acyclovir in genital herpes simplex virus infections. N Engl J Med 1982;306:1313–19.
84. Fiddian AP, Kinghorn GR, Goldmeier D, et al. Topical acyclovir in the treatment of genital herpes: a comparison with systemic therapy. J Antimicrob Chemother 1983;12:67–77.
85. Evans TY, Tyring SK. Advances in antiviral therapy in dermatology. Dermatol Clin 1998;16:409–20.
86. Loveless M, Sacks SL, Harris JRW. Famciclovir in the management of first-episode genital herpes. Infect Dis Clin Pract 1997;6:S12–16.
87. Tyring S, Barbarash RA, Nahlik JE, et al. Famciclovir for the treatment of acute herpes zoster: effects on acute disease and postherpetic neuralgia. A randomized, double-blind, placebo-controlled trial. Collaborative Famciclovir Herpes Zoster Study Group. Ann Intern Med 1995;123:89–96.
88. Herne K, Cirelli R, Lee P, Tyring SK. Antiviral therapy of acute herpes zoster in older patients. Drugs Aging 1996;8:97–112.
89. Chang YC, Madkan ZK, Sra K, et al. Systemic antiviral agents. In: Wolverton SE, editor. Comprehensive Dermatologic Drug Therapy. 2nd ed. Philadelphia: Saunders; 2007. p. 101–12.
90. Fleming DT, McQuillan GM, Johnson RE, et al. Herpes simplex virus type 2 in the United States, 1976 to 1994. N Engl J Med 1997;337:1105–11.
91. Centers for Disease Control and Protection (CDC). Seroprevalence of herpes simplex virus type 2 among persons aged 14–49 years – United States, 2005–2008. MMWR Morb Mortal Wkly Rep 2010;59:456–9.
92. Wald A, Zeh J, Barnum G, et al. Suppression of subclinical shedding of herpes simplex virus type 2 with acyclovir. Ann Intern Med 1996;124:8–15.
93. Reitano M, Tyring S, Lang W, et al. Valacyclovir for the suppression of recurrent genital herpes simplex virus infection: a large-scale dose range-finding study. J Infect Dis 1998;178:603–10.
94. Corey L, Wald A, Patel R, et al. Once-daily valacyclovir to reduce the risk of transmission of genital herpes. N Engl J Med 2004;350:11–20.
95. Englund JA, Arvin AM, Balfour HH Jr. Acyclovir treatment for varicella does not lower gpI and IE-62 (p170) antibody responses to varicella-zoster virus in normal children. J Clin Microbiol 1990;28:2327–30.
96. Chapel KL, Rasmussen JE. Pediatric dermatology:

advances in therapy. J Am Acad Dermatol 1997;36:513–26.

97. Mutalik S, Gupte A, Gupte S. Oral acyclovir therapy for varicella in pregnancy. Int J Dermatol 1997;36:49–51.

98. Sasadeusz JJ, Sacks SL. Systemic antivirals in herpesvirus infections. Dermatol Clin 1993;11:171–85.

99. Leung DT, Sacks SL. Current recommendations for the treatment of genital herpes. Drugs 2000;60:1329–52.

100. Calista D. Topical cidofovir for severe cutaneous human papillomavirus and molluscum contagiosum infections in patients with HIV/AIDS. A pilot study. J Eur Acad Dermatol Venereol 2000;14:484–8.

101. Zabawski EJ Jr, Cockerell CJ. Topical and intralesional cidofovir: a review of pharmacology and therapeutic effects. J Am Acad Dermatol 1998;39:741–5.

102. Crumpacker CS, Schaffer PA. New anti-HSV therapeutics target helicase-primase complex. Nat Med 2002;8:327–8.

103. Crutte JJ, Grygon CA, Hargrave KD. Herpes simplex virus helicase-primase inhibitors are active in animal models of human disease. Nat Med 2002;8:386–91.

104. Kleymann G, Fischer R, Betz UAK, et al. New helicase-primase inhibitors as drug candidates for the treatment of herpes simplex disease. Nat Med 2002;8:392–8.

105. Wald A, Corey L, Timmler B, et al. Helicase-primase inhibitor pritelivir for HSV-2 infection. N Engl J Med 2014;370:201–10.

105a. Wald A, Timmler B, Magaret A, et al. Effect of pritelivir compared with valacyclovir on genital HSV-2 shedding in patients with frequent recurrences: a randomized clinical trial. JAMA 2016;316:2495–503.

105b. Kawashima M, Nemoto O, Honda M, et al. Amenamevir, a novel helicase-primase inhibitor, for treatment of herpes zoster: a randomized, double-blind, valaciclovir-controlled phase 3 study. J Dermatol 2017;doi: 10.1111/1346-8138.13948.

106. van Hoogdalem EJ. Transdermal absorption of topical anti-acne agents in man; review of clinical pharmacokinetic data. J Eur Acad Dermatol Venerol 1998;11:S13–19.

107. Corey GR, Kabler H, Mehra P, et al. SOLO I Investigators. Single-dose oritavancin in the treatment of acute bacterial skin infections. N Engl J Med 2014;370:2180–90.

108. Cowen DW, Nguyen JC, Miller DD, et al. Chronic phototoxicity and aggressive squamous cell carcinoma of the skin in children and adults during treatment with voriconazole. J Am Acad Dermatol 2010;62:31–7.

109. Miller DD, Cowen EW, Nguyen JC, et al. Melanoma associated with long-term voriconazole therapy: a new manifestation of chronic photosensitivity. Arch Dermatol 2010;126:300–4.

第128章　系统性免疫调节剂

J. Mark Jackson，*Jeffrey P. Callen*

干扰素

要点

- 人类细胞产生三种不同抗原类型的干扰素（IFN），最初分别称为白细胞（α）、成纤维细胞（β）和免疫（γ）干扰素。
- 重组 DNA 技术可以产生大量高纯度的人干扰素。
- 干扰素具有抗病毒、抗增殖及免疫调节等特性。
- FDA 批准的皮肤科的干扰素适应证包括尖锐湿疣（IFN-α-2b）、恶性黑色素瘤（IFN-α-2b）以及与艾滋病相关的 Kaposi 肉瘤（IFN-α-2a 和 IFN-α-2b）。
- 副作用包括流感样症状、白细胞减少、恶心、呕吐和肝炎。

引言

干扰素（interferons，IFN）是大多数真核细胞对多种病毒和非病毒刺激的应答过程中所产生的分泌性糖蛋白家族。所有的干扰素均表现出抗病毒活性，并且还能调节其他细胞功能。干扰素并不直接灭活病毒，而是使正常细胞对病毒产生抵抗力。

有三种不同抗原类型的干扰素，最初称为白细胞（α）、成纤维细胞（β）和免疫（γ）[1]干扰素（表128.1）。利用重组 DNA 技术，可使大肠埃希菌产生大量高纯度的人干扰素。本章侧重于讲解皮肤疾病中最常用的干扰素 IFN-α-2a 和 IFN-α-2b。

药理学与作用机制

IFN-α 亚型超过30种，每种由165～172个氨基酸组成，氨基酸序列非常相似。例如，IFN-α-2a 和 IFN-α-2b 仅有一个氨基酸序列不同。IFN-β 与 IFN-α 有29%的结构同源性，而 IFN-γ 与 IFN-α 和 IFN-β 无结构同源性[2]。

干扰素必须通过肌内、皮下注射或静脉注射来给药。肌内注射或皮下注射 IFN-α 的全身吸收率＞80%。注射后峰值浓度维持3～12 h，24 h 后无法检测[1]。聚乙醇化的 IFN-α 内含有聚乙二醇（PEG）侧链，可以延长其治疗效果，因此可减少给药频率，提高耐受性（见表128.1）。干扰素通过肾代谢。

干扰素活性取决于其结合靶细胞表面特异性受体的能力。IFN-α 和 IFN-β（Ⅰ型 IFNs）共用相同的 IFN-α/β 受体，而 IFN-γ（Ⅱ型 IFNs）结合单独的受体。两种受体均通过 JAK（Janus 激酶）-STAT（信号转导和转录激活因子）介导的通路传导信号。干扰素抗病毒、抗增殖、免疫调节的作用机制均列于表128.2。

表 128.1　干扰素

通用名	商品名®	用药途径	半衰期	峰效应
干扰素-α-2a	Roferon-A	sc	5.1 h	3.8～7.3 h
干扰素-α-2a	Pegasys	sc	160 h	72～96 h
干扰素-α-2b	Intron A Rebetron（与利巴韦林联合时）	iv, il im, sc	2～3 h	30 min（iv） 3～12 h（im, sc）
干扰素-α-2b	Peg-Intron	sc	40 h	15～44 h
干扰素-α-N3	AlferonN	il	2～3 h	3～12 h
干扰素-β-1a	Avonex	im	10 h	3～15 h
	Rebif	sc	69 h	16 h
干扰素-β-1b	Betaseron	sc	4.3 h	1～8 h
干扰素-γ-1b	Actimmune	sc	5.9 h	4.7 h
干扰素-alph-acon-1	Infergen	sc	—	24～36 h

il，皮损内注射；im，肌内注射；iv，静脉应用；sc，皮下注射

表 128.2　干扰素的作用机制

细胞机制	临床效应
诱导 2′～5′寡腺苷酸合成酶 诱导核糖核酸酶 诱导蛋白激酶 P1	抗病毒
诱导 2′～5′寡腺苷酸合成酶 诱导多种生长因子 增强 *p53* 肿瘤抑制基因表达 下调 *MYC*、*FOX* 和某些 *RAS* 癌基因	抗增殖
诱导Ⅰ类和Ⅱ类 MHC 抗原 提高自然杀伤（NK）细胞数量 抑制 Th2 细胞因子（如 IL-4 和 IL-5）生成	免疫调节

IL，白介素；MHC，主要组织相容性复合物。
Courtesy, Brian Berman, MD, Tami De Araujo, MD, and Mark Lebwohl, MD.

适应证、超适应证应用和剂量（表128.3）

禁忌证

绝对禁忌证是对药物内的配方成分过敏。心律失常、抑郁症或其他精神病、白细胞减少、凝血功能障碍及曾行器官移植的患者为相对禁忌证。

主要副作用

干扰素的副作用呈剂量依赖性，随着持续治疗或剂量减少，通常会改善或减轻，另外，不良反应通常在停止治疗后迅速恢复。

皮肤不良反应

应用 IFN-β-1b 治疗多发性硬化症时，约5% 的患者会出现注射部位血管病导致的皮肤坏死[3]（图128.1）。干扰素治疗可导致患者银屑病发作，与此类似，干扰素注射部位也可出现斑块型银屑病（图

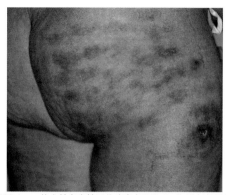

图 128.1　一位女性多发性硬化症患者 IFN-β-1b 注射部位炎症后色素沉着和溃疡（Courtesy，Jean L Bolognia，MD.）

128.2）。其他少见的皮肤不良反应包括脱发、皮肤干燥和白癜风。

流感样症状

发热、寒战、疲劳、肌痛、头痛及关节痛等流感样症状是最常见的不良反应。一般来说，在健康个体中每隔一天皮下注射 ≤ 300 万 IU 的 IFN-α 可诱发可耐受的流感样症状或无不良反应。预防性（注射前 1～2 h）给予对乙酰氨基酚（650 mg）、阿司匹林（650 mg）或非甾体抗炎药（如布洛芬 400 mg）有助于防止这些不良反应发生。

神经和精神方面的影响

据报道，应用 102 万～ 360 万 IU/d IFN-α-2a 治疗的 26 例婴幼儿血管瘤患者中，有 5 名出现痉挛性双瘫[4]。假设的解释包括婴儿中枢神经系统尚未发育成熟，及配备用的防腐剂（如苯和苯酚乙醇）。有文献报道，患者发生抑郁症和自杀意念/自杀行为与 IFN-α

表 128.3　干扰素治疗的皮肤科疾病
FDA 批准的适应证
尖锐湿疣（α）
AIDS 相关 Kaposi 肉瘤（α）
黑色素瘤（佐剂）（α）
慢性肉芽肿性疾病（γ）
皮肤病的某些超适应证应用
肿瘤
基底细胞癌（α）
光线性角化病（α）
鳞状细胞癌（α）
Buschke-Lowenstein 巨大湿疣（α）
皮肤 T 细胞淋巴瘤（α，β，γ）
肉芽肿性皮肤松弛症（α，γ）
婴幼儿血管瘤（α）
丛状血管瘤（α）
感染
寻常疣（α，β，γ）
疣状表皮发育不良（α）
带状疱疹（α）
单纯疱疹（α）
肢端坏死松解型红斑（丙肝）（α）
利什曼病（γ）
麻风（γ）
鸟分枝杆菌复合群感染（γ）
炎症/其他
特应性皮炎（γ）
瘢痕疙瘩（α，γ）
白塞病（α）
系统性硬化病（γ）
硬化性黏液水肿（α）

Adapted from Wolverton SE. Comprehensive Dermatologic Drug Therapy, 3rd edition. Philadelphia：WB Saunders, 2012.

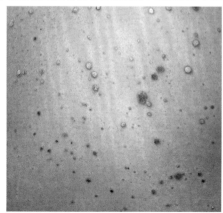

图 128.2　干扰素所致银屑病发作

治疗有关[5]。

对心血管的影响

与 IFN 治疗相关的严重低血压、心律失常或心动过速（心率 ≥ 150 次 / 分）可能发生[6]。通常以减少干扰素剂量或者停止治疗来处理这些副作用，偶尔需要额外的治疗。对有心肌梗死或心律失常病史的患者，应密切监测。

横纹肌溶解症

横纹肌溶解症偶会发生，在接受大剂量 IFN-α-2b 干扰素治疗（2000 万 IU 连续静脉注射 5 天，每天 2 次）的患者中至少 1 名患者因此死亡[7]。血清肌酸激酶水平升高应提示剂量减少或者终止治疗，取决于升高的严重程度。

对胃肠道的影响及骨髓抑制作用

可出现恶心、呕吐、腹泻等胃肠道紊乱症状，以及厌食和肝炎。有报道使用高剂量的干扰素会出现致死性肝炎。接受高剂量治疗的患者或有其他骨髓抑制原因（如合并应用药物）的患者可能出现骨髓抑制。因此，应进行肝功能评估及全血细胞计数。

其他副作用

接受 IFN-α-2b 或 IFN-α-2a 治疗的患者可出现中和抗体，它们对重组 IFN 而非天然 IFN 特异[8-9]。接受 IFN-α 治疗的丙肝患者多达 40% 发生甲状腺炎和（或）甲状腺功能减退[10]。

药物相互作用

IFN-α-2a 可能会降低氨茶碱清除率，可能是由于对细胞色素 P450 系统的抑制[11]。当 IFN 与其他潜在的骨髓抑制药物（包括齐多夫定）或者神经毒性药物（如长春花生物碱）联合应用时，应谨慎对待。联合应用 IFN 和 IL-2 可能增加肾衰竭的风险。

妊娠期用药

IFN 被评为妊娠期 C 级药物，但其可能不透过胎盘。干扰素是否会分泌入人乳中目前尚不清楚，但其可分泌至鼠的乳汁中。

粒细胞–巨噬细胞集落刺激因子和粒细胞集落刺激因子

粒细胞–巨噬细胞集落刺激因子（GM-CSF）和粒细胞集落刺激因子（G-CSF）的适应证和副作用在表 128.4 中列出。

表 128.4　粒细胞–巨噬细胞集落刺激因子（GM-CSF）和粒细胞集落刺激因子（G-CSF）
属性
这些糖蛋白调节造血细胞的存活、增殖、分化和功能活化
应用
• 骨髓抑制性化疗和造血干细胞移植治疗中性粒细胞减少症 • 其他类型的中性粒细胞减少症（与 AIDS 相关，WHIM 综合征中，与先天性角化不良有关） • 动员外周血祖细胞 • 在皮肤病学中，已研究二者作为伤口愈合的促进剂，以及 GM-CSF 作为黑色素瘤疫苗疗法的组分
副作用
GM-CSF
• 系统性：发热、肌痛、骨痛、偶尔发作自身免疫病 • 皮肤：麻疹样疹（在给药 24 ~ 48 h 内，与粒细胞 / 巨噬细胞混合浸润），脓疱性或荨麻疹性注射部位反应，Sweet 综合征、小血管炎、荨麻疹斑块伴紧张性大疱、大疱性表皮松解症
G-CSF
• **系统性**：骨痛（短暂的、轻微的"无力的疼痛"，20% 的受者），偶尔有血清尿酸、LDH 或碱性磷酸酶升高 • **皮肤**：Sweet 综合征（给药 1 ~ 2 周内）；注射部位反应，坏疽性脓皮病，小血管炎，毛囊炎；组织学上，由中性粒细胞、嗜酸性粒细胞及有细胞异型性和有丝分裂象的大组织细胞组成的浸润
药物相互作用
与其他导致中性粒细胞增多的药物（皮质类固醇、锂）联用有叠加效果
妊娠期和哺乳期用药
C 级药物，尚未明确是否分泌至乳汁
LDH，乳酸脱氢酶；WHIM，疣、低丙球蛋白血症、感染和先天性骨髓粒细胞缺乏

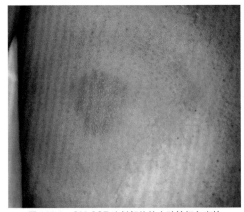

图 128.3　GM-CSF 注射部位的水肿性红色斑块

靶向免疫调节剂

要点

- 肿瘤坏死因子抑制剂（依那西普、阿达木单抗、英利昔单抗）可有效治疗银屑病、银屑病关节炎、化脓性汗腺炎及一些 TNF 信号通路致病的皮肤病。

- 白介素 –12（IL–12）和白介素 –13（IL–13）信号通路在 Th17 细胞免疫反应中起重要作用。乌司奴单抗与 IL–12、IL–13 的 P40 受体亚基结合，获批治疗银屑病和银屑病关节炎。

- IL–17 抑制剂 secukinumab、ixekizumab 和 brodalumab 获批治疗银屑病，secukinumab 还获批治疗银屑病关节炎。

- dupilumab 阻断 IL–4 和 IL–13 信号通路，已批准用于特应性皮炎治疗。

- IL–1 拮抗剂阿那白滞素、卡那奴单抗和利纳西普治疗自身炎症性疾病，包括冷炎素（cryopyrin）相关周期热综合征和 IL–1 受体拮抗剂缺陷病（DIRA）。

- 利妥昔单抗阻断 B 细胞表面 CD20 分子，获批治疗 B 细胞淋巴瘤、肉芽肿性多血管炎及显微镜下多血管炎，对其他 B 细胞介导的皮肤病（如寻常型天疱疮）亦有疗效。

- 奥马珠单抗结合肥大细胞表面 IgE 受体，获批治疗慢性荨麻疹。

- Janus 激酶（JAK）抑制剂，如托法替尼和鲁索替尼，对银屑病、斑秃等皮肤病有治疗效果。

引言

分子技术的进步使针对疾病发病机制中特定蛋白质的药物的开发成为可能。这使多种免疫介导的皮肤疾病可以得到有效治疗，包括银屑病、特应性皮炎、化脓性汗腺炎、寻常型天疱疮、荨麻疹、皮肤 B 细胞淋巴瘤，以及系统性疾病（如克罗恩病、结节病和血管炎）的皮肤表现。这些药物称为 "生物" 制剂，通过以下机制起作用：纠正 T 细胞活化及其向 Th1、Th2 或 Th17 的分化，抑制细胞因子及其受体或相关的细胞内信号通路，并清除致病性 B 淋巴细胞。

肿瘤坏死因子抑制剂

FDA 已批准多种肿瘤坏死因子（TNF，曾称为 TNF-α）抑制剂：依那西普（etanercept，Enbrel®），依那西普仿制剂（etanercept-szzs，Erelzi™），英利昔单抗（infliximab，Remicade®），英利昔单抗仿制剂（infliximab-dyyb，Inflectra®），阿达木单抗（adalimumab，Humira®），阿达木单抗仿制剂（adalimumab-atto，Amjevita®），戈利木单抗（golimumab，Simponi®），和培化舍珠单抗（certo-lizumab pegol，Cimzia®）。这些 TNF 抑制剂的作用机制、主要副作用、禁忌证及各自的特点将会详细阐述。

作用机制

英利昔单抗、阿达木单抗、戈利木单抗和培化舍珠单抗均是单克隆抗体，而依那西普是二聚体融合蛋白，由 2 个 p75 TNF 受体胞外区域与 IgG1 的 Fc 段结合而成（图 128.4）。尽管 4 种单克隆抗体作用位点均为人 TNF，但英利昔单抗是人鼠嵌合型 IgG1 抗体，阿达木

图 128.4 肿瘤坏死因子（TNF）抑制剂的作用机制

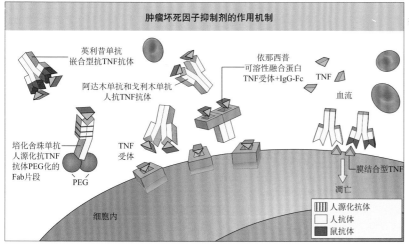

肿瘤坏死因子抑制剂的作用机制

英利昔单抗 嵌合型抗TNF抗体

阿达木单抗和戈利木单抗 人抗TNF抗体

培化舍珠单抗 人源化抗TNF抗体PEG化的Fab片段

PEG

TNF 受体

依那西普 可溶性融合蛋白 TNF受体+IgG-Fc

TNF

血流

膜结合型TNF

凋亡

细胞内

图例	
▥	人源化抗体
☐	人抗体
■	鼠抗体

单抗和戈利木单抗是人源性重组 IgG1 抗体。培化舍珠单抗是人源化聚乙二醇 Fab 片段的抗体（见表 128.5）。

所有 TNF 抑制剂通过结合可溶性 TNF，阻断 TNF 受体活化（见图 128.4）。IgG1 单克隆抗体结合膜结合型 TNF，激活补体介导的细胞毒效应，诱导细胞凋亡[12]。单克隆抗体破坏可产生 TNF 的细胞的能力可解释其较依那西普在肉芽肿性疾病治疗中疗效更佳，以及潜在的更高的感染风险。TNF 抑制剂除了有抗炎效应，还可能通过阻断 TNF 信号通路影响神经内分泌系统[13]。

禁忌证

对 TNF 抑制剂过敏的患者禁用，对鼠类蛋白过敏者禁用英利昔单抗。严重活动性感染、恶性肿瘤、充血性心力衰竭（特别是不稳定型）及多发性硬化症患者亦应避免应用[14-15]。

主要副作用（表 128.6）

感染

TNF 抑制剂治疗过程中，患者可能发生弥散性感染和（或）机会性感染，如组织胞浆菌病、球孢子菌病、李斯特菌病和肺孢子菌肺炎[16]。在用这些药物治疗的患者中也观察到症状性分枝杆菌感染的概率增加（图 128.5），包括潜伏结核的再激活。但大部分研究是基于类风湿关节炎或炎性肠病患者，其除应用 TNF 抑

表 128.5 **单克隆抗体和融合蛋白的命名**。例如，ada-lim-u-mab、inf-li-xi-mab 和 certo-li-zu-mab pegol 分别是人型、嵌合型、人源化的免疫调节免疫球蛋白

前缀	副词干 A：靶向系统（前命名系统）		副词干 B：来源系统		后缀	
变量 "peg-" 可以在 pegylated 时使用（或添加 pegol 作为第二个单词）	-anibi-	血管生成	-a-	大鼠	-mab	免疫球蛋白可变结构域
	-b（a）-［-ba（c）-］	细菌	-e-	仓鼠		
	-f（u）-［-fung-］	真菌	-i-	灵长类	-cept	受体（代替可变结构域）
	-k（i）-［-ki（n）-］	白介素	-o-	小鼠		
	-l（i）-［-li（m）-］	免疫调节	-u-	人	-nib	酪氨酸激酶抑制剂
	-n（e）-［-ne（u）（r）-］	神经系统	-xi-	嵌合的†		
	-tox（a）-	毒素*	-zu-	人源的‡		
	-t（u）-	肿瘤				
	-v（i）-	病毒				

* 如果缀合（而非针对）毒素，后缀 -tox 可用于第二个词。
† 含有与人源恒定区连接的、包含整个可变区（重链和轻链）的邻近的外源性氨基酸。
‡ 外源性氨基酸的片段与可变区中的人源氨基酸相互穿插，与人源恒定区相连

表 128.6 **FDA 针对具有皮肤病适应证的靶向免疫调节剂的警告和注意事项**。应该为接受这些药物的患者提供活疫苗（见表 128.10）

TNF 抑制剂：阿达木单抗、培化舍珠单抗、依那西普、戈利木单抗、英利昔单抗

- 严重感染风险增加，包括结核病、细菌性败血症、系统性真菌感染（如组织胞浆菌病）、机会性病原体引起的感染
- 乙肝病毒再激活风险
- 应用这些药物的患者中已有报道患恶性肿瘤（特别是淋巴瘤），包括儿童和成人
  - 对于英利昔单抗，在普通人群中观察到的淋巴瘤更多，在炎性肠病患者中发生过致命性肝脾 T 细胞淋巴瘤，这些患者也应用了硫唑嘌呤或 6- 巯嘌呤
  - 应用 TNF 抑制剂治疗的类风湿关节炎患者中观察到非黑色素瘤皮肤癌和黑色素瘤的风险增加
- 已观察到充血性心力衰竭（恶化或新发）
- 已观察到脱髓鞘疾病（恶化或新发）
- 可能发生过敏反应或严重过敏反应，包括英利昔单抗引起的血清病样反应
- 其他潜在的不良事件包括自身免疫性肝炎、血细胞减少和狼疮样综合征，其他皮肤副作用见表 128.9

乌司奴单抗

- 已观察到严重感染，可能增加感染和潜在感染再激活的风险
  - IL-12/IL-23 基因缺陷的患者罹患分枝杆菌和沙门菌严重感染的风险增加
  - 应用乌司奴单抗治疗前 1 年或治疗后 1 年，避免接种卡介苗
- 可能增加恶性肿瘤的风险
- 可能发生超敏反应（例如血管性水肿、过敏反应）
- 可逆性后部白质脑病综合征已有报道

表 128.6　FDA 针对具有皮肤病适应证的靶向免疫调节剂的警告和注意事项。应该为接受这些药物的患者提供活疫苗（见表 128.10）（续表）

IL-17 抑制剂：ixekizumab、secukinumab、brodalumab

- 已观察到严重感染，可能增加感染和潜在感染再激活的风险
  - IL-17 基因缺陷的患者倾向于患慢性皮肤黏膜念珠菌病
- 炎性肠病的新发与恶化
- 可能发生超敏反应（例如血管性水肿、过敏反应）
- 对于 brodalumab：出现自杀意念和行为（包括完成自杀）

dupilumab

- 可能发生超敏反应
- 可能发生结膜炎和角膜炎

IL-1 抑制剂：阿那白滞素、卡那奴单抗、利纳西普

- 严重感染风险
- 不推荐与 TNF 抑制剂联合应用
- 可能发生超敏反应（例如血管性水肿、过敏反应）

利妥昔单抗

- 可能发生严重的输液反应
  - 首次输注时致命反应发生率为 80%
- 肿瘤溶解综合征可在淋巴瘤患者中发生，特别是那些肿瘤负荷高的患者，并导致急性肾衰竭
- 进行性多灶性白质脑病已有报道
- 严重感染（细菌、真菌或病毒）可能在完成治疗 1 年后发生，可能发生病毒感染再激活，特别是乙肝病毒再激活与急性重型肝炎
- 可能发生心律失常和心绞痛，并可能危及生命
- 有报道肠梗阻和穿孔
- 有报道 Stevens-Johnson 综合征 / 中毒性表皮坏死松解症和副肿瘤性天疱疮的发作

奥马珠单抗

- 仅在医疗环境中给予，以便处理可能危及生命的过敏反应，并在给药后观察患者一段时间
- 患者可出现与发热、关节痛和荨麻疹暴发有关的血清病样反应
- 尽管最近的 meta 分析没有发现恶性肿瘤的风险增加，但在哮喘患者的临床研究中已经观察到恶性肿瘤
- 开始奥马珠单抗治疗后不要突然停用皮质类固醇

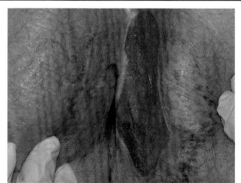

图 128.5　非典型分枝杆菌感染使阿达木单抗治疗复杂化。图中为治疗中的克罗恩病患者

制剂外，亦同时联合应用其他免疫抑制剂。对 TNF 抑制剂治疗银屑病或银屑病关节炎的 20 个随机对照试验（总例数 n = 6810，时长 12 ～ 30 周）进行的一项 meta 分析发现，当对治疗组和对照组的不同随访周期进行校正后，应用 TNF 抑制剂与整体感染风险或严重感染风险无明显相关性[17]。

对接受 TNF 抑制剂治疗的皮肤病患者推荐的监测指标见表 128.7。结核菌素纯蛋白衍生物（PPD）皮肤试验、干扰素 - γ 释放试验（例如，QuantiFERON®TBGold，T-SPOT®.TB）和（或）胸部 X 线（如有免疫抑制或结核病史）需要在基线时监测和治疗期间每年监测。未治疗的潜伏结核患者在应用 TNF 抑制剂前应进行抗结核治疗。慢性乙肝病毒携带者（乙肝表面抗原阳性）应用 TNF 抑制剂后也观察到乙肝病毒的再激活，患者应在治疗前接受乙肝病毒感染的评估。而在慢性丙肝病毒感染的银屑病患者中，TNF 抑制剂通常不会对病毒载量和肝炎活动产生不利影响[18]。

恶性肿瘤风险

TNF 抑制剂的潜在致癌性备受争议，也许取决于所治疗的疾病类别。类风湿关节炎患者应用 TNF 抑制剂与淋巴瘤和其他恶性肿瘤的总体风险增加 3 倍相关[19-20]，但这类患者对淋巴瘤易感性高，并常联合免疫抑制剂治疗。大多数研究并未显示 TNF 抑制剂会增

表 128.7 对应用靶向免疫调节剂的皮肤病患者推荐的评估方法

基线病史和体格检查

- 完整的病史，包括先前/目前的药物、疫苗接种*和过敏
- 完整的体格检查
- 须特别注意的病史、风险、症状和体征：
  - 结核病和其他慢性及急性感染
  - 恶性肿瘤
  - 神经系统疾病
  - 对于 TNF 抑制剂：充血性心力衰竭
  - 对于乌司奴单抗：动脉粥样硬化
  - 对于利妥昔单抗：心律失常
  - 对于 brodalumab：抑郁，自杀意念/行为
  - 对于 IL-17 抑制剂：炎性肠病
  - 对于利妥昔单抗和托法替尼：肠穿孔的危险因素（例如憩室炎）

实验室检测

治疗前	治疗期间

• PPD**/干扰素-γ 释放试验†和（或）胸部 X 线（例如，有免疫抑制或结核病史）
• CBC 和 CMP
• 乙肝和丙肝病毒血清学概况
• 考虑 HIV 病毒检测
• 对于托法替尼/其他 JAK 抑制剂：还有脂质谱
	• 每年一次 PPD**/干扰素-γ 释放试验†和（或）胸部 X 线（例如，有免疫抑制或结核病史）
	• 每 3～12 个月一次 CBC 和 CMP，或如下所述或按临床指征
	  – 对于阿那白滞素：每月一次 CBC 连续 3 个月，然后每 3 个月一次
	  – 对于托法替尼/其他 JAK 抑制剂：1～2 个月内一次 CBC、CMP 和脂质谱，然后每 3 个月一次

* 推荐的疫苗应在开始治疗前进行，在开始用药前至少 2～4 周给予活疫苗；在乌司奴单抗开始治疗前 1 年或完成治疗后 1 年，不应接种卡介苗。
** 硬结 ≥ 5 mm 为阳性。
† 例如，QuantiFERON®TBGold 或 T-SPOT®.TB。
CBC，全血细胞计数；CMP，综合代谢系列（包括肝功能检查）；IL，白介素；JAK，Janus 激酶；PPD，纯蛋白衍生物；TNF，肿瘤坏死因子

加其他内脏恶性肿瘤的风险[21]。一项研究发现，依那西普治疗肉芽肿性多血管炎可能会增加实体恶性肿瘤的风险[22]。另外，应用 TNF 抑制剂的类风湿关节炎患者可能较对照组患非黑色素瘤性皮肤癌和黑色素瘤的概率增高[23]。对 TNF 抑制剂治疗银屑病或银屑病关节炎的 20 个随机对照试验（总样本量 n = 6810）进行的一项 meta 分析显示，在时长 12～30 周内，药物的使用与恶性肿瘤的发生无显著相关性[24]。

患炎性肠病的青少年和年轻成人使用英利昔单抗联合硫唑嘌呤或 6- 巯嘌呤发生罕见的、侵袭性强的肝脾 T 细胞淋巴瘤的概率可能增高。在 FDA 备案的一项研究分析，接受 TNF 抑制剂治疗的儿童及青少年病例中有 48 例恶性肿瘤患者，其中一半为淋巴瘤，近 2/3 是应用英利昔单抗的患者，88% 的患者同时接受其他

免疫抑制剂治疗[25]。尽管恶性肿瘤的发病率高于一般儿童人群的背景发病率，但其他药物的潜在作用以及潜在的疾病，主要是炎性肠病和幼年特发性关节炎（JIA），排除了与 TNF 抑制剂治疗的因果关系。

自身免疫病

TNF 抑制剂应用可能会增加抗核抗体和抗 dsDNA 抗体出现的可能性。偶尔有患者使用 TNF 抑制剂治疗后出现皮肤型和系统性红斑狼疮的症状和体征，治疗停止后，这些表现一般可以消失[26-28]。与此相反，一些小病例系列报道，依那西普显著改善亚急性皮肤型红斑狼疮[29-30]（图 128.6）。在 TNF 抑制剂治疗前或期间评估患者的自身抗体是没有必要的。然而，抗核抗体的出现也许与 TNF 抑制剂效能的丧失有关[31]。

脱髓鞘疾病

尽管依那西普最初用于治疗多发性硬化症，但多发性硬化症和其他代表性脱髓鞘疾病的新发或恶化是 TNF 抑制剂治疗的潜在并发症[14]。一些患者尽管持续治疗后多发性硬化症的症状减轻，但在有多发性硬化症和其他脱髓鞘疾病病史的患者中避免使用 TNF 抑制

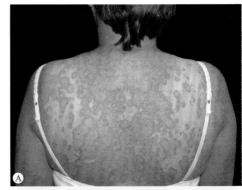

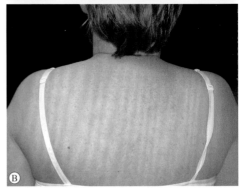

图 128.6 对依那西普的良好临床反应。亚急性皮肤型红斑狼疮依那西普治疗前（A）和治疗后（B）

剂似乎是合理的。

充血性心力衰竭

有报道称在接受 TNF 抑制剂的患者中充血性心力衰竭恶化或出现。因此，建议对有不稳定心脏疾病的患者避免使用 TNF 抑制剂治疗。

皮肤不良反应

已有报道显示，TNF 抑制剂可引起不同的皮肤不良反应（表 128.9）。无银屑病病史的患者可新发银屑病，常表现为掌跖脓疱病（图 128.7）[32]。此反应确切的机制无法确定，可能是由于一些原来诊断为类风湿关节炎的患者事实上罹患的是银屑病关节炎。皮肤的小血管炎和间质性肉芽肿性皮炎也可见于接受 TNF 抑制剂治疗的患者[33]，但一部分患者患有类风湿关节炎，其本身可能与血管炎和间质性肉芽肿性皮炎相关[34]。其他报道的皮肤不良反应包括湿疹样皮疹、苔藓样皮炎和其他肉芽肿性疾病[35]。

接种疫苗

活的疫苗不可与 TNF 抑制剂联合应用（表 128.10）。疫苗在接受这些药物的患者中的有效性尚不明确，但有报道机体能够形成对流感疫苗及肺炎球菌疫苗的免疫反应[36]。建议患者（尤其儿童）在接受 TNF 抑制剂治疗前，应及时接种全部疫苗。

依那西普

引言

依那西普（etanercept，Enbrel®）和依那西普仿制剂（etanercept-szzs，Erelzi™）均是融合蛋白，由 TNF 受体胞外区域与人源性 IgG1 的 Fc 段结合而成[37]。

适应证

从 2004 年起，依那西普获批用于治疗成人中度至重度斑块型银屑病，2016 年获批用于治疗 4 ~ 17 岁儿童。有报道显示按疗程（见下文）规范治疗后，30% ~ 60% 的患者银屑病皮损面积和严重程度指数（PASI）减少 75%，患者的疲倦和抑郁情绪也得到明显改善[38-39]。依那西普其他适应证还有类风湿关节炎、银屑病关节炎、成人强直性脊柱炎和幼年特发性关节炎（≥ 2 岁的儿童）。

依那西普还用于治疗一些皮肤黏膜疾病，包括皮肌炎、皮肤型红斑狼疮、扁平苔藓、自身免疫性大疱病［特别是黏膜（瘢痕性）类天疱疮］、嗜中性皮肤病（包括坏疽性脓皮病）、化脓性汗腺炎、多中心网状

表 128.8	乙肝和丙肝血清学检测结果的解读。阴影强调在开始免疫抑制治疗之前需要治疗				
乙肝（乙肝病毒，HBV）					
	乙肝表面抗原	乙肝表面抗体*	乙肝核心抗体*	IgM 乙肝核心抗体	注释
易感性	−	−			
免疫/自然感染	−	+	+		可用免疫抑制疗法^重新激活。考虑 HBV DNA 的连续检测
免疫/乙肝疫苗	−	+	−		
急性感染	+	−	+	+	检测 HBV DNA，在免疫抑制治疗前用抗病毒药（例如替诺福韦、恩替卡韦、替比夫定）
慢性感染	+	−			见急性感染
已恢复的感染>假阳性乙肝抗体，"低水平"慢性感染，正在恢复的急性感染					除假阳性乙肝核心抗体外，可以通过免疫抑制治疗^重新激活。检测 HBV DNA
丙肝（丙肝病毒，HCV）					
	丙肝抗体**	HCV RNA		注释	
目前 HCV 感染	+	可检测		用抗病毒药物（如 sofosbuvir + ledipasvir）	
目前无 HCV 感染	+			可用免疫抑制疗法^^重新激活。考虑 HBC RNA 的连续检测	

* IgG 抗体（IgG Ab）。
** 如果抗 HCV 抗体存在，则推定 HCV 感染（目前或已恢复）并需要检测 HCV RNA。
^ 包括 TNF 抑制剂、利妥昔单抗和化疗。
^^ 包括利妥昔单抗和化疗，TNF 抑制剂可安全使用。
Courtesy, Jean L Bolognia, MD.

表 128.9 靶向免疫调节剂的皮肤副作用。据报道，掌跖脓疱病和反向银屑病的新发是由白介素-17 抑制剂 secukinumab 引起。过敏反应表现为大多数药物也会引起的荨麻疹和血管性水肿

注射药剂

- 注射部位反应，例如红斑/水肿，偶见小血管炎；曾注射部位的"回忆"反应

肿瘤坏死因子抑制剂

- 新发银屑病，特别是掌跖脓疱病
- 间质性肉芽肿性皮炎和其他肉芽肿性皮疹
- 皮肤小血管炎
- 湿疹样皮疹
- 苔藓样皮炎
- 狼疮样综合征相关的踝部皮疹或盘状皮损
- 其他类型的皮肤型狼疮（例如 SCLE）、冻疮

表皮生长因子受体抑制剂

- 丘疹脓疱（痤疮样）疹（见第 36 章）
- 甲沟炎、嵌甲、甲周化脓性肉芽肿、肢端脱屑
- 干燥症、裂隙、皮肤脆弱
- 脂溢性皮炎、睑缘炎
- 毛细血管扩张、色素沉着
- 放射性皮炎的严重程度增加
- 睫毛粗长、面部毛发生长、前额脱发、头发卷曲易碎

其他激酶抑制剂和阻断抗体（见表 21.16）

- "手足反应"（常导致角化过度）>瘙痒性红斑/糜烂（化疗引起的变异性中毒性红斑）
- 面部肿胀（特别是眶周）和红斑
- 发疹性药疹（躯干或整体）
- "出血性边缘性红斑"、多形性红斑或 SJS 样皮疹、苔藓样皮炎、小血管炎（可能具有环状构型）、Sweet 综合征、脂膜炎
- 瘙痒症、干燥症、裂隙、棘状毛囊角化病/毛发苔藓、痤疮样皮疹、脂溢性皮炎、多汗症
- 疣状丘疹快速发展、光线性角化病、角化棘皮瘤或鳞状细胞癌、发疹性黑素细胞痣、黑色素瘤
- 光敏感、紫外线回忆性皮炎、光线性角化病的炎症
- 白斑病、皮肤黄变色、色素沉着
- 甲下裂片形出血、甲剥离、脆甲、甲周化脓性肉芽肿
- 头发脱色/复色、脱发、头发卷曲易碎、头皮感觉迟钝

SCLE，亚急性皮肤型红斑狼疮；SJS，Stevens-Johnson 综合征

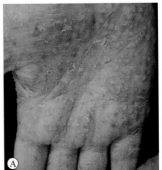

图 128.7 TNF 抑制剂引起的银屑病样反应。A.掌跖脓疱病，英利昔单抗的并发症；B.斑块型银屑病，该患者因胃肠道移植物抗宿主病应用英利昔单抗

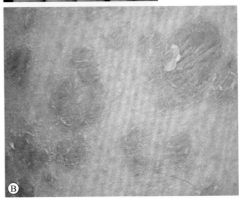

表 128.10 含有减毒活病毒或细菌的疫苗

腺病毒
卡介苗（BCG）
霍乱，美国有口服剂型
带状疱疹
流感（包括 H_1N_1），鼻内剂型
麻疹、腮腺炎和风疹
轮状病毒
小儿麻痹症，口服剂型
伤寒，口服剂型
牛痘（天花疫苗）
水痘
黄热病

组织细胞增多症、复发性多软骨炎、中毒性表皮坏死松解症和移植物抗宿主病[29, 40-41]。尽管一些病例和小样本研究报道依那西普治疗结节病疗效显著，但在随机对照试验中，其未能改善结节病的全身表现[42]。据推测，依那西普治疗有效的所有疾病都以循环和（或）受累组织中 TNF 水平升高为特征。

剂量

对于大部分适应证，依那西普最初获批用于成人皮下注射的剂量为 25 mg，每周 2 次。随后不久获批用于银屑病关节炎，结果证明，依那西普 50 mg 每周 1 次与 25 mg 每周 2 次的效果是相似的。获批用于治疗中度至重度斑块型银屑病的剂量为前 3 个月 50 mg 每周 2 次，而后 50 mg 每周 1 次。有些医生选择起始剂量 50 mg 每周 1 次，仅在治疗 6～12 个月后患者对上述剂量无明显效果时才加大剂量。依那西普有 25 和 50 mg 预充式注射器、50 mg 自动注射器及 25 mg 重复用小瓶。儿童银屑病的推荐剂量是每周 0.8 mg/kg（最大剂量 50 mg）。

特殊副作用

与其他 TNF 抑制剂相同的副作用已在前面阐述，并总结于表 128.6 和 128.9。注射部位反应是依那西普最常见的副作用（图 128.8），但一般而言为轻到中度，并在治疗 1 个月后逐渐减少，主要有红斑、瘙痒、疼痛和肿胀，有报道先前注射部位的"回忆"反应，但这些注射反应不会发展为过敏反应。

药物相互作用

依那西普与甲氨蝶呤已获批联合应用于治疗类风湿关节炎及银屑病关节炎。通常依那西普不应与其他靶向免疫调节剂联合应用，避免潜在的免疫抑制风险加剧。一项有关阿那白滞素与依那西普联合应用治疗类风湿关节炎的研究显示，疗效没有增加，感染率却显著增加[43]。依那西普也用于和窄谱 UVB 联合治疗，不但疗效增加，且无更多副作用[44-45]。

妊娠期用药

依那西普属于 B 级用药，在动物实验中显示其对胎儿无明显副作用。目前尚无对妊娠妇女安全性的研究。建议依那西普及其他的 TNF 抑制剂在妊娠 3 个月后避免使用[46]。目前还无法确定依那西普是否通过乳汁排泄，但此药一般不通过口服吸收。

英利昔单抗

引言

英利昔单抗（infliximab，Remicade®）和英利昔仿制剂（infliximab-dyyb，Inflectra®；infliximab-abda，Renflexis®）是一种人鼠嵌合型单克隆 IgG1 抗体，其作用位点是人 TNF[47]。

适应证

英利昔单抗获批用于成人重度斑块型银屑病。与其他 TNF 抑制剂相比，英利昔单抗起效更快，PASI 评

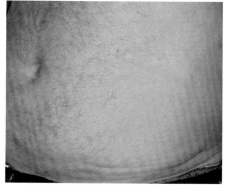

图 128.8　依那西普注射部位反应。几乎所有皮下注射生物制剂都可发生类似反应

分改善 75% 的患者占比更高（75% ～ 85%）[48]。英利昔单抗也获批用于成人银屑病关节炎、克罗恩病（包括相关瘘管）、溃疡性结肠炎、类风湿关节炎和强直性脊柱炎，且获批用于儿童（≥ 6 岁）的克罗恩病和溃疡性结肠炎。无论是否为炎性肠病引起的坏疽性脓皮病，英利昔单抗均显示对其有效[49]。其还能够有效治疗结节病、肉芽肿性唇炎、白塞病、各种血管炎、毛发红糠疹、反应性关节炎、角层下脓疱性皮肤病、移植物抗宿主病、干燥综合征、多中心网状组织细胞增多症和化脓性汗腺炎[50]。

剂量

对于斑块型银屑病，英利昔单抗的推荐方案是在第 0、2、6 周一次缓慢静脉滴注，随后每 8 周一次，剂量为 5 mg/kg。3 ～ 10 mg/kg 也应用于临床。当患者对药物反应不明显时，可适当调整给药剂量和频率。对于克罗恩病、类风湿关节炎和银屑病关节炎患者，英利昔单抗可与甲氨蝶呤、硫唑嘌呤或低剂量的泼尼松联合应用。应用英利昔单抗过程中丧失疗效可能与形成中和性抗嵌合抗体和存在抗核抗体有关[51-52]，联合应用每周低剂量甲氨蝶呤可能阻止抗嵌合抗体形成。

特殊副作用

与其他 TNF 抑制剂相同的副作用已在前面阐述，并总结于表 128.6 和 128.9 中。输液反应是最常见的副作用，在应用英利昔单抗的患者中发生率为 15%。严重反应，尤其是过敏反应的发生率为 1%。相关症状包括发热、寒战、瘙痒、荨麻疹、胸痛、低血压、高血压和呼吸短促。输液反应风险与存在人类抗嵌合抗体有关。输液速度较慢或联合应用甲氨蝶呤、硫唑嘌呤或皮质激素也许能减少输液反应的风险。

药物相互作用

英利昔单抗不应与其他靶向免疫调节剂联合应用，以避免潜在的免疫抑制风险；与阿那白滞素或阿巴西普联合应用可能发生严重感染。

妊娠期用药

英利昔单抗被归为妊娠期 B 级用药，但其可透过胎盘屏障，增加胎儿感染风险。除非疗效大于风险，否则妊娠期妇女应禁用此药。英利昔单抗是否通过乳汁分泌并不明确，因此不推荐哺乳期妇女应用此药。

阿达木单抗

引言

阿达木单抗（adalimumab，Humira®）和阿达木仿制剂（adalimumab-atto，Amjevita®）是重组人 IgG1 单

克隆抗体，其能够特异性针对人类 TNF 起作用[53]。

适应证

阿达木单抗获批用于治疗成人中度至重度斑块型银屑病，其中 50% ～ 80% 的患者 PASI 评分在治疗后得到 75% 的改善[47]。阿达木单抗也获批治疗成人中度至重度化脓性汗腺炎，其中 40% ～ 60% 的患者的脓肿 / 炎性结节在治疗后数量减少 50%，同时瘘管数量未增加[54]。其他适应证包括银屑病关节炎、类风湿关节炎、强直性脊柱炎、葡萄膜炎和成人克罗恩病，以及儿童（≥ 2 岁）幼年特发性关节炎和儿童（≥ 6 岁）克罗恩病。阿达木单抗有效治疗脓疱型银屑病[55]、结节病、坏疽性脓皮病、白塞病、其他嗜中性皮肤病和皮肌炎也有报道。

剂量

阿达木单抗存储于 10 ～ 80 mg 预充式注射器和 40 mg 自动注射器，皮下注射给药。银屑病的推荐治疗方法为起始剂量 80 mg，第 8 天 40 mg，然后 40 mg 隔周使用一次。化脓性汗腺炎的起始剂量建议为 160 mg，第 15 天 80 mg，第 29 天后每周 40 mg。幼年特发性关节炎的儿童治疗方案是隔周给药，10 mg、20 mg 或 40 mg，对应的体重分别为 10 ～ 14 kg、15 ～ 29 kg 或 ≥ 30 kg。应用阿达木单抗过程中疗效丧失与抗阿达木抗体生成有关，联合使用每周低剂量甲氨蝶呤也许能抑制抗阿达木抗体产生。阿达木单抗疗效丧失也与抗核抗体的形成有关[31]。推荐联合使用阿达木单抗和甲氨蝶呤治疗银屑病关节炎、类风湿关节炎和幼年特发性关节炎。

副作用

其他 TNF 抑制剂相同的副作用，包括分枝杆菌感染和真菌感染风险均在表 128.6 和 128.9[56] 中讨论和总结。

药物相互作用

阿达木单抗与其他靶向免疫调节剂联合使用可能增加感染风险，应该避免联合使用[57]。

妊娠期用药

阿达木单抗被归为妊娠期 B 级用药，其哺乳期用药的安全性未知。

戈利木单抗

戈利木单抗（golimumab, Simponi®）是人源化重组 IgG1 单克隆抗体，其能够特异性针对人类 TNF 起作用[53]。其已获批治疗银屑病关节炎、类风湿关节炎、强直性脊柱炎和溃疡性结肠炎，也可与甲氨蝶呤联合应用。戈利木单抗对 TNF 抑制剂治疗有效的其他疾病也可能有治疗作用。此药储存于 50 mg 预充式注射器或自动注射器，银屑病关节炎治疗为每月一次皮下注射[58]。

培化舍珠单抗

培化舍珠单抗（certolizumab pegol, Cimzia®）是聚乙二醇人源化 Fab 片段单克隆抗体，能够特异性针对人类 TNF 起作用。其获批治疗银屑病关节炎、类风湿关节炎和克罗恩病。培化舍珠单抗对 TNF 抑制剂治疗有效的其他疾病也可能有治疗作用。此药储存于 200 mg 预充式注射器，皮下注射给药。银屑病关节炎的起始剂量为 400 mg，分别在第 0、2、4 周给药，随后 200 mg 每 2 周一次，或 400 mg 每月一次维持治疗[59]。

IL-12/23 和 IL-23 抑制剂

引言

乌司奴单抗（ustekinumab, Stelara®）是一种作用于 IL-12 和 IL-23 的单克隆抗体，而 guselkumab（Tremfya™）、risankizumab 和 tildrakizumab 是靶向作用于 IL-23 的单克隆抗体。

作用机制

乌司奴单抗是人源性 IgG1 单抗，其高亲和性、特异性地与异二聚体细胞因子 IL-12、IL-23 的 P40 亚基进行结合（图 128.9D）。IL-12 对 Th1 细胞发育和 NK 细胞活化至关重要，而 IL-23 是 Th17 细胞增殖所必需的（见图 4.10）。guselkumab、risankizumab 和 tildrakizumab 的作用位点为 IL-23 的 P19 亚基。

适应证

乌司奴单抗和 guselkumab 均获批用于成人中度至重度斑块型银屑病。接受治疗的患者中 PASI 评分改善 75% 的患者比例分别为 65% ～ 80% 和 80% ～ 90%[60-61, 61a, 61b]。乌司奴单抗也获批用于银屑病关节炎和克罗恩病。另外，曾有个例报道，乌司奴单抗对其他皮肤疾病有治疗效果，如化脓性汗腺炎和坏疽性脓皮病。risankizumab 和 tildrakizumab 目前在成人中度至重度斑块型银屑病治疗Ⅲ期临床试验阶段[61c, 61d]。

剂量

乌司奴单抗用于银屑病治疗时，分别在第 0、4 周皮下注射 45 mg，或 90 mg（患者体重 > 100 kg），随后每 12 周给药一次。此药剂型有 45 mg 或 90 mg 预充式注射器，45 mg 一次性小瓶，其溶液剂型适用于克罗恩病患者静脉给药。guselkumab 为皮下注射给药，分别在第 0、4 周注射 100 mg，随后每 8 周注射一次。

禁忌证

乌司奴单抗和 IL-23 抑制剂对已知过敏的患者禁忌

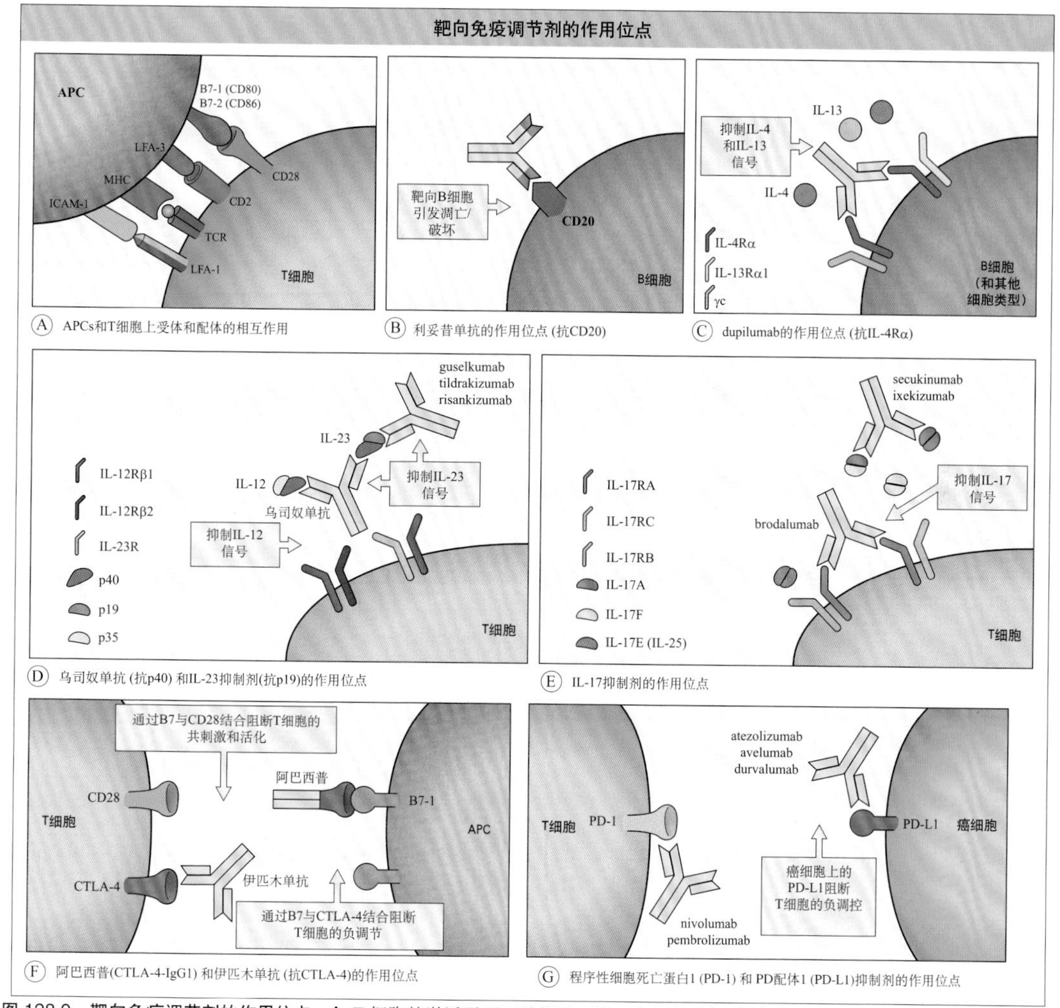

靶向免疫调节剂的作用位点

(A) APCs和T细胞上受体和配体的相互作用

(B) 利妥昔单抗的作用位点 (抗CD20)

(C) dupilumab的作用位点 (抗IL-4Rα)

(D) 乌司奴单抗 (抗p40) 和IL-23抑制剂 (抗p19) 的作用位点

(E) IL-17抑制剂的作用位点

(F) 阿巴西普 (CTLA-4-IgG1) 和伊匹木单抗 (抗CTLA-4) 的作用位点

(G) 程序性细胞死亡蛋白1 (PD-1) 和PD配体1 (PD-L1) 抑制剂的作用位点

图 128.9 **靶向免疫调节剂的作用位点。** A. T 细胞的激活需要两种信号。第一个出现于主要组织相容性复合体抗原与 T 细胞受体相互作用时。第二个信号需要 T 细胞活化。B. 利妥昔单抗作用位点。C. dupilumab 作用位点。D. 乌司奴单抗作用位点。E. IL-17 抑制剂作用位点。F. 阿巴西普和伊匹木单抗作用位点。G. 程序性细胞死亡蛋白 1（PD-1）和 PD 配体 1（PD-L1）抑制剂的作用位点。APC，抗原呈递细胞；CTLA-4，细胞毒性 T 淋巴细胞抗原 4；ICAM，细胞间黏附分子；IL，白介素；LFA，淋巴细胞功能抗原；MHC，主要组织相容性复合体；R，受体。

使用。严重感染活动期和恶性肿瘤患者禁止使用此药。

主要副作用

乌司奴单抗可能导致黏膜皮肤念珠菌病（5% 的患者），以及引起分枝杆菌和沙门菌的严重感染和播散性感染。这些特殊感染提示患者可能存在 IL-12/IL-23 信号通路的遗传缺陷（见图 60.2）。因此，应用所有 IL-12/23 或 IL-23 抑制剂时，患者需在治疗前接受评估，以排除结核病，并且治疗过程中每年评估一次（见表 128.7）。近期感染结核且未治疗的患者应先进行抗结核治疗，然后应用乌司奴单抗。

在拮抗 IL-12/23 治疗的临床试验中，患者出现主要不良心血管事件（MACEs）（如心肌梗死或脑卒中）的概率增加，但 meta 分析数据及一项随访 5 年的研究均未发现 MACEs 与应用 IL-12/23 抑制剂具有显著相关性[62-64]。尽管 IL-12/23 抑制剂对血管炎和血栓的影响，尤其是对其在治疗过程中的影响并未确定，但治疗前对心血管危险因素的评估仍是必要的。乌司奴单抗其他潜在严重副作用见表 128.6。注射部位反应也可发生，但发生率较 TNF 抑制剂低。有病例报道，患者应用乌司奴单抗后腿部出现网状紫癜，并发展为皮肤坏死[65]。

药物相互作用

活的疫苗不可与乌司奴单抗联合应用（见表 128.10），否则疫苗的免疫反应也许会消失。乌司奴单抗或 IL-23 抑制剂不应与其他靶向免疫调节剂联合应用。此类药物与其他免疫抑制剂联合应用会增加感染的可能性。

妊娠期用药

乌司奴单抗是妊娠期 B 级用药。guselkumab 在 2015 年 6 月获批应用于临床，尚未标记其妊娠期用药分级。这类药物哺乳期用药的安全性未知。

IL-17 抑制剂

近来，3 种 IL-17 抑制剂已获批用于治疗银屑病：ixekizumab 和 secukinumab 靶向作用于 IL-17A，brodalumab 阻断 IL-17 受体 A（图 128.9E）。这三种药物的共同禁忌证、主要副作用、药物相互作用、妊娠期用药及各自的药物特点均在下文阐述。

禁忌证

已知对药物或其配方成分过敏的患者禁忌使用该种 IL-17 抑制剂。慢性 / 复发性感染或炎性肠病慎用此类药物（克罗恩病为 brodalumab 禁忌证，见下文）。严重活动性感染患者禁止应用 IL-17 抑制剂，或发现活动性感染立即中止 IL-17 抑制剂治疗。

主要副作用

IL-17 抑制剂的临床试验中最常见的副作用为鼻咽炎、上呼吸道感染和注射部位反应[66-68]。超敏反应也有报道，包括过敏反应、血管性水肿和荨麻疹。5% 的患者会出现黏膜皮肤念珠菌病，多见于口腔或外阴阴道[67, 69]。这也反映了 IL-17 对念珠菌的重要抑制作用（见图 60.2）[70]。前面所述的感染症状一般为轻度或中度，对症治疗后可以消退[67]。1% ～ 2% 的患者出现中性粒细胞减少（< 1500 个 /mm³），与应用依那西普后的发生率类似[66, 68]。患者需要在治疗前接受评估，以排除结核病，并且治疗过程中每年评估一次（见表 128.7）。近期感染结核且未治疗的患者必须先进行抗结核治疗，然后应用 IL-17 抑制剂。

患者应用 IL-17 抑制剂后可能出现克罗恩病的初发及加重，还可能出现溃疡性结肠炎。而不良心血管事件的发生率在临床试验中并未发现升高。

药物相互作用

活疫苗不可与 IL-17 抑制剂联合应用（见表 128.10）。

IL-17 抑制剂不应与其他靶向免疫调节剂联合应用，避免增加潜在感染的风险。

妊娠期用药

secukinumab 是妊娠期 B 级用药。其他 IL-17 抑制剂在 2015 年 6 月获批应用于临床，尚未标记妊娠期用药分级。这类药物哺乳期用药的安全性未知。尽管已知人 IgG 可透过胎盘屏障，但目前尚无妊娠期妇女应用 IL-17 抑制剂的临床数据。动物试验中，猴子妊娠时应用 ixekizumab、secukinumab 和 brodalumab 给人推荐最大剂量的 19 ～ 30 倍剂量，未显示对胎儿有危害，而 ixekizumab 试验组出现一些新生儿死亡病例。这类药物哺乳期用药的安全性未知。

ixekizumab

作用机制

ixekizumab（Taltz®）是人源化 IgG4 单克隆抗体，特异性结合并抑制 IL-17A，从而中和 IL-17A 同二聚体和 IL-17A/F 异二聚体（见图 128.9E）。在 ixekizumab 的铰链区，脯氨酸取代丝氨酸，阻止形成与内源性人 IgG 进行 Fab 臂交换的半抗体（半聚体）。

适应证

ixekizumab 获批用于成人中度至重度斑块型银屑病，治疗 12 周后 PASI 评分改善 75% 的患者比例达到 85% ～ 90%[66]。

剂量

ixekizumab 为皮下注射给药，起始剂量 160 mg，随后 80 mg 每 2 周一次，持续 12 周，然后每 4 周给药一次。此药储存于 80 mg 预充式注射器和自动注射器。

secukinumab

作用机制

secukinumab（Cosentyx®）是人 IgG1 κ 单克隆抗体，可高亲和性、选择性地结合 IL-17A（见图 128.9E）。

适应证

secukinumab 获批用于成人中度至重度斑块型银屑病，接受 300 mg 和 150 mg 治疗剂量的患者中，PASI 评分改善 75% 的比例分别达到 75% ～ 85% 和 65% ～ 75%[71]。secukinumab 也获批用于银屑病关节炎和强直性脊柱炎。

剂量

secukinumab 为皮下注射给药，分别在第 0、1、2、3、4 周注射 300 mg，随后每 4 周给药一次。患者体重 < 90 kg 时可给药 150 mg。此药储存于 150 mg 预充式

注射器和自动注射器。

brodalumab

作用机制

brodalumab（Siliq®）是人 IgG2 κ 单克隆抗体，选择性地结合 IL-17 受体 A，抑制 IL-17A/F 和 IL-17E（即 IL-25）相互作用（见图 128.9E）。

适应证

brodalumab 获批用于其他系统性治疗无效或无反应的成人中度至重度斑块型银屑病。接受 210 mg 和 140 mg 治疗剂量的患者中 PASI 评分改善 75% 的比例分别达到 80%～85% 和 60%～70%[69]。

剂量

brodalumab 储存于预充式注射器，每 2 周一次皮下注射 210 mg。

其他禁忌证和主要副作用

与其他 IL-17 抑制剂相同的禁忌证和副作用已在前面阐述。brodalumab 禁忌应用于克罗恩病。brodalumab 临床试验显示患者会有自杀倾向和自杀行为[72]。因此，此药只能通过有限风险评估和缓解策略（REMS）计划来获取，该计划要求医生和药房认证以及患者处方协议表。

dupilumab

引言

dupilumab（Dupixent®）是作用于 IL-4 受体 α 亚基（IL-4R α）的单克隆抗体。

作用机制

dupilumab 是人 IgG4 单克隆抗体，特异性与 IL-4 和 IL-13 受体组成的异二聚体中的 IL-4 受体 α 亚基结合（图 128.9C），从而阻断 IL-4 和 IL-13 的信号通路，以及之后 Th2 细胞介导的炎症反应。

适应证

dupilumab 获批用于成人中度至重度特应性皮炎，接受治疗的患者中湿疹面积和严重指数（EASI）评分改善 75% 的比例达到 50%[73]。儿童特应性皮炎的治疗仍在临床试验阶段。

剂量

dupilumab 在第 0 周皮下注射 600 mg，随后 300 mg 每 2 周一次。

禁忌证

已知对药物或其配方成分过敏的患者禁忌使用该

药 dupilumab。

主要副作用

最常见的副作用为注射部位反应和结膜炎（见表 128.6），其发生率均为 10%。

药物相互作用

活的疫苗不可与 dupilumab 联合应用（见表 128.10）。

妊娠期用药

已知人 IgG 可透过胎盘屏障，但目前尚无妊娠期妇女应用 dupilumab 的临床数据。动物试验中，猴子妊娠时应用 dupilumab 给人推荐最大剂量的 10 倍剂量，未显示对胎儿有危害。哺乳期用药的安全性未知。

IL-1 抑制剂

引言

目前准入的 IL-1 拮抗剂有三种：阿那白滞素、卡那奴单抗和利纳西普。应用这类药物的皮肤病包括冷炎素相关周期热综合征（CAPS）、IL-1 受体拮抗剂常染色体隐性遗传缺陷病（DIRA）相关的脓疱病和骨损害（如骨髓炎）（见表 45.2 和 45.6）。CAPS 代表一系列常染色体显性疾病，其特征为荨麻疹皮损和多样的皮肤外症状，其与编码冷炎素的基因的功能获得性突变相关，而冷炎素是在产生 IL-1 β 的"炎性体"复合体中起作用的蛋白质。对这类药物的共同禁忌证、主要副作用和药物相互作用进行回顾后，将讨论药物各自的特点。

禁忌证

已知对药物或其配方成分过敏的患者禁忌使用该种 IL-1 β 拮抗剂。活动性感染患者禁止应用，或发现严重感染立即中止 IL-1 β 拮抗剂治疗。

主要副作用

副作用包括严重感染的风险增加、流感样症状和注射部位反应。需要进行结核病基线评估，并且通常在治疗过程中每年重复评估。未经治疗的潜伏性结核病患者应在开始治疗前接受抗结核治疗。

药物相互作用

其他免疫抑制剂，特别是 TNF 抑制剂，不应与 IL-1 拮抗剂联合应用[43]。活疫苗也应避免联合应用（见表 128.10），疫苗的完全有效性尚不明确。

阿那白滞素

作用机制

阿那白滞素（anakinra, Kineret®）是重组非糖基化人 IL-1 受体拮抗剂。其与 IL-1 的 1 型受体结合，竞争性抑制 IL-1，从而下调 IL-1 的致炎症作用（见图 45.13）。

适应证

阿那白滞素获批用于成人类风湿关节炎及 CAPS，尤其可有效治疗儿童及成人型 NOMID[74-75]（见表 45.2）。另外，据报道，阿那白滞素有助于控制 DIRA（见上文和表 45.7）、泛发性脓疱型银屑病 /IL-36 受体拮抗剂缺乏（DITRA）、SAPHO 综合征、Schnitzler 综合征、化脓性汗腺炎、坏疽性脓皮病和化脓性关节炎–坏疽性脓皮病–痤疮（PAPA）综合征[76-78]。

剂量

阿那白滞素用法为每天皮下注射，成人类风湿关节炎应用 100 mg 剂量，NOMID 儿童患者起始剂量为 1 ～ 2 mg/kg，随后根据需要滴定至最大剂量每天 8 mg/kg，以控制活动期炎症。此药储存于 100 mg 预充式注射器。

其他禁忌证

除了上述 IL-1 拮抗剂的共同禁忌证之外，肾功能损害患者应慎用阿那白滞素；对于肌酐清除率 < 30 ml/min 的 NOMID，推荐每 2 天给药一次。

其他主要副作用

除了感染，中性粒细胞减少和血小板减少是潜在的严重副作用。全血细胞计数必须每个月检测一次，连续 3 个月，随后每季度检测一次（见表 128.7）。注射部位反应通常较轻微，且随着继续治疗而减轻。

妊娠期用药

阿那白滞素是妊娠期 B 级用药。哺乳期用药的安全性未知。

卡那奴单抗

作用机制

卡那奴单抗（canakinumab, Ilaris®）是人 IgG1 κ 单克隆抗体，特异性结合并中和 IL-1β。

适应证

卡那奴单抗获批用于以下情况：≥ 4 岁的 CAPS 患者（见前述和表 45.2），TNF 受体相关周期热综合征（TRAPS）、高免疫球蛋白 D 血症综合征（HIDS）、家族性地中海热（FMF）的成人和儿童患者（见表 45.2），以及 ≥ 2 岁的全身型幼年特发性关节炎（SJIA）患者。卡那奴单抗也已成功用于治疗 DIRA、泛发性脓疱型银屑病、Schnitzler 综合征、化脓性汗腺炎、坏疽性脓皮病和 PAPA 综合征[77, 79-80]。

剂量

卡那奴单抗用法为每 4 ～ 8 周一次皮下注射，体重 > 40 kg 的患者为 150 ～ 300 mg 剂量，体重 15 ～ 40 kg 的患者 2 ～ 4 mg/kg。一般而言，与 TRAP、HIDS 或 FMF 患者相比，CAPS 患者的剂量较低且药物的使用频率较低。卡那奴单抗储存于 150 mg 单剂量小瓶。

妊娠期用药

卡那奴单抗是妊娠期 C 级用药，而哺乳期妇女慎用[81]。

利纳西普

作用机制

利纳西普（rilonacept, Arcalyst®）是二聚体融合蛋白，由 IL-1 受体胞外区域与 IgG1 的 Fc 段结合而成。其作为可溶性诱饵受体阻断 IL-1β 信号传导，阻止 IL-1β 与细胞表面受体相互作用。利纳西普对 IL-1α 和 IL-1 受体拮抗剂的亲和力较低。

适应证

利纳西普已获批用于 ≥ 12 岁的 CAPS 患者，据报道，其对 Schnitzler 综合征患者也有疗效。

剂量

利纳西普用法为皮下注射，成人起始剂量 320 mg，儿童患者 4.4 mg/kg，随后每周一次注射 160 mg 或 2.2 mg/kg。

妊娠期用药

利纳西普是妊娠期 C 级用药，而哺乳期妇女慎用。

利妥昔单抗

引言

利妥昔单抗（rituximab, Rituxan®）是一种嵌合型单克隆抗体，直接作用于成熟 B 细胞表面的 CD20 抗原[82]。

作用机制

利妥昔单抗作用于成熟 B 细胞表面的 CD20 抗原，引起细胞凋亡。其靶向且选择性清除 CD20+ B 细胞而不影响干细胞或浆细胞。可能的作用机制是使细胞溶解，包括补体依赖的细胞毒作用和抗体依赖性细胞介导的细胞毒作用。已观察到天疱疮患者治疗后桥粒黏蛋白 -3 特异性 CD4+T 细胞水平下调，B 细胞清除和抗桥粒粒黏蛋白 -3 抗体水平下降[83]。

维妥珠单抗为皮下注射的人源化抗 CD20 单克隆抗体，正处于治疗非霍奇金淋巴瘤和免疫性血小板减少症的研究阶段，已有报道其成功用于顽固性寻常型天疱疮患者[84]。放射性抗 CD20 抗体，例如钇 -90/铟 -111 标记的替伊莫单抗（ibritumomab tiuxetan）和碘 -131 标记的托西莫单抗（tositumomab）也已获批用于治疗 B 细胞非霍奇金淋巴瘤。

适应证

利妥昔单抗已获批用于治疗 B 细胞非霍奇金淋巴瘤、慢性淋巴细胞白血病、类风湿关节炎、肉芽肿性多血管炎和显微镜下多血管炎[85]。利妥昔单抗已成功用于治疗皮肤 B 细胞淋巴瘤[86]。除了已批准的适应证，利妥昔单抗还可有效治疗自身免疫性大疱性皮肤病，包括寻常型天疱疮[87]、类天疱疮、黏膜类天疱疮[88]和副肿瘤性天疱疮。在最近的随机对照研究中，寻常型天疱疮一线治疗在第 0、14 天加用利妥昔单抗 1 g，在第 12、18 个月时 500 mg，联合泼尼松 0.5～1 mg/（kg·d）在 3～6 个月内逐渐减量，使 89% 的患者在 24 个月时完全缓解，而仅联合泼尼松 1～1.5 mg/（kg·d）在 12～18 个月内逐渐减量，有 34% 的患者完全缓解[89]。也有报道利妥昔单抗成功用于治疗系统性红斑狼疮和皮肤型红斑狼疮、皮肌炎[91]、慢性移植物抗宿主病[92]、冷球蛋白血症血管炎和其他形式的皮肤小血管炎[93]。

剂量

对于淋巴瘤的治疗，利妥昔单抗的使用剂量为静脉注射 375 mg/m^2，每周一次，连续使用 4～8 周。类风湿关节炎的治疗剂量为 1 g，每周一次，连用 2 周，可 4～6 个月后再次治疗。通常在其应用前 30 min 静脉注射 100 mg 甲泼尼龙。利妥昔单抗获批与甲氨蝶呤联合治疗类风湿关节炎，与化疗联合应用于 B 细胞淋巴瘤。对于寻常型天疱疮患者，给药方案包括：①每周 375 mg/m^2，持续 3～4 周；②第 0 天和第 14 天 1 g，根据抗桥粒黏蛋白抗体水平的变化，在 4～6 个月及以上的间隔内再次治疗[94-95]。产生抗利妥昔单抗抗体的患者可能疗效会降低[96]。

禁忌证

利妥昔单抗禁忌应用于对该药或其配方成分过敏的患者、乙肝病毒携带者（见表 128.8）、心率失常患者、心绞痛患者、易患肿瘤患者或者活动性感染患者。

主要副作用（见表 128.6）

据报道，有注射利妥昔单抗 24 h 内死亡的病例。这些致命的输液反应包括缺氧、肺浸润、急性呼吸窘迫综合征、心肌梗死、心室纤颤和心源性休克。输液反应致命的患者中约有 80% 是在第一次药物输注时。肿瘤溶解综合征患者应用利妥昔单抗后可出现需要透析的急性肾衰竭及致命的结局。应用利妥昔单抗治疗的患者偶尔可见严重的皮肤黏膜反应，如 Stevens-Johnson 综合征、中毒性表皮坏死松解症等。极少数患者在治疗期间出现副肿瘤性天疱疮，但其原因是否与药物或者疾病有关仍不明确。也有报道发生渐进性多灶性白质脑病及乙肝病毒活化，后者可能导致急性重型肝炎。

注射利妥昔单抗的安全性主要建立在淋巴增生性疾病患者中。总体来说，类风湿关节炎患者发生不良反应的情况与非霍奇金淋巴瘤患者相似。在临床观察中，最常见的不良反应是输液反应和感染，免疫球蛋白的平均水平未见明显变化。

药物相互作用

禁忌与活疫苗联合应用，可使疫苗反应减弱。与其他靶向免疫调节剂（特别是那他珠单抗）联合应用会增加感染概率。联合应用顺铂会增加肾毒性。

妊娠期用药

利妥昔单抗是妊娠期 C 级用药，哺乳期妇女应用可能不安全。

奥马珠单抗

引言

奥马珠单抗（omalizumab，Xolair®）是作用于 IgE 的重组人源化单克隆抗体。

作用机制

奥马珠单抗是人源化 IgG1 单克隆抗体，其选择性结合并降低游离人 IgE 的血清水平。其还下调肥大细胞、嗜碱性粒细胞和树突细胞上的高亲和性 IgE 受体的数量[97-98]。这两种机制限制了炎症介质的释放，并通过其对树突细胞的作用减少抗原呈递至 T 细胞。

适应证

奥马珠单抗已获批用于治疗 ≥ 12 岁的慢性特发性荨麻疹（chronic idiopathic urticaria，CIU）患者和 ≥ 6 岁的哮喘患者[99-100]。另外，奥马珠单抗还可治疗特应性皮炎[101]、嗜酸性肉芽肿性血管炎、大疱性类天疱疮和肥大细胞增多症。

剂量

奥马珠单抗对于 CIU 的治疗方法为每 4 周一次皮下注射 150 mg 或 300 mg，剂量不依赖于血清 IgE 水平或体重。哮喘患者为每 2～4 周一次注射 75～375 mg，根据基线血清总 IgE 水平和体重确定给药剂量。

禁忌证

曾对奥马珠单抗过敏的患者禁忌使用。

主要副作用（见表 128.6）

最常见的严重不良反应是过敏反应，发生于 0.1%～0.2% 的哮喘患者和迄今报道的 1 例 CIU 患者。在哮喘患者的临床试验中可能出现恶性肿瘤的总体风险增加——奥马珠单抗组为 0.5%，安慰剂组为 0.2%。但随后较大的纵向研究未能证明恶性肿瘤的风险增加[102]。10% ～ 15% 的患者发生注射部位反应。

相互作用

未见与其他药物有明确的相互作用。

妊娠期用药

奥马珠单抗是妊娠期 B 级用药，其可被分泌至猴的乳汁，哺乳期妇女应慎用。

Janus 激酶（JAK）抑制剂

引言

Janus 激酶（JAK）抑制剂托法替尼（tofacitinib，Xeljanz®，Jakvinus®）主要作用于 JAK1/3，FDA 批准其用于治疗成人类风湿关节炎，而 JAK1/2 抑制剂鲁索替尼（ruxolitinib，Jakafi®）获批用于治疗真性红细胞增多症和成人骨髓纤维化。另一种 JAK1/2 抑制剂 baricitinib 治疗类风湿关节炎和银屑病仍在临床研究中。

作用机制

有四种已知的 JAK 酶——JAK1、JAK2、JAK3 和酪氨酸激酶 2（TYK2）。这些酪氨酸激酶在细胞因子介导的信号转导中起关键作用，后者导致炎症蛋白的转录激活。依赖 JAK 的细胞因子包括 IFN-γ、IL-6-JAK1/2，IL-2、IL-4-JAK1/3，IFN-α/β、IL-4/13-JAK1/TYK2，以及 IL-12/23-JAK2/TYK2。这些细胞因子涉及许多炎症疾病和自身免疫疾病的发病机制，例如类

风湿关节炎、银屑病 / 银屑病关节炎、特应性皮炎、斑秃和白癜风[103]。

皮肤科应用

托法替尼治疗银屑病的 III 期研究正在进行中，约 65% 和 45% 的患者分别接受 10 mg 或 5 mg，2 次 / 日，其 PASI 评分均降低 75%。最近一项针对 66 名严重斑秃患者（> 50% 的头发缺失）的开放性研究显示，托法替尼 5 mg 每日 2 次治疗 3 个月，有 32% 的患者脱发严重程度（SALT）评分改善 > 50%。然而，停药导致疾病在平均 8 周内复发[104]。在一项针对 12 名成人中度至重度斑秃的研究中，75% 的患者在使用鲁索替尼 20 mg 每日 2 次治疗 3 ～ 6 个月后，SALT 评分改善 > 50%。在停药后 3 个月内，所有应答者脱发明显增加，高至 33%[105]。

初步研究显示，局部应用 2% 托法替尼软膏可治疗特应性皮炎或银屑病，2% 鲁索替尼乳膏可治疗面部白癜风[106-107]。已报道口服 JAK 抑制剂成功治疗的其他皮肤疾病包括移植物抗宿主病、皮肌炎、STAT1 相关的慢性皮肤黏膜念珠菌病和干扰素病（见表 45.7）。

剂量

获批用于类风湿关节炎的托法替尼剂量为 5 mg 每日 2 次或每日 11 mg 的缓释剂型，用于银屑病的剂量为 5 ～ 10 mg 每日 2 次。对于中度至重度肾损害或中度肝损害患者，剂量应该减少至 5 mg 每日 1 次。托法替尼获批与甲氨蝶呤联合应用。鲁索替尼用于真性红细胞增多症和骨髓纤维化的批准剂量范围为 5 ～ 25 mg 每日 2 次，建议肾损害或肝损害患者减少剂量。

图 128.10 Janus 激酶（JAK）抑制剂作用机制。受体相关的 JAKs 和 STAT（信号转导和转录激活因子）蛋白的不同组合转导细胞因子信号。通过 JAKs 磷酸化，STATs 二聚化，转位至细胞核并激活靶基因。IL，白介素；IFN，干扰素

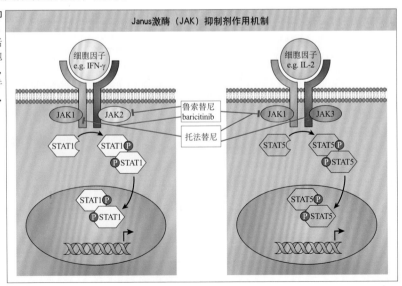

禁忌证

严重活动性感染、严重肝损害、淋巴细胞减少症（< 500 个 /mm³）、中性粒细胞减少症（< 1000 个 / mm³）或贫血（血红蛋白< 8 ~ 9 g/dl）患者应避免使用托法替尼。胃肠道穿孔风险增加的患者慎用。

主要副作用

接受托法替尼和鲁索替尼的患者可出现严重的细菌、分枝杆菌、侵袭性真菌、病毒和其他机会性感染。基线时需要评估结核病，并且在治疗过程中监测。未经治疗的潜伏性结核病患者应在开始治疗前接受抗结核治疗。临床试验中出现的副作用包括头痛和腹泻。

尽管在使用托法替尼治疗的类风湿关节炎患者中淋巴瘤和其他恶性肿瘤有发生，但最近的一项 meta 分析并未显示恶性肿瘤风险增加与治疗有相关性。应用 JAK 抑制剂治疗的患者可发生非黑色素瘤性皮肤癌，包括基底细胞癌、鳞状细胞癌和 Merkel 细胞癌。渐进性多灶性白质脑病在接受鲁索替尼治疗的骨髓纤维化患者中有发生。

在应用 JAK 抑制剂治疗的患者中可观察到中性粒细胞减少症、淋巴细胞减少症（主要见于托法替尼）、贫血、血小板减少症（主要见于鲁索替尼）、高脂血症和肝酶水平升高。应用托法替尼治疗时建议在基线时、1 ~ 2 个月内及此后每 3 个月监测全血细胞计数（CBC）、肝酶水平和脂质谱（见表 128.7）。当应用鲁索替尼治疗皮肤科适应证时，也应进行类似的实验室监测，治疗 1 个月后检测 CBC。

药物相互作用

口服 JAK 抑制剂不应用于接受其他靶向免疫调节剂或免疫抑制剂（硫唑嘌呤和环孢素）治疗的患者，以避免感染风险和 EB 病毒相关淋巴组织增生性疾病风险增加。活疫苗禁忌联合应用，也许会减弱疫苗反应。氟康唑和 CYP3A4 抑制剂（包括酮康唑）可能会增加血液内 JAK 抑制剂含量。

妊娠期用药

托法替尼和鲁索替尼是妊娠期 C 级用药，不建议哺乳期妇女使用。

正在研究的靶向免疫调节剂和其他靶向疗法

用于皮肤病学的靶向免疫调节剂的开发仍在继续。目前正在研究的银屑病治疗用药和历史靶向治疗用药部分列于表 128.11 中。正在开发的用于非皮肤炎性疾病的其他药物可能对皮肤病有效（表 128.12）或与皮肤不良反应有关（见表 128.9）。

表 128.11　应用于银屑病的靶向免疫调节剂的研发中药物和历史药物

制剂名称	作用机制	临床试验分期
研发中的注射药剂		
tildrakizumab	IL-23 抑制剂	III
risankizumab	IL-23 抑制剂	III
neihulizumab	阻止 T 细胞活化	II
tregalizumab	调节性 T 细胞活化剂	II
namilumab	GM-CSF 拮抗剂	II
IMO-8400	TLR7/8/9 拮抗剂	II
研发中的口服药剂		
KD025	ROCK2 抑制剂	II
baricitinib	JAK1/2 抑制剂	II
VTP-43742	ROR-γt 抑制剂	III
piclidenoson	腺苷 A_3 受体抑制剂	III
ZPL-389	组胺 H_4 受体拮抗剂	II
历史药物		

阿来西普（Amevive®）（2003—2011）
- LFA-3 与人 IgG 的 Fc 段融合的融合蛋白；结合 T 细胞 CD2，阻止其与 APC 上的 LFA-3 相互作用并导致 T 细胞活化；导致 CD45RO⁺细胞减少
- FDA 批准用于治疗银屑病的第一个靶向免疫调节剂
- 只有 10% ~ 20% 的患者 PASI 降低 75%
- 要求监测 CD4⁺ T 细胞计数

依法珠单抗（Raptiva®）（2003—2009）
- 阻断 CD11a 的人源化单克隆抗体，是 T 细胞 LFA-1 的一个组成成分，结合下列细胞上的 ICAM-1：① APCs，为 T 细胞活化传递协同刺激信号；②内皮细胞，使 T 细胞迁移至皮肤中
- 25% ~ 40% 的患者 PASI 降低 75%
- 并发症包括反弹发作、血小板减少症、溶血性贫血和进行性多灶性白质脑病

APC，抗原呈递细胞；GM-CSF，粒细胞–巨噬细胞集落刺激因子；ICAM，细胞间黏附分子；IL，白介素；JAK，Janus 激酶；LFA，淋巴细胞功能相关抗原；PASI，银屑病皮损面积和严重程度指数；ROCK2，Rho 相关激酶 2；ROR，视黄酸受体相关的孤儿核受体。
Adapted from the National Psoriasis Foundation website（www.psoriasis.org），updated April 2017.

静脉注射免疫球蛋白

要点

- 静脉注射免疫球蛋白（IVIg）适用于炎症性疾病，包括一些皮肤疾病。
- 对于炎症性疾病的用量都是凭经验的，但对于慢性病一般均使用每月 2 g/kg，对于急性病则使用 3 g/kg。

■ 仅对于少数皮肤疾病有充分的证据证明 IVIg 的疗效。

引言

IVIg 是从每个生产周期 100 000～200 000 个人捐赠的混合血浆中提取的球蛋白无菌溶液。加工的产物

表 128.12　医学中应用的其他靶向（"生物"）制剂。 用于皮肤病的研发中的其他药物包括 nemolizumab，其靶向 IL-31 受体 A 来治疗与特应性皮炎相关的瘙痒

药物（商品名®）	靶位	FDA 批准的适应证
Abatacept（Orencia）	B7-1（CD80）	类风湿关节炎、幼年特发性关节炎、银屑病关节炎
Abciximab（ReoPro）	糖蛋白 Ⅱ b/ Ⅲ a	心血管疾病
Alemtuzumab（Campath）	CD52	B 细胞 CLL/ 蕈样肉芽肿、ATLL
Alirocumab（Praluent）	PCSK9	高胆固醇血症
Atezolizumab（Tecentriq）	PD-L1	尿路上皮癌、非小细胞肺癌
Avelumab（Bavencio）	PD-L1	转移性 Mercel 细胞癌、尿路上皮癌
Basiliximab（Simulect）	IL2R α（CD25）	实体器官移植，超适应证应用于 GVHD
Belimumab（Benlysta）	B 淋巴细胞刺激因子	系统性红斑狼疮，超适应证应用于皮肤型红斑狼疮
Bevacizumab（Avastin）	VEGF	结肠直肠癌、非鳞状 / 非小细胞肺癌、其他恶性肿瘤
Bezlotoxumab（Zinplava）	艰难梭菌毒素	艰难梭菌腹泻
Blinatumomab（Blincyto）	CD19 和 CD3（BiTE）	B 细胞 ALL
Brentuximabvedotin（Adcetris）	CD30	间变性大细胞和霍奇金淋巴瘤
Cetuximab（Erbitux，IgG1）	EGFR	头部和颈部鳞状细胞癌、结肠直肠癌
Daclizumab（Zinbryta，之前为 Zenapax）	IL2 R α（CD25）	多发性硬化症、实体器官移植、GVHD
Daratumumab（Darzalex）	CD38	多发性骨髓瘤
Denosumab（Prolia，Xgeva）	RANK 配体	骨质疏松、骨转移
Dinutuximab（Unituxin）	糖脂 GD2	神经母细胞瘤
Durvalumab（Imfinzi）	PD-L1	晚期 / 转移性尿路上皮癌
Eculizumab（Sorilis）	补体固有成分 5	阵发性睡眠性血红蛋白尿症
Elotuzumab（Empliciti）	SLAMF7（CD319）	多发性骨髓瘤
Evolocumab（Repatha）	PCSK9	高脂血症
Lbritumomab tiuxetan（Zevalin）§	CD20	非霍奇金淋巴瘤
lpilimumab（Yervoy）	CTLA-4（CD152）	不可切除 / 转移性黑色素瘤或辅助治疗累及淋巴结的黑色素瘤（图 128.9F）
Mepolizumab（Nucala）	IL-5	哮喘
Muromonab（Orthoclone OKT3）	CD3	急性同种异体排斥反应（肾、心、肝）
Natalizumab（Tysabri）	α -4 整联蛋白	多发性硬化症、克罗恩病
Necitumumab（Portrazza）	EGFR	晚期鳞状细胞非小细胞肺癌
Nivolumab（Opdivo）	PD-1	不可切除 / 转移性黑色素瘤、头部 / 颈部鳞状细胞癌、非小细胞肺癌、其他恶性肿瘤
Obiltoxaximab（Anthim）	炭疽杆菌孢子	炭疽
Ocrelizumab（Ocrevus）	CD20	多发性硬化症
Ofatumumab（Arzerra）	CD20	B 细胞 CLL
Olaratumab（Lartruvo）	血小板源生长因子 - α	软组织肉瘤
Palivizumab（Synagis）	呼吸道合胞病毒（RSV）	RSV 感染
Panitumumab（Vectibix）	EGFR	转移性结肠直肠癌
Pembrolizumab（Keytruda）	PD-1	不可切除 / 转移性黑色素瘤、头部 / 颈部鳞状细胞癌、非小细胞肺癌、其他恶性肿瘤

药物（商品名®）	靶位	FDA 批准的适应证
表 128.12　医学中应用的其他靶向（"生物"）制剂。用于皮肤病的研发中的其他药物包括 nemolizumab，其靶向 IL-31 受体 A 来治疗与特应性皮炎相关的瘙痒（续表）		
Pertuzumab（Perjeta）	HER2	HER2 乳腺癌
Ramucirumab（Cyramza）	VEGFR2	晚期胃癌、转移性结肠直肠癌和非小细胞肺癌
Ranibizumab（Lucentis，intravitreal agent）	VEGF	年龄相关性黄斑变性、糖尿病视网膜病变 / 黄斑水肿
Raxibacumab	炭疽杆菌孢子	炭疽
Reslizumab（Cinqair）	IL-5	哮喘
Sarilumab（Kevzara）	IL-6 受体	类风湿关节炎
Siltuximab（Sylvant）	IL-6	多中心 Casteman 病
Tocilizumab（atlizumab，Actemra）	IL-6 受体	类风湿关节炎、幼年特发性关节炎、巨细胞动脉炎
Trastuzumab（Herceptin）	HER2	HER2 过度表达的乳腺癌和转移性胃癌
酪氨酸激酶抑制剂（见表 21.16）		
Afatinib（Gilotrif）	EGFR，HER2	非小细胞肺癌
Alectinib（Alecensa）	ALK	ALK ＋非小细胞肺癌
Axitinib（Inlyta）	VEGFR1 ～ 3，KIT，PDGFR	肾细胞癌
Bosutinib（Bosulif）	Abl，Src	CML
Brigatinib（Alunbrig）	ALK，EGFR	ALK ＋非小细胞肺癌
Cabozantinib（Cometriq）	VEGFR2，Met	转移性甲状腺髓样癌
Ceritinib（Zykadia）	ALK	ALK ＋非小细胞肺癌
Cobimetinib（Cotellic）	MEK1/2	不可切除 / 转移性黑色素瘤（联合应用 vemurafenib）
Crizotinib（Xalkori）	ALK	ALK ＋非小细胞肺癌
Dabrafenib（Tafinlar）	伴有 V600E/K 突变的 BRAF 丝氨酸 / 苏氨酸激酶	不可切除或转移性黑色素瘤伴 BRAF V600E/K 突变
Dasatinib（Sprycel）	KIT，Abl	CML、费城染色体阳性 ALL
Erlobinib（Tarceva）	EGFR	非小细胞肺癌和胰腺癌
Gefitibib（Iressa）	EGFR	非小细胞肺癌
lbrutinib（Imbruvica）	Bruton 酪氨酸激酶	套细胞淋巴瘤、慢性 GVHD
Imatinib（Gleevec，Glivec）	KIT，Abl，PDGFR	CML、ALL、骨髓增生异常 / 骨髓增生性疾病、GIST、DFSP（见第 116 章）、系统性肥大细胞增多症（见第 118 章）、嗜酸性粒细胞增多综合征（见图 25.7）；超适应证应用于硬皮病（如硬斑病、慢性 GVHD）
Lapatinib（Tykerb，Tycerb）	EGFR，HER2	转移性乳腺癌
Lenvatinib（Lenvima）	VEGFR1 ～ 3	甲状腺癌
Neratinib（Nerlynx）	EGFR，HER2/4	HER2 ＋乳腺癌
Nilotinib（Tasigna）	KIT，Abl，PDGFR	CML
Niraparib（Zejula）	PARP	卵巢癌、输卵管癌、腹膜癌
Obinutuzumab（Gazyva）	CD20	CLL、滤泡性淋巴瘤
Oslimertinib（Tagrisso）	EGFR	非小细胞肺癌
Pazopanib（Votrient）	VEGFR1 ～ 3，PDGFR，KIT	肾细胞癌、软组织肉瘤
Palbociclib（lbrance）	CDK4/6	转移性乳腺癌
Ponatinib（lclusig）	Abl，VEGFR，PDGFR，FGFR，KIT，其他	CML、费城染色体阳性 ALL
Regorafenib（Stivarga）	VEGFR，TIE2，其他	晚期 / 转移性结肠直肠癌、GIST
Ribociclib（Kisqali）	CDK4/6	晚期 / 转移性乳腺癌

表 128.12　医学中应用的其他靶向（"生物"）制剂。用于皮肤病的研发中的其他药物包括 nemolizumab，其靶向 IL-31 受体 A 来治疗与特应性皮炎相关的瘙痒（续表）

药物（商品名®）	靶位	FDA 批准的适应证
Sorafenib（Nexavar）	VEGFR1 和 2，PDGFR，BRAF	肾细胞癌、肝细胞癌和甲状腺癌
Sunitinib（Sutent）	VEGFR1 和 2，PDGFR，KIT，FLT3	肾细胞癌、GIST、胰腺神经内分泌肿瘤
Trametinib（Mekinist）	MEK1/2	不可切除 / 转移性黑色素瘤（联合应用 dabrafenib）
Vandetanib（Caprelsa）	VEGFR，EGFR，RET	转移性甲状腺髓样癌
Vemurafenib（Zelboraf）	伴有 V600E/K 突变的 BRAF 丝氨酸 / 苏氨酸激酶	不可切除或转移性黑色素瘤伴 BRAF V600E 突变
Hedgehog 通路抑制剂		
Sonidegib（Odomzo）	Smoothened 受体	晚期复发或不能切除的基底细胞癌
Vismodegib（Erivedge）	Smoothened 受体	不能切除或转移性基底细胞癌

§ 放射性形式钇 -90 或铟 -111 标记的替伊莫单抗。
CLL，慢性淋巴细胞白血病；ATLL，成人 T 细胞白血病性淋巴瘤；GVHD，移植物抗宿主病；PD-L1，程序性细胞死亡配体 1；ALL，急性淋巴细胞白血病；BiTE，双特异性 T 细胞衔接器；CML，慢性粒细胞白血病；CTLA-4，细胞毒性 T 淋巴细胞抗原 4；EGFR，表皮生长因子受体；IL，白介素；MEK，丝裂原活化蛋白激酶激酶；PCSK9，前蛋白转化酶枯草菌蛋白酶 /kexin9 型；PDGFR，血小板源生长因子受体；RANK，核因子 κ B 的激活因子；VEGF，血管内皮生长因子；VEGFR，血管内皮生长因子受体；CDK，周期蛋白依赖性激酶；DFSP，隆凸性皮肤纤维肉瘤；FLT3，FMS 样酪氨酸激酶 3；GIST，胃肠道间质肿瘤；PARP，聚 ADP 核糖聚合酶。

主要为 IgG，已经除去微量的 IgA 和其他可溶性免疫学活性颗粒。其半衰期为 3 ～ 5 周。

　　IVIg 用于免疫缺陷综合征、炎症性疾病及传染性疾病[108]。偶尔作为预防措施给予接触特定传染性病原体的易感个体，如暴露于水痘带状疱疹病毒的非免疫性或免疫缺陷患者。临床研究（大部分是非对照的）和病例报告表明，对于某些皮肤疾病，IVIg 是有效的[109-111]（表

128.13），但除皮肌炎外缺乏随机临床研究依据。

作用机制

　　IVIg 可能有以下一个或多个免疫调节机制：①功能性阻断 Fc 受体；②抑制补体介导反应的损害；③改变细胞因子和细胞因子拮抗剂功能；④通过抗独特型抗体减少循环抗体量；⑤中和能够激发自身抗体的毒

表 128.13　皮肤科 IVIg 使用指南

适应证	证据总结	剂量	备注
皮肌炎	确定有益	2 g/kg（使用 2 天）起始每月给药，维持治疗方案个体化	对泼尼松或免疫抑制剂治疗不耐受时有益
川崎病	确定有益	2 g/kg（使用 6 ～ 12 h）	
中毒性表皮坏死松解症	系列病例报告观察的证据	1 g/（kg·d）（使用 3 天）	益处尚有争议
天疱疮亚型	系列病例报告观察的证据	2 g/kg（使用 2 ～ 3 天）起始每月给药，维持治疗方案个体化	辅助或二线治疗
大疱性类天疱疮	系列病例报告观察的证据	2 g/kg（使用 2 ～ 3 天）起始每月给药，维持治疗方案个体化	辅助或二线治疗
黏膜（瘢痕性）类天疱疮	系列病例报告观察的证据	2 ～ 3 g/kg（使用 3 天）起始每 2 ～ 6 周给药，维持治疗方案个体化	辅助或二线治疗
获得性大疱性表皮松解症	观察的证据	2 g/kg（使用 2 ～ 3 天）起始每月给药，维持治疗方案个体化	辅助或二线治疗
坏死性筋膜炎	不能确定是否有益	2 g/kg（使用 6 ～ 12 h）；如疾病进展，在 2 ～ 5 天内重复 1 ～ 2 g/kg	进展性疾病的辅助治疗
坏疽性脓皮病	不能确定是否有益	2 g/kg（使用 2 天）起始每月给药，维持治疗方案个体化	可以考虑
特应性皮炎	不能确定是否有益（对照研究结果不一致）	2 g/kg（使用 1 ～ 2 天）每月给药	

Adapted from Mydlarski PR，Mittman N，Shear NH. Intravenous immunoglobulin：use in dermatology. Skin Therapy Lett. 2004;9：1-6.

素[108, 112]。对于中毒性表皮坏死松解症，IVIg 通过抑制 Fas 和 Fas 配体的相互作用来阻止 Fas（CD95）介导的角质形成细胞死亡（见第 20 章）。

适应证

IVIg 已获批用于治疗原发性和继发性免疫缺陷病。表 128.13 列出了适用 IVIg 治疗的皮肤病。

剂量

在美国，至少有 9 种不同剂量的 IVIg 可供使用[113]。产品的区别主要在于糖含量、钠含量、渗透压、pH 值和 IgA 水平（表 128.14）。应根据疾病所处的不同阶段采用不同剂量（见表 128.13）。

禁忌证

有 IVIg 过敏史、存在抗 IgA 抗体或严重缺乏 IgA 的患者禁用含有 IgA 的制剂。后者可能与抗 IgA 抗体的产生和过敏反应风险有关。

主要副作用

主要毒性反应包括过敏反应、无菌性脑膜炎、血栓、高黏滞综合征、出汗障碍性湿疹（汗疱疹）、心力衰竭和肺水肿。根据制剂的不同和治疗方法的不同，引起的副作用也不同。例如，肾衰竭为含蔗糖产品的潜在并发症，可能导致"渗透性肾病"。用对乙酰氨基酚和苯海拉明对其进行预处理也许能减少输液反应，同时减缓输液速度可减少血栓、无菌性脑炎、肾或心血管意外的发生。

药物相互作用

应用 IVIg 的个体可能对活病毒疫苗接种的反应不理想。

妊娠期用药

IVIg 是妊娠期 C 级用药，对妊娠期和哺乳期妇女没有过大的危险性。

表 128.14 美国现有的一些 IVIg 制剂				
	Gammagard®S/D	Privigen®	Gamunex®-C	CarimuneNF®
剂型	冻干	液体	液体	冻干
浓度	5%（也有 10%）	10%	10%	3% ～ 12%
最大输注速度	4.0 ml/（kg·h）	4.8 ml/（kg·h）	4.8 ml/（kg·h）	2.5 ml/（kg·h）
70 g 的输注时间	5.3 h	2 h	2 h	6.6 h
pH 值	6.8	4.8	4.25	6.4 ～ 6.8
渗透压（mOsm/L）	636	320	260	192 ～ 1074
糖含量	2% 葡萄糖	无	无	每克蛋白中 1.67 g 蔗糖
钠含量	0.85%	微量	微量	< 20 mg/g 蛋白
IgA（μg/ml）	< 2.2	< 25	46	720
有关其他产品的信息，请访问：primaryimmune.org/treatment-information/immunoglobulin-products/.				

（徐 薇译 付 萌校 王 刚审）

参考文献

1. Havell EA, Berman B, Ogburn CA, et al. Two antigenically distinct species of human interferon. Proc Natl Acad Sci USA 1975;72:2185–7.
2. Wills RJ. Clinical pharmacokinetics of interferons. Clin Pharmacokinet 1990;19:390–9.
3. Elgart GW, Sheremata W, Ahn YS. Cutaneous reactions to recombinant human interferon beta-1b: the clinical and histologic spectrum. J Am Acad Dermatol 1997;37:553–8.
4. Barlow CF, Priebe CJ, Mulliken JB, et al. Spastic diplegia as a complication of interferon alfa-2a treatment of hemangiomas of infancy. J Pediatr 1998;132:527–30.
5. Interferon-β₁ₐ, -β₁ᵦ, α₂ₐ, α₂ᵦ, α n3. In: Physicians' Desk Reference, 52ⁿᵈ edn. Montvale: Medical Economics Company, 1998:305–7, 1290–2, 2489–4, 2637–44.
6. Deyton LR, Walker RE, Kovac JA, et al. Reversible cardiac dysfunction associated with interferon-alfa therapy in AIDS patients with Kaposi's sarcoma. N Engl J Med 1989;321:1246–9.
7. Reinhold U, Hartl C, Hering R, et al. Fatal rhabdomyolysis and multiple organ failure associated

with adjuvant high dose interferon alfa in malignant melanoma. Lancet 1997;349:540–1.
8. Steis RG, Smith JW, Urba WJ, et al. Resistance to recombinant interferon-alfa2a in hairy-cell leukemia associated with neutralizing anti-interferon antibodies. N Engl J Med 1988;318:1409–13.
9. Rajan GP, Seifert B, Prummer O, et al. Incidence and in-vivo relevance of anti-interferon antibodies during treatment of low-grade cutaneous T-cell lymphomas with interferon alpha-2a combined with acitretin or PUVA. Arch Dermatol Res 1996;288:543–8.
10. Tomer Y, Menconi F. Interferon induced thyroiditis. Best Pract Res Clin Endocrinol Metab 2009;23:703–12.
11. Williams SJ, Baird-Lambert JA, Farrell GC. Inhibition of theophylline metabolism by interferon. Lancet 1987;2:939–41.
12. Mitoma H, Horiuchi T, Tsukamoto H, et al. Mechanisms for cytotoxic effects of anti-tumor necrosis factor agents on transmembrane tumor necrosis factor alpha-expressing cells: comparison among infliximab,

etanercept, and adalimumab. Arthritis Rheum 2008;58:1248–57.
13. Straub RH, Härle P, Sarzi-Puttini P, Cutolo M. Tumor necrosis factor-neutralizing therapies improve altered hormone axes. An alternative mode of anti-inflammatory action. Arthritis Rheum 2006;54:2039–46.
14. Mohan N, Edwards ET, Cupps TR, et al. Demyelination occurring during anti-tumor necrosis factor alpha therapy for inflammatory arthritides. Arthritis Rheum 2001;44:2862–9.
15. Behnam SM, Behnam SE, Koo JY. TNF-alpha inhibitors and congestive heart failure. Skinmed 2005;4:363–8.
16. Bergstrom L, Yocum DE, Ampel NM, et al. Increased risk of coccidioidomycosis in patients treated with tumor necrosis factor alpha antagonists. Arthritis Rheum 2004;50:1959–66.
17. Dommasch ED, Abuabara K, Shin DB, et al. The risk of infection and malignancy with tumor necrosis factor antagonists in adults with psoriatic disease: a systematic review and meta-analysis of randomized

controlled trials. J Am Acad Dermatol 2011;64:1035–50.
18. Peterson JR, Hsu FC, Simkin PA, Wener MH. Effect of tumour necrosis factor alpha antagonists on serum transaminases and viraemia in patients with rheumatoid arthritis and chronic hepatitis C infection. Ann Rheum Dis 2003;62:1078–82.
19. Wolfe F, Michaud K. Lymphoma in rheumatoid arthritis: the effect of methotrexate and anti-tumor necrosis factor therapy in 18,572 patients. Arthritis Rheum 2004;50:1740–51.
20. Bongartz T, Sutton AJ, Sweeting MJ, et al. Anti-TNF antibody therapy in rheumatoid arthritis and the risk of serious infections and malignancies: systematic review and meta-analysis of rare harmful effects in randomized controlled trials. JAMA 2006;295: 2275–85.
21. Lebwohl M, Blum R, Berkowitz E, et al. No evidence for increased risk of cutaneous squamous cell carcinoma in patients with rheumatoid arthritis receiving etanercept for up to 5 years. Arch Dermatol 2005;141:861–4.
22. Wegener's Granulomatosis Etanercept Trial (WGET) Research Group. Etanercept plus standard therapy for Wegener's granulomatosis. N Engl J Med 2005;352:351–61.
23. Mariette X, Matucci-Cerinic M, Pavelka K, et al. Malignancies associated with tumor necrosis factor inhibitors in registries and prospective observational studies: a systematic review and meta-analysis. Ann Rheum Dis 2011;70:1895–904.
24. Thayu M, Markowitz JE, Mamula P, et al. Hepatosplenic T-cell lymphoma in an adolescent patient after immunomodulator and biologic therapy for Crohn disease. J Pediatr Gastroenterol Nutr 2005;40:220–2.
25. Diak P, Siegel J, La Grenade L, et al. Tumor necrosis factor alpha blockers and malignancy in children: forty-eight cases reported to the Food and Drug Administration. Arthritis Rheum 2010;62:2517–24.
26. Shakoor N, Michalska M, Harris CA, Block JA. Drug-induced systemic lupus erythematosus associated with etanercept. Lancet 2002;359:579–80.
27. Wetter DA, Davis MD. Lupus-like syndrome attributable to anti-tumor necrosis factor alpha therapy in 14 patients during an 8-year period at Mayo Clinic. Mayo Clin Proc 2009;84:979–84.
28. Comby E, Tanaff P, Mariotte D, et al. Evolution of antinuclear antibodies and clinical patterns in patients with active rheumatoid arthritis with longterm infliximab therapy. J Rheumatol 2006;33:24–30.
29. Norman R, Greenberg RG, Jackson JM. Case reports of etanercept in inflammatory dermatoses. J Am Acad Dermatol 2006;54(Suppl. 2):S139–42.
30. Fautrel B, Foltz B, Frances C, et al. Regression of subacute cutaneous lupus erythematosus in a patient with rheumatoid arthritis treated with a biologic tumor necrosis factor alpha-blocking agent: comment on the article by Pisetsky and the letter from Aringer et al. Arthritis Rheum 2002;46:1408–9.
31. Pink AE, Fonia A, Allen MH, et al. Antinuclear antibodies associate with loss of response to anti-TNF alpha therapy in psoriasis – a retrospective, observational study. Br J Dermatol 2010;162: 780–5.
32. Kary S, Worm M, Audring H, et al. New onset or exacerbation of psoriatic skin lesions in patients with definite rheumatoid arthritis receiving tumour necrosis factor alpha antagonists. Ann Rheum Dis 2006;65:405–7.
33. Mohan N, Edwards ET, Cupps TR, et al. Leukocytoclastic vasculitis associated with tumor necrosis factor-alpha blocking agents. J Rheumatol 2004;31:1955–8.
34. Deng A, Harvey V, Sina B, et al. Interstitial granulomatous dermatitis associated with the use of tumor necrosis factor alpha inhibitors. Arch Dermatol 2006;142:198–202.
35. Aikaterini-Evaggelia M, Athina M, Dessinioti C, et al. Cutaneous side effects of anti-tumor necrosis factor biologic therapy: a clinical review. J Am Acad Dermatol 2009;61:486–504.
36. Fomin I, Caspi D, Levy V, et al. Vaccination against influenza in rheumatoid arthritis: the effect of disease modifying drugs, including TNF alpha blockers. Ann Rheum Dis 2006;65:191–4.
37. Mease PJ, Goffe BS, Metz J, et al. Etanercept in the treatment of psoriatic arthritis and psoriasis: a randomized trial. Lancet 2000;356:385–90.
38. Tyring S, Gottlieb A, Papp K, et al. Etanercept and clinical outcomes, fatigue, and depression in psoriasis: double-blind placebo-controlled randomized phase III trial. Lancet 2006;367:29–35.
39. Paller AS, Siegfried EC, Langley RG, et al. Etanercept treatment for children and adolescents with plaque psoriasis. N Engl J Med 2008;358:241–51.
40. Alexis AF, Strober BE. Off-label dermatologic uses of anti-TNF-α therapies. J Cutan Med Surg 2005;9:296–302.
41. Sand FL, Thomsen SF. Off-label use of TNF-alpha inhibitors in a dermatological university department: retrospective evaluation of 118 patients. Dermatol Ther 2015;28:158–65.
42. Baughman RP, Lower EE, Bradley DA, et al. Etanercept for refractory ocular sarcoidosis: results of a double-blind randomized trial. Chest 2005;128:1062–7.
43. Genovese MC, Cohen S, Moreland L, et al. Combination therapy with etanercept and anakinra in the treatment of patients with rheumatoid arthritis who have been treated successfully with methotrexate. Arthritis Rheum 2004;50:412–19.
44. Kircik L, Bagel J, Korman N, et al. Utilization of narrow-band ultraviolet light B therapy and etanercept for the treatment of psoriasis (UNITE): efficacy, safety and patient reported outcomes. J Drugs Dermatol 2008;7:245–53.
45. Gambichler T, Tigges C, Scola N, et al. Etanercept plus narrowband ultraviolet B phototherapy of psoriasis is more effective than etanercept monotherapy at 6 weeks. Br J Dermatol 2011;164:1383–6.
46. Diav-Citrin O, Otcheretianski-Volodarsky A, Shechtman S, Ornoy A. Pregnancy outcome following gestational exposure to TNF-alpha-inhibitors: a prospective, comparative, observational study. Reprod Toxicol 2014;43:78–84.
47. Brimhall AK, King LN, Licciardone JC, et al. Safety and efficacy of alefacept, efalizumab, etanercept and infliximab in treating moderate to severe plaque psoriasis: a meta-analysis of randomized controlled trials. Br J Dermatol 2008;159:274–85.
48. Chaudhari U, Romano P, Mulcahy LD, et al. Efficacy and safety of infliximab monotherapy for plaque-type psoriasis: a randomized trial. Lancet 2001;357:1842–6.
49. Brooklyn TN, Dunnill MG, Shetty A, et al. Infliximab for the treatment of pyoderma gangrenosum: a randomized, double-blind, placebo controlled trial. Gut 2006;55:505–9.
50. Scheinfeld N. Off-label uses and side effects of infliximab. J Drugs Dermatol 2004;3:273–84.
51. Baert F, Noman M, Vermeire S, et al. Influence of immunogenicity on the long-term efficacy of infliximab in Crohn's disease. N Engl J Med 2003;348:601–8.
52. Miele E, Markowitz JE, Mamula P, Baldassano RN. Human antichimeric antibody in children and young adults with inflammatory bowel disease receiving infliximab. J Pediatr Gastroenterol Nutr 2004;38:502–8.
53. Mease PJ. Adalimumab: an anti-TNF agent for the treatment of psoriatic arthritis. Expert Opin Biol Ther 2005;5:1491–504.
54. Kimball AB, Okun MM, Williams DA, et al. Two phase 3 trials of adalimumab for hidradenitis suppurativa. N Engl J Med 2016;375:422–34.
55. Callen JP, Jackson JH. Adalimumab effectively controlled recalcitrant generalized pustular psoriasis in an adolescent. J Dermatolog Treat 2005;16:350–2.
56. Leonardi C, Papp K, Strober B, et al. The long-term safety of adalimumab treatment in moderate to severe psoriasis: a comprehensive analysis of all adalimumab exposure in all clinical trials. Am J Clin Dermatol 2011;12:321–37.
57. Vogelzang EH, Kneepkens EL, Nurmohamed MT, et al. Anti-adalimumab antibodies and adalimumab concentrations in psoriatic arthritis; an association with disease activity at 28 and 52 weeks of follow-up. Ann Rheum Dis 2014;73:2178–82.
58. Kavanaugh A, van der Heijde D, McInnes IB, et al. Golimumab in psoriatic arthritis: one-year clinical efficacy, radiographic, and safety results from a phase III, randomized, placebo-controlled trial. Arthritis Rheum 2012;64:2504–17.
59. Mease PJ, Fleischmann R, Deodhar AA, et al. Effect of certolizumab pegol on signs and symptoms in patients with psoriatic arthritis: 24-week results of a Phase 3 double-blind randomised placebo-controlled study (RAPID-PsA). Ann Rheum Dis 2014;73:48–55.
60. Papp KA, Langley RG, Lebwohl M, et al. Efficacy and safety of ustekinumab, a human interleukin-12/23 monoclonal antibody, in patients with psoriasis: 52-week results from a randomised, double-blind, placebo-controlled trial (PHOENIX 2). Lancet 2008;371:1675–84.
61. Leonardi CL, Kimball AB, Papp KA, et al. Efficacy and safety of ustekinumab, a human interleukin-12/23 monoclonal antibody, in patients with psoriasis: 76-week results from a randomised, double-blind, placebo-controlled trial (PHOENIX 1). Lancet 2008;371:1665–74.
61a. Gordon KB, Duffin KC, Bissonnette R, et al. A phase 2 trial of guselkumab versus adalimumab for plaque psoriasis. N Engl J Med 2015;373:136–44.
61b. Blauvelt A, Papp KA, Griffiths CE, et al. Efficacy and safety of guselkumab, an anti-interleukin-23 monoclonal antibody, compared with adalimumab for the continuous treatment of patients with moderate to severe psoriasis: results from the phase III, double-blinded, placebo- and active comparator-controlled VOYAGE 1 trial. J Am Acad Dermatol 2017;76:405–17.
61c. Papp KA, Blauvelt A, Bukhalo M, et al. Risankizumab versus ustekinumab for moderate-to-severe plaque psoriasis. N Engl J Med 2017;376:1551–60.
61d. Reich K, Papp KA, Blauvelt A, et al. Tildrakizumab versus placebo or etanercept for chronic plaque psoriasis (reSURFACE 1 and reSURFACE 2): results from two randomised controlled, phase 3 trials. Lancet 2017;390:276–88.
62. Ryan C, Leonardi CL, Krueger JG, et al. Association between biologic therapies for chronic plaque psoriasis and cardiovascular events: a meta-analysis of randomized controlled trials. JAMA 2011;306: 864–71.
63. Rungapiromnan W, Yiu ZZ, Warren RB, et al. Impact of biologic therapies on risk of major adverse cardiovascular events in patients with psoriasis: systematic review and meta-analysis of randomized controlled trials. Br J Dermatol 2017;176:890–901.
64. Langley RG, Lebwohl M, Krueger GG, et al.; The PHOENIX 2 Investigators. Long-term efficacy and safety of ustekinumab, with and without dosing adjustment, in patients with moderate-to-severe psoriasis: Results from the PHOENIX 2 study through 5 years of follow-up. Br J Dermatol 2015;172: 1371–83.
65. Lipsker D, Lutz D. Cutaneous infarction under IL12/23 p40 inhibition: a cautionary tale. Arch Dermatol 2011;147:1344.
66. Gordon KB, Blauvelt A, Papp KA, et al.; UNCOVER-1 Study Group; UNCOVER-2 Study Group; UNCOVER-3Study Group. Phase 3 trials of ixekizumab in moderate-to-severe plaque psoriasis. N Engl J Med 2016;375:345–56.
67. Gómez-García F, Epstein D, Isla-Tejera B, et al. Short-term efficacy and safety of new biological agents targeting the interleukin-23-T helper 17 pathway for moderate-to-severe plaque psoriasis: a systematic review and network meta-analysis. Br J Dermatol 2017;176:594–603.
68. van de Kerkhof PC, Griffiths CE, Reich K, et al. Secukinumab long-term safety experience: A pooled analysis of 10 phase II and III clinical studies in patients with moderate to severe plaque psoriasis. J Am Acad Dermatol 2016;75:83–98.e4.
69. Lebwohl M, Strober B, Menter A, et al. Phase 3 studies comparing brodalumab with ustekinumab in psoriasis. N Engl J Med 2015;373:1318–28.
70. Gaffen SL, Hernández-Santos N, Peterson AC. IL-17 signaling in host defense against Candida albicans. Immunol Res 2011;50:181–7.
71. Langley RG, Elewski BE, Lebwohl M, et al.; ERASURE Study Group.; FIXTURE Study Group. Secukinumab in plaque psoriasis–results of two phase 3 trials. N Engl J Med 2014;371:326–38.
72. Papp KA, Leonardi C, Menter A, et al. Brodalumab, an anti-interleukin-17-receptor antibody for psoriasis. N Engl J Med 2012;366:1181–9.
73. Simpson EL, Bieber T, Guttman-Yassky E, et al.; SOLO 1 and SOLO 2 Investigators. Two phase 3 trials of dupilumab versus placebo in atopic dermatitis. N Engl J Med 2016;375:2335–48.
74. Furst DE. Anakinra: review of recombinant human interleukin-1-receptor antagonist in the treatment of rheumatoid arthritis. Clin Ther 2004;26:1960–75.
75. Goldbach-Mansky R, Dailey NJ, Canna SW, et al. Neonatal-onset multisystem inflammatory disease responsive to interleukin-1beta inhibition. N Engl J Med 2006;355:581–92.
76. Crouch R, Akhras V, Sarkany R. Schnitzler's syndrome: successful treatment with anakinra. Australas J Dermatol 2007;48:178–81.

77. Skendros P, Papagoras C, Lefaki I, et al. Successful response in a case of severe pustular psoriasis after interleukin-1β inhibition. Br J Dermatol 2017;176:212–15.

78. Tzanetakou V, Kanni T, Giatrakou S, et al. Safety and efficacy of anakinra in severe hidradenitis suppurativa: a randomized clinical trial. JAMA Dermatol 2016;152:52–9.

79. Kolios AG, Maul JT, Meier B, et al. Canakinumab in adults with steroid-refractory pyoderma gangrenosum. Br J Dermatol 2015;173: 1216–23.

80. Krause K, Tsianakas A, Wagner N, et al. Efficacy and safety of canakinumab in Schnitzler syndrome: A multicenter randomized placebo-controlled study. J Allergy Clin Immunol 2017;139:1311–20.

81. Lachmann HJ, Kone-Paut I, Kuemmerle-Deschner JB, et al. Use of canakinumab in the cryopyrin-associated periodic syndrome. N Engl J Med 2009;360:2416–25.

82. Scheinfeld N. A review of rituximab in cutaneous medicine. Dermatol Online J 2006;12:3.

83. Zambruno G, Borradori L. Rituximab immunotherapy in pemphigus: therapeutic effects beyond B-cell depletion. J Invest Dermatol 2008;128:2745–7.

84. Ellebrecht CT, Choi EJ, Allman DM, et al. Subcutaneous veltuzumab, a humanized anti-cd20 antibody, in the treatment of refractory pemphigus vulgaris. JAMA Dermatol 2014;150:1331–5.

85. Anonymous. Rituximab (Rituxan) for rheumatoid arthritis. Med Lett Drugs Ther 2006;48:34–5.

86. Bonnekoh B, Schulz M, Franke I, Gollnick H. Complete remission of primary cutaneous B-cell lymphoma of the lower leg by first-line monotherapy with the CD20-antibody rituximab. J Cancer Res Clin Oncol 2002;128:161–6.

87. Kanwar AJ, Vinay K, Sawatkar GU, et al. Clinical and immunological outcomes of high- and low-dose rituximab treatments in patients with pemphigus: a randomized, comparative, observer-blinded study. Br J Dermatol 2014;170:1341–9.

88. Heelan K, Walsh S, Shear NH. Treatment of mucous membrane pemphigoid with rituximab. J Am Acad Dermatol 2013;69:310–11.

89. Joly P, Maho-Vaillant M, Prost-Squarcioni C, et al.; French study group on autoimmune bullous skin diseases. First-line rituximab combined with short-term prednisone versus prednisone alone for the treatment of pemphigus (Ritux 3): a prospective, multicentre, parallel-group, open-label randomised trial. Lancet 2017;389:2031–41.

90. Anolik JH, Aringer M. New treatments for SLE: cell-depleting and anti-cytokine therapies. Best Pract Res Clin Rheumatol 2005;19:859–78.

91. Levine TD. Rituximab in the treatment of dermatomyositis: an open-label pilot study. Arthritis Rheum 2005;52:601–7.

92. Cutler C, Miklos D, Haesook T, et al. Rituximab for steroid-refractory chronic graft-versus-host disease. Blood 2006;108:756–62.

93. Chung L, Funke AA, Chakravarty EF, et al. Successful use of rituximab for cutaneous vasculitis. Arch Dermatol 2006;142:1407–10.

94. Kim JH, Kim YH, Kim MR, Kim SC. Clinical efficacy of different doses of rituximab in the treatment of pemphigus: a retrospective study of 27 patients. Br J Dermatol 2011;165:646–51.

95. Kanwar AJ, Vinay K, Sawatkar GU, et al. Clinical and immunological outcomes of high- and low-dose rituximab treatments in patients with pemphigus: a randomized, comparative, observer-blinded study. Br J Dermatol 2014;170:1341–9.

96. Schmidt E, Hennig K, Mengede C, et al. Immunogenicity of rituximab in patients with severe pemphigus. Clin Immunol 2009;132:334–41.

97. Holgate S, Casale T, Wenzel S, et al. The anti-inflammatory effects of omalizumab confirm the central role of IgE in allergic inflammation. J Allergy Clin Immunol 2005;115:459–65.

98. Beck LA, Saini S. Wanted: a study with omalizumab to determine the role of IgE-mediated pathways in atopic dermatitis. J Am Acad Dermatol 2006;55: 540–1.

99. Saini S, et al. A randomized, placebo-controlled, dose-ranging study of single-dose omalizumab in patients with H1-antihistamine–refractory chronic idiopathic urticaria. J Allergy Clin Immunol 2011;128:567–73.

100. Kaplan AP, Joseph K, Maykut RJ, et al. Treatment of chronic autoimmune urticaria with omalizumab. J Allergy Clin Immunol 2008;122:569–73.

101. Hotze M, Baurecht H, Rodríguez E, et al. Increased efficacy of omalizumab in atopic dermatitis patients with wild-type filaggrin status and higher serum levels of phosphatidylcholines. Allergy 2014;69:132–5.

102. Long A, Rahmaoui A, Rothman KJ, et al. Incidence of malignancy in patients with moderate-to-severe asthma treated with or without omalizumab. J Allergy Clin Immunol 2014;134:560–7.

103. Shreberk-Hassidim R, Ramot Y, Zlotogorski A. Janus kinase inhibitors in dermatology: A systematic review. J Am Acad Dermatol 2017;76:745–53.e19.

104. Kennedy Crispin M, Ko JM, Craiglow BG, et al. Safety and efficacy of the JAK inhibitor tofacitinib citrate in patients with alopecia areata. JCI Insight 2016;1:e89776.

105. Mackay-Wiggan J, Jabbari A, Nguyen N, et al. Oral ruxolitinib induces hair regrowth in patients with moderate-to-severe alopecia areata. JCI Insight 2016;1:e89790.

106. Bissonnette R, Papp KA, Poulin Y, et al. Topical tofacitinib for atopic dermatitis: a phase IIa randomized trial. Br J Dermatol 2016;175: 902–11.

107. Rothstein B, Joshipura D, Saraiya A, et al. Treatment of vitiligo with the topical Janus kinase inhibitor ruxolitinib. J Am Acad Dermatol 2017;76:1054–60.

108. Mydlarski PR, Mittman N, Shear NH. Intravenous immunoglobulin: use in dermatology. Skin Therapy Lett 2004;9:1–6.

109. French LT, Trent JT, Kerdel FA. Use of intravenous immunoglobulin in toxic epidermal necrolysis and Stevens-Johnson syndrome: our current understanding. Int Immunopharmacol 2006;6:543–9.

110. Dalakas MC. The role of high-dose immune globulin in the treatment of dermatomyositis. Int Immunopharmacol 2006;6:550–6.

111. Ahmed AR. Use of intravenous immunoglobulin therapy in autoimmune blistering diseases. Int Immunopharmacol 2006;6:557–78.

112. Bayary J, Dasgupta S, Misra N, et al. Intravenous immunoglobulin in autoimmune disorders: an insight into the immunoregulatory mechanisms. Int Immunopharmacol 2006;6:528–34.

113. Siegel J. Safety considerations in IGIV utilization. Int Immunopharmacol 2006;6:523–7.

第 129 章　其他外用药物

Matthew Fox、Yolanda Helfrich、Sewon Kang

要点

- 外用药物的吸收取决于以下几个因素：皮肤屏障功能、解剖部位、药物活性成分和所用基质特点。
- 新生儿使用外用药物引起系统毒性的风险更大。
- 外用药物联合或交替使用可以增加疗效并降低副作用风险。

引言

外用药物是皮肤病治疗策略中的根本，其可以直接作用于皮肤，从而限制系统副作用的发生。局部治疗可能会费时和遗留污渍，且不太适用于治疗泛发性皮损，对于受累位置较深的皮损也可能无效。选择合适的外用药物治疗方案要考虑到疾病进程、受累部位、所选药物基质、使用方式及用药持续时间。本章综述了外用药物及其治疗的一般原则，以及书中其他章节未涉及的外用药物。表 129.1 罗列了其他章节中阐述的外用药物。

局部治疗的一般原则

外用制剂是由非活性基质和活性成分配合而成。为了发挥作用，外用药物必须能够以合适的浓度进入皮肤，作用于预期的靶向部位，如角质层以下的表皮或真皮。因此，成功的局部治疗要求能够经皮吸收，这依赖于所治疗皮肤的相关条件、选用的药物和基质（表 129.2）。角质层在皮肤屏障功能中的作用以及在药物经皮吸收中的作用详见第 124 章。

用量

总体来讲，外用药物应该在皮肤表面涂一薄层。厚层药物不能增加透皮能力或增加疗效。1 g 乳膏覆盖 10 cm×10 cm 大小皮肤，但同等量的软膏能够涂抹出 10% 的面积。

对于如何给身体不同区域所需软膏进行定量，一个实用的规定为"指尖单位（fingertip unit，FTU）"，即直径 5 mm 管口挤出的软膏从成人示指远端折痕（远端指间关节）涂抹到指尖的药[1]。一个 FTU 相当于

表 129.1　其他章节讨论的外用药物

外用药物	章
医学治疗或化妆品相关章节	
糖皮质激素	125
维 A 酸	126
抗微生物药（抗细菌、抗真菌、抗病毒）	127
遮光剂	132
麻醉剂	143
药妆	153
化学剥脱剂	154
其他章节	
外用 crisaborole 治疗特应性皮炎	12
溴莫尼定和羟甲唑啉治疗酒渣鼻的面部红斑	37
氯化铝治疗多汗症	39
外用药治疗斑秃［方酸二丁酯或 diphencyprone（DPCP）］	69
sinecatechins 治疗肛门生殖器疣	79
抗寄生虫药物（包括感染的治疗）	83、84
杀虫剂	85
外用 β 受体阻滞剂（如噻吗洛尔）治疗婴幼儿血管瘤	103
创伤愈合药物	105、141
止血药	151

表 129.2　影响药物经皮吸收的因素

患者 / 皮肤特点

- 患者年龄
  - 新生儿，尤其早产儿皮肤屏障功能较差（见表 129.5）
- 疾病、物理伤害或者化学暴露破坏皮肤屏障功能（如 Netherton 综合征）
- 角质层较厚减少药物吸收
- 皮肤水合和（或）封闭增加药物吸收（如皮肤褶皱部位）
- 解剖部位（相比于前臂的近似吸收比）
  - 吸收较好：阴囊（40）、面部（10）、腋窝（4）、头皮（3）
  - 中等吸收：躯干（1.5）、手臂（1）
  - 吸收较差：手掌（0.8）、足踝（0.4）、足底（0.1）

药物 / 使用方式

- 增加吸收的药物 / 前体药物的特性
  - 较小的分子量和（或）较低的摩擦系数
  - 增加亲脂性
  - 增加浓度和（或）溶解度
- 基质成分
- 封包使用增加药物吸收（如软膏封包）

0.5 g 药量，图 129.1 和 129.2 展示了成人和儿童不同区域涂抹所需的药量。涂抹一名成人全身体表面积所需的药量大约为 20 g，如涂抹频率为每天 2 次，每周就需要 250 g 的药量。由于 0.5 个 FTU（0.25 g）的药量可以涂抹一个手掌的面积，所以估计皮损部位有多少个"手掌面积"可帮助确定所需药物的量。比如皮损有 4 个"手掌面积"，一次就需要 1 g 的药量，若每天 2 次使用，则每周需要 15 g 药量。

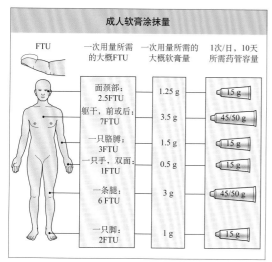

图 129.1 成人软膏涂抹量。FTU，指尖单位（Redrawn from Long CC，Finlay AY. The finger-tip unit-a new practical measure. Clin Exp Dermatol. 1991；16：444-7.）

不同年龄儿童软膏涂抹量

年龄		面和颈	上肢和手	下肢和脚	胸腹部	背部及臀部
		FTU数量				
3～11月		1	1	1.5	1	1.5
1～2岁		1.5	1.5	2	2	3
3～5岁		1.5	2	3	3	3.5
6～10岁		2	2.5	4.5	3.5	5

图 129.2 儿童根据年龄软膏涂抹量。FTU，指尖单位（成人）（Redrawn from Long CC，Mills CM，Finlay AY. A practical guide to topical therapy in children. Br J Dermatol. 1998；138：293-6.）

配方和基质

图 129.3 展示了外用制剂的分类和基质选择的临床参考。基质对药物输送的影响详见第 124 章。

妊娠期和哺乳期的局部治疗

妊娠期和哺乳期外用药物选择需权衡药物的潜在风险和病情对患者的危害程度。以下外用药物在妊娠期间通常是禁忌的（未罗列全）：鬼臼树脂（podophyllin）、地蒽酚、林旦、化疗药物［如卡莫司汀、盐酸氮芥（氮芥）、氟尿嘧啶等］、他扎罗汀及苯酚或水杨酸剥脱剂。表 129.3 列出了美国食品药品管理局（FDA）妊娠风险的传统分级以及在 2015 年实施的新的标识系统。表 129.4 列出了妊娠期和哺乳期使用风险最低的外用药物。

新生儿局部治疗

尽管足月新生儿的角质层能为其抵御一般外界环境提供充足的屏障功能，但是在出生后还要继续经历一个长达数周至数月的结构及功能上的成熟过程（见第 2 章）。可增加新生儿（出生后 30 天内）外用药系统毒性风险的因素见表 129.5。新生儿期外用皮质类固醇、水杨酸、林旦、六氯酚、氯己定以及丙二醇后引起系统毒性的报道详见表 129.6。

局部治疗的联合和交替使用

虽然单药治疗依从性更高且往往费用更低，但不同外用药物通过不同的作用机制进行联合或交替治疗

表 129.3 传统 FDA 制药妊娠分级系统。 2015 年，FDA 把上述妊娠风险分级替换为妊娠期和哺乳期风险描述，包括妊娠暴露注册、临床考虑和有效数据。这种新格式适用于 2015 年 4 月 30 日前经检验后的处方药，也适用于 2001 年以来经检验的其他药物

分级	描述
A	对照研究表明没有危害，妊娠妇女充足良好对照研究没有发现对胎儿产生危害
B	没有证据表明对人类有害。动物实验表明有害，但人类研究无害；或动物实验表明无害，但没有开展大量人类研究
C	不能排除有危害。缺乏人类研究，动物研究表明对胎儿有危害，或缺乏相关动物研究，用药利大于弊
D	证明对人类有害。人类研究/调查研究/药品上市后的数据表明该药对胎儿有害，但利仍然大于弊
X	妊娠禁用。动物和人类研究/调查研究/药品上市后的报告均表明该药物对胎儿有害，对患者来讲，弊远大于利

FDA，美国食品药品管理局

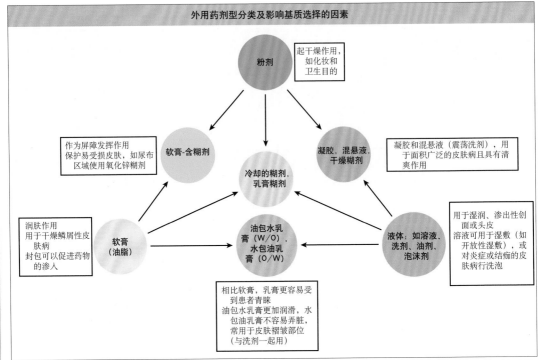

图 129.3 外用药剂型分类及影响基质选择的因素 单相剂型为原色（红、黄、蓝），两种单项剂型联合后的双向剂型为副色（橙、紫、绿）。冷却的糊剂和乳膏糊剂为三相剂型。软膏、乳膏、凝胶和糊剂（高度浓缩的溶液）属于半固态。乳膏和洗涤剂是乳状的，包含超过 2% 的互不相溶的液体成分，通过乳化剂混合在一起。泡沫剂和气雾喷雾代表含有加压气体推进剂的液体，涂剂是酒精为基质的溶液。含酒精或水杨酸的配方用于有皲裂或糜烂的皮肤时可有刺痛感和灼烧感。基质可含有防腐剂、吸收促进剂和芳香剂（Adapted from Polano MK. Principles of formulation. Topical Skin Therapeutics. New York：Churchill Livingstone；1984.）

有时可带来额外 / 协同效应，而且通过降低一种或两种药物使用量可以降低潜在的副作用，尤其当不同药物之间存在不同副作用时。如在治疗痤疮时对一些外用药物，如过氧苯甲酰、维 A 酸及抗生素可进行多种联合，皮质类醇联用维生素 D 类似物或他扎罗汀治疗银屑病，以及交替使用皮质类固醇及钙调磷酸酶抑制剂治疗特应性皮炎。

止痒剂

瘙痒涉及神经系统的多个部分，包括皮肤表面受体、外周神经（尤其无髓 C 纤维）和中枢神经以及特定的大脑区域（见第 5 章）。治疗相关的皮肤症状（例如外用皮质类固醇治疗炎症性皮肤病，外用保湿剂治疗皮肤干燥）和潜在系统性疾病是最有效的止痒措施。外用止痒剂可以降低搔抓欲望，进而对提高相应皮肤病的治疗效果起到有力的促进作用。外用止痒剂的作

用机制包括用其他感觉替换痒感、麻醉皮肤神经末梢以及阻断瘙痒的分子介质[2]。不幸的是，目前对照研究的相对缺乏使得止痒药物的评估变得困难。常用止痒药物详见表 129.7 和 5.5。

角质剥脱剂和保湿剂

角质剥脱剂通过脱屑使得角质层变薄，这对于鳞屑性或表皮增生性皮肤病有好处。角质剥脱剂和保湿剂详见表 129.8，其在药妆和化学剥脱中的作用详见第 153 章和第 154 章。

美白剂

氢醌

引言、剂量及适应证

氢醌（1,4- 对苯二酚）用于治疗黄褐斑和其他色

表 129.4　妊娠期和哺乳期使用风险最低的外用药物。在此限定的最低风险为 FDA 妊娠分级 B 级（见表 129.3）。2015 年，FDA 把上述妊娠风险分级替换为妊娠期和哺乳期风险描述。这种新格式适用于 2015 年 4 月 30 日前经检验后的处方药，也适用于 2001 年以来经检验的其他药物

妊娠期	哺乳期
壬二酸	阿昔洛韦
环吡酮	杆菌肽
克林霉素	过氧苯甲酰
克霉唑	布康唑
红霉素	卡泊三醇
甲硝唑 *	环吡酮
莫匹罗星	克霉唑
萘替芬	红霉素
制霉菌素 †	氢醌
奥昔康唑	酮康唑
扑灭司林	甲硝唑
瑞他莫林	莫匹罗星
特比萘芬	制霉菌素
	奥昔康唑
	特比萘芬
	维 A 酸

* 美国疾病预防和控制中心（CDC）不再建议妊娠前 3 个月禁忌服用甲硝唑。

† 不建议阴道内局部用药，如胎膜早破，会有污染的风险。糖衣片在妊娠期内药分级为 A

表 129.5　增加新生儿外用药致系统毒性风险的因素

体表面积与体重的比值较大（比成人高 4 倍）

由于新生儿的角质层平均薄了 30%、pH 偏高（中性，而非酸性）、水合作用少、角质层细胞小（反映出更快的细胞更替），皮肤屏障功能不佳

药物肝代谢较差

药物肾清除较差

药物分布增加，包括因血脑屏障渗透性较高，药物进入中枢神经系统

药物血浆蛋白结合较少

素沉着性皮肤病（见第 67 章）[3]。在美国，2% 浓度氢醌制剂为非处方药，但 3% 的溶液和 4% 的乳膏或凝胶则为处方药。尽管常推荐每天 2 次使用，但当出现刺激性接触性皮炎时需要减少使用频率。一些含氢醌的产品还含有防晒霜或维 A 酸（0.05% ~ 0.1%）和 5 ~ 7 级的皮质类固醇[4]。

作用机制

　　氢醌可以减轻皮肤色素沉着，其作用机制包括竞争酪氨酸酶（黑色素生物合成起始酶，见第 65 章）的底物酪氨酸及产生反应性氧自由基，选择性破坏黑素

表 129.6　外用药的潜在系统副作用。发生上述副作用的风险通常只是理论上的，除非是用于新生儿或用量超出了上限

药物	系统副作用
雄激素	女性、儿童 * 和胎儿男性化
硼酸	泛发性红斑、发热、呕吐及精神状态的改变
卡泊三醇	高钙血症、高钙尿症
卡莫司汀（BCNU）	骨髓抑制
氯己定	恶心、酒精中毒症状
克林霉素	腹泻、伪膜性肠炎（存在争议）
皮质类固醇	医源性库欣综合征、下丘脑-垂体轴抑制
二甲亚砜	恶心、腹痛
肾上腺素	心动过速
雌激素	假性性早熟、男性乳房发育、男性性腺功能减退
庆大霉素	耳毒性
六氯酚	神经毒性、昏迷、死亡
碘	甲状腺功能减退
利多卡因和其他局部麻醉药	超剂量（吸收的利多卡因 > 5 mg/kg）：早期 / 较低水平——感觉异常（例如口周刺痛）、耳鸣、味觉障碍（例如金属味）、头晕、颤抖；晚期 / 较高水平——癫痫、低血压、心律失常、心肺骤停（见第 143 章）
林旦	中枢神经系统毒性
马拉硫磷	中枢神经系统毒性、高血糖
氮芥	骨髓抑制
汞	中枢神经系统和肾毒性、肢痛症
米诺地尔	心脏毒性
新霉素	耳毒性、肾毒性
苯酚	心律失常、死亡
鬼臼树脂	影响胃肠道（恶心、呕吐）、神经系统（精神状态改变、外周多发性神经病）及血液系统（血小板减少、白细胞减少）
丙胺卡因-利多卡因（EMLA®）	丙胺卡因相关的高铁血红蛋白血症（口周 / 肢端发绀，血管"呈杂色"），见上述利多卡因
丙二醇	高渗、有或无乳酸性酸中毒
水杨酸	耳鸣（早期症状）、胃肠道症状（恶心、呕吐）、中枢神经系统毒性（意识错乱、谵妄、癫痫）、代谢性酸中毒伴呼吸代偿（呼吸急促）、低血糖、昏迷、死亡
银（硝酸银、磺胺嘧啶银）	白细胞减少、银质沉着病

* 可能发生于父母外用睾酮的被动转移

表 129.7　缓解瘙痒的外用药。炉甘石洗剂见表 129.12

药物	分类／来源	作用机制	作用及副作用
1% 普莫卡因（凝胶、洗剂），以及同时含有 0.5～2.5% 氢化可的松的复方洗剂、乳膏、软膏或泡沫剂	乙醚麻醉	阻断感觉神经冲动传导；可缓解冷痛，对热痛无效[71]；有效时间 2～4 h	• 用于尿毒症性瘙痒[72]和组胺诱导的瘙痒，包括肛门瘙痒、感觉异常性背痛及非特异性轻度瘙痒 • 极少引起变应性接触性皮炎
薄荷脑（高达 16% 的洗剂、乳膏、软膏及凝胶）	来源于薄荷属植物的环萜烯醇	活化 TRPM8 阳离子通道，冷热刺激亦可活化该通道[73-74]；可能通过 A δ 纤维和（或）κ-阿片受体活化调节中枢性瘙痒[75]	• 带来凉爽感 • 对照研究中止痒效果不一 • 尤其在炎症或糜烂的皮肤易出现刺激，少有变应性接触性皮炎
苯酚	来源于煤焦油的蒸馏产物	直接作用于冷受体	• 具有清凉和止痒效果，喉喷雾和润喉糖常含有此成分 • 妊娠期妇女和小于 6 个月婴儿禁用 • 易致刺激，尤其在炎症或糜烂的皮肤
樟脑（0.25～0.5%，不同剂型）	来源于香樟树的酮	局部麻醉效果	• 凉爽感可缓解轻度瘙痒 • 易致刺激，尤其在炎症或糜烂的皮肤
辣椒碱（0.025%～0.075% 乳膏、洗剂、凝胶或药棒，8% 贴剂）	天然生物碱；来源于茄科家族成员，含辣椒属的红辣椒	活化 TRPV1 辣椒素受体，当温度大于 43℃（109°F）时同样可以活化；C 类神经元不断释放 P 物质，直到这种神经肽耗尽（抑制热、痛、痒感的传导）[76]	• 3～5 次/日，或单一贴剂用 1 h • 初始带来温暖/烧灼感[77]，治疗作用在使用 1 周左右后出现 • 透皮贴剂获 FDA 批准治疗疱疹后神经痛 • 用于感觉异常性背痛、肱桡肌瘙痒、肾性瘙痒、结节性痒疹、银屑病性瘙痒及烧灼感相关的瘙痒 • 超过一半患者在用药部位出现灼烧、刺痛和（或）红斑[78] • 用药之后洗手可防止药物与非皮损部位、眼及其他黏膜表面接触 • 妊娠用药分级为 C
5% 多塞平乳膏	三环化合物	强效组胺拮抗剂（H₁ 和 H₂），通过抗胆碱能特性发挥镇静作用	• 4 次/日，使用 7 天 • 可缓解特应性皮炎、慢性单纯性苔藓及钱币状湿疹患者的瘙痒[79-80] • 约 25% 的患者因药物系统吸收产生嗜睡[81] • 偶有刺激性或变应性（较少发生）接触性皮炎，有报道口服多塞平后出现系统性接触性皮炎 • 以下患者禁用此药：未治疗的闭角型青光眼患者、尿潴留患者、接受 MAO 抑制剂患者 • 妊娠用药分级为 B，哺乳期间不推荐使用
苯海拉明（2% 乳膏、洗剂、凝胶或喷剂）	抗组胺	H₁ 组胺拮抗剂，通过阻断钠通道达到局部麻醉效果	• 作为止痒制剂缺乏有效性，并有成为局部致敏剂的可能性（可导致变应性接触性皮炎），因此不推荐使用

FDA，美国食品药品管理局；MAO，单胺氧化酶；TRPM8，瞬时受体电位 M 型 8；TRPV1，瞬时受体电位 V 型 1

小体和黑素细胞。

副作用

引起刺激性或变应性（少见）接触性皮炎。较高浓度氢醌持续作用偶可引起外源性褐黄病。据报道，啮齿动物接受大剂量氢醌系统治疗后可致多种肿瘤，但人类局部外用与上述肿瘤的关系尚未得到证实[3]。氢醌错误使用之后带来的潜在副作用导致日本和欧洲市场清除了该药。

妊娠使用

氢醌的妊娠期用药分级为 C。

表 129.8　外用角质剥脱剂和保湿剂[82-89]。上述药物在药妆产品和化学剥脱中的作用详见第 153 章和第 154 章

药物	剂量	作用机制	适应证	副作用（妊娠分级）
角质剥脱剂				
水杨酸（2- 羟基苯甲酸）	0.5%～40% 洗剂、软膏、凝胶、泡沫剂、溶液、洗发水、清洁剂、药棉块、石膏，非处方药或处方药	很可能通过破坏桥粒蛋白改变角质细胞的黏附，可能有轻度抗炎效果	0.5%～2%：溶解痤疮粉刺；2%～10%：角化过度性皮肤病；10%～40%：鸡眼、胼胝、疣、局灶性角化过度，促进其他外用药渗入；20%～30%：化学剥脱	刺激、灼烧、脱皮、糜烂（视部位和药物浓度而异）；变应性接触性皮炎（不常见）；广泛应用引起系统吸收，尤其在新生儿 / 婴儿，会引起水杨酸中毒（见表 129.6）（C）
α- 羟基酸：乙醇酸、乳酸、扁桃酸、酒石酸、苹果酸及柠檬酸	有不同浓度和 pH 值，清洁剂、洗发水、洗剂、乳膏、凝胶、溶液、面膜	减小细胞间连接强度，因此削弱了角质细胞间的黏附，造成剥脱；低浓度可作用于新生角质层，高浓度可能会有真皮效应（如增厚）	干燥症、鱼鳞病、其他角化过度性皮肤病、痤疮、酒渣鼻、光老化、化学剥脱	刺激和灼烧，尤其用于炎症或糜烂 / 皲裂皮肤
保湿剂				
丙二醇	10%～70%* 溶液或凝胶	保湿、封包及角质剥脱 *	鱼鳞病、角化病、其他角化过度性皮肤病	刺激、灼烧
尿素	10%～50% 乳膏、洗剂、溶液、凝胶或泡沫剂，非处方药或处方药（更高浓度）	由于其吸湿特性；水吸收后进入角质层，引起角质细胞水合增加、脱屑，增强屏障功能，抑制外源性刺激物的致敏作用	干燥症、角化过度性皮肤病（例如更年期角化病、鱼鳞病、银屑病）、甲分离，促进其他外用药渗入	刺激和灼烧，尤其用在炎症或糜烂 / 皲裂皮肤（B）

* 常作为防腐剂及促渗剂在基质中少量添加

氢醌单苯甲醚

20% 氢醌单苯甲醚常用于对大面积白癜风患者的残留正常皮肤进行脱色（见第 66 章）。机制为竞争性抑制酪氨酸酶和氧自由基介导的黑素细胞损伤。脱色可以长期持续，但日光照射后可发生复色（尤其在毛囊周围）。可能的副作用有刺激性和变应性接触性皮炎[5]。

对甲氧酚

对甲氧酚（4- 羟基茴香醚）是一种美白剂。一种含 2% 对甲氧酚和 0.01% 维 A 酸的溶液曾获 FDA 批准用于治疗日光性黑子（妊娠分级为 X），但在美国已撤市。对甲氧酚是酪氨酸酶的底物，因而可作为一种黑素合成竞争抑制剂[3]。

影响毛发生长药物

毛发过度生长和脱失都是皮肤科常见主诉。这里主要回顾米诺地尔、贝美前列素和依氟鸟氨酸。diphencyprone（DPCP）或方酸二丁酯（SADBE）外用免疫疗法治疗斑秃参见表 69.7。恩林治疗斑秃见下文。

米诺地尔

引言、剂量及适应证

米诺地尔原为降压药，被人们熟知可促进毛发生长已有数十年。FDA 批准 2% 和 5% 的溶液及 5% 的泡沫剂外用治疗男女雄激素性脱发（详见第 69 章），也用于斑秃等其他类型脱发，通常头皮外用，每天 2 次[6]。

作用机制

米诺地尔提前终止毛发休止期，延长生长期并增加毛囊的大小，尤其是细小毛囊[6-7]。也可通过刺激血管内皮生长因子和前列腺素合成发挥作用[7]。尽管口服米诺地尔可以通过开放 ATP 依赖的钾通道松弛血管平滑肌，但尚未发现该机制与刺激毛发生长有关[7]。

副作用

该药通常有较好的耐受性，但外用可致干燥、刺激及变应性接触性皮炎（不太常见），溶液中的丙二醇等成分可能是导致这些副作用的原因。外用米诺地尔可造成邻近部位（如面部和耳部）无意接触后毛发过度生长。系统副作用，如头痛和外周性水肿偶有报道。

妊娠用药

米诺地尔妊娠用药分级为 C。

贝美前列素

引言、剂量及适应证

贝美前列素是一种合成的前列腺素 $F_{2\alpha}$ 类似物。起初用于治疗青光眼，后来发现在给青光眼患者使用 0.03% 贝美前列素滴眼液后患者的睫毛会变粗变长（图 129.4），2008 年 FDA 批准这种制剂来治疗眼睫毛稀疏。每晚上眼睑外用后，75% 的患者在 16 周内出现睫毛变长、变密和变黑[8-11]。终止治疗后，常于 4 周内出现反跳。

一项随机、基质对照研究发现，贝美前列素也可改善眉毛稀疏[12]。本药目前正被研究用于治疗雄激素性脱发等各种头皮部位脱发。

作用机制

动物研究表明，贝美前列素和其他前列腺素 $F_{2\alpha}$ 类似物（如拉坦前列素）可延长毛发生长期，增加生长期毛囊的比例，增大生长期早期真皮乳头及毛球部体积[13]。

副作用

贝美前列素滴眼液可引起眼睛瘙痒和刺激、结膜充血以及眼睑皮肤和虹膜的色素沉着，后者可能是永久性的[8, 12]。该药可能还会造成眼内压下降，但通常无临床意义。

妊娠用药

贝美前列素滴眼液妊娠用药分级为 C。

依氟鸟氨酸

13.9% 依氟鸟氨酸乳膏可以治疗女性面部过度生长的毛发。该药通过不可逆地抑制皮肤中的鸟氨酸脱羧酶，

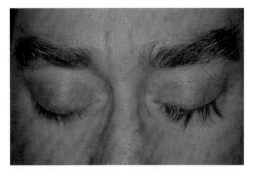

图 129.4 单侧毛发粗大。贝美前列素滴眼液（0.03%）治疗左侧青光眼后（Courtesy, Jean L Bolognia, MD.）

引起多胺合成下降，进而抑制毛囊基质细胞增殖[14]。24 周内每天 2 次连续使用可使面部毛发明显减少[14]，此外依氟鸟氨酸联合激光脱毛比单一激光面部脱毛更快、更彻底[15]。依氟鸟氨酸通常耐受较好，偶尔治疗部位出现烧灼感或痤疮样皮损[14]。该药在美国为处方药，妊娠用药分级为 C。

免疫调节剂

咪喹莫德

引言、剂量及适应证

咪喹莫德通过刺激固有和适应性免疫应答发挥抗炎、抗肿瘤和免疫调节作用。市面上目前有 2.5%、3.75% 和 5% 三种规格乳膏，FDA 批准用于治疗：①肛门生殖器疣[16]；②头面部光线性角化病[17-18]；③位于躯干、颈部或四肢（不含手足）的直径达 2 cm 的浅表型基底细胞癌等[19]。此外，咪喹莫德还在治疗寻常疣[20]、Bowen 病（原位鳞状细胞癌）[21]、结节型基底细胞癌、恶性雀斑样痣、转移性黑素瘤、T 细胞淋巴瘤、Paget 病及利什曼病和瘢痕疙瘩手术后的预防复发[22-24]等超适应证应用上有着不同程度的疗效。尽管也用于治疗传染性软疣，但随机对照研究表明，与安慰剂组相比，咪喹莫德组疗效无差异[25]。

FDA 批准的咪喹莫德治疗方案如下：①肛门生殖器疣，5% 乳膏每周 3 次维持 16 周，或 3.75% 乳膏每天 1 次维持 8 周（分别能达到 50% 和 30% 的清除率）；②光线性角化病，5% 乳膏每周 2 次持续 16 周，或 2.5% ～ 3.75% 乳膏每天 1 次持续 2 周，每治疗 2 周须间隔 2 周再重复（分别能达到 50% 和 35% 的清除率）；③浅表型基底细胞癌，5% 乳膏每周 5 次维持 6 周（达 75% 的清除率）。咪喹莫德超适应证使用的频率和疗程不一。

作用机制

见图 129.5[26]。动物模型研究表明，咪喹莫德的抗病毒和抗肿瘤活性与 IFN-α 的作用至少部分有关[27]。

副作用

咪喹莫德乳膏最常见的副作用是使用部位出现红斑、水肿、脱屑、糜烂和溃疡（图 129.6 和 129.7）。上述副作用在有光损害的患者常常更重，也更常见。头皮光线性角化病患者使用咪喹莫德后可出现糜烂脓疱性皮肤病[28]，引起与红斑狼疮相似的病理表现。

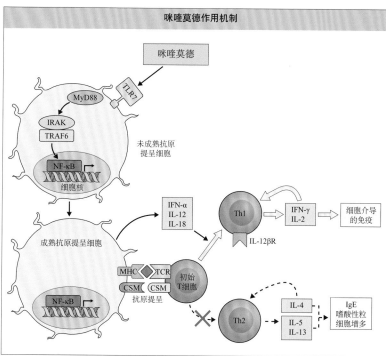

图 129.5　咪喹莫德作用机制。咪喹莫德通过结合位于抗原提呈细胞（例如朗格汉斯细胞、其他树突状细胞及巨噬细胞）的 Toll 样受体 7（TCR7）引发受体的胞质部分与 MyD88 产生相互作用，促进 MyD88 与白介素 -1（IL-1）受体相关激酶（IRAK）结合，反过来又活化 TNF 受体活化因子 6（TRAF6），最终激发核因子 - κ B 介导的信号。因此，咪喹莫德促进抗原提呈细胞的成熟及促进 IFN- α 、IL-12、IL-18 和其他细胞因子分泌，诱导初始 T 细胞 IFN- γ 的产生以及通过 Th1 型反应增强细胞免疫。CSM，共刺激分子；MHC，主要组织相容性复合物；TCR，T 细胞受体

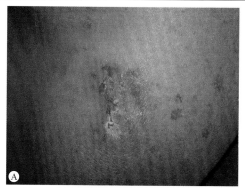 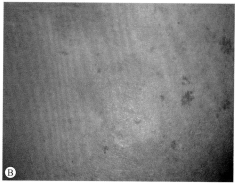

图 129.6　外用咪喹莫德治疗光线性角化病后的反应。A. 光线性角化病和光损伤部位使用咪喹莫德后出现炎症和糜烂。B. 咪喹莫德治疗终止后，皮疹及周边炎症消失，注意残留的色素减退（Courtesy，J Mark Jackson，MD，and Jeffrey P Callen，MD.）

1% ～ 2% 的患者出现流感样症状，如乏力、发热、头痛、腹泻、肌痛等，但系统免疫改变未曾报道。

妊娠用药

咪喹莫德乳膏经皮吸收率极低，妊娠用药分级为 C。

钙调磷酸酶抑制剂（TCIs）

引言、剂量及适应证

他克莫司软膏和吡美莫司乳膏属于抗炎制剂，用来治疗湿疹及其他炎症性皮肤病，使用后无类似于局部激素造成的副作用。0.1% 和 0.03% 的他克莫司软膏分别获批以治疗≥ 16 岁和≥ 2 岁的中重度特应性皮炎患者，1% 吡美莫司乳膏获批以治疗≥ 2 岁的轻中度特应性皮炎患者。吡美莫司在 3 ～ 23 个月的婴儿中也做了大量研究，美国皮肤病学会指南推荐可超适应证使用 1% 吡美莫司乳膏和 0.03% 他克莫司软膏治疗 < 2 岁的中重度特应性皮炎患儿[29]。

TCIs 也常用来治疗其他炎症性皮肤病，尤其当皮损位于面部（包括眼睑）及褶皱部位时，例如湿疹、

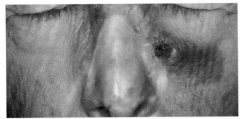

图129.7 咪喹莫德局部治疗无色素性恶性雀斑样痣后治疗部位出现炎症。 尽管经历包括植皮在内的多次外科治疗，该患者仍有残存病变。用药10个月后炎症消退。3年后仅于植皮部位皮损复发（Courtesy，Jean L Bolognia，MD.）

脂溢性皮炎、银屑病、扁平苔藓（口腔及生殖器）、白癜风、坏疽性脓皮病、口周皮炎、肉芽肿性酒渣鼻、皮肤Crohn病、硬化性苔藓、皮肌炎、红斑狼疮及慢性移植物抗宿主病（GVHD）等[30]。

作用机制

见图129.8。

禁忌证

2006年修订的TCIs说明书增加了理论上发生恶性肿瘤风险的黑框警告，但临床研究、系统回顾或任一种钙调磷酸酶抑制剂上市后的监管还没有发现短期或中期（>15年）使用引起系统免疫抑制或恶性肿瘤风险增加的证据[31-34]。由国际专家组成的特别小组近期得出如下结论：该黑框警告不合理，建议去掉[33]。

由于光致癌动物研究表明TCIs会缩短皮肤肿瘤形成时间，使用说明书建议患者尽量避免暴露于自然或人工光线。即使大面积外用于皮炎治疗，TCIs的系统吸收也通常是微不足道的，不过外用于溃疡处或黏膜糜烂面可引起低水平的系统吸收[35-36]。Netherton综合征属于罕见的特例，外用他克莫司后有明显的系统吸收（吡美莫司吸收少），因此，对于该类患者很有必要监测血药物水平或避免使用TCIs[32, 37]。

主要副作用

TCIs最常见的副作用是用药部位出现灼烧、刺痛或温热感。饮酒可致用药部位潮红。一些零星报道称，面部外用他克莫司引起变应性接触性皮炎和酒渣样肉芽肿反应。特应性皮炎患者外用钙调磷酸酶抑制剂可减少金黄色葡萄球菌定植。

妊娠用药

由于TCIs在妊娠妇女中的应用缺乏充足研究，其妊娠用药分级为C。但动物实验显示，系统给予他克莫司后，只有达到对母体产生毒性的剂量才会对胎儿

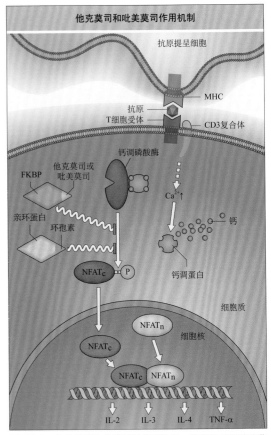

图129.8 他克莫司和吡美莫司作用机制。 他克莫司和吡美莫司结合到FK-506结合蛋白（FKBP）上，形成抑制钙调磷酸酶的复合物[70]。钙调磷酸酶使活化T细胞核因子（NFAT）胞质亚单位进行正常的去磷酸化，后者入核形成复合体并促进T细胞促分裂原IL-2等促炎因子转录（From Nghiem P，Pearson G，Langley RG. Tacrolimus and pimecrolimus：from clever prokaryotes to inhibiting calcineurin and treating atopic dermatitis. J Am Acad Dermatol. 2002：46：228-41.）

产生不良影响。

化疗药物

氟尿嘧啶

作用机制

氟尿嘧啶是一种嘧啶类似物，通过不可逆抑制胸苷酸合成酶而干涉DNA合成，进而阻止细胞增殖，导致细胞死亡，优先作用于快速分裂的细胞[38]。氟尿嘧啶也可以整合到DNA或RNA，导致DNA的断裂和抑

制蛋白质合成，会干扰降解 RNA 的外泌体复合物。

适应证和剂量

外用氟尿嘧啶主要用来治疗光线性角化病（AK）[39]，尤其是有大量皮损时，或有严重光损伤但无明确 AK 皮损的区域。其对于肥厚型光线性角化病作用较弱，由于角化过度，其透皮吸收不佳。氟尿嘧啶还可用于治疗光线性唇炎、原位鳞状细胞癌（Bowen 病）、浅表型基底细胞癌、皮肤生殖器疣、汗孔角化病、甲银屑病以及乳房外 Paget 病等[39]。其也可以通过损伤表皮和后续真皮重塑改善光老化皮肤的外观，类似激光治疗。

氟尿嘧啶外用剂型包括乳膏（0.5%、1% 和 5%）和溶液（2% 和 5%）。治疗方案需根据药物浓度和基质以及适应证和解剖部位设计，如四肢疗程通常较面部长。氟尿嘧啶典型的用法为每天 1 或 2 次，维持 2～6 周。躯干四肢部位用药前预先使用 2 周维 A 酸类药物可增加疗效。如果有诊室治疗条件，对重度四肢光损伤患者可涂抹氟尿嘧啶（1 次 / 周，每处肢体 10～20 g）后进行氧化锌溶液湿敷治疗。

副作用

在 AK 和光损伤治疗期间，皮肤先后出现红斑期（有时有水肿相关的疼痛）、结痂糜烂期和表皮再生期。最主要的副作用与局部的炎症反应相关（图 129.9），随之偶残留色素沉着。炎症的高峰期局部中效的糖皮质激素可缓解症状。系统副作用罕见，外用氟尿嘧啶后系统吸收非常少[39]。

禁忌证及妊娠用药

氟尿嘧啶禁用于对该药过敏和二氢嘧啶脱氢酶缺乏患者。该药有潜在致畸性，因此妊娠用药分级为 X，妊娠及哺乳期禁用此药。

盐酸氮芥
引言、剂量及适应证

盐酸氮芥（HCI）为氮芥的一种形式，1959 年发现其可用于治疗局限或泛发性斑片 / 斑块期蕈样肉芽肿（MF）。常用剂型为软膏或水剂（较少见），浓度为 10～40 mg/dl（0.01～0.04% w/w）。最近浓度为 0.016% w/w 的氮芥凝胶获 FDA 批准用以治疗 1A/1B 期 MF。外用氮芥通常每日 1 次用于皮损，直至消退，通常软膏需要 10～12 个月，溶液需要 1～4 个月，凝胶需要 6～12 个月[40a]。较少情况下需要对全身进行治疗（除生殖器部位），且尽量避开皮肤褶皱处。

早期研究表明，氮芥软膏或溶液对于斑片 / 斑块期 MF 患者，完全有效率能达到 35%～75%[41]。但近期一项 12 个月的随机试验表明，0.02% 的凝胶完全有效率为 14%，以 Aquaphor® 为基质的 0.02% 软膏能达到 12%。若包含部分有效率，有效率分别升高为 59% 和 48%[40b]。

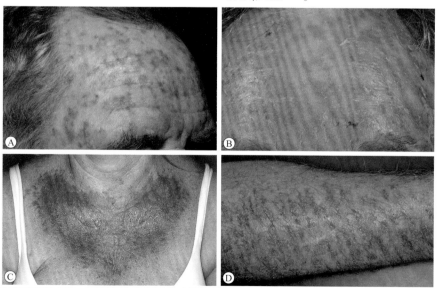

图 129.9　外用氟尿嘧啶反应。 A. 前额部位光线性角化病用药部位出现炎症性红斑和结痂。B. 光线性角化病患者用药后出现更为严重的弥漫炎症性红斑和结痂。C. 严重光损伤的上胸部用药后出现紫红色大斑片。D. 前臂伸侧光损伤部位出现红斑和结痂（C、D Courtesy，Jean L Bolognia，MD.）

作用机制

氮芥是一种烷基化药物（DNA 烷基化），这种细胞毒性优先影响快速分裂细胞。免疫刺激效应也被认为在 MF 患者治疗中发挥了作用[41]。

副作用

至少一半的患者出现刺激性和（或）变应性接触性皮炎，这可能引起治疗中断。但继续使用刺激反应常减轻，必要时可行脱敏治疗。其他潜在的副作用包括瘙痒、干燥、皮肤细菌感染、水疱、溃疡、色素沉着、风团、过敏及发展为鳞状细胞癌（长期使用）[41]。

妊娠用药

氮芥的妊娠用药分级为 D，妊娠及哺乳期禁用。

卡莫司汀

引言、剂量及适应证

外用亚硝基脲自 1972 年开始用来治疗 MF[42]，但其使用正在减少。由于其潜在的继发于药物系统吸收的血液学并发症，卡莫司汀 [1,3-（2-氯乙基）-1-亚硝基脲；BCNU] 目前被用作 MF 治疗的二三线选择。该药可做成水剂或软膏。卡莫司汀可以每天 1 或 2 次使用，直到治疗区域皮损清除，通常来讲，水剂达到上述疗效需要 1～4 个月，软膏需 6～12 个月。对于局限性斑片/斑块期 MF（T1）和泛发性斑片/斑块期 MF（T2），完全有效率能分别达到 85% 和 50%[41, 43]。

作用机制

卡莫司汀是一种亚硝基脲烷化剂，可以产生烷基以及引起后续 DNA 的交联，因此可破坏 DNA 的合成，造成的细胞毒性优先作用于分裂的细胞[41]。

副作用

局部可出现红斑、敏感、大疱及持续性的毛细血管扩张[41]。变应性接触性皮炎发生率小于氮芥。但因系统吸收较多（使用量的 5%～30%），可导致副作用，如中重度骨髓抑制[44]。

妊娠用药

卡莫司汀的妊娠用药分级为 D，妊娠及哺乳期禁用。

维生素 D 类似物

作用机制

皮肤不仅是维生素 D 生物合成的场所（见图 51.11），同时也是后者发挥最终作用的靶器官。1,25-$(OH)_2D_3$ 在皮肤中的作用包括抑制角质形成细胞增殖和促进分化，以及减少炎性介质（如 IL-2、IL-6、IL-8、干扰素-γ 及趋化因子等）的产生[45]。维生素 D 通过结合位于角质形成细胞、黑素细胞、朗格汉斯细胞、巨噬细胞、T 淋巴细胞以及成纤维细胞上的维生素 D 受体而发挥免疫调节功能。

外用药物及其适应证

已应用于临床的外用维生素 D 类似物有卡泊三醇、骨化三醇、他卡西醇和马沙骨化醇，其剂型和剂量详见表 129.9。这些药物最初的适应证是银屑病[46-50]，现在也用来治疗其他皮肤病，如白癜风、硬斑病、鱼鳞病和 Hailey-Hailey 病。在银屑病的治疗上，使用维生素 D 类似物联合高效外用糖皮质激素相比二者单一治疗起效更快、疗效更强，同时减少了单独使用维生素 D 类似物带来的皮肤刺激[47]。此外维生素 D 类似物联合阿维 A、环孢素或光疗治疗银屑病或白癜风亦有协同增强效应，治疗应置于光疗之后，以防紫外线照射药物降解。

副作用

最常见的副作用是局部刺激、烧灼感和刺痛，这一点限制了其在面部和褶皱部位的应用。变应性接触性皮炎在卡泊三醇有一些报道。维生素 D 及其类似物的系统作用有促进骨钙释放、增强钙在肾小管的重吸收和肠道吸收以及减少甲状旁腺激素释放，故过度外用维生素 D 类似物可导致高钙血症和高钙尿症。若超过推荐使用量，则需检测甲状旁腺激素水平（见表 129.9）。有肾疾病或使用增加血清钙水平药物的患者罹患高钙血症的风险会更高。

表 129.9　外用维生素 D_3 及类似物。上述药物使用频率为 2 次/日。通常皮损大于 30% 体表面积不推荐使用该药。calcipotriene 是美国采用的药名（USAN），calcipotriol 是国际非专有药名（INN）

药物	使用剂型	每周最大量
0.005% 卡泊三醇（50 μg/g）	乳膏、软膏、溶液、泡沫剂；混合 0.064% 二丙酸倍他米松的软膏、混悬液和泡沫剂	100 g
骨化三醇 [1,25-$(OH)_2D_3$]（3 μg/g）	软膏	200 g
他卡西醇 [1,24-$(OH)_2D_3$]（4 μg/g）*	软膏、洗剂	70 g
马沙骨化醇（25 μg/g）*	软膏、洗剂	70 g
* 在美国没有		

妊娠用药

卡泊三醇和骨化三醇的妊娠分级为 C。

其他

外用西罗莫司

引言、剂量及适应证

西罗莫司（雷帕霉素）是一种哺乳动物雷帕霉素靶蛋白（mTOR）抑制剂，具有抗增生和免疫调节作用。系统用西罗莫司作用包括预防器官移植后的排斥反应、降低实质器官移植受者皮肤鳞状细胞癌的发生风险、GVHD 的预防和治疗、治疗淋巴管平滑肌增多症、结节性硬化症（TSC，见第 61 章）相关肿瘤、Kaposi 肉瘤、Kaposi 样血管内皮瘤及淋巴管畸形[51]。外用西罗莫司已用来治疗血管纤维瘤、其他 TSC 相关皮肤病、鲜红斑痣（与脉冲染料激光治疗联合）及银屑病[52-59]。外用 0.1%～1% 西罗莫司软膏、凝胶、乳膏或溶液［复合物或 Rapamune®1 mg/ml（0.1%）］每天 1 或 2 次治疗面部结节性硬化症的血管纤维瘤，常可于 3 个月内实现皮损变平、红斑减退，儿童治疗效果优于成人[53-58]。

作用机制

西罗莫司结合于 FK506 结合蛋白 FKBP12 上，形成抑制 mTOR 的复合体（见图 61.11），抑制 T 细胞和其他免疫细胞增殖及蛋白质合成，同时抑制血管内皮生长因子（VEGF）合成。

副作用

外用其凝胶或溶液最常见的副作用为局部皮肤刺激，软膏副作用则相对少见[53-54]。局部使用后几乎没有观察到系统吸收[54-58]。

妊娠用药

口服西罗莫司妊娠用药分级为 C。

双氯芬酸钠

含透明质酸的 3% 双氯芬酸钠凝胶获 FDA 批准用以治疗 AK。该非甾体类抗炎药抑制环加氧酶（COX）-1 和 COX-2。其治疗 AK 的作用机制包括诱导凋亡、轻度抑制细胞增殖及血管生成。每天 2 次，治疗维持 60～90 天，AK 清除率可达 30%～50%，潜在副作用包括刺激、过敏及光敏性接触性皮炎。双氯芬酸钠妊娠用药分级为 B。

丁烯英酯

丁烯英酯是一种来自南欧大戟植物的二萜酯，获

FDA 批准用以外用治疗 AK[60-62]。位于头/面或躯干/四肢的 AK 分别使用 0.015% 和 0.05% 丁烯英酯凝胶，每天 1 次，连续使用 2～3 天后清除率达 40%。该药可通过破坏质膜和线粒体诱导增殖中的角质形成细胞发生死亡，也可触发能清除残存肿瘤细胞的炎症反应[60-62]。大部分患者使用后会发生红斑、脱屑和结痂[60]，较少发生肿胀、水疱、溃疡及色素改变。丁烯英酯的妊娠用药分级为 C。

焦油

引言及适应证

自希腊医师 Dioscorides 用 "沥青" 治疗一些皮肤病后，针对皮肤的外用焦油治疗历史已超过 2000 年[63]。在多种不同焦油（如树木、沥青页岩、石油、煤）中，最常用来治疗皮肤病的是煤焦油。目前焦油主要用来治疗银屑病和多种皮炎（如脂溢性皮炎、钱币状湿疹及特应性皮炎），大多情况下需联合其他治疗方式。经典的格克曼（Goeckerman）方案是外用焦油联合 UVB 照射治疗银屑病[64]。

剂量

煤焦油使用浓度为 0.5%～10%，其可以混合在软膏、洗剂、凝胶、泡沫剂、溶液、油剂、洗发乳以及肥皂等多种基质中。"煤焦油溶液"（liquor carbonis detergens）是一种天然煤焦油蒸馏液，典型使用浓度为 3%～10%。

作用机制

煤焦油被认为可抑制 DNA 合成，使银屑病等状态下的表皮分化趋于正常[63]，还具有抗炎、抗微生物及止痒效果。动物研究发现焦油可减少皮脂分泌。煤焦油（非其他型焦油）对 330～550 nm 的 UVA 和可视光谱具有光敏性[63]。

副作用

气味难闻、易污染皮肤及衣物限制了其临床应用。使用部位可能会出现痤疮样皮疹、毛囊炎、变应性接触性皮炎（包括银屑病斑块上出现脓疱），UVA 照射之后可发生 "焦油斑"。自从 Sir Percivall Pott 在 1775 年描述了烟囱清洁工发生阴囊癌风险增加后，焦油就被视为致癌物[63]，但皮肤病外用焦油制剂致皮肤癌风险增加的证据尚不确凿。

妊娠用药

煤焦油妊娠用药分级为 C。

地蒽酚

引言、剂量及适应证

地蒽酚是南美柯桠树树皮中存在的柯桠素的一种合成形式，其治疗皮肤病已超过 80 年[65]。目前市面上有 0.5% 和 1% 乳膏可供使用。地蒽酚短暂接触疗法（即逐渐增加外用药接触时间和浓度）目前已不再常规用于银屑病的治疗，但仍然通过局部刺激反应机制用于斑秃的治疗（表 129.10）[65]。

作用机制

地蒽酚外用可诱导细胞外氧自由基，从而迅速引起炎症反应[65]，抑制线粒体呼吸和细胞生长可抑制角质形成细胞增生，进而治疗银屑病。

副作用

地蒽酚可引起局部刺激（取决于药物浓度和接触时间），且污染皮肤、衣服及家庭用品（如床单、家具），上述副作用限制了其临床应用。在用药部位擦去含地蒽酚的产品后，再使用 10% 的三乙醇胺乳膏后上述副作用可得到改善。

妊娠用药

地蒽酚妊娠用药分级为 C。

鬼臼树脂及鬼臼毒素

引言、剂量及适应证

鬼臼树脂是一种鬼臼果植物（Podophyllum peltatum 或 Podophyllum emodi）的天然提取物，用于

表 129.10　地蒽酚短暂接触治疗斑秃方案
● 0.5% 地蒽酚乳膏少量涂抹于头皮受损部位（1 次 / 日），后用洗发水、肥皂和水洗掉
● 起始使用时间为 10 min，后每 4 ～ 5 天增加 10 min，直至出现轻微刺激（红斑、脱屑、瘙痒）
● 如果出现过度刺激反应，则暂停地蒽酚几天后按药物最后耐受时间继续治疗
● 如果药物接触 60 min 还没有刺激反应，则选择 1% 地蒽酚治疗 10 min，后逐步增加时间
● 如果 1% 地蒽酚在 60 min 内仍然没有出现刺激反应，则考虑过夜使用
● 平均 12 周内可见初步疗效，想要达到美学上可接受的疗效则平均需要 24 周
附注信息
● 预期在治疗区头皮和头发出现褐色
● 为了防止衣服、寝具和家具被染色，患者在治疗后应充分洗手，洗头前避免接触织物
● 防止药物进入眼睛，眼睑和睫毛处禁用
● 敏感区域要特别注意（头皮近耳处、眉毛处）
Courtesy, Julie V Schaffer, MD, and Jean L Bologna, MD.

治疗尖锐湿疣已有数十年。10% ～ 25% 鬼臼树脂溶液中最具活性成分的含量尚未标准化，需于诊室中由医生施用（1 次 / 周），外用 1 ～ 4 h 后洗掉[66]。而鬼臼毒素有标准化的 0.5% 溶液和凝胶以及 0.15% 乳膏可用。由于不像鬼臼树脂制剂那样含有诱变剂，可由患者自行外用。患者每周连续使用 3 天（2 次 / 日），维持 4 ～ 6 周。已报道的鬼臼树脂治疗尖锐湿疣清除率为 30% ～ 60%，鬼臼毒素为 45% ～ 75%[66]。

作用机制

鬼臼树脂和鬼臼毒素通过可逆地结合微管蛋白而中止有丝分裂。

副作用

鬼臼树脂和鬼臼毒素常见的副作用为使用部位出现烧灼、红斑、皮肤皲裂。可在皮损周围正常皮肤上涂抹凡士林以缓解刺激。由于鬼臼树脂易经皮吸收，大剂量使用会引起系统毒性（见表 129.6）。

妊娠用药

由于鬼臼树脂具有致畸性，妊娠期禁用，但鬼臼毒素妊娠用药分级为 C。

斑蝥素

引言、剂量及适应证

斑蝥素是一种来源于鞘翅目芫菁科斑蝥的发疱剂，20 世纪 50 年代起用于治疗疣和传染性软疣。虽然斑蝥素满足 1938 年美国《食品药品化妆品法案》的安全性要求，但因生产商没能呈递所要求的疗效数据，未能于 1962 年获 FDA 批准[67]。目前可用的斑蝥素有成膜火棉胶为基质（浓度 0.7%）的制剂，另一制剂为 1% 斑蝥素联合 2% 鬼臼树脂和 30% 水杨酸的复方制剂（主要用以治疗疣）。

通常由医生于患处涂一薄膜，干燥后可覆一敷料，残存的药膜需要患者（或家属）在用药 2 ～ 6 h 后用肥皂、水或外用乙醇进行彻底清洗。用药 12 ～ 24 h 后局部出现水疱，继之以浅表糜烂，平均 4 ～ 7 天后创面愈合，可短暂残留红斑[67]。斑蝥素的优点是痛苦小（尤其对年幼的孩子）、不留瘢痕。

作用机制

斑蝥素通过释放中性丝氨酸蛋白酶引起桥粒变性，进而引起桥粒与张力丝分离。形成的棘层松解位于表皮内，因此愈后不留瘢痕[67]。

副作用

斑蝥素治疗后形成的疱和糜烂会有疼痛和瘙痒感，

炎症后色素减退可能需要数月才能缓解。斑蝥素治疗疣可能会出现"环形疣"，这是疣清除发生在中心而非外周造成的。口服斑蝥素会出现中毒，遗留口腔和胃肠道的水疱、糜烂、排尿困难、血尿及肾衰竭等后遗症。如果能做到诊室内规范操作，通常情况下不会引起系统反应。

硫磺

引言

硫磺是一种黄色的非金属元素，用来治疗脂溢性皮炎、酒渣鼻、痤疮、花斑癣及疥疮。硫磺常用的治疗浓度为 2% ～ 10%，通常与第二种制剂联合使用，如 2% 硫磺联合 2% 水杨酸做成洗发水治疗脂溢性皮炎，或 5% 硫磺联合 10% 磺胺醋酰钠做成乳膏、混悬液或凝胶治疗酒渣鼻、痤疮和脂溢性皮炎（见第 127章）。硫磺的经典治疗方案为 5% ～ 10% 硫磺软膏连续2 ～ 3 晚全身涂抹，但疗效弱于外用扑灭司林。

作用机制

硫磺具有抗细菌、抗真菌和角质松解功能。

副作用

硫磺有与臭鸡蛋相似的气味，若没有遮盖香水，则会限制其临床上的应用。副作用通常轻微，如干燥和瘙痒。

禁忌证

对硫磺过敏者禁用该药。

妊娠用药

外用硫磺（5% ～ 10%）可用于治疗婴儿、妊娠期及哺乳期妇女的疥疮，但缺乏安全性数据。

壬二酸

引言、适应证

壬二酸是一种自然产生的二羧酸，用以治疗酒渣鼻、痤疮、黄褐斑及炎症后色素沉着。

作用机制

壬二酸抑制中性粒细胞氧自由基的产生，抑制炎症部位组织氧化损伤并抑制黑素生成。研究表明，壬二酸对异常增殖的黑素细胞有选择性细胞毒性和抗增殖作用，对正常黑素细胞作用较小。壬二酸可能还是酪氨酸酶的竞争性抑制剂，因而有美白作用[68-69]。此外，壬二酸还对痤疮丙酸杆菌和表皮葡萄球菌有抗微生物活性以及通过调节表皮角化发挥中度的抗粉刺功能。

剂量

壬二酸使用的剂型有 20% 乳膏和 15% 凝胶，每天2 次。

副作用

壬二酸可以引起轻中度刺激性接触性皮炎（如干燥、脱皮、红斑），但通常在治疗 2 ～ 4 周后缓解。

妊娠用药

壬二酸妊娠用药分级为 B。

局部免疫治疗

方正酸二丁酯（SADBE）对皮肤疣的局部免疫治疗方案见表 129.11。SADBE 或 diphencyprone 治疗斑秃的方案见表 69.7。

其他

其他目前已不常用的外用药详见表 129.12。许多最新屏障修复乳膏和保湿剂有助于治疗特应性皮炎和刺激性接触性皮炎等多种皮肤病，相关药物及其有效成分见表 129.13。

表 129.11　使用方正酸二丁酯（SADBE）局部免疫治疗皮肤疣方案。非 FDA 推荐疗法

- 首先用 2% 方正酸二丁酯丙酮溶液进行致敏，外用于上臂内侧面和股内侧面的小片区域（例如 2 cm×2 cm）；用敷料覆盖，24 h 内不冲洗
- 1 周后（如果起始反应严重则为 2 周）用 0.2% 方正酸二丁酯丙酮溶液治疗非面部疣；用薄敷料覆盖，12 ～ 24 h 进行冲洗
- 治疗疣频率约为 2 次 / 周；可根据炎症反应持续时间延长或缩短时间间隔，红斑和湿疹样反应消退后即可再次用药
- 如果 2 ～ 4 周后没有炎症或疗效，提高使用浓度至 0.5%（必要时后续可增加至 1% 和 2%）；若出现炎症过度，如超过了轻度红斑、瘙痒，则降低浓度（例如从 0.2% 至 0.1%）和（或）药量
- 通常在 3 个月内起效，60% ～ 80% 的患者在平均治疗 6 ～ 8周后出现皮损完全清除

附注信息

- 丙酮溶液应该用棉签点涂
- 方正酸二丁酯应避光冷藏
- 副作用包括严重或泛发的湿疹反应（可外用皮质类固醇治疗，必要时系统应用）、淋巴结肿大和炎症后色素改变（尤其对于深色皮肤患者）

表 129.12　传统外用药

药物	成分	经典应用
1-2-3 糊剂	Burow 溶液、凡士林、氧化锌	用于尿布区域屏障修复、预防刺激性皮炎 手部湿疹、糜烂、溃疡
10% 硝酸银溶液 *	硝酸银	小的顽固性溃疡 过度增生的肉芽组织、出血-硝酸银涂药器（"药棒"）
黑猫 *	丙酮、火棉胶、天然煤焦油	银屑病、慢性单纯性苔藓、钱币状湿疹、肥厚性扁平苔藓
Burow 溶液	醋酸铝	渗出、浸渍和（或）（超级）感染皮损，尤其在间擦和肢端部位（如急性变应性接触性皮炎、足癣、股癣、念珠菌病）
炉甘石洗剂	氧化锌、三氧化二铁、甘油、膨润土岩浆、氢氧化钙溶液（石灰水）	急性、亚急性瘙痒性皮肤病，尤其是急性变应性接触性皮炎
Castellani 涂剂（石炭酸品红）	苯酚、间苯二酚、碱性品红（不包括后者的无色形式）	皲裂，尤其用于慢性手指皮炎、皮肤念珠菌病、足癣/股癣、掌跖脓疱病
柯桠素 *	柯桠素、氯仿	慢性甲沟炎
绒毛状丹宁酸粉末 *	绒毛状丹宁酸、皂土、陶土	多汗症、手足接触性皮炎
甲紫溶液	甲紫	念珠菌病、足癣/股癣
P&S® 溶液	矿物油、甘油、苯酚	伴角化过度的银屑病/脂溢性银屑病（尤其在头皮）
高锰酸钾	$KMnO_4$	渗出、浸渍和（或）（超级）感染皮损，尤其在间擦和肢端部位（足癣/股癣、念珠菌病）
Schamberg 溶液	薄荷脑、苯酚、氧化锌、氢氧化钙溶液、橄榄油	急性、亚急性瘙痒性皮肤病
Whitfield 软膏	苯甲酸（6%）、水杨酸（3%）	足癣

* 仅有历史意义

表 129.13　新添处方药屏障修复/保湿剂。这些药物是 FDA 批准的"医疗器械类"处方药，市面上还可见到含有神经酰胺、"假神经酰胺"及聚丝蛋白分解产物的屏障修复保湿剂

药物	活性成分
Atopiclair®/Pruclair™ 乳膏	甘草次酸（甘草）、葡萄（葡萄树）提取物、牛油树脂、透明质酸、替美司坦
Eletone® 乳膏	70% 油（矿物油、白凡士林）分散在 30% 水中
EpiCeram® 乳剂	神经酰胺、胆固醇及自由脂肪酸（例如癸酸、亚油酸、棕榈酸）按 3∶1∶1 摩尔比配制
Hylatopic®（改良版）润肤剂、泡沫剂、乳膏、洗剂	大花可可树籽脂、透明质酸、神经酰胺（后面仅含于改良版）
MimyX®/PruMyx™ 乳膏	棕榈酰胺单乙醇胺、棕榈油甘油酯、氢化卵磷脂、角鲨烷、橄榄油
Neosalus® 泡沫剂	二甲聚硅氧烷、硬脂酸
Promiseb™ 乳膏	甘草次酸、葡萄提取物、牛油树脂、吡罗克酮乙醇胺、氢化蓖麻油、替美司坦
Tetrix™ 乳膏	氢氧化铝镁硬酯酸盐、环甲硅脂、二甲聚硅氧烷、十二酸己酯

（郝军峰译　高继鑫校　王　刚审）

参考文献

1. Long CC, Finlay AY. The finger-tip unit–a new practical measure. Clin Exp Dermatol 1991;16:444–7.
2. Hercogova J. Topical anti-itch therapy. Dermatol Ther 2005;18:341–3.
3. Draelos ZD. Skin lightening preparations and the hydroquinone controversy. Dermatol Ther 2007;20:308–13.
4. Torok HM, Jones T, Rich P, et al. Hydroquinone 4%, tretinoin 0.05%, fluocinolone acetonide 0.01%: a safe and efficacious 12-month treatment for melasma. Cutis 2005;75:57–62.
5. Dorsey CS. Dermatitic and pigmentary reactions to monobenzyl ether of hydroquinone: report of two cases. Arch Dermatol 1960;81:245–8.
6. Price VH. Treatment of hair loss. N Engl J Med 1999;341:964–73.
7. Messenger AG, Rundegren J. Minoxidil: mechanisms of action on hair growth. Br J Dermatol 2004;150:186–94.
8. Smith S, Fagien S, Whitcup SM, et al. Eyelash growth in subjects treated with bimatoprost: a multicenter, randomized, double-masked, vehicle-controlled, parallel-group study. J Am Acad Dermatol 2012;66:801–6.
9. Yoelin S, Walt JG, Earl M. Safety, effectiveness, and subjective experience with topical bimatoprost 0.03% for eyelash growth. Dermatol Surg 2010;36:638–49.
10. Tosti A, Pazzaglia M, Voudouris S, Tosti G. Hypertrichosis of the eyelashes caused by bimatoprost. J Am Acad Dermatol 2004;51:S149–50.
11. Schweiger ES, Pinchover L, Bernstein RM. Topical bimatoprost for the treatment of eyebrow hypotrichosis. J Drugs Dermatol 2012;11:106–8.

12. Beer KR, Julius H, Dunn M, Wilson F. Treatment of eyebrow hypotrichosis using bimatoprost: a randomized, double-blind, vehicle-controlled pilot study. Dermatol Surg 2013;39:1079–87.
13. Cohen JL. Enhancing the growth of natural eyelashes: the mechanism of bimatoprost-induced eyelash growth. Dermatol Surg 2010;36:1361–71.
14. Wolf JE Jr, Shander D, Huber F, et al. Randomized, double-blind clinical evaluation of the efficacy and safety of topical eflornithine HCl 13.9% cream in the treatment of women with facial hair. Int J Dermatol 2007;46:94–8.
15. Hamzavi I, Tan E, Shapiro J, Lui H. A randomized bilateral vehicle-controlled study of eflornithine cream combined with laser treatment versus laser treatment alone for facial hirsutism in women. J Am Acad Dermatol 2007;57:54–9.
16. Centers for Disease Control and Prevention, Workowski KA, Berman SM. Sexually transmitted diseases treatment guidelines, 2006. MMWR Recomm Rep 2006;55:1–94.
17. Hadley G, Derry S, Moore RA. Imiquimod for actinic keratosis: systematic review and meta-analysis. J Invest Dermatol 2006;126:1251–5.
18. Swanson N, Abramovits W, Berman B, et al. Imiquimod 2.5% and 3.75% for the treatment of actinic keratoses: results of two placebo-controlled studies of daily application to the face and balding scalp for two 2-week cycles. J Am Acad Dermatol 2010;62:582–90.
19. Ceilley RI, Del Rosso JQ. Current modalities and new advances in the treatment of basal cell carcinoma. Int J Dermatol 2006;45:489–98.
20. Weisshaar E, Gollnick H. Potentiating effect of imiquimod in the treatment of verrucae vulgares in immunocompromised patients. Acta Derm Venereol 2000;80:306–7.
21. Patel GK, Goodwin R, Chawla M, et al. Imiquimod 5% cream monotherapy for cutaneous squamous cell carcinoma in situ (Bowen's disease): a randomized, double-blind, placebo-controlled trial. J Am Acad Dermatol 2006;54:1025–32.
22. Berman B, Kaufman J. Pilot study of the effect of postoperative imiquimod 5% cream on the recurrence rate of excised keloids. J Am Acad Dermatol 2002;47:S209–11.
23. Cacao FM, Tanaka V, Messina MC. Failure of imiquimod 5% cream to prevent recurrence of surgically excised trunk keloids. Dermatol Surg 2009;35:629–33.
24. Berman B, Harrison-Balestra C, Perez OA, et al. Treatment of keloid scars post-shave excision with imiquimod 5% cream: a prospective, double-blind, placebo-controlled pilot study. J Drugs Dermatol 2009;8:455–8.
25. Katz KA. Imiquimod is not an effective drug for molluscum contagiosum. Lancet Infect Dis 2014;14:372–3.
26. Desai T, Chen CL, Desai A, Kirby W. Basic pharmacology of topical imiquimod, 5-fluorouracil, and diclofenac for the dermatologic surgeon. Dermatol Surg 2012;38:97–103.
27. Imbertson LM, Beaurline JM, Couture AM, et al. Cytokine induction in hairless mouse and rat skin after topical application of the immune response modifiers imiquimod and S-28463. J Invest Dermatol 1998;110:734–9.
28. Vaccaro M, Barbuzza O, Guarneri B. Erosive pustular dermatosis of the scalp following treatment with topical imiquimod for actinic keratosis. Arch Dermatol 2009;145:1340–1.
29. Eichenfield LF, Tom WL, Berger TG, et al. Guidelines of care for the management of atopic dermatitis: section 2. Management and treatment of atopic dermatitis with topical therapies. J Am Acad Dermatol 2014;71:116–32.
30. Carroll CL, Fleischer AB Jr. Tacrolimus ointment: the treatment of atopic dermatitis and other inflammatory cutaneous disease. Expert Opin Pharmacother 2004;5:2127–37.
31. Callen J, Chamlin S, Eichenfield LF, et al. A systematic review of the safety of topical therapies for atopic dermatitis. Br J Dermatol 2007;156:203–21.
32. Tennis P, Gelfand JM, Rothman KJ. Evaluation of cancer risk related to atopic dermatitis and use of topical calcineurin inhibitors. Br J Dermatol 2011;165:465–73.
33. Luger T, Boguniewicz M, Carr W, et al. Pimecrolimus in atopic dermatitis: consensus on safety and the need to allow use in infants. Pediatr Allergy Immunol 2015;26:306–15.
34. Legendre L, Barnetche T, Mazereeuw-Hautier J, et al. Risk of lymphoma in patients with atopic dermatitis and the role of topical treatment: a systematic review and meta-analysis. J Am Acad Dermatol 2015;72:992–1002.
35. Thomson MA, Hamburger J, Stewart DG, Lewis HM. Treatment of erosive oral lichen planus with topical tacrolimus. J Dermatolog Treat 2004;15:308–14.
36. Remitz A, Reitamo S. Long-term safety of tacrolimus ointment in atopic dermatitis. Expert Opin Drug Saf 2009;8:501–6.
37. Yan AC, Honig PJ, Ming ME, et al. The safety and efficacy of pimecrolimus, 1%, cream for the treatment of Netherton syndrome: results from an exploratory study. Arch Dermatol 2010;146:57–62.
38. Longley DB, Harkin DP, Johnston PG. 5-fluorouracil: mechanisms of action and clinical strategies. Nat Rev Cancer 2003;3:330–8.
39. Tsai EY, Zackheim H, Kim YH. Topical and intralesional chemotherapeutic agents. In: Wolverton SE, editor. Comprehensive Dermatologic Drug Therapy. 2nd ed. Philadelphia: Saunders; 2007.
40. Sachs DL, Kang S, Hammerberg C, et al. Topical fluorouracil for actinic keratoses and photoaging: a clinical and molecular analysis. Arch Dermatol 2009;145:659–66.
40a. Talpur R, Venkatarajan S, Duvic M. Mechlorethamine gel for the topical treatment of stage IA and IB mycosis fungoides-type cutaneous T-cell lymphoma. Expert Rev Clin Pharmacol 2014;7:591–7.
40b. Lessin SR, Duvic M, Guitart J, et al. Topical chemotherapy in cutaneous T-cell lymphoma: positive results of a randomized, controlled, multicenter trial testing the efficacy and safety of a novel mechlorethamine, 0.02%, gel in mycosis fungoides. JAMA Dermatol 2013;149:25–32.
41. Berthelot C, Rivera A, Duvic M. Skin directed therapy for mycosis fungoides: a review. J Drugs Dermatol 2008;7:655–66.
42. Zackheim HS. Treatment of mycosis fungoides with topical nitrosourea compounds. Arch Dermatol 1972;106:177–82.
43. Zackheim HS, Epstein EH Jr, Crain WR. Topical carmustine (BCNU) for cutaneous T cell lymphoma: a 15-year experience in 143 patients. J Am Acad Dermatol 1990;22:802–10.
44. Zackheim HS, Feldmann RJ, Lindsay C, Maibach HI. Percutaneous absorption of 1,3-bis (2-chloroethyl)-l-nitrosourea (BCNU, carmustine) in mycosis fungoides. Br J Dermatol 1977;97:65–7.
45. Helfrich YSD, Kang S. Topical vitamin D_3. In: Wolverton SE, editor. Comprehensive Drug Therapy. 2nd ed. Philadelphia: Saunders; 2007.
46. Ashcroft DM, Po AL, Williams HC, Griffiths CE. Systematic review of comparative efficacy and tolerability of calcipotriol in treating chronic plaque psoriasis. BMJ 2000;320:963–7.
47. Lebwohl M, Siskin SB, Epinette W, et al. A multicenter trial of calcipotriene ointment and halobetasol ointment compared with either agent alone for the treatment of psoriasis. J Am Acad Dermatol 1996;35:268–9.
48. Kircik L. Efficacy and safety of topical calcitriol 3 microg/g ointment, a new topical therapy for chronic plaque psoriasis. J Drugs Dermatol 2009;8:s9–16.
49. Lebwohl M, Menter A, Weiss J, et al. Calcitriol 3 microg/g ointment in the management of mild to moderate plaque type psoriasis: results from 2 placebo-controlled, multicenter, randomized double-blind, clinical studies. J Drugs Dermatol 2007;6:428–35.
50. Veien NK, Bjerke JR, Rossmann-Ringdahl I, Jakobsen HB. Once daily treatment of psoriasis with tacalcitol compared with twice daily treatment with calcipotriol. A double-blind trial. Br J Dermatol 1997;137:581–6.
51. Paghdal KV, Schwartz RA. Sirolimus (rapamycin): from the soil of Easter Island to a bright future. J Am Acad Dermatol 2007;57:1046–50.
52. Ormerod AD, Shah SA, Copeland P, et al. Treatment of psoriasis with topical sirolimus: preclinical development and a randomized, double-blind trial. Br J Dermatol 2005;152:758–64.
53. Tu J, Foster RS, Bint LJ, Halbert AR. Topical rapamycin for angiofibromas in paediatric patients with tuberous sclerosis: follow up of a pilot study and promising future directions. Australas J Dermatol 2014;55:63–9.
54. Haemel AK, O'Brian AL, Teng JM. Topical rapamycin: a novel approach to facial angiofibromas in tuberous sclerosis. Arch Dermatol 2010;146:715–18.
55. Foster RS, Bint LJ, Halbert AR. Topical 0.1% rapamycin for angiofibromas in paediatric patients with tuberous sclerosis: a pilot study of four patients. Australas J Dermatol 2012;53:52–6.
56. DeKlotz CM, Ogram AE, Singh S, et al. Dramatic improvement of facial angiofibromas in tuberous sclerosis with topical rapamycin: optimizing a treatment protocol. Arch Dermatol 2011;147:1116–17.
57. Mutizwa MM, Berk DR, Anadkat MJ. Treatment of facial angiofibromas with topical application of oral rapamycin solution (1mgmL(-1)) in two patients with tuberous sclerosis. Br J Dermatol 2011;165:922–3.
58. Wataya-Kaneda M, Nakamura A, Tanaka M, et al. Efficacy and safety of topical sirolimus therapy for facial angiofibromas in the tuberous sclerosis complex : a randomized clinical trial. JAMA Dermatol 2017;153:39–48.
59. Marqués L, Núñez-Córdoba JM, Aguado L, et al. Topical rapamycin combined with pulsed dye laser in the treatment of capillary vascular malformations in Sturge-Weber syndrome: phase II, randomized, double-blind, intraindividual placebo-controlled clinical trial. J Am Acad Dermatol 2015;72:151–8.
60. Anderson L, Schmieder GJ, Werschler WP, et al. Randomized, double-blind, double-dummy, vehicle-controlled study of ingenol mebutate gel 0.025% and 0.05% for actinic keratosis. J Am Acad Dermatol 2009;60:934–43.
61. Ogbourne SM, Suhrbier A, Jones B, et al. Antitumor activity of 3-ingenyl angelate: plasma membrane and mitochondrial disruption and necrotic cell death. Cancer Res 2004;64:2833–9.
62. Berman B, Goldenberg G, Hanke CW, et al. Efficacy and safety of ingenol mebutate 0.015% gel after cryosurgery of actinic keratosis: 12-month results. J Drugs Dermatol 2014;13:741–7.
63. Paghdal KV, Schwartz RA. Topical tar: back to the future. J Am Acad Dermatol 2009;61:294–302.
64. Goeckerman WH. Treatment of psoriasis. Continued observations on the use of crude coal tar and ultraviolet light. Arch Dermatol Syph 1931;24:446–50.
65. Harris DR. Old wine in new bottles: the revival of anthralin. Cutis 1998;62:201–3.
66. Rivera A, Tyring SK. Therapy of cutaneous human Papillomavirus infections. Dermatol Ther 2004;17:441–8.
67. Moed L, Shwayder TA, Chang MW. Cantharidin revisited: a blistering defense of an ancient medicine. Arch Dermatol 2001;137:1357–60.
68. Gillbro JM, Olsson MJ. The melanogenesis and mechanisms of skin-lightening agents–existing and new approaches. Int J Cosmet Sci 2011;33:210–21.
69. Roos TC, Alam M, Roos S, et al. Pharmacotherapy of ectoparasitic infections. Drugs 2001;61:1067–88.
70. Stuetz A, Baumann K, Grassberger M, et al. Discovery of topical calcineurin inhibitors and pharmacological profile of pimecrolimus. Int Arch Allergy Immunol 2006;141:199–212.
71. Yosipovitch G, Maibach HI. Effect of topical pramoxine on experimentally induced pruritus in humans. J Am Acad Dermatol 1997;37:278–80.
72. Young TA, Patel TS, Camacho F, et al. A pramoxine-based anti-itch lotion is more effective than a control lotion for the treatment of uremic pruritus in adult hemodialysis patients. J Dermatolog Treat 2009;20:76–81.
73. McKemy DD, Neuhausser WM, Julius D. Identification of a cold receptor reveals a general role for TRP channels in thermosensation. Nature 2002;416:52–8.
74. Peier AM, Moqrich A, Hergarden AC, et al. A TRP channel that senses cold stimuli and menthol. Cell 2002;108:705–15.
75. Patel T, Ishiuji Y, Yosipovitch G. Menthol: a refreshing look at this ancient compound. J Am Acad Dermatol 2007;57:873–8.
76. Lynn B. Capsaicin: actions on nociceptive C-fibres and therapeutic potential. Pain 1990;41:61–9.
77. Caterina MJ, Schumacher MA, Tominaga M, et al. The capsaicin receptor: a heat-activated ion channel in the pain pathway. Nature 1997;389:816–24.
78. Mason L, Moore RA, Derry S, et al. Systematic review of topical capsaicin for the treatment of chronic pain. BMJ 2004;328:991.
79. Drake LA, Millikan LE, Doxepin Study Group. The antipruritic effect of 5% doxepin cream in patients with eczematous dermatitis. Arch Dermatol 1995;131:1403–8.
80. Drake LA, Fallon JD, Sober A. Relief of pruritus in patients with atopic dermatitis after treatment with topical doxepin cream. The Doxepin Study Group. J Am Acad Dermatol 1994;31:613–16.
81. Taylor JS, Praditsuwan P, Handel D, Kuffner G. Allergic contact dermatitis from doxepin cream. One-year patch test clinic experience. Arch Dermatol 1996;132:515–18.
82. Loden M. Urea-containing moisturizers influence barrier

properties of normal skin. Arch Dermatol Res 1996;288:103–7.

83. Hellgren L, Larsson K. On the effect of urea on human epidermis. Dermatologica 1974;149:289–93.

84. Hessel A, Cruz-Ramon JC. Agents used for treatment of hyperkeratosis. In: Wolverton SE, editor. Comprehensive Drug Therapy. 2nd ed. Philadelphia: Saunders; 2007.

85. Lin AN, Nakatsui T. Salicylic acid revisited. Int J Dermatol 1998;37:335–42.

86. Imayama S, Ueda S, Isoda M. Histologic changes in the skin of hairless mice following peeling with salicylic acid. Arch Dermatol 2000;136:1390–5.

87. Van Scott EJ, Yu RJ. Hyperkeratinization, corneocyte cohesion, and alpha hydroxy acids. J Am Acad Dermatol 1984;11:867–79.

88. Smith WP. Epidermal and dermal effects of topical lactic acid. J Am Acad Dermatol 1996;35:388–91.

89. Van Scott EJ, Yu RJ. Control of keratinization with alpha-hydroxy acids and related compounds. I. Topical treatment of ichthyotic disorders. Arch Dermatol 1974;110:586–90.

第 130 章 其他系统性药物

Mary P. Maiberger, *Julia R. Nunley*, *Stephen E. Wolverton*

引言

本章旨在对皮肤病的某些特定系统用药进行介绍。回顾药物的发现和发展过程，讨论其作用机制及副作用，同时对其适应证和临床应用进行简要说明。此章节主要为读者提供药物的基本信息，便于比较和治疗选择，但不能取代药典的功能。精确地应用这些药物还需要深入的认识以及丰富的临床经验积累。对于在其他章节中已经介绍过的药物（表 130.1），此处不再赘述。

皮肤科应用的系统药物可以分为多个类别，如免疫抑制剂、细胞毒药物及抗细胞增殖药物（表 130.2）。同类药物作用机制类似，主要的副作用也类似。例如，免疫抑制剂可降低机体识别或清除感染和肿瘤细胞的能力，使患者罹患机会性感染、淋巴组织肿瘤和鳞状细胞癌的风险增加。因此，有活动性感染或激活潜伏感染风险（如结核、乙型肝炎）的患者在应用该类药物时需谨慎。

本章讨论的大多数药物在皮肤科疾病的使用缺乏美国食品药品管理局（FDA）的认可。然而，在大多数情况下，其应用是基于药物作用机制和病因学假说，在某些情况下，是在临床观察的基础上应用的。当给患者选择某种治疗时，应遵循基本原则。首先，医生应该掌握常用的最佳治疗方法。每个医生对于特定药物的使用经验不尽相同，对于自己不够熟悉的药物，应向用药经验丰富的同行请教咨询。医生有义务向患者介绍所有可能的治疗选择，同时告知其每种治疗的风险及临床收益。本章所介绍的药物常常因为患者的治疗依从性差而难以应用。

鉴于药物可能的副作用，使用药物前，务必对患者进行完整的病史采集及系统查体，尤其是易受到某些特定药物影响的器官和系统应作为检查的重点。在应用某些免疫抑制剂，尤其是糖皮质激素（特别是预计将长期使用的情况）和生物制剂（详见第 128 章）之前，必须进行结核菌素皮试和 γ - 干扰素释放试验。根据表 128.8，注意筛查乙肝和丙肝。在治疗开始前以及对治疗药物并发症进行定期检查时，需要全科医生及专科医生会诊。表 130.3 列出了使用系统药物需要进行的监测参考指标。对于高危或出现异常指标的患者，监测的频率应当提高。此外，每次复诊都应进行适当的系统回顾和体格检查。

此外，本章还对妊娠期及哺乳期用药进行了介绍，参照了 Briggs 及其团队出版的第 9 版《妊娠期及哺乳期用药》。另外，2015 年，根据妊娠期及哺乳期药物标记法（PLLR），FDA 废除了妊娠期及哺乳期用药安全

表 130.1	其他章节讨论过的系统用药	
抗组胺药		第 18 章
抗菌药		第 127 章
生物免疫调节剂，包括利妥昔单抗、苏金单抗、TNF-α 抑制剂、乌司奴单抗		第 128 章
细胞因子，包括 G-CSF、GM-CSF、干扰素		第 128 章
糖皮质激素		第 125 章
IL-1 及 IL-1 受体拮抗剂，包括阿那白滞素、卡那奴单抗、利纳西普		第 45、128 章
静脉注射免疫球蛋白（IVIg）		第 128 章
伊维菌素		第 84 章
JAK 抑制剂，如托法替尼		第 128 章
补骨脂素类		第 134 章
精神类药物，包括匹莫齐特、非典型抗精神病药物		第 7 章
维 A 酸类，包括阿维 A、贝沙罗汀、异维 A 酸		第 8、36、126 章
螺内酯		第 36 章

IL-1R，白介素 -1 受体；G-CSF，粒细胞集落刺激因子；GM-CSF，粒细胞-巨噬细胞集落刺激因子；JAK，JAK 激酶

表 130.2	基于作用机制的皮肤科系统用药分类		
免疫抑制剂 / 抗炎药	**细胞毒药物**	**抗增殖药物**	**其他**
阿普斯特 硫唑嘌呤 吗替麦考酚酯 环孢素 他克莫司 沙利度胺	环磷酰胺 博来霉素	甲氨蝶呤 * 羟基脲	氨苯砜 抗疟药 氯化钾饱和溶液

* 也是免疫抑制剂 / 抗炎药

性字母标记评级系统，而采用详情标记。2015 年之前批准的药物允许有 3 年时间来进行相应修改，而 2015 年之后批准的药物需全部按此规定执行，因此本章中可能会出现两种标记体系。总之，在给育龄期女性开具系统用药时需特别谨慎，仅咨询其是否有避孕措施是远远不够的，更应使其充分了解妊娠期用药相关风

表 130.3　作者推荐（不是护理标准）的系统用药监测指南

药物	起始检查	随访指标	特殊指标
抗疟药	眼科：裂隙灯和眼底镜，进行视力评估和视野检查 实验室： CBC CMP G6PD（特定病例）	眼科：每 6 个月复查一次，持续 1 年，之后每年一次 AAO 指南[4]——除非高风险患者或临床症状出现，否则持续用药 5 年后患者每年进行一次基线检查 实验室：CBC 每月一次，持续 3 个月，后每 4～6 个月一次；CMP 第 1 个月和第 3 个月后检查，后每 4～6 个月一次	抗疟药治疗之前 G6PD 检查尚有争议，但使用伯氨喹时可能非常重要 当临床有怀疑时，检查尿或卟啉 治疗持续 5 年以上以及超过每日安全最大用量者患视网膜病变的风险极大（尤其使用氯喹时）
硫唑嘌呤	CBC 及血小板计数 CMP UA 育龄期女性行妊娠检查 TMPT 水平（可能的话） 结核菌素试验 /IGRAs（根据临床情况考虑）	CBC 及血小板计数：每 2 周一次，持续 2 个月，后如稳定，则每 2～3 个月一次 ALT/AST：每 2 周一次，持续 2 个月，后如稳定，则每 2～3 个月一次	如果 GFR10～50 ml/min，有必要减少剂量的 25%，GER < 10 ml/min 时减少 50% 实验室检查的频率基于 TPMT 基线测定（见表 130.7），如果不知道 TPMT，要更严密地监测血液指标 如果白细胞减少到 < 3500～4000/mm³ 或血红蛋白 < 10 g/dl，需停止治疗 每年进行皮肤体检和适龄癌症普查，包括女性每年妇科检查
环磷酰胺	CBC 及血小板计数 CMP UA 育龄期女性行妊娠检查	CBC 及血小板计数：每 2 周一次，持续 2 个月，后如稳定，则每 2～3 个月一次；3～6 个月后如稳定，减为每 3 个月一次 UA：每周一次，持续 2～3 个月，后如稳定，每 2 周一次；3～6 个月后如稳定，减为每 3 个月一次 CMP：每月一次，持续 3～6 个月，后如稳定，每 3 个月一次	如果白细胞降至 3500～4000/mm³，或血小板 < 100 000/mm³，要停药或减量 如果尿中出现红细胞，要停止治疗；如果血尿持续，要请泌尿外科医生会诊 累积剂量达 50 g 时或出现出血性膀胱炎时行尿细胞学检查，可每年和（或）用量每增加 50 g 后重复检查一次 每年一次体检及 CBC 检查，以及适龄癌症筛查
环孢素	至少两次基线血压检查 至少两次基线血肌酐水平监测 CMP（必须包括 BUN、镁、钾和尿酸） CBC 和血小板计数 UA 及显微镜检查 空腹血脂水平（TG、胆固醇、HDL）	CBC 和血小板计数：在 1 个月后进行，每 2～4 个月一次 CMP（必须包括 BUN、镁、钾、尿酸）：每 2 周一次，持续 1～2 个月，后每月一次或稳定时每 3 个月一次 如有异常，每月检查一次镜下 UA，其他情况下每年一次 空腹血脂检查：每 2～4 周一次，持续 1～2 个月，后如稳定，每 3 个月一次	血压在前 3 个月必须每 2 周监测一次，后如稳定，每月一次 如血清肌酐持续升高（超过 2 周）> 25% 基线，要减量 如任何时候出现血清肌酐升高 ≥ 50% 基线，要减量 25%～50% 或停药 如治疗持续 > 6 个月，考虑检查肌酐清除率 至少每年一次皮肤检查，以及适龄癌症普查 如疗效不好或怀疑药物相互作用，考虑查全药物环孢素水平
氨苯砜	CBC 及血小板计数 CMP UA G6PD 水平	CBC 及血小板计数：每 2 周一次，持续 2 个月，后每 3～4 个月一次；治疗 9～12 个月后，低剂量患者实验室指标稳定时，可考虑每年 2 次检查 如有贫血，查网织红细胞计数 CMP 每 3～4 个月一次 UA 每 3～4 个月一次	每个随访者都应评估外周运动功能、高铁血红蛋白血症和周围神经病变的症状和体征（如运动强度、反射） 如有临床指征，则应查高铁血红蛋白水平 剂量增加时要增加随访监测频率

表 130.3 作者推荐（不是护理标准）的系统用药监测指南（续表）

药物	起始检查	随访指标	特殊指标
甲氨蝶呤	CBC 及血小板计数 CMP 育龄期女性行妊娠检查 血清学甲乙丙型肝炎检测 如有指征，查 HIV	CBC 及血小板计数和 ALT/AST：在给予起始试验剂量 5～10 mg 后进行检测 CBC 及血小板计数和 ALT/AST：每周一次，持续 2～4 周，并在每次剂量增加时复查，后每月一次，持续 2～4 个月，后如稳定，每 3～4 个月一次 BUN 和血清肌酐：每 6～12 个月一次 用于评估肝纤维化的血清学标志物和非侵入性影像学研究见正文	近期的银屑病治疗指南（2009）[33]：对于无肝纤维化风险的患者，不推荐肝活检或肝活检频率应降低（与旧指南中低风险患者每年给予 1.5～2 g 后即进行肝活检建议相比）；高风险患者应进行基线肝活检，每给予 1 g 后也应进行肝活检，有 Ⅲ A 级肝活检改变的患者每 6 个月进行一次或听从肝病专科医师建议进行 考虑行肌酐清除率检查，尤其在老年患者
吗替麦考酚酯	CBC 及血小板计数 CMP 育龄期女性行妊娠检查	CBC 及血小板计数：每 2 周一次，持续 2～3 个月，后每月一次，持续 1 年 CMP 在 1 个月以后进行，后每 3～4 个月一次	白细胞降至 3500～4000/mm^3 时停药或减量
沙利度胺	CBC 和血小板计数 CMP 育龄期女性行妊娠检查 感觉和运动神经系统功能的主观评价和神经系统检查	CBC 及血小板计数和 ALT/AST 检查每 2～3 个月一次 对月经正常的育龄期女性行妊娠试验，每周一次，持续 4 周，后每月一次；或对月经不规律者及有临床指征的患者每 2 周一次 神经系统检查每月一次，持续 3 个月，后 1～6 个月一次	有相关既往史患者，治疗前应进行感觉神经动作电位幅度（SNAP）测定 每 6 个月一次或有临床指征时考虑 SNAP 测定

ALT, 谷丙转氨酶；AST, 谷草转氨酶；BUN, 血尿素氮；CBC, 全血细胞计数及分类；CMP, 综合代谢检测（包括肝功能检测）；G6PD, 葡萄糖 -6 磷酸脱氢酶；GFR, 肾小球滤过率；HDL, 高密度脂蛋白；TG, 三酰甘油；TPMT, 硫代嘌呤甲基转移酶；UA, 尿液分析；IGRAs, γ 干扰素释放试验

险，以及继续治疗对其备孕的风险。尽管缺乏强有力的科学依据，但开具处方的医生应当警惕某些系统药物可能带来的胎儿先天缺陷的风险。故向产科医师或初级保健医师进行家庭计划咨询和交流是非常有帮助的。

本章涉及的部分药物，如吗替麦考酚酯和沙利度胺及其衍生物，是受到 FDA 风险评估和最小化计划（REMS）管制的药物。除了专为患者设计的用药指南外，还有针对护理人员的教育项目和强制性电脑程序管理，以确保患者用药的依从性和安全性，尤其对于妊娠期患者。

最后，本章介绍的部分药物有胃肠外给药形式，开具该种治疗的临床医生应当接受高级生命支持培训（ACLS）并确保复苏设备随时能够使用。

抗疟药

奎宁及其衍生物自 17 世纪始被用于治疗疟疾。奎宁提取自南美的金鸡纳树皮，首次应用于皮肤科是 1894 年 Payne 用其治疗红斑狼疮的盘状皮损。最常用的抗疟药为羟氯喹（Plaquenil®）、氯喹（Aralen®）和米帕林，后者可引起皮肤黄染，在美国仅复方药房可获取，此处不详述。

抗疟药被机体组织广泛吸收，排泄缓慢，半衰期长达 40～50 天。达到稳定的血药浓度非常缓慢，3～4 个月后方见临床疗效。羟氯喹代谢后产生两种代谢产物——去乙羟氯喹和去乙氯喹。氯喹代谢后仅产生后者。初始代谢产物经进一步代谢变为伯胺形式，总体来说，这两种药物都是 50% 经肾排泄的[1a]。

作用机制

抗疟药的作用机制复杂且尚未完全明确。已知的机制包括：稳定受损细胞内溶酶体；抑制抗原呈递和细胞免疫反应，阻止炎症因子合成，抗血栓 / 抗血小板作用[2]。抗疟药的光保护作用可能来自于其抗炎特性。

剂量

大部分情况下，使用羟氯喹 200～400 mg/d、氯喹 250 mg/d 有效。对于长期使用的病例，最大安全剂量（从眼底损害的安全性考虑）根据实际体重分别为 5 mg/（kg·d）和 2.3 mg/（kg·d）。当达到预期疗效之后，羟氯喹的维持剂量为 100～200 mg/d。如无禁忌，在羟氯喹 200 mg 2 次 / 日的基础上加用米帕

林（100 mg/d），可以使临床效用最大化且不增加眼毒性。迟发性皮肤卟啉病患者应使用小剂量的氯喹（125 mg 2 次 / 周）或羟氯喹（100 mg 3 次 / 周），该用法除了可以减少尿卟啉的排出和避免皮疹暴发外，还可以最大程度地减少毒性反应发生的风险（如肝毒性）（图 130.1）。

如用药 3 ～ 4 个月后未见疗效，应停用相应的抗疟药，但可以换用另一种抗疟药。对于迟发性皮肤卟啉病患者，如病情需要，可缓慢增加抗疟药的每日用药剂量，但须常规监测转氨酶水平。

相关的监测指南在表 130.3 和下一部分中有阐述。

主要副作用

抗疟药高度聚集在虹膜和脉络膜中，可达到血浆水平的 480 000 倍[3]。然而，在推荐的使用剂量范围内，并定期由熟悉抗疟药物眼毒性的眼科医生随访下使用，不可逆的视网膜病变很少发生（表 130.4）。如表 130.4 所示，羟氯喹的视网膜病变风险比氯喹要小。

因为存在剂量相关的眼毒性，故在治疗前必须请眼科医生进行基本检查。修订后的美国眼科学会（AAO）指南建议在使用抗疟药物第 1 年内进行眼科基线检查。除了高危人群（如老龄、有黄斑变性史）和那些有症状的患者之外，连续用药 5 年之后需要每年进行常规检查[4]。这点与之前的指南中建议的每 6 ～ 12 个月进行一次筛查不同。这一修改的基础是，常规剂量下连续治疗（见表 130.4）[5]前 5 年内发生视网膜病变的风险微乎其微。但需要注意的是，近期有关长期使用的数据表明，连续用药 10 年后，发生视网膜变的风险较大[6]。

据统计，在连续用抗疟药超过 4 个月的病例中，有多达 1/3 的患者可在小腿（图 130.2）、面部、颚部和（或）甲床处出现蓝-灰色到黑色的色素沉着，这种

表 130.4　抗疟治疗相关视网膜病变的危险因素及类型。眼球摘除术应包括 white 10-2 阈值测试（自动视野测试），如果条件允许，可再合并一项或多项检查——光谱域光学相干断层扫描、多焦视网膜电图或眼底自发荧光

	羟氯喹	氯喹
危险因素		
剂量危险因素		
每日剂量	>400 mg/d［>5 mg/（kg·d），基于实际体重］	>250 mg/d［>2.3 mg/（kg·d），基于实际体重］
总累积剂量	> 1000 g	> 460 g
其他危险因素		
眼部	• 既往黄斑或视网膜病变史	• 既往黄斑或视网膜病变史
系统	• 肾或肝功能障碍 • 他莫昔芬应用史	• 肾或肝功能障碍
年龄	• 老龄	• 老龄
视网膜病变类型		
可逆性眼毒性： • 角膜沉积导致视物模糊，光晕 • 远视 / 复视 • 前黄斑病变：无视觉症状或视力减退，中心和旁中心暗点	• 5% 的患者可观察到 • 停止治疗后通常可逆	• 90% 的患者可观察到 • 停止治疗后通常可逆
不可逆性眼毒性（真正的视网膜病变）： • 牛眼样色素沉积 • 中心暗点 • 视敏度变化	• 治疗 6 年后发生率达 0.5% • 若症状进展，暂停治疗	• 治疗 5 年后，发生率达 1% • 若症状进展，暂停治疗

Adapted from references 2a, 4, 5 and 43.

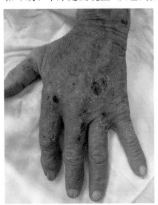

图 130.1　羟氯喹诱发的迟发性皮肤卟啉病（PCT）。低剂量抗疟药（100 ～ 200 mg 羟氯喹每周 2 或 3 次）可用于治疗 PCT。用于治疗皮肤红斑狼疮时则用高剂量，但该剂量同时也可诱发 PCT。图中所示该患者在开始羟氯喹治疗类风湿关节炎 6 周后出现皮肤破损和大疱样改变。停药后消退

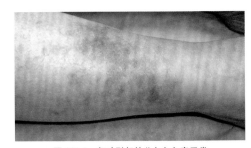

图 130.2　氯喹引起的蓝灰色色素异常

色素沉着在治疗停止后可逐渐消退，但完全消退常需要数月甚至数年。此外，10% 的患者发生可逆性的发根变白（毛发退色），可能因为黑素小体的功能受到了

表 130.5 皮肤科系统用药的副作用			
药物	常见	不常见	罕见
抗疟药	**皮肤**：蓝-灰色至黑色改变，米帕林导致黄染	**皮肤**：发根变白、皮疹（如风团、苔藓化） **胃肠**：恶心、呕吐、肝酶升高	**血液**：全血细胞减少、溶血（G6PD 缺乏，主要为非皮肤科的抗疟药使用） **眼**：可逆（早期）和不可逆的视网膜病变、视力改变
阿普斯特	**消化系统**：恶心、腹泻 **耳鼻喉系统**：鼻咽炎 **代谢**：体重减轻	**神经系统**：头痛	**精神症状**：抑郁及自杀倾向
硫唑嘌呤	**皮肤**：非黑色素瘤性皮肤肿瘤（NMSC） **血液**：白细胞减少、血小板减少、免疫抑制	**胃肠**：恶心、呕吐 **免疫缺陷**：机会性感染	**血液**：全血细胞减少 **胃肠**：胰腺炎、肝炎 **恶性肿瘤**：淋巴瘤、皮肤和妇科的鳞状细胞癌 超敏反应综合征
环磷酰胺	**胃肠**：恶心、呕吐 **血液**：白细胞减少 **生殖泌尿系统**：不孕（大剂量或长期使用）	**皮肤**：弥漫性色素沉着、脱发 **生殖泌尿系统**：排尿困难、出血性膀胱炎、闭经、无精子症、不孕（小剂量） **血液**：贫血、血小板减少 **免疫缺陷**：机会性感染	**胃肠**：出血性结肠炎、肝毒性 **血液**：再生障碍性贫血 **恶性肿瘤**：膀胱（尤其长期口服时）、淋巴瘤、急性白血病 **呼吸系统**：肺炎、肺间质纤维化、过敏
环孢素	**心血管**：高血压 **皮肤**：NMSC **生殖泌尿系统**：肾功能不全* **代谢**：高脂血症 **神经**：头痛、震颤	**皮肤**：多毛症、齿龈增生、皮脂腺增生 **胃肠**：恶心、腹泻 **神经**：感觉异常、感觉过敏 **代谢**：高钾血症†、低镁血症、高尿酸血症	**皮肤**：棘状毛发发育不良/病毒性毛细胞增生症 **免疫缺陷**：感染（除非结合其他免疫抑制剂） **肌肉骨骼**：肌痛、肌炎 **胃肠**：肝毒性 **恶性肿瘤**：淋巴瘤 **呼吸系统**：呼吸困难、支气管痉挛
氨苯砜	**血液**：溶血、高铁血红蛋白血症	**胃肠**：消化不良、食欲减退	**血液**：粒细胞缺乏 **神经**：外周神经病变 氨苯砜超敏综合征
羟基脲	**血液**：贫血、巨幼红细胞性改变	**皮肤**：下肢溃疡、脱发 **血液**：白细胞减少症	**皮肤**：色素沉着、皮肌炎样皮损、NMSC **胃肠**：肝炎 **生殖泌尿系统**：肾功能不全 **血液**：血小板减少症 **恶性肿瘤**：急性白血病
甲氨蝶呤	**血液**：白细胞减少症	**皮肤**：光敏感、脱发、口腔溃疡 **胃肠**：肝酶升高、恶心、呕吐、食欲减退、肝硬化 **血液**：血小板减少症	**皮肤**：银屑病斑块坏死、类风湿（皮肤）结节加重 **血液**：全血细胞减少、淋巴增生性疾病（主要见于类风湿关节炎患者） **免疫缺陷**：感染 **呼吸**：肺炎、肺间质纤维化
吗替麦考酚酯	**胃肠**：腹泻、痉挛、恶心、呕吐	**血液**：贫血、白细胞减少症、血小板减少症 **免疫缺陷**：机会性感染	**生殖泌尿系统**：排尿困难、无菌脓尿 **神经**：失眠、眩晕、耳鸣
氯化钾饱和溶液（SSKI）	**皮肤**：痤疮样皮疹 **胃肠**：恶心、呕吐、腹泻、腹痛 **代谢**：可逆性甲状腺功能减退	**皮肤**：碘疹 **代谢**：高钾血症	**心血管**：充血性心力衰竭、肺水肿 **皮肤**：疱疹样皮炎 **消化**：唾液腺增生 **代谢**：不可逆甲状腺功能亢进症、甲状腺肿、碘中毒过敏反应
他克莫司	**心血管**：高血压 **皮肤**：NMSC **生殖泌尿系统**：肾功能不全* **神经**：感觉异常	**免疫缺陷**：感染 **代谢**：高钾血症†、高镁血症	**皮肤**：棘状毛发发育不良/病毒性毛细胞增生症 **代谢**：糖尿病、高尿酸血症 **恶性肿瘤**：淋巴瘤
沙利度胺	**皮肤**：干燥、瘙痒症 **胃肠**：便秘 **神经**：周围神经病变、镇静 **产科/妇科**：胎儿畸形、闭经	**心血管**：外周性水肿 **胃肠**：口干燥症、食欲增加 **妇科**：原发性卵巢衰竭 **血液**：血栓形成 **精神心理**：头痛、情绪改变	**皮肤**：剥脱性红皮病、中毒性表皮坏死松解症 **血液**：白细胞减少症 超敏反应（在 HIV＋患者）

* 如果遵循指南，短期治疗副作用是可逆的。
† 尤其是与血管紧张素转换酶抑制剂联合使用时

影响。还有 10% ～ 20% 的患者可发生不同形式的皮疹，包括荨麻疹、苔藓样疹，甚至可出现红皮病。据观察，皮肌炎患者较红斑狼疮患者更易出现麻疹样和荨麻疹样皮疹。

有报道抗疟药可加重银屑病，尽管过去其常被用来治疗关节病型银屑病。银屑病患者进入疟疾流行区时可能会预防性使用这些药物。

实验室指标异常并不常见，但医生仍应按照表 130.3 中的项目对患者进行监测。抗疟药过量可致死。尽管该类药物对儿童患者也安全有效，但仍需注意应将药物置于儿童不易触及的地方。

适应证

抗疟药在皮肤科最常见的使用是在皮肤红斑狼疮中作为二线用药，位列局部外用或皮损内注射糖皮质激素治疗之后。对于泛发盘状皮损者和有环状或丘疹鳞屑性皮损的亚急性皮肤红斑狼疮患者，抗疟药显示出独特的疗效。抗疟药的应用还可以减少系统性红斑狼疮患者血栓的发生[2]。抗疟药物在其他皮肤病中的应用见表 130.6[7]。

禁忌证

唯一的禁忌证是对本类药物过敏的患者。由于肝炎和骨髓抑制偶有发生，对有严重血液恶液质或肝病的患者应格外谨慎。如果发现眼科黄斑病变前兆，需考虑使用其他药物。在此阶段出现的眼部病变是可逆的，但如果继续用药，则会进一步加重。

在妊娠期和哺乳期的使用

在妊娠期使用氯喹治疗和预防疟疾被认为是安全的，但曾有报道显示，患有系统性红斑狼疮的孕妇接受氯喹治疗增加了胎儿先天缺陷的发生率。羟氯喹在

表 130.6 可以用特定的系统药物来治疗的皮肤疾病。这些应用均基于随机双盲试验或大临床数据

抗疟药	硫唑嘌呤	环磷酰胺	环孢素	氨苯砜	甲氨蝶呤	吗替麦考酚酯	氯化钾饱和溶液	沙利度胺
• 皮肌炎 #	• 特应性皮炎	• 皮肤 T 细胞淋巴瘤 *	• 特应性皮炎	• 白塞病	• 大疱性类天疱疮	• 皮肤红斑狼疮	• 结节性红斑	• 光化性痒疹
• 盘状红斑狼疮 *	• 慢性光化性皮炎	• 黏膜类天疱疮	• 白塞病	• 大疱性系统性红斑狼疮	• 皮肤 T 细胞淋巴瘤	• 皮肌炎	• 孢子丝菌病	• 口疮性口炎
• 移植物抗宿主病（慢性）	• 白塞病	• 天疱疮	• 慢性光化性皮炎	• 皮肤小血管炎	• 皮肤红斑狼疮	• 移植物抗宿主病（急性和慢性）		• 白塞病
• 扁平苔藓和其变种	• 大疱性类天疱疮	• 系统性红斑狼疮（肾）	• 皮肌炎（肺部）	• 疱疹样皮炎 *	• 皮肌炎	• 口腔扁平苔藓		• 麻风结节性红斑
• 肿胀性红斑狼疮	• 皮肌炎	• 系统性硬化症（肺部）	• 移植物抗宿主病（急性）	• 持久性隆起性红斑	• 郎格汉斯组织细胞增生症	• 天疱疮		• 移植物抗宿主病（慢性）
• 狼疮性脂膜炎	• 黏膜类天疱疮	• 系统性血管炎，包括肉芽肿性多血管炎（如 Wegener 肉芽肿）、结节性多动脉炎和肉芽肿性多血管炎（如变应性肉芽肿性血管炎）	• 银屑病 *	• 麻风病	• 淋巴瘤样丘疹病	• 系统性硬化症（肺部）		• 结节性痒疹
• 多形日光疹	• 口腔扁平苔藓		• 坏疽性脓皮病	• 线状 IgA 大疱性皮病	• 掌跖脓疱病			• 亚急性皮肤和盘状红斑狼疮
• 迟发性皮肤卟啉病 †	• 天疱疮		• Stevens-Johnson 综合征/中毒性表皮坏死松解症	• 黏膜（瘢痕性）类天疱疮	• 毛发红糠疹			
• 结节病			• 荨麻疹		• 急性苔藓痘疮样糠疹			
• 亚急性皮肤红斑狼疮					• 银屑病 *			
• 青斑样血管病					• 系统性硬化症			
• 抗磷脂抗体综合征								
• 硬斑病								

皮肤药物反应比其他自体免疫性结缔组织疾病中更常见。
* 美国食品药品管理局（FDA）批准使用的皮肤病。
† 低剂量

妊娠期使用更为安全，尽管其半衰期更长。

药物可经乳汁排泄，这两种药物的标准使用剂量对婴幼儿是无害的，并已经获美国儿科学会批准用于哺乳期[8]。

药物相互作用

西咪替丁可以增加血循环中抗疟药的浓度，抗疟药可增加地高辛的水平。高岭土、三硅酸镁及非处方胃肠道用药均可减少抗疟药的吸收。最显著的潜在相互作用是同时使用氯喹和羟氯喹时肾毒性增加，目前较被认可的联合方案是氯喹或羟氯喹联合米帕林治疗。

在红斑狼疮病例中，发现患者吸烟会使抗疟药疗效下降，但该现象是由于药物相互作用还是由于吸烟患者的治疗依从性较低（吸烟代表高风险行为模式），尚未可知。

阿普斯特

阿普斯特（Otezla®）是一种磷酸二酯酶4的新型小分子抑制剂，可减少细胞内炎症因子的产生，同时促进抗炎因子生成（见下文）。口服时阿普斯特生物利用度为70% ～ 75%，血浆浓度在大约2.5 h达到峰值。近70%的药物与血浆蛋白结合，并通过细胞色素P450酶（CYP）（主要是CYP3A4）代谢（见第131章）；随后是糖酯化作用和非CYP介导的水解作用。阿普斯特清除半衰期为6 ～ 9 h，经尿排出体外。

作用机制

阿普斯特是一种磷酸二酯酶4抑制剂，磷酸二酯酶4是一种细胞内酶，主要功能是降解cAMP，同时也是角质形成细胞、树突状细胞、单核细胞和中性粒细胞主要表达的磷酸二酯酶。细胞内cAMP水平升高可激活蛋白激酶A，进而增加多种转录因子，如cAMP应答元件结合蛋白（CREB）的表达，同时可抑制核转录因子NF-κB等的表达。通过抑制磷酸二酯酶4和增加细胞内cAMP水平，阿普斯特具有多种下游效应：减少炎症介质（如TNF-α、IFN-γ、IL-2、IL-12、IL-23）的释放，增加抗炎介质（如IL-10）的水平，以及抑制自然杀伤反应（图130.3）[9]。

用量

对于银屑病关节炎和银屑病患者，阿普斯特的推荐剂量为30 mg每日2次。为减少胃肠道症状，建议初始剂量10 mg/d，以10 mg/d剂量递增。阿普斯特有10 mg、20 mg和30 mg三种规格。严重肾损害的患者，推荐的最大剂量为每日30 mg，肝损害患者无需调整剂量。

主要副作用

主要副作用为胃肠道反应，尤其是恶心、腹泻，在用药的前15天症状尤为明显，在数周后逐渐减弱。此外可能引起头痛和鼻咽炎。据报道，在1%的患者中观察到抑郁，甚至自杀倾向，故有抑郁症病史的患者用药需要注意监控。在约10%的患者中发现该药物可引起5% ～ 10%的体重下降。用药过程中无常规的实验室监测项目，但可连续测量体重。

适应证

阿普斯特获FDA批准，适用于成人活动性银屑病关节炎和中至重度斑块型银屑病。ESTEEM临床研究发现，接受阿普斯特（30 mg，2次/日）治疗的患者在第16周时达到PASI-75和PASI-50的比例分别为33.1%和58.7%，而在安慰剂组中，这一数据分别为5.3%和17%，同时，生活质量和银屑病甲损害亦有相似的明显改善[10-11]。目前，阿普斯特在其他炎症性皮肤病中的应用研究也在进行中，包括盘状红斑狼疮、扁平苔藓、肉芽肿性皮肤病和特应性皮炎。

禁忌证

阿普斯特禁用于对该药或其成分过敏的患者。肾损害患者应调整剂量（见上文）。相关的禁忌证包括抑郁或具有自杀倾向者。

在妊娠期和哺乳期的使用

以前阿普斯特在妊娠期用药安全等级为C。然而，目前尚无严格的对照研究评估该药物在妊娠期的使用收益是否大于潜在风险。此外，阿普斯特或其衍生物是否可经母乳排出也未可知。

药物相互作用

阿普斯特与其他CYP450诱导剂，包括利福平、苯巴比妥、卡马西平和苯妥英钠等联用，可明显降低药物疗效，应注意避免（见第131章）。

硫唑嘌呤

硫唑嘌呤于1959年从前体药物6-巯嘌呤（6-MP）衍生而来。在发现其抗炎和免疫抑制效应后，皮肤科医生开始使用硫唑嘌呤治疗炎症性皮肤病。该药的免疫抑制及抗炎作用较缓和，硫唑嘌呤有一定的风险-收

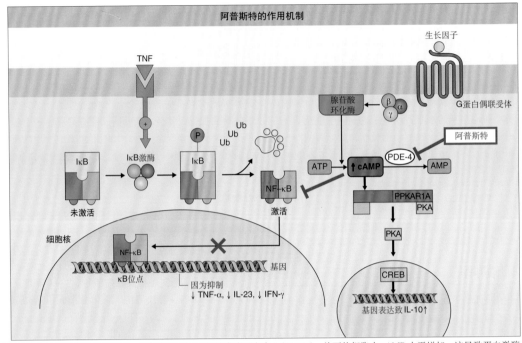

图 130.3 **阿普斯特的作用机制**。阿普斯特特异性抑制磷酸二酯酶 4（PDE4），从而使细胞内 cAMP 水平增加。这导致蛋白激酶 A 的活化，进而引起转录因子 cAMP 应答元件结合蛋白（CREB）的磷酸化。CREB 的结合增加抗炎介质（如白细胞介素 -10）的表达。细胞内 cAMP 水平的升高还可以抑制 NF-κB，减少多种炎性介质的表达，如 TNF-α、IL-23、IFN-γ。ATP，腺苷三磷酸；α，刺激性 G 蛋白 α 亚基；Ub，泛素（Adapted from Schafer，P. Apremilast-mechanism of action and application to psoriasis and psoriatic arthritis. Biochem Pharmacol. 2012；83：1583-90. ）

益特性。然而，临床上应仅用在非常严重、威胁生命或其他治疗失败的顽固皮肤病患者。

硫唑嘌呤（Imuran®，Azasan®，Azamun™）生物利用度为 88%，吸收后立即转化为 6-MP，随后经三个不同且相互竞争的途径代谢（图 130.4）。在其中两个代谢途径，即黄嘌呤氧化酶或硫代嘌呤甲基转移酶（TPMT）中，6-MP 代谢后产生无活性的产物。仅从第三个，也是唯一一条经次黄嘌呤鸟嘌呤磷酸核糖基转

图 130.4 **硫唑嘌呤代谢途径**。别嘌醇或非布司他引起的 TPMT 活性降低或黄嘌呤氧化酶抑制可能导致 6- 巯嘌呤向 HGPRT 途径的分流。由于这种分流，活性代谢物增加，毒性风险增加（Adapted from Wolverton SE. Comprehensive Dermatologic Drug Therapy，3rd edn. Philadelphia：Saunders，2013. ）

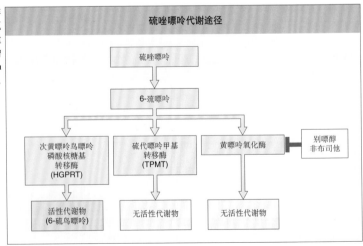

移酶（HGPRT）的合成代谢途径，可产生活性代谢产物，如嘌呤类似物硫鸟嘌呤[12]。如果黄嘌呤氧化酶或TPMT途径被中断，更多的 6-MP 将通过 HGPRT 合成途径代谢，也就导致产生更多的活性代谢产物，从而导致过强的免疫抑制作用和全血细胞减少[12]。

TPMT 途径中有趣的一点是，该酶活性受到基因多态性的影响，个体差异很大。该酶存在三种不同的表型，种族因素可影响等位基因的频率。基因编码区位于染色体的 6p22.3 位点，其活性性状经由常染色体共显性遗传[13]。在高加索人种中，89% 的个体是高活性等位基因的纯合子型，因此 TPMT 酶活性水平相当高，11% 的人群为杂合子型，酶活性中等，1/300的人是由 7 个低活性等位基因中的一种组合的纯合子，因而 TPMT 活性很低。红细胞 TPMT 的活性可以反应系统活性，目前已有红细胞 TPMT 活性的检测方法。虽然 TPMT 活性在不同的实验室检测结果差异较大，甚至用同样的试剂盒检测不同批次的样品时结果也常不一致，但是检测 TPMT 的基线活性对于大部分计划接受硫唑嘌呤的患者仍然是很有意义的。然而，低 TPMT 活性的个体易发生全血细胞减少，因此需要减量治疗，相应地，高 TPMT 活性的患者需要偏大的剂量。

黄嘌呤氧化酶的活性受到遗传多态性的影响很小，但该酶会被别嘌醇和非布司他抑制（见图 130.4）。因此在接受别嘌醇或非布司他治疗的患者，硫唑嘌呤的剂量应减少 75%。

作用机制

硫唑嘌呤的代谢产物 6-硫鸟嘌呤是一种嘌呤类似物，其结构同腺嘌呤和鸟嘌呤类似。它有一个硫基部分而不是氨基或羟基。6-硫鸟嘌呤参入 DNA 或 RNA 可抑制嘌呤代谢和细胞分裂。6-硫鸟嘌呤还有其他尚未被认识的活性，比如抑制 T 细胞的功能和 B 细胞产生抗体的能力[14]。其也可以减少皮肤朗格汉斯细胞的数量，抑制其递呈抗原的能力[15]。

剂量

硫唑嘌呤有 25 mg、50 mg、75 mg 和 100 mg 几种剂型，经验性剂量通常是起始 50 mg/d，结合临床疗效和相关动态实验室指标监测，最大剂量为 2.5 mg/（kg·d）。最大用量基于 TPMT 基线检测水平，如表 130.7 所示。在其他情况下，如肾功能不全患者必须减量使用（见表 130.3）。因为硫唑嘌呤联用别嘌醇、非布司他、卡托普利或华法林时可能会出现副作用（见下文），基

表 130.7 通过测定基线 TPMT 活性制定的硫唑嘌呤最大剂量。剂量以实际体重为基础

TPMT 水平	AZA 最大剂量
< 5U	禁用硫唑嘌呤
5 ~ 13.7 U	最大 0.5 mg/（kg·d）
13.7 ~ 19 U	最大 1.5 mg/（kg·d）
> 19 U	最大 2.5 mg/（kg·d）

AZA，硫唑嘌呤；TPMT，硫代嘌呤甲基转移酶；U，单位

线评估应包括完整的病史采集，以免遗漏相关用药史。监测指南列在表 130.3 中。

主要副作用

硫唑嘌呤的主要副作用与其免疫抑制作用有关（见表 130.5）。在基于 TPMT 活性选择用药剂量时，发生全血细胞减少的情况罕见。患者发生恶性肿瘤的风险增加，尤其是淋巴增生异常和皮肤鳞状细胞癌，以及女性泌尿生殖道肿瘤，因此，应当注意进行相应的监测。恶性肿瘤的危险因素包括免疫抑制的程度和持续时间、皮肤类型以及伴发的合并症。

硫唑嘌呤引起危及生命的超敏反应较为罕见，常发生在用药的第 1 个月，多见于同环孢素和甲氨蝶呤联合用药的情况。典型的皮疹是麻疹样，有部分融合。超敏反应综合征的其他表现包括发热、呼吸和胃肠道不适、肝毒性，并可能引起心力衰竭。超敏反应是应用的绝对禁忌证，再次接触可导致心脏衰竭。

适应证

尽管 FDA 仅批准硫唑嘌呤用于非皮肤病治疗，但皮肤科医生使用该药治疗重症皮肤病已有数年的历史，在治疗自身免疫性大疱性疾病和皮肤血管炎时，通常将其作为糖皮质激素减量阶段的药物（见表 130.6）[14, 16]。硫唑嘌呤价格低廉并有温和的免疫抑制和抗炎效应，但其临床疗效通常在使用 4 ~ 6 周后才能充分体现。

禁忌证

硫唑嘌呤的绝对禁忌证为该药物的过敏史，因为再次接触本药物可能是致命的。严重的活动性感染、妊娠则是相对禁忌证。合并使用别嘌醇或非布司他时（见上文）需减少硫唑嘌呤的用量或选择替代药物。

在妊娠期和哺乳期的使用

硫唑嘌呤曾属于妊娠期用药分级的 D 级，与早产、低体重儿、偶发畸形和血液毒性有关。即使其被认为对妊娠的移植患者相对安全，也不应出于皮肤科治疗目的

在妊娠期开具本药。对哺乳婴儿的风险性尚无相关的可参考资料，但部分个例认为哺乳期使用是安全的[8]。

药物相互作用

黄嘌呤氧化酶抑制剂别嘌醇或非布司他联用（见图130.4）会增加硫唑嘌呤引起的全血细胞减少风险。联用卡托普利可增加白细胞减少的风险。硫唑嘌呤可降低华法林和泮库铵的疗效，需要增加这些药物的用量。由于硫唑嘌呤可能降低宫内避孕器的效果，需改用其他的方法避孕。

博来霉素

博来霉素的剂量、适应证和副作用详见表130.8。

氯法齐明

氯法齐明的剂量、适应证和副作用详见表130.9。

秋水仙碱

秋水仙碱的剂量、适应证和副作用详见表130.10。

环磷酰胺

环磷酰胺（Cytoxan®）于1958年从氮芥中分离出来，后又进行磷酸化，以使之在进入靶细胞释放活性氮芥前对身体无毒性[17]。其口服生物利用度约为75%，1 h后在血浆中达到峰值并可透过血脑屏障。环磷酰胺本身无活性，但其可经细胞色素P450酶代谢为

表130.8 博来霉素

来源： 轮枝链霉菌

作用机制： 抑制受感染的角质形成细胞的DNA合成，但对人乳头瘤病毒无直接作用

皮肤科应用： 皮损内使用以治疗对治疗抵抗的寻常疣，65%～80%的皮损在1次或2次注射后消退

剂量： 浓度为1U/ml（生理盐水稀释），0.1～0.3 ml注射到靶皮损中，最大单次治疗总剂量为2 ml；每3～6周重复治疗至消退；基于其降解快及费用高，新配置的溶液应分装在玻璃管中，于2～8℃环境中储存至3个月

皮损内注射的副作用： 注射时非常疼痛（可能需要局部或区域麻醉），注射后疼痛和烧灼感持续2～3天，偶有雷诺现象，甲营养不良，鞭挞皮炎（超推荐总剂量），按推荐的剂量使用无系统毒性

禁忌证： 妊娠、免疫抑制、血管损害

妊娠和哺乳： 不推荐使用，之前妊娠用药分级为D级

表130.9 氯法齐明

药物属性： 亚甲基吩嗪染料（红色）

作用机制： 干扰细胞膜（活化磷脂酶A₂，产生膜不稳定性溶血磷脂），增加过氧化产物，抑制中性粒细胞的趋化及淋巴细胞的增殖

皮肤科应用： 治疗多菌型麻风、其他感染（分枝杆菌感染、软化斑、鼻硬结病）及炎症性皮肤病，包括嗜中性皮肤病（坏疽性脓皮病、Sweet综合征）、面部肉芽肿病、口面部肉芽肿病、持久性色素异常性红斑和盘状红斑狼疮

剂量： 每天50～400 mg口服*，避免长期每天>200 mg给药，麻风用药方案见表75.5

副作用： 皮肤色素异常[†]（弥漫性红到红棕色浸润，皮损部位淡蓝到深棕色）；角膜、结膜和体液（尿、汗、泪液）色素异常；干皮病、鱼鳞病；胃肠道症状（腹痛、恶心、呕吐、腹泻）；眼刺激症状；肝酶升高；晶体沉积物相关性肠病（罕见）；心律不齐（罕见，与电解质紊乱有关）

监测指南： 电解质基线检测；如果剂量>100 mg/d，定期检测肝功能；定期评估胃肠道副作用和皮肤色素改变

禁忌证： 既往氯法齐明过敏史

妊娠和哺乳： 对于皮肤疾病，应当避免妊娠期（C级）和哺乳期（在乳汁中聚集）使用

---

* 大剂量常被分成每天2～4次服用。
[†] 由于脂肪和巨噬细胞内的药物沉积

表130.10 秋水仙碱。应用秋水仙碱的患者，若伴有肾或肝功能不全，应避免应用P-糖蛋白及强效CYP3A4抑制剂

来源： 源自秋水仙（秋季番红花）的生物碱

作用机制： 抑制微管合成，导致有丝分裂停止在分裂中期并抑制细胞活动力；降低中性粒细胞趋化、黏附和脱颗粒

皮肤科应用： 用于治疗嗜中性皮肤病（白塞病、Sweet综合征）、皮肤小血管炎、中性粒细胞性自身免疫性大疱性疾病（EBA、线状IgA大疱性皮肤病）和阿弗他口炎

剂量： 0.5 mg或0.6 mg口服，每天2或3次；药物必须避光（UVR使其降解）

副作用： 常见胃肠道症状（腹泻、腹痛、恶心、呕吐，剂量依赖性），偶发脱发、周围神经病变、肌病及骨髓抑制（持续长时间治疗时*）；急性超量使用时可出现多脏器功能衰竭[†]

监测指南： 全血细胞（包括血小板）基线测定，综合代谢检测（包括肝功能检测）和尿液检测；每月或最初数月内定期检测全血细胞计数和血小板计数，然后每3～6个月一次

禁忌证： 有超敏反应史，严重肾、肝、胃肠或心脏疾病，血恶液质

妊娠和哺乳： 对于皮肤疾病，应当尽量避免妊娠期（C级）使用；分泌入乳汁，但经AAP推荐可在哺乳期使用

---

* 尤其在肾功能不全的患者。
[†] 有报道可出现中毒性表皮坏死松解样反应。
EBA，获得性大疱表皮松解症；UVR，紫外线辐射；AAP，美国儿科学会

有活性的 4- 羟基环磷酰胺（氮芥，半衰期 3.3 h），后者被转化为其他有活性的磷酰胺芥子（半衰期 9 h）。代谢产物主要由肾（50%）排出。无活性代谢产物丙烯醛被认为能引起出血性膀胱炎，并且与膀胱移行细胞癌有关[18]。

作用机制

环磷酰胺是一种不依赖于细胞周期发挥功效的烷化剂。虽然其主要作用是抑制 B 细胞功能，但同时也抑制 T 细胞（尤其是调节性 T 细胞）功能。显然，如果在抗原呈递前给药，T 细胞可以发挥最大作用。环磷酰胺可穿透核膜，与 DNA 共价相连，从而抑制鸟嘌呤、胞嘧啶和腺嘌呤的合成，其细胞毒性发生机制如下：① DNA 与各种不同的蛋白质或其他 DNA 链交联；② G-C → A-T 替换；③脱嘌呤造成解链。这些机制可能破坏 DNA 修复机制，导致细胞死亡[17]。

剂量

环磷酰胺有 25 mg 和 50 mg 两种口服剂型。初始剂量为 1 ～ 3 mg/（kg·d），每日晨起 1 次顿服或等量分 2 次口服。在治疗皮肤病时，环磷酰胺的使用剂量一般不超过 2 ～ 2.5 mg/（kg·d）。肝肾功能障碍患者需减量，鉴于其诱发出血性膀胱炎的风险，应鼓励患者多饮水。每月 500 ～ 1000 mg 环磷酰胺静脉输注（冲击）方案已被用于治疗许多风湿病，包括严重的系统性红斑狼疮。

在使用环磷酰胺之前，需保证患者的白细胞计数 > 4500/mm^3。如果计数较低且无替代药物，需要咨询血液科专家的建议。实验室指导方案详见表 130.3。需要注意的是，不应为了抑制免疫而引起骨髓抑制[18]。

主要副作用

环磷酰胺最常见的副作用是血液疾病和胃肠道反应（见表 130.5）。皮肤科相关的副作用包括生长期脱发（5% ～ 30%，可逆）、牙齿色素带（不可逆）、弥漫性色素沉着、甲横嵴、肢端红斑和少见的 Stevens-Johnson 综合征。多达 40% 的患者可发生出血性膀胱炎，推测可能因丙烯醛代谢产物导致，并使膀胱移行性细胞癌发生风险增加 10 倍。环磷酰胺长期低剂量疗法（如在皮肤病中的常规用法）引起该风险的概率高于短期高剂量冲击疗法（如系统性淋巴瘤和系统性红斑狼疮）。环磷酰胺造成的免疫抑制效应是很明确的，特别是在同时接受系统糖皮质激素治疗的患者中。明确的风险是发生感染和恶性肿瘤，应予适当观察。长期的或高剂量治疗可能导致不育（两性均可受影响）[14]。

适应证

虽然环磷酰胺仅获 FDA 批准用于严重蕈样肉芽肿和血液系统恶性肿瘤，但其对一些严重的皮肤病也有良好的疗效。环磷酰胺常用于治疗系统性血管炎，包括肉芽肿性血管炎（Wegener 肉芽肿）、结节性多动脉炎、显微镜下多血管炎和嗜酸性肉芽肿性血管炎（Churg-Strauss 综合征）[18]。环磷酰胺也能作为多种皮肤科疾病治疗中皮质类固醇减量时的替代药物，或者用于皮质类固醇停用后的单独治疗。值得一提的是，环磷酰胺联合皮质类固醇可用于治疗有快速进展或严重眼部病变的黏膜（瘢痕性）类天疱疮。

禁忌证

绝对禁忌证是妊娠、哺乳、骨髓抑制和对环磷酰胺过敏的患者。环磷酰胺过敏的患者有可能对苯丁酸氮芥或氮芥有交叉反应。相对禁忌证包括存在活动的感染和明显的肝肾功能损害。

在妊娠期和哺乳期的使用

环磷酰胺是妊娠前 3 个月的致畸药物，也可导致哺乳婴儿的免疫抑制。其属于妊娠期用药的 D 级药物，不能在妊娠期或哺乳期使用。

药物相互作用

别嘌醇、西咪替丁和氯霉素可能增加环磷酰胺的血药浓度并且产生毒性（经由 CYP450 相互作用），而巴比妥类药物可能加速无活性代谢产物的产生。地高辛药物吸收可能因本药而减少。环磷酰胺可能增强琥珀胆碱的药效，增加多柔比星的心脏毒性，与其他免疫抑制剂合用可引起更强的免疫抑制及致癌风险。与吸入麻醉剂氟烷和氧化亚氮联合应用时的作用不可预知。

环孢素

环孢素是由 11 个氨基酸构成的环肽。1970 年首次从土壤真菌多孔木霉中分离成功，并于 1976 年发现应用于临床有免疫抑制作用。1979 年在类风湿关节炎临床试验中发现环孢素能改善银屑病关节炎患者的银屑病皮肤症状。有两种剂型是有效的，即原始剂型（Sandimmune®）和一种能更完全且持续地被吸收的易消化微乳剂（Neoral®）。后者的有效剂量是 25 mg 和 100 mg 胶囊，或口服溶液（100 mg/ml）[19]。口服溶液可以与橘子汁或苹果汁混合服用，但注意不可与柚子汁同服，因可影响环孢素的代谢（见图 131.4）。

环孢素微乳剂的生物利用度尚不清楚，但其血清峰值浓度比原始剂型高出 40% ～ 106%，环孢素经由 CYP3A4 代谢，同时也是一种 CYP3A4 的抑制剂，主要经胆汁和粪便排出体外，仅 6% 以原型经尿液排出。药物水平（11 h 最低浓度）可以测定，但治疗剂量范围相当宽泛。测定药物浓度有助于判断药物相互作用或依从性差的情况。

作用机制

T 细胞受体激活引起细胞内钙的释放，后者与钙调蛋白结合，激活钙调磷酸酶（见第 128 章）。这种钙调磷酸酶复合物使细胞质内的活化 T 细胞的核因子（$NFAT_c$）去磷酸化，使其入核并同其核内配体 $NFAT_n$ 结合。这种复合物是部分炎症性细胞因子（如 IL-2）的转录因子，此外，该过程也使得 IL-2 受体上调。

环孢素结合到亲环蛋白，后者是胞质内免疫亲和蛋白家庭的成员。这种复合物阻断 $NFAT_c$ 的去磷酸化及其后续的 IL-2 和 IL-2 受体的上调，造成表皮内 $CD4^+$ 和 $CD8^+$（细胞毒）T 细胞数目的减少[14, 19]。

剂量

环孢素最好短期用药（< 6 ～ 12 个月），以迅速控制银屑病的复发，并可作为患者其他治疗的一个替代方案（见第 8 章）。但其实使用环孢素治疗银屑病 2 年被证实是安全的[20]。以环孢素作为阿维 A、甲氨蝶呤或其他系统治疗药物（包括生物调节剂）的序贯治疗是合理的。在环孢素清除银屑病的皮损后，其他类药物可开始使用并增加到治疗剂量。同时，环孢素可以每月减少 1 mg/（kg·d），直至患者单独使用阿维 A 或甲氨蝶呤。文献记载治疗皮肤病时环孢素的最大剂量可至 5 mg/（kg·d），但考虑到其生物利用度，微乳剂环孢素应尽量以 4 mg/（kg·d）为最大剂量，对于肥胖患者，药物剂量应根据其理想体重进行计算。

对于重度银屑病患者或者顽固性病例，环孢素应以最大剂量开始，直至病情明显缓解。之后剂量按每 2 周减少 1 mg/（kg·d）逐渐减少至最小有效维持剂量。对于大部分病情相对缓和的患者而言，治疗剂量应始于 2.5 mg/（kg·d）并按隔周增加 0.5 ～ 1 mg/（kg·d）的方式加量，直至临床缓解或达到最大剂量 4 ～ 5 mg/（kg·d）（取决于剂型）。如果按最大剂量治疗 3 个月后病情仍无缓解，则表示治疗无效，应当停药[21-22]。

应按照表 130.3 中所列内容严密监测患者是否发生高血压或实验室指标异常。如果血清肌酐升高

超过基线 25% 以上，应在 2 周内复查该指标，若下降到高于基线 25% 以下，则治疗可以继续现有的剂量，然而，如果肌酐水平仍不下降，剂量应当减少 25% ～ 50%，维持 1 个月后再次复查血清肌酐水平。如果仍超过基线水平 > 25%，应当停止治疗，直至血清肌酐回落至基线上 10% 以内。此时可考虑再次进行治疗，但应选用较低的剂量。

主要副作用

环孢素的副作用很多，包括高血压、肾损害、高血脂、高血钾、高尿酸、低镁、多毛和牙龈增生（见表 130.5）。大部分与短期治疗相关的副作用停药后可逆。1/4 的接受环孢素治疗的银屑病患者可发生高血压，程度往往较轻且可通过药物控制，二氢吡啶类钙通道阻滞剂是一线推荐的降压药物。环孢素对肾血管系统的直接收缩效应是导致短期用药后血压升高的原因[23]。环孢素造成的高血压与时间和剂量相关。

目前，保守的用药剂量方案可有效预防绝大多数短期治疗患者出现严重的肾损害。然而，即使在无实验室检查异常的服用合适剂量并定期检测的患者中，组织学上显示仍有肾间质纤维化。来自长期治疗的患者的肾活检标本显示包括肾小管萎缩、微小动脉透明变性、肾小球废退和间质纤维化在内的不可逆改变[24-25]。事实上，所有的使用环孢素超过 2 年的患者都显示有上述异常中的某些改变。

虽然在接受移植的患者中，使用大剂量和长时间的环孢素治疗引起某些恶性肿瘤（如鳞状细胞癌和淋巴瘤）的风险增加，但对于因皮肤病接受少于 2 年和以较低"皮肤科"剂量环孢素治疗的患者，并未观察到有类似的风险。

适应证

环孢素对其他治疗失败和不能耐受其他药物的银屑病患者以及泛发性炎症性疾病患者有治疗效果（见第 8 章）。事实上，环孢素获 FDA 批准用于以下三种类型的银屑病：①严重性；②顽固性；③致残性。对于斑块型银屑病患者，环孢素参与替代或者序贯治疗也有益处。

环孢素对特应性皮炎的治疗效果已被证实，绝大多数患者的症状在治疗后得到改善，但在停药后 4 周内多复发。对重症坏疽性脓皮病患者，环孢素治疗也是有效的。然而一些临床医生仅在特发性坏疽性脓皮病病例中选择环孢素治疗，而对于有已知的潜在诱因（如炎性肠病、骨髓发育不良）的坏疽性脓皮病患者，

应主要采取针对该原发病的治疗策略。超短期应用环孢素治疗 Stevens-Johnson 综合征和中毒性表皮坏死松解症已经取得了令人惊喜的结果[25a]。但大部分环孢素的其他应用则无对照证据[26]。

禁忌证

绝对禁忌证包括严重的肾功能不全、无法控制的高血压和对环孢素过敏。相对禁忌证包括年龄小于 18 岁或大于 64 岁、可控的高血压和使用其他干扰环孢素代谢或加重肾功能损害的药物。有严重感染、新近接种肝炎病毒疫苗（见表 128.10）或免疫缺陷综合征或联用甲氨蝶呤、光疗或其他免疫抑制药物的患者，使用环孢素需特别谨慎。

在妊娠期和哺乳期的使用

环孢素无致畸性，此前被归类为妊娠期 C 级药物。在妊娠期使用仅限于那些使用环孢素后疗效显著大于风险的患者。环孢素可分泌到乳汁中，在哺乳期不要应用。环孢素对哺乳期婴儿可能有免疫抑制的风险和致癌的可能[8]。

药物相互作用

同环孢素相互作用的药物见第 131 章。临床医生应该回顾患者的用药清单，使用下列指南查找潜在的有相互作用的药物。总体来说，抑制 CYP3A4 通路的药物将增加环孢素的水平，而该通路的诱导剂则可降低其水平而使疗效减弱。一些药物可能有潜在的肾毒性，如非甾体抗炎药（NSAID）、氨基糖苷类、两性霉素 B 和多种抗生素（万古霉素、甲氧苄啶 / 磺胺甲噁唑）。环孢素可降低地高辛、洛伐他汀和泼尼松龙的清除率。环孢素与血管紧张素转化酶抑制剂、钾补充剂和保钾利尿药合用会增加高血钾的风险。

氨苯砜

氨苯砜是砜类药物，砜与氨苯磺胺家族相关（见第 21 章）。在 20 世纪初，氨苯磺胺最初从煤焦油中分离出来，用于纤维染料。在医学上，其首先被发现对链球菌感染有效。氨苯砜在 1908 年合成出来，用于治疗结核和麻风感染。在 20 世纪的前 50 年，相关药物磺胺吡啶和阿地砜被用于治疗疱疹样皮炎（dermatitis herpetiformis，DH）。而从 1953 年开始，氨苯砜（阿地砜的母体化合物）成为 DH 的主流治疗药物。由于其抗中性粒细胞活性，氨苯砜对许多种自身免疫性大

疱性疾病和血管炎都有治疗效果。

氨苯砜的口服生物利用度为 80%，用药后 2～6 h 达到血清峰浓度，半衰期为 24～30 h。由于高度亲脂的特性，其有绝佳的细胞穿透能力。氨苯砜和其主要的代谢产物单乙酰氨苯砜可与蛋白质牢固结合并经肝肠循环。因此，单次使用氨苯砜长达 1 个月后仍可在血中监测到[27]。

氨苯砜在肝内通过 N- 乙酰化和 N- 羟基化代谢[27-28]。乙酰化产生单乙酰氨苯砜，随后脱乙酰化成为氨苯砜，形成氨苯砜和单乙酰氨苯砜之间的平衡。通过 CYP 酶羟基化产生 N- 羟基-氨苯砜，氨苯砜大部分副作用都与该代谢产物相关。氨苯砜和 N- 羟基-氨苯砜在肝内经葡萄糖苷酸化（glucuronidation），形成更多的可快速排泄入尿液的水溶性化合物[27]。

作用机制

氨苯砜在临床上应用最多的是治疗中性粒细胞浸润性皮肤病。氨苯砜可抑制中性粒细胞髓过氧化物酶，进而降低该酶导的中性粒细胞呼吸爆发造成的损伤。此外，氨苯砜已被证明能抑制中性粒细胞对 N- 甲酰-甲硫氨酰-亮氨酰-苯丙氨酸（fMLP）的趋化作用，并干扰 CD11b/CD18 介导的中性粒细胞结合，从而诱导趋化信号转导。氨苯砜还可以阻止 IgA 黏附。氨苯砜抑制嗜酸性粒细胞过氧化物酶活性的特点也使其在临床上可应用于治疗嗜酸性粒细胞介导的疾病，如嗜酸性蜂窝织炎[28]。

剂量

氨苯砜可用的剂型有 25 mg 和 100 mg 片剂。初始剂量常是 50 mg/d 单次给药。大部分情况下 50～200 mg/d 足以控制临床症状，少数情况需要用到 300 mg/d 的剂量。对于氨苯砜治疗有效的疱疹样皮炎患者，常见到症状快速缓解（48 h 内），然而，停药后症状复发也相当快。需提前告知患者切不可自行调整药物剂量，因为该药物的许多副作用是剂量依赖性的。

因为潜在的副作用，在给药前需仔细评估心肺及神经系统情况。必要时需在治疗前或治疗中对外周运动神经功能进行记录。表 130.3 列举了治疗中需要监测的项目。临床医生必须熟知所有与高铁血红蛋白血症、外周神经病变相关的症状和体征，以进行准确的监控。

主要副作用

氨苯砜的严重系统副作用可能是特发性的或药理作用相关的。药理作用及药物剂量相关的副作用包括

高铁血红蛋白血症和溶血性贫血（见表 130.5）。粒细胞缺乏症、外周神经病和氨苯砜过敏是特发的，然而，每日使用高剂量或疗程长的患者发生周围神经病变的可能性增高。虽然罕见，但氨苯砜超敏反应综合征可能是致死性的。患者表现为发热、肝炎和泛发性皮疹。皮疹类型多样，从发疹型皮疹到中毒性表皮坏死松解症（toxic epidermal necrolysis，TEN）均有。氨苯砜超敏反应综合征患者可发生肝衰竭[29]，急性病变症状消退后可能出现甲状腺功能减退。故其与 DRESS 综合征有明显的重叠。

适应证

氨苯砜对多种嗜中性皮肤病和自身免疫性大疱性疾病效果好。尽管 FDA 仅批准用于 DH，但氨苯砜对于线状 IgA 大疱性皮肤病、大疱性系统性红斑狼疮、持久性隆起性红斑和某些皮肤小血管炎是有效的[27-28]。氨苯砜也是麻风联合治疗的主要成分。

禁忌证

氨苯砜的绝对禁忌证是既往氨苯砜过敏史。相对禁忌证包括葡萄糖 -6- 磷酸脱氢酶（G6PD）低水平、严重心肺疾病和对氨苯磺胺抗生素过敏者（可能由于交叉反应）。G6PD 水平低的患者，氨苯砜代谢物引起红细胞氧化应激的风险增加。有严重心肺疾病的患者则可能无法耐受氨苯砜引起的高铁血红蛋白血症和溶血。

在妊娠期和哺乳期的使用

氨苯砜对胎儿没有明显的风险，然而，该药以前被归于妊娠期用药 C 级药物，只可用于疗效明显高于风险的妊娠期患者。有文献报道了其在妊娠期麻风患者中的应用。氨苯砜可经乳汁排出，并引起哺乳期婴儿的溶血性贫血。不过，美国儿科学会已批准氨苯砜在必要时可用于哺乳期，如麻风患者[8]。

药物相互作用

可增高氨苯砜水平（和副作用）的药物有丙磺舒（通过降低肾清除率）、甲氧苄啶和其他叶酸拮抗剂（如甲氨蝶呤）。磺胺类药物和羟氯喹增加红细胞的氧化应激并加重溶血。药用炭（活性炭）吸附剂、对氨基苯甲酸（PABA）和利福平可降低氨苯砜水平。西咪替丁可增加氨苯砜的吸收，但同时也可降低其毒性羟胺代谢产物，综合作用的结果是使高铁血红蛋白水平降低。

羟基脲

羟基脲的剂量、适应证和副作用列在表 130.11 中。

白三烯抑制剂

白三烯（LT）最初被认为是过敏性反应的慢反应物质，在全身炎症反应和皮肤炎症反应中起着关键作用。主要用于治疗哮喘，白三烯抑制剂已经在许多皮肤病中应用，包括特应性皮炎、荨麻疹、自身免疫性大疱性疾病和 Sjögren-Larsson 综合征[30]。这些抑制剂包括孟鲁司特（Singulair®）、扎鲁司特（Accolate®）和普仑司特（Ultair®）（其阻断 LTC_4、LTD_4 和 LTE_4），以及抑制 5- 脂加氧酶的齐留通（Zyflo CR®）。

来源于花生四烯酸的 LTA_4 通过不同的途径代谢为 LTB_4 或半胱氨酰白三烯 LTC_4、LTD_4 和 LTE_4（图 130.6）。LTB_4 通过 BLT 受体介导其作用，触发中性粒细胞、嗜酸性粒细胞和单核细胞的趋化作用。通过结合半胱氨酰白三烯受体，LTC_4、LTD_4 和 LTE_4 引起支气管

表 130.11　羟基脲

配方： Hydrea®；生物利用度 100%，肾排泄 80%；相较于红细胞，更易于在白细胞中累积；可透过血脑屏障

作用机制： 抑制核糖核苷酸还原酶，从而阻止 DNA 合成的 M_2 亚基；细胞周期停滞在 G2 期，无法修复紫外线和电离辐射损伤；也会导致基因的低甲基化，诱导分化和银屑病皮肤正常化；可能会通过提高核糖核苷酸还原酶水平或改变酶呈现抵抗

皮肤科应用： 用另一种药物或光疗控制后的银屑病的维持治疗；治疗无效的银屑病关节炎；对糖皮质激素无效的伴嗜酸性粒细胞增生的血管淋巴样增生综合征

剂量： 20 ～ 30 mg/（kg·d）分次应用，最大剂量 2 g/d，平均剂量 1 ～ 2 g/d

副作用： 巨幼红细胞增多症（所有患者），10% ～ 35% 的患者发生短暂性贫血（见表 130.5）；偶有白细胞减少、血小板减少或暂时性可逆性肝炎伴急性流感样综合征；下肢远端溃疡（图 130.5A）；弥漫性皮肤色素沉着和黏膜色素沉着（图 130.5B）；手背皮肌炎样皮疹

监测指南： 全血细胞（包括血小板）计数基线检测，综合代谢检测、尿液分析；对女性育龄期妇女潜在的妊娠检测；每周全血细胞（包括血小板）计数检测，稳定后每月一次；每月综合代谢检测和尿液分析，稳定后每 3 ～ 6 个月一次；血红蛋白可能会出现 1 ～ 2 g 的降低；以下情况停用羟基脲：血红蛋白基线下降超过 3 g，白细胞计数低于 3500 ～ 4000/mm^3，或者血小板计数低于 100 000/mm^3

禁忌证： 绝对禁忌证——对羟基脲过敏；相对禁忌证——恶血质，感染，心、肺、肾疾病，不稳定 / 进展期银屑病，联合应用阿糖胞苷

妊娠期和哺乳期： 既往妊娠期用药分级为 D 级，有明确的致畸作用，妊娠期和哺乳期禁用

表 130.12　白三烯抑制剂
作用机制：半胱氨酰白三烯受体拮抗剂（阻断 LTC_4、LTD_4、LTE_4）——孟鲁司特（Singulair®）、普仑司特（Ultair®）、扎鲁司特（Accolate®）；5- 脂加氧酶抑制剂——齐留通（Zyflo CR®）；见图 130.6
皮肤科应用：特应性皮炎、自身免疫性大疱性疾病、荨麻疹和干燥综合征中应用的证据有限，哮喘的初期应用
剂量* ：孟鲁司特——10 mg（成人）、5 mg（6～14岁儿童）；普仑司特——225 mg 每日 2 次（成人）、7 mg/（kg·d）（儿童）；扎鲁司特——20 mg 每日 2 次（成人和青少年），10 mg 每日 2 次（5～12岁）空腹服用；齐留通——1200 mg 每日 2 次（成人和青少年），与饭同服
副作用：消化不良、恶心、肌痛、头痛、肝炎；孟鲁司特、普仑司特和扎鲁司特与嗜酸性粒细胞增多和嗜酸性肉芽肿伴多血管炎（Churg-Strauss 综合征）的发生有关，通常在皮质类固醇逐渐减量过程中发生
禁忌证：既往白三烯抑制剂过敏史，严重的肝疾病
监测指南：扎鲁司特——每 2～3 个月检测肝功能；齐留通——用药前肝功能基线检测，每月肝功能检测，持续 2～3 个月，然后每 2～3 个月一次
妊娠期和哺乳期：孟鲁斯特和扎鲁斯特（既往妊娠期用药分级 B 级，耐受性最好），齐留通（既往妊娠期用药分级 C 级，目前数据有限不足以评估损害）
药物相互作用：齐留通可增加外周血普萘洛尔、茶碱、特非那定或华法林的水平，扎鲁司特可提高外周血华法林水平，阿司匹林或红霉素可降低扎鲁司特血浆水平，苯巴比妥可降低孟鲁司特的含量
* 口服

收缩、增加血管通透性、平滑肌收缩性黏液分泌和水肿[30]。白三烯受体广泛分布于全身，但具有器官和细胞类型特异性。白三烯抑制剂消除了这些介质的生物学效应（表 130.12）。

甲氨蝶呤

　　叶酸类似物甲氨蝶呤（MTX）对银屑病的疗效早在 20 世纪 50 年代即被发现，但直到 60 年代方得到 FDA 批准。MTX 使用不难，口服给药可获得稳定的血药浓度且不受进食影响。MTX 在体内广泛分布，但很难穿过血脑屏障。

　　服用 1 h 内药物即完成在体内的分布并由活化的细胞摄取。血浆 MTX 的 50% 与蛋白质结合，且与二氢叶酸还原酶（MTX 抑制）不可逆结合。4 h 后，肾排泄出药物的血浆部分[31]。在接下来的 10～27 h，药物缓慢从机体组织中释放出。

作用机制

　　二氢叶酸还原酶（DHFR）将二氢叶酸转变为四

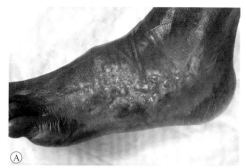

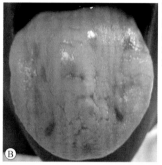

图 130.5　羟基脲导致的皮肤黏膜改变。A 下肢溃疡；B 口腔黏膜色素沉着（B，Courtesy，Brian Horvath，MD.）

氢叶酸（完全还原型叶酸，见第 127 章），叶酸是合成胸苷酸和嘌呤核苷酸的必备辅助因子，这些是 DNA/RNA 合成所需要的。MTX 可竞争性抑制 DHFR，该抑制作用可至少部分被合用的叶酸药物所减弱。MTX 对下游的胸苷酸合成酶也发挥部分可逆的抑制作用，抑制 S 期的细胞分裂[14]。

　　人们原本认为 MTX 可抑制角质形成细胞增殖，目前研究认为，MTX 更多地通过抑制免疫活性细胞的 DNA 合成而发挥作用。MTX 还可以通过其他机制降低炎症反应。例如，通过抑制氨基亚胺羧氨-核糖核苷酸转甲酰酶，MTX 可以增加局部组织中的有效抗炎介质腺苷的浓度。通过抑制甲硫氨酸合酶，MTX 可以降低促炎介质 S- 腺苷甲硫氨酸的合成[32]。

剂量

　　对皮肤和风湿性疾病，MTX 的给药方式为每周一次，单剂最高可用 30 mg。肿瘤科医师常按每 1～4 周 20～40 mg/m² 给药，同时补充叶酸。既往 MTX 给药方法曾按 24 h 内分 3 次给药（第一天早 8 点、晚 8 点，第二天早 8 点）。从细胞周期动力学方面看，这种给药方式是有理论依据的。然而，由于临床效果相同，并从使用方便和避免混淆（对于医患双方）的角度出发，目前多推荐一次给药。应告知患者需要严格遵循服药方案，提高用药频率容易造成严重的血液系统并发症，

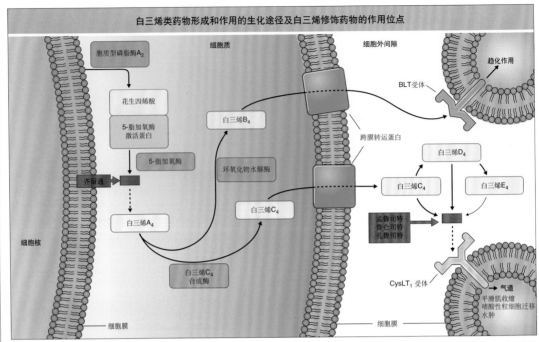

白三烯类药物形成和作用的生化途径及白三烯修饰药物的作用位点

图 130.6　白三烯类药物形成和作用的生化途径及白三烯修饰药物的作用位点。图中紫色代表酶，黄色为产物，绿色表示必需辅酶，药物则用红色表示。虽然白三烯 B_4 和 C_4 的合成应该在核膜附近发生，但图中为了更清楚地展示，将其置于细胞质中。单个细胞可产生半胱氨酰白三烯或白三烯 B_4，或在罕见情况下，同时产生二者（Adapted from Drazen JM, Israel E, O'Byrne PM. Treatment of asthma with drugs modifying the leukotriene pathway. N Engl J Med. 1999；340：197-206.）

并增加肝纤维化的风险。对于不能耐受口服 MTX 副作用的患者，可应用胃肠外给药（肌内或皮下）方式，对于胃肠道吸收能力降低及依从性有问题的红皮病患者，也有医师建议应用此方式给药。

　　MTX 的口服剂为 2.5 mg 的片剂，应以 2.5～5 mg 作为尝试性剂量开始给药，5～6 天后行全血细胞计数及分类、血小板计数和肝功能检查。剂量可每 2～4 周逐渐加量 2.5～5 mg，直至出现满意的疗效和最小的毒性。病情得到控制至少 1～2 个月后，MTX 可按每 1～2 周 2.5 mg 逐渐减至最低维持剂量。银屑病的常用剂量为每周 10～15 mg。尽管也常见到高达每周 25 mg 的给药剂量，但肾功能不全的患者仍应注意避免。在过去，风湿科和皮肤科的监测方案差异较大，例如风湿病学专家并不推荐常规进行肝活检。然而，最近的银屑病治疗指南中（2009）指出，对于没有肝纤维化危险因素的患者，可以不做肝活检。与先前的指南相比，推荐肝活检的频率显著降低（见表 130.3）[33]。总体来说，相比于风湿性疾病患者，银屑病患者的治疗剂量更高，持续用药时间也更长。

主要副作用

　　MTX 的主要副作用包括全血细胞减少和肝毒性（见表 130.5）。与肝纤维化和肝硬化相比，全血细胞减少症的特征性表现很早就出现，而肝纤维化和肝硬化数年才发生。关于长期使用 MTX 的银屑病患者的肝毒性一直以来都有较多的争议。近期研究表明，甲氨蝶呤相关的肝纤维化和肝硬化发生率其实较既往报道的要低。由 MTX 所致的肝毒性合并危险因素详见表 130.13。在开具 MTX 的处方前，应仔细回顾相关文献并在必要时向肝病专家咨询相关问题。

　　虽然肝纤维化检测的金标准仍然是肝活检，但这种侵入性的操作有引起包膜下出血的风险，并存在取样误差和不同检查者间的结论差异。目前已有多种血清标志物和非侵入性的影像学观察研究被尝试用于肝纤维化检测。据报道，前胶原肽 3（P3NP）水平升高是纤维化的血清学标志物，但该检测无法明确发生纤维化的器官。此外，在银屑病关节炎或其他炎性疾病患者中可能出现假阳性结果。虽然该检测在欧洲已经被广泛应用，但 P3NP 试剂在美国仍无法购得。

表 130.13 　甲氨蝶呤致肝毒性的危险因素
<ul><li>持续存在的肝功能异常</li><li>既往肝病病史，包括慢性乙型肝炎或丙型肝炎病毒感染</li><li>既往或目前存在酒精滥用</li><li>遗传性肝病家族史</li><li>糖尿病</li><li>肥胖</li><li>高脂血症</li><li>明确的肝毒性药物或化学品接触史</li><li>叶酸缺乏</li></ul>
Adapted from reference 33.

其他检测肝纤维化的血清学方法包括：① FIBRO-Spect® 2 测定 α_2- 巨球蛋白、金属蛋白酶组织抑制因子 -1（TIMP-1）和透明质酸水平；② FibroTest®（在美国为 Fibrosure™）测定 α_2- 巨球蛋白、触珠蛋白、载脂蛋白 A_1、γ- 谷氨酰转肽酶和总胆红素水平。这两种检测方法将每种血清标志物的水平均纳入综合评分。对于中度至重度肝纤维化，这些检测具有非常好的诊断准确度，灵敏度为 47%～77%，特异性为 78%～90%。然而，其主要用于评估慢性丙型肝炎病毒感染患者。正在进行的影像学研究包括：①基于超声的瞬间弹性成像（FiroScan®），其为一种快速、无创的肝硬度检测方法；（2）磁共振成像。但这两种方法都未被广泛应用，受到一定限制[34]。将来，在进行肝活检之前，血清学和影像学方法可能会被联合应用于判定接受 MTX 治疗的患者肝纤维化的风险。

使用 MTX 可产生光敏性，患者应做好防晒（见第 21 章）[14]。合用叶酸（每天 1～5 mg 口服，基于症状）可缓解 MTX 的胃肠道反应。其他 MTX 相关的副作用包括加重类风湿性（皮肤）结节病和可逆性淋巴组织增生性疾病。当大剂量使用 MTX 时，可能出现可逆性精子减少[31]。家庭咨询概述详见表 130.14。

药物适应证

MTX 获 FDA 批准用于银屑病治疗（见第 8 章），但目前其多被用于重度、致残性或对其他治疗抵抗的病例。可应用 MTX 治疗的疾病（如皮肌炎）列于表 130.6 中。值得注意的是，治疗毛发红糠疹通常需要用到治疗银屑病的常规剂量的 2 倍，而治疗 PLEVA 需要的 MTX 量较小（每周 2.5～5 mg）。MTX 可作为"激素替代"药物，可每周单次给药，治疗老年人大疱性类天疱疮。

禁忌证

MTX 的绝对禁忌证是妊娠和哺乳。相对禁忌证包括严重的肝病或肝酶升高和酒精滥用。活动性感染、免疫缺陷以及近期有妊娠计划者也是 MTX 治疗的相对禁忌证（见表 130.14）。有肾功能减退的患者应慎用且剂量需降低。在老年人，其较低的血清肌酐水平可能并不能真正反映其肾功能。

在妊娠期和哺乳期的使用

MTX 是种堕胎药并可致畸，不能用于妊娠期。基于其免疫抑制、生长发育延迟和致癌性，美国儿科协会认为 MTX 在哺乳期禁用[8]。

药物相互作用

升高 MTX 血药浓度的药物包括 NSAID、水杨酸盐、磺胺类药物、氯霉素、酚噻嗪类、苯妥英和四环素类。双嘧达莫和丙磺舒可增加 MTX 的细胞内聚集。甲氧苄啶、磺胺类药和氨苯砜也可抑制叶酸代谢途径（见第 127 章），合用时会显著增加全血细胞减少的风险。与 MTX 合并系统应用类视黄醇和酒精可叠加肝损害。

吗替麦考酚酯和麦考酚钠

自 20 世纪 70 年代起多种形式的麦考酚酸（MPA）被用于治疗银屑病。到 20 世纪 90 年代早期，随着生物利用度和安全性更好的成分吗替麦考酚酯（CellCept®）进入市场，MPA 的使用减少了。MPA 首先在肝经首关效应失活（形成失活的 MPA 葡糖苷酸——MPAG），随后在表皮和胃肠道被 β- 葡糖醛酸糖苷酶再活化（见图 131.1）。吗替麦考酚酯比 MPA 的生物利用度更高，吸收后完全转化为 MPA，后经同样的灭活 / 活化循环[35]，吗替麦考酚酯生物利用度为 94%。MPA 和 MPAG 的白蛋白结合率分别为 97% 和 82%。超过 90% 的药物主要以 MPAG 的形式经尿液排泄。肾功

表 130.14 　甲氨蝶呤——育龄期患者的咨询。该药之前妊娠用药分级为 X 级
女性
<ul><li>在接受甲氨蝶呤治疗时，不宜妊娠</li><li>甲氨蝶呤可导致出生缺陷和流产</li><li>必须使用高效的避孕手段（如口服避孕药，宫内节育器，避孕套＋杀精剂）</li><li>停用甲氨蝶呤后，至少在一个排卵周期后方可受孕</li></ul>
男性
<ul><li>可致精子数目降低</li><li>精液中药物残留</li><li>必须使用高效的避孕手段 [如口服避孕药，宫内节育器（性伴侣），避孕套＋杀精剂]</li><li>停用甲氨蝶呤后，至少 3 个月后性伴侣方可受孕</li></ul>

能不全可使药物的血浆浓度增加 6 倍之多[18]。目前，对使用 MPA 制剂的患者推荐 REMS 项目（见引言）的注册，其为患者提供妊娠计划和预防教育（www.mycophenolaterems.com）。但该项目尚未获得 FDA 授权。

作用机制

MPA 选择性非竞争性抑制次黄嘌呤核苷酸脱氢酶（IMPDH），阻止肌苷（次黄嘌呤核苷）和黄嘌呤 -5-磷酸盐转化为鸟嘌呤核苷 -5- 磷酸。阻断了鸟嘌呤核苷的从头合成及其后续掺入 DNA 的过程（图 130.7）。T 淋巴细胞和 B 淋巴细胞的 DNA 合成最先被抑制，这是由于这些细胞缺乏嘌呤补救途径而依赖于嘌呤从头合成。MPA 通过抑制促有丝分裂和同种异体刺激引起的增殖反应降低免疫球蛋白水平和迟发型超敏反应，MPA 也可抑制 B 淋巴细胞产生抗体。

剂量

吗替麦考酚酯（CellCept®）可用的剂型有 250 mg 胶囊、500 mg 片剂和 20 mg/ml 溶液。对于皮肤病，2000 ～ 3000 mg/d 的剂量可获得最好的疗效，可分次使用。一种新的肠溶制剂（Myfortic®）麦考酚钠有 360 mg 和 720 mg 两种剂型。肠溶包衣麦考酚钠（720 mg，每日 2 次）与吗替麦考酚酯（1000 mg，每日 2 次）已被证明是等效的。

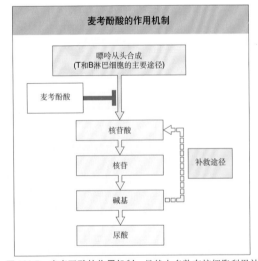

麦考酚酸的作用机制

图 130.7 **麦考酚酸的作用机制。**虽然大多数有核细胞利用补救途径，但 T 和 B 淋巴细胞必须主要依赖于从头途径合成嘌呤。麦考酚酸是前药吗替麦考酚酯的活性药物形式，可抑制嘌呤生物合成的从头途径中的次黄嘌呤核苷酸脱氢酶（Adapted from Wolverton SE. Comprehensive Dermatologic Drug Therapy, 3rd edn. Philadelphia：Saunders, 2013.）

主要副作用

吗替麦考酚酯最主要的副作用是胃肠道症状，包括恶心、呕吐、腹泻、腹部痉挛疼痛和压痛（见表 130.5）。皮肤副作用少见。血液毒性及肝毒性较少见。2008 年 FDA 发布了一份安全报告，指出在移植患者中，使用吗替麦考酚酯有导致进行性多灶性白质脑病的潜在风险。虽然这种情况罕见，且其中的因果关系是推定的，这部分患者仍应进行严密监测[36]。监测指南详见表 130.3。当白细胞 < 3500 ～ 4000/mm³ 时应当减少剂量或停药[35]。

适应证

吗替麦考酚酯现仅获 FDA 批准用于肾同种异体移植的排斥反应。然而，其对于治疗自身免疫性大疱性疾病、重度特应性皮炎、皮肤红斑狼疮、蕈样肉芽肿和顽固性坏疽性脓皮病也非常有效。吗替麦考酚酯常与其他免疫抑制剂联用，也常作为激素替代剂。

禁忌证

吗替麦考酚酯的绝对禁忌证是妊娠期和对 MPA 过敏者。相对禁忌证包括哺乳，这是由于 MPA 可部分经乳汁排泄。消化性溃疡和肝、肾及心肺疾病也是相对禁忌证。前面已经提到，肾功能不全可使药物血浆浓度增加至 6 倍[18]。

在妊娠期和哺乳期的使用

患者数据表明，吗替麦考酚酯（以前被归为妊娠期用药 D 级）可能会导致出生缺陷，特征性的表现为唇腭裂、小耳症、外耳道闭锁、小颌畸形和宽眼距[37]。还有研究数据表明，缺陷的严重程度也可能取决于治疗的剂量、持续时间以及妊娠的时间[38]。基于 MPA REMS 项目，妊娠试验必须在开始 MPA 制剂前立即进行，8 ～ 10 天后再进行一次，并在常规随访时进行。由于潜在的免疫抑制作用，吗替麦考酚酯在哺乳期禁用。

药物相互作用

影响吗替麦考酚酯肝肠循环和胃肠吸收的药物可降低吗替麦考酚酯的疗效，比如考来烯胺、氢氧化铁、氢氧化铝及氢氧化镁（见第 131 章）。而阿昔洛韦和吗替麦考酚酯合用时，二者的血浆水平都会升高。

氯化钾饱和溶液（SSKI）

氯化钾饱和溶液（SSKI）的剂量、适应证和副作用详见表 130.15。

表 130.15　氯化钾饱和溶液（SSKI）
配方：饱和溶液，甲状腺、唾液腺、脉络丛和胎盘的快速吸收和广泛分布，主要经肾排泄
作用机制：基于推测，可能有免疫调节功能，抑制中性粒细胞的迁移和毒性
皮肤科应用：结节性红斑，皮肤和淋巴管型孢子丝菌病（非系统性），嗜中性皮肤病，其他肉芽肿性皮肤病
剂量：浓度＝1000 mg/ml 的饱和溶液*；炎症性疾病：初始剂量＝150～300 mg 每日 3 次，然后每周增加剂量，直到出现临床疗效；孢子丝菌病：初始剂量＝600 mg 每日 3 次，然后增加（如果耐受的话），最大剂量 6 g/d）；6～10 周至总量
副作用：短期——胃肠道反应（见表 130.5）、痤疮样疹、可逆性甲状腺功能减退症→碘皮疹、高钾血症；长期——"碘中毒"伴口腔烧灼感、金属味、牙龈酸痛、剧烈头痛
监测指南：甲状腺功能基线检测，包括 TSH 和 T4；对育龄期女性进行妊娠试验；如果治疗后出现甲状腺功能减退症状，每月重复检测 TSH
禁忌证：对碘化物过敏，甲状腺、肾或心脏疾病，艾迪生病（高钾血症风险）
妊娠和哺乳：既往妊娠期用药分级 D 级，有胎儿甲状腺肿和甲状腺功能减退症风险，AAP 批准可母乳喂养
药物相互作用：与 ACEI、保钾利尿药和补钾药物合用可造成高钾血症风险，与胺碘酮、锂、吩噻和砜合用可增加甲状腺功能减退的风险

* 滴与毫克的剂量转换关系见表 100.6。
TSH，促甲状腺激素；AAP，美国儿科学会；ACEI，血管紧张素转化酶抑制剂

西罗莫司和他克莫司

　　西罗莫司（雷帕霉素）和他克莫司的剂量、适应证和副作用详见表 130.16。

沙利度胺及其衍生物

　　沙利度胺几乎是所有药物的恶名榜首位。该药物首次引入欧洲是在 20 世纪 50 年代，被用作一种镇静 / 催眠药，常被用于控制妊娠期的早孕反应。因此，其被开具给数千名妊娠女性，导致了悲剧性后果。到 1961 年，因与数千例先天性海豹肢畸形（严重的四肢发育不全）相关，沙利度胺从全球市场上撤出[39]。全球撤回时，沙利度胺尚未被 FDA 批准在美国使用。在 20 世纪 60 年代中期，沙利度胺可明显缓解麻风结节性红斑（erythema nodosum leprosum，ENL）的报道再次引起人们对该药的兴趣。在 1997 年，沙利度胺获得 FDA 批准用于治疗 ENL。

　　在美国，处方医生和药剂师都必须在 FDA 授权的 THALOMID REMS™[前身为沙利度胺教育和处方安全系统（STEPS）]项目中登记注册。程序中也有标准

表 130.16　西罗莫司（Rapamune®）和他克莫司（Prograf®），与环孢素相比，多毛症明显减少
西罗莫司（雷帕霉素）
药物特性：大环内酯类抗生素
作用机制：mTOR（雷帕霉素靶向分子）抑制剂；首先结合 FK- 结合蛋白 12（FKBP12），然后与 mTOR 结合成复合物 1（mTORC1）；阻断 T 淋巴细胞增殖，抑制细胞增殖和血管增生（Akt 通路）
皮肤科应用：Kaposi 样血管内皮瘤或伴卡-梅现象的丛状血管瘤，淋巴管畸形；急性和慢性 GVHD 的预防；移植后 Kaposi 肉瘤和淋巴增生异常性疾病（替代免疫抑制剂）
剂量：儿童初始剂量 $0.8 mg/m^2$，每天 2 次，然后逐渐增量至血浆水平为 5～15 ng/ml；成人负荷剂量为 6 mg，维持剂量为每日 2 mg，通过药物水平调节剂量
他克莫司
药物特性：大环内酯类抗生素
作用机制：钙调磷酸酶抑制剂（见第 128 章），抑制细胞因子（如 IL-8）的产生
皮肤科应用：预防急性和慢性 GVHD 的发生，坏疽性脓皮病，结节病，顽固性银屑病
剂量：1～2 mg，每日 2 次，口服（血浆水平 5～10 ng/ml）
西罗莫司和他克莫司
副作用：免疫抑制（图 130.8），高血压，糖尿病（他克莫司＞环孢素），肾功能障碍（他克莫司＞西罗莫司），高脂血症，可逆性后部脑病综合征（PRES，他克莫司＞环孢素或西罗莫司）；他克莫司：高钾血症（尤其在与 ACEI 类药物联用时）
监测指南：参见环孢素相关内容（见表 130.3）；若血清肌酐水平＞基线 30%，降低剂量或停药
禁忌证：控制欠佳的高血压，严重肾损伤，既往该药物过敏史，参见环孢素的禁忌证；他克莫司：胃肠外给药时，对 HCO-60（用作表面活性剂的聚氧乙基 60 氢化蓖麻油）过敏者
妊娠和哺乳：对于皮肤科疾病，应避免在妊娠期（既往用药分级为 C 级）和哺乳期（可通过乳汁分泌）应用
药物相互作用：其他肾毒性药物

GVHD，移植物抗宿主病；ACEI，血管紧张素转化酶抑制剂

化的知情同意书、患者教育说明书和监测须知。

　　沙利度胺（Thalomid®）是一种亲脂、非极性哌啶酮，很难被吸收并可与蛋白质紧密结合。峰浓度出现在药物摄入后 2～6 h，且其吸收不受饮食影响。沙利度胺的半衰期为 9 h。尽管主要的降解途径为非酶的水解作用，药物也被 CYP 酶代谢。其精确的排泄方式未知，但不是经肾途径[40]。

　　来那度胺（Revlimid®）和泊马度胺（Pomalyst®）都是沙利度胺的衍生物，也具有免疫调节、抗血管生成和抗癌的特性。这些衍生物的口服剂主要用于治疗多发性骨髓瘤，与沙利度胺相比，其对 IL-2 和干扰素 - γ 产生的影响更大。这些衍生物引起神经病的风险极小，镇静和便秘风险也较小[41]。然而，由于仍有

引起出生缺陷的风险，这些衍生药物也有风险管理项目——EVLIMIF REMS™ 和 POMALYST REMS™。

作用机制

沙利度胺明确的作用机制尚不清楚。然而，其对皮肤病的抗炎和免疫抑制作用被认为很大程度上是通过抑制 TNF-α 的释放及其活性。

剂量

THALOMID REMS™ 风险管理项目强调的重点是避免妊娠。治疗前，育龄期女性必须已经避孕 1 个月并且首次用药 24 h 内血清妊娠试验阴性。如果原始病史和体格检查提示周围神经系统疾病，应进行神经科会诊。监测指南详见表 130.3。沙利度胺的剂型包括 50 mg、100 mg、150 mg 和 200 mg 的胶囊。剂量方案因病种及严重程度而异。合并使用抗麻风化疗药物时，治疗 ENL 的剂量从每天 100 mg 到 400 mg（见药品说明书）。治疗 HIV 相关口腔溃疡和嗜中性皮肤病的常用剂量为每天 100 mg。最常见的剂量依赖性副作用是镇静，即使在 50 g/d 时也很常见。

有顽固的盘状或亚急性皮肤红斑狼疮皮损的患者使用沙利度胺后清除率达 75% ～ 90%。起始剂量为 50 ～ 100 mg/d，常在 2 周内出现临床疗效，后逐渐减量至 25 ～ 50 mg/d。对系统性红斑狼疮的急性期皮损有高达 90% 的缓解率，但需要更大剂量和更长时间方可见效。对同一患者，可在持续使用抗疟药作为维持治疗的同时，间断使用沙利度胺（2 ～ 3 个月）以消除皮损。

主要副作用

在妊娠第 21 ～ 36 天使用沙利度胺 1 次，发育畸形的发生率即可达到 100%（见表 130.5）。镇静作用是最常见的副作用，可能需要夜间给药和逐渐增加给药剂量。便秘也较常见。还可发生永久性神经损伤（主要是感觉神经病变），尤其见于长期治疗者。可在治疗前和（或）治疗中进行感觉神经动作电位检测（SNAP）。闭经和原发性卵巢衰竭也可能发生。沙利度胺治疗引起严重的白细胞减少、表皮剥脱性红皮病和 TEN 的情况罕见，一旦出现，则病情较重。也有报道 HIV 阳性的患者出现特有的超敏反应。常见的副作用包括甲脆性增加、干燥症、瘙痒和红掌症。外周血管水肿也偶有发生，血管栓塞不常见，除非合用糖皮质激素。

适应证

沙利度胺获 FDA 批准用于 ENL（Ⅱ型麻风反应），有效率达 99%，其对Ⅰ型麻风反应无效。近年来，超适

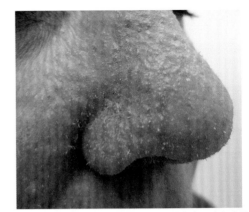

图 130.8　**肾移植受者接受他克莫司、吗替麦考酚酯和泼尼松治疗而出现的病毒性毛细胞增生症。**鼻部和面颊出现许多肤色到粉红色的滤泡中心丘疹及许多中央毛刺样赘疣。这种表现最常见于系统用钙调磷酸酶抑制剂引起的免疫抑制（Courtesy, Mark Kirchhof, MD, and Sheila Au, MD.）

应证使用沙利度胺的情况越来越多（见表 130.6）[42]。虽然 HIV 相关的黏黏膜溃疡以及嗜中性皮肤病（包括白塞病）相关的口疮对沙利度胺反应迅速，但停药后溃疡也迅速复发。令人疑惑的是，在结节性痒疹患者中观察到的周围神经病变率最高[42]。由于其来那度胺的相关神经病变风险最小，该药已用于治疗严重、难治性皮肤红斑狼疮和结节性痒疹，同时对硬化性黏液水肿患者也有一定的作用。目前泊马度胺在硬化性皮肤病中的应用也正在研究中，但这些类似物的价格可能限制了其应用。

禁忌证

沙利度胺治疗的绝对禁忌证包括对沙利度胺过敏、妊娠和既往外周神经病变史。育龄期女性必须使用高效的避孕措施（比如同时使用两种可靠的避孕方法）。对于服用沙利度胺的男性患者，有育龄期女性伴侣者必须戴避孕套（即使他们已经做了输精管切断术），同时其伴侣还需要使用一种其他避孕方法（口服或屏障性）。相对禁忌证包括严重的肝或肾疾病、神经系统病史、充血性心力衰竭、高血压、便秘和甲状腺功能减退。对高危（如抗磷脂抗体、骨髓瘤）患者，血栓的风险有所增加。使用抗疟药的个体应继续使用，因为据报道，这些药物可抑制血小板的聚集和黏附。

在妊娠期和哺乳期的使用

沙利度胺在之前妊娠用药分级中为 X 级，不能用于妊娠的女性[8]。哺乳的母亲也应避免使用沙利度胺。

药物相互作用

沙利度胺可加强酒精、巴比妥类药物、氯丙嗪和利血平的镇静作用。任何可能显著诱导 CYPA4 酶的药物都可能降低激素类避孕药的效果，增加妊娠的可能从而致畸。

（刘荣荣译　朱冠男校　王　刚审）

参考文献

1. US Food and Drug Administration. Content and format of labeling for human prescription drug and biological products; requirements for pregnancy and lactation labeling. Fed Regist 2014;79:72064–103.
1a. Callen JP, Camisa C. Antimalarial agents. In: Wolverton SE, editor. Comprehensive Dermatologic Drug Therapy. 3rd ed. Philadelphia: WB Saunders; 2013. p. 241–51.
2. Wozniacka A, Carter A, McCauliffe DP. Antimalarials in cutaneous lupus erythematosus: mechanisms of therapeutic benefit. Lupus 2002;11:71–81.
2a. Marmor MF, Kellner U, Lai TYY, et al. Recommendations on screening for chloroquine and hydroxychloroquine retinopathy (2016 Revision). Ophthalmology 2016;123:1386–94.
3. Weiss JS. Antimalarial medications in dermatology. Dermatol Clin 1991;9:377–85.
4. Marmor MF, Kellner U, Lai TYY, et al. Revised recommendations on screening for chloroquine and hydroxychloroquine retinopathy: a report by the American Academy of Ophthalmology. Ophthalmology 2011;118:415–22.
5. Mavrikakis I, Sfikakis PP, Mavrikakis E, et al. The incidence of irreversible retinal toxicity in patients treated with hydroxychloroquine: a reappraisal. Ophthalmology 2003;110:1321–6.
6. Melles RB, Marmor MF. The risk of toxic retinopathy in patients on long-term hydroxychloroquine therapy. JAMA Ophthalmol 2014;132:1453–60.
7. Kalia S, Dutz JP. New concepts in antimalarial use and mode of action in dermatology. Dermatol Ther 2007;20:160–74.
8. Briggs GG, Freeman RK, Yaffe SJ. Drugs in Pregnancy and Lactation. 9th ed. Philadelphia: Lippincott Williams & Wilkins; 2011.
9. Schafer P. Apremilast mechanism of action and application to psoriasis and psoriatic arthritis. Biochem Pharmacol 2012;83:1583–90.
10. Papp K, Reich K, Leonardi CL, et al. Apremilast, an oral phosphodiesterase 4 (PDE4) inhibitor, in patients with moderate to severe plaque psoriasis: Results of a phase III, randomized, controlled trial (Efficacy and Safety Trial Evaluating the Effects of Apremilast in Psoriasis [ESTEEM] 1). J Am Acad Dermatol 2015;73:37–49.
11. Rich P, Gooderham M, Bachelez H, et al. Apremilast, an oral phosphodiesterase 4 inhibitor, in patients with difficult-to-treat nail and scalp psoriasis: Results of 2 phase III randomized, controlled trials (ESTEEM 1 and ESTEEM 2). J Am Acad Dermatol 2016;74:134–42.
12. Badalamenti S, Kerdel FA. Azathioprine. In: Wolverton SE, editor. Comprehensive Dermatologic Drug Therapy. 3rd ed. Philadelphia: WB Saunders; 2013. p. 182–9.
13. Patel A, Swerlick R, McCall C. Azathioprine in dermatology: the past, the present, and the future. J Am Acad Dermatol 2006;55:369–89.
14. Stern DK, Tripp JM, Ho VC, Lebwohl M. The use of systemic immune moderators in dermatology: an update. Dermatol Clin 2005;23:259–300.
15. Liu H, Wong C. In vitro immunosuppressive effects of methotrexate and azathioprine on Langerhans cells. Arch Dermatol 1997;289:94–7.
16. Wise M, Callen JP. Azathioprine: a guide for the management of dermatology patients. Dermatol Ther 2007;20:206–15.
17. Ahmed AR, Hombal SM. Cyclophosphamide, a review on relevant pharmacology and clinical uses. J Am Acad Dermatol 1984;11:1115–26.
18. High WA. Cytotoxic agents. In: Wolverton SE, editor. Comprehensive Dermatologic Drug Therapy. 3rd ed. Philadelphia: WB Saunders; 2013. p. 212–27.
19. Bhutani T, Lee CS, Koo JYM. Cyclosporine. In: Wolverton SE, editor. Comprehensive Dermatologic Drug Therapy. 3rd ed. Philadelphia: WB Saunders; 2013. p. 199–211.
20. Dutz JP, Ho VC. Immunosuppressive agents in dermatology, an update. Dermatol Ther 1998;16:235–51.
21. Koo J, Lee J. Cyclosporine, what clinicians need to know. Psoriasis 1995;13:897–907.
22. Amor KT, Ryan C, Menter A. The use of cyclosporine in dermatology Part I and II. J Am Acad Dermatol 2010;63:925–72.
23. Grossman RM, Chevret S, Abi-Rached J, et al. Long-term safety of cyclosporin in the treatment of psoriasis. Arch Dermatol 1996;132:623–9.
24. Zachariae H. Renal toxicity of long-term cyclosporin. Scand J Rheumatol 1999;28:65–8.
25. Luke RG. Mechanism of cyclosporine-induced hypertension. Am J Hypertension 1991;4: 468–71.
25a. Zimmermann S, Sekula P, Venhoff M, et al. Systemic immunomodulating therapies for Stevens-Johnson syndrome and toxic epidermal necrolysis: A systematic review and meta-analysis. JAMA Dermatol 2017;153:514–22.
26. Madan V, Griffiths CEM. Systemic ciclosporin and tacrolimus in dermatology. Dermatol Ther 2007;20:239–50.
27. Wolf R, Tuzun B, Tuzun Y. Dapsone: unapproved uses or indications. Clin Dermatol 2000;18:37–53.
28. Edhegard K, Hall RP. Dapsone. In: Wolverton SE, editor. Comprehensive Dermatologic Drug Therapy. 3rd ed. Philadelphia: WB Saunders; 2013. p. 228–40.
29. Coleman MD. Dapsone: modes of action, toxicity and possible strategies for increasing patient tolerance. Br J Dermatol 1993;129:507–13.
30. Wedi B, Kapp A. Pathophysiological role of leukotrienes in dermatologic diseases: potential therapeutic implications. Biodrugs 2001;15:729–43.
31. Bangert CA, Costner MI. Methotrexate in dermatology. Dermatol Ther 2007;20:216–28.
32. Olsen EA. The mechanism of action of methotrexate. Rheum Dis Clin North Am 1997;23:739–55.
33. Kalb RE, Strober V, Weinstein G, Lebwohl M. Methotrexate and psoriasis: 2009 National Psoriasis Foundation Consensus Conference. J Am Acad Dermatol 2009;60:824–37.
34. Schmeltzer PA, Talwalkar JA. Noninvasive tools to assess hepatic fibrosis: ready for prime time? Gastroenterol Clin North Am 2011;40:507–21.
35. Orvis AK, Wesson SK, Breza TS Jr, et al. Mycophenolate mofetil in dermatology. J Am Acad Dermatol 2009;60:183–99.
36. Neff RT, Hurst FP, Falta EM, et al. Progressive multifocal leukoencephalopathy and use of mycophenolate mofetil after kidney transplantation. Transplantation 2008;86:1474–8.
37. Perez-Aytes A, Ledo A, Boso V, et al. In utero exposure to mycophenolate mofetil: a characteristic phenotype? Am J Med Genet A 2008;146A:1–7.
38. Ang GS, Simpson SA, Reddy AR. Mycophenolate mofetil embryopathy may be dose and timing dependent. Am J Med Genet A 2008;146A:1963–6.
39. Powell RJ, Gardner-Medwin JMM. Guideline for the clinical use and dispensing of thalidomide. Postgrad Med J 1994;70:901–4.
40. Davis LS, LeBlanc KG, Knable AL, Owen CE. Miscellaneous systemic drugs. In: Wolverton SE, editor. Comprehensive Dermatologic Drug Therapy. 3rd ed. Philadelphia: WB Saunders; 2013. p. 424–43.
41. Kotla V, Goel S, Nischal S, et al. Mechanism of action of lenalidomide in hematological malignancies. J Hematol Oncol 2009;2:36.
42. Faver IR, Guerra SG, Su WP, el-Azhary R. Thalidomide for dermatology: a review of clinical uses and adverse effects. Int J Dermatol 2005;44:61–7.
43. Rodriguez-Caruncho R, Bielsa Marsol I. Antimalarials in dermatology: mechanism of action, indications, and side effects. Actas Dermosifiliogr 2014;105:243–52.

第 131 章　药物相互作用

Lori E. Shapiro，*Sandra R. Knowles*，*Neil H. Shear*

引言

在药物安全方面人们主要关注两点：药物反应和药物相互作用。当给患者的处方上有多种药物时，对患者和医生而言，药物相互作用就成为考虑药物安全性和疗效的重要方面[1]。非处方药物、草药或者替代疗法和食品（例如西柚汁）也可能与药物发生相互作用。

由于缺乏药物相互作用的特定诊断代码，所以很难获得准确的不良事件发生率[2]。因药物相互作用而住院的患者多达住院总数的 2.8%[3-4]，据估算，药物不良反应的发生比例为 1/100 的患者天数[3, 5]。尽管不可能记住所有药物潜在的相互作用，但了解药物相互作用的特点可以减少严重药物不良反应的发生。而且，给予患者有关药物相互作用的建议也是医生的职责[6]。遗憾的是，即使发现并报道了严重的、新的药物相互作用，医生、药剂师和患者仍经常不知道这一危险的存在[7]。

预测药物的相互作用

处方具有潜在有害相互作用的药物会增加药物不良反应发生的危险，但并不意味着一定会发生。很多药物相互作用可以通过调整药物的剂量来控制。有一些相互作用甚至被开发成治疗作用，例如红霉素和环孢素合用可以提高后者的浓度，从而成为一种降低成本的方法。

大多数药物可以相互作用，但并不会引起明显的不良反应[8]。实际上，并非所有列举或报道的药物相互作用都有临床意义，一些反应与临床几乎没有相关性，但有些根据其潜在的危险性和严重性及反应发生的频率，明确被定为禁忌同时使用。有些相互作用可通过调整剂量和严密监测而控制其发生。一项新近的研究是通过在大规模临床试验期间报告的不良事件评估药物相互作用[9]，作者认为，药物相互作用导致的严重不良反应（ADR）并不常见，但一些治疗窗口窄的药物间相互作用造成威胁生命的不良反应确有发生。药物相互作用在高收入国家是用药错误最常见的原因，其发生率为 20%～40%，特别是老年人多种用药[10]。

因此，对于大多数药物相互作用，分别评价每名患者的情况是必要的。

在药物相互作用的临床结果中评价药物的危险性

特定药物相互作用的临床重要性往往被高估或低估，因为这种判断往往基于某一特定药物混合应用的临床经验[11]。多数具有潜在相互作用的药物应用时并不会产生不良反应，因此大多数药物相互作用的临床结果与患者个体情况密切相关。对特定的患者来讲，重点应该放在增加或者减少危险性的那些因素上。

为了防止或者发现药物相互作用，医生应该确定针对患者个体的危险因素。对某些患者来讲，药物相互作用更易引起不良反应（表 131.1）。在表 131.1 中列举并归类了这些危险因素[12]。

老年患者更易发生药物相互作用，这与老年人机体生理的变化和老年人所使用的药物类型有关[13]。老

表 131.1　药物相互作用的潜在危险因素[13]
● 多种药物治疗
● 人口统计学的危险因素
– 女性
– 极端年龄（很小和很老）
● 主要脏器功能减退（特别是存在多种医学问题时）
– 肝功能减退
– 肾功能减退 *
– 充血性心力衰竭
● 代谢和内分泌因素
– 肥胖
– 甲状腺功能减退
– 低蛋白血症
● 药物基因危险因素
– 慢乙酰化个体表型
– 硫代嘌呤甲基转移酶（TPMT）活性减退
– 其他遗传多态性（见正文和表 131.13）
● 其他药物问题
– 低体温
– 低血压
– 脱水
* 老年患者可能被低估

年患者通常使用多种药物治疗，故其发生率更高。不同的药物可干扰药物的代谢，从而影响药物的清除，导致药物不良反应的发生。另外，衰老使得药物结合蛋白和药物在组织中的分布发生改变，也会促进药物相互作用。大多数不良的代谢性药物相互作用发生于患者开始应用抑制剂或诱导剂之后，尽管之前患者体内的药物水平很稳定。

艾滋病患者药物不良反应的发生率也很高[14]。在一些病例中，药物不良反应的发生可能与药物代谢过程中表型的改变有关，其可随着人类免疫缺陷病毒（HIV）感染的进展而改变[15]。HIV能改变酶的功能，因而药物代谢随之改变，导致这些患者药物不良反应的发生率增高。

药物代谢的个体差异主要源于遗传多态性，其造成个体间药物代谢酶活性的显著变异，例如编码细胞色素P450（CYP）异构体的基因就具有这种多态性（见表131.13）。在一些病例中，确定个体的基因型是可行的[16]。遗传多态性的细节我们将在这一章的后半部分继续讨论。

与其他药物的相互作用可帮我们预测患者发生某种药物反应的可能性。例如丙戊酸可以增加拉莫三嗪所致严重皮肤不良反应的风险[17]，别嘌醇则可增加抗生素（如阿莫西林）所致发疹性药疹的风险。疾病本身也可影响药物不良反应的发生，如EB病毒和巨细胞病毒感染能够增加阿莫西林所致发疹性药疹的发生。这些相互反应的基础尚不清楚，可能是多种因素作用的结果，包括药物代谢、药物解毒、抗氧化防御和免疫反应的改变[18]。疾病的状态决定了用药的途径，随之影响到治疗的效果。当一种药物有多种治疗作用时，在治疗某一疾病中与合用的药物可发生相互作用，但在治疗其首选疾病时，这种药物相互作用就不发生，这称为药理选择性。

疾病状态固有效应的一个例子是，正在服用非心脏选择性β受体阻滞剂且没有过敏反应的患者，使用肾上腺素会导致高血压；相反，如果在有过敏反应的患者，使用同一种β受体阻滞剂则可抑制肾上腺素的升压作用[19]。

另一个剂量依赖性药物相互作用的例子是非甾体抗炎药（NSAID）和甲氨蝶呤的共同应用。有证据表明，这种联合应用的危险性在使用高剂量甲氨蝶呤治疗癌症的患者中明显大于低剂量甲氨蝶呤治疗银屑病的患者[20]。这是因为，此种情况下药物的清除比分布对药物的相互作用更为重要。当大剂量甲氨蝶呤（用于癌症化疗）与非甾体抗炎药一起使用时，经肾清除率下降成为严重问题，会增加甲氨蝶呤的毒性。

性别差异在药动学上可以引起药物吸收、胃排空和基于脂肪比例的药物分布的不同[21]。此外，在受体密度和敏感性、酶的活性（CYP2D6）以及疾病活动性方面的性别差异也造成药动学的变化。肥胖对药物代谢的影响是细胞色素酶特异性的，如肥胖症减弱了CYP3A4的活性，增加了CYP2E1的活性。

某些药物更易参与药物相互作用，临床上明显的药物相互作用往往发生在那些安全界限小，也就是治疗窗口窄的药物中，该类药物包括华法林和环孢素。当使用可能与华法林有潜在相互作用的新药时，在新药使用前2～3天内测量患者的国际标准化比率（INR）是明智的。

可以增加临床危险性的药物相关因素包括药物剂量、用药途径、能引起相互作用的药物使用持续时间及随后的药物相互作用的管理。大多数代谢性药物相互作用与剂量相关，即当一种药物的剂量增加，其对相应作用药物（目标药物）的影响就会增加。因此，这一药物的**剂量**对患者常是重要的风险因素。然而，目标药物的剂量也可能影响药物相互作用的危险性。例如，服用小剂量目标药物并使其血清浓度保持低位的患者与服用大剂量的患者相比，当加用酶抑制药物时，发生药物相互作用的危险性要小得多。最后使得这两种药物的生物利用度都可能产生影响。对于非代谢性药物相互作用，当一种药物与另一种药物在肠道结合时，给药**途径**就成为一个重要的危险因素。然而，当药物通过肠道和肝的CYP3A4或P-糖蛋白进行首关代谢时（见下文），给药途径对代谢性药物相互作用也很重要。多数药物相互作用需要一定**时间**方可发生。例如，利福平是一个典型的CYP3A4诱导剂，但往往需要数周才能发挥作用，而不可能在几天内对其底物发生作用。

总之，药物动力学（药动学）和药物代谢学（药代学）在不同个体和不同疾病状态下都是不同的。总体来说，这些不同使得结果比较混乱，因为不同来源的表格所列的潜在相互作用的药物并不相同。一个原因是药物导致药物相互作用的可能性循证证据的来源及级别是不同的。下面将进行更详细的陈述。

证据的水平

药物相互作用的文献由于缺乏实质性的证据而经常出现混乱[22]。这种混乱源自对发表病例错误或不当的评价，或是对文献不恰当的推论。代谢性药物相互作用是产生临床问题的一个主要源头，但是这个问题在药物开发过程中常常没有充分研究。体外研究可以提供药物与选择性 CYP 同工酶相互作用的精确数据，但其在临床方面却难以解释。虽然已有的体外系统可以检测某种药物对其他药物代谢的影响，但是这一系统难以准确预测该种药物在患者复杂的代谢状态下的作用。由于药物不良事件发生率低，检测其发生就成为一个问题，有必要建立一个高效的检测系统[23]。

而且，多数体内和体外的药物相互作用研究方案只是研究两种药物间的相互作用，其结果很难应用于临床中多种药物相互作用的情况，尤其是当与CYP3A4 代谢酶具有相反作用的三种或多种药物同时使用时。多种药物相互作用研究的缺乏使得用药医师缺乏必要的依据，只能依赖于临床中已发生的不良事件或治疗失败去判断是否会发生药物相互作用。另外，部分体内试验设计很糟糕（包括原型底物的选择、剂量、施用时间、志愿者数量），存在可能降低药物真实相互作用的风险。为将体外和体内试验联系起来，有数名学者建议，通过比较体外抑制数据和体内抑制剂的活性浓度来进行推导。但是，由于缺乏重要的数据参数，如代谢物和肝细胞内药物积聚的作用，很难作出安全精确的预测。

由于缺乏公认的可以测定药物代谢中底物和抑制剂浓度的模型，对体内药物相互作用的程度和持续时间很难进行精准预测。另一个影响药物相互作用精确预测的问题是对循环前药物提取的作用及抑制剂在该过程中的作用的假设。因此，这些方法虽有助于体外实验的完成以及相关体内试验的设计，但是在可预见的未来，还不会完全替代体内试验的研究。

吸收

改变药物吸收的相互作用经常导致药物的血浆浓度发生明显变化。胃肠道内药物的相互作用往往降低药物的吸收，从而导致药物生物利用度或体循环中可用药物量的减少，进而使得血药浓度低于治疗量。多数药物相互作用改变胃肠道吸收的机制包括：①药物复合物的形成减少了吸收；②胃 pH 值的改变；③胃肠道动力的改变影响了转运时间[24]。

能与其他药物形成复合物的常见药物包括制酸剂、硫糖铝和胆汁酸螯合剂（例如考来烯胺、考来替泊、考来维仑）（表 131.2）。典型的相互作用发生在多价

表 131.2　降低底物效能的药物相互作用。此外，胆汁酸螯合剂（例如考来烯胺、考来替泊、考来维仑）大大减少胃肠道对呋塞米和噻嗪类利尿药的吸收

机制	底物 / 母体药物	伴服药物	时程
胃肠道吸收减少	伊曲康唑 酮康唑^	抗酸药 * 去羟肌苷 H_2 抗组胺药 质子泵抑制剂 硫糖铝	快
	喹诺酮类	抗酸药 * 铁 硫糖铝	
	四环素 二膦酸盐类药物	二价阳离子 钙 镁 铁	
	氨苯砜	去羟肌苷	
	吗替麦考酚酯	铁	
		抗酸药 *	
诱导 CYP3A4^†	钙调磷酸酶抑制剂 环孢素 他克莫司 口服避孕药 糖皮质激素 地塞米松 甲泼尼龙 泼尼松 华法林	抗惊厥药 卡马西平 苯妥英 苯巴比妥 抗结核药 异烟肼 利福平 地塞米松 灰黄霉素	1 ～ 2 周
拮抗作用	肾上腺素 赛庚啶	β 受体阻滞剂 SSRI 抗抑郁药 氟西汀 帕罗西汀	

^ 已被欧洲药品管理局和美国 FDA 停用，其不再用于念珠菌和皮肤真菌感染或作为着色真菌病或二相性真菌感染的一线治疗。
* 常包括氢氧化铝、氢氧化镁和（或）碳酸钙。
† A5、A7 也如此。
SSRI，选择性 5- 羟色胺再吸收抑制剂

阳离子（如钙、铝、铁、镁）和四环素或喹诺酮抗生素之间。例如，当服用氢氧化铝 / 氢氧化镁抗酸药后 5 ～ 10 min 服用环丙沙星，其吸收率可降低 85%[25]，服用抗酸药或铁剂至少 2 h 前或服用后 6 h 再服用喹诺酮就可轻易避免这种相互作用。预防和治疗骨质疏松症的阿仑膦酸盐及其他二膦酸盐化合物可与阳性离子和许多其他药物形成复合物，进一步降低其已经很低的口服吸收率。每周一次的服用剂量可降低二膦酸盐化合物有关的药物相互作用，当吗替麦考酚酯与铁制剂一同服用时，前者的吸收明显减少（图 131.1）[26]。

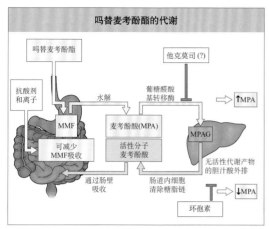

吗替麦考酚酯的代谢

图 131.1 吗替麦考酚酯的代谢。 吗替麦考酚酯被水解为麦考酚酸（MPA）。然后，在肝内糖脂化为无活性的麦考酚酸（MPAG），后者通过胆汁酸分泌排入肠道。在肠道内，细菌清除糖脂链后形成活性分子麦考酚酸，后者通过肠壁再吸收。环孢素通过抑制胆汁中 MPAG 的外排而减少麦考酚酸的肠肝再循环（降低麦考酚酸水平）。他克莫司可能抑制 UDP- 葡糖醛酸基转移酶而增加麦考酚酸水平。

可升高胃 pH 值的药物，如质子泵抑制剂、抗酸药物、H_2 抗组胺药物均可导致伊曲康唑、泊沙康唑和酮康唑吸收减少，因为这些药物在酸性环境下更容易吸收[27]。尽管伊曲康唑在胃 pH 值较低时可以很好地吸收，但要达到高血药浓度，与食物同服是非常必要的[28]。值得注意的是，胃 pH 值对氟康唑吸收没有影响。同样，能提高胃 pH 值的药物（见上文）和阿扎那韦 / 拉替拉韦的合用是不推荐的。影响胃肠动力的药物（如抗胆碱能药物）可以减慢药物的吸收速度，但不会影响其吸收程度。所有药物吸收的降低都具有重要的临床意义[29]。

某些药物可能干扰底物药物的肠肝再循环。当底物进入胃肠道后，另一种药物就与其结合并干扰其再吸收进入体循环。结合的底物药物随粪便排泄，从而缩短了其半衰期。一个例子就是华法林和胆汁酸螯合剂（如考来烯胺、考来替泊、考来维仑）同服可以缩短华法林的半衰期。

P- 糖蛋白

膜结合转运系统也能够影响药物的分布[30]。这些转运蛋白存在于多个组织中，并主动将药物分子泵出（外排）或泵入（吸收）细胞。P- 糖蛋白（P-glycoprotein, PGP）是一种 ATP 依赖的胞膜糖蛋白（图 131.2），属于 ATP 结合盒转运载体超家族，其主要起到外排泵的作

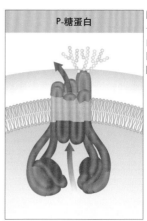

P-糖蛋白

图 131.2 P- 糖蛋白。 这是一种 ATP 依赖的胞膜糖蛋白，主要功能为药物运载体，因此影响着药物的吸收和清除（Courtesy, Ian Worpole.）

用[31]。其他转运蛋白包括有机阴离子和有机阳离子转运蛋白。人类多种药物耐药基因（包括 *MDR1*）编码糖蛋白，后者作为药物的转运载体影响药物的吸收和清除。

小肠柱状上皮细胞、肾近端小管顶端的上皮细胞及胆小管侧膜的肝细胞均有高水平的 PGP，血脑屏障、睾丸、子宫和胎盘的毛细血管内皮细胞也有高浓度的 PGP。了解这些转运蛋白的生理调节功能对于提高作为其作用底物的药物的疗效极为关键（表 131.3）。

表 131.3 P- 糖蛋白底物		
抗菌剂	**HIV 蛋白酶抑制剂**	**心脏用药**
环丙沙星	茚地那韦	胺碘酮
红霉素	那非那韦	阿托伐他汀
伊维菌素	利托那韦	地高辛
其他喹诺酮类	沙奎那韦	地尔硫䓬
利福平	**抗呕吐药**	洛伐他汀
抗肿瘤药物	多潘立酮	纳多洛尔
放线菌素 D	昂丹司琼	普伐他汀
柔红霉素	**风湿病用药**	普萘洛尔
多西他赛	秋水仙碱	奎尼丁
多柔比星	甲氨蝶呤	噻吗洛尔
依托泊苷	奎宁	维拉帕米
丝裂霉素 C	**免疫抑制剂**	**其他**
紫杉醇	环孢素	西咪替丁
长春碱	他克莫司	利多卡因
长春新碱		洛哌丁胺
		特非那定 *
* 历史上的		

这些膜结合转运系统是身体对外界有害物质的防御机制。PGP 通过 ATP 水解提供的动力，将细胞膜或胞质内的药物泵出，例如氨基糖苷类抗生素阿米卡星和妥布霉素不能口服，可能就是因为小肠毛刷状细胞上的 PGP 泵使其快速流出所致。PGP 的典型特征是具有转运一系列复合物的能力，这些复合物的结构具有多样性。PGP 的底物、抑制剂和诱导剂数量众多，而且还在不断增加（表 131.3 和 131.4）。

因为 PGP 阻碍肠道吸收，这些糖蛋白可认为是首关效应的一部分。实际上，PGP 可作为细胞色素 P450 功能的"守护者"。尽管代谢过程中肠道 CYP3A 酶的抑制或诱导可直接导致药物吸收的改变，但 PGP 的抑制或诱导可影响药物吸收的速率[32]。如果一种药物是 PGP 和 CYP3A4（同时发现在附近的小肠壁）的共同底物，而第二种药物又都是二者的抑制剂（如红霉素、酮康唑），那么第一种药物吸收量大大增加，因为 CYP3A4 受到抑制，大量未经代谢的药物进入血液。PGP 阻断剂的作用是"开门"，那么 CYP3A4 抑制作用就会增强。

PGP 是血脑屏障的重要成分，活性 PGP 可能防止药物进入大脑。新型抗组胺药不引起嗜睡的原因就是 PGP 阻止药物进入大脑。这表明 PGP 抑制剂（见表131.4）可与这些抗组胺药物相互作用并引起其浓度增加，从而导致嗜睡倾向[33]。

有证据表明，肠道 PGP 对环孢素的首过清除具有

表 131.4　　P- 糖蛋白抑制剂		
抗菌剂	**精神药物**	**心脏用药**
克拉霉素	阿米替林	胺碘酮
红霉素	氯丙嗪	卡维地洛
伊曲康唑	地昔帕明	地尔硫䓬
伊维菌素	双硫仑	双嘧达莫
酮康唑	多塞平	非洛地平
甲氟喹	氟奋乃静	硝苯地平
氧氟沙星	氟哌啶醇	普萘洛尔
泊沙康唑	丙米嗪	尼卡地平
利福平	**皮质醇激素**	维拉帕米
伏立康唑	孕酮	**其他**
免疫抑制剂	睾酮	西柚汁
环孢素		橙汁异黄酮
他克莫司		利托那韦
		他莫昔芬

重要作用，可能是通过限制吸收的速度而发挥作用。肠道 CYP3A4 的作用处于次级地位[34]，然而 CYP3A4 和 PGP 在肠道壁的分布和底物特异性交叉，使某些药物相互作用的精确机制很难确定，从而难以预测某些药物结合物的血浆浓度。另外，药物相互作用中的 CYP3A4 和 PGP 并不总是互补的。

分布

高蛋白结合的药物（＞90%）可由于分布的改变引起药物相互作用。当一种药物从血浆蛋白结合位点上置换另一种药物，被置换药物的血浆浓度和药理作用都会增加。然而，未结合的药物不仅可以增强作用，也极易被清除。由于代偿性的清除加速，任何增强的药物作用都是一过性的，所以置换所产生的相互作用是可以忽略不计的。因此，结合蛋白置换造成的药物相互作用具有自限性[35]。通常，被置换药物的药理作用在最初数天内会增加，之后，即使共同治疗继续进行，被置换药物也会回归到结合前的血清浓度。因此，如果患者在联合治疗的第 1 周没有不良反应，就不太可能发生不良事件。

实际上，蛋白结合置换相互作用不会产生重要的临床变化，除非被置换药物在体内分布局限，且代谢缓慢或治疗指数很低[29]。因此，当置换药物可以降低底物药物的清除时，蛋白结合相互作用可产生重要影响，如非甾体抗炎药与甲氨蝶呤的相互作用（表131.5）。

由于结合蛋白的置换导致药物分布改变而易产生相互作用的药物包括华法林、磺胺类药物和苯妥英[13]。

药物的生物转化

细胞色素 P450 酶

药物服用后，通过一系列反应增加亲水性而被代谢，并加速排出。这些药物的生物转化可粗分为两期（Ⅰ期和Ⅱ期）。Ⅰ期反应包括分子内变化，如氧化、降解和水解，使药物极性增强，从而易于清除。Ⅱ期反应属于结合反应，内源性底物与Ⅰ期反应所产生的功能基团相结合，进而产生高极性药物结合体，从而更易于清除。这些反应包括糖脂化和硫化。

细胞色素 P450 酶（图 131.3）是最主要的药物代谢酶，分布于许多细胞的内质网，其浓度在肝细胞中最高[36]。在胃肠道，P450 酶分布于隐窝细胞，在肠绒

表 131.5　增加底物药物毒性的药物相互作用 [2-3]。磺胺类药物是甲氨蝶呤阴离子肾小管分泌的抑制剂

机制	底物	相互作用药物	时程
CYP3A4 的竞争性抑制 *	环孢素 依维莫司 西罗莫司 他克莫司 氨苯砜 H₁ 抗组胺药 大环内酯类 　红霉素 HMG-CoA 还原酶抑制剂 　洛伐他汀 　辛伐他汀 美托洛尔 苯妥英 匹莫齐特 奎尼丁 三唑仑 华法林	抗抑郁药 　氟西汀 　奈法唑酮 唑类抗真菌药 　伊曲康唑 　酮康唑 ^ 　泊沙康唑 　伏立康唑 　氟康唑（高浓度） 西柚汁 HIV-1 蛋白酶抑制剂 　茚地那韦 　利托那韦 大环内酯类 　克拉霉素 　红霉素 　奎宁 地尔硫草 西咪替丁	快
代谢清除降低	硫唑嘌呤 甲氨蝶呤	别嘌醇 非布司他 水杨酸盐	快 不确定
血浆蛋白置换	甲氨蝶呤	非甾体抗炎药 水杨酸盐 磺胺类药物	快
肾清除降低	甲氨蝶呤	非甾体抗炎药 青霉素 丙磺舒 水杨酸盐 磺胺类药物	快
协同作用	甲氨蝶呤 维 A 酸类 阿维 A 5- 羟色胺再吸收抑制剂	维 A 酸类 磺胺类药物 四环素 乙醇 单胺氧化酶抑制剂	不确定 不确定 不确定 不确定

* A5、A7 也如此。
^ 已被欧洲药品管理局和美国 FDA 停用，其不再用于念珠菌和皮肤真菌感染或作为着色真菌病或二相性真菌感染的一线治疗

毛尖部的肠细胞中浓度最高，其存在解释了许多药物的首关代谢。这些含有血红素的蛋白是由一个基因超家族编码的，这些编码的异构体具有特异和交叉的底物特性，以及异构体特异性调节和药动学特性 [37]。这一名称包括三层分类：家族（40% 同源氨基酸序列）、亚家族（77% 同源）和个体蛋白（如 CYP2D6）。

　　进一步了解 CYP 药物代谢可解释药物相互作用的许多奥秘。大约有 60 个基因编码 CYP 的异构体，其中超过 90% 的药物氧化是由 6 种主要的细胞色素参与——CYP1A2、2C9、2C19、2D6、2E1 和 3A4 [38]。特异性同工酶参与某种药物的代谢表明这种药物是这种酶的底物。酶的抑制和诱导是一个独立的事件。许多药物只是作为底物，不产生明显的酶抑制和诱导作用。下列情况完全可能发生：某一种药物是某一种酶的底物，同时可以对不参与自身代谢的酶产生抑制或诱导作用。因此，药物相互作用可以恰当地表达为药

图 131.3　细胞色素 P450 酶超家族

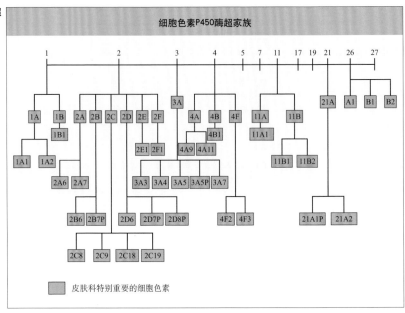

药物相互作用的困惑

物-蛋白-药物（食物）相互作用。其影响因素包括遗传（遗传多态性导致特异酶功能减低，2D6 就是一例）、药物（一种药物可以抑制或诱导一种细胞色素，或者干扰另一种药物的化学途径，如酮康唑通过抑制 CYP3A4 而减少环孢素的代谢）、化学品（二噁英是 CYP3A4 的诱导剂，西柚汁是 CYP3A4 的抑制剂）和环境（吸烟是 CYP1A2 的诱导剂）。确定何种因素与临床相关是一种挑战，几乎都是新的研究领域。

为什么花费这么长的时间去了解药物相互作用？某些药物入市数年后其不同的相互作用尚不能被认识到。按照药物的适应证去应用，有可能产生其独有的副作用。在健康志愿者中的研究不足以确定疾病状态对药物相互作用发展的影响。后者取决于遗传、药物、化学物、患者的健康状态、受药物相互作用影响的治疗指数、剂量相关因素、联合服药的持续时间、药物相互作用的时程、是否含有活性代谢物以及环境（表 131.6）。此外，某些药物的多代谢途径使得难以估计药物相互作用的结果。

药物代谢的研究甚至早于在人体中的使用。通过重组人细胞色素 P450 酶，可以确定代谢途径、潜在的遗传多态性、诱导或抑制药物代谢的能力以及可能的药物相互作用。尽管从体外实验搜集的信息具有一定的局限性，但是这些信息可以用于指导更为昂贵的体内试验。

仅用局限于细胞色素酶的体外实验去预测临床相互作用并非总是可靠的。首先，通常不可能知道一种新的药物的治疗浓度和其主要的特异性代谢组织[30]。其次，大量的代谢途径和相互作用不可能在体外系统进行检测。第三，体外作用并不能告知医生这种作用是否会在临床中发生，也就是体外作用是否具有临床意义是个未知数。最后，潜在的疾病状态可能对药物相互作用的发展具有一定影响，这些信息是不可能从体外实验获得的。在临床数据表明有无临床意义的相互作用前，药物剂量的调整是无意义的[39]。

代谢

与临床最为相关的药物相互作用是由药物代谢的

表 131.6　对细胞色素 P450 活性的影响					
细胞色素 P450 活性					
	1A2	2C	2D6	2E1	3A4
营养	↑			↑（肥胖↑）	↓（肥胖↓）
吸烟	↑				
酒精					
药物	↑或↓	↑或↓	↑或↓		↑或↓
环境因素	↑	↓			↑
基因		↑或↓	+		

改变而引起的，CYP 同工酶在药物代谢中发挥关键作用。细胞色素 P450 3A 亚家族成员是人类肝细胞的细胞色素中含量最高的，并且占胃肠道细胞色素的 70%。这一亚家族是皮肤科医生开具的许多药物的主要代谢异构体（表 131.2、131.5、131.7 和 131.8，图 131.4）。CYP3A4 尤其在异物（xenobiotic）代谢中具有举足轻重的作用，并参与临床约 50% 药物的代谢。尽管最重要的异构体是 3A4，但 3A5 和 3A7 与其有结构上的同源性，因此把这三种异构体分为一组。CYP3A4 还分布于胎盘、子宫、肾、肺和胎儿。

CYP3A 的代谢活性存在明显的个体差异，这种差异程度可达 20 倍，并且 CYP3A4 活性的个体水平具有临床相关性。肥胖也在酶特异性途径的药物代谢中发挥作用[40]，肥胖可以降低 3A4 异构体的代谢（见表131.6），而 1/3 的美国人属于肥胖人群。

表 131.7　CYP3A4、5 和 7 的底物[41]

抗心律不齐药	癌症化疗	蛋白酶抑制剂
胺碘酮	白消安	苗地那韦
地高辛	环磷酰胺	那非那韦
利多卡因	多西他赛	依托那韦
普罗帕酮	多柔比星	沙奎那韦
奎尼丁	依托泊苷	**其他**
抗惊厥药	异环磷酰胺	对乙酰氨基酚
卡马西平	紫杉醇	西沙必利 *
乙琥胺	他莫昔芬	克拉霉素
苯妥英	长春碱	可待因
抗抑郁药	长春新碱	秋水仙碱
阿米替丁	**HMG-CoA 还原酶**	依那普利
多塞平	**抑制剂**	红霉素
丙米嗪	阿托伐他汀	雌激素类
舍曲林	洛伐他汀	氟他胺
抗组胺药	辛伐他汀	氯沙坦
非索非那定	**免疫抑制药**	孟鲁司特
氯雷他定	皮质类固醇	奥美拉唑
苯二氮䓬类	环磷酰胺	口服避孕药
阿普唑仑	环孢素	匹莫齐特
地西泮	氨苯砜	维 A 酸
咪达唑仑	西罗莫司	利福布汀
三唑仑	他克莫司	利福平
钙通道阻滞剂		西地那非
氨氯地平		特拉唑嗪
地尔硫䓬		茶碱
非洛地平		华法林
伊拉地平		齐留通
硝苯地平		
维拉帕米		

* 历史上的

表 131.8　CYP3A4 抑制剂和诱导剂[41]。加粗的药物为具有显著抑制作用的抑制剂

抑制剂	诱导剂
抗生素	**抗惊厥药**
环丙沙星	卡马西平
克拉霉素	乙琥胺
红霉素	苯巴比妥
甲硝唑	苯妥英
诺氟沙星	扑米酮
醋竹桃霉素	**抗逆转录病毒药**
	依非韦伦
唑类抗真菌药	奈韦拉平
氟康唑	利托那韦
伊曲康唑	**抗结核药**
酮康唑 ^	异烟肼
泊沙康唑	利福布汀
伏立康唑	利福平
抗逆转录病毒药	**其他**
氨普那韦	贝沙罗汀
阿扎那韦	波生坦
波普瑞韦	地塞米松
苗地那韦	灰黄霉素
奈非那韦	伊马替尼
利托那韦	圣约翰草
沙奎那韦	噻氯匹定
钙通道阻滞剂	曲格列酮
地尔硫䓬	
硝苯地平	
维拉帕米	
选择性 5- 羟色胺再摄取抑制剂（SSRIs）	
氟西汀	
氟伏沙明	
奈法唑酮	
帕罗西汀	
舍曲林	
其他	
胺碘酮	
抗孕激素类	
大麻素	
屈奈达隆	
西咪替丁	
西柚汁	
干扰素 γ	
奎宁	
他克莫司	
他莫昔芬	
扎鲁司特	

^ 已被欧洲药品管理局和美国 FDA 停用，其不再用于念珠菌和皮肤癣菌感染或作为着色真菌病或二相性真菌感染的一线治疗

图 131.4　西柚汁抑制 CYP3A4 导致环孢素吸收增强。CSA，环孢素

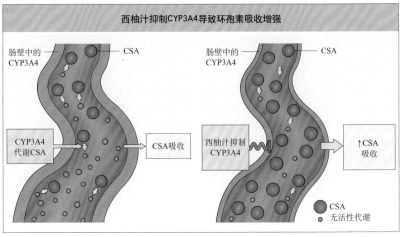

只有我们了解哪种酶参与特定药物的代谢，才能成功应用关于细胞色素 P450 的信息去预防药物相互作用，并提高治疗的效益风险比。通过了解哪类复合物诱导和抑制哪些特定的 P450 酶，可以更好地预测药物的相互作用。了解所有酶的底物、抑制剂和诱导剂是一项艰巨的任务。表 131.7 ～ 131.10[41-42] 总结了大量这方面的信息。

细胞色素诱导剂

诱导剂的作用是增加 P450 的含量并加速药物的氧化和清除[43]。酶诱导的启动和结束是逐渐的，诱导期依赖于特定诱导物的积聚和新酶的相继合成，结束依赖于诱导剂的清除和酶增高水平的衰退。

诱导剂能够增强母体药物的代谢，因此，如果母体药物具有活性成分，治疗作用就会降低（图 131.5）。最常见的酶诱导剂是抗惊厥药物（苯巴比妥、苯妥英、卡马西平）、利福平和抗结核药物[44]。另外，诱导剂可能增强一种底物代谢为活性代谢物，进而增加潜在的毒性。烷化剂环磷酰胺是一种前体药，需要代谢为磷酰胺芥子气（phosphoramide mustards）发挥治疗作用。遗憾的是，代谢中可以形成丙烯醛，其具有膀胱毒性[45]。

酶诱导剂相关的药物相互作用不如酶抑制剂相关的那样常见，但同样可能有深刻和重要的临床意义。

细胞色素抑制剂

药物代谢抑制是药物相互作用中最重要的机制，因为其能导致药物血浆浓度升高，增加药物反应和毒性。与酶诱导时程不同，药物代谢抑制发生于给予第一剂或第二剂抑制剂时，并且在抑制剂达到稳态时即可发挥最大作用。因此，抑制活动的时程往往以天计

而不是以周计。

抑制作用可以是竞争性的，也可以是非竞争性的。竞争性抑制主要是抑制剂（如大环内酯类、西咪替丁和酮康唑）与细胞色素 P450 异构酶的亚铁血红素的紧密结合。只要抑制剂占据 P450 细胞色素的特异性位点，底物就不能进行生物转化[46]。随着抑制药物浓度的增加，异构酶的饱和度增加，当酶系统饱和后，该酶系统介导的进一步代谢就受到抑制。此时，患者就等同于代谢弱者，同期使用的药物浓度开始上升。一种药物对另一种药物的抑制程度取决于各自复合物与 P450 异构体的亲和性。除饱和系统所需要的底物浓度和抑制剂药物的半衰期外，竞争性抑制显然还依赖于被抑制酶底物的亲和性。酶机制的启动和结束取决于抑制剂的半衰期和其达到稳态的时间。

特定药物血浆水平增加的意义取决于该药的治疗界限。因此，如果考虑到具有潜在有临床意义的相互作用，就要对治疗界限很窄的药物倍加小心。非竞争性抑制比较少见，只有当酶被抑制剂摧毁、灭活或改变后不能再代谢原先的底物时才会发生。

如何将药物相互作用的危险最小化

一个常见的永存之谜是某些特定种类的药物极容易发生或导致药物相互作用。熟知某特定种类药物在药物相互作用方面的区别具有临床意义。在容易引起药物相互作用的某类药中，可能会有某个药物没有或仅有轻微的药物相互作用，因此是更为安全的选择（表 131.11）。

下面将讨论皮肤科医师常用的各类药物，重点阐

表 131.9　药物代谢酶 CYP1A2、2C9 和 2C19：选择性底物、抑制剂和诱导剂[41-42]。加粗的药物为具有显著抑制作用的抑制剂

同工酶	底物	抑制剂	诱导剂
CYP1A2	阿米替林	**西咪替丁**	巴比妥类药物
	咖啡因	**环丙沙星**	芽甘蓝
	氯米帕明	克拉霉素	卷心菜
	氯氮平	**红霉素**	卡马西平
	地昔帕明	**氟伏沙明**	炭烤食品
	氟伏沙明	酮康唑	吸烟
	氟哌啶醇	**诺氟沙星**	奥美拉唑
	丙米嗪	**帕罗西汀**	苯巴比妥
	普萘洛尔	特比萘芬	苯妥英
	他克林	噻氯匹定	利福平
	茶碱		利托那韦
	华法林		
	齐留通		
	佐米曲普坦		
CYP2C9	双氯芬酸	**胺碘酮**	巴比妥类药物
	氟西汀	**西咪替丁**	卡马西平
	氟伐他汀	氯吡格雷	乙醇
	布洛芬	氟康唑	灰黄霉素
	氯沙坦	氟伏沙明	利福平
	孟鲁司特	伊马替尼	
	苯妥英	酮康唑	
	吡罗昔康	来氟米特	
	磺胺类药物	奥美拉唑	
	三环类抗抑郁药	依托那韦	
	丙戊酸	磺胺类药物	
	华法林	甲氧苄啶	
	扎鲁司特	伏立康唑	
		扎鲁司特	
CYP2C19	西酞普兰	西咪替丁	炔诺酮
	环磷酰胺	非尔氨酯	泼尼松
	氯吡格雷	氟康唑	利福平
	地西泮	氟西汀	
	海索比妥	氟伏沙明	
	丙米嗪	吲哚美辛	
	吲哚美辛	酮康唑	
	兰索拉唑	兰索拉唑	
	奈非那韦	莫达非尼	
	尼鲁米特	奥美拉唑	
	奥美拉唑	帕罗西汀	
	泮托拉唑	噻氯匹定	
	孕酮	托吡酯	
	氯胍	伏立康唑	
	替尼泊苷		
	华法林		

表 131.10　CYP2D6 的底物和抑制剂[41-42]。加粗的药物为具有显著抑制作用的抑制剂

CYP2D6 的底物		CYP2D6 的抑制剂
抗心律失常药	**抗抑郁药**	胺碘酮
胺碘酮	阿米替林	阿米替林
恩卡尼	氯米帕明	**安非他酮**
氟卡尼	N- 去甲氯丙咪嗪	塞来昔布
美西律	地昔帕明	氯苯那敏
普罗帕酮	氟西汀	西咪替丁
抗精神病药	丙米嗪	氯米帕明
阿立哌唑	马普替林	**地拉韦啶**
氯氮平	米安色林	地昔帕明
氟哌啶醇	诺氟西汀	苯海拉明
奋乃静	去甲替林	多奈哌齐
利培酮	帕罗西汀	多塞平
硫利达嗪	曲唑酮 *	**氟西汀**
珠氯噻醇	曲米帕明	氟奋乃静
β 受体阻滞剂	文拉法辛	氟哌啶醇
阿普洛尔	**其他**	羟氯喹
丁呋洛尔	卡托普利	伊马替尼
美托洛尔	可待因	丙米嗪
普萘洛尔	右美沙芬	茚地那韦
噻吗洛尔	苯海拉明	**洛匹那韦**
	多潘立酮	**左美丙嗪**
	多奈哌齐	吗氯贝胺
	乙基吗啡	去甲替林
	4- 羟苯丙胺	**帕罗西汀**
	羟考酮	匹莫齐特
	苯乙双胍	普罗帕酮
		奎尼丁
		雷尼替丁
		利托那韦
		含曲林（弱）
		司替戊醇
		特比萘芬
		硫利达嗪
		噻氯匹定
		替拉那韦
		文拉法辛（弱）

* 适用于药物的代谢产物而不是母体药

述严重的相互作用，以及如何在特定药物类型中选择合适的药物以将这种危险最小化。

丙烯胺类抗真菌药

特比萘芬是用于治疗浅部真菌病的口服丙烯胺类

抗真菌药。研究报告称其对 CYP2D6 和 CYP1A2 有较强的抑制作用[47]。人群中 CYP2D6 的活性有三种水平：弱代谢态（PM）、强代谢态（EM）和超速代谢态。弱代谢态目前为止是最常见的，也就是 "正常态"。约 7.5% 的高加索人和不到 2% 的亚洲人及非洲裔美国人都是弱代谢态。特比萘芬抑制 CYP2D6 后，可使有活性酶（强代谢态）的个体转变为弱代谢态。这种作用将在停药后持续数周。因此将导致两个问题，首先可能造成母体药物（底物）的积聚，从而引起剂量依赖

图 131.5　代谢酶的诱导和抑制。酶的诱导需 1 ～ 2 周，而酶的抑制仅需数天

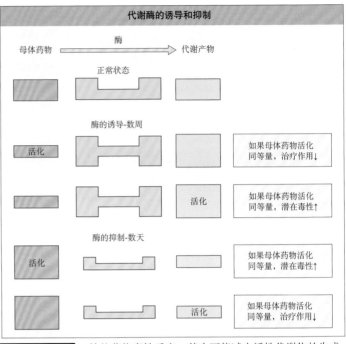

表 131.11　在代谢基础上对药物相互作用具有不同潜在作用的药物和食物

药物 / 食物	潜在作用强的药物	潜在作用弱的药物
血管紧张素转化酶（ACE）抑制剂和血管紧张素 II 受体阻滞剂（ARBs）	非甾体抗炎药	对乙酰氨基酚塞来昔布
抗真菌药	唑类和三唑类（抑制 CYP3A4）	特比萘芬
钙通道阻滞剂	氨氯地平硝苯地平尼卡地平	维拉帕米地尔硫草
大环内酯类	克拉霉素红霉素	阿奇霉素
喹诺酮类	环丙沙星依诺沙星	左氧氟沙星洛美沙星氧氟沙星
H₂ 阻滞剂	西咪替丁	法莫替丁尼扎替丁雷尼替丁
蛋白酶抑制剂	利托那韦（最强）茚地那韦	沙奎那韦奈非那韦
HMG-CoA 还原酶抑制剂	辛伐他汀洛伐他汀	普伐他汀氟伐他汀瑞舒伐他汀
柑橘汁	西柚汁	橙汁

性的药物毒性反应，其次可能减少活性代谢物的生成，从而导致疗效的丧失（见图 131.5）[48]。

目前认为，特比萘芬是 CYP2D6 的强效抑制剂，因此临床医生应警惕潜在的相互作用（见表 131.10）。其中最值得注意的是（由于后果严重，且容易发生），当与大量 β 受体阻滞剂（如普萘洛尔）合用时或者体内有多奈哌齐（用于治疗阿尔茨海默病）累积时可发生心动过缓[49]。当 CYP2D6 活性较低时，可待因也将因活性代谢物吗啡的生成障碍而失去镇痛作用[50]。

唑类抗真菌药

咪唑类的酮康唑和三唑类的伊曲康唑均需酸性环境才能吸收。因此，若与抗酸药、H₂ 受体拮抗剂、质子泵抑制剂、硫糖铝和去羟肌苷合用，则将极大地减少唑类吸收（见表 131.2）。这些制剂与碳酸饮料可乐同服将使胃酸化（pH < 3），从而提高抗真菌药物的吸收。对于服用减少胃酸性药物的患者，氟康唑和伏立康唑可供选择，因为这些抗真菌药的吸收不依赖酸性环境。

系统性应用的唑类抗真菌药中，伊曲康唑、伏立康唑、泊沙康唑和酮康唑为 CYP3A4 抑制剂，可引起药物相互作用[51]。许多底物都经这些酶类代谢（见表 131.2、131.5 和 131.7），其中能引起中重度药物相互作用的有环孢素、华法林、西罗莫司、依维莫司和苯妥

英。对于服用 CYP3A4 底物（三唑仑、口服咪达唑仑、洛伐他汀、辛伐他汀、奎尼丁、匹莫齐特和阿司咪唑）的患者，应禁用伊曲康唑。与环孢素、华法林、地高辛和阿托伐他汀合用时应谨慎。尚未发现伊曲康唑与氟伐他汀或普伐他汀合用时有严重反应[52]（见表 131.11）。氟康唑对 CYP3A4 的抑制与使用底物的剂量相关：当其用量为 100 mg/d 时，通常对 CYP3A4 影响不大；当为 200 ～ 400 mg/d 或者更大量时，抑制作用就会发生。

当唑类抗真菌药与环孢素同用时，环孢素的浓度会升高，因而需要严格监控环孢素的水平。与此相似的是，对于在使用华法林而又需要以唑类抗真菌药进行治疗的患者，应当经常监测国际正常化比值（INR）。据报道，唑类抗真菌药能使华法林的抗凝作用增强 2 ～ 3 倍。在某项研究中，由于清除率降低了 33%，苯妥英的浓度在酮康唑（400 mg/d）使用后的 48 h 明显升高[53]。

唑类抗真菌药能干扰苯二氮䓬类（如三唑仑和咪达唑仑）的代谢，导致其浓度增加和过度镇静作用。同时，部分 HMG-CoA 还原酶抑制剂（如洛伐他汀和辛伐他汀）的代谢也会降低，导致浓度增加和横纹肌溶解。其他能被唑类抑制代谢的药物包括他克莫司、茚地那韦和钙通道阻滞剂。曾有报道硝苯地平和伊曲康唑合用可导致周围性水肿，分析推测是由于伊曲康唑抑制该钙离子通道拮抗剂的代谢，导致血中硝苯地平浓度增高和腿部水肿。在使用伊曲康唑前后测定硝苯地平、伊曲康唑和羟化伊曲康唑（伊曲康唑的活性代谢物）三者的血清水平，证实了此种推测[54]。作者认为应当同时使用钙通道阻滞剂和唑类或三唑类抗真菌药的患者进行副作用（如腿部水肿）监测，更重要的是，鉴于钙通道阻滞剂的血清浓度增高，应注意是否有低血压的发生。

氟康唑而非伊曲康唑能与氯沙坦相互作用，后者是血管紧张素 Ⅱ 受体拮抗剂，具有抗高血压作用。氟康唑能抑制氯沙坦代谢成活性产物 E-3174[55]。该种相互作用的临床意义尚不明确，但应警惕氯沙坦的治疗作用可能因此而降低。苯妥英是 CYP2C9 的底物，睡前与氟康唑联用曾导致数例苯妥英中毒[56]。

和唑类抗真菌药相反，特比萘芬是一种对 CYP3A4 没有抑制作用的丙烯胺类[57]。对于存在与唑类发生药物相互作用的高危情况，该真菌药或许是可行的治疗选择。

硫唑嘌呤

硫唑嘌呤在体内代谢成 6- 巯嘌呤（6-MP），该代谢物可经三种途径完成后续代谢过程。硫代嘌呤甲基转移酶（TPMT）和黄嘌呤氧化酶将 6-MP 分解成为无活性产物；然而次黄嘌呤鸟嘌呤磷酸核糖基转移酶（HGPRT）可将 6-MP 分解成为有活性产物，主要是 6- 硫鸟嘌呤（见图 130.4）。别嘌醇和非布司他能通过作用于黄嘌呤氧化酶而抑制 6-MP 的代谢，因而增强了抗代谢物的作用与硫唑嘌呤和 6-MP 的毒性。应当避免这两种药物与别嘌醇或非布司他的联合应用。如果必须使用别嘌醇或非布司他，应使用免疫抑制剂。

秋水仙碱

秋水仙碱是 PGP 的底物，同时使用 PGP 抑制剂可导致秋水仙碱的严重毒性。它也是 CYP3A4 的底物，因此该酶的抑制剂可能引起秋水仙碱的血浆浓度增加。由于考虑到秋水仙碱严重毒性的可能性，同时使用秋水仙碱和 CYP3A4 或 PGP 抑制剂的情况很少。然而，如果必须联合使用，应仔细监测秋水仙碱的毒性（腹泻、腹痛、发热、肌肉疼痛或无力、感觉异常）。如果怀疑有毒性，两种药物必须立即停止使用。值得注意的是，西柚汁是 PGP 和 CYP3A4 的抑制剂，有报道摄入大量西柚汁时出现秋水仙碱中毒。

环孢素 / 依维莫司 / 西罗莫司 / 他克莫司

许多药物与环孢素的相互作用都与其在肝代谢及肠道的循环前代谢（均通过 CYP3A4 酶和 PGP）相关。推测是因药物在胃肠道代谢导致其不稳定的吸收。实际上，3A4 抑制剂已用于改善环孢素的生物利用度，从而减少用药需求，降低总体药物费用。酮康唑 200 ～ 400 mg/d 可减少环孢素每日所需剂量的 60% ～ 80%[58]。

地尔硫䓬可以减少环孢素剂量大约 30%[59]，而西柚汁的效果则各不相同。其他药物，包括钙离子通道阻滞剂（维拉帕米、硝苯地平）、三唑类和咪唑类（氟康唑、伊曲康唑、酮康唑）、大环内酯类（红霉素、克拉霉素）和他克莫司，均可通过抑制细胞色素 3A4 增加环孢素浓度。相反，3A4 异构体诱导剂，如利福平、苯妥英、卡马西平和苯巴比妥，则可降低环孢素的浓度。最近观察到，曲格列酮或噻氯匹定与环孢素同服也可降低后者的水平[60]。当任何上述药物与环孢素同服时，都应该监测环孢素的浓度以及产生足够免疫抑制反应的毒性症状。

西柚汁

西柚汁与多种药物的相互作用具有潜在的临床意义。西柚汁与药物相互作用的机制本质上是彻头彻尾的药物代谢动力学。无论是新鲜的或冷藏的西柚汁，主要是通过抑制小肠壁上的 CYP3A4 和 PGP 发挥作用[61]（见图 131.4）。这导致首关代谢作用的降低，从而导致这些运载体和（或）酶的底物的生物利用度和最大血浆浓度升高。这种作用在首关降解的药物中表现得更为突出，如非洛地平、硝苯地平、沙奎那韦、环孢素、咪达唑仑、三唑仑、特拉唑嗪、炔雌醇、17β 雌二醇、泼尼松和 HMG-CoA 还原酶抑制剂洛伐他汀和辛伐他汀[62-63]。

但西柚汁中的作用成分并不十分清楚。补骨脂素被认为是主要的抑制剂，黄酮类，如柑桔黄素和槲皮（黄）素有轻微作用[64]。由于西柚汁是一种天然产品，其成分没有特定标准，因此，即使是西柚汁品牌或批次的改变都可能对西柚汁与药物相互作用产生不可预知的影响。相似的相互作用在其他的柑橘属植物汁（如橙汁）中尚未发现，这可能是由于橙汁中缺少 6,7- 二氢氧醋酸沉香醇酯素而导致其缺乏抑制作用[65]。然而，橙汁中的异黄酮则可能介导这种食物对 PGP 的抑制作用。

利用西柚汁作为节省成本的措施，已经在使用环孢素治疗的患者中应用[66]。西柚汁能够抑制环孢素的代谢，因此二者同服可以减少每天环孢素的剂量，从而降低药物的花费。然而，其难度在于西柚汁不是一个标准的产品。最近的研究也表明，西柚汁可以增加沙奎那韦的生物利用度而不影响其清除，这表明抑制肠道 CYP3A4 可成为不通过增加药物剂量而增强药效的方法[67]。

然而，通常建议患者在服用可被广泛代谢的药物时禁服西柚汁，除非文献已经明确二者不会相互作用。很多医院餐厅在出售西柚汁的地方悬挂其可能与药物相互作用的警示。橙汁可成为其很好的替代品（见表131.11）。另一种选择是在服用药物前 1 h 或 2 h 后口服西柚汁。

草药方剂

草药（见第 133 章）已经成为目前广泛使用的治疗方法。大众认为其为"天然的"和无害。尽管目前的治疗药物，如洋地黄、阿托品、长春新碱和麻醉药衍生物是从植物中提取的，但与处方药相比，我们对草药治疗的相关安全性知之甚少，而对药物间的相互作用更是少之又少。由于缺乏报道，我们目前所知的只是冰山一角。据估计，世界上 80% 的人口主要依赖于使用植物提取物或活性成分的传统医学。

植物药与处方药间的相互作用尚无研究[68]，因为草药不是作为一种药物来出售，不要求标明其有效

的证据和有关副作用的警示。另外，草药没有标准化，所以不同的草药品牌具有不同数量的活性成分，因此可能与其他药物有不同的相互作用。而且，不是所有的，甚至任何额外的成分都可以列在标签上[3]。即使是同一品牌的不同品系也可能在含量上有很大的不同。

处方药的剂量和质量都是确定的，草药处方则没有相关的标准和质量控制。污染、贴错标签和鉴定错误都是草药存在的问题。一些患者不知道他们在服用什么，因为他们买到的一些产品上的成分只用外文标注。总之，重要的是教导患者告知医疗保健提供者使用的所有替代药物。

一项 12 名健康志愿者参与的检测圣约翰草（St John's wort）对细胞色素活性的影响的研究[69]表明，短期（少于 2 周）使用圣约翰草对细胞色素酶活性没有影响，但长期食用可以显著和选择性地诱导肠壁 CYP3A 的活性。圣约翰草不会改变 CYP2C9、CYP1A2 和 CYP2D6 的活性。长期服用圣约翰草就要考虑 CYP3A 对药物代谢的影响导致的疗效降低。

草药和皮肤病治疗药物的一些重要相互作用见表131.12。

羟甲基戊二酸单酰辅酶 A（HMG-CoA）还原酶抑制剂

尽管皮肤科医生不会处方这些降脂的药物，但家庭医生使用该药非常广泛，因此遇到服用该类药物的患者是很常见的。目前，与其他药物联合治疗可以显著增加肌痛发生率的他汀类药物的所有报道都包括辛伐他汀或洛伐他汀。这是因为这些他汀类的清除高度依赖 CYP3A4 途径[70]。氟伐他汀通过 CYP2C9 代谢，因此不会与 CYP3A4 抑制剂相互作用，但可能会与2C9 抑制剂相互作用。普伐他汀不通过 CYP3A4 代谢，也不会通过 PGP 清除引发临床问题[71]。

大环内酯类抗生素

当系统应用他克莫司或治疗的患者需要使用大环内酯类时，应该使用阿奇霉素而不是红霉素或克拉霉素，因为前者不会显著抑制 CYP3A4[72]。当长期使用华法林的患者服用红霉素时，就存在增加华法林血浆浓度的危险，进而增加抗凝，导致出血。这是因为他克莫司和华法林是 CYP3A4 的底物，而红霉素是其强效抑制剂。如同唑类抗真菌药，红霉素与阿司咪唑或特非那定同服可以增加心脏毒性（延长 QT 间期，尖端扭转型室性心动过速）。

红霉素也可抑制西地那非（万艾可）的代谢，导致

表 131.12	草药药剂的药物相互作用	
草药方剂	副作用 / 禁忌证	药物相互作用
小檗碱 （毛茛）	紧张、困惑、恶心、震颤	通过抑制 2D6 增加右美沙芬的浓度
辅酶 Q10 [3]	华法林作用降低	华法林
人参 [85]	降低华法林的抗凝作用	华法林
卡瓦	中枢神经系统抑制	酒精、巴比妥类、苯二氮䓬类药物、阿片类药物
甘草（甘草属）	高血压、糖尿病、低血钾和肝肾功能减退者禁用	环孢素、地高辛、泼尼松、噻嗪类
紫菊花 （狭叶松果菊或菊）	复发性结节性红斑 HIV 感染者、自身免疫性结缔组织病、结核、多发性硬化症或豚草、向日葵过敏者慎用	免疫调节剂、环孢素、甲氨蝶呤、皮质类固醇
银杏（银杏叶）、大蒜、生姜 [86]	自发性出血	使阿司匹林、地高辛、非甾体抗炎药、华法林、肝素作用增强
圣约翰草 [3]（口服）（CY-P2C19、CY-P3A4 和 P-糖蛋白的诱导剂）	光敏 勃起功能障碍	环孢素、地高辛、奈韦拉平、口服避孕药、埃罗替尼、伊马替尼 减弱大环内酯类、非那雄胺和度他雄胺活性 降低血浆非索非定和伏立康唑（> 50%）的浓度
缬草	中枢神经系统抑制	酒精、巴比妥类、苯二氮䓬类药物、阿片类药物
Zemaphyte（中草药治疗）	腹泻、转氨酶升高、可逆的急性肝炎、致死性肝坏死、可逆的扩张型心肌病、特应性皮炎加重、荨麻疹	甲氨蝶呤

其血清水平显著升高[73]。如果不能避免二者同服，建议减少西地那非和他达拉非的剂量。另外，红霉素和卡马西平的相互作用已经明确[74]。红霉素显著抑制卡马西平在肝的代谢，这种相互作用是高度可预测的，其发生非常迅速。卡马西平也可与克拉霉素和醋竹桃霉素发生相互作用[74]。因此应避免同时使用。

喹诺酮类抗生素

在胃肠道，所有喹诺酮类抗生素均可与含有多价

阳离子的物质发生反应，与含铁化合物同服时，喹诺酮的生物利用度可降低 50%（环丙沙星和莫西沙星比左氧氟沙星或吉米沙星更易受到影响）。如果与硫糖铝同服，喹诺酮的生物利用度也会显著降低[74]，已有报道可导致抗生素治疗失败。如果必须服用硫糖铝，喹诺酮可在硫糖铝服用前 2 ～ 6 h 服用。当喹诺酮与制酸剂同服时，也会降低其生物利用度[74]。因此，制酸剂应在抗生素服用前 6 h 或服用后 2 h 服用。

司帕沙星主要与心脏 QTc 延长和潜在的光毒性相关。莫西沙星能够延长 QT 间期，但不改变 QT 离散度（QT 离散度被认为是预测尖端扭转型室性心动过速的更敏感的指标）。因此，莫西沙星增加尖端扭转型室性心动过速的危险性是有疑问的[75]。左氧氟沙星不会引起 QT 延长和很低的潜在光毒性使得其成为最安全的新的喹诺酮类之一[76]。可以引起华法林抗凝作用增加的有诺氟沙星、环丙沙星、氧氟沙星或依诺沙星[60]。

匹莫齐特

匹莫齐特是一种精神安定剂，可用来治疗精神类皮肤疾病，如寄生虫恐惧症。可以预期的是，在将来会有新的副作用较少的抗精神病药物取代匹莫齐特（见第 7 章），但目前仍在应用，皮肤科医生应警惕该药的药物相互作用。病例报告显示，匹莫齐特延长心脏 QT 间期并导致心律失常。匹莫齐特被两种 CYP450 异构体——CYP3A4 和 CYP1A2 所氧化，前者是与匹莫齐特治疗浓度相关的异构体[77]。匹莫齐特也是 CYP2D6 的抑制剂，但不是其底物。因此，当匹莫齐特与代谢抑制剂同服时会产生更大的副作用。

关注匹莫齐特与 CYP3A4 抑制剂同服的危险性源于最近的报道：一名服用匹莫齐特和克拉霉素的患者出现了致死性的心律失常[78]。为了检验这种相互作用，研究者给 12 名健康受试者口服匹莫齐特，加用或不加用克拉霉素，这些受试者确定没有应用或强或弱的 CYP2D6 代谢物[79]。单独应用匹莫齐特可以导致 QT 间期延长，而克拉霉素的存在可引起前者浓度的升高。当两药同服时，平均 QT 间期明显延长。然而，CYP2D6 活性并不是作用因素。

总之，因为 QT 间期延长或电解质紊乱而存在室性心律失常的患者或服用其他可影响 QT 间期药物的患者，使用匹莫齐特时应特别小心。加用 CYP3A4 抑制剂，如克拉霉素、红霉素或唑类抗真菌药时可增加其毒性。服药前和服药后 6 h 检测患者的 QT 间期对存在潜在危险的应用匹莫齐特的患者是有益的。

遗传药理学——多态性作用

细胞色素 P450 酶

编码 CYP 异构酶的基因具有高度遗传多态性，因此群体中的不同个体因等位基因不同而具有不同水平的酶活性。基因决定的低活性水平的人群成为弱代谢者，而具有功能酶的人群具有强代谢水平。还有一部分人拥有更多的功能性基因和特定酶数量，从而成为超速代谢者。当然，也有部分人具有部分代谢功能酶而成为慢代谢者。弱代谢者与强代谢者相比，对那些高度依赖特殊异构体清除无活性代谢物的药物就存在更大的反应和中毒危险[80]。另一方面，超速代谢者则可能达不到某种药物的活性血浆治疗浓度，从而不能取得预期的治疗效果。

具有遗传多态性的 P450 酶包括 CYP1A2、CYP2C9、CYP2C19、CYP2D6 和 CYP2E1（表 131.13）。然而，药物激发试验并不常规应用于临床，并且也缺乏临床参数来评估某位个体的代谢状态。编码关键 CYP 同工酶的基因可进行分子分析，即市场上可买到的测试，但也不是常规使用的。

其他药物代谢酶

遗传药理变异也可发生于其他药物代谢酶。与皮肤科医生有关的是 TPMT，其在硫唑嘌呤和 6- 巯嘌呤代谢为无毒代谢物中具有重要作用。有 0.3% 的纯合子缺乏该酶，使得这些患者有中毒，特别是骨髓抑制的危险[81]。相反，88% 的人群是活性 TPMT 的纯合子，因此这些人需要比推荐剂量 [1～2 mg/（kg・d）]更大的硫唑嘌呤剂量才能达到治疗效果。确定患者

表 131.13 遗传药理学——多态性对药物代谢的影响		
细胞色素 P450(CYP) 同工酶	弱代谢者的频率	药物影响示例
CYP2C9	6%～8%	格列本脲、华法林、苯妥英
CYP2C19	3%～5% 的高加索人 12%～23% 的亚洲人	地西泮、奥美拉唑、泮托拉唑
CYP2D6	6%～10% 的高加索人 3%～6% 的墨西哥裔美国人 2%～5% 的非洲裔美国人 1% 的亚洲人	可待因、丙米嗪、普罗帕酮、美托洛尔
CYP3A5	90%～95% 的高加索人 70%～75% 的亚洲人 30%～35% 的非洲裔美国人	大 量（约 50% 的 药 物 通 过 CYP3A4/5 代谢）

TPMT 的水平可以获得使用硫唑嘌呤剂量个体化的信息，从而使毒性最小化而使疗效最大化。

药物与细胞因子相互作用

某些前炎症细胞因子，如 IL-6、IL-1 和 TNF-α 可以改变细胞色素 P450 的药物代谢[82]。这些细胞因子可引起 P450 3A 功能的降低，其在应激、创伤或感染以及使用免疫调节剂（如 IL-2）时可以释放[83]。

药物 -HIV 相互作用

有关 HIV 感染者药物相互作用的新信息可以在网站中获得，其网站名为 www.hiv-druginteractions.org[15]。例如，由于存在诱发室性心律失常的危险，匹莫齐特与大多数蛋白酶抑制剂或地拉韦啶联合使用是禁忌的。另外，当以利托那韦为基础的抗逆转录病毒患者接受吸入性、关节内，甚至局部皮质类固醇时，有发生肾上腺抑制和医源性库欣综合征的报道。

总结

处理药物相互作用是临床实践中的一种挑战。由于没有人能够知道所有的药物相互作用，好的资源是非常有用的。最好的口袋参考指南是由 Hansten 和 Horn 共同编写的 100 种药物相互作用（www.hanstenandhorn.com）[3]。这本手册是简明的、最新的，不像大多数案头参考文献，其不受可能会错误地和不必要地限制治疗药物选择的分类相关陈述的限制。

在药物研制的早期应进行更多的研究，以确定新的相互作用、界定老的相互作用机制，以及引发相互作用的药物类别中出现新药时检测其安全性。我们也需要有更灵敏的上市后检测工具，以确定那些在长期的疾病患者中得到确认而在上市前健康志愿者中却没有发现的重要的药物相互作用。医生需要更好的工具，同时，对细胞色素 P450 意义的理解也有益于排除处方药物时的恐惧。

临床相关的药物相互作用的最佳证据来源于病例报告，因此处方医生有很大影响力。应确认观察到的药物相互作用，有可能的话，检测血浆药物浓度证实，然后上报调控机构并投送杂志。通过理解药物相互作用的机制并对中毒现象保持警觉，我们就能够更安全地用药，并减少对药物相互作用的恐惧。

（张金娥译　刘　玲校　王　刚审）

参考文献

1. Shapiro LE, Shear NH. Drug–drug interactions – how scared should we be? CMAJ 1999;161:1266–7.
2. Weideman RA, McKinney WP, Bernstein IH. Predictors of potential drug interactions. Hosp Pharm 1998;33:835–40.
3. Hansten P, Horn J. The Top 100 Drug Interactions: A Guide to Patient Management. Edmonds, WA: H&H Publications; 2013. p. 1–193.
4. Schneitman-McIntire O, Farnen TA, Gordon N, et al. Medication misadventures resulting in emergency department visits at an HMO medical center. Am J Health Syst Pharm 1996;53:1416–22.
5. Hamilton RA, Briceland LL, Andritz MH. Frequency of hospitalization after exposure to known drug-drug interactions in a Medicaid population. Pharmacotherapy 1998;18:1112–20.
6. Hoey J. Drug interactions: who warns the patients? [editorial]. CMAJ 1999;161:117.
7. Smalley W, Shatin D, Wysowski DK, et al. Contraindicated use of cisapride: impact of Food and Drug Administration regulatory action. JAMA 2000;284:3036–9.
8. Shapiro LE, Shear NH. Drug interactions/P450. Curr Probl Dermatol 2001;13:141–52.
9. du Souich P. In human therapy, is the drug-drug interaction or the adverse drug reaction the issue? Can J Clin Pharmacol 2001;8:153–61.
10. Palleria C, Di Paolo A, Giofre C, et al. Pharmacokinetic drug-drug interactions and their implication in clinical management. J Res Med Sci 2013;18:601–10.
11. Hansten PD, Horn JR. Drug Interactions Analysis and Management. St Louis, MO: Facts & Comparisons (Wolters Kluwer Health); 2007.
12. Andersen W, Feingold D. Adverse drug interactions clinically important for the dermatologist. Arch Dermatol 1995;131:468–73.
13. Montamat SC, Cusack BJ, Vestal RE. Management of drug therapy in the elderly. N Engl J Med 1989;321:303–9.
14. Piscitelli S, Gallicano K. Interactions among drugs for HIV and opportunistic infections. N Engl J Med 2001;344:984–96.
15. <www.hiv-druginteractions.org>; University of Liverpool.
16. Brly F, Marez D, Sabbagh N, et al. An efficient strategy for detection of known and new mutations of the CYP 2D6 gene using single stand conformation polymorphism analysis. Pharmacogenetics 1995;5:373–84.
17. Sullivan JR, Watson A. Lamotrigine-induced toxic epidermal necrolysis treated with intravenous cyclosporine: a discussion of pathogenesis and immunosuppressive management. Australas J Dermatol 1996;37:208–12.
18. Sullivan JR, Shear NH. The drug hypersensitivity syndrome: what is the pathogenesis? Arch Dermatol 2001;137:357–64.
19. Toogood J. Beta blocker therapy and the risk of anaphylaxis. CMAJ 1987;136:929–33.
20. Tugwell P, Bennett K, Bell M, Gent M. Methotrexate in rheumatoid arthritis: indications, contraindications, efficacy and safety. Ann Intern Med 1987;107: 358–66.
21. Thurmann PA, Hompesch BC. Influence of gender on the pharmacokinetics and pharmacodynamics of drugs. Int J Clin Pharmacol Ther 1998;36:586–90.
22. Del Rosso JQ. Clinically significant drug interactions: recognition and understanding of common mechanisms. Curr Pract Med 1998;1:62–4.
23. Hoey J. Postmarketing drug surveillance: what it would take to make it work. Am Fam Physician 1997;56:883–94.
24. Anastasio G, Cornell K, Menscer D. Drug interactions: keeping it straight. Am Fam Physician 1997;56:883–94.
25. Marchbanks C. Drug-drug interactions with fluoroquinolones. Pharmacotherapy 1993;13:23–5.
26. Morii M, Ueno K, Ogawa A, et al. Impairment of mycophenolate mofetil absorption by iron ion. Clin Pharmacol Ther 2000;68:613–16.
27. Bodey GP. Azole antifungal drugs. Clin Infect Dis 1992;14:S161–9.
28. Zimmermann T, Yeates RA, Laufen H, et al. Influence of concomitant food intake on the oral absorption of two triazole antifungal agents, itraconazole and fluconazole. Eur J Clin Pharmacol 1994;46:147–50.
29. Hansten PD. Drug interactions. Drug Interactions Newsletter 1996;893–906.
30. Anonymous. Drug interactions. Med Lett Drugs Ther

31. Preiss R. P-glycoprotein and related transporters. Int J Clin Pharmacol Ther 1998;36:3–8.
32. Benet LZ, Izumi T, Zhang Y, et al. Intestinal MDR transport proteins and P-450 enzymes as barriers to oral delivery. J Control Release 1999;62:25–31.
33. Chishty M, Reichel A, Siva J, et al. Affinity for the P-glycoprotein efflux pump at the blood-brain barrier may explain the lack of CNS side-effects of modern antihistamines. J Drug Target 2001;9:223–8.
34. Lown KS, Mao RR, Leichtman AB, et al. Role of intestinal p-glycoprotein (mdr1) in interpatient variation in the oral bioavailability of cyclosporine. Clin Pharmacol Ther 1997;62:248–60.
35. Shapiro LE, Singer MI, Shear NH. Pharmacokinetic mechanisms of drug-drug and drug-food interactions in dermatology. Curr Opin Dermatol 1997;4:25–31.
36. Watkins PB. Drug metabolism by cytochromes P450 in the liver and small bowel. Gastroenterol Clin North Am 1992;21:511–26.
37. Birkett DJ, Mackenqie PI, Veronese ME, et al. In vitro approaches can predict human drug metabolism. Trends Pharmacol Sci 1993;14:292–4.
38. Pelkonen O, Turpeinen M, Hakkola J, et al. Inhibition and induction of human cytochrome P450 enzymes: current status. Arch Toxicol 2008;82:667–715.
39. Ford N, Sonnichsen D. Clinically significant cytochrome P-450 drug interactions – a comment. Pharmacotherapy 1998;18:890–1.
40. Kotlyar M, Carson SW. Effects of obesity on the cytochrome P450 enzyme system. Int J Clin Pharmacol Ther 1999;39:8–19.
41. Michalets E. Update: Clinically significant cytochrome P450 drug interactions. Pharmacotherapy 1998;18:84–112.
42. Rendic S, Di Carlo FJ. Human cytochrome P450 enzymes. Drug Metab Rev 1997;29:413–580.
43. Markowitz JS, Wells BG, Carson WH. Interactions between antipsychotic and antihypertensive drugs. Ann Pharmacother 1995;29:603–9.
44. Siniscalchi A, Gallelli L, De Sarro G, et al. Antiepileptic drugs for central post-stroke pain management. Pharmacol Res 2012;65:171–5.
45. Park BK, Pirmohamed M, Kitteringham N. The role of cytochrome P450 enzymes in hepatic and extrahepatic human drug toxicity. Pharmacol Ther 1995;68:385–424.
46. Virani A, Mailis A, Shapiro LE, Shear NH. Drug interactions in human neuropathic pain pharmacotherapy. Pain 1997;73:3–13.
47. Abdel Rahman SM, Gotschall RR, Kaufmann RE, et al. Investigation of terbinafine as a CP2D6 inhibitor in vivo. Clin Pharmacol Ther 1999;65:465–72.
48. Wormhoudt LW, Commandeur JN, Vermeulen NP. Genetic polymorphism of human N-acetyltransferase, cytochrome P450, glutathione-S-transferase, and epoxide hydrolase enzymes: relevance to xenobiotic metabolism and toxicity. Crit Rev Toxicol 1999;29:59–124.
49. Barner EL, Gray SL. Donepezil use in Alzheimer disease. Ann Pharmacother 1999;32:70–7.
50. Tseng CY, Wang SL, Lai MD, et al. Formation of morphine from codeine in Chinese subjects of different CYP2D6 genotypes. Clin Pharmacol Ther 1996;60:177–82.
51. Page RL, Mueller SW, Levi ME, et al. Pharmacokinetic drug-drug interactions between calcineurin inhibitors and proliferation signals inhibitors with anti-microbial agents: implications for therapeutic drug monitoring. J Heart Lung Transplant 2011;30:124–35.
52. Neuvonen PJ, Kantola T, Kivisto KT. Simvastatin but not pravastatin is very susceptible to interaction with the CYP3A4 inhibitor itraconazole. Clin Pharmacol Ther 1998;64:332–41.
53. Touchette MA, Chandrasekar PH, Milad MA, Edwards DJ. Contrasting effects of fluconazole and ketoconazole on phenytoin and testosterone disposition in man. Br J Clin Pharmacol 1992;34:75–8.
54. Tailor S, Gupta A, Walder S, Shear N. Peripheral edema due to nifedipine-itraconazole interaction: a case report. Arch Dermatol 1996;132:350–2.
55. Kaukonen KM, Olkkola KT, Neuvonen PJ. Fluconazole but not itraconazole decreased the metabolism of losartan to E-3174. Eur J Clin Pharmacol 1998; 53:445–9.
56. Cadle RM, Zenon GJ III, Rodriguez-Bvarradas MC, et al.

1999;41:61–2.
57. Gupta AK, Katz HI, Shear NH. Drug interactions with itraconazole, fluconazole and terbinafine and their management. J Am Acad Dermatol 1999;41: 237–48.
58. Gomez D, Wacher VJ, Tomlanovich SJ, et al. The effects of ketoconazole on the intestinal metabolism and bioavailability of cyclosporine. Clin Pharmacol Ther 1995;58:15–19.
59. Shennib H, Auger JL. Diltiazem improves cyclosporine dosage in cystic fibrosis lung transplant recipients. J Heart Lung Transplant 1994;10:292–6.
60. Tatro DS, editor. Drug Interaction Facts (with quarterly updates). St Louis: Facts & Comparisons; 1999. p. xxi–xxvii, 39–40, 720a–b, 2406–42.
61. Fuhr U. Drug interactions with grapefruit juice. Drug Saf 1998;18:251–72.
62. Roller L. Drugs and grapefruit juice [letter]. Clin Pharmacol Ther 1998;63:87–8.
63. Kantola T, Kivisto KT, Neuvonen PJ. Grapefruit juice greatly increases serum concentrations of lovastatin and lovastatin acid. Clin Pharmacol Ther 1998;63:397–402.
64. Schmiedlin-Ren P, Edwards DJ, Fitzsimmons ME, et al. Mechanisms of enhanced oral availability of CYP3A4 substrates by grapefruit juice constituents. Decreased enterocyte CYP3A4 concentration and mechanism-based inactivation by furanocoumarins. Drug Metab Dispos 1997;25:1228–33.
65. Edwards DJ, Bellevue FH, Woster PM. Identification of 6,7-dihydroxybergamottin, a cytochrome P450 inhibitor, in grapefruit juice. Drug Metab Dispos 1996;24:1287–90.
66. Hollander AA, van der Woude FJ, Cohen AF. Effect of grapefruit juice on blood cyclosporin concentration [letter]. Lancet 1995;346:123.
67. Kupferchmidt HH, Fattinger KE, Ha HR, et al. Grapefruit juice enhances the bioavailability of the HIV protease inhibitor saquinavir in man. Br J Clin Pharmacol 1998;45:355–9.
68. Ernst E. Harmless herbs? A review of the recent literature. Am J Med 1998;104:170–8.
69. Wang Z, Gorski JC, Hamman MA, et al. The effects of St John's wort (Hypericum perforatum) on human cytochrome P450 activity. Clin Pharmacol Ther 2001;70:317–26.
70. Bottorf MB. Distinct drug-interaction profiles for statins. Am J Health Syst Pharm 1999;56:1019–20.
71. Ford NE, Sonnichsen DS. Clinically significant cytochrome P450 drug interactions – a comment. Pharmacotherapy 1998;18:890–1.
72. McKindley D, Dufresne R. Current knowledge of the cytochrome p-450 isozyme system: can we predict clinically important drug interactions? Med Health 1998;81:38–42.
73. Hansten PD, Horn JR. Drug Interactions: Hansten and Horn's Guide to Patient Management. ebook: <www.hanstenandhorn.com>.
74. Tatro DS, editor. Drug Interaction Facts (with quarterly updates). St Louis: Facts & Comparisons; 1998. p. 91–2, 609a–10, 685d–g, 714a–b.
75. Tsikouris JP, Peeters MJ, Cox CD, et al. Effects of three fluoroquinolones on QT analysis after standard treatment courses. Ann Noninvasive Electrocardiol 2006;11:52–6.
76. Lode H. Evidence of different profiles of side effects and drug-drug interactions among the quinolones – the pharmacokinetic standpoint. Chemotherapy 2001;47(Suppl. 3):24–31, 44–8.
77. Desta Z, Kerbusch T, Soukhova N, et al. Identification and characterization of human cytochrome P450 isoforms interacting with pimozide. J Pharmacol Exp Ther 1998;285:428–37.
78. Flockhart DA, Richard E, Woosley RL, et al. Metabolic interaction between clarithromycin and pimozide may result in cardiac toxicity. Clin Pharmacol Ther 1996;59:189A.
79. Desta Z, Kerbusch T, Flockhart DA. Effect of clarithromycin on the pharmacokinetics and pharmacodynamics of pimozide in healthy poor and extensive metabolizers of cytochrome P450 2D6 (CYP2D6). Clin Pharmacol Ther 1999;65:10–20.
80. Daly AK. Molecular basis of polymorphic drug metabolism. J Mol Med 1995;73:539–53.
81. Snow J, Gibson L. A pharmacogenetic basis for the safe and effective use of azathioprine and other thiopurine

drugs in dermatologic patients. J Am Acad Dermatol 1995;32:114–16.

82. Prandota J. Important role of proinflammatory cytokines/other endogenous substances in drug-induced hepatotoxicity: depression of drug metabolism during infections/inflammation states, and genetic polymorphisms of drug-metabolizing enzymes/

cytokines may markedly contribute to this pathology. Am J Ther 2005;12:254–61.

83. Schwartz DH, Merigan TC. Interleukin-2 in the treatment of HIV disease. Biotherapy 1990;2:119–36.

84. Tseng A, Foisy M. Important drug-drug interactions in HIV-infected persons on antiretroviral therapy: an update on new interactions between HIV and non-HIV

drugs. Curr Infect Dis Rep 2012;14:67–82.

85. Yuan CS, Wei G, Dey L, et al. Brief communication: American ginseng reduces warfarin's effect in healthy patients. A randomized controlled trial. Ann Intern Med 2004;141:23–7.

86. Matthews MK Jr. Association of ginkgo biloba with intracerebral hemorrhage. Neurology 1998;50:1933–4.

第 132 章　防晒剂

Vincent A. DeLeo

要点

- 防晒剂最早是在 20 世纪 40 年代开始使用，主要目的是防止日晒伤。现在使用防晒剂除了防止日晒伤外还可防护其他的光损伤，包括光线引起的肿瘤和光老化。

- 防晒剂的活性成分主要包括：①可溶解的有机滤光剂，即化学合成物，其可以吸收紫外线；②不可溶解的金属氧化物滤光剂，即物理成分，其可以同时吸收和散射紫外线。

- 人体试验已证明，防晒剂可以防止光线性角化病和皮肤鳞状细胞癌，越来越多的证据表明防晒剂还能够防止光老化和皮肤黑色素瘤。

- 防晒剂的副作用包括刺激（多见）和过敏（少见）。

- 某些个体使用防晒剂和避免日晒可以导致维生素 D 水平的降低，但合理的膳食和适当的补充可以维持适宜的维生素 D 水平。

引言与历史

日晒

有证据表明古代人就已经开始避免日光造成的损伤。19 世纪直到工业革命之前，在北欧，特别是在上流社会中广泛流传着这样的观念：过度的日晒是不健康的，或者至少从美容方面是不被接受的。1890 年，Palm 注意到在英格兰乡村贫民窟生活的孩子患有软骨病，而住宿条件相似但日晒强的印度则没有这种现象，因此将缺乏日晒和软骨病的形成联系起来[1]，医生也开始使用人工的紫外光源来治疗这些患儿。同时 Finsen 开始使用人工光源治疗其他疾病，包括皮肤结核及红斑狼疮。正因为这些工作，1903 年 Finsen 被授予诺贝尔奖。从 20 世纪起，晒黑的皮肤开始流行并被人们喜爱。法国时尚设计师 Coco Chanel 是这一概念的始创者，并且在今天晒黑的皮肤仍被认为是美丽的。几十年来，消费者在皮肤上涂上各种美黑油以及美黑仪来强化晒黑。然而在 20 世纪，人们也认识到日晒伤是由中波紫外线（UVB）引起的，发现 UVB 可以诱导

DNA 突变，并且认为 UVB 具有潜在致癌性。

20 世纪 90 年代，皮肤科医生和其他保健护理专家做了大量努力，向消费者宣传过度暴露于日光及人工美黑的损伤。最近的研究表明，尽管这些努力提高了消费者对过度日晒副作用的认识，但对消费者行为的改变却收效甚微，尤其是青少年，他们仍然继续受到日晒伤，仍然继续通过自然日光或人工光源使皮肤晒黑。某些研究指出，在美国每年有 2 亿人到晒黑沙龙，而防晒剂的使用量实际是下降的[2-4]。

防晒剂

防晒剂能减弱紫外线，后者与皮肤中的某些色基分子发生光化学反应，从而引起皮肤的光生物学改变。这些制剂通常是能吸收或散射射线的活性因子或活性成分的复合物，可用多种外用基质负载。这些活性成分不会被大量吸收进入表皮、真皮及全身循环。

1928 年，美国生产了第一款现代防晒产品，其含有水杨酸苄酯和肉桂酸苄酯，到第二次世界大战，防晒剂开始广泛应用于作战人员，当时美国为驻扎在日照强烈地区的部队提供含有红矿脂的防晒剂预防日晒伤。战后进一步加大了可吸收紫外线的化学防晒剂的研究。1943 年以对氨基苯甲酸（PABA）为主要成分的防晒剂获得专利，并得到推广使用。直到 20 世纪 70 年代，防晒剂才得到大众消费者的关注。

到达地表以及人的皮肤的太阳光辐射包括紫外线、可见光和红外线三种（图 134.1）。最初的防晒剂主要是为了预防日晒伤，因此主要含有 UVB 的吸收剂（见图 132.1）。随着越来越多的科学证据揭示紫外线 A 段（长波紫外线，UVA）的有害作用以及防晒剂生产工艺的进步，能够吸收更长波段紫外线的防晒剂（如二苯甲酮类）开始与 UVB 吸收剂联合使用。有物理阻断作用的防晒剂（如二氧化钛）由于颗粒较大，在高浓度使用时影响美观而难以被人们接受。新的技术使这些颗粒微小化，透明度增加，不再影响美观。近年，UVA 吸收能力更强的化学防晒剂已问世（见下文），且日益流行。

目前，在市场上能够买到一系列含有防晒剂的产品，包括粉底霜、保湿霜和唇膏。此外，防晒剂产品

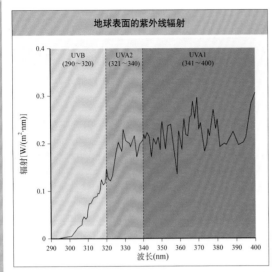

图 132.1　地球表面的紫外线辐射。注意，UVB 和 UVA 之间的界限在国际委员会（315 nm）和 FDA（320 nm）之间是不同的（Courtesy, Mark Naylor, MD.）

的稳定性也明显提高。在市场上有一类运动防晒产品，其含有的基质比通常使用的基质在角质层停留的时间更长，因而在户外进行剧烈的活动，甚至游泳时仍能保留一定的光防护作用。

防晒剂的管理

　　防晒剂改变了皮肤的结构和功能，因此在美国被认为是非处方药物，并且由美国食品药品管理局（FDA）管理。管理的内容包括活性成分的最大浓度安全标识和防晒系数（sun protection factor，SPF）的测定方法。

防晒系数

　　防晒剂防护效能的评估由 SPF 来表示，它是用人工光源在皮肤上做光测试来决定的（表 132.1）。在正确测定和使用的前提下，将某一特定个体产生相同水平的红斑的时间进行比较，当使用 SPF15 的产品时，在日光下的暴露时间是未使用防晒产品的 15 倍（通过减弱 93.3% 的到达皮肤的紫外线）。同样，SPF50 的产品的日光暴露时间是未使用防晒产品的 50 倍（通过阻止 98% 的紫外线）。由于 SPF 的计算是一个比值，紫外线过滤的理论比例基本上在 SPF30 或以上水平（图132.2）。

表 132.1　防晒系数（SPF）的测定
● 10 位志愿者
● 皮肤类型 I 型或 II 型
● 仪器：能够模拟日光光谱的光源
● 过程：分别测定保护*和未保护皮肤的最小红斑剂量（minimal erythema dose，MED）
● $SPF = \dfrac{保护皮肤的\ MED}{未保护皮肤的\ MED}$
● 测试稳定性——涂抹产品后、测定 MED 前： 抗水性（40）：20 min 水中浸泡 ×2 次（漩涡浴盆）† 防水性（80）：20 min 水中浸泡 ×4 次（漩涡浴盆）†
* 防晒剂的使用量为 2 mg/cm²。 † 在两次浸泡之间自然干燥

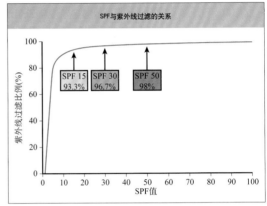

图 132.2　防晒系数（SPF）与防晒剂过滤的紫外线辐射量之间的关系。紫外线过滤的比例基本上在 SPF30 以上水平

UVA 防护的测试

　　科学家们自从认识到大于 315～320 nm 波长的光可以引起皮肤损害，就一直努力建立一种标准的方法以评价 UVA 的防护效果。因为不容易重复，而且也没有对 UVA 辐射相对特异的生物学指标（像 UVB 引起的红斑），研究者已经提出了多种评价方法，包括体内和体外的方法。

　　在人皮肤上常用的方法包括即刻黑化（immediate pigment darkening，IPD）和延迟或持续黑化（persistent pigment darkening，PPD），这些方法都以 UVA 辐射引起皮肤的黑化作为评判的终点。第 86 章曾提到，即刻黑化是 UVA 引起的既已存在的黑色素的黑化，而持续黑化是一种更复杂的反应，包括黑色素的重新合成和转运。这两种判定终点用小剂量的 UVA 照射即可产生，因此可在人类皮肤上进行评价。持续黑化这种方法目前已在日本使用[5]。

体外试验中，关键波长法最常用于评价 UVA 的防护效果，目前在欧盟一些国家和澳大利亚使用，这是一种相对简单的评价方法，将防晒剂溶解于溶剂中，使用分光光度计测量吸收光谱。某一产品的关键波长定义为日光模拟器发出的大于 290 nm 的紫外线辐射有90% 被吸收时所对应的波长[6]（图 132.3）。

FDA 和国际防晒剂标准的更新

1999 年 FDA 出版的关于防晒剂的管理准则包括：①限制标签上 SPF 值的上限；②更新了评价的术语。因此生产厂家只能将防护效果限制在对日晒伤的防护（在产品标识或市场宣传中）。这些准则中不包括评价 UVA 防护效果的方法。

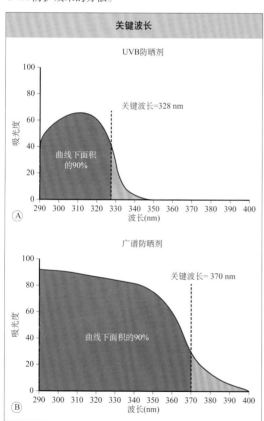

图 132.3 **关键波长**。评估关键波长是一种描述防晒剂防护效果的方法。其代表着大于 290 nm 的紫外线辐射中累积有 90% 被吸收时所对应的波长。比较 UVB 防晒剂（A）和广谱防晒剂（B）（Adapted from Diffey BL, Tanner PR, Matts PJ, et al. In vitro assessment of the broad spectrum ultraviolet protection of sunscreen products. J Am Acad Dermatol. 2000；43；1024-35.）

根据工业、皮肤科医生以及光生物学家的补充，FDA 在 2011 年发布了"商标和有效性测试：非处方药防晒剂"的最终准则（表 132.2）。每个产品的标签上主要标明 SPF 值和 UVA 防护效果，如果 UVA 的防护效果很充分，则要标明"广谱"。UVA 防护测试主要取决于体外关键波长的测定（见图 132.3），关键波长 ≥ 370 nm 可称为广谱。直接性评价仅限于"防水（40）"和"防水（80）"，数字反映防水时间。SPF 上限值增加到 50 ＋，如果有新的数据支持某种配方可以提高防护有效性，FDA 还会考虑在未来使用更高的 SPF 值。

全世界各地的防晒剂的制造商和管理各不相同（表 132.3）。虽然测量 SPF（主要指 UVB 的防护）方法几乎是通用的，但测定 UVA 防护的方法有很多种。在很多国家，基于持续黑化（PPD）的生物现象测定体内 UVA 防护因子（UVA-PF）的方法已被体外方法（例如关键波长）所替代（见图 132.3）。然而具体的准则毫无疑问会继续发展，但美国存在的一个问题是 FDA 批准的活性防晒剂成分数量很有限。

表 132.2 防晒剂的 FDA 标签——紫外线 B（UVB）和紫外线 A（UVA）防护（2011）。基于 2011 年 FDA 发布的关于"标签和有效性测试：人类使用的非处方防晒药品"的最终准则。关键波长的解释见正文和图 132.3
紫外线 B（UVB）防护
● 防晒系数（SPF）：至 50 ＋
紫外线 A（UVA）防护
● 没有标签或者标明广谱（BROAD SPECTRUM）
● 如果关键波长 ≥ 370 nm，则可标明广谱（BROAD SPEC-TRUM）
亲和力
● 防水（WATER RESISTANT）（40 min）或防水（WATER RESISTANT）（80 min）
● 禁止使用以下名称："WATERPROOF" "SUNBLOCK" "ALL DAY PROTECTION" 或 "SWEAT PROOF"
其它标签
● 如果防晒剂的 SPF ≥ 15，并且是广谱的，那么可以表述为，如果定期使用并按照指导结合其他防晒措施，该产品可以帮助降低皮肤癌的风险和皮肤过早老化的风险
● 如果防晒剂的 SPF 值 < 15 或者不是广谱的，那么必须有以下皮肤癌 / 皮肤老化警告："长时间在阳光下会增加罹患皮肤癌和皮肤过早老化的风险。该产品只被证明有助于防止晒伤，而不是防止发生皮肤癌或皮肤过早老化。"

表 132.3　全球防晒剂的测试和标签的对比。 UVA 效能比值 ≥ 0.33 是指 UVA 的防护范围必须至少是 UVB（SPF）的 1/3。UVA 防护系数（UVA-PF）是通过在体外测量辐射后的穿透度以及采用持续黑化作用广谱和一个 UVA 滤波的太阳模拟器的"标准"输出谱来计算的

	美国	加拿大	欧盟	澳大利亚 新西兰	日本
常规分类	药品	药品	化妆品	药品	化妆品
批准的成分数目	16	20	28	29	32
UVB					
效能测试	SPF	SPF	SPF	SPF	SPF
标签描述	无	中等到非常高	低到高	低到非常高	无
允许的最高 SPF	50 +	50 +	50 +	50 +	50 +
UVA					
效能测试	CW ≥ 370 nm	• UVA-PF（体外）/SPF ≥ 0.33 • PPD（体内）/SPF ≥ 0.33 • CW ≥ 370 nm	• UVA-PF（体外）/ SPF ≥ 0.33 • CW ≥ 370 nm	• UVA-PF（体外）/ SPF ≥ 0.33 • 单色防晒指数在 380 nm	• PPD • UVA-PF（体外） • PA 系统
标签描述	广谱	广谱	UVA seal	广谱	PA +（2～4），PA + +（4～8），或 PA + + +（＞8）

CW，关键波长；PA，UVA 的防护级别；SPF，防晒系数。

防晒剂的作用机制

当正确使用时，防晒剂可以在角质层表面形成一层薄膜，像穿了一件外套，减轻或"过滤"了辐射，否则紫外线辐射可以到达人体皮肤的表皮和真皮。防晒产品中的活性成分通过吸收或散射到达皮肤表面的光子而发挥上述作用。目前很多防晒产品的成分中都包含一种或同时具有上述两种机制。防晒剂的活性成分通常分为可溶于水或油的有机"化学"成分（通过吸收光子发挥作用）和非有机的不溶性"物理"成分（例如金属氧化物，能够散射光）。对于这一看似明确的区别，有一些限制和例外。

当有机防晒成分吸收了辐射，会从初始状态提升到高能量的激发态，当再恢复到基态后，这些储备的能量会转化为热能释放，几乎不能被察觉，不会对皮肤造成伤害。然而，一些防晒成分被激发后，会与其他防晒成分产生光化学反应（例如依坎舒），导致光保护效果丧失。因此这些成分（尤其是阿伏苯宗）缺乏耐光性，也就是对光不稳定。为了保证有效性，防晒成分（例如阿伏苯宗）要与光稳定剂结合（例如水杨酸类、氰双苯丙烯酸辛酯）。

过去，由不溶性金属氧化物滤光剂组成的不透明的外用防晒产品被认为是防晒剂，但 1999 年，FDA 不认为通过局部光防护能够完全阻断辐射。日光辐射的吸收作用与其化学结构直接相关，非有机物的光学物理散射（和反射）作用主要是由颗粒的大小决定。早期由于防晒剂配方中有大颗粒非有机物，在皮肤表面不透明，因影响美观而不被接受。现在这种防晒剂的颗粒微小化，因此含有这类防晒剂的产品更加清透。然而，现在有证据表明，在紫外光谱中，这些无机物质，如二氧化钛，尤其是微粉化时，也显示出明显的直接光子吸收作用，这可能比其光子散射效应更重要[7]。

防晒剂的活性成分

目前，为了达到广谱的光防护效果，大多数防晒剂都包含两种或两种以上成分。图 132.4 根据活性类型列出了在防晒产品中使用的活性成分[8]。

有机（可溶性）滤光剂
对氨基苯甲酸和衍生物

对二甲氨基苯甲酸异辛酯（padimate O）（或辛基二甲对氨基苯甲酸）是一种对氨基苯甲酸酯，是防晒产品中最常见的 UVB 滤光剂之一。对二甲氨基苯甲酸异辛酯及其母体化合物对氨基苯甲酸都是有效的 UVB 吸收剂。但是后者可导致衣服染色，因此目前在防晒

表 132.4　光损害的作用光谱（相对值）。1，人类研究；2，流行病学研究；3，动物实验；4，相关生物学终点效应的体外研究

效应	光谱			证据类型
	UVB	UVA	可见光	
晒伤	++++	+		1
光老化	++++	++	?	3, 4
鳞状细胞癌	++++	+		2, 3, 4
基底细胞癌	+++	?		2, 4
皮肤黑色素瘤	++	+		2
光免疫抑制	++++	++		1, 3, 4
光敏感	+	+++	+	1（随疾病变化）

产品中不经常使用。

桂皮酸盐类

甲氧肉桂酸辛酯（octyl methoxycinnamate）是良好的 UVB 吸收剂，但有效性不如对氨基苯甲酸和对氨基苯甲酸酯，目前在美国，其为防晒产品中最常使用的配方成分。

水杨酸盐类

水杨酸盐类是相对较弱的 UVB 吸收剂，但是能稳定配方中的其他成分，从而能防止光降解。因此常与其他有机滤光剂联合使用。这些水杨酸盐类包括奥替柳酯、胡莫柳酯和水杨酸三乙醇胺。

二苯甲酮类

二苯甲酮类是很好的 UVA 吸收剂，但其效能主要在 UVA2 段。羟苯甲酮是该类中最常用的，实际上羟苯甲酮对 UVB 和 UVA 都有防护作用。舒利苯酮和二羟苯宗有相似的防护光谱，但不经常使用。

其他有机滤光剂

氰双苯丙烯酸辛酯（octocrylene）是常用的 UVB 滤光剂，主要与一些光不稳定成分联用，增加光稳定性。**恩磺唑**是类似的有光稳定作用的 UVB 吸收剂。**阿伏苯宗**是有效的 UVA 滤光剂，而且在 UVA1 段也有很好的吸光性，但其见光后很不稳定，常与其他能增加光稳定性的成分一起使用。邻氨基苯甲酸甲酯是一种 UVA 滤光剂，在 UVA2 段吸收最好，但其效果相对较弱。依坎舒的最大吸收峰值在 345 nm，目前 FDA 批准使用的只有一个品牌。

目前，有兴趣使用新药的制造商可以获取新防晒剂的获批流程［称为时间和范围申请（TEA）］，并且在申请中接受在美国以外产生的有效性和安全性研究。此外，美国《防晒剂创新法案》（2014）规定了对新型防晒剂进行监管审查的时间，尤其是那些已经在其他国家销售的防晒剂。目前正在等待批准的药物包括阿米洛酯（UVB）、恩扎卡明（4- 甲基亚苄基樟脑，UVB）、乙基己基三嗪酮（UVB）、三嗪酮（UVB 和 UVA）、甲酚曲唑三硅氧烷（UVB 和 UVA）、比索曲唑（UVB 和 UVA）和贝曲嗪诺（UVA）（见图 132.4）。

无机（不溶性）滤光剂

无机防晒剂中最主要的是二氧化钛和氧化锌，通常与有机防晒剂联合使用，但也有少数宣称"非化学"的产品中仅含有无机滤光剂。在相应的浓度下，氧化锌比二氧化钛对 UVA1 段有更好的防护作用[9]。随着纳米技术的出现（见下文），可以将更小的无机成分颗粒加入到防晒产品中。

其他光防护成分

二羟丙酮常用于非日晒条件下，使皮肤变黑。这种成分在涂抹时是无色的，当与皮肤角质层结合时，使皮肤呈现晒黑的外观。尽管其 SPF 值很小，但确实能够起到一些防护长波段的辐射（甚至包括可见光）的作用。三氧化二铁可防护紫外线波段和可见光，在某些产品中作为颜料使用[10]。

在防晒化妆品中还添加了其他能增加成品防护效果的"活性成分"。最常使用的为抗氧化剂，包括维生素 E、维生素 C 和茶多酚，它们中的一些成分在体内和体外分析中能减少紫外线诱导的损伤。但是，这些物质在成品中的化学结构、浓度和稳定性不能根据包装上的标识进行确定，因此，从这一点看还没有一个标准让临床医生和消费者判定其效能。

防晒剂功效

一个好的现代防晒剂能够防御日晒伤、皮肤肿瘤、光老化、光免疫抑制和光敏感。判定某一特定的防晒剂的防护效能时，通常会将其含有的防晒成分的吸收光谱与产生某一副作用的作用光谱相对比来进行推测。表 132.4 列出了阳光照射的不良反应的作用光谱。有足够的证据表明 UVB 可引起日晒伤、角质形成细胞皮肤肿瘤，光免疫抑制和光老化。有研究表明，UVA 也可导致部分不良作用。例如，UVB 的致红斑效应是 UVA 的 1000 倍，另一方面，皮肤光老化最早认为由 UVB 引起，但是 UVA 穿透更深，可到达真皮层，在光老化中可能起到了更重要的作用。与此相似，尽管大多数研究（在许多模型系统中）显示，引起光免疫抑制的

防晒剂活性成分

	吸收光谱			
	UVB 290～320	UVA2 320～340	UVA1 340～400	可见光 400～800
有机的、可溶的"化学吸收剂"				
对氨基苯甲酸及其衍生物				
对氨基苯甲酸	■			
对二甲氨基苯甲酸异辛酯（辛基二甲对氨基苯甲酸）	■			
桂皮酸盐类				
甲氧肉桂酸辛酯（奥西诺酯）	■			
西诺沙酯	■			
阿米洛酯*	■			
水杨酸盐类				
奥替柳酯（水杨酸辛酯）	■			
胡莫柳酯（甲基水杨醇）	■			
水杨酸三乙醇胺	■			
二苯甲酮类				
二羟苯宗（二苯甲酮-8）	■	■	■	
羟苯甲酮（二苯甲酮-3）	■	■	■	
舒利苯酮（二苯甲酮-4）	■	■		
其他				
氰双苯丙烯酸辛酯	■	■		
恩磺唑（苯基苯并咪唑磺酸）	■			
恩扎卡明 [4-甲基亚苄基樟脑（4-MBC），Eusolex 6300，Neo Heliopan® MBC]*	■			
乙基己基三嗪酮（Uvinal® T 150）*	■			
三嗪酮（二乙基己基丁酰胺基三嗪酮，Uvasorb® HEB）*	■			
甲酚曲唑三硅氧烷（Mexoryl™ XL）*	■	■	■	
比索曲唑（Tinosorb®M）*	■	■	■	
邻氨基苯甲酸甲酯（美拉地酯）		■		
阿伏苯宗（丁基甲氧基二苯甲酰基甲烷，帕索1789）		■	■	
依坎舒（对苯二亚甲基二樟脑磺酸，Mexoryl™SX）**		■	■	
贝曲嗪诺（双－乙基己基苯酚甲氨基苯嗪，Tinosorb®S）*	■	■	■	
二乙氨基羟基苯甲酰己酯（Uvinul® A Plus）*			■	
Bisdisulizole（Neo Heliopan® AP）*		■	■	
非有机的、不溶的"物理阻断剂"*				
二氧化钛	■	■	■	
氧化锌	■	■	■	■
其他成分（非活性成分）				
二羟丙酮				■
三氧化二铁				■

图 132.4　防晒剂活性成分。浅色的条带代表着不同的功效，一些辅助剂虽不是防晒成分，也被加入到防晒产品中，例如一种微小的球体，其能将入射的紫外线散射，并增加防晒剂在皮肤的弥散。* 目前还没有被 FDA 批准。** 该制剂经 FDA 批准用于单个新药（IND）流程下批准的单一系列商业产品。*** 根据粒子的大小，微小的粒子倾向于防护 UVA2；无机滤光剂，尤其是微粉化时，主要是光吸收作用而不是散射作用[7]

最大有效作用光谱在 UVB 区，但是仅使用 UVB 防护剂并不能有效地阻止光免疫抑制[11]。

　　关于皮肤的鳞状细胞癌，流行病学和动物研究，再结合鳞状细胞癌可检测到 UVB 和 UVA 导致的特征性突变，表明该疾病主要是由 UVB 引起，同时 UVA 也起到了一定的作用[12]。许多证据也支持 UVB 在诱导基底细胞癌中的作用。关于导致黑色素瘤的作用光谱，仍存在很大争议，UVB 仍是最可能的致病因素。例如，在黑素细胞位于表皮的转基因小鼠模型中，对于新生小鼠，单个红斑剂量就会极大地促进黑色素瘤的形成[13]。

　　同时必须记住，尽管 UVA 在诱导皮肤某一病变中的效能小于 UVB，但日光中的 UVA 是 UVB 的

10～20倍。从皮肤吸收的相对紫外线剂量来看，当人们涂抹了防护 UVB 的防晒剂（特别是 SPF ≥ 8）时，这种比率还会增加，因为涂抹了防晒剂后可能延长人们接受日晒的时间，由此导致 UVA 的吸收量增加[14]。因此，广谱防晒剂的使用应该是任何光防护方案的目标之一。

尽管对于某一产品的防护效能可通过作用光谱（见表 132.4）与吸收光谱（见图 132.4）的比较进行预测，但最有效的评价是对人群的前瞻性研究。然而，这些研究很难用于皮肤癌和"光老化"的评价，因为这些光生物过程有很长的潜伏期。动物模型常用于光老化和鳞状细胞癌的诱导，但对于基底细胞（如只有一个 Ptch 正常等位基因的小鼠）和黑色素瘤（如负鼠），动物模型作用非常有限。其他方法也被用来检测某些病理过程中重要的病理生理前体物质，但是要在形成可见的损害之前，从而来评价防晒剂对于某些生物学终点效应的防护作用。例如研究防晒剂对于日光性角化病的防护作用，分析 DNA 损害或人类皮肤基因的突变[14]。

对于防晒剂的防护效能，很多是基于回顾性病例对照研究来认识的。因为这些研究的有效性很低，同时存在设计的差异，特别是内在的回忆偏差，许多研究结论是矛盾的。

日晒伤

在防晒剂进入市场前，进行了大量没有被发表的防晒伤试验来证明它们有防止晒伤的能力。然而，在真实环境中的人类研究发现，防晒剂并不总是可以防止日晒伤[15]。主要的原因在于人们使用防晒剂的数量并不能达到 SPF 的测定剂量，即 2 mg/cm^2。一些研究显示，多数人在使用防晒剂时，剂量仅为标准测定剂量（2 mg/cm^2）的 20%～50%[16]。这意味着 SPF 值也在下降，例如当使用 SPF15 的产品时，使用的量仅为标准测定剂量的一半，那么相当于仅使用 SPF7.5 或者更低的产品[16]。成年人涂抹全身的防晒剂的量应该为 30～45 ml 或者 2～3 汤匙。提高产品依从性的建议包括：涂抹两次产品，以达到需要的表面密度，并可减少未涂抹到的区域，或者使用一种 SPF 达到所需值的 2 倍的防晒剂。

光老化

Boyd 等[19] 在日光性角化病的研究中发现，在 2 年内坚持每天涂抹防晒剂，可明显减少真皮中弹力纤维的降解。一项在人类志愿者中进行的短期研究发现，

广谱防晒剂能明显地延伸到 UVA 区域，能防止许多日光（来自于模拟日光辐射）损伤引起的生化反应[20]。最近，研究人员对 903 名澳大利亚成年人进行了为期 4 年半的研究。其中一半的人被要求每天使用防晒剂，其余人则随意使用防晒剂。该研究的结论是，每日使用防晒剂组的光老化没有明显的增加，而与之相比，随意使用组的皮肤老化率要高 24%[21]。

光免疫抑制

首先在动物研究中发现了紫外线的光免疫抑制作用，研究发现，在肿瘤移植前对小鼠进行非致肿瘤剂量的紫外线照射，小鼠则不再排斥紫外线诱导的皮肤肿瘤。这种光免疫抑制作用还能影响迟发型超敏反应、接触过敏和肿瘤排斥反应，而且人类和动物一样也存在着光免疫抑制效应[22-23]。尽管认为引起光免疫抑制的作用光谱主要为 UVB，但是使用 UVB 的防晒剂并不能有效地防止这种光免疫抑制作用[24]。在一项大规模的志愿者试验中，Kelly 等[25] 发现，尽管防晒剂能够提供光免疫抑制的防护作用，但这种效能低于对日晒伤的防护。研究者测定了对光免疫抑制的防护效能，并将其命名为免疫保护指数（immune protective factor，IPF），然后与类似 SPF 的红斑保护指数（erythema protection factor，EPF）比较，IPF 只有 4.9，而 EPF 可达到 14.2。作者推测这种差别主要在于防晒剂没有有效阻断 UVA[25]，一些研究者很关注光免疫抑制对人健康的各种影响，虽然其临床依据还不足，但建议防晒剂除测定和标识 SPF 外，也应该对 IPF 进行测定和标识。

角质形成细胞皮肤肿瘤

基底细胞癌和鳞状细胞癌的形成需要很长时间，因此，最先进行的两项关于防晒剂对于肿瘤的防护效能的前瞻性研究采用了基底细胞癌的前期病变——光线性角化病作为皮肤癌的替代研究对象。Naylor 等[26] 对 53 名既往有光线性角化病史的患者进行了研究，这些患者连续使用 SPF29 的防晒剂 2 年，结果发现其发生光线性角化病的概率明显小于对照组。但这两组在皮肤癌发生方面无明显差别，可能与试验周期过短有关。

Thompson 等[27] 在澳大利亚的一个夏天观察了 588 名年龄大于 40 岁的人群使用 SPF17 防晒剂的效果。该研究也发现，这组使用防晒剂的人群光线性角化病的发病率明显下降。

后来 Green 等[28] 在澳大利亚进行了一项前瞻性研究，提供给干预组人群 SPF17 的防晒剂并且鼓励他

们使用，对照组为一般人群。研究发现，使用防晒剂的干预组人群中鳞状细胞癌的发病率明显低于对照组，基底细胞癌的发病率在这两组之间无明显差别。根据临床上这两种皮肤癌的好发部位来看，相较于鳞状细胞癌，基底细胞癌与紫外线辐射之间的关系更为复杂。

在一项纳入 120 名实体器官移植受者（所有人都接受了光保护教育）的前瞻性研究中，60 名患者接受了免费的广谱防晒剂，每天涂抹在头部、颈部、前臂和手掌上[29]。记录显示，在 24 个月的时间里，平均每周外用 5.6 次，与对照组相比，外用防晒剂组出现新的光线性角化病和鳞状细胞癌明显较少。虽然在这两组中，光线性角化病的基线在同一水平，但光线性角化病和侵袭性鳞状细胞癌的数目有显著的下降。基底细胞癌的发生率没有显著的下降。

皮肤黑色素瘤

研究防晒剂减少黑色素瘤的发病风险非常困难，有时被认为是不道德的。就像鳞状细胞癌与光线性角化病之间的关系一样，许多研究者以儿童的色素痣作为黑色素瘤风险的替代指标。许多色素痣与儿童时期的日光辐射有关，并且色素痣有发展为黑色素瘤的风险[30]。一些前瞻性流行病学调查发现，使用防晒剂的儿童，其色素痣的数目是增加的[31]。然而到目前为止，在唯一一项已发表的有对照的前瞻性研究中，Gallagher[32] 等证明防晒剂的使用能够抑制色素痣的发展。这项研究包括了 485 名 6 ~ 9 岁的儿童，观察他们在 3 年内使用 SPF30 的防晒剂后色素痣数目的变化。

回顾性研究中，对于防晒剂的使用和黑色素瘤的发病关系存在不一致的结论，一些研究表明，防晒剂的使用可减少黑色素瘤发病，然而其他研究则表明，防晒剂的使用实际上增加了黑色素瘤的发病率。已经发表的对两组不同人群的数据进行荟萃分析的研究表明，防晒剂的使用并不增加黑色素瘤的发病，但也不能证明防晒剂具有保护性作用[33-34]。

这两种有分歧的结果引起了关于使用防晒剂的强烈的争论。这一争论是建立在两个不同但又存在关联的理由上的。第一个与诱导黑色素瘤的作用光谱有关。如果诱导黑色素瘤的作用光谱在 UVA（对鱼进行的许多研究支持），那么使用防护 UVB 的防晒剂将增加人们在日光下的时间，反而接受到更大剂量的 UVA，因此增加了发生黑色素瘤的危险。然而许多动物模型实验表明，作用光谱可能主要在 UVB。第二种理论的根据是，防晒剂的使用减少了人体维生素 D 的水平，而维生素 D 可减少各种正常细胞和肿瘤细胞的增殖，增

加分化。因此维生素 D 低水平可增加发生各种肿瘤的风险，包括黑色素瘤[35]。

然而，在一项前瞻性研究中，1621 名澳大利亚人（年龄为 25 ~ 75 岁）被随机分为每日使用防晒剂组和自由使用防晒剂组（结合 30 mg 的 β - 胡萝卜或安慰剂），进行为期 4 年的研究[36]。然后随访 10 年。在这段时期内，每日使用防晒剂组发现了 11 例新发的黑色素瘤，而在自由使用组有 22 例。这说明前一组的发病率较低〔危险比（HR）0.50，95% 置信区间（CI）0.24 ~ 1.02，$P = 0.05$〕；侵袭性黑色素瘤发生率降低更显著，每日使用防晒剂组 3 例，自由使用组 11 例。

光敏感性疾病（见第 87 章）

一些光敏感反应是由 UVB 引起的，但大多数是由 UVA 和（或）可见光引起。因此这些人群需要使用能够吸收或散射更长波长紫外线的防晒剂，小部分实验已经证明了这些防晒剂的效能[35]。目前最有效的配方是含有阿伏苯宗和依坎舒的产品[37]。其他有效的防晒剂包括无机的二氧化钛、氧化锌和二苯甲酮类。含有二羟丙酮的晒黑的防晒产品与其他防晒剂相结合也能提供一定的防护，含有三氧化二铁的产品也有帮助。一般来说，传统的防晒剂对于皮肤卟啉病患者效果有限，因为其吸收光谱包括了蓝紫色的可见光范围（见第 49 章）。

防晒剂的安全性

防晒剂已经使用了几十年，有着很高的安全性。人们对防晒产品的关注也有所增加，尤其是在媒体的报道中，不时有各种体外和动物实验研究结果显示某些防晒剂有致突变或致癌的作用，或者有激素样副作用[38]。这些担忧主要与视黄醇棕榈酸酯、二苯甲酮、纳米粒子钛和氧化锌有关。虽然维生素 A 被认为是抗癌的，但有证据表明，视黄醇棕榈酸酯作为防晒产品和其他个人护理产品的添加剂，可能会吸收辐射，理论上会导致光损伤。类似地，钛和氧化锌的纳米粒子进入真皮中，可能会产生毒性，但研究表明，这种渗透不会发生在正常的人体表皮中（但可以通过毛囊发生）。最后，在动物实验中，二苯甲酮被发现有雌激素样作用，并且有一项研究表明，高水平暴露于这些防晒剂成分的男性生育能力下降[39]。虽然目前对防晒剂安全性的评估是值得提倡的，但医生们应该强调，总体风险效益分析更倾向于防晒剂是一种安全和必要的预防性健康策略。

防晒剂的主要副作用是常见的皮肤刺激和少见的

变应性接触性皮炎。这些反应通常是由产品中的某些基础成分，如香料或者防腐剂引起的。目前在美国，引起过敏或光敏的主要有机化合物成分是羟苯甲酮和二甲氨苯酸辛酯，其次为阿伏苯宗[40]。然而，在欧洲有越来越多的关于对氰双苯丙烯酸辛酯接触过敏和光接触过敏的报道。据推测，这是由于使用了外用的非甾体抗炎药（尤其是酮洛芬），其与氰双苯丙烯酸辛酯和二苯甲酮有交叉反应[41]。

一些研究者认为防晒剂对人体健康是有害的，因为其减少了维生素 D 的合成。产生这种重要物质的第一步是在 UVB 辐射的条件下产生的光化学反应，存在于表皮的 7- 脱氢胆固醇转换成前维生素 D_3（见第 51 章）。因此能阻隔 UVB 的防晒剂可能会降低维生素 D 的水平，而且有研究也确实证明了这一点。但是，大多数人体试验表明，使用防晒剂的人群，尽管血清维生素 D 的水平有所降低，但仍在正常范围之内[42]（与不使用防晒剂的人群比较）。此外，研究还发现，肤色深的人群、女性、住在北方的人群在冬季时维生素 D 的水平都会降低[43]。

最近，营养学和骨代谢专家给出的数据表明，当血清维生素 D 的水平处在正常值的低限时，不能满足人体最适宜的健康状态的需求。一些研究还表明，这种正常值低限或者"不充足"的维生素 D 水平不仅对骨骼肌肉的健康不利，而且还增加了其他不良事件（如皮肤癌和免疫功能降低）的风险[44]。一篇报道中，黑色素瘤患者的生存时间缩短与日晒时间减少有关，并且认为这都是由维生素 D 的水平较低引起的[44-45]。

目前存在的争论是，科学家不能就正常的血清 25-OH 维生素 D 的范围达成一致，对于每日维生素最小摄入量的标准也不一致。尽管维生素 D 可以从食物（如鱼油）中获得，但在发达国家，其主要来源是增加维生素 D 的牛奶和奶制品以及维生素的添加物。在 2010 年，美国医学研究所发表了一份关于每日维生素 D 摄入量建议的共识声明，推荐每天摄入维生素 D 600 IU，而 70 岁以上的人每天建议摄入 800 IU。然而，晒黑沙龙继续宣传紫外灯照射和晒黑的皮肤是保证维生素 D 代谢的最佳方式[46]。

光防护衣服

在服装生产中，广泛使用纺织品来生产防晒程度不同的衣服，其他国家要求对声称具有光防护作用的纺织品进行标签测试，而美国没有任何政府机构对此类测试有监管控制。然而，美国联邦贸易委员会确实有权监管关于纺织品光防护作用的广告宣传。

欧洲标准化委员会公布了用于测定紫外线防护系数（UPF）的方法。其基于体外分光光度测量法，如果符合这个标准，则服装面料的 UPF > 40（类似于 SPF）时被贴上"UPF40＋"的标签。此外，UVA 的穿透必须 < 5%[47]。在美国，纺织行业组织已经开发出了一套类似的系统，覆盖了 UVB 和 UVA。标签包括 UPF 加上一个描述符，从好的紫外线防护（UPF 15 ～ 24）到非常好的紫外线防护（UPF 40 ～ 50＋），评分 < 15 是不被允许的[48]。

决定纺织品紫外线防护的重要因素包括织物的孔隙度、类型、颜色、重量、厚度及吸收剂的添加。在没有 UPF 评级的情况下，孔隙度可能是最重要的因素，编织得越紧，防护越强[49]。

光防护策略和防晒剂的推荐

越来越多的证据表明，尽管公众已经意识到阳光照射的危害，但在行动上似乎没有大的改变。考虑到防晒剂作为抵御紫外线伤害的最后一道防线，我们强调了戴帽和穿编织密度高的衣服的重要性，以及从整体安全性的角度采取遮荫的重要性（表 132.5）。

特殊人群

防晒剂还没有证实可以在小于 6 个月的婴儿中使用。可以限制他们日晒的时间以及穿防晒服作为防护措施。6 月以上儿童及孕妇可使用非纳米颗粒配方无机滤光剂，如钛和氧化锌。未来我们可以采用纳米颗粒配方，因其有生物黏附性，可以附着在皮肤表面而不进入毛囊。

表 132.5　光防护指南

- 尽量避免在上午 10 点到下午 4 点之间直接接触阳光照射
- 寻找阴凉处避免阳光的直射
- 尽可能穿戴防护服、帽子和太阳镜
- 在户外的时候尽可能在所有暴露的皮肤上涂抹防晒剂
- 使用标签注明广谱的防晒剂，SPF 为 30 或者更高
- 成人应使用 30 ～ 60 ml 的防晒剂来遮盖暴露的皮肤
- 应在日晒前 15 min 涂抹防晒剂
- 如果要游泳或出汗，要使用防水的防晒剂
- 在游泳或出汗很多的情况下，每 2 h 要重新涂抹一次
- 防晒喷雾必须大量使用才能达到相应的 SPF

SPF，防晒系数

（田阳子译　李凯校　王刚审）

参考文献

1. Giacomoni PU. Sunprotection: historical perspective. In: Shaath NA, editor. Sunscreens: regulations and commercial development. 3rd ed. Boca Raton, FL: Taylor & Francis; 2005. p. 71–81.
2. Geller AC, Colditz G, Oliveria S, et al. Use of sunscreen, sunburning rates, and tanning bed use among more than 10,000 US school children and adolescents. Pediatrics 2002;109:1009–14.
3. Davis KJ, Cokkinides VE, Weinstock MA, et al. Summer sunburn and sun exposure among US youths ages 11–18: national prevalence and associated factors. Pediatrics 2002;110:27–35.
4. El Sayed F, Ammoury A, Nakhle F, et al. Photoprotection in teenagers. Photodermatol Photoimmunol Photomed 2006;22:18–21.
5. Moyal D, Chardon A, Kollias N. UVA protection efficacy of sunscreens can be determined by the persistent pigment darkening (PPD) method (part 1): calibration of the method. Photodermatol Photoimmunol Photomed 2000;16:245–9.
6. Diffey BL, Tanner PR, Matts PJ, et al. In vitro assessment of the broad spectrum ultraviolet protection of sunscreen products. J Am Acad Dermatol 2000;43:1024–35.
7. Cole C, Shyr T, Ou-Yang H. Metal oxide sunscreens protect skin by absorption, not by reflection or scattering. Photodermatol Photoimmunol Photomed 2016;32:5–10.
8. Kullavanijaya P, Lim HW. Photoprotection. J Am Acad Dermatol 2005;52:938–58.
9. Pinnell SR, Fairhurst D, Gillies R, et al. Microfine zinc oxide is a superior sunscreen ingredient to microfine titanium dioxide. Dermatol Surg 2000;26:309–14.
10. Murphy GM. Sunblocks: mechanism of action. Photodermatol Photoimmunol Photomed 1999;15:34–6.
11. Young AR. Are broad-spectrum sunscreens necessary for immunoprotection? J Invest Dermatol 2003;121:ix–x.
12. Agar NS, Halliday GM, Barnetson RS, et al. The basal layer in human squamous tumors harbors more UVA than UVB fingerprint mutations: a role for UVA in human skin carcinogenesis. Proc Natl Acad Sci USA 2004;101:4954–9.
13. Zaidi MR, Day C-P, Merlino G. From UVs to metastases: modeling melanoma initiation and progression in the mouse. J Invest Dermatol 2008;128:2381–91.
14. Fourtanier A. Mexoryl SX protects against solar-simulated photocarcinogenesis in mice. Photodermatol Photoimmunol Photomed 1996;64:688–93.
15. Wright MW, Wright ST, Wagner RF. Mechanisms of sunscreen failure. J Am Acad Dermatol 2001;44:781–4.
16. Petersen B, Wulf HC. Application of sunscreen – theory and reality. Photodermatol Photoimmunol Photomed 2014;30:96–101.

17. Diffey BL. When should sunscreens be reapplied? J Am Acad Dermatol 2001;45:882–5.
18. Pruim B, Green A. Photobiological aspects of sunscreen re-application. Australas J Dermatol 1999;40:14–18.
19. Boyd AS, Naylor M, Cameron GS, et al. The effects of chronic sunscreen use on the histologic changes of dermatoheliosis. J Am Acad Dermatol 1995;33:941–6.
20. Stenberg C, Larko O. Sunscreen application and its importance for the sun protection factor. Arch Dermatol 1985;121:1400–2.
21. Hughes MC, Williams GM, Baker P, Green AC. Sunscreen and prevention of skin aging: a randomized trial. Ann Intern Med 2013;158:781–90.
22. Ullrich SE. Photoimmune suppression and photocarcinogenesis. Front Biosci 2002;17:d684–703.
23. Hanneman KK, Cooper KD, Baron ED. Ultraviolet immunosuppression: mechanisms and consequences. Dermatol Clin 2006;24:19–25.
24. Baron ED, Fourtanier A, Compan D, et al. High ultraviolet A protection affords greater immune protection confirming that ultraviolet A contributes to photoimmunosuppression in humans. J Invest Dermatol 2003;121:869–75.
25. Kelly DA, Seed PT, Young AR, et al. A commercial sunscreen's protection against ultraviolet radiation-induced immunosuppression is more than 50% lower than protection against sunburn in humans. J Invest Dermatol 2003;120:65–71.
26. Naylor MF, Boyd A, Smith DW, et al. High sun protection factor (SPF) sunscreens in the suppression of actinic neoplasia. Arch Dermatol 1995;131:170–5.
27. Thompson SC, Jolley D, Marks R. Reduction of solar keratoses by regular sunscreen use. N Engl J Med 1993;329:1147–51.
28. Green A, Williams G, Neale R, et al. Daily sunscreen application and betacarotene supplementation in prevention of basal-cell and squamous-cell carcinomas of the skin: a randomised controlled trial. Lancet 1999;354:723–9.
29. Ulrich C, Jurgensen JS, Degen A, et al. Prevention of non-melanoma skin cancer in organ transplant patients by regular use of a sunscreen: a 24 months, prospective, case-control study. Br J Dermatol 2009;161(Suppl. 3):78–84.
30. Azizi E, Iscovich J, Pavlotsky F, et al. Use of sunscreen is linked with elevated naevi counts in Israeli school children and adolescents. Melanoma Res 2000;10:491–8.
31. Autier P, Dor JF, Severi G. More about sunscreen use, wearing clothes, and number of nevi in 6 to 7 year old European children. J Natl Cancer Inst 1999;91:1165–6.
32. Gallagher RP, Rivers JK, Lee TK, et al. Broad-spectrum sunscreen use and the development of new nevi in white children: a randomized controlled trial. JAMA 2000;283:2955–60.

33. Bastuji-Garin S, Diepgen TL. Cutaneous malignant melanoma, sun exposure, and sunscreen use: epidemiological evidence. Br J Dermatol 2002;146(Suppl. 61):24–30.
34. Huncharek M, Kupelnick B. Use of topical sunscreens and the risk of malignant melanoma: a meta-analysis of 9067 patients from 11 case control studies. Am J Public Health 2003;93:11–12.
35. Eide MJ, Weinstock MA. Public health challenges in sun protection. Dermatol Clin 2006;24:119–24.
36. Green AC, Williams GM, Logan V, Strutton GM. Reduced melanoma after regular sunscreen use: randomized trial follow-up. J Clin Oncol 2011;29:257–63.
37. DeLeo V. Sunscreen use in photodermatoses. Dermatol Clin 2006;24:27–33.
38. Gasparro FP, Mitchnick M, Nash JF. A review of sunscreen safety and efficacy. Photochem Photobiol 1998;68:243–56.
39. Buck Louis GM, Kannan K, Sapra KJ, et al. Urinary concentrations of benzophenone-type ultraviolet radiation filters and couples' fecundity. Am J Epidemiol 2014;180:1168–75.
40. DeLeo VA. Photocontact dermatitis. Dermatol Ther 2004;17:279–88.
41. de Groot AC, Roberts DW. Contact and photocontact to octocrylene: a review. Contact Dermatitis 2014;70:193–204.
42. Sollitto RB, Kraemer KH, DiGiovanna JJ. Normal vitamin D levels can be maintained despite rigorous photoprotection: six years' experience with xeroderma pigmentosum. J Am Acad Dermatol 1997;37:942–7.
43. Nesby-O'Dell S, Scanlon KS, Cogswell ME, et al. Hypovitaminosis D prevalence and determinants among African American and white women of reproductive age: third National Health and Nutrition Examination Survey, 1988–1994. Am J Clin Nutr 2002;76:187–92.
44. Egan KM, Sosman JA, Blot WJ. Sunlight and reduced risk of cancer: is the real story vitamin D? J Natl Cancer Inst 2005;97:161–3.
45. Berwick M, Armstrong BK, Ben-Porat L, et al. Sun exposure and mortality from melanoma. J Natl Cancer Inst 2005;97:195–8.
46. Lim HW, Gilchrest BA, Cooper KD, et al. Sunlight, tanning booths, and vitamin D. J Am Acad Dermatol 2005;52:868–76.
47. Gambichler T, Laperre J, Hoffman K. The European standard for sun-protective clothing: EN 13758. J Eur Acad Dermatol Venereol 2006;20:125–30.
48. Hatch KL. American standards for UV-protective textiles. Recent Results Cancer Res 2002;160:42–7.
49. Hoffman K, Laperre J, Avermaete A, et al. Defined UV protection by apparel textiles. Arch Dermatol 2001;137:1089–94.

第 133 章　补充和替代疗法

Sarah Kasprowicz，Peter A. Lio

要点

- 补充和替代疗法被皮肤病患者广泛应用。
- 补充和替代疗法包括一系列不同的方法和体系，大多数没有充分有效的证据。
- 在皮肤病患者中，常见的补充和替代疗法包括草药、食物补充、顺势疗法和针灸。
- 补充和替代疗法的科学研究正在进行，研究结论差异明显，有的明显有效，有的疗效甚微。

引言

补充和替代疗法代表一套具有多样性的保健体系、医疗实践及治疗方法，上述元素融合在一起，不同于传统医疗（表 133.1）。更具体地说，"补充疗法"可被定义为与传统医学联合使用的非主流方法，而"替代疗法"通常是指用非主流的方法来替代传统的治疗方法。整合医学寻求将补充和替代疗法与传统疗法联合，并从多种传统和文化中吸收治疗方法。

多项研究表明，35% ~ 70% 的皮肤病患者使用过补充和替代疗法[1]。在美国，女性、30 ~ 69 岁的成年人、受教育程度更高的人和曾经吸烟的人群使用补充和替代疗法更多[2]。补充和替代疗法的应用与健康状况、过去一年的就医次数，以及过去一年的住院情况有关。在高收入国家，大多数补充和替代疗法的应用者，包括皮肤疾病患者，将补充和替代疗法作为传统治疗的补充而不是完全替代[2]。更有趣的是，有皮肤状况的人比普通人更容易使用补充和替代疗法，这使得这一话题与皮肤研究者更密切相关[3]。

本章介绍了一些主要应用于皮肤病的补充和替代疗法体系和治疗方法。为尽可能指导应用，我们将重点放在至少有一些支持证据的治疗上（表 133.2）。

天然产品-医疗应用

传统皮肤病学采用很多源于草药的药物，包括足叶草脂（鬼臼树脂）、补骨脂、燕麦和除虫菊酯，这些方法在本书的其他章节中进行讨论。本章节仅限于讨

表 133.1　补充和替代疗法（CAM）的分类。基于美国国家补充和替代疗法中心的分类（美国国家卫生研究院）

生物活性药	食物补充剂	维生素
		矿物质
		脂肪酸
		氨基酸
		益生元、益生菌
	草药	
	饮食疗法	素食主义者
		长寿
		素
		古
替代疗法体系	印度草药医学	
	顺势疗法	
	自然疗法	
	传统疗法	巫师
	中医	针灸
		穴位按压
		艾灸或拔罐
		中草药
心身治疗	冥想	
	生物反馈	
	催眠术	
	引导图像	
	呼吸运动	
	祈祷和精神生活	
	创意网点	音乐治疗
		艺术治疗
		舞蹈治疗
运动疗法	按摩	
	手法操作	
	反射疗法	
	亚历山大技术	
	费尔登魁斯法	
	罗尔芬健身法	
	整骨推拿	
	太极	
能量治疗	灵气	
	触摸治疗	
	颅骶疗法	
	气功	
	磁疗	
	光疗	

表 133.2	有明确证据支持治疗皮肤病的补充和替代疗法类型	
皮肤疾病	类型	评论
痤疮	• 茶树油（外用）	• 安全有效，有 ACD 或 ICD 的风险
	• 饮食改变（避免食用乳制品和高血糖食品）	• 可能降低炎症反应 • 坚持可能具有挑战性
特应性皮炎	• 葵花籽油	• 增强屏障功能和减轻瘙痒
	• 椰子油	• 抗菌和保湿
	• 针灸 / 穴位按压	• 可适度减轻瘙痒，看病昂贵
银屑病	• 青黛	• 对皮肤和指甲有抗炎效果，污染衣物
	• 姜黄素（外用或口服）	• 可有抗炎效果，颜色和气味令人难以接受
脂溢性皮炎	• 茶树油（外用）	• 有一定疗效，可能发生 ACD 或 ICD
荨麻疹	• 维生素 D 补充剂（口服）	• 可能对一部分人有效，安全
	• 针灸	• 可能有多种机制，看病昂贵
疣	• 大蒜（外用）	• 有效的刺激剂和抗病毒剂；有难闻的气味，ICD 可能限制应用
	• 锌补充剂（口服）	• 临床研究结果似乎好于临床经验，常见胃肠道不适
	• 蜂胶	• 可能有免疫调节功能，蜂蜜过敏是禁忌证

ACD，变应性接触性皮炎；ICD，刺激性接触性皮炎

表 133.3	可抑制血小板功能或加强抗凝作用的膳食补充剂	
作用	膳食补充	
抑制血小板聚集	• 琉璃苣籽油 * • 菠萝蛋白酶 • 丁香 • 野甘菊 • 大蒜 • 生姜 • 人参	• 绿茶 • 黄芪 • 麻醉椒 • 洋葱 • 水杨酸 ** • 姜黄 • 牡荆
抑制血小板聚集和黏附	• 鱼油 • 维生素 E	
抑制血小板激活因子	• 银杏	
维生素 K 抑制剂 • 抑制维生素 K 依赖性凝血因子 II、VII、IX 和 X 以及蛋白 C 和 S 的肝合成 • 华法林的潜在作用	含香豆素的化合物： • 山金车 • 八角 • 阿魏 • 苜蓿 • 覆盆子 • 芹菜 • 甘菊 • 胡芦巴 • 白毛茛	• 七叶树 • 辣根 • 甘草 • 香菜 • 西番莲 • 苦木 • 红三叶草 • 芸香

* 含有 α - 亚油酸。
** 包括绣线菊和柳树皮，抑制血栓素 A_2 的血小板合成。
Adapted from Reddy KK, Grossman L, Rogers GS. Common complementary and alternative therapies with potential use in dermatologic surgery: risks and benefits. J Am Acad Dermatol. 2013; 68; e127-35.

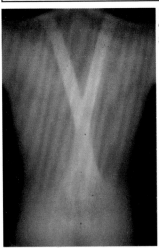

图 133.1 中药茶的光毒性反应（Courtesy, Josef Smolle, MD.）

可能引起变应性接触性皮炎。

论一些不被临床医生熟知，但是被患者应用于治疗皮肤病的植物类、虫草产物、饮食补充品，同时也介绍其副作用（表 133.3 和图 133.1）。

芦荟

芦荟（aloe vera）主要应用于热灼伤、溃疡或慢性创伤和轻微皮肤感染[4]，芦荟也成功应用于银屑病治疗[5]。芦荟有凝胶剂和乳剂两种剂型。凝胶已用于治疗皮肤损伤及疾病。芦荟的活性成分包括水杨酸、乳酸镁和凝胶多糖。芦荟用于皮肤疾病治疗时，主要通过降低血栓素 A_2/B_2 及前列腺素 2 的水平发挥抗炎作用[6]。虽然大部分患者对芦荟耐受良好，但外用也有

辣椒碱

辣椒碱（capsaicin）源于辣椒，是异葵烯酸的混合物。辣椒碱主要应用于治疗疱疹后神经痛、痛觉异常、

糖尿病神经病变、反射性脑水肿及血液透析相关的瘙痒。通过与疼痛纤维受体 -1 结合，辣椒碱可刺激 P 物质释放及耗竭。长期的暴露可使这些神经元失活[7]。辣椒碱虽然被认为足够安全，可用于多种非处方药制剂中，但是相关的刺痛和烧灼感可造成不适，须谨慎使用于皲裂或剥脱的皮肤。

洋甘菊

洋甘菊（chamomile）（德国洋甘菊、黄金菊）用于治疗皮肤黏膜炎症，促进伤口愈合。以往用于治疗皮炎，可以制成茶饮或外用。外用适用于特应性皮炎及非特异性的皮肤刺激反应。洋甘菊含有萜类化合物和类黄酮，可以抑制环加氧酶和脂加氧酶，同时也可调节辅助性 T 淋巴细胞（Th2）活性及组胺的释放[8]。洋甘菊是豚草家族的一员，可能引起变应性接触性皮炎及接触性荨麻疹。

胶态燕麦片

以往，胶态燕麦片（colloidal oatmeal）因其镇定与润滑作用而用于皮肤。许多非处方药是从全麦磨成细粉，然后与润肤剂混合，制成沐浴液及保湿乳[8]。胶态燕麦片是获美国食品药品管理局（FDA）批准的为数不多的天然营养成分，用于治疗皮肤病，如变应性接触性皮炎、刺激性尿布皮炎和湿疹。

燕麦的治疗特性源于其化学成分。首先，燕麦具有很高的淀粉含量，有保水作用。其次，燕麦高浓度的苯酚含量使其具有抗氧化和抗炎特性。最后，其清洁活性被认为是由于谷物中的皂苷[9]。含有燕麦片的产品有非常低的变应原性[10]。

腐蚀药

腐蚀药（escharotics）包括氯化锌、美洲血根草（血根草的根茎）和白毛茛（北美黄连）。这些药物具有腐蚀性，可产生坏死、结痂并形成瘢痕。在过去，腐蚀药外用治疗皮肤癌，在最初用于莫氏微创显微外科手术的固定组织技术中发挥一定的作用，但已被更容易预测、可靠的方法取代。因腐蚀药的商业便利，无人监管的患者使用可能导致潜在的不利结果[11]。

野甘菊

野甘菊（feverfew）（小白菊）是一种菊科植物的开花植物。最初因其退烧属性而命名，也用于治疗头痛、关节炎和消化系乱。因植物自身存在刺激性小白菊内酯，局部外用野甘菊被限制。但是一项工业专利程序可清除这些刺激成分[12]。菊科植物具有抗氧化和

抗炎特性，其被认为可以抑制巨噬细胞释放促炎症介质、降低中性粒细胞趋化性[8]。皮肤病方面的应用包括刺激性敏感性皮肤、面部红斑和皮肤粗糙。

绿茶

绿茶（green tea）植物（茶树）已在亚洲种植数千年。绿茶是由没有发酵过的茶叶制成，外用可吸收。它所含有的多酚抗氧化剂是除白茶之外最高的，因为白茶是所有茶叶类型中加工最少的。绿茶中的表没食子儿茶素没食子酸酯（EGCG）是最有效的多酚类物质。外用及饮用绿茶具有抗炎作用，预防化学致癌、光致癌及紫外线引起的光损伤[13]。研究发现，绿茶可用于治疗痤疮及光损伤[14]。

蜂蜜

蜂蜜（honey）是一种蜜蜂生产的物质，主要由果糖和葡萄糖组成，含有大量蛋白质、氨基酸、维生素、酶和矿物质。蜂蜜以往应用于各种不同的皮肤疾病，包括皮肤炎症和皮肤色素减退，最常应用于促进伤口愈合，后一种作用被认为是由于其抗菌特性和过氧化氢酶的释放。目前已明确了多种蜂蜜配方的活性成分，例如麦卢卡蜂蜜中的丙酮醛[15]，其与疗效相关。医疗级蜂蜜可通过处方获取，这表明蜂蜜已经进入传统医学的范畴。虽然已经观察到蜂蜜变应性接触性皮炎（可能与蜂胶有关），但无严重不良反应报道，蜂蜜外用耐受性良好[6]。

七叶树籽提取物

七叶树籽提取物（horse chestnut seed extract，HCSE）（欧洲七叶树）口服以往用于治疗慢性静脉功能不全。在对照研究中，HCSE 可减少腿容积、小腿和踝关节周径并减轻疼痛，与使用 II 级弹力袜的效果相当。HCSE 含有七叶皂苷（一种三萜烯皂苷），可抑制白细胞中弹性蛋白酶和透明质酸酶的释放，从而抑制蛋白多糖的降解，减少血管渗透。活化的白细胞释放的酶被认为是慢性静脉功能不全的病理生理学组成部分。天然的七叶树籽有毒，必须加工去除有毒成分七叶苷。七叶苷的副作用包括肝毒性、肾毒性、变态反应（过敏反应）、抗凝作用。值得注意的是，药物之间的相互作用可能限制部分患者口服应用 HCSE，例如接受口服降糖药、胰岛素、抗凝剂、阿司匹林、非甾体抗炎药（NSAIDs），或其他影响血糖水平的药物治疗的患者[16]。

青黛

青黛（indigo naturalis）来源于台湾马蓝植物，因其呈深蓝色，该名称被众所周知。局部外用青黛发

现可改善斑块型银屑病，以及儿童银屑病甲改变[17]。青黛的活性成分靛玉红可抑制表皮角质形成细胞增殖，从而解释了上述治疗效果。以往认为青黛可下调CDC25B的表达，而CDC25B在角质形成细胞的增殖中起到重要作用[18]。

甘草

甘草（licorice root）一直以来认为是一种自然疗法。光甘草包含光甘草定，胀果甘草包含甘草查尔酮A，两者均有抗刺激剂和抗炎特性[8]。甘草提取物是将甘草煮沸，然后让水蒸发而成。以往用于口服及外用治疗酒渣鼻和皮炎。外用通常针对敏感肌肤[19]。甘草也含有甘草酸物质，如果大剂量摄入，会引起低血钾、心律失常、高血压和（或）充血性心力衰竭。

金盏花

金盏花（marigold）是产于北部地中海国家的一种花。金盏花外用最常用于治疗皮炎，也用于伤口、溃疡、热烧伤和带状疱疹。也有证据支持使用金盏花药膏来减少放射性皮肤毒性[20]。金盏花含有类黄酮、三萜皂苷和类胡萝卜素，具有抗炎、抗菌和免疫调节特性。动物实验表明，外用金盏花可增加伤口处的糖蛋白及胶原蛋白含量。金盏花所致接触性皮炎罕见，一般均可耐受[6]。

薄荷醇

薄荷醇（menthol）是一种天然的植物化合物。长期以来应用于制药、农药和调味剂等多种行业和产品中。含有薄荷醇的外用制剂用于止痒、镇痛和冷却。薄荷醇被认为通过激活阳离子通道TRPM8发挥作用，TRPM8是离子通道TRP（瞬时感受器电位）家族的一个成员，也可遇冷被激活。然而，薄荷醇抑制瘙痒的确切机制尚不清楚。除了影响感觉通路外，薄荷醇还具有抗细菌和抗真菌活性[21]。

益生元和益生菌

益生元（prebiotics）是一种不可消化的糖，可促进肠道内某些有益菌群的生长。益生菌（probiotics）是一种活的微生物，其被人体吸收并可以调节胃肠道菌群平衡。益生菌可以药片的形式摄入，也可以作为食品，尤其是酸奶、发酵的和未发酵的牛奶、味噌、豆豉和大豆饮料的一部分。最常使用的益生菌是乳酸菌、双歧杆菌和布拉酵母菌。

湿疹患者胃肠道菌群异常（例如，在湿疹婴儿的粪便中，双歧杆菌的比例降低），并且可能增加肠道的炎症和渗透性。益生菌可降低肠道炎症和渗透性，并有可能改变抗原提呈，对湿疹患者有益。然而，临床试验的结果并不一致，很多悬而未决的问题仍然存在，包括适合的患者、益生菌的类型和剂量，以及使用的时间和频率[22]。副作用通常包括轻微的胃肠道症状，但有益生菌引起败血症的病例报告。

茶树油

茶树油（tea tree oil）是来自澳洲本土的互叶白千层树叶的精油。澳大利亚的土著居民用压碎的树叶制成的茶树油作为咳嗽和感冒的传统疗法，同时治疗伤口和皮肤感染。茶树油通常是作为一种外用抗菌药物，在治疗痤疮、皮肤真菌和细菌感染等方面有疗效。有很多关于茶树油防腐性能的报道，部分是由于细菌膜的破坏[23]。茶树油有刺激性，可引起变应性接触性皮炎；也可以引起男性乳房发育[24-25]。

姜黄

姜黄（turmeric）来源于姜黄属植物的根，其活性化合物为姜黄素。姜黄素是一种黄色的色素，能使姜黄、咖喱和黄芥末的颜色变黄，在烹饪和化妆品中已经使用几个世纪。姜黄具有抗菌、抗氧化、抗炎和抗癌作用[26]。其能抑制脂加氧酶和环加氧酶，从而降低白三烯、血栓素和前列腺素的水平。外用姜黄已被评估用于银屑病和伤口愈合[19]，但颜色和气味限制了其应用。

牡荆

牡荆（vitex）干果的萃取物（穗花牡荆）用于治疗月经周期紊乱。口服牡荆也一直用于改善女性激素水平相关的痤疮。其萃取物被认为有助于调节排卵及减少黄体生成素、催乳素、空腹胰岛素和睾酮的水平，从而改善月经周期相关的痤疮。由于口服牡荆影响激素水平，孕妇或哺乳期妇女不宜使用[6]。

食物基础疗法

"时尚饮食"应用于治疗已有漫长、复杂的历史，其在皮肤病中的使用具有代表性意义[27]。在过去的20年里，人们重新开始关注通过饮食调整来影响皮肤病，特别是银屑病、痤疮和特应性皮炎。肥胖现在被认为是导致炎症的原因之一。有证据表明，体重减轻对银屑病有好处[28]。在一组患者中，无谷蛋白饮食也可以改善银屑病[29]。乳制品和高血糖食品可能是痤疮的诱因。避免这些西方饮食特征可以显著减少痤疮的严重程度[27]。

虽然通过避免摄取某些变应原（如镍、秘鲁香脂）对某些系统性接触性皮炎患者有帮助，但在特应性皮炎的病例中，情况要复杂得多。在传统医学之外，人们普遍认为食物是特应性皮炎的根本原因。虽然这是一个令人信服的观点，但只有有限的证据支持这一理论[30]。有些人支持避免接触已知的变应原（特别是鸡蛋）[31]，尤其是婴儿。但是，总体来说，在没有特定过敏的患者中，通过控制食物摄入并没有治疗效果[22]。限制饮食的婴儿有可能出现严重的营养缺乏，甚至是营养不良，这也强调了饮食调整的风险。

中医

中医（traditional Chinese medicine，TCM）有 2000多年历史，是一个完整的治疗体系，包含健康和疾病。诊断评估包括脉搏和舌像以及生活习惯。中医诊断是个性化的呈现，完全不同于传统的西医诊断。例如，对于西医诊断的"痤疮"，每名患者的中医治疗方式可能不完全相同，因为其潜在的中医诊断可能截然不同，需要不同的治疗方法。

中医包括众多治疗方法，如中草药、针灸、按摩、锻炼、饮食和生活习惯调节（表 133.4）。阴、阳两种相互对立又相互补充的力量必须达到平衡与和谐，才能保持健康。另外，正常的气血对健康是必不可少的，气血受阻可引起疼痛和疾病。可通过针灸、艾灸和按摩来调节气血，达到治疗目的。

表 133.4　中医疗法	
形式	**治疗方法**
草药	汤药——浸药后文火熬煮，取汤汁分量服用
	外用糊剂
	精油
	洗剂、乳剂、膏剂
	片剂、胶囊
针灸	针——多为不锈钢针，也可见银针、金针
	艾灸
	拔罐、压印、刮痧
	穴位按压
	电针
	耳针
	穴位激光
	药灸
	磁疗
治疗性运动	太极、气功
按摩疗法	推拿、穴位按压
Courtesy, Amy Geng and Raymond G Dufresne, Jr.	

皮肤病治疗

中医已应用于许多皮肤病，不在本章详细论述。接下来重点介绍其在特应性皮炎和银屑病中的应用。

特应性皮炎

一项 Cochrane 系统综述分析了 28 项中草药系统或外用治疗特应性皮炎的研究。其中多数研究表明，中草药治疗优于安慰剂，可减少湿疹严重程度和减少瘙痒[32]。尽管如此，作者得出的结论是，中草药有效性的证据仍然不足，因为研究质量很低。

中草药制剂一般是安全的，副作用较罕见，发生副作用也比较轻微。除了过敏有关反应和光敏性，中草药可能与其他药物之间发生药物反应。中草药中可能掺杂糖皮质激素，含有砷或汞[33]。

针灸（acupuncture）已用于特应性皮炎、扁平苔藓、银屑病、斑秃、疣、疱疹病毒感染、疱疹后神经痛及荨麻疹[34]。许多研究显示，针灸能缓解疼痛、瘙痒、压力、紧张、焦虑等皮肤病相关症状。一项试验性研究认为，前臂穴位按压（指针疗法，acupressure）可缓解特应性皮炎患者的瘙痒症状。针灸和穴位按压可通过所谓的"穴位"或（和）刺激内啡肽或脑啡肽等神经介质的释放来发挥作用[36]。针灸可以通过调节神经介质的释放达到抗炎及免疫调节作用。针灸可通过脑垂体促进 β - 内啡肽及促肾上腺皮质激素释放并增加肾上腺皮质酮和皮质醇水平。

针灸的副作用包括瘙痒、瘀斑、皮下血肿，但很罕见。感染也有报道。使用一次性针具可将感染风险降至最低。使用传统的角度入针可避免气胸的发生。

银屑病

具有抗炎和免疫抑制作用的中草药已用于治疗银屑病，特别是青黛、雷公藤、黑荆树和喜树。在一项采用三菱、莪术、乳香、六月雪、没药组成的汤剂治疗 801 例银屑病患者的研究中，超过 50% 的患者有应答[37]。含有呋喃并香豆素的草药，如白芷和独活，可与 UVA 光疗联合起到补骨脂素样效应。银屑病清除率类似中草药白芷香豆素类成分加上 UVA 和 PUVA（8-MOP），同时副作用更少。与其他植物一样，中草药含有生物活性成分，并可能出现严重的副作用。中草药应该在有执照医生的监督下使用。

针灸在银屑病中还未得到充分的研究，但有几篇关于针刺部位因 Koebner 现象出现银屑病皮疹的报道[38]。

艾灸、拔罐和其他中医疗法

艾灸（moxibustion）是将点燃的锥形艾绒直接放

置于穴位上。可为直接灸，即将艾灸直接燃烧至皮肤表面，也可为间接灸，即在艾灸燃烧至皮肤前去除。副作用有一度和二度烧伤。

拔罐（cupping）是用来刺激穴位的另外一种方法。操作方法是，点燃酒精棉球后放入火罐中，迅速取出棉球并将火罐置于皮肤上。目前应用的还有真空罐，但可导致环状红斑和瘀斑（图 133.2）。目前，一些操作者使用简易的真空设备消除了火带来的风险。

刮痧疗法（skin scraping）在东南亚较为盛行，用于改善血液循环。刮痧是使用特定工具在涂油后的皮肤上反复摩擦，但可导致对称性线状瘀斑（图 133.3）。

患者存在外部原因导致的皮肤红斑而怀疑有受虐情况时，应先询问患者是否使用传统医学治疗。

顺势疗法

顺势疗法（homeopathy）是 18 世纪一名德国医生建立的疾病愈合系统。包括两个理论：① 以毒攻毒，即相似物原则，设想疾病的症状可以被产生相同症状的药物所控制；② "最小剂量原则"，用低剂量药物发挥较大的药物作用。顺势疗法的药物来源于植物、矿

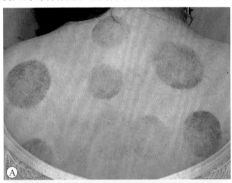

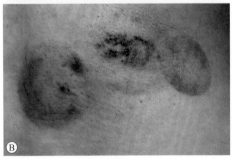

图 133.2　拔罐。A 红色及紫色的圆形区域，含有瘀斑；B 拔罐造成圆形紫癜，以减轻带状疱疹引起的疼痛（A，Courtesy，Donald J Baker，MD；B，Courtesy，Kalman Watsky，MD.）

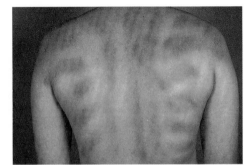

图 133.3　刮痧造成背部线状瘀斑（Courtesy，Amy Geng and Raymond G Dufresne，Jr.）

物质或动物，这些天然物质许多成分被认为是有毒的。通过一系列稀释和"振荡"，即在两次稀释之间将溶液剧烈摇晃一定次数，产生最终产品。顺势疗法的药物通常舌下含服，也被制成药膏、凝胶、滴剂和乳液。美国食品药品管理局（FDA）规定了顺势疗法的药物，与传统药物不同，并没有对其有效性及安全性进行评估。

在皮肤病学中，顺势疗法用于治疗特应性皮炎和银屑病[40]。总体来说，没有太多证据证明顺势疗法治疗皮肤疾病的有效性[41]。虽然顺势疗法的药物大多数是高浓度稀释的，但一些销售或标记为顺势疗法的产品可能不会被充分稀释，并仍可能含有活性成分。与任何含有活性化合物的药物或膳食补充剂一样，这些顺势疗法可能会导致副作用（如变态反应、中毒）或药物相互作用[39]。

芳香疗法

早在在 20 世纪早期，法国化学家 Rene-Maurice Gattefosse 在研究精油对不同疾病状态的影响时创造了"芳香疗法（aromatherapy）"这一词。后者代表芳香精油的治疗用途其来自植物的任何部分，包括叶、茎、花、果实或根。精油采用水蒸气蒸馏法或通过冷榨植物来获得。那些用于芳香疗法的油来源于许多植物，包括洋甘菊、天竺葵、薰衣草、茶树、柠檬、雪松木和佛手柑[42]。精油是包含醇、醛、酯、酮、萜、内酯、芳香醛、酚等各种有机化合物的混合物。酮含量多的精油用于伤口愈合，而醇含量多的精油则用于抗菌。有证据表明，精油在外用时可以进入血液循环[43]。

在芳香疗法中，精油可系统使用和外用。最常见的外用途径是吸入和按摩，也可采用压缩、霜剂、凝胶剂、喷雾剂和浴用剂。芳香疗法可直接用于治疗皮肤疾病或间接治疗与皮肤病有关的焦虑或其他精神症

状。芳香疗法已用于治疗痤疮、斑秃、瘙痒、干燥、银屑病、接触性皮炎、放射性皮炎、疱疹病毒感染和瘢痕，以及止痛和伤口的愈合。

茶树油（互叶白千层）是皮肤病芳香疗法中最常用的精油之一。一项针对痤疮患者的单盲试验发现，5% 的茶树油凝胶和 5% 过氧苯甲酰洗剂具有相似的功效，茶树油起效较慢，但副作用较少。由于茶树油中含有萜品烯，可能引起变应性接触性皮炎[44]。针对斑秃患者的随机对照双盲试验表明，使用含有百里香、迷迭香、薰衣草和雪松的芳香精油混合物与安慰剂相比，有显著改善作用（44% vs. 15%）[45]。

值得注意的是，精油具有生物学活性成分的同时可能有毒性。例如，含有高浓度醛和酚的精油可能会引起皮肤刺激。柑橘类植物油因含有补骨脂素或呋喃香豆素，可能会产生光毒性。含高酮精油应慎重使用于孕妇和婴儿，一些精油会引起变应性或刺激性接触性皮炎（表 133.5）[43]。

心身医学

除了情绪、心理、社会、精神、经验和行为因素直接影响健康的方式之外，心身医学（mind-body medicine）包含了广泛的治疗干预措施，强调大脑、身体和行为之间的复杂相互作用[39]。心身医学包括但不限于冥想、催眠、瑜伽、太极拳、气功、生物反馈和认知行为疗法（见表 133.1）。

因多种皮肤疾病都有明显的心身或行为因素，压力和情绪会对皮肤产生重大影响。痤疮、酒渣鼻、斑秃、特应性皮炎、汗疱性湿疹、银屑病、单纯疱疹病毒感染和皮肤瘙痒是与情绪触发和应激有关的皮肤病（表 133.6）。精神药物（如抗焦虑药、抗精神病药、抗焦虑药、镇静药）通常用于治疗精神相关皮肤病，如人工皮炎、拔毛癖和痤疮（见第 7 章），偶尔也用于之前列出的皮肤病有主要的精神因素时。如同这些药物

表 133.6　与精神-情感因素相关的皮肤病

与精神-情感因素相关的皮肤病

• 多汗症	• 休止期脱发
• 出汗障碍	• 斑秃
• 瘙痒症	• 甲中线营养不良
• 荨麻疹	• 寻常痤疮
• 神经性皮炎	• 酒渣鼻
• 特应性皮炎	• 口周皮炎
• 钱币状湿疹	• 疣
• 银屑病	• 单纯疱疹病毒感染
• 脂溢性皮炎	• 白癜风
• 扁平苔藓	• 接触性皮炎

精神因素相关皮肤病

• 人工皮炎	• 臆想症
• 神经官能症性表皮剥脱	• 皮肤病恐惧症
• 人工痤疮	－ 性病恐怖
• 拔毛癖	－ 惧家症
• 剔甲癖	－ 腋臭恐怖
• 寄生虫妄想症（下肢不宁综合征）	• 舌痛 / 舌灼痛 *
• 身体畸形综合征	• 外阴痛 *

* 排除潜在的医学病因之后。

Adapted with permission from Panconesi E, Gallassi F, Sarti MG, Bellini MA. Biofeedback, cognitive-behavioral methods, hypnosis: 'alternative psychotherapy'？Clin Dermatol. 1998；15；709-10.

表 133.5　可引起变应性和（或）刺激性接触性皮炎的精油

香柠檬	葡萄籽	柠檬草	蔷薇
肉桂醛	茉莉花	橙花	迷迭香
丁香	月桂树	橙子	檀香
乳香	薰衣草	薄荷	亚罗
香叶醇	柠檬	蜂胶	依兰依兰

Adapted from Trattner A, David M, Lazarov A. Occupational contact dermatitis due to essential oils. Contact Dermatitis. 2008；58；282-4 and Bleasel N, Tate B, Rademaker M. Allergic contact dermatitis following exposure to essential oils. Australas J Dermatol. 2002；43；211-3.

干预可能有帮助，心身模式可能有助于调节与这些疾病相关的潜在应激源和诱发因素。

催眠已成功用于治疗特应性皮炎、斑秃、痤疮、单纯疱疹病毒感染、神经性皮炎、瘙痒症、疣和银屑病[46]。在皮肤科手术（例如皮肤外科手术）术前和手术过程中，心身模式也被证明是有用的。缓慢呼吸、生物反馈、引导图像、催眠和音乐可以帮助平静和平衡患者的自主神经系统[47]。

心身医学是一个活跃的研究领域。下丘脑-垂体-肾上腺（HPA）轴和自主神经系统（ANS）分别通过调节糖皮质激素和儿茶酚胺的产生影响免疫和内分泌功能。因此，影响 HPA 轴和 ANS 活性的心理和行为干预有可能治疗疾病[39]。皮肤自身产生足够的激素、神经递质、神经肽和功能性受体，以形成完整的皮肤神经内分泌轴，包括：① HPA 轴；②胆碱能系统；③儿茶酚胺能系统；④ 5- 羟色胺能 / 褪黑素能系统；⑤类固醇生成途径；⑥垂体-甲状腺轴。皮肤用这些局部神经内分泌系统保持体内平衡[48]。然而，大多数研究仅仅关注皮肤内的相互作用，而不是皮肤、中枢神经系统和身体之间的相互作用。

心身疗法具有最小的副作用，因为不使用物理和化学手段。潜在的副作用包括自主反应，如头晕、恶心、呕吐或晕厥。

阿育吠陀医学

阿育吠陀医学（ayurveda）是世界上最古老的医疗系统之一。其起源于3000多年前的印度，但在今天的印度医疗保健领域仍起着重要作用。通常，印度草药医学使用草药化合物、饮食和生活方式改变以及按摩油发挥作用[39]。这种物理疗法的基础是确定个人体质。一旦确立，其将是做出临床治疗决策的基础。为了确定一个人的体质，阿育吠陀医生首先确定患者的代谢类型或生命能量。三种新陈代谢的身体类型是：① vata（瓦塔）——空间和空气；② piita（皮塔）——火和水；③ kapha（卡法）——水和土。阿育吠陀认为人们生病的原因是由于体内（doshas）生命能量正常比例失衡，治疗目的是改善这些不平衡[1]。

关于阿育吠陀用于皮肤病的临床试验很少。一些报道表明，口服和外用姜黄素对银屑病是有效的。姜黄素是姜黄根中的活性成分（姜黄，见上文），包括姜黄在内的姜家族成员是阿育吠陀药物的常见成分。姜黄素被认为可下调银屑病患者的激酶[1]。

由于阿育吠陀医学使用多种实践和产品，其中许多可能含有草药，与常规药物存在相互作用的风险。阿育吠陀产品被规定为膳食补充剂，因此不需要达到与传统药物相同的安全性和有效性标准。

结论

虽然对于许多皮肤疾病来说，缺乏支持使用补充和替代疗法的高质量证据，但对皮肤病专家而言，认识和了解到患者广泛应用补充和替代疗法很重要。在照顾患者时，虽然认识到潜在的副作用和药物相互作用很关键，但理解文化差异也同样重要。

（张荣利译　王雷校　王刚审）

参考文献

1. Bhuchar S, Katta R, Wolf J. Complementary and alternative medicine in dermatology: an overview of selected modalities for the practicing dermatologist. Am J Clin Dermatol 2012;13:311–17.
2. Barnes PM, Bloom B, Nahin RL. Complementary and alternative medicine use among adults and children: United States, 2007. Natl Health Stat Report 2008;12:1–23.
3. Smith N, Shin DB, Brauer JA, et al. Use of complementary and alternative medicine among adults with skin disease: results from a national survey. J Am Acad Dermatol 2009;60:419–25.
4. Klein AD, Penneys NS. Aloe vera. J Am Acad Dermatol 1988;18:714–20.
5. Deng S, May BH, Zhang AL, et al. Plant extracts for the topical management of psoriasis: a systematic review and meta-analysis. Br J Dermatol 2013;169:769–82.
6. Bedi MK, Shenefelt PD. Herbal therapy in dermatology. Arch Dermatol 2002;138:232–42.
7. Derry S, Sven-Rice A, Cole P, et al. Topical capsaicin (high concentration) for chronic neuropathic pain in adults. Cochrane Database Syst Rev 2013;(2):CD007393.
8. Emer J, Waldorf H, Berson D. Botanicals and anti-inflammatories: natural ingredients for rosacea. Semin Cutan Med Surg 2011;30:148–55.
9. Kurtz ES, Wallo W. Colloidal oatmeal: history, chemistry and clinical properties. J Drugs Dermatol 2007;6:167–70.
10. Criquet M, Roure R, Dayan L, et al. Safety and efficacy of personal care products containing colloidal oatmeal. Clin Cosmet Investig Dermatol 2012;5:183–93.
11. Jellinek N, Maloney ME. Escharotic and other botanical agents for the treatment of skin cancer: a review. J Am Acad Dermatol 2005;53:487–95.
12. Bowe WP. Cosmetic benefits of natural ingredients: mushrooms, feverfew, tea, and wheat complex. J Drugs Dermatol 2013;12:s133–6.
13. Draelos ZD. The art and science of new advances in cosmeceuticals. Clin Plast Surg 2011;38:397–407.
14. Bowe WP, Logan A. Antioxidants in acne vulgaris and aging: focus on green tea and feverfew. J Drugs Dermatol 2010;9:s1–11;s11–15.
15. Burlando B, Cornara L. Honey in dermatology and skin care: a review. J Cosmet Dermatol 2013;12:306–13.
16. Pittler MH, Ernst E. Horse chestnut seed extract for chronic venous insufficiency. Cochrane Database Syst Rev 2012;(11):CD003230.

17. Liang C-Y, Lin T-Y, Lin Y-K. Successful treatment of pediatric nail psoriasis with periodic pustular eruption using topical indigo naturalis oil extract. Pediatr Dermatol 2013;30:117–19.
18. Hsieh W-L, Lin Y-K, Tsai C-N, et al. Indirubin, an acting component of indigo naturalis, inhibits EGFR activation and EGF-induced CDC25B gene expression in epidermal keratinocytes. J Dermatol Sci 2012;67:140–6.
19. Wu J. Anti-inflammatory ingredients. J Drugs Dermatol 2008;7:s13–16.
20. Kumar S, Juresic E, Barton M, Shafiq J. Management of skin toxicity during radiation therapy: a review of the evidence. J Med Imaging Radiat Oncol 2010;54:264–79.
21. Patel T, Ishiuji Y, Yosipovitch G. Menthol: a refreshing look at this ancient compound. J Am Acad Dermatol 2007;57:873–8.
22. Lio PA. Non-pharmacologic therapies for atopic dermatitis. Curr Allergy Asthma Rep 2013;13:528–38.
23. Carson CF, Hammer KA, Riley TV. Melaleuca alternifolia (Tea Tree) oil: a review of antimicrobial and other medicinal properties. Clin Microbiol Rev 2006;19:50–62.
24. Pazyar N, Yaghoobi R, Bagherani N, Kazerouni A. A review of applications of tea tree oil in dermatology. Int J Dermatol 2013;52:784–90.
25. Henley DV, Lipson N, Korach KS, Bloch CA. Prepubertal gynecomastia linked to lavender and tea tree oils. N Engl J Med 2007;356:479–85.
26. Nguyen TA, Friedman AJ. Curcumin: a novel treatment for skin-related disorders. J Drugs Dermatol 2013;12:1131–7.
27. Katta R, Desai SP. Diet and dermatology: the role of dietary intervention in skin disease. J Clin Aesthet Dermatol 2014;7:46–51.
28. Debbaneh M, Millsop JW, Bhatia BK, et al. Diet and psoriasis, part I: impact of weight loss interventions. J Am Acad Dermatol 2014;71:133–40.
29. Bhatia BK, Millsop JW, Debbaneh M, et al. Diet and psoriasis, part II: celiac disease and role of a gluten-free diet. J Am Acad Dermatol 2014;71:350–8.
30. Gelmetti C. Diet and atopic dermatitis. J Eur Acad Dermatol Venereol 2000;14:439–40.
31. Mohajeri S, Newman SA. Review of evidence for dietary influences on atopic dermatitis. Skin Therapy Lett 2014;19:5–7.
32. Gu S, Yang AWH, Xue CCL, et al. Chinese herbal medicine for atopic eczema. Cochrane Database Syst Rev 2013;(9):CD008642.

33. Ernst E. Adverse effects of herbal drugs in dermatology. Br J Dermatol 2000;143:923–9.
34. Chen C-J, Yu H-S. Acupuncture, electrostimulation, and reflex therapy in dermatology. Dermatol Ther 2003;16:87–92.
35. Lee KC, Keyes A, Hensley JR, et al. Effectiveness of acupressure on pruritus and lichenification associated with atopic dermatitis: a pilot trial. Acupunct Med 2012;30:8–11.
36. Guo Z-L, Li M, Longhurst JC. Nucleus ambiguus cholinergic neurons activated by acupuncture: relation to enkephalin. Brain Res 2012;1442:25–35.
37. Koo J, Desai R. Traditional Chinese medicine in dermatology. Dermatol Ther 2003;16:98–105.
38. Wu JJ, Caperton C. Images in clinical medicine. Psoriasis flare from Koebner's phenomenon after acupuncture. N Engl J Med 2013;368:1635.
39. National Center for Complementary and Integrative Health. <http://www.nccih.nih.gov/health/homeopathy>; [accessed 15.05.17].
40. Smolle J. Homeopathy in dermatology. Dermatol Ther 2003;16:93–7.
41. Simonart T, Kabagabo C, De Maertelaer V. Homoeopathic remedies in dermatology: a systematic review of controlled clinical trials. Br J Dermatol 2011;165:897–905.
42. National Cancer Institute. Aromatherapy and Essential Oils. <http://www.cancer.gov/about-cancer/treatment/cam/hp/aromatherapy-pdq/> 2016 [accessed 15.05.17].
43. Stevensen CJ. Aromatherapy in dermatology. Clin Dermatol 1998;16:689–94.
44. Bassett IB, Pannowitz DL, Barnetson RS. A comparative study of tea-tree oil versus benzoylperoxide in the treatment of acne. Med J Aust 1990;153:455–8.
45. Hay IC, Jamieson M, Ormerod AD. Randomized trial of aromatherapy. Successful treatment for alopecia areata. Arch Dermatol 1998;134:1349–52.
46. Shenefelt PD. Hypnosis in dermatology. Arch Dermatol 2000;136:393–9.
47. Shenefelt PD. Relaxation strategies for patients during dermatologic surgery. J Drugs Dermatol 2010;9:795–9.
48. Slominski A. Neuroendocrine system of the skin. Dermatology 2005;211:199–208.

第 134 章　光疗

Herbert Honigsmänn，Thomas Schwarz

要点

- 光疗是指使用紫外照射的手段治疗皮肤疾病。
- 目前光疗包含宽波紫外线 B 段（UVB）（290～320 nm）、窄波 UVB（311～313 nm）、308 nm 准分子激光、紫外线 A 段（长波紫外线，UVA）1（340～400 nm）、UVA（320～400 nm）加补骨脂素治疗（PUVA）或单独治疗，以及休外光化学疗法（光透析）。
- 光疗疗效取决于对特定疾病选择正确的治疗方案。
- 为避免出现晒伤、水疱及灼热感等副作用，照射剂量要合适。
- 光疗的远期副作用主要是皮肤癌症的风险，目前仅清楚 PUVA 致癌风险的大小。

引言

在过去的半个世纪，光疗（phototherapy）显著影响了皮肤病的治疗理念。电离辐射（图 134.1）对皮肤作用的相关研究推动了许多基础研究科学家和临床医师的合作。

尽管紫外线（UV）辐射在银屑病及特异性皮炎等常见皮肤病中的应用已有几十年的历史，在 20 世纪 70 年代中期引入的 PUVA 仍然使光疗迎来了一系列新的发展，包括高能 UV 光源及可选择波段的 UVB 和 UVA 光源，如窄波 UVB（311～313 nm）和 UVA1

（340～400 nm）。

UVB 光疗

历史回顾

目前为止，皮肤科医生中唯一被授予诺贝尔医学奖的是 1903 年的 Niels Finsen。该奖项认可了他将 UV 光用于寻常狼疮中的疗效，他也因此被称为"光医学之父"。1925 年，Goeckerman 首次采用外涂粗制煤焦油，然后接受 UV 照射的治疗方法。此后的半个世纪里，尤其在美国，这种方法都作为银屑病的标准治疗方法。在 20 世纪 70 年代，人们发现仅宽波 UVB 照射，在引起轻度红斑的剂量水平可以消除轻型的银屑病，尤其是针对脂溢性和滴状皮损。一项重要的进展是，在 20 世纪 80 年代中期出现了荧光灯管，可以发射波长为 311～313 nm 的窄波 UVB。这种窄波紫外线对于银屑病的清除卓有成效，是用于银屑病的 UVB 光疗中最有效最常使用的一种。其同时也适用于此前依赖于 PUVA 治疗的一系列其他皮肤病（见下文）。

原理和机制

UVB 光疗指的是使用人工 UVB 光源，而不依赖外用的光敏剂。辐射光被内源性的色基吸收后引发光化学反应，吸收 UV 的生物分子介导各种生物学反应，最终引起治疗性效应。UVB 最重要的吸收色基为 DNA。吸收 UV 光的核酸产生 DNA 光产物，主要为

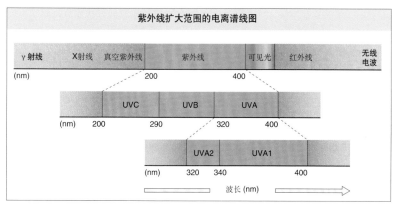

紫外线扩大范围的电离谱线图

γ 射线	X射线	真空紫外线	紫外线		可见光	红外线	无线电波
(nm)		200		400			

	UVC	UVB	UVA	
(nm) 200		290	320	400

	UVA2	UVA1	
(nm)	320	340	400

波长 (nm)

图 134.1　紫外线扩大范围的电离谱线图

嘧啶二聚体（见第 86 章）[1]。

UVB 照射抑制 DNA 的合成，因而用来抑制银屑病表皮细胞中过度的 DNA 合成过程。UVB 同时也诱导抑瘤基因 *TP53* 的表达，从而导致细胞周期停滞（给予 DNA 修复的时间）；或在 DNA 损伤过于严重的情况下，促使角质形成细胞（"晒伤细胞"）凋亡。通过以上机制，p53 降低了光致癌性。

除了对细胞周期的影响，UV 还诱导前列腺素和细胞因子的释放。例如 IL-6 和 IL-1 分别在系统性 UV 光毒性（晒伤）和免疫抑制方面发挥着重要作用[1]。这些效应可能对治疗起着同等重要的作用。

越来越多的研究结果证实，除了 DNA，UV 照射也能影响细胞质和细胞膜上的核外靶向分子。这些靶向分子包括细胞表面受体、激酶、磷酸酶以及转录因子。这些胞核及胞质 / 胞膜效应并不是决然分开的，而是相互协作，引起了 UVB 的各种生物效应。

UVB 的许多治疗效应可能源自其促进形成嘧啶二聚体，从而产生了免疫抑制作用。UV 辐射可以抑制小鼠的接触性过敏反应，迟发型超敏反应，以及对 UV 引起的非黑色素瘤性皮肤肿瘤的免疫监视。值得注意的是，郎格汉斯细胞对 UVB 非常敏感，后者可影响其抗原提呈功能。角质形成细胞在 UVB 的作用下，也释放可溶性 IL-1 和 IL-6、前列腺素 E 及 TNF-α，这些细胞因子本身也可以改变免疫反应。具有治疗作用的 UVB 可抑制 I 型反应（促炎症反应）轴，包括 IL-12、TNF-γ 和 IL-8，从而选择性抑制 T 细胞产生促炎症细胞因子[1]。

各种光生物学通路的交互作用还远未完全阐明。在银屑病，表皮角质形成细胞和真皮淋巴细胞都可能是 UVB 的靶细胞。免疫抑制作用、细胞因子表达谱的改变以及细胞周期停滞可能都对银屑病的疾病活动性产生抑制[2]。此外，在银屑病免疫病理机制中扮演重要作用的一种 T 细胞亚型 Th17 细胞也可在 UVB 的作用下表达下调[3]。最近，有证据表明，角质形成细胞的凋亡在银屑病斑块的清除机制中起到重要作用[4]。

作用光谱和光源

Parrish 和 Jaenicke[5] 指出，在抗银屑病中，304 nm 和 313 nm 是最佳作用波长（图 134.2），即使亚红斑剂量也一样有效。致红斑的 UVA 剂量也有疗效，但与 UVB 相比，需要 1000 倍以上的剂量，因而在实际操作中不可行。在使用 UVB 的基础上加用 UVA 不能改善治疗银屑病的效果（与特应性皮炎的治疗不同）。菲利浦 TL01 荧光灯释放窄波 UVB（311 ～ 313 nm），刚好符合抗银屑病的最佳要求（图 134.3）。

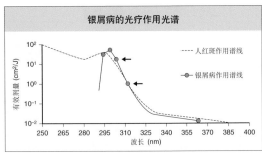

图 134.2　银屑病的光疗作用光谱。以最低每日清除有效剂量和波长为参数绘制。圆圈代表在每个波长（295 nm、300 nm、304 nm、313 nm、365 nm），银屑病皮损清除所需的每日最低有效剂量，箭头指向最有效的作用波长（304 nm、313 nm）。目前，可获得 311 ～ 313 nm 的窄波 UVB 光源（Adapted from Parrish JA, Jaenicke KF. Action spectrum for phototherapy of psoriasis. J Invest Dermatol. 1981；76：359-62.）

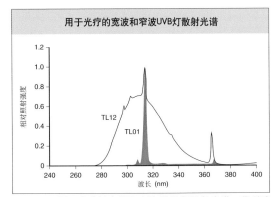

图 134.3　用于光疗的宽波和窄波 UVB 灯散射光谱。菲利浦 TL12，宽波 UVB 灯；菲利浦 TL01，窄波 UVB 灯

包含 UV 光发射灯管的设备目前已有不同尺寸和设计，包括封闭式全身体箱、便携式平板以及手持式小仪器。当患者住处距离治疗中心较远，并具有自我操作能力时，或者由于其他原因无法完成每周几次规律的治疗时，UVB 小型设备可用作家庭使用。已发表了家庭式光疗的操作指南[6]。

暴露于自然光的治疗方法称为日光浴治疗。自然光包含丰富的 UVB 辐射，因而偶尔用来治疗某些光反应性皮肤病。然而，由于 UVB 的自然辐射具有许多可变因素，如每天不同的时间、多云天气、季节、维度以及经度，无法对照射时间进行标准化。因此光灼伤和治疗不良反应也明显更多。

治疗方法

在光疗前，首先应通过光测试明确患者对 UV 的敏感性。因为仅靠皮肤分型往往不能准确地反映个体的光敏感性。然而，对于经验丰富的治疗师，光测试并不是必需的，为了操作方便常常省略。测试时需暴露 4～6 个非日光暴露部位（后背、臀部）的皮肤区域（如 1 cm 直径的圆圈或正方形），给予渐增的 UVB 剂量。在连续测试区域，可等差（如 10 或 20 mJ/cm²）或等比（如 40% 的增量）增加剂量。表 134.1 中的例子可供参考。注意实际每单位面积给予的剂量（mJ/cm²）与所选的 UVB 种类密切相关，例如，窄波 UVB 比宽波 UVB 的致红斑作用要小得多。

最小红斑量（minimal erythema dose，MED）定义为照射 24 h 后产生轻微可见红斑反应的最小剂量。光试验之前应避免日光浴或"日光床"。由于以宽波或窄波光源获取的结果可能有 10 倍之差，因此在确定 MED 时也应记录使用的光源种类（表 134.1）。

尽管对于是否应用肉眼评估 MED 作为确定最小 UVB 使用量的争论持续已久，但其简单易行，且不需要其他设备。起始 UVB 治疗量通常建议为 MED 的 70%，每周 2～5 次。UVB 的红斑一般在接受辐射 24 h 内出现，剂量可随着治疗逐渐增加。但如果每周接受 5 次治疗，剂量应该每隔一次增加一次。增加的频率取决于治疗的频率，以及前期对 UVB 照射的反应情况。剂量增加的目标是出现轻微可见的红斑，作为最佳临床效果的指标。以每周照射 3 次为例，如果没有红斑出现，剂量最多可增加 40%；如果可见轻微红斑，则

表 134.1　宽波和窄波 UVB 光源最小红斑量（MED）的推荐照光剂量（通量）（mJ/cm²）						
宽波 UVB	20	40	60	80	100	120
窄波 UVB	200	400	600	800	1000	1200
时间（s）= 通量 [UVB 的剂量（mJ/cm²）或 UVA 的剂量（J/cm²）]/ 照射强度 [UVB 的强度（mW/cm²）或 UVA 的强度（W/cm²）]						
1 W = 1 J/s						

最多只能增加 20% 的剂量。如果中度红斑持续出现，则应维持当前剂量。如果是每日照射，上述三种情况增加的剂量应分别不超过 30%、15% 和 0。如果出现更严重或伴有疼痛的红斑，照射应中止，直至症状消失。治疗可持续到皮损完全消失或持续照射不再有进一步的疗效（图 134.4）。

由于缺少确切的数据，持续治疗是否能延长缓解时间一直有争论。在皮肤 T 细胞淋巴瘤（CTCL），绝大多数治疗师会把治疗延续到几个月到 1 年。对于银屑病，一些中心选择持续治疗 2 个月，第 1 个月每周治疗 2 次，第 2 个月每周 1 次。维持治疗采用末次治疗剂量。如果在维持期皮损复发，治疗频率和 UVB 剂量则应逐步增加，直至皮损消退。值得注意的是，在一项随机试验中，发现维持窄波 UVB 可能使斑块型银屑病的缓解期延长[7]。

英国光皮肤病学组织撰写了很好的关于窄波 UVB

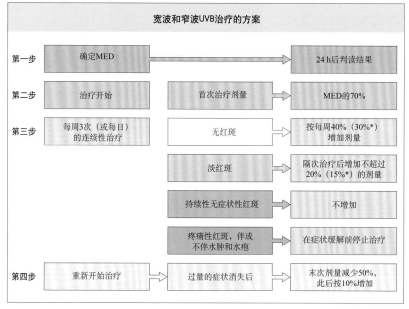

图 134.4　宽波和窄波 UVB 治疗的方案。* 如果治疗每周 5 次或每日进行

的使用指南。该指南中包括针对各种皮肤病和光线性皮肤病治疗的循证医学证据，并评价了这些研究的证据等级[8]。

银屑病的光疗

宽波 UVB 治疗对滴状和脂溢性银屑病（伴轻度隆起）的疗效最好且最快，慢性斑块型银屑病则较差。在清除有效率和缓解持续时间上，宽波 UVB 次于窄波 UVB 或 PUVA。在许多国家，窄波 UVB 大多取代了传统的宽波 UVB 光疗。基于一些研究，窄波 UVB 光疗效果不如 PUVA。

除了上述治疗方案，也尝试使用其他方案。一些方案根据不同皮肤类型选择起始剂量和固定的增加量，而不考虑皮肤反应。有时四肢（特别是下肢，往往反应较慢）需要使用比躯干更高的剂量。

外用制剂及联合治疗常可以增加疗效，并减少UVB 的连续使用剂量，减少长期不良反应。窄波 UVB 联合治疗有效的药物有地蒽酚和维生素 D 类似物等。在 UVB 治疗前使用温和的润滑剂费力费时，在笔者的经验中也没有明显增加疗效。同时外用糖皮质激素可能缩短复发时间，因此，有些皮肤科医生并不推荐。

系统性药物，如维 A 酸可增加疗效，特别是对于慢性斑块型银屑病[9-10]。此外，维 A 酸可能降低 UVB 光疗致癌的风险。关于 UVB 光疗和生物制剂联用的疗效，已有一些非盲试验及小型对照试验[11-12]。迄今尚没有大型的研究试验，或包括复发时间等的长期研究数据。

皮肤 T 细胞淋巴瘤（尤其蕈样肉芽肿）的光疗

对于早期（ⅠA、ⅠB 和ⅡA）蕈样肉芽肿（mycosis fungoides，MF），传统的治疗方案包括外用糖皮质激素、UV 照射和外用细胞毒性药物（如氮芥）。对进展期疾病，大多使用联合治疗，包括全身电子束照射（见第 139 章）、X 线放射、系统性使用维 A 酸、PUVA、全身性化疗和免疫调节剂（包括 brentuximab、干扰素），但都无法达到永久性缓解。

MF 皮损常发生在非日光照射部位，早期患者接受普通日光照射即有疗效。对光疗的反应取决于皮损的类型（斑片型 MF 比斑块型更好），而非皮损累及的范围。近期的一项研究表明，延长维持期治疗时间至 30个月，可使不复发时间延长至 26±10 个月[13]。

UVB 光疗治疗 MF 的可能机制是表皮朗格汉斯细胞功能的修复以及角质形成细胞分泌的细胞因子及表达黏附分子的改变[14]。窄波 UVB 还可诱导 T 淋巴细胞的凋亡，因而可能更特异地增加该光源的作用[15]。

UVB 光疗比 PUVA 疗效要差些，治疗的清除期及维持期也较长，因此需要患者更高的依从性。至于联合应用 UVA 能否增加患者的获益，目前仍有争议。窄波 UVB 与宽波 UVB 在 MF 中的治疗效果尚未进行过比较。窄波 UVB 与系统性维 A 酸（如贝沙罗汀）联用可能增加疗效。一项初步研究记录了中到高剂量UVA1 对ⅠA 及ⅠB 期 MF 患者的疗效（见下文）。然而，并没有证据表明 UVA1 优于 PUVA，且缺乏长期随访的结果支持。

白癜风的光疗

许多患者观察到白癜风区域在光照之后出现囊泡状色素再生。由于温带的日光强度受季节或天气可变因素影响，暴露在自然光下诱导色素再生通常不具有可实践性。在过去，PUVA 最常用于白癜风的治疗。在人造 UVB、特别是窄波 UVB 的照射下，经过足够长的疗程后，也可以起到治疗效应。尽管对白癜风光疗的作用波长并不清楚，但窄波 UVB 在近年来使用更为普遍。在窄波 UVB 和 PUVA 的比较研究中，窄波 UVB 的疗效等同于 PUVA，且副作用较小（图134.5）。同样，在一项随机未分层的白癜风双盲试验中，窄波 UVB 治疗效果优于口服 PUVA 的治疗，且接受窄波 UVB 治疗的患者色素再生的皮肤区域复色也更好[16]。单用 UVA 的效果则比较有限。

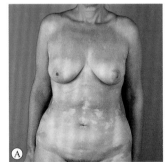
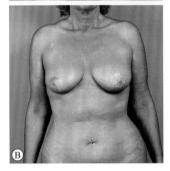

图 134.5 窄波 UVB 光疗用于白癜风。A. 治疗前；B. 每周 2 次，持续10 个月的治疗后。注意乳晕周围出现治疗耐受区域，表现为持续性的色素脱失

由于严重的红斑反应可能诱导同形反应，并加重病情，所以控制光疗剂量，使其产生轻微可见的红斑十分必要。通常建议在非光暴露区（如臀部、后背及腹部）白癜风区域进行 MED 的最初评定。由于色素再生处皮肤的光敏感性会增高，因而该处的 UVB 剂量使用要比其他皮损更为谨慎。

皮损部位最初光照量是 MED 的 70%，后续剂量的选择则依据白癜风皮肤区域对治疗的反应，目标是诱导产生轻微可见的红斑，呈现淡粉红色。能否产生轻微红斑是决定是否需要增加照射剂量的唯一可靠指标。每周增加的剂量不应超过当前剂量的 5% ~ 20%。虽然缺少色素，但白癜风皮肤也会产生光依赖性，可能是由于表皮增生和角质层变厚。通常，在最初几个月内可达到最大使用剂量，并在此后的整个疗程中沿用此剂量。最常用的治疗频率是每周 2 或 3 次。虽然尚无针对某特定光疗方案优于其他方案的对照研究，但已有相关的使用共识[16a]。

最近，联用阿法诺肽和窄波 UVB 光疗的方案产生了比单用窄波 UVB 光疗在临床上和统计上明显更好且更快的色素再生。阿法诺肽是 α 促黑激素的类似物，可以诱导产生弥漫性的皮肤色素，特别是在光暴露部位。值得注意的是，Ⅳ~Ⅵ型皮肤类型的患者反应更好[17]。

特应性皮炎的光疗

宽波 UVB 光疗

观察发现光照对特应性皮炎患者的皮损有利，因此从 20 世纪 70 年代开始采用宽波 UVB 治疗特应性皮炎。

UVA/UVB 光疗

近期研究表明，联用 UVA 和 UVB 治疗在控制慢性、中度特应性皮炎方面的效果优于传统的宽波 UVB、传统的 UVA 及低剂量的 UVA1 治疗。一项配对研究显示，UVA/UVB 治疗的效果显著优于宽波 UVB 光疗[18]。

窄波 UVB 光疗

早期研究显示，窄波 UVB 照射不仅可以改善总体的临床评分，还可减少强效外用糖皮质激素的用量。对大部分患者，光疗的作用可持续到治疗停止后 6 个月。窄波 UVB 治疗已成功用来与 UVA1 联用。然而，由于缺少关于特应性皮炎持续时间和严重程度的数据，基于目前研究，尚不能得出光疗对于急性或慢性期疗效倾向性的最终结论[19]。

光线性皮肤病的光疗

在大多数患者中，连续性的户外日光照射有利于改善多形性日光疹（polymorphous light eruption，PMLE）。对于有 PMLE 倾向的患者，也可以预防性使用窄波 UVB 光疗，以发挥皮肤防护作用（见第 87 章）。在日光变强之前（如春季）进行每周 2 或 3 次，持续 15 次的治疗是比较经典的方式。尽管使用的 UVB 剂量较少（与银屑病相比），但这种光疗方案可能诱导一过性的日光性皮疹，通过外用糖皮质激素或在后续的 UVB 治疗中减小照射增量，可以使病情得到缓解。光疗引起对日光适应的具体机制目前仍未完全知晓，可能包括色素沉积、角质层变厚及皮肤免疫功能的改变。

最近发现，窄波 UVB 光疗可诱发红细胞生成性原卟啉病患者出现光化性皮肤变硬[20]。

苔藓样糠疹和淋巴瘤样丘疹病的光疗

无论急性还是慢性苔藓样糠疹，都可能病程较长且对治疗反应差。由于日晒对治疗有效，UVB 光疗也取得了一定的疗效。PUVA 可能效果更佳（见下文），尤其在疾病的急性期（可能由于皮损真皮层炎性浸润更深）。有建议将 PUVA 作为急性期治疗的首选[21]，对于慢性期苔藓样糠疹，建议先用 UVB 治疗，无效时再考虑使用 PUVA。

脂溢性皮炎的光疗

脂溢性皮炎通常在夏天或"阳光充沛"的假期之后得到改善。因此，UV 照射也认为对此病有益。少数情况下，光疗可能使病情恶化。在一项开放性前瞻性试验中，发现窄波 UVB 对严重的病例有效[22]。

瘙痒症的光疗

窄波和宽波 UVB 对各种类型的瘙痒症都有效，特别是合并糖尿病或肝病时，或特发性的情况。然而肝病瘙痒的缓解期相对较短。在一组病例中，发现窄波 UVB 对尿毒症性瘙痒也有效[23]。

UVB 光疗的副作用

近期副作用包括红斑（图 134.6）、皮肤干燥、瘙痒、偶发水疱和复发性单纯疱疹病毒感染的可能。过度照射导致的疼痛性红斑可考虑使用外用糖皮质激素。早期使用系统性非甾体抗炎药和口服激素对于严重副作用也有作用。

远期副作用包括光老化和致癌作用。尽管 UVB 是熟知的致癌源，但致癌力比 PUVA 弱很多。一项英国的研究中，3867 例患者使用窄波 UVB 治疗，并未发现其与基底细胞癌（basal cell carcinoma，BBC）、鳞状细胞癌（squamous cell carcinoma，SCC）及黑色素

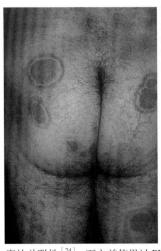

图134.6 继发于 UVB 光毒性的靶型外观银屑病皮损。Woronof 环分割了环形红斑和银屑病斑块

瘤的关联性[24]。而之前使用过 PUVA 的患者中，BCC 的患病率略高。后续明确窄波 UVB 光疗真正的致癌风险的横截面研究仍是有必要的。

308 准分子激光光疗

308 准分子激光可以发射单色的 UVB 激光，因而可以将更高通量的能量投送到受累皮肤的特定部位，而不需要全身照射。1997 年，首次在临床使用这种激光治疗斑块型银屑病[25]，并获美国食品药品管理局（FDA）批准用于此适应证。该项治疗的优势在于具有高效靶向受累皮肤的能力，清除皮损需要的治疗次数较少，从而减少了使用的累积剂量[26]。然而，泛发性银屑病常不能采用该种治疗，因为激光的光斑范围仅几平方厘米。

准分子激光最适用在对其他治疗无效的顽固性皮损，或难以治疗的特殊部位，如掌、跖、膝或肘部。其是否具有显著的治疗优势取决于大规模长期的研究，尤其考虑到其高昂的治疗费用。而非激光准分子光源和手持式 UV 设备的使用费用较低，且具有类似的效应[26]。

基于病例研究的结果，以准分子激光或灯进行靶向光疗可用于治疗稳定性白癜风[27]，以及各种慢性局限性炎症性皮肤病，如环状肉芽肿、扁平苔藓、慢性单纯性苔藓和斑秃[28]。

UVA 光疗

UVA 的光谱为 320 ～ 400 nm，可分为两个部分：

UVA1（340 ～ 400 nm）和 UVA2（320 ～ 340 nm）（见图 134.1）。这样区分的主要原因是发现 UVA2 具有类似 UVB 的作用，可以诱导红斑、调节免疫及具有光致癌性。由于 UVA1 具有更长的波长，其穿透表皮角质层的作用比 UVA2（见第 86 章）更强，因而不仅影响表皮的结构，还可深中到深层的真皮结构，特别是血管。由于皮肤是一个大型器官，将循环免疫细胞暴露于 UVA1 之下可能造成显著的系统性反应。特别是治疗特应性皮炎和 MF 时，疗效可能与诱导 T 细胞凋亡有关。UVA1 照射可能使特应性皮炎和皮肤肥大细胞增多症患者真皮中的朗汉斯细胞和肥大细胞的数目减少。此外，局限性硬皮病照射部位的胶原酶表达增多可能也与 UVA1 照射有关。UVA1 用于治疗局限性硬皮病及其他硬化性疾病，可能部分也与这种作用有关。

现已达成共识，认为 UVA1 光疗用于慢性疾病的治疗是比 PUVA 更安全的选择。最大的弊端是需要更高的剂量（每次 30 ～ 130 J/cm²），因此对于光源的损耗和花销更多。目前，欧洲是开展 UVA1 研究最多的地方，UVA1 使用也更为普遍（图 134.7）。

UVA1 对于特应性皮炎也有治疗效应[29-30]（图 134.8）。其比 UVA/UVB 治疗更为有效，至少对于严重的特应性皮炎。若作为单独的治疗手段，中到高剂量的每日剂量会优于低剂量的治疗。UVA1 和窄波 UVB 治疗特应性皮炎的疗效相仿[31]。但如前述，目前仍没有达成对于治疗特应性皮炎首选 UV 光疗种类的共识[19]。

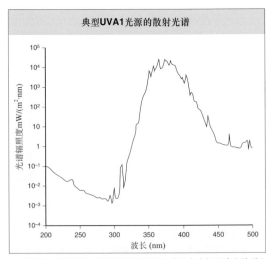

典型UVA1光源的散射光谱

图134.7 典型 UVA1 光源的散射光谱（金属卤素灯经滤光片后）

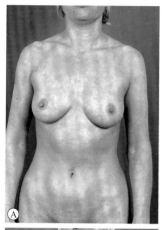

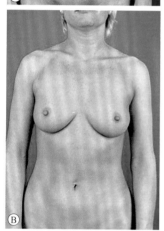

图 134.8　特应性皮炎的 UVA1 光疗（自体对比）。A. 治疗前；B. 15 次照光后，左侧高剂量（130 J/cm²），右侧中等剂量（65 J/cm²）的 UVA1 光疗。疗效无差异

据报道，UVA1 对其他皮肤病也有效[32]，特别是硬化性皮肤病[33]、急性移植物抗宿主反应（GVHD），以及慢性硬皮病样 GVHD[34-35]。UVA1 也用来治疗色素性荨麻疹[35] 和 MF[36]。但具体疗效，特别是针对 MF 的疗效，仍需要大样本的确认试验。

UVA1 光疗的副作用

UVA1 常需要更高的通量，因而导致显著的皮肤晒黑，特别在皮肤偏黑的患者，但其副作用小于 UVB 及 UVA2。在对 UVA1 光疗了解更多之前，建议仅在疾病加重期和急性进展期应用（特别是采用高剂量时，如 130 J/cm²），一般一个治疗周期不应该超过连续 10 ～ 15 次照射，1 年内建议仅接受一个疗程。欧洲一项前瞻性纵向研究已开始检测 UVA1 光疗患者发生皮肤癌和光老化的风险。近来发现，人类皮肤接受 UVA1 光疗后（甚至低于发生红斑的剂量），角质形成细胞中 TP53 高表达，Bcl-2 蛋白表达轻度增高，因而提

示 UVA1 可能导致 DNA 损伤[37]。此外，UVA1 还可诱导皮肤成纤维细胞产生致突变前体环丁烷嘧啶二聚体和 DNA 的氧化损伤（同时在基因和核酸水平）[38]。值得注意的是，自从 1992 年在欧洲开始普及使用 UVA1 光疗，并没有严重副作用报道。

采用补骨脂素的光化学疗法（PUVA）

PUVA 联合了补骨脂素（P）的使用和长波紫外线（UVA）的照射。这种联合可导致一种治疗性的光毒性反应，其不会在单独使用任何一种成分时产生。补骨脂素的给药方式可以是口服，或以溶液、霜剂、水浴等方式外用，紧接着接受 UVA 照射。

历史回顾

在古埃及和印度，外用某些植物的提取物、种子和植物的某些部分（如白雪花和补骨脂），继以日光照射用来治疗白癜风已有上千年的历史[39]。1974 年发现口服 8- 甲氧补骨脂素（8-MOP），然后接受新的、高能的人造 UVA 光源照射，对于银屑病有很好的疗效[40]。接着在更多的皮肤疾病中也发现有治疗效果（表 134.2）。但是，在此后的 10 年，PUVA 使用却大为减少，部分

表 134.2　对 PUVA 有效的疾病	
疾病治疗	**疾病预防**
银屑病	多形性日光疹[†]
掌跖脓疱病	日光性荨麻疹[†]
特应性皮炎	慢性光化性皮炎[*][†]
蕈样肉芽肿（ⅠA、ⅠB、ⅡA 期）	牛痘样水疱病[*][†]
白癜风	红细胞生成性原卟啉病[*][†]
泛发性扁平苔藓	
色素性荨麻疹	
皮肤型 GVHD	
泛发性环状肉芽肿	
结节性痒疹	
急性、慢性苔藓样糠疹[*]	
淋巴瘤样丘疹病[*]	
毛发红糠疹[*][†]	
慢性色素性紫癜[*]	
朗格汉斯细胞组织细胞增生症[*]	
限局性硬皮病[*]	
* 仅有在少数患者中的使用经验。	
† 在治疗起效时可能加重。	
GVHD，移植物抗宿主病	

是由于罹患皮肤肿瘤的风险，特别是在长期使用的皮肤白皙的个体，以及窄波 UVB 的效用被逐渐肯定。尽管 PUVA 通常是光疗的二线方案，皮肤科医师仍有必要熟知治疗的方案、可能的副作用及适应证。

补骨脂素

补骨脂素是一种天然存在于很多植物中的线状呋喃香豆素，也有一些合成的补骨脂素化合物。口服和外用（水浴、霜）的 PUVA 主要是 8-MOP（甲氧沙林），主要来源于植物，也可化学合成。合成的化合物 4,5′,8- 三甲氧补骨脂素（trioxsalen，TMP），口服时光毒性比 8-MOP 弱，但水浴时光毒性则更大。TMP 主要在斯堪的纳维亚地区用于水浴。5-MOP 口服也有效，致红斑性比较弱，也无胃肠道反应（图 134.9）。在一些欧洲国家，以往常规使用 PUVA，目前已不再市售。8-MOP 口服凝胶混合物包括结晶体、微晶体或可溶性补骨脂素成分。溶液配方比结晶体配方能更快到达血浆峰浓度，且峰浓度更高更稳定。

补骨脂素自吸收至到达皮肤，包括药物的分解、溶解、吸收、首过效应、血液运输和组织分布等过程。补骨脂素从肠道的吸收率取决于分子的理化性质、溶解的速率、配方成分及同时摄入的脂肪成分。溶液配方的血清峰值通常是可靠且可预测的，而晶体配方的时间可变性较大。在补骨脂素到达皮肤之前，药物在经过肝时被代谢。口服不同剂量 8-MOP 的血清药物浓度呈现强非线性规律，提示饱和性首过效应。因此，补骨脂素摄入剂量和吸收速率轻微的不同就可能导致血清药物浓度有很大的波动。从实践看，小剂量的药物在首过效应中被肝几乎完全清除，因此可能导致治疗无效。

8-MOP 血清浓度提示很大的个体差异。即便是同

一患者，在不同场合血清药物浓度也可能不同，但药物浓度通常足以产生相对可靠、恒定的疗效。这种难以确定的药动学行为可能是由于个体之间及个体内在小肠吸收率、首过效应、血药分布及代谢和清除率上的差异。

对于特定患者，血清 8-MOP 水平和皮肤的反应性密切相关，皮肤光毒性的峰值和血清药物浓度峰值相一致。血清 8-MOP 水平也和表皮的药物浓度的一致。补骨脂素最大血药浓度和最小光毒性剂量（minimal phototoxicity dose，MPD）之间是否有显著相关性目前仍无定论。

外用 8-MOP 的药动学和外用方式有关。0.15% 8-MOP 乳液或溶液外用于体表大面积区域时，和口服时的血药浓度相当。相反，水浴 PUVA 用作全身治疗时，由于药物浓度很低，血药浓度也很低。水浴递送的补骨脂素很快吸收进入皮肤，但并未在皮肤处沉积，而是很快被清除[2]。

补骨脂素的光化学性

补骨脂素与 DNA 的反应分三个步骤。首先，在给予 UV 照射之前，补骨脂素插入 DNA 的双链中。通过光化学反应，吸收 UVA 光子后和 DNA 的嘧啶基形成 3,4- 或 4′,5′- 环嘧啶单聚体。4′,5′ 单聚体可以吸收第二个光子能量，通过双螺旋相对链嘧啶碱基间 5,6 双键形成，产生键内交联（图 134.10）的二聚体。

UVA 激发的补骨脂素还可以和单分子氧作用。反应中形成的活性氧导致磷脂过氧化而形成细胞膜的损伤，还可能激活环加氧酶和花生四烯酸的代谢通路。

补骨脂素和表皮 DNA 的交联抑制了 DNA 的复制，使细胞周期停滞。尽管没有被证实，但其基本被认为是补骨脂素产生治疗效应的机制。补骨脂素的光敏性也可导致细胞因子和受体的表达改变。然而，DNA 交联似乎并不是 PUVA 所有治疗效应中的必备条件，对其他皮肤病的疗效也不一定是直接来自这种分子反应。补骨脂素也可以和 RNA、蛋白质及其他细胞成分反应，还可以通过氧自由基和其他自由基间接修饰蛋白质和脂质成分[41-42]。

PUVA 可逆转发生病理改变的角质形成细胞分化标志物，并降低增殖性表皮细胞的数量。PUVA 同时可显著抑制浸润的淋巴细胞，并在不同种类的 T 细胞亚群中发挥着不同的作用。PUVA 诱导淋巴细胞凋亡的能力胜过诱导角质形成细胞凋亡[1]，或许可以解释其在 CTCL 或其他炎性皮肤病中的疗效。尽管目前关于补骨脂素光敏性的通路和机制有了较多了解，清除

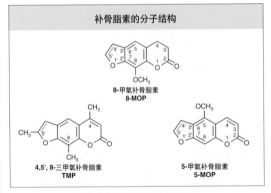

图 134.9　补骨脂素的分子结构

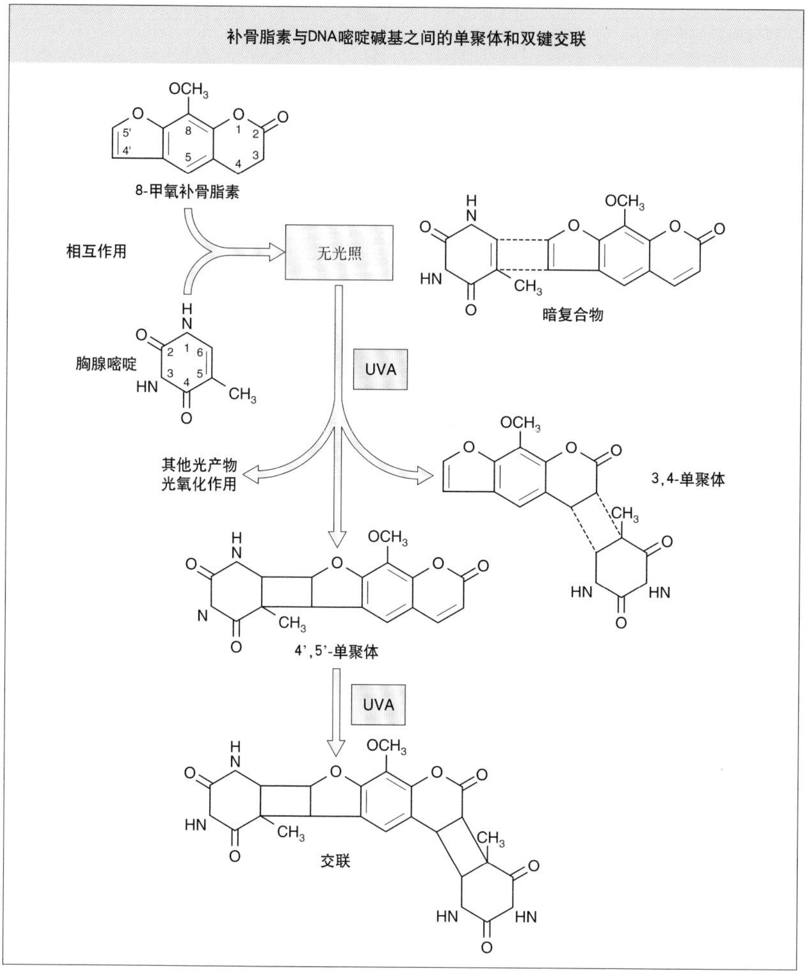

图 134.10 补骨脂素与 DNA 嘧啶碱基之间的单聚体和双键交联

某一特定疾病的相互作用及各自的作用目前仍属未知。

补骨脂素也可以诱导黑素的产生。机制包括补骨脂素同黑素细胞中的 DNA 进行光交联,随着黑素细胞的分化和增殖,黑素小体形成增多、黑化作用增强,同时增多的黑素小体转运至角质形成细胞,并通过刺激 cAMP 活性而促进酪氨酸酶的合成(见第 65 章)。

作用光谱和光源

8-MOP 诱导产生迟发性红斑的最佳作用光谱为 330 ~ 335 nm,8-MOP(外加 UVA)抗银屑病效应也出现在与此红斑反应一致的作用光谱[43]。传统的治疗性 UVA 荧光灯管和宽波金属卤素灯管经过 UVB 和 UVC 过滤后,可以有效覆盖补骨脂素的作用光谱。用于 PUVA 治疗的典型 UVA 荧光灯管峰值为 352 nm,并混有约 0.5% 的 UVB(图 134.11)。金属卤素灯的主要优势在于输出稳定,辐照度高,使得治疗时间缩短。

UVA 的剂量以最大灵敏度在 350 ~ 360 nm 的光度计计量,单位为 J/cm^2,而 UVB 的剂量单位为 mJ/cm^2。在光疗过程中,照射必须保证相对均一,以避免在不同部位给予的剂量不同。UVB 剂量应保持尽可能低,并避免达到致红斑的 UVB 剂量,以便足量的 UVA 可以被吸收并激发补骨脂素的光敏性反应。

PUVA 的光敏作用

PUVA 治疗产生炎症性反应,并表现为迟发性光毒性红斑。这种反应取决于药物剂量、UVA 剂量及个体的敏感程度(皮肤类型)。最近的研究表明,8-MOP 剂量改变对 PUVA 红斑的剂量–反应曲线的最大斜率

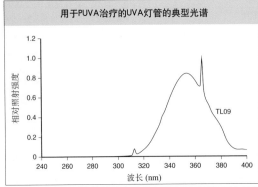

图 134.11 用于 PUVA 治疗的 UVA 灯管（飞利浦 TL09）的典型光谱

没有很大影响。因此，个体内 8-MOP 的使用剂量在临床相对小的范围内改变会显著改变 PUVA 治疗的红斑阈值，但不会改变 UVA 剂量增加导致的红斑增加的程度[44]。

从晒斑到 UVB 红斑，PUVA 红斑反应的时程有很大的不同，UVB 红斑出现在 4～6 h 以后，峰值出现在 UVB 照射后 12～24 h。PUVA 红斑出现在 24～36 h，峰值出现在 72～96 h 或更晚。其剂量-反应曲线的曲率比 UVB 红斑更缓（近似为 2），这种变化甚至一直延续到峰值时[45]。PUVA 红斑持续时间更长（持续 1 周以上），也更红，甚至是紫罗兰色。严重的反应可能会导致水疱和表皮坏死。PUVA 过量常导致水肿、严重的瘙痒，有时还会出现累及皮肤特异性的刺痛感。目前，红斑是唯一一用来评估 PUVA 反应程度的临床指标，并用来调整 UVA 的使用剂量[2]。

色素沉着是 PUVA 的第二个重要效应，特别是口服 TMP，可能不伴临床可见的红斑。这在治疗白癜风及预防性治疗一些皮肤病中具有重要意义。正常皮肤在 PUVA 治疗 7 日后达到色素沉着的峰值，并可持续数周到数月。正如日光导致的晒黑，接受 PUVA 治疗时，个体变黑的能力是基因决定的，但其剂量-反应曲线比日光反应时更陡。有时，PUVA 照射导致的晒黑比日光照射的混合性作用更明显。当用 PUVA 诱导炎症性反应或治疗肿瘤性疾病时，一个重要的策略是在产生明显色素沉积之前出现临床效应。

操作方法

口服 PUVA

口服 PUVA 的原则是固定补骨脂素剂量和服药之间的间隔、UVA 的照射间隔，并根据患者反应的敏感

程度调节 UVA 的使用剂量。根据药物类型和特性，在每次照射前 1～3 h 口服 0.6～0.8 mg/kg 的 8-MOP。液体配方吸收更快，因而比微晶体配方产生更高、更稳定的血药浓度。

UVA 最初剂量的选择取决于皮肤光型[9, 46]或依据最小光毒性剂量（MPD）[47]。在美国，评估患者皮肤对日晒的反应，根据晒伤史和晒黑史，将患者分类。UVA 的治疗剂量则依据这种分类的经验值来确定[9, 44]（表 134.3）。在欧洲，最常使用的方式是测定 MED 时一同测定 MPD。MPD 值即产生一个微弱但清晰可见的红斑时使用 UVA 的最小剂量（补骨脂素服用之后）。如果口服 8-MOP，该剂量为 0.5～5 J/cm²。红斑的评定在照射 72 h（不超过 96 h）之后，此时光毒性反应达到峰值。同 MED 一样，MPD 的评定也应在非光暴露部位（后背或臀部）的皮肤。这样测得的 MPD 值比在光暴露部位要低，可确保初始照射剂量更安全。尽管测定 MPD 比判断皮肤类型更为费时，但在条件允许时还是建议使用，这样 UVA 在起始治疗时的照射剂量更准确，也更高。和 UVB 治疗类似，一些有经验的操作者并不认为光测试是必需的。

肝炎患者对补骨脂素的代谢慢，可能延长光敏感的时间，因而不建议口服 PUVA 治疗。肾功能损伤者也可能延缓补骨脂素排出的时间。

水浴 PUVA

补骨脂素的水浴可以保证药物在整个皮肤表面均匀分布、血浆药物浓度较低、快速从皮肤表面清除，并缩短光敏性持续的时间，因而大受欢迎。由于 8-MOP 水浴无系统性光敏作用，避免了胃肠道的副作用和潜在的眼损伤。皮肤补骨脂素的水平高度稳定，

表 134.3　PUVA 治疗时根据皮肤光型选择的 UVA 起始剂量。照射剂量是根据口服 0.6～0.8 mg/kg 的 8-MOP 而定

皮肤光型*	皮肤反应	建议起始剂量（J/cm²）
I†	经常晒伤，从不晒黑	0.5
II	经常晒伤，有时晒黑	1.0
III	有时晒伤，经常晒黑	1.5
IV	从不晒伤，总是晒黑	2.0
V‡	中等色素沉着的皮肤	2.5
VI	深色色素沉着的皮肤	3.0

* I～IV型皮肤根据个人史确定，V 和VI型皮肤依据体检（皮肤颜色）。
† 红皮病性银屑病患者在选择 UVA 剂量时，归为皮肤光型 I 型。
‡ 该种皮肤光型的患者如果有明确晒伤史，则应归入更低的皮肤光型类别

且光敏性不超过 2 h。但水浴时出现红斑的峰值比口服给药时更晚，因此，红斑阅读时间在照射后 96 ～ 120 h。使用较低的起始剂量（最初 MPD 剂量的 30%），并且初次治疗阶段更谨慎地调整，光毒性反应也可以被最大程度地避免。

最初，水浴 PUVA 采用 TMP 进行，现在 8-MOP 也在广泛使用。水浴 PUVA 时，需用溶解有 0.5 ～ 5.0 mg/L 8-MOP 的沐浴水溶液浸泡全身（或手和足）15 ～ 20 min。由于光敏性下降很快，照射需在此后迅速进行。TMP 在外用后光毒性更大，因此使用浓度比 8-MOP 低。不同于口服 PUVA 治疗，MPD 测试在水浴 PUVA 中是必需的，光毒性阈值在首次治疗后降低。根据笔者的经验，连续每日操作时，第 4 次的 MPD 是第 1 次的 50%（可能由于持续性的补骨脂素加合物累积）。

外用 PUVA

使用 0.01% ～ 0.1% 的 8-MOP 霜剂、软膏和乳液，继以 UVA 照射通常是有效的，但也存在一些问题。在皮肤的表面分布不均匀可能导致未知的光毒性红斑反应，误擦至周围未受累皮肤会造成色素沉着，后者对于白癜风患者尤为重要。此外，如果皮损部位较多，操作费时费力，且治疗不会对未受累、未治疗区产生预防性作用。最后，大面积外用（"涂刷" PUVA）0.15% 8-MOP 乳剂会造成血药浓度与口服相近。因此，外用含补骨脂素霜剂、软膏或乳液的 PUVA 治疗目前

主要用在银屑病患者的掌跖，以及局限性稳定性白癜风患者。

目前，英国光皮肤病学组织已经发表了关于水浴、局部浸泡和其他外用 PUVA 的治疗指南。这些建议是依据对照试验的结果，若没有，则依据实践中的共识而定[48]。

初次治疗阶段（清除期）

初次治疗阶段指的是疾病清除前的疗程，重复性照射治疗是必需的，随着剂量的逐渐增加，色素逐渐沉积。剂量太低常导致治疗失败，除非在某些疾病中诱导色素沉着即为治疗的目的。在绝大多数 PUVA 治疗有效的皮肤疾病中，治疗的频率应在疾病获得满意的控制后逐渐较少。

治疗应该在 MPD 测试后的 72 h 后开始。口服 PUVA 的初次治疗安全剂量是 MPD 剂量的 70%（最近的研究表明，对于银屑病而言，50% 也可达到疗效）。对于水浴 PUVA，由于其光敏性是口服 PUVA 的近 10 倍，建议使用 MPD 剂量的 30%（图 134.12）。

照射治疗每周 2 ～ 4 次。剂量增加不应该超过每周 2 次（至少相隔 72 h），不要在治疗后的第 1 周就增加剂量（如果最初剂量是依据 MPD 而定），以避免产生累积性的延迟性皮肤光毒性。虽然对于治疗的成功不是必需的，轻微可见红斑仍被视为给予足够剂量的临床指标。对于剂量增加，没有固定的准则，剂量调

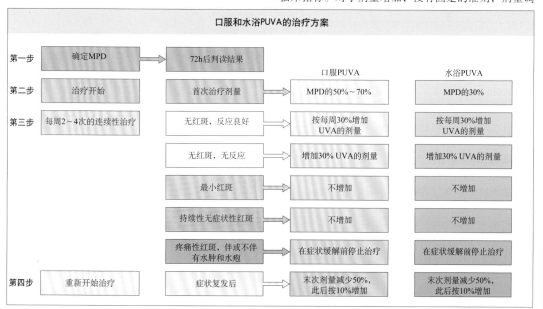

图 134.12　口服和水浴 PUVA 的治疗方案

整的主要参考因素是疾病的临床反应。值得注意的是，水浴 PUVA 的 MPD 在首次治疗后的几天内可能下降达 50%，之后再度增加。这可能是由于持续存在的补骨脂素加合物在后续的照射中进一步发生交联。

在口服和水浴 PUVA 未出现红斑时，UVA 的剂量增加 30% 是安全的（表 134.12）。但由于红斑形成（如白癜风）和（或）合适的治疗反应出现，在后续的治疗中可不必再增加治疗剂量。

维持期

维持治疗的目的是延长临床缓解的持续时间。欧洲的方案中，维持治疗使用清除期治疗的末次 UVA 剂量，每周 2 次治疗，维持 1 个月，此后每周 1 次，再维持 1 个月。然而，最近的一项研究指出，短期维持治疗不足以抑制银屑病的早期复发[49]。有建议针对 MF 给予长期维持治疗，但仍缺少验证此建议的前瞻性研究。也许每月 1 次的维持治疗是折中的可行性建议。

维持期的轻度复发可通过临时增加治疗的频率加以控制；对于严重的复发，建议重新给予原先清除期的方案，直至皮损再次全部清除。患者缓解期维持治疗的不利之处在于过度治疗的风险，并可能增加 PUVA 总剂量累积带来的远期毒性。

银屑病的 PUVA 治疗

基本上，PUVA 对所有类型的银屑病都有效（图 134.13），虽然红皮病性和泛发性脓疱性银屑病的治疗比较困难[2]。美国和欧洲的 PUVA 治疗方案都证实对银屑病高度有效，因此它仍在使用，尽管系统性免疫调节剂（"生物制剂"，见第 128 章）问世之后，所有类型光疗的使用都减少了。表 134.4 列出了两种口服 8-MOP 的 PUVA 治疗方法的比较[46-47]。

有三项研究比较了 8-MOP 的水浴和口服治疗[50-52]。在两项报道中，初次剂量由皮肤光型而定，且每周给予 2 或 3 次治疗。第一项研究中，剂量的增加依每次治疗而定[50]，第二项研究则每 3 次治疗给予一次小幅的剂量增加[51]。第三项研究中，患者依照欧洲标准治疗方案指南口服 PUVA，这组患者的治疗失败率和用量过度的情况最少[52]。相比于口服 PUVA 的治疗结果，水浴 PUVA 获得同样皮损清除所需的照射量较低。这可能是由于相比于皮损周围的正常皮肤，补骨脂素能够更易透过银屑病斑块皮损的异常角质层，从而使治疗的光毒性更为局限。在治疗过程中，可于皮损处监测光毒性。水浴 PUVA 产生红斑或瘙痒的情况

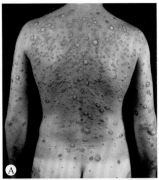

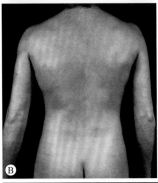

图 134.13 PUVA 对银屑病的治疗（每周 4 次）。A. 治疗前；B. 治疗 6 周以后

表 134.4	美国和欧洲 PUVA 治疗方法比较	
	美国	**欧洲**
UVA 剂量	根据皮肤光型预评定	根据 MPD 评定
治疗频率	每周 2 或 3 次	每周 4 次
剂量增加	提前评定	个体化
治疗原则	固定，谨慎	可变，激进
目标	在没有复杂测试和急性副作用的情况下清除皮损	在色素沉着之前快速清除皮损
MPD，最小光毒性剂量		

和口服治疗类似或更低。在所有研究中，系统性的不耐受反应（如恶心和呕吐）只在口服 PUVA 时出现[2]。

PUVA 单独治疗对多数银屑病病例可以产生确切的缓解效应，但许多患者仍需要联合治疗（见下文）。

联合治疗

外用联合

与 UVB 光疗类似，PUVA 和其他治疗方式联合可以改善疗效，并降低潜在的不良反应[2]。外用治疗包括糖皮质激素、氮芥、煤焦油和维生素 D 类似物（见第 125 章和第 129 章）。但一些患者会拒绝使用之前单独使用无效的外用制剂。

甲氨蝶呤、环孢素、系统性免疫调节剂（"生物制剂"）

在清除期联合使用 PUVA 和甲氨蝶呤（MTX）可以缩短疗程、光照时间以及 UVA 的累积使用量，而且其对于单独使用 PUVA 或 UVB 无反应的患者也有效[53]。目前为止尚无报道称这种联合治疗会增加非黑色素瘤性皮肤肿瘤的风险。但环孢素联合 PUVA 时，会增加皮肤肿瘤的发生。因此，这种联合方案，包括在 PUVA 治疗后使用环孢素是不推荐的[53]。各种生物制剂与 PUVA 联用的安全性和有效性的研究尚没有评估。

维 A 酸

PUVA 和口服维 A 酸联用（RePUVA）是治疗银屑病最有效的方案。PUVA 治疗前 5 ～ 10 天开始每日口服维 A 酸（阿维 A 0.5 ～ 0.75 mg/kg 或异维 A 酸 0.75 ～ 1 mg/kg），直至清除期结束，可显著提高 PUVA 的疗效。报道指出，RePUVA 可以缩短光照时间的 1/3，UVA 的累积剂量可减少一半。RePUVA 也适用于对 PUVA 反应差的病例。

维 A 酸和 PUVA 协同作用的机制可能是减少银屑病斑块的炎性浸润和加速剥脱过程。理论上讲，维 A 酸也可能通过减少光暴露时间和产生对皮肤肿瘤的化学防御降低 PUVA 远期致癌的风险。一项研究发现，联用 PUVA 和口服维 A 酸的银屑病患者发生 SCC 的风险下降，但对 BCC 的发病率无显著保护作用[54]。

使用维 A 酸的短期副作用包括停药后病情出现反复，由于使用时间有限（仅在清除期使用），远期毒性尚不清楚。维 A 酸的致畸风险值得特别考虑。对于育龄期女性，异维 A 酸的避孕期仅为停药后 1 ～ 2 个月，因而推荐使用，而使用阿维 A 需要至少 2 年的避孕期[2]。

皮肤 T 细胞淋巴瘤（尤其蕈样肉芽肿）的 PUVA 治疗

根据早期 MF 患者接受自然光照的疗效反应，Gilchrest 等[55]最早报道成功使用 PUVA 治疗 MF。选择对其他治疗反应不佳，或组织病理确诊的斑块期或肿瘤期 MF，或红皮病型 CTCL 患者，给予 PUVA 治疗，发现除了那些有意遮蔽了 UVA 照射的部位（排除了皮损自发消退的可能），皮损得到了完全的清除。这也证明 PUVA 的疗效是局部而非全身性的。

大量文献报道了与 MF 分期有关的初始反应率和缓解的平均持续时间、PUVA 和其他治疗方案效应的比较、联用治疗方案的有效率、产生疗效的具体机制，以及短期和长期的不良反应[2]。

MF 光化学治疗的方案和剂量同银屑病类似，包括三个阶段——清除期、维持期和后期随访。一些学者认为，缓解与否应依据之前皮损部位的病检结果。一些机构使用的维持期治疗包括每周光照 2 次，持续 1 个月，继以每周 1 次，持续 1 个月。如果仍在缓解期，治疗可停止，患者进入每月一次的随访，而后每 2 个月进行一次随访。如果再次复发，患者再次进行每周 3 或 4 次的 PUVA 治疗，直至完全清除。但是，也有研究者提倡长期维持治疗，频率为每月一次或每 2 个月一次，直到 PUVA 治疗无效为止。由于 MF 的病程存在显著的患者个体间差异，目前对此尚无定论。临床经验提示，应对患者进行个体化的治疗。

一些大规模的队列研究提示，患者对 PUVA 治疗的最初反应率和疾病的分期有关。总体而言，最理想的初始反应率在 I A 期（约 90%）、 I B 期（约 76%）和 II A 期（约 78%）获得，而 II B 期和 III 期约为 60%。结果存在一定的异质性，使用不同的治疗方案、补骨脂素配方不同，以及光源的差异可能是导致这一结果的原因。少数 IV 期患者仅进行了 PUVA 单剂治疗，在此阶段，通常认为 PUVA 只是起到缓解或辅助治疗的目的。复发后对 PUVA 的反应同初次治疗相似。临床缓解与光毒性反应破坏恶性浸润细胞直接相关。当肿瘤细胞只浸润表皮或真皮浅层，而没有超过 UVA 可穿透的深度时，皮损可能完全清除。肿瘤期 MF 患者的早期复发率很高，需要持久的维持治疗，并且只有 PUVA 联合局部放疗和（或）全身的化学-免疫治疗才能完全清除肿瘤。

总之，目前的数据认为 PUVA 对于早期（ I A ～ II A）CTCL（图 134.14）是很好的选择。患者可获得很高的完全清除率，相当一部分患者可在此后多年仍处于疾病缓解期。晚期（ II B ～ IVB）不建议将 PUVA 作为单一治疗手段，但可作为辅助治疗，改善患者的生活质量。迄今，还不知道哪种治疗方案可以阻止进展期 MF 向肿瘤发生、扩散转移以及死亡的方向发展。PUVA 联合系统维 A 酸（如贝沙罗汀[56]）或干扰素 - α -2a [57-58]可以延长缓解期。频繁使用 PUVA 的远期副作用风险对于 CTCL 患者不及良性疾病患者重要。

PUVA 治疗很容易诱导局限于皮肤的淋巴瘤的缓解，但对 CTCL 自然病程和患者生存率的影响还不甚清楚。

白癜风的 PUVA 治疗

如上所述，在印度和古埃及，白癜风是最早用古

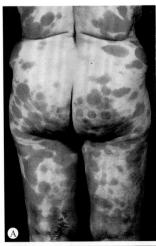

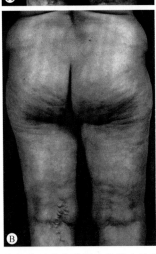

图 134.14　PUVA 对皮肤型 T 细胞淋巴瘤（MF）的治疗。A. 治疗前；B. 每周 4 次，12 周疗程以后

次治疗，但不要超过 3 次，每次治疗之间至少间隔 1 天。如果 4 ～ 5 个月或 30 ～ 40 次治疗后仍无改善，则应当停用。有效指的是毛囊周围色素沉积增多，或小的皮损（< 2 cm）范围缩小。如果治疗中断，除了已完全复色的皮肤，其他区域可能重新脱色。完全复色的区域可能在此后数十年或更久时间内保持稳定。

外用 8-MOP 辅以光化学疗法可用于小皮损（< 5% 的体表面积）或对使用口服 PUVA 治疗儿童有顾虑时。治疗必须在诊所进行，因为在家自行使用极可能导致严重的光毒性不良反应。将外用的 8-MOP 制剂（0.0005% ～ 0.005% 8-MOP 霜或软膏）在照光前 30 min 均匀涂抹于治疗区域。照光剂量（起始 0.25 J/cm²）在没有出现明显红斑的情况下逐周增加，每次增加 0.25 J/cm²。建议每周治疗 1 或 2 次。外用 TMP 也可用于 PUVA 治疗，但其相较于 8-MOP，光毒性更强。对于外用制剂，基质类型对补骨脂素的透皮吸收以及在皮肤中的浓度起主要作用。因为溶液会"流淌"而产生色素沉着带，最好避免使用溶液剂。治疗之前于皮损周围的未累及区使用防晒剂，可以淡化色素沉着环。

对不同患者选择合适的治疗很重要。口服 PUVA 治疗应针对 10 ～ 12 岁以上患者，对于所有形式的治疗，患者必须可以接受 12 ～ 24 个月的连续治疗。唇、手背远端、手指和足趾、掌跖、乳晕，以及大面积仅有白色毛发的区域对治疗反应差。患者需对此有所了解。

稳定性疾病（即半年到 1 年内无进展）相对容易治疗。完整的治疗方案平均需要 150 次以上照光治疗。由于身体不同部位反应率不同，约 30% 的患者在经过数月的治疗后无任何反应。如上文所述，一项研究中发现，对于非节段性白癜风患者，窄波 UVB 与口服 PUVA 治疗相比，获得了更好的复色[16]。

PUVA 促进白癜风复色的机制大多仍基于推测。联想到 UV 光照射的免疫调节作用，PUVA 治疗或许可以产生某种抑制性细胞，进而阻止各种刺激对黑素细胞的破坏。目前为止，还没有 PUVA 联用阿法诺肽的相关报道。

老的补骨脂素进行光化学疗法的疾病。PUVA 在今天的配方里也可以刺激黑色素合成，促使黑素细胞增生和迁移，并在超过 50% 的白癜风患者中重构了皮肤的正常颜色。

治疗方法和结果

口服 8-MOP 和 TMP 是最常使用的光敏剂，继以日光照射或人造 UVA 照射。患者需长时间的治疗以诱导色素再生。非常重要的一点是，患者需明白 PUVA 如同其他的白癜风治疗方法一样，要长年累月治疗才可取得满意的治疗效果。应避免对疗效和疗程过于乐观的想法。患者也必须知晓治疗也可刺激正常皮肤的色素沉积，这会进一步加大皮损和正常皮肤之间的色差。

口服 TMP 比 8-MOP 的光毒性稍弱，当用自然光作为光源时，倾向于使用前者。建议每周至少给予 2

特应性皮炎的 PUVA 治疗（见第 12 章）

许多中到重度，甚至是红皮病型特应性皮炎对 PUVA 治疗有效[53]。治疗指南大体上与银屑病相同，但患者在初次治疗时可能出现皮炎加重。特应性皮炎比银屑病更难治疗，且常常需要更多的治疗次数。特应性皮炎的皮疹可能被 PUVA 清除，复发速度却更快，比例也更高，因而需要更长的维持治疗。然而应避免在年轻患者进行长期的维持治疗。PUVA 联合外用糖皮质激素在维持期中的作用优于单用 PUVA。近期一项关于严重特应性皮炎的研究显示，PUVA 治疗获得的短期和远期反应要优于中等剂量的 UVA1 治疗，该结果还需后续的验证试验。特应性皮炎光化学治疗的机制尚不清楚，最近的观点认为皮损中浸润的淋巴细胞功能发生了转化。

扁平苔藓的 PUVA 治疗（见第 11 章）

对泛发性扁平苔藓，PUVA 提供了口服激素之外另一种有效的治疗方案。研究表明，总体有效率为 50% ～ 90%，比银屑病对 PUVA 的有效率低。此外，为了实现完全缓解，扁平苔藓需要更长的疗程和更多的 UVA 累积剂量，且不是所有患者都会得到满意的效果。显著的炎症后色素沉着还可能影响最终的外观效果。PUVA 治疗过程中病情加剧的情况曾有报道。水浴 PUVA 对于扁平苔藓也有效，联合的 RePUVA 方案（用于银屑病）可能加快泛发性皮损，特别是角化型扁平苔藓皮损的消退。口服 PUVA 较窄波 UVB 提高了最初的临床有效率，但两者都是有效的治疗，并有类似的远期疗效[59]。

移植物抗宿主病的 PUVA 治疗

由于特发性扁平苔藓和苔藓样移植物抗宿主病（GVHD）在临床和病史上的相似性，PUVA 对于后者的疗效也得以评估[60]。在单用传统免疫抑制剂治疗无效的患者中观察了 PUVA 治疗效果[61]。PUVA 治疗对于硬皮病样 GVHD 的疗效尚无定论[62]。根据笔者的经验，PUVA 对局限和边界清楚的硬皮病样皮损起效更快，且可使皮肤软化，但进展期或广泛硬皮病样皮损对 PUVA 的反应会变差。

PUVA 不仅产生局部效果，也产生系统性效果，比如黏膜的侵蚀在 PUVA 治疗慢性苔藓样 GVHD 的过程中也得到改善，但这可能纯属偶然。PUVA 在治疗 GVHD 的过程中，对其他脏器（如肝和肠道）无改善作用。值得注意的是，目前尚无肝 GVHD 坏死的报道。而银屑病的代谢依赖于肝，这一点很重要。

治疗慢性 GVHD 的方案基本上和银屑病相同。UVA 的剂量不应急剧增加，以避免红斑和可能的 GVHD 再次激活。在第 2 次和第 4 次光暴露之间，UVA 的剂量增加不应超过 0.5 J/cm²，且患者每周应治疗 3 或 4 次。根据银屑病中维持期的方案，清除皮损之后照射次数可减少。

在所有造血干细胞的受体中，罹患恶性皮肤肿瘤的总体风险稍升高，但比长期接受免疫抑制剂的实体脏器移植的患者要低得多。如果患者长期预防性使用伏立康唑，应考虑改用泊沙康唑治疗，以降低 SCC 的发生风险。

色素性荨麻疹的 UVA 治疗（见第 118 章）

PUVA 可使皮肤肥大细胞增生症得到暂时缓解[63-64]。治疗可使 Darier 征消失、瘙痒缓解、皮肤斑块和丘疹扁平或消失。甚至一些全身症状，如组胺诱发的偏头痛和潮红随着治疗的进行也逐步消退[63]。绝大多数患者会在停用 PUVA 后的几个月疾病复发。复发皮损对治疗的反应同原发皮损，恢复治疗后症状和体征会再次消失。PUVA 在儿童的治疗常有效，尤其对泛发性残毁性肥大细胞增多症。为了避免肥大细胞内介质的突然释放，PUVA 治疗逐步增大剂量，尤其在最初阶段，其他仍应遵循常规治疗方案进行。

其他皮肤病的 PUVA 治疗

光疗对急性和慢性苔藓样糠疹[21]都有效，并且对淋巴瘤样丘疹病疗效良好[21, 65]。对这些病例的治疗经验仅限于个例报道。对毛发红糠疹的疗效报道结果不一。一些患者会出现良好的效应[21]，其他患者会加重，有些患者需要联用维 A 酸或甲氨蝶呤治疗。有报道泛发性环状肉芽肿经 PUVA 治疗后可实现完全清除，但长期维持治疗对维持病情缓解是必要的[66]。外用或口服 PUVA 治疗会导致患者斑秃区的毛发再次生长。但毛发再生长所需的治疗次数有很大的差别，局限性斑秃比全秃反应好。然而，大样本的随访调查认为 PUVA 总体上对斑秃无效[67-68]。这一点也与笔者的经验相似。水浴和口服 PUVA 已成功用来治疗限局性硬皮病[69]。

光线性皮肤病的 PUVA 治疗

窄波 UVB（见上文）或 PUVA 能诱导一些光线性皮肤病对日光的耐受[70]。从安全性考量，首先采用窄波 UVB 进行尝试，但 PUVA（通过硬化作用）是对多形性日光疹（PMLE）非常有效的预防性治疗手段[71]。约 70% 的患者经过 3 ～ 4 周 PUVA 治疗后，便足以抑制后续日光照射对疾病的影响。PUVA 能在很低（低于致红斑剂量）的 UVA 剂量下快速和密集地诱导色素沉着，且该剂量远在诱导 PMLE 的阈值剂量之下。大概有 10% 的患者在 PUVA 和 UVB 的初次治疗阶段出现了特异性的皮损，干预手段包括治疗中断、UVA 剂量减少以及外用糖皮质激素。

对 PMLE 进行预防性光化疗的意义在于平衡其远期不良反应的风险。考虑到光保护所需的治疗次数和累积 UVA 剂量很低（每次治疗为 15 ～ 40 J/cm²，剂量依据皮肤类型和光敏感性），以及患者户外运动时 PMLE 病情加重，无其他防御措施（如防晒油、窄波 UVB）时可考虑用 PUVA 来治疗 PMLE[71]。

关于 PUVA 预防其他光线性皮肤病也有一些经验。在日光性荨麻疹，PUVA 治疗是最有效的预防手段，且显著优于抗组胺药[72]。经过一次 PUVA 治疗后，对日光的敏感性可下降 10 倍以上。依赖于规律性接受日照，这种抑制效应可能持续整个夏季。由于阈值剂量比 MPD 剂量低，最初几次 PUVA 治疗中有些患者可能出现问题。在这样的情况下，可在每次 PUVA 治疗前的几小时在身体某处测试对 UVA 照射量的反应，以确定使用的剂量[72]。PUVA 治疗需在一段时间内坚持进行。

另有在慢性光化性皮炎及牛痘样水疱病的个例中成功使用光化学疗法的报道[73]。

PUVA 的副作用和远期危害

如上所述，口服 8-MOP 可能导致患者恶心（30%）和呕吐（10%），有时需中断治疗。可能由于补骨脂素血药浓度不同，这些不良反应在液体配方中比晶体配方中更常发生。

与过度日晒的副作用类似，补骨脂素联用 UVA 治疗的短期不良反应包括红斑、水肿和偶发的水疱。全身瘙痒和刺痛感可能是光毒性不良反应的前兆。当大面积皮肤受累时，过度的光毒性，如发热和萎靡等全身症状可能出现。非甾体抗炎药和外用或口服糖皮质激素对于缓解这种症状可能是必需的，但需尽早给予。外用补骨脂素治疗常致表皮补骨脂素浓度过高。在外用 PUVA 治疗中，多次连续性 UVA 照射还可能导致光毒性反应的累积。

一些患者在 PUVA 治疗中感到持续性瘙痒，特别在 UVA 轻微超量后，少数病例在局限性皮损中也出现刺痛感。PUVA 导致的皮肤疼痛大多与光毒性反应相关，一旦出现，需中止治疗。其发生的机制仍不明确，抗组胺药无效。这些不良反应常随着治疗的进行而逐渐减少。

对眼睛的影响

UVA 照射时必须保护眼睛，且佩戴不透 UVA 的眼镜，直至治疗当日的晚上。UVA 可透过晶状体，当形成补骨脂素蛋白的光产物时可能引起白内障。年龄越小，晶状体的穿透力越强，因而 12 岁以下儿童是口服 PUVA 治疗的相对禁忌证。尽管实验数据提示有提前发生白内障的风险，但临床评估发现，即便对于疏忽了眼部仔细防护的患者，也没有发现晶状体不透明的情况[74]。外用 PUVA 或水浴 PUVA 对眼部没有影响。

实验室数据

由于在动物实验中发现超量给予补骨脂素会导致肝损伤，过去人们一直担心药物对人体的肝毒性。一些大样本研究显示，超量且较长疗程使用 PUVA 的患者并没有出现明显的实验室指标异常[46-47]。在连续几年的随访记录中都未发现肝损伤的实质性证据。治疗 1 年后的肝活检也未显示肝毒性。以往接受 PUVA 治疗后发生肝炎的病例可能与治疗本身无关。几项大样本研究还确定了 PUVA 治疗不会诱导抗核抗体的产生[75]。

PUVA 治疗可能的远期风险

皮肤反复接受光毒性损伤，无论是日光、人造 UV 光源还是 PUVA，都会导致累积性的日光性损害。尽管日光性损害的确切作用光谱还不清楚，但表皮的损害多源自 UVB，而 UVA 可以穿透皮肤深层，因而造成真皮的损害。PUVA 的长期照射可能导致皮肤日光性弹力纤维变性样改变，加重日晒的损伤。全身性 UVB 或 PUVA 高累积剂量照射会导致色素改变、皮肤干燥、弹性下降、皱纹形成及光线性角化病。此外，PUVA 还可能产生弥漫性色素痣（图 134.15），称作 PUVA 痣[47]。这是反复和长期治疗后，UVA 的高累积剂量和治疗次数较多所致。目前，尚无这些痣导致皮肤黑色素瘤风险增加的报道，但其常带来容貌上的困扰。

长期和反复的光治疗方案带来的主要顾虑是光致癌性。因此，PUVA 治疗前，患者需接受仔细检查以排除恶性皮肤肿瘤或癌前病变。目前，几乎所有资料都来自接受治疗的银屑病患者，他们是接受 PUVA 治疗的主要人群。

致癌风险来自于 DNA 的损伤，PUVA 的免疫抑制

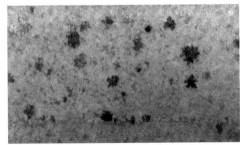

图 134.15　PUVA 痣。在数年 PUVA 治疗后出现，经常出现在光损伤区皮肤的背景之上

作用可能也有重要影响。在 PUVA 治疗的患者中，SCC 的风险与对照组相比显著增高，且程度与剂量似乎呈正相关，但 BCC 却无此规律[76]。然而，不能确认 PUVA 是唯一致癌因素，尤其考虑到许多患者之前接受过过度的日光照射，以及砷剂、UVB 和抗代谢药物等有致癌风险的治疗[77]。高剂量 UVB 会增加接受 PUVA 治疗的患者发生非黑色素瘤性皮肤肿瘤的风险[78]。在接受长期口服 PUVA 治疗的非高加索人群中，并没有观察到皮肤肿瘤发生风险的增加[79]。最新一项关于 PUVA 的研究显示，小于 150 次的 PUVA 治疗最多只是中度增加 SCC 的风险，而高剂量 PUVA 治疗对于 BCC 的风险无影响[80]。

根据一项研究，之前生殖器部位接受过煤焦油或 UVB 治疗的男性患者对 PUVA 的致癌作用尤为敏感[81]，但如果之前只是接受过 PUVA 治疗，则致癌风险并没有增高[82]。法国一项研究回顾了 1978—1998 年间接受治疗的 5400 名患者，即便在 UVA 照射过程中并没有对生殖器进行防护，也并无关于生殖器皮肤肿瘤的报道，从而引发了生殖器防护是否绝对必要的讨论[83]。再者，在白癜风患者中目前还没有关于皮肤肿瘤风险增加的报道。

仅有少数几例长期接受 PUVA 治疗的银屑病患者发生皮肤黑色素瘤。到目前为止，除 1 例外，在其他大样本研究中没有观察到黑色素瘤的发病率增加。然而，Steen 等[84]报道，在接受 PUVA 随访（16 个中心的研究）的 1380 名患者的队列研究中，从 1975 年起，有 23 名患者发生了共 26 处侵袭性或原位皮肤黑色素瘤。在 PUVA 初次治疗后的 15 年，在接受 PUVA 治疗的患者队列中观察到黑色素瘤的罹患风险增加。然而，作者也认为或许 PUVA 受到了过多的诟病。人们对其远期风险的检测比对待其他用于严重性银屑病的治疗手段，如甲氨蝶呤，特别是环孢素等免疫抑制剂的治疗更为苛刻。值得注意的是，除了美国的研究，欧洲的研究中并没有发现患者经 PUVA 治疗后发生黑色素瘤的风险增加[85-86]。

实体器官移植后长期服用环孢素或联用 PUVA 治疗的患者发生皮肤 SCC 的风险增加[87]。不进行维持治疗且次数较少的短期激进治疗，比起连续性非激进治疗可能更为安全（见表 134.4）。

在一项纳入 944 名瑞典和芬兰患者的研究中[88]，使用 TMP 水浴 PUVA 显示无致癌风险。此外，在 158 名芬兰的银屑病患者中没有发现皮肤肿瘤和 8-MOP 水浴 PUVA 治疗的关联性[89]。水浴 PUVA 远期的安全性可能与相对较低的 PUVA 剂量有关，但目前无完全肯定的结论[90]。

HIV 感染患者的 UVB 和 PUVA 光疗

合并 HIV 感染的银屑病患者接受口服 PUVA 治疗不会加重 HIV 的病情或增加不良反应的风险。因此，合并 HIV 感染的银屑病患者使用 PUVA 可能比较安全。UVB 和 PUVA 诱导人皮肤内 HIV 启动子活化的理论模型显示，UVB 比 PUVA 更易诱导体内的病毒转录。尽管后续关于 UVB 和 PUVA 光疗对于合并 HIV 的银屑病患者安全性的研究仍是必要的，但该治疗带来的益处是显而易见的，尤其对于严重的银屑病而言[91]。

离体光化学疗法（光透析）

离体光化学疗法（光透析，ECP）最早应用于 20 世纪 80 年代，用于红皮病型 CTCL 的姑息治疗[92]。此后的几项非对照临床研究肯定了其疗效，1988 年，FDA 批准其为红皮病型 CTCL 的治疗方法。1994 年，Staging 国际会议和 CTCL 治疗指南都推荐将 ECP 作为红皮病型 CTCL 的一线治疗方案[93]。然而并非所有作者的观点都达成了一致（见第 120 章）。

对 ECP 治疗反应性更好的 CTCL 患者的特征包括以下：

- 可能与 CD4 : CD8 呈显著的线性相关，此比例 < 10 时比 > 10 的患者反应好。
- 与 LDH 水平呈显著的线性相关，治疗初期 LDH 水平没有升高比 LDH 升高的患者对 ECP 的反应更好。

ECP 也建议用于慢性皮肤型 GVHD 和急性 GVHD 患者的治疗[95-96]。

治疗方案

ECP 治疗的过程包括上肢静脉采血，流经光透析仪器，然后回输至患者。在仪器内，间歇性的流式细胞分离器将外周血单核细胞（PBMC）分离至淡黄色收集袋中。红细胞成分不经处理直接回输至患者。8-MOP 溶液（UVADEX®）直接加入 PBMC 的收集袋中，从而避免药物引起的恶心反应。回收的 PBMC 随后给予 2 J/cm² 的 UVA 光照，并回输给患者。最经典的治疗方案是连续 2 天重复治疗，中间间隔 2 ~ 4 周。

作用机制

尽管 ECP 已经沿用了 30 多年，作用机制仍然未知。猜测 CTCL 对 ECP 的反应可能是因为诱导的免疫反应抗击了恶性肿瘤细胞。近期的实验研究表示，

8-MOP/UVA 可能诱导了细胞凋亡，因而回输自体的半抗原细胞引起了机体的免疫耐受。这种耐受的机制主要来自于调节性 T 细胞，因为将其转入动物模型也可产生同样的保护作用。诱导调节性 T 细胞可以解释 ECP 在人体各种疾病中的治疗作用。抗原特异性调节性 T 细胞的产生也可以解释 ECP 没有引起全身性免疫耐受的原因[97-98]。其中单核细胞来源的不成熟树突状细胞也发挥了重要作用。

副作用

ECP 的副作用很少，包括治疗过程中血容量改变导致的低血压、血管迷走神经反射，后者通常与治疗无关。

其他适应证

许多研究除了评估 ECP 对 CTCL 和慢性 GVHD 的疗效外，也在评估 ECP 对炎症性疾病的疗效，其中自身反应性 T 细胞发挥了关键作用。非对照性临床试验也发现在特定疾病中有过一些成功的尝试，如特应性皮炎、系统性硬皮病、寻常型天疱疮及系统性红斑狼疮等[99-100]。

（申 晨译 李 延校 陶 娟审）

参考文献

1. Weichenthal M, Schwarz T. Phototherapy. How does UV work? Photodermatol Photoimmunol Photomed 2005;21:260–6.
2. Hönigsmann H. Phototherapy for psoriasis. Clin Exp Dermatol 2001;26:343–50.
3. Nickoloff BJ. Cracking the cytokine code in psoriasis. Nat Med 2007;13:242–4.
4. Weatherhead SC, Farr PM, Jamieson D, et al. Keratinocyte apoptosis in epidermal remodeling and clearance of psoriasis induced by UV radiation. J Invest Dermatol 2011;131:1916–26.
5. Parrish JA, Jaenicke KF. Action spectrum for phototherapy of psoriasis. J Invest Dermatol 1981;76:359–62.
6. Anderson KL, Feldman SR. A guide to prescribing home phototherapy for patients with psoriasis: the appropriate patient, the type of unit, the treatment regimen, and the potential obstacles. J Am Acad Dermatol 2015;72:868–78.
7. Boztepe G, Karaduman A, Sahin S, et al. The effect of maintenance narrow-band ultraviolet B light phototherapy on the duration of remission for psoriasis: a prospective randomized clinical trial. Int J Dermatol 2006;45:245–50.
8. Ibbotson SH, Bilsland D, Cox NH, et al. An update and guidance on narrowband ultraviolet B phototherapy: a British Photodermatology Group Workshop Report. Br J Dermatol 2004;151:283–97.
9. Menter A, Korman NJ, Elmets CA, et al. Guidelines of care for the management of psoriasis and psoriatic arthritis. Section 5. Guidelines of care for the treatment of psoriasis with phototherapy and photochemotherapy. J Am Acad Dermatol 2010;62:114–35.
10. Pathirana D, Ormerod AD, Saiag P, et al. European S3-guidelines on the systemic treatment of psoriasis vulgaris. J Eur Acad Dermatol Venereol 2009;23(Suppl. 2):1–70.
11. Wolf P, Hofer A, Legat FJ, et al. Treatment with 311-nm ultraviolet B accelerates and improves the clearance of psoriatic lesions in patients treated with etanercept. Br J Dermatol 2009;160:186–9.
12. Calzavara-Pinton PG, Sala R, Arisi M, et al. Synergism between narrowband ultraviolet B phototherapy and etanercept for the treatment of plaque-type psoriasis. Br J Dermatol 2013;169:130–6.
13. Boztepe G, Sahin S, Ayhan M, et al. Narrowband ultraviolet B phototherapy to clear and maintain clearance in patients with mycosis fungoides. J Am Acad Dermatol 2005;53:242–6.
14. Volc-Platzer B, Hönigsmann H. Photoimmunology of PUVA and UVB therapy. In: Krutmann J, Elmets CA, editors. Photoimmunology. Oxford: Blackwell Science; 1995. p. 265–73.
15. Ozawa M, Ferenczi K, Kikuchi T, et al. 312-nanometer ultraviolet B light (narrow-band UVB) induces apoptosis of T cells within psoriatic lesions. J Exp Med 1999;189:711–18.
16. Yones SS, Palmer RA, Garibaldinos TM, Hawk JLM. Randomized double-blind trial of treatment of vitiligo. Arch Dermatol 2007;143:578–84.
16a. Mohammad TF, Al-Jamal M, Hamzavi IH, et al. The Vitiligo Working Group recommendations for narrowband ultraviolet B light phototherapy treatment of vitiligo. J Am Acad Dermatol 2017;76:879–88.
17. Lim HW, Grimes PE, Agbai O, et al. Afamelanotide and Narrowband UV-B Phototherapy for the Treatment of Vitiligo: a Randomized Multicenter Trial. JAMA Dermatol. 2015;151:42–50.
18. Jekler J, Larkö O. Phototherapy for atopic dermatitis with ultraviolet (UVA), low-dose UVB and combined UVA and UVB: two paired comparison studies. Photodermatol Photoimmunol Photomed 1991;8:151–6.
19. Garritsen FM, Brouwer MW, Limpens J, Spuls PI. Photo(chemo)therapy in the management of atopic dermatitis: an updated systematic review with implications for practice and research. Br J Dermatol 2014;170:501–13.
20. Sivaramakrishnan M, Woods J, Dawe R. Narrowband ultraviolet B phototherapy in erythropoietic protoporphyria: case series. Br J Dermatol 2014;170:987–8.
21. Honig B, Morison WL, Karp D. Photochemotherapy beyond psoriasis. J Am Acad Dermatol 1994;31:775–90.
22. Pirkhammer D, Seeber A, Hönigsmann H, Tanew A. Narrow-band ultraviolet B (TL-01) phototherapy is an effective and safe treatment option for patients with severe seborrhoeic dermatitis. Br J Dermatol 2000;143:964–8.
23. Ada S, Seçkin D, Budakoğlu I, Ozdemir FN. Treatment of uremic pruritus with narrowband ultraviolet B phototherapy: an open pilot study. J Am Acad Dermatol 2005;53:149–51.
24. Hearn RM, Kerr AC, Rahim KF, et al. Incidence of skin cancers in 3867 patients treated with narrow-band ultraviolet B phototherapy. Br J Dermatol 2008;159:931–5.
25. Bónis B, Kemény L, Dobozy A, et al. 308-nm UVB excimer laser for psoriasis. Lancet 1997;350:1522.
26. Köllner K, Wimmershoff MB, Hintz C, et al. Comparison of the 308-nm excimer laser and a 308-nm excimer lamp with 311-nm narrowband ultraviolet B in the treatment of psoriasis. Br J Dermatol 2005;152:750–4.
27. Nicolaidou E, Antoniou C, Stratigos A, Katsambas AD. Narrowband ultraviolet B phototherapy and 308-nm excimer laser in the treatment of vitiligo: a review. J Am Acad Dermatol 2009;60:470–7.
28. Aubin F, Vigan M, Puzenat E, et al. Evaluation of a novel 308-nm monochromatic excimer light delivery system in dermatology: a pilot study in different chronic localized dermatoses. Br J Dermatol 2005;152:99–103.
29. Krutmann J, Diepgen TL, Luger TA, et al. High-dose UVA1 therapy for atopic dermatitis: results of a multicenter trial. J Am Acad Dermatol 1998;38:589–93.
30. Tzaneva S, Seeber A, Schwaiger M, et al. High-dose versus medium-dose UVA1 phototherapy for patients with severe, generalized atopic dermatitis. J Am Acad Dermatol 2001;45:503–7.
31. Majoie IM, Oldhoff JM, van Weelden H, et al. Narrowband ultraviolet B and medium-dose ultraviolet A1 are equally effective in the treatment of moderate to severe atopic dermatitis. J Am Acad Dermatol 2009;60:77–84.
32. Tuchinda C, Kerr HA, Taylor CR, et al. UVA1 phototherapy for cutaneous diseases: an experience of 92 cases in the United States. Photodermatol Photoimmunol Photomed 2006;22:247–53.
33. Andres C, Kollmar A, Mempel M, et al. Successful ultraviolet A1 phototherapy in the treatment of localized scleroderma: a retrospective and prospective study. Br J Dermatol 2010;162:445–7.
34. Ständer H, Schiller M, Schwarz T. UVA1-therapy for treatment of sclerodermic graft-versus-host-disease of the skin. J Am Acad Dermatol 2002;46:799–800.
35. Wetzig T, Sticherling M, Simon JC, et al. Medium dose long-wavelength ultraviolet A (UVA1) phototherapy for the treatment of acute and chronic graft-versus-host disease of the skin. Bone Marrow Transplant 2005;35:515–19.
36. Zane C, Leali C, Airò P, et al. 'High-dose' UVA1 therapy of widespread plaque-type, nodular, and erythrodermic mycosis fungoides. J Am Acad Dermatol 2001;44:629–33.
37. Edström DW, Porwit A, Ros A-M. Effects on human skin of repetitive ultraviolet-A1 (UVA1) irradiation and visible light. Photodermatol Photoimmunol Photomed 2001;17:66–70.
38. Besaratinia A, Synold TW, Chen HH, et al. DNA lesions induced by UV A1 and B radiation in human cells: comparative analyses in the overall genome and in the p53 tumor suppressor gene. Proc Natl Acad Sci USA 2005;102:10058–63.
39. Pathak MA, Fitzpatrick TB. The evolution of photochemotherapy with psoralens and UVA (PUVA): 2000 BC to 1992 AD. J Photochem Photobiol B 1992;14:3–22.
40. Parrish JA, Fitzpatrick TB, Tanenbaum L, Pathak MA. Photochemotherapy of psoriasis with oral methoxsalen and long wave ultraviolet light. N Engl J Med 1974;291:1207–11.
41. Caffieri S, Zarebska Z, Dall'Acqua F. Psoralen photosensitization: damages to nucleic acid and membrane lipid components. Acta Biochim Pol 1996;43:241–6.
42. Averbeck D. Recent advances in psoralen phototoxicity mechanism. Photochem Photobiol 1989;50:859–82.
43. Brücke J, Tanew A, Ortel B, Hönigsmann H. Relative efficacy of 335 and 365 nm radiation in photochemotherapy of psoriasis. Br J Dermatol 1991;124:372–4.
44. Ibbotson SH, Dawe RS, Farr PM. The effect of methoxsalen dose on ultraviolet-A-induced erythema. J Invest Dermatol 2001;116:813–15.
45. Ibbotson SH, Farr PM. The time-course of psoralen ultraviolet A (PUVA) erythema. J Invest Dermatol 1999;113:346–50.
46. Melski JW, Tanenbaum L, Parrish JA, et al. Oral methoxsalen photochemotherapy for the treatment of psoriasis: a cooperative clinical trial. J Invest Dermatol 1977;68:328–35.
47. Henseler T, Wolff K, Hönigsmann H, et al. Oral 8-methoxypsoralen photochemotherapy of psoriasis.

The European PUVA study: a cooperative study among 18 European centres. Lancet 1981;1:853–7.

48. Halpern SM, Anstey AV, Dawe RS, et al. Guidelines for topical PUVA: a report of a workshop of the British Photodermatology Group. Br J Dermatol 2000;142:22–31.

49. Radakovic S, Seeber A, Hönigsmann H, Tanew A. Failure of short-term psoralen and ultraviolet A light maintenance treatment to prevent early relapse in patients with chronic recurring plaque-type psoriasis. Photodermatol Photoimmunol Photomed 2009;25:90–3.

50. Lowe NJ, Weingarten D, Bourget T, Moy LS. PUVA therapy for psoriasis: comparison of oral and bath-water delivery of 8-methoxypsoralen. J Am Acad Dermatol 1986;14:754–60.

51. Collins P, Rogers S. Bath-water compared with oral delivery of 8-methoxypsoralen PUVA therapy for chronic plaque psoriasis. Br J Dermatol 1992;127:392–5.

52. Calzavara-Pinton PG, Ortel B, Hönigsmann H, et al. Safety and effectiveness of an aggressive and individualized bath-PUVA regimen in the treatment of psoriasis. Dermatology 1994;189:256–9.

53. Morison WL. Phototherapy and photochemotherapy. Adv Dermatol 1992;7:255–70.

54. Nijsten TE, Stern RS. Oral retinoid use reduces cutaneous squamous cell carcinoma risk in patients with psoriasis treated with psoralen-UVA: a nested cohort study. J Am Acad Dermatol 2003;49:644–50.

55. Gilchrest BA, Parrish JA, Tanenbaum L, et al. Oral methoxsalen photochemotherapy of mycosis fungoides. Cancer 1976;38:683–9.

56. Zhang C, Duvic M. Treatment of cutaneous T-cell lymphoma with retinoids. Dermatol Ther 2006;19:264–71.

57. Stadler R. Optimal combination with PUVA: rationale and clinical trial update. Oncology (Williston Park) 2007;21:29–32.

58. Stadler R, Otte HG, Luger T, et al. Prospective randomized multicenter clinical trial on the use of interferon-α-2a plus acitretin versus interferon-α-2a plus PUVA in patients with cutaneous T-cell lymphoma stages I and II. Blood 1998;92:3578–81.

59. Wackernagel A, Legat FJ, Hofer A, et al. Psoralen plus UVA vs. UVB-311 nm for the treatment of lichen planus. Photodermatol Photoimmunol Photomed 2007;23:15–19.

60. Volc-Platzer B, Hönigsmann H, Hinterberger W, Wolff K. Photochemotherapy improves chronic cutaneous graft-versus-host disease. J Am Acad Dermatol 1990;23:220–8.

61. Kunz M, Wilhelm S, Freund M, et al. Treatment of severe erythrodermic acute graft-versus-host disease with photochemotherapy. Br J Dermatol 2001;144:901–2.

62. Ziemer M. Graft-versus-host disease of the skin and adjacent mucous membranes. J Dtsch Dermatol Ges 2013;11:477–95.

63. Christophers E, Hönigsmann H, Wolff K, Langner A. PUVA-treatment of urticaria pigmentosa. Br J Dermatol 1978;98:701–2.

64. Kolde G, Frosch PJ, Czarnetzki BM. Response of cutaneous mast cells to PUVA in patients with urticaria pigmentosa: histomorphometric, ultrastructural, and biochemical investigations. J Invest Dermatol 1984;83:175–8.

65. Christensen HK, Thomsen K, Vejlsgaard GL. Lymphomatoid papulosis: a follow-up study of 41 patients. Semin Dermatol 1994;13:197–201.

66. Browne F, Turner D, Goulden V. Psoralen and ultraviolet A in the treatment of granuloma annulare. Photodermatol Photoimmunol Photomed 2011;27:81–4.

67. Healy E, Rogers S. PUVA treatment for alopecia areata – does it work? A retrospective review of 102 cases. Br J Dermatol 1993;129:42–4.

68. Taylor CR, Hawk JL. PUVA treatment of alopecia areata partialis, totalis and universalis: audit of 10 years' experience at St. John's Institute of Dermatology. Br J Dermatol 1995;133:914–18.

69. Usmani N, Murphy A, Veale D, et al. Photochemotherapy for localized morphoea: effect on clinical and molecular markers. Clin Exp Dermatol 2008;33:698–704.

70. Hönigsmann H. Mechanisms of phototherapy and photochemotherapy for photodermatoses. Dermatol Ther 2003;16:23–7.

71. Hönigsmann H. Polymorphous light eruption. Photodermatol Photoimmunol Photomed 2008;24:155–61.

72. Roelandts R. Diagnosis and treatment of solar urticaria. Dermatol Ther 2003;16:52–6.

73. Roelandts R. Phototherapy of photodermatoses. J Dermatolog Treat 2002;13:157–60.

74. Malanos D, Stern RS. Psoralen plus ultraviolet A does not increase the risk of cataracts: a 25-year prospective study. J Am Acad Dermatol 2007;57:231–7.

75. Calzavara-Pinton PG, Franceschini F, Rastrelli M, et al. Antinuclear antibodies are not induced by PUVA treatment with uncomplicated psoriasis. J Am Acad Dermatol 1994;30:955–8.

76. Henseler T, Christophers E, Hönigsmann H, Wolff K. Skin tumors in the European PUVA study. Eight year follow-up of 1643 patients treated with PUVA for psoriasis. J Am Acad Dermatol 1987;16:108–16.

77. Stern RS, Liebman EJ, Vakeva L. Oral psoralen and ultraviolet-A light (PUVA) treatment of psoriasis and persistent risk of nonmelanoma skin cancer. PUVA Follow-up Study. J Natl Cancer Inst 1998;90:1278–84.

78. Lim JL, Stern RS. High levels of ultraviolet B exposure increase the risk of non-melanoma skin cancer in psoralen and ultraviolet A-treated patients. J Invest Dermatol 2005;124:505–13.

79. Murase JE, Lee EE, Koo J. Effect of ethnicity on the risk of developing nonmelanoma skin cancer following long-term PUVA therapy. Int J Dermatol 2005;44:1016–21.

80. Stern RS; PUVA Follow-Up Study. The risk of squamous cell and basal cell cancer associated with psoralen and ultraviolet A therapy: a 30-year prospective study. J Am Acad Dermatol 2012;66:553–62.

81. Stern RS. Genital tumors among men with psoriasis exposed to psoralens and ultraviolet A radiation (PUVA) and ultraviolet B radiation. N Engl J Med 1990;322:1093–7.

82. Wolff K, Hönigsmann H. Genital carcinomas in psoriasis patients treated with photochemotherapy. Lancet 1991;337:439.

83. Aubin F, Puzenat E, Arveux P, et al. Genital squamous cell carcinoma in men treated by photochemotherapy. A cancer registry-based study from 1978 to 1998. Br J Dermatol 2001;144:1204–6.

84. Stern RS; PUVA Follow up Study. The risk of melanoma in association with long-term exposure to PUVA. J Am Acad Dermatol 2001;44:755–61.

85. Forman AB, Roenigk HH Jr, Caro WA, Magid ML. Long-term follow-up of skin cancer in the PUVA-48 cooperative study. Arch Dermatol 1989;125:515–19.

86. Chuang TY, Heinrich LA, Schultz MD, et al. PUVA and skin cancer: a historical cohort study on 492 patients. J Am Acad Dermatol 1992;26:173–7.

87. Marcil I, Stern RS. Squamous-cell cancer of the skin in patients given PUVA and ciclosporin: nested cohort crossover study. Lancet 2001;358:1042–5.

88. Hannuksela-Svahn A, Sigurgeirsson B, Pukkala E, et al. Trioxsalen bath PUVA did not increase the risk of squamous cell skin carcinoma and cutaneous malignant melanoma in a joint analysis of 944 Swedish and Finnish patients with psoriasis. Br J Dermatol 1999;141:497–501.

89. Hannuksela-Svahn A, Pukkala E, Koulu L, et al. Cancer incidence among Finnish psoriasis patients treated with 8-methoxypsoralen. J Am Acad Dermatol 1999;40:694–6.

90. Morison WL, Baughman RD, Day RM, et al. Consensus workshop on the toxic effects of long-term PUVA therapy. Arch Dermatol 1998;134:595–8.

91. Menon K, Van Voorhees AS, Bebo BF Jr, et al. Psoriasis in patients with HIV infection: from the Medical Board of the National Psoriasis Foundation. J Am Acad Dermatol 2010;62:291–9.

92. Edelson R, Berger C, Gasparro F, et al. Treatment of cutaneous T-cell lymphoma by extracorporeal photochemotherapy. Preliminary results. N Engl J Med 1987;316:297–303.

93. Trautinger F, Knobler R, Willemze R, et al. EORTC consensus recommendations for the treatment of mycosis fungoides/Sézary syndrome. Eur J Cancer 2006;42:1014–30.

94. Knobler E, Warmuth I, Cocco C, et al. Extracorporeal photochemotherapy – the Columbia Presbyterian experience. Photodermatol Photoimmunol Photomed 2002;18:232–7.

95. Greinix HT, Volc-Platzer B, Rabitsch W, et al. Successful use of extracorporeal photochemotherapy in the treatment of severe acute and chronic graft-versus-host disease. Blood 1998;92:3098–104.

96. Greinix HT, Worel N, Just U, Knobler R. Extracorporeal photopheresis in acute and chronic graft-versus-host disease. Transfus Apher Sci 2014;50:349–57.

97. Maeda A, Schwarz A, Kernebeck K, et al. Intravenous infusion of syngeneic apoptotic cells by photopheresis induces antigen-specific regulatory T cells. J Immunol 2005;174:5968–76.

98. Maeda A, Schwarz A, Bullinger A, et al. Experimental extracorporeal photopheresis inhibits the sensitization and effector phases of contact hypersensitivity via two mechanisms: generation of IL-10 and induction of regulatory T cells. J Immunol 2008;181:5956–62.

99. Knobler R, Barr ML, Couriel DR, et al. Extracorporeal photopheresis: past, present, and future. J Am Acad Dermatol 2009;61:652–65.

100. McKenna KE, Whittaker S, Rhodes LE, et al. Evidence-based practice of photopheresis 1987–2001: a report of a workshop of the British Photodermatology Group and the U.K. Skin Lymphoma Group. Br J Dermatol 2006;154:7–20.

第 135 章　光动力疗法

Harvey Lui，*Vincent Richer*

同义名：■ 光辐射疗法（photoradiation therapy）

要点

- 在过去的二十余年里，光动力疗法发展成为一种实用有效的治疗技术，尤其适用于光线性角化病与浅表型非黑色素性皮肤肿瘤。随着运用越来越广泛，光动力疗法也应用于痤疮、光老化、皮肤感染与血管异常的治疗。
- 光动力效应是一种可激发单线态氧的光化学反应，由三个部分组成：光敏分子、具有光敏化波长的光源与组织氧。
- 单线态氧具有高度反应性，并可引发一系列细胞组织反应，最终导致组织坏死、凋亡和（或）抗菌作用；患者对单线态氧化组织的免疫反应对整体临床治疗也有影响。
- 关于皮肤适应证，目前的标准技术是局部应用体内代谢的前光敏剂（如氨基酮戊酸），从而在皮肤处激活原卟啉Ⅸ。
- 非相干性人造光（蓝光或红光）、日光或其他光源可以用与照射皮肤，激活光敏剂。

引言

光动力疗法（photodynamic therapy，PDT）是一种光敏剂序贯给药，利用光照进行活化，在生物组织中产生单线态氧的治疗方法（图 135.1）。单线态氧是一种具有高度反应性的氧，它可以引起坏死和（或）凋亡，调节各种其他生物过程。在 20 世纪后半叶，PDT 就是系统性使用光敏剂联合红色激光照射治疗癌症。皮肤科将 PDT 发展为一种局部使用光敏剂前体，随后对治疗部位进行人工红蓝光照射的治疗方法。近年来又引进了利用日光激活的局部光敏剂，增加了治疗的便利性并减轻了 PDT 引起的疼痛。

历史与发展

光动力效应的研究始于 20 世纪早期，德国医学生 Oscar Raab 提出草履虫致死需要有机染料（吖啶）和可见光。Raab 的导师 Von Trappeiner 提出，这一效应中氧是重要条件，并将之称为"光动力反应"（photodynamic action）。Meyer Betz 亲身试验介绍了系统应用血卟啉出现的全身光敏反应。通过在 Wood 灯（发射峰值为 365 nm）照射下，对其荧光性质进行研究，观察到血卟啉不仅可在肿瘤中定位，且在可见光下可诱导肿瘤退化。Schwartz 随后发明了一种血卟啉衍生物，以提高其在肿瘤组织的定位特性。随后，其同事 Lipson 将该衍生物用于动物模型中[1]。

20 世纪 70 年代中期标志着现代临床 PDT 的开始，当时 Dougherty 等系统应用血卟啉衍生物联合可见光治疗人类皮肤及皮下恶性肿瘤，他们还证实了单线态氧的作用[2-3]。随着激光与纤维内镜的出现，PDT 的使用扩展到肺癌、膀胱癌和食管癌。虽然皮肤相对来说容易受到光线照射，但血卟啉衍生物及其更加纯化、市场化的形式 [卟吩姆钠（Photofrin®）] 需要静脉注射以诱导显著的全身性皮肤光敏反应，持续 6～8 周，因此必须严格避免室外光线照射。第二代卟啉光敏剂与药代动力学共同发展，有利于光敏剂在皮肤迅速代谢。这使得全身性的光敏反应周期缩短（例如，维替泊芬为 1～3 天）[4]。虽然目前系统使用卟啉治疗皮肤疾病的情况较少，但是由于容易引起光毒性药物反应，皮肤科医生应该熟悉它们的用法（图 135.2）。

卟啉的分子量较大，因此经皮吸收较差。将 PDT 开发为皮肤病学的一种实用性治疗方法的突破可以归功于加拿大的 Kennedy 和 Pottier 团队，他们在 20 世纪 80 年代提出，一种自然产生的卟啉前体——5- 氨基酮戊酸（δ- 氨基酮戊酸，ALA）可以通过诱导局部产生原卟啉Ⅸ（Pp Ⅸ，见图 135.1）导致皮肤光敏化。他们在局部应用 ALA 联合宽频红光成功治疗了非黑色素性皮肤癌，消除了两个与全身性光敏性相关的主要缺陷（见上文）。在 PDT 中使用 ALA 的好处是，ALA 利用了内源性卟啉生物合成途径产生原卟啉Ⅸ（这一过程在所有的有核细胞中都存在）。迄今为止，大量来自欧洲的临床实验与经验表明，这种方法极大促进了临床研究。1999 年 FDA 批准了局部应用 ALA 联合蓝光治疗光线性角化病（actinic keratoses，AK）[5]。2004 年，局部应用氨基酮戊酸甲酯（mALA，ALA 的一种酯化同源物）联合发光

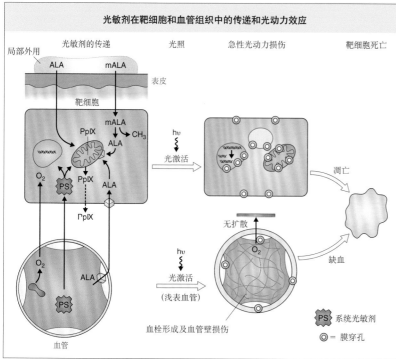

图 135.1　光敏剂在靶细胞和组织血管中的传递和光动力效应

图 135.1　光敏剂在靶细胞和组织血管中的传递和光动力效应。局部应用光敏剂 5- 氨基酮戊酸（ALA）和氨基酮戊酸甲酯（mALA）从角质层扩散至上皮靶细胞；系统应用光敏剂则通过血流运输到达靶细胞，氧通过红细胞循环传递。任何来源的 ALA 均在线粒体中形成原卟啉Ⅸ（Pp IX）。Pp IX 从线粒体渗透到其他细胞器中，最后到达血管系统被清除。经过足够时间，当光敏剂分布到亚细胞结构中后，使靶组织接受光照。在急性光动力损伤时，线粒体渗出细胞色素 C，启动核酸内切酶的活性，胞质和核膜失去完整性。内皮细胞在急性损伤时引起血栓形成和血管塌陷。靶细胞和组织氧传递停止。细胞凋亡和缺血性坏死造成细胞不可逆的损伤和死亡

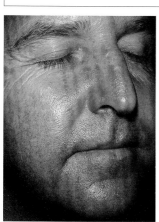

图 135.2　口服 5- 氨基酮戊酸（ALA）后的光毒性反应。此患者口服 ALA 数小时后曾在烈日下行走。几天后反应消退（Courtesy，Whitney Tope，MD.）

二极管（LED）红光的皮肤 PDT 在许多国家得到批准。

PDT 光化学、光生物学与作用机制

　　PDT 在某种程度上类似于 PUVA（补骨脂素联合 UVA 疗法），因为治疗方式都涉及光敏剂的使用，并且都需要暴露于特定波长。理论上，两者都涉及外源性光敏剂，光敏剂将光子能量从光转移到皮肤中，驱动特定的光化学反应。然而，PDT 与 PUVA 之间有重要区别（表 135.1），其中最重要的是根据定义，PDT 生成单线态氧，而单线态氧具有生物活性。

PDT 光化学

　　Jablonski 能级图很好地解释了光子能量自静止态至激发态从光向组织的转移（图 135.3）。光敏剂被运

表 135.1　光动力疗法（PDT）与补骨脂素联合 UVA（PUVA）疗法对比		
特点	**PDT**	**PUVA**
光敏剂用法	局部应用 系统给药（IV）	局部应用 系统给药（PO）
光敏剂	ALA，mALA（药物前体）	8- 甲氧补骨脂素（甲氧沙林）
光敏剂活性形式	Pp IX	8- 甲氧补骨脂素
光敏剂激活	可见光	UVA
光化学反应	Ⅱ型：将氧分子转化为单线态氧	Ⅰ型：补骨脂素和 DNA 之间的共价化合物，非氧依赖性
与皮肤癌的关系	治疗角质形成细胞癌	致癌
长期使用的影响	通常安全，可用于治疗光老化	皮肤癌，光老化

ALA，5- 氨基酮戊酸；mALA，氨基酮戊酸甲酯；IV，静脉注射；PO，口服；Pp IX，原卟啉Ⅸ

图 135.3 光动力过程的光化学激活和反应性单线态氧的生成：Jablonski 能级图。光敏剂被运输或在靶组织中产生，处于低能量的静止状态。如果合适波长的光线照射于组织内的光敏剂，就会发生光子吸收，使光敏剂被激发到高能量的"单线"状态。激发的单线态是短暂的，可持续几纳秒，然后经过系间跨越过程进入一种更稳定的"三线"状态。这种状态的寿命接近微秒。"三线"光敏剂可以将其能量转化为分子氧，产生单线态氧（$^1O_2$），从而返回静止的基态。更多细节请参阅 PDT 光化学部分

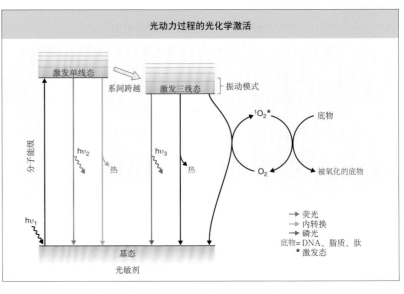

输或在靶组织中产生，处于低能量的静止状态。生色基团吸收光能的效率取决于其吸收光谱（图 135.4）。如果适当波长的光线照射组织内的光敏剂，就会发生光子吸收，使光敏剂被激发到高能量的"单线"状态。激发的单线态是短暂的，持续几纳秒，然后经过系间跨越进入一种更稳定的"三线"状态。这种状态的寿命接近微秒。"三线"光敏剂可以将其能量转化为分子氧，产生单线态氧（$^1O_2$），从而返回静止的基态。氧介导的光化学反应称为 II 型光化学反应或 II 型光敏反应。单线态氧可与包括脂质、蛋白质、核酸在内的多种细胞成分发生反应。单线态氧不是激发的三线态光

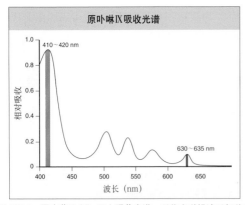

图 135.4 原卟啉IX（Pp IX）吸收光谱。吸收光谱描述了每种光波长的吸收概率，并显示 Pp IX 的主要吸收（光激活）峰。本图标明了蓝光（410～420 nm）和红光（630 nm）的波长（溶解在吡啶中的 Pp IX 光谱）。在 PDT 中，蓝光和红光可以激活 Pp IX

敏剂产生的唯一活性中间体，许多其他类的活性氧，包括过氧化物（H_2O_2）、超氧阴离子（O_2^-）和羟基自由基（·OH）都是由分子氧产生的，也有助于整体生物效应。单线态氧和其他种类的活性氧都会攻击光敏剂，使其失效，即光漂白作用最终可限制甚至终止 PDT。

可见光常应用于 PDT，这是由于紫外线对组织的穿透能力有限而红外线（＞850 nm）没有足够的光子能量可以激发光敏剂，将其分子氧转化成单线态氧。

当 PDT 光敏剂吸收光后激发到单线态时，可以通过光子发射回到基态。这种光敏剂对光的"再发射"称为荧光，在 Wood 灯照射下直接显示光敏剂在组织内的积累，以及光暴露后光漂白作用导致的光损耗。

PDT 光生物学作用机制

虽然引发单线态氧反应的确切相关分子序列还没有确定，但已明确氧化损伤会触发细胞损伤和凋亡。至于 PDT 的临床效果与适应证，其具体作用机制取决于靶组织、光敏剂及其给药方式、光敏剂的亚细胞定位以及给予的整体药物-光照剂量。例如，表皮肿瘤，如浅表型基底细胞癌（BCC）局部应用 ALA 时，Pp IX 会在肿瘤细胞内自行积累，光照后导致细胞毒性反应（见图 135.1）。而系统应用光敏剂优先定位于肿瘤的血管床，光活化导致血管塌陷和肿瘤缺血坏死[6]。

在高剂量药物-光照剂量联合作用下，PDT 会产生更多单线态氧，导致组织坏死损伤。低剂量药物和（或）光照作用下，损伤小，只有部分细胞发生凋亡。

由于 PDT 是氧依赖性治疗，缺氧的靶组织可能对其产生抵抗，影响治疗效果。

PDT 下的组织可能由于患者对损伤的正常反应和特异性免疫反应激活而产生炎症。然而，这种免疫反应的类型取决于 PDT 的治疗方式。在接触性超敏反应动物模型中，PDT 不仅抑制局部与全身的免疫反应，还减少了表皮中的朗格汉斯细胞[7]。证据表明，PDT 中应用的光敏剂可以靶向激活 T 细胞[8]，从而为治疗银屑病和蕈样真菌病等疾病提供了理论基础。病毒、细菌、真菌、寄生虫或微生物可能对单线态氧敏感，许多临床研究证实了 PDT 在治疗皮肤感染方面有潜在价值。

PDT 选择性

PDT 最初被认为是一种实现选择性杀伤肿瘤的治疗方法，这种选择性源自很多因素（表 135.2）。肿瘤细胞代谢水平高于正常，血液灌注增强，血管与淋巴管丰富，靶细胞渗透性、pH 和脂蛋白受体可能优先导致光敏剂在肿瘤内的蓄积。在局部 PDT 时使用药物的具体位置由医生确定，从而限定光敏化与治疗的范围。BCC 和 AK 皮肤损伤的渗透屏障也存在固有性差异。这些差异有助于局部应用类似 ALA 的前体药物选择性进入病变皮肤。

PDT 光照方式可以实现选择性治疗（见表 135.2）。这需要将光线限制在特定的皮肤范围，即病灶（或邻近正常皮肤的边缘）应该位于光照的中心。大部分临床光敏剂在可见光谱有吸收峰，由于光在组织中传播取决于波长，所以 PDT 蓝光的效应主要限于表皮，而红光的效应可以达到更深层组织。为了达到皮肤内部更深层的目标，可在真皮或皮下组织间隙植入纤维探头给予光照。

光漂白作用是 PDT 发挥治疗选择性的另一机制。"PDT 剂量"指需要高于一定的阈值，因为达到一定量的单线态氧才能产生组织坏死。在目标部位的光敏剂浓度高于所需阈值才能产生足够量的单线态氧。而在正常组织中光敏剂浓度应低于这一阈值，光照后会发生光漂白作用而不是产生足量单线态氧引发组织损伤。

PDT 使用的光敏剂通常能产生大量荧光量子，所

以 Wood 灯可将光敏剂的选择性可视化（图 135.5）。然而，荧光强度与 PDT 反应及最终临床效果不一定相关。在光照阶段结束时这一光漂白作用可以通过目测观察到荧光缺失或明显减少。

PDT 的优势与缺陷

PDT 的优势在于概念相对简单，皮肤可直接应用光敏药物，以及光照激活。在无光环境下，PDT 光敏剂毒性基本可以忽略，因此相对安全。PDT 可用于多种合并症，包括凝血障碍的患者，皮肤 PDT 几乎不需要全身麻醉。PDT 可以重复进行，长期副作用小，并且治疗过程受医生监督，不存在依从性差的问题。

然而 PDT 并不是一种完美的治疗方式，存在自身局限性。靶组织内单线态氧产生的多少取决于氧存在的情况下光敏剂与光同时作用于该区域的能力。局部光敏化作用受到药物表皮与真皮渗透深度的限制，可见光的穿透深度限制了表面光照的效力。尽管红外线的波长更长，但其缺乏足够的光子能量来激发单线态氧。因此，PDT 主要用于治疗皮肤肿瘤和浅表性疾病。

治疗参数过多也是一个缺陷，参数组合和排列的多样性使得难以确定最佳临床效果所需要的条件。此外文献中也有不同参数，这使得即使在相同的适应证中也难有标准化治疗方案的临床疗效评估。市场推荐的治疗参数基于严格的临床试验方案，在剂量方面缺乏灵活性。就患者而言，术中人工光照部位局部疼痛难以忍受，令许多患者犹豫是否再次接受治疗。市场上可以买到的 PDT 系统（需要光敏剂和人工光源）价

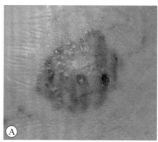

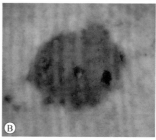

图 135.5 Wood 灯（365 nm）照射下的原卟啉Ⅸ（Pp Ⅸ）荧光。A. 基底细胞癌（BCC）。B. 局部应用氨基酮戊酸甲酯（mALA）封包 3 h 后，由于 Pp Ⅸ 积累，BCC 呈粉色荧光

表 135.2 PDT 的治疗选择性	
光敏剂效应	光效应
选择性光敏剂蓄积	目标部位光照的区域限制
选择性光敏剂生物分布与摄取	穿透皮肤的深度取决于光的波长
局部光敏剂应用于损伤部位	光敏剂的光漂白作用
局部光敏剂孵育时间	纤维探头通过组织间隙传播光线

格昂贵，因此，利用天然化合物与可见光的治疗成为障碍。使用自然光激活光敏剂可以降低 PDT 成本，使其简单易行。

PDT 的组成

随着不同光源与光照系统的改进，现已研制出不同的光敏剂，其中，美国食品药品管理局（FDA）批准了两种治疗方法：ALA ＋蓝光系统和 mALA ＋红光

系统，另一些国家也提出了其他方法。

光敏剂

尽管基于全卟啉骨架结构的局部和系统性光敏剂已经在研制和评价中，但迄今为止尚没有一种在皮肤病治疗中投入临床与商业化使用。应用比较多的局部 PDT 主要采用"ALA 前体药物"。

ALA 和 mALA 在皮肤内转化为 Pp IX。熟悉哺乳动物卟啉的产生有利于理解 ALA 及其类似物的药理

表 135.3　人工光照激活 PDT、日光激活 PDT 和 PDT 替代技术的比较			
特点	**人工光照激活 PDT**	**日光激活 PDT**	**PDT 替代技术（超适应证应用）**
皮损准备	● 刮除术	● 涂抹防晒（15 min 前） ● 刮除术	● 局部角化剥脱剂（如维 A 酸、水杨酸、α 羟基酸） ● 胶带剥离 ● 微晶磨皮 ● CO_2 激光 ● Er：YAG 激光 ● 微针 ● 提高皮肤温度
给药方式	● 局部应用	● 局部应用	● 局部应用 ● 皮损内应用 ● 静脉注射 ● 离子电渗 ● 超声辅助
光敏剂	● 20%ALA 酒精溶液（Levulan®）* ● 16.8%mALA 乳膏（Metvix®/Metvixia®）*, ** ● 10%ALA 水凝胶（Ameluz®）*, ** ● ALA 贴片（Alacare®）***	● 16.8%mALA 乳膏（Metvix®） ● 其他光敏剂但未经许可，资料有限	● 其他光敏剂
光照前孵育时间	● ALA 溶液：1 ～ 4 h（FDA 批准 18 ～ 24 h，无封包）* ● mALA：3 ～ 4 h 封包 *, ** ● ALA 凝胶：3 h 封包 *, ** ● ALA 贴片：4 h 涂抹 ***	● 最大 30 min，无封包	● 时程不同
光活化	● ALA 溶液：蓝色荧光［417 nm，10 J/cm^2（Blu-U®）］* ● mALA：LED 红光［630 nm，37 J/cm^2（Aktilite®）］*, ** ● ALA 凝胶：LED 红光（635 nm，37 J/cm^2（BF-RhodoLED®）］*, ** ● 5-ALA 贴片：LED 红光	● 日光暴露 2 h**	**光源：** ● 其他 LED 灯 ● 激光（例如，铜蒸气、KTP、脉冲染料） ● 强脉冲光 ● 低强度光源（Ambulite®） ● 白炽灯（例如，幻灯机光源） ● 弧光灯 ● 金属卤化物灯 ● 纤维探头 **光照：** ● 相同 PDT 时间内分次照射可增强疗效
疼痛	● 中重度	● 轻度	● 不同程度
＊ 经 FDA 批准。 ＊＊ 经欧洲多国批准。 ＊＊＊ 经欧洲多国（含英国）和澳大利亚批准。 ALA，5- 氨基酮戊酸；LED，发光二极管；mALA，氨基酮戊酸甲酯			

作用。ALA 是血红素生物合成途径的中间产物（见图 49.1），可在所有有核细胞中合成；ALA 合成酶催化琥珀酰辅酶 A 和甘氨酸生成 ALA。后一个反应是这个途径的限速步骤，可被血红素抑制。

当 PDT 向细胞提供大量 ALA 时，这一调节步骤被绕过，导致 Pp IX 在细胞内积累，进而被光动力活化。值得注意的是，Pp IX 在线粒体合成（见图 135.1），然后扩散至细胞膜系统，如内质网和浆膜。

与成熟的卟啉分子不同，ALA 分子量小，通过主动运输容易穿过皮肤渗透性屏障。在皮肤内部被吸收的 ALA 诱导卟啉生成，在细胞水平诱导"卟啉症"。在 PDT 操作时轻轻刮除表皮鳞屑可促进局部药物吸收，Pp IX 有亲脂性，沉积在表皮与皮脂腺中。

ALA 的羧基可被各种烷基酯化，其中最简单的结构是 mALA。ALA 类似物与 ALA 被皮肤摄取的主、被动过程不同，这些类似物进入细胞后被水解成游离的 ALA（见图 135.1）。皮肤接触外源性 ALA 和 mALA 后会产生活性光敏剂 Pp IX，所以二者被称为前体药物或促光敏剂。

ALA 已用于许多疾病的局部治疗，北美市场许可的剂型是 20% 的 ALA 酒精溶液。对 PDT 的适应证已经有较多探索（表 135.4），经 FDA 批准的是 AK。ALA 吸收并转化为 Pp IX 需要一定时间，当使用人工光照＋ ALA 时，临床上常选择的孵育时间为 1 ～ 4 h，而不是最初对照试验中推荐的 14 ～ 18 h。

mALA 在原理上与 ALA 相似，但 16.8%mALA 乳膏必须冷藏储存。照射 LED 红光之前 mALA 需要封包 3 ～ 4 h。PDT 已用于治疗多种皮肤病，但根据不同国家批准，其主要适应证为 AK 和（或）浅表型角质形成细胞癌（见表 135.4）。目前 mALA 尚未进入美国市场，需等待 FDA 认证上市后进行更多研究。目前研制出了新配方，包括 ALA 纳米乳凝胶和 ALA 黏胶贴片，后者不需要行刮除术准备[9]。

光源

PDT 光源的选择取决于三点：①光谱的输出波段应该包括光敏剂吸收光谱的一个或多个吸收峰（见图 135.4）；②根据所需效果的深度来选择光敏剂的吸收峰，对于 Pp IX 来说，红光激活比蓝光更有效；③必须考虑所需治疗面积，例如，激光可以提供精确的照射，但是大面积治疗时不太实用。

人工光源

LED 和蓝色荧光灯作为人工光源在 PDT 应用最为

表 135.4　光动力疗法（PDT）——皮肤病适应证
经 FDA 批准的适应证
面部及头皮的 AK（ALA 溶液或凝胶＋红光或蓝光照射，mALA ＋红光照射）
有对照研究证明其疗效的超适应证应用 *
AK（D-PDT 和 PDT 治疗包括面部和头皮以外部位）
浅表型 BCC
原位鳞状细胞癌（Bowen 病）
角质形成细胞癌的预防
痤疮
光老化
寻常疣
尖锐湿疣
利什曼病
PDT 为非一线治疗的超适应证应用
光线性唇炎
结节型 BCC
恶性黑色素瘤（光损伤皮肤的原位黑色素瘤）
乳房外 Paget 病
皮肤转移癌
毛细血管畸形（鲜红斑痣）
慢性溃疡
浅表性真菌感染
增生性瘢痕／瘢痕疙瘩
通常不推荐 PDT 的疾病
高风险的 BCC（如小结节型、侵袭型）
浸润性鳞状细胞癌
浸润性皮肤黑色素瘤
* FDA 未批准。
ALA，5- 氨基酮戊酸；D-PDT，日光激活光动力疗法；mALA，氨基酮戊酸甲酯

广泛（图 135.3）。这些设备可以连接标准电源，使用相对简便。

激光（如铜蒸气、KTP、脉冲染料）可能与非相干性人工光源同样有效[10]，然而它们更昂贵，操作复杂，相关研究较少。强脉冲光（IPL）也可作为 PDT 的光源[11]。黏性发光贴片的光照剂量低，供患者佩戴使用，可以减轻设备造成的疼痛[12]。

自然光

最近研究表明，自然光可用于 PDT 药物激活，因为其包含了所有所需波长。使用自然光的主要担心是无法精确控制照射到皮肤的光的剂量。然而，随机对照试验证明了日光激活 PDT（D-PDT 或 DA-PDT）的安全性和有效性。具体来说，在 D-PDT 和红光激活 PDT 的半边脸对照（spilt-face）试验中，治疗 AK 的有效性和相关疼痛无明显差异[13]。

虽然 D-PDT 尚未经 FDA 批准，但其优点众多，它将促进 PDT 的实施，增强实用性。D-PDT 对药物孵育时间没有明确的要求，患者通常用药后立即暴露在户外光线下，因此无需工作人员操作专用仪器，最重要的是 D-PDT 可以大大减轻 PDT 相关性疼痛。不同城市公布的光剂量测量数据可以帮助临床医生确定光剂量的时间，从而帮助室外采光充足，有效管理 D-PDT 光剂量[14-15]。通常情况下，在纬度 < 45° 的地区（美国、南欧、南美洲和澳大利亚大部分地区），若天气状况良好，D-PDT 可全年进行[16]。在北半球高纬度地区，尽量避免在 10 月至次年 4 月进行 D-PDT。另外，阳光是否直射也无关紧要；化学防晒剂是为了阻挡紫外线，也不会影响 D-PDT，不会干扰 Pp IX 对可见光的吸收。

光照的提供

无论使用何种光源，PDT 光剂量都是应用传统光疗的方式测量与提供的。灯的**辐照度**（irradiance）单位为 W/cm²，表示单位面积上的功率密度。辐照度取决于光源本身，可以根据灯的年龄、总体操作条件和灯到皮肤距离的变化而变化。激活光敏剂的绝对光剂量也称为通量（fluence），以 J/cm² 为单位。提供指定通量所需的光照时间（exposure time）可由以下公式确定：

$$光照时间 = \frac{通量（J/cm^2）}{辐照度（W/cm^2）}$$

PDT 剂量

尽管 PDT 概念简单，但确定适当光敏剂剂量和光照剂量时需要考虑多种因素。基于 PDT 独有的几个基本概念，目前临床上 PDT 给药指南是通过系统研究和经验性研究确定的。单线态氧的净生成既取决于光敏剂的用量，也取决于光照的通量，二者存在一定程度上存在反向关系，少量光敏剂＋高光通量的治疗效果等同于大量光敏剂＋低光通量。整体 "PDT 剂量" 在数值上等同于药量 × 光通量，因此得到一个临床上疗效相等的交叉配伍。

药物-光照剂量相互作用的另一个重要限制与激活光的辐照度有关。在高水平辐射或药物作用下，非辐射的光敏剂热吸收/弛豫与非特异性光吸收均产生大量热，这导致光热效应在 PDT 上叠加。例如，利用黄色脉冲染料激光器激活 AK 内部的 Pp IX，导致 PDT 和光热反应的结合，因为每个激光脉冲的辐照峰值都很高[17]。附带的光热效应有助于整体治疗效果，在某些情况下这是可取的。另外，有证据表明低辐照度下疼痛可能更轻[18]。在 D-PDT 中，疼痛的减轻可能是因为辐照度较低，以及由于药物孵育时间较短，光敏剂在皮内需逐渐累积（见下文）。

影响 PDT 效应的其他因素还包括给药和光照之间的孵育时间以及光照方式。局部应用 ALA 或 mALA 的较长孵育时间有望达到较高的光敏水平。给予光照可将总光剂量用一定的停顿间隔分成两次或以上，分次使用光照剂量能够在使用相同光敏剂的情况下获得更好的 PDT 效果[19-20]。在 PDT 期间分子氧被吸收，在暂停光照时允许氧通过再灌注和扩散补充。同样这种停顿也可以使更多 Pp IX 从皮肤残余的 ALA 中合成，与 Pp IX 不同，ALA 不会发生光漂白作用。

皮肤病学中的应用

PDT 在皮肤病学中的应用已不仅仅是最初用于治愈皮肤癌，尽管其适应证范围的扩大是经验性的，但某些药理学特性为许多治疗方法和公认的适应证提供了合理的理论依据。PDT 可对肿瘤、炎症和血管组织进行光敏化，调节免疫过程，定位于皮脂腺时也可对微生物产生致命伤害。迄今为止，皮肤肿瘤学之外的高质量临床证据有限，在大多数情况下，非肿瘤性疾病应用 PDT 治疗尚未获得 FDA 批准。PDT 在皮肤病中的应用见表 135.4。

肿瘤

PDT 是被批准和认可的 AK 治疗办法。此外，研究人员还进行了 PDT 治疗浅表型肿瘤（浅表型 BCC 和 Bowen 病）的对照试验，并在不同国家获得了相应批准。恶性雀斑样痣常推荐手术治疗而不是 PDT 治疗，若手术治疗过于影响美观，PDT 才能在该特殊情况下使用。

从生理学角度来说，红光或蓝光都能用来治疗 AK，而浅表型角质形成细胞癌则需应用红光治疗。多项研究表明，坚持 PDT 治疗比坚持常规治疗更有效[21]。对于 AK 合并皮肤浅表型肿瘤的患者以及有局部癌变的患者，PDT 是理想的选择。AK 可行 PDT 治疗一次，如有需要可进行再次治疗，而浅表型 BCC 和 Bowen 病通常建议行单独治疗两次。

光线性角化病

AK 位置浅表，故 PDT 治疗效果较好。临床试验证明，90% 的面部和头皮 AK 可通过局部 PDT 清除（图 135.6），持续治疗 1 年，AK 总体面积减少约 80%[22]。PDT 清除率优于冷冻治疗、50% 三氯乙酸、双氯芬酸及二氧化碳激光[23-26]。PDT 可局部应用氟尿嘧啶、咪

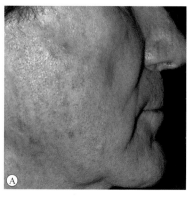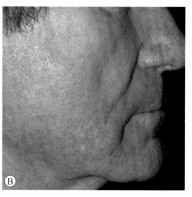

图 135.6 PDT 治疗面部光线性角化病与光老化。A. 预处理。B. 连续 3 个月局部使用 mALA + PDT 治疗，清除光线性角化病，使皮肤表面纹理光滑、颜色均匀（Courtesy，Luis Torezan，MD.）

咪莫德和丁烯英酯[27]进行面部和头皮病灶清除[28-29]。PDT 联合咪唑莫德治疗比单独使用任何疗法更有效[30]，利用分级光照效果更好[20]。ALA 和 mALA 对 AK 的清除率相似[31]。

然而，在肢端部位，冷冻疗法可能优于 PDT（一项研究显示，清除率为 88% vs. 78%）[32]，但 PDT 优于咪唑莫德（58% vs. 37%）[33]。患者对 PDT 满意度高于咪唑莫德[34]。由于 AK 在肢端部位角化程度过高，药物与光难以穿透，导致 PDT 在肢端部位治疗效果不佳，难以根除。因此，在 PDT 之前，建议刮除鳞屑清理创口。上文介绍过增强 PDT 疗效的皮损准备方法（见表 135.3）。对于肥厚型 AK，可能需要多次治疗才能达到良好的整体效果。PDT 也可与其他局部治疗联合应用来治疗 AK。

接受过器官移植的患者对 PDT 的反应性低于免疫功能正常的患者（48% vs. 72%）[35]。该研究支持了免疫系统激活是 PDT 作用机制的一部分。接受过移植的患者使用 PDT 治疗 AK 效果可能优于氟尿嘧啶[36]。

应用 D-PDT 治疗 AK 已得到广泛研究，在随机对照试验中，局部应用 mALA + 自然光的 D-PDT 与局部应用 mALA + LED 红光的 PDT 治疗 AK 同样有效，且疼痛较轻，患者满意度较高[13, 37]。一般来说，在纬度 < 45° 的地区（见上文关于高纬度地区的阐述）[16, 38]，在全年任何时间，2 h 的日光照射均足以提供有效的光

剂量。局部应用 mALA 的 D-PDT 治愈较薄的 AK 比肥厚型 AK 更容易[39]。局部应用 ALA 的 D-PDT 与局部应用 ALA 纳米乳凝胶的 D-PDT 已应用于治疗 AK[40-41]。

另外，外科切除或激光等方法治疗光线性唇炎比较复杂且复发率高，PDT 可能成为光线性唇炎的有效治疗方法[42]。

基底细胞癌

浅表型 BCC 对 PDT 反应良好，治疗 12 周基本清除率达到 92% ～ 97%，一年复发率仅为 9%（图 135.7）[43-44]。虽然 PDT 效果尚不如手术，但与手术和冷冻疗法相比，PDT 治疗更加美观[45]。在临床研究中，PDT 可与氟尿嘧啶和咪唑莫德联合应用清除浅表型 BCC[45]。建议给予 BCC 两次及以上治疗，每次治疗分成两次光照，以增加清除 BCC 的有效性和长期性[19]。

结节型 BCC 不适合应用 PDT，这种 BCC 最好使用手术治疗，因为其对 PDT 治疗反应率低且很不稳定（33% ～ 91%）[46]。因此，只有在当患者充分了解治疗效果与复发风险的情况下，才应考虑 PDT 治疗。

对于原癌基因型皮肤病（cancer-prone genomatoses）（如基底细胞色素痣综合征）背景下产生的多种 BCC，PDT 是一个很好的治疗方法，因为一次治疗可以处理多个病灶，减少手术次数和并发症[47]。难治性 BCC（如复发型、硬化型、巨大型）可能最好通过 Mohs 显

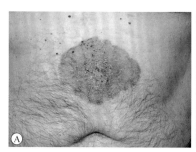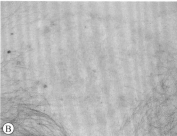

图 135.7 巨大浅表型基底细胞癌（BCC）的光动力疗法（PDT）。A. 上腹部 11.5 cm×9 cm 的基底细胞癌。B. 局部应用 mALA 进行 PDT 治疗，经 LED 红光照射，可获得完全临床清除（近距离观察）

微外科手术治疗，因为控制手术深度与边界十分重要。PDT 治疗复发型 BCC 3 年治愈率低至 63%[48]。而局部应用 mALA 的 PDT 治疗浅表型和结节型 BCC 已有研究，其中 74% 的病变在 PDT 1 年后完全治愈[49]。由于光敏剂在日光下激活主要是由室外自然光线中的蓝光所引发[15]，目前尚不清楚日光是否适合用于治疗 BCC。

鳞状细胞癌

根据定义，鳞状细胞癌病变局限于表皮，位于 PDT 的治疗范围之内。许多 PDT 专家认为多病灶、广泛性、巨大斑块 Bowen 病是 PDT 治疗的理想适应证。PDT 对 Bowen 病的清除率可达到 86% ～ 93%，其中持续 2 年治疗的清除率可达到 68% ～ 71%[50]。PDT 治疗 Bowen 病的清除率优于氟尿嘧啶、咪喹莫德与冷冻治疗[51-53]。PDT 同样可用于肛门区域与下肢的 Bowen 病，但不可用于复发性、微浸润性和浸润性鳞状细胞癌[50]。

PDT 光化学预防光线性角化病与角质形成细胞癌

PDT 不仅可以清除可见的 AK，也可以用来干预癌变区域。越来越多的证据表明，局部应用 PDT 治疗一处新的病变可以减缓进展速率，提高光动力预防作用[54-55]。PDT 结合化学预防可降低接受过器官移植的患者 AK 和鳞状细胞癌的发病率，持续 PDT 治疗效果更好[55-56]。

蕈样肉芽肿

PDT 可用于治疗皮肤 T 细胞淋巴瘤蕈样肉芽肿，活化的恶性 T 细胞可被外源性 ALA 选择性致敏。斑块期蕈样肉芽肿治疗效果良好[57]，但肿瘤期蕈样肉芽肿对 PDT 的反应不明显。

乳腺外 Paget 病

由于乳腺外 Paget 病临床症状不明显和存在附属器增生，病变部位解剖位置复杂，发病率与复发率高，该病治疗十分复杂。尽管 PDT 是一种保留原有解剖结构的治疗方法，也有许多不同的成功案例，但其缺乏进一步证据，故不作为乳腺外 Paget 病的一线治疗方法。

皮肤转移瘤

利用 PDT 治疗皮肤转移瘤可追溯到 20 世纪 70 年代[2]。虽然 PDT 过去常用于治疗晚期癌症，但现在普遍认为 PDT 更适合用于治疗浅表型肿瘤。

PDT 在非肿瘤性疾病的应用

痤疮

早期研究不仅表明外源性 ALA 可以诱导皮肤内 Pp IX 形成，研究者还注意到，位于毛囊皮脂腺单元处的光敏剂存在优先聚集与选择性光毒性现象。此外、单线态氧具有抗菌消炎作用。由于 PDT 的以上作用，且患者口服维 A 酸的依从性不佳，开发治疗痤疮的 PDT 方案越来越重要。局部应用 ALA 与 mALA 的 PDT 治疗效果相似，可减少 55% ～ 68% 的炎症性痤疮病灶。使用高通量红光和较长孵育时间会使消退时间延长，并且导致疼痛和局部反应[58]（图 135.8）。目前，对于治疗痤疮的最佳 PDT 参数尚未达成共识[60-61]。

PDT 还应用于痤疮样疾病。在小型半边脸对照试验中，PDT 优于局部应用 1% 克林霉素。玫瑰痤疮和化脓性汗腺炎是 PDT 治疗有效的其他疾病。值得注意的是，痤疮杆菌可产生卟啉，可用 Wood 灯在皮脂腺密集区域（包括正常皮肤）检测。在不使用任何外源性 PDT 药物时，单独高强度蓝光照射下，8 次 PDT 治疗后 2/3 的炎症性痤疮可有临床改善。

光老化

当 PDT 用于治疗 AK 和角质形成细胞癌时，PDT 能产生美容效果，也可用来改善晒伤的皮肤。针对光老化，研究者设计了严谨的实验以比较 PDT 与非 PDT 的治疗效果。PDT 治疗光老化尚未得到广泛推广使用。与治疗痤疮相似，PDT 治疗光老化的效果主要与单独使用光设备（红光、IPL 或脉冲染料激光器）[62-65] 相比，可观察到 PDT 治疗可改善细纹、皮肤粗糙和色素沉着（见图 135.6）。光老化的最佳 PDT 参数尚未确定。组织病理学上，PDT 可增加胶原沉积，减少弹性组织变性[66]。

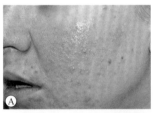
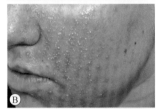
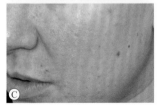

图 135.8 使用光动力疗法（PDT）治疗中等程度但顽固的寻常痤疮。本例患者拒绝口服异维 A 酸，局部应用药物与口服抗生素治疗无效。A. 治疗前。B. PDT 治疗后 3 天，20% ALA（孵育时间 3 h），然后用 LED 红光照射（630 nm，37 J/cm², 70 mW/cm²）；严重的炎症和脓疱局限于治疗部位。C. 单一治疗 2 个月后（Courtesy，Sunil Kalia，MD.）

银屑病

局部 PDT 药物可使含原卟啉较高的银屑病斑块光敏化，但会引发光照部位剧烈疼痛。与窄谱 UVB、局部 UVB 和局部 PUVA 光治疗相比[67]，PDT 疼痛剧烈，需多次治疗且疗效较差。PDT 治疗效果不及现有的治疗方法，包括免疫靶向调节剂（生物制剂），故不推荐在银屑病治疗中使用 PDT。

皮肤感染

PDT 用于治疗感染性疾病有很多机制。单线态氧可直接破坏微生物或刺激宿主对微生物的免疫反应。此外，PDT 还可使感染组织坏死，从而治疗病毒疣或尖锐湿疣。对照实验表明，PDT 可改善寻常疣[68-69]、尖锐湿疣[70]和利什曼病[71]等疾病。耐药细菌的出现和抗生素管理的需要也促进了使用 PDT 治疗细菌性疾病和腿部慢性溃疡的研究[72-73]。此外，PDT 已用于足癣与甲癣等浅表性真菌感染。

血管异常

系统性光敏剂通过外周血液循环进行分布，因此，利用光激活血管内药物有助于诱导异常血管结构还原至正常。已证明 PDT 治疗对血管畸形（如鲜红斑痣）有效，其效果不亚于传统脉冲染料激光治疗[74]。中国采用了血卟啉制剂系统给药方法，这项治疗的经验主要来源于中国。最近，有研究报道了利用光动力联合光热效应的局部 ALA/染料激光激活的 PDT 治疗[75]。

增生性瘢痕与瘢痕疙瘩

在体外实验中，暴露于 PDT 的成纤维细胞 I 型胶原 mRNA[76]和 TGF-β 表达减少，并且增殖与迁移率降低，这一特点支持 PDT 在治疗增生性瘢痕与瘢痕疙瘩中的机制作用。病例报告显示，经过几个疗程治疗后瘢痕病灶缩小、退红且瘢痕变得柔软[77]。

PDT 的不良反应及并发症

PDT 光敏剂与人工可见光通常毒性很小，PDT 的不良反应主要来源于活性氧产生的光化学和光生物学毒性。有趣的是，红细胞生成性原卟啉病和伴 X 染色体的原卟啉病由于会导致 PpⅨ 过度积累，可能成为 ALA 及其类似物的毒性模型。

光敏反应

对于局部 PDT 治疗，光敏反应主要表现为不同程度的局部红斑、水肿和（或）相应部位出现水疱，并伴有主观的疼痛与灼烧感。因为 PDT 的作用光谱可延伸到整个可见光，而不会被这些防晒产品所阻挡，所以传统化学防晒产品，甚至高倍防晒霜在预防局部光敏反应中也没有效果。在 PDT 治疗后，没有必要完全避免所有光照，因为常规的室内光照十分安全，可以提供低水平的光漂白作用，从而加速清除残留的光活性物质。

疼痛

在局部使用光敏剂的孵育时间内通常反应温和，但在人工光照下的几秒至几分钟内，患者通常会产生一系列不适感。患者的描述包括"疼痛""温热感""灼痛感"以及不同程度的"针刺感"。

疼痛强度会随着 PDT 治疗时间延长而增加，不适感会扩散到实际治疗区域之外。这种疼痛相关因素的研究结果存在差异，包括老龄、AK 或面和头皮等神经分布丰富部位的治疗、治疗区域面积大小、肤色、光敏剂 ALA 的使用和 ALA 荧光产生强度[78]。

光线传递的比率会影响疼痛程度，较低辐照度的光照更容易被患者承受[18]。在 D-PDT 中，使用较低辐照度的光进行光敏剂激活可显著减少相关疼痛[13]。其他改变辐照度的可行性方法包括增加光源的距离以及使用便携式 LED 光源[12]。有时暂时中断人工光照会使疼痛暂时消失。

为了控制 PDT 治疗的疼痛，研究者设计出了许多实用方法（表 135.5）。值得注意的是，使用 2.5% 利多卡因和 2.5% 丙胺卡因（EMLA®）共晶混合物、吗啡凝胶、丁卡因凝胶和辣椒碱乳膏进行局部麻醉通常是无效的。此外，最近一项试验表明，安慰剂与羟考酮联合对乙酰氨基酚在控制头皮神经疼痛发作时间和疼痛水平上没有差异[79]，在阻滞方面优于静脉镇痛药与吹凉风[80]。对于某些患者而言，疼痛剧烈导致他们不愿接受再次 PDT 治疗。

炎症反应

在结束光照后，治疗部位会产生风团红斑反应，在接下来的 24～48 h，局部光毒性会导致水肿、硬斑、荨麻疹、紫癜、水疱和脓疱，以及渗出和结痂（图 135.9）。炎症反应的程度取决于适应证的类型与 PDT 药物-光照剂量，组织坏死可并发糜烂和溃疡。局部反应可在随后的 1～4 周发生演变，其伤口愈合均为二期愈合。D-PDT 产生的局部反应通常较轻，持续时间较短。

光敏剂致敏

多个病例报告记录了 mALA 的接触性过敏反应。在对照实验中也观察到 mALA 的接触性过敏反应。接受过 5 次以上局部应用 mALA 的 PDT 治疗的患者中，

表 135.5　局部 PDT 的实施步骤与实际考虑

术前阶段

- 确认患者符合 PDT 适应证：确认适应证，评估合并症，考虑 PDT，特别是存在以下情况时：
  - 局部癌变
  - 多发同时性与异时性浅表型肿瘤
  - 易患皮肤肿瘤的遗传性皮肤病
  - 接受器官移植的患者
- 如有需要，所选治疗部位可进行免疫组化确诊
- 排除禁忌证：卟啉病、光敏性疾病、妊娠、光敏剂过敏
- 为患者提供预期与预防相关咨询教育
- 确定光敏剂、光源和治疗参数
- 确定 PDT 治疗的次数、光照次数和时间间隔；对于角质形成细胞癌，建议每周两次单独的 PDT 治疗
- 若使用 D-PDT，确定天气情况（温度、降水量）

术中阶段

局部药物应用

- 确认治疗部位
- 考虑使用丙酮或微晶磨皮对表面进行脱脂处理
- 在所有暴露的皮肤表面涂抹化学防晒剂（只适用于 D-PDT）
- 治疗部位准备：最常见的方法是轻轻刮除多余的角质层或鳞屑
- 在目标治疗部位应用局部光敏剂：可选择不透明材料遮挡和覆盖其他部位
- 根据光敏剂的适应证、特定前体药物和光源来孵育光敏剂

光照 / 药物激活

- 非相干性人工光照激活
  - 在光照前除去光敏剂
  - 通过 Wood 灯检测是否存在 Pp IX 荧光（可选）
  - 为患者和工作人员提供护目镜
  - 正确摆放灯光位置和患者体位，使光照均匀，患者舒适；如有必要，考虑用不透明材料遮盖某些皮肤部位，以将光限制于目标部位
  - 确定要给予的光剂量，再开始光照（根据光源的不同，一般为 5 ~ 15 min）；如有必要，医疗人员可在光照过程中协助疼痛管理（见下文）
- 日光（户外激活）
  - 确认治疗区域暴露在日光下
  - 在光照时间内提供计时器与治疗时间检测（约 2 h）
  - 定期检查患者对治疗的耐受性
  - 返回诊室后清理治疗区域，清除所有局部光敏剂残留
- 完成光照治疗后通过 Wood 灯检测 Pp IX 光漂白作用（可选）

光照过程中的疼痛管理

- 配备用于疼痛管理的工具和设备
- 医疗人员对患者提供安慰与监管十分重要，尤其是在人工光照激活 PDT 时，口头安慰和注意力分散是必不可少的
- 向患者强调在进行 PDT 时疼痛是正常的
- 缓解疼痛的其他具体方法可能有：
  - 在治疗部位敷冰块或冰袋
  - 在治疗部位喷洒冷水
  - 为患者提供手持式风扇
  - 在治疗部位吹凉风
  - 暂时中断光照
  - 浸润麻醉、神经阻滞、局部麻醉
  - 催眠
  - 吸入氧化亚氮和氧气混合物
  - 经皮神经刺激

表 135.5 局部 PDT 的实施步骤与实际考虑（续表）
术后阶段
• 通过冰袋减少肿胀
• 如有需要，为患者开口服镇痛药
• 推荐 48 h 避免阳光照射
• 安排后续，如有需要，安排下一次 PDT 治疗；对于角质形成细胞癌，如有残留疾病的临床证据，需在首个 PDT 疗程 / 周期 3 个月后进行重复治疗
Pp IX，原卟啉 IX

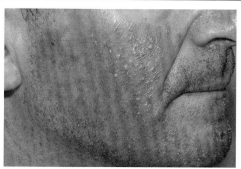

图 135.9 PDT 治疗光线性角化病术后 4 天，红斑、水肿及多个脓疱。 局部应用 20% 5- 氨基酮戊酸（ALA），然后用 LED 红光照射

35% 对 mALA 出现过敏反应，而仅有 1.7% 的患者原来未接受过 PDT 治疗却发生过敏反应[81]。建议医护人员在接触 mALA 时穿戴手套，以避免接触性过敏[82]。

罕见、不典型和有争议的反应

值得一提的是，据报道，PDT 可引发单纯疱疹复发[83]、面神经麻痹、高血压危象、脱发、局部大疱性天疱疮、毛发红糠疹、头皮糜烂性脓疱性皮肤病与短暂性记忆障碍。在原位或 PDT 治疗区域角质形成细胞癌复发，组织学更具侵袭型的情况也有报道[84-85]。有研究报道 PDT 治疗后发生黑色素瘤，但由于缺乏对照，这些发现的意义很难解释。其他的解释包括活检取样错误导致不恰当的诊断和肿瘤危险度分层，对高危的原发性恶性肿瘤患者进行 PDT 治疗，以及存在即使没有 PDT 也可能发生的亚临床肿瘤。此外，红细胞生成性（X 连锁显性）原卟啉病的光毒性表型与光动力效应相似，并没有研究表明 PDT 可增加其罹患皮肤癌的风险。

实践和技术

在 PDT 实际运用时，需要在术前、术中和术后阶段注意一些细节（见表 135.5）。虽然商业化的皮肤科 PDT 治疗体系均有官方推荐和批准方案，但无论是在适应证方面还是在医生依据个人经验指导具体步骤时，PDT 的实践应用并非一成不变。一轮局部应用药物加光照（单次光照或多次分次光照）可视为一次 PDT 治疗。其"疗程"或周期可能涉及一次或多次间隔的治疗。在 PDT 光照阶段为患者提供适当的教育与咨询及术中支持与监控十分重要。不同的专家组和皮肤病协会提出了一致的建议与指南，以指导 PDT 的使用。

未来的发展方向

对照试验和临床经验的积累仍在重新定义 PDT 的适应证范围，需要进行更多的研究来探索自然光与人造光的作用。新的光敏剂与 ALA 的给药方式也即将出现，这包括可注射的 ALA 和纳米载体，以及采用分级剥脱激光或微针技术[86]（见表 135.3）。对 PDT 的治疗反应可能越来越多地由无创光学方法监测，如反射共聚焦显微镜和光学相干层析成像。

至此，日光——一种曾经被认为是致癌的物质——可以通过 PDT 来治疗甚至预防皮肤癌。

（张亚敏译 李 延校 陶 娟 王宝玺审）

参考文献

1. Lipson RL, Baldes EJ. The photodynamic properties of a particular hematoporphyrin derivative. Arch Dermatol 1960;82:508–16.
2. Dougherty TJ, Kaufman JE, Goldfarb A, et al. Photoradiation therapy for the treatment of malignant tumors. Cancer Res 1978;38:2628–35.
3. Weishaupt KR, Gomer CJ, Dougherty TJ. Identification of singlet oxygen as the cytotoxic agent in photoinactivation of a murine tumor. Cancer Res 1976;36:2326–9.
4. Lui H, Hobbs L, Tope WD, et al. Photodynamic therapy of multiple nonmelanoma skin cancers with verteporfin and red light-emitting diodes: two-year results evaluating tumor response and cosmetic outcomes. Arch Dermatol 2004;140:26–32.
5. Kennedy JC, Pottier RH, Pross DC. Photodynamic therapy with endogenous protoporphyrin IX: basic principles and present clinical experience. J Photochem Photobiol B 1990;6:143–8.
6. Henderson BW, Waldow SM, Mang TS, et al. Tumor destruction and kinetics of tumor cell death in two experimental mouse tumors following photodynamic therapy. Cancer Res 1985;45:572–6.
7. Hayami J, Okamoto H, Sugihara A, Horio T. Immunosuppressive effects of photodynamic therapy by topical aminolevulinic acid. J Dermatol 2007;34:320–7.
8. Bissonnette R, Tremblay JF, Juzenas P, et al. Systemic photodynamic therapy with aminolevulinic acid induces apoptosis in lesional T lymphocytes of psoriatic

plaques. J Invest Dermatol 2002;119:77–83.
9. Szeimies RM, Stockfleth E, Popp G, et al. Long-term follow-up of photodynamic therapy with a self-adhesive 5-aminolaevulinic acid patch: 12 months data. Br J Dermatol 2010;162:410–14.
10. Kim BS, Kim JY, Song CH, et al. Light-emitting diode laser versus pulsed dye laser-assisted photodynamic therapy in the treatment of actinic keratosis and Bowen's disease. Dermatol Surg 2012;38:151–3.
11. Hasegawa T, Suga Y, Mizuno Y, et al. Efficacy of photodynamic therapy with topical 5-aminolevulinic acid using intense pulsed light for Bowen's disease. J Dermatol 2010;37:623–8.
12. Ibbotson SH, Ferguson J. Ambulatory photodynamic therapy using low irradiance inorganic light-emitting diodes for the treatment of non-melanoma skin cancer: an open study. Photodermatol Photoimmunol Photomed 2012;28:235–9.
13. Rubel DM, Spelman L, Murrell DF, et al. Daylight photodynamic therapy with methyl aminolevulinate cream as a convenient, similarly effective, nearly painless alternative to conventional photodynamic therapy in actinic keratosis treatment: a randomized controlled trial. Br J Dermatol 2014;171:1164–71.
14. Wiegell SR, Fabricius S, Heydenreich J, et al. Weather conditions and daylight-mediated photodynamic therapy: protoporphyrin IX-weighted daylight doses measured in six geographical locations. Br J Dermatol 2013;168:186–91.
15. Wiegell SR, Wulf HC, Szeimies RM, et al. Daylight photodynamic therapy for actinic keratosis: an international consensus. J Eur Acad Dermatol Venereol 2012;26:673–9.
16. Wulf HC. Photodynamic therapy in daylight for actinic keratoses. JAMA Dermatol 2016;152:631–2.
17. Alexiades-Armenakas MR, Geronemus RG. Laser-mediated photodynamic therapy of actinic keratoses. Arch Dermatol 2003;139:1313–20.
18. Cottrell WJ, Paquette AD, Keymel KR, et al. Irradiance-dependent photobleaching and pain in delta-aminolevulinic acid-photodynamic therapy of superficial basal cell carcinomas. Clin Cancer Res 2008;14(14):4475–83.
19. de Vijlder HC, Sterenborg H, Neumann HAM, et al. Light fractionation significantly improves the response of superficial basal cell carcinoma to aminolaevulinic acid photodynamic therapy: five-year follow-up of a randomized, prospective trial. Acta Derm Venereol 2012;92:641–7.
20. Sotiriou E, Apalla Z, Chovarda E, et al. Single vs. fractionated photodynamic therapy for face and scalp actinic keratoses: a randomized, intraindividual comparison trial with 12-month follow-up. J Eur Acad Dermatol Venereol 2012;26:36–40.
21. Morton C, Campbell S, Gupta G, et al. Intraindividual, right-left comparison of topical methyl aminolaevulinate-photodynamic therapy and cryotherapy in subjects with actinic keratoses: a multicentre, randomized controlled study. Br J Dermatol 2006;155:1029–36.
22. Morton CA, Szeimies RM, Sidoroff A, Braathen LR. European guidelines for topical photodynamic therapy part 1: treatment delivery and current indications actinic keratoses, Bowen's disease, basal cell carcinoma. J Eur Acad Dermatol Venereol 2013;27:536–44.
23. Patel G, Armstrong AW, Eisen DB. Efficacy of photodynamic therapy vs other interventions in randomized clinical trials for the treatment of actinic keratoses a systematic review and meta-analysis. JAMA Dermatol 2014;150:1281–8.
24. Nuzzo SD, Cortelazzi C, Boccaletti V, et al. Comparative study of trichloroacetic acid versus photodynamic therapy with topical 5-aminolevulinic acid for actinic keratosis of the scalp. Photodermatol Photoimmunol Photomed 2015;31:233–8.
25. Zane C, Facchinetti E, Rossi MT, et al. A randomized clinical trial of photodynamic therapy with methyl aminolaevulinate vs. diclofenac 3% plus hyaluronic acid gel for the treatment of multiple actinic keratoses of the face and scalp. Br J Dermatol 2014;170:1143–50.
26. Scola N, Terras S, Georgas D, et al. A randomized, half-side comparative study of aminolaevulinate photodynamic therapy vs. CO2 laser ablation in immunocompetent patients with multiple actinic keratoses. Br J Dermatol 2012;167:1366–73.
27. Berman B, Nestor MS, Newburger J, et al. Treatment of facial actinic keratoses with aminolevulinic acid photodynamic therapy (ALA-PDT) or ingenol mebutate 0.015% gel with and without prior treatment with ALA-PDT. J Drugs Dermatol 2014;13:1353–6.
28. Kurwa HA, Yong-Gee SA, Seed PT, et al. A randomized paired comparison of photodynamic therapy and topical 5-fluorouracil in the treatment of actinic keratoses. J Am Acad Dermatol 1999;41:414–18.
29. Tsoukas M, Mann D, Do H, et al. Split approach for the treatment of actinic keratoses with ALA-mediated photodynamic therapy versus treatment with topical imiquimod cream. J Am Acad Dermatol 2010;62:AB117.
30. Serra-Guillen C, Nagore E, Hueso L, et al. A randomized pilot comparative study of topical methyl aminolevulinate photodynamic therapy versus imiquimod 5% versus sequential application of both therapies in immunocompetent patients with actinic keratosis: Clinical and histologic outcomes. J Am Acad Dermatol 2012;66:E131–7.
31. Ko DY, Kim KH, Song KH. Comparative study of photodynamic therapy with topical methyl aminolevulinate versus 5-aminolevulinic acid for facial actinic keratosis with long-term follow-up. Ann Dermatol 2014;26:321–31.
32. Kaufmann R, Spelman L, Weightman W, et al. Multicentre intraindividual randomized trial of topical methyl aminolaevulinate-photodynamic therapy vs. cryotherapy for multiple actinic keratoses on the extremities. Br J Dermatol 2008;158:994–9.
33. Sotiriou E, Apalla Z, Maliamani F, et al. Intraindividual, right-left comparison of topical 5-aminolevulinic acid photodynamic therapy vs. 5% imiquimod cream for actinic keratoses on the upper extremities. J Eur Acad Dermatol Venereol 2009;23:1061–5.
34. Serra-Guillen C, Nagore E, Hueso L, et al. A randomized comparative study of tolerance and satisfaction in the treatment of actinic keratosis of the face and scalp between 5% imiquimod cream and photodynamic therapy with methyl aminolaevulinate. Br J Dermatol 2011;164:429–33.
35. Dragieva G, Prinz BM, Hafner J, et al. A randomized controlled clinical trial of topical photodynamic therapy with methyl aminolaevulinate in the treatment of actinic keratoses in transplant recipients. Br J Dermatol 2004;151:196–200.
36. Perrett CM, McGregor JM, Warwick J, et al. Treatment of post-transplant premalignant skin disease: a randomized intrapatient comparative study of 5-fluorouracil cream and topical photodynamic therapy. Br J Dermatol 2007;156:320–8.
37. Wiegell SR, Haedersdal M, Philipsen PA, et al. Continuous activation of PpIX by daylight is as effective as and less painful than conventional photodynamic therapy for actinic keratoses; a randomized, controlled, single-blinded study. Br J Dermatol 2008;158:740–6.
38. Wiegell SR, Fabricius S, Stender IM, et al. A randomized, multicentre study of directed daylight exposure times of 11/2 vs. 21/2 h in daylight-mediated photodynamic therapy with methyl aminolaevulinate in patients with multiple thin actinic keratoses of the face and scalp. Br J Dermatol 2011;164:1083–90.
39. Wiegell SR, Fabricius S, Gniadecka M, et al. Daylight-mediated photodynamic therapy of moderate to thick actinic keratoses of the face and scalp: a randomized multicentre study. Br J Dermatol 2012;166:1327–32.
40. Lane KL, Hovenic W, Ball K, Zachary CB. Daylight photodynamic therapy: The Southern California experience. Lasers Surg Med 2015;47:168–72.
41. Neittaanmaki-Perttu N, Karppinen TT, Gronroos M, et al. Daylight photodynamic therapy for actinic keratoses: a randomized double-blinded nonsponsored prospective study comparing 5-aminolaevulinic acid nanoemulsion (BF-200) with methyl-5-aminolaevulinate. Br J Dermatol 2014;171:1172–80.
42. Sotiriou E, Apalla Z, Chovarda E, et al. Photodynamic therapy with 5-aminolevulinic acid in actinic cheilitis: an 18-month clinical and histological follow-up. J Eur Acad Dermatol Venereol 2010;24:916–20.
43. Szeimies RM, Ibbotson S, Murrell DF, et al. A clinical study comparing methyl aminolevulinate photodynamic therapy and surgery in small superficial basal cell carcinoma (8-20 mm), with a 12-month follow-up. J Eur Acad Dermatol Venereol 2008;22:1302–11.
44. Basset-Seguin N, Ibbotson SH, Emtestam L, et al. Topical methyl aminolaevulinate photodynamic therapy versus cryotherapy for superficial basal cell carcinoma: a 5 year randomized trial. Eur J Dermatol 2008;18:547–53.
45. Wang H, Xu Y, Shi J, et al. Photodynamic therapy in the treatment of basal cell carcinoma: a systematic review and meta-analysis. Photodermatol Photoimmunol Photomed 2015;31:44–53.
46. Roozeboom MH, Aardoom MA, Nelemans PJ, et al. Fractionated 5-aminolevulinic acid photodynamic therapy after partial debulking versus surgical excision for nodular basal cell carcinoma: A randomized controlled trial with at least 5-year follow-up. J Am Acad Dermatol 2013;69:280–7.
47. Pauwels C, Mazereeuw-Hautier J, Basset-Seguin N, et al. Topical methyl aminolevulinate photodynamic therapy for management of basal cell carcinomas in patients with basal cell nevus syndrome improves patient's satisfaction and reduces the need for surgical procedures. J Eur Acad Dermatol Venereol 2011;25:861–4.
48. Farhadi M, Kamrava SK, Behzadi AH, et al. The efficacy of photodynamic therapy in treatment of recurrent squamous cell and basal cell carcinoma. J Drugs Dermatol 2010;9:122–6.
49. Wiegell SR, Skodt V, Wulf HC. Daylight-mediated photodynamic therapy of basal cell carcinomas - an explorative study. J Eur Acad Dermatol Venereol 2014;28:169–75.
50. Calzavara-Pinton PG, Venturini M, Sala R, et al. Methylaminolaevulinate-based photodynamic therapy of Bowen's disease and squamous cell carcinoma. Br J Dermatol 2008;159:137–44.
51. Morton CA, Whitehurst C, Moseley H, et al. Comparison of photodynamic therapy with cryotherapy in the treatment of Bowen's disease. Br J Dermatol 1996;135:766–71.
52. Salim A, Leman JA, McColl JH, et al. Randomized comparison of photodynamic therapy with topical 5-fluorouracil in Bowen's disease. Br J Dermatol 2003;148:539–43.
53. Morton C, Horn M, Leman J, et al. Comparison of topical methyl aminolevulinate photodynamic therapy with cryotherapy or Fluorouracil for treatment of squamous cell carcinoma in situ: Results of a multicenter randomized trial. Arch Dermatol 2006;142:729–35.
54. Apalla Z, Sotiriou E, Chovarda E, et al. Skin cancer: preventive photodynamic therapy in patients with face and scalp cancerization. A randomized placebo-controlled study. Br J Dermatol 2010;162:171–5.
55. Willey A, Mehta S, Lee PK. Reduction in the incidence of squamous cell carcinoma in solid organ transplant recipients treated with cyclic photodynamic therapy. Dermatol Surg 2010;36:652–8.
56. Basset-Seguin N, Conzett KB, Gerritsen MJP. et l. Photodynamic therapy for actinic keratosis in organ transplant patients. J Eur Acad Dermatol Venereol 2013;27:57–66.
57. Quereux G, Brocard A, Saint-Jean M, et al. Photodynamic therapy with methyl-aminolevulinic acid for paucilesional mycosis fungoides: A prospective open study and review of the literature. J Am Acad Dermatol 2013;69:890–7.
58. Sakamoto FH, Torezan L, Anderson RR. Photodynamic therapy for acne vulgaris: a critical review from basics to clinical practice: part II. Understanding parameters for acne treatment with photodynamic therapy. J Am Acad Dermatol 2010;63:195–211, quiz 211–2.
59. Richey DF, Hopson B. Photodynamic therapy for perioral dermatitis. J Drugs Dermatol 2006;5:12–16.
60. Ribeiro C, Zink B, Santos B, et al. Treatment of rosacea with photodynamic therapy: Case report and literature review. J Am Acad Dermatol 2013;68:AB67.
61. Schweiger ES, Riddle CC, Aires DJ. Treatment of hidradenitis suppurativa by photodynamic therapy with aminolevulinic acid: preliminary results. J Drugs Dermatol 2011;10:381–6.
62. Dover JS, Bhatia AC, Stewart B, Arndt KA. Topical 5-aminolevulinic acid combined with intense pulsed light in the treatment of photoaging. Arch Dermatol 2005;141:1247–52.
63. Gold MH, Bradshaw VL, Boring MM, et al. Split-face comparison of photodynamic therapy with 5-aminolevulinic acid and intense pulsed light versus intense pulsed light alone for photodamage. Dermatol Surg 2006;32:795–801, discussion 801–3.
64. Ji J, Zhang LL, Ding HL, et al. Comparison of 5-aminolevulinic acid photodynamic therapy and red light for treatment of photoaging. Photodiagnosis Photodyn Ther 2014;11:118–21.
65. Medina L, Villa JF, Barrera LM, Garcia HI. A prospective split-face double-blind randomized placebo-controlled trial to assess the efficacy of methyl aminolevulinate + red-light in patients with facial photodamage. J Eur Acad Dermatol Venereol 2011;25:49–58.
66. Szeimies RM, Torezan L, Niwa A, et al. Clinical, histopathological and immunohistochemical assessment of human skin field cancerization before and after photodynamic therapy. Br J Dermatol 2012;167:150–9.
67. Almutawa F, Thalib L, Hekman D, et al. Efficacy of localized phototherapy and photodynamic therapy for

psoriasis: a systematic review and meta-analysis. Photodermatol Photoimmunol Photomed 2015;31:5–14.

68. Stender IM, Na R, Fogh H, et al. Photodynamic therapy with 5-aminolaevulinic acid or placebo for recalcitrant foot and hand warts: randomised double-blind trial. Lancet 2000;355:963–6.

69. Mi X, Chai WX, Zheng HY, et al. A randomized clinical comparative study of cryotherapy plus photodynamic therapy vs. cryotherapy in the treatment of multiple condylomata acuminata. Photodermatol Photoimmunol Photomed 2011;27:176–80.

70. Ying ZL, Li XJ, Dang H. 5-aminolevulinic acid-based photodynamic therapy for the treatment of condylomata acuminata in Chinese patients: a meta-analysis. Photodermatol Photoimmunol Photomed 2013;29:149–59.

71. Asilian A. Davami M. Comparison between the efficacy of photodynamic therapy and topical paromomycin in the treatment of Old World cutaneous leishmaniasis: a placebo-controlled, randomized clinical trial. Clin Exp Dermatol 2006;31:634–7.

72. Ozawa T, Morimoto K, Awazu K, Tsuruta D. Photodynamic therapy using systemic 5-aminolevulinic acid for MRSA-infected skin ulcers. J Invest Dermatol 2014;134:S87.

73. Morley S, Griffiths J, Philips G, et al. Phase IIa randomized, placebo-controlled study of antimicrobial photodynamic therapy in bacterially colonized, chronic leg ulcers and diabetic foot ulcers: a new approach to antimicrobial therapy. Br J Dermatol 2013;168:617–24.

74. Gao K, Huang Z, Yuan KH, et al. Side-by-side comparison of photodynamic therapy and pulsed-dye laser treatment of port-wine stain birthmarks. Br J Dermatol 2013;168:1040–6.

75. Liu SX, Yang CJ, Yang S, et al. Topical application of 5-aminolevulinic acid followed by 595-nm pulsed dye laser irradiation for the treatment of recalcitrant port-wine stains: A primary study. J Cosmet Laser Ther 2012;14:189–92.

76. Karrer S, Bosserhoff AK, Weiderer P, et al. Influence of 5-aminolevulinic acid and red light on collagen metabolism of human dermal fibroblasts. J Invest Dermatol 2003;120:325–31.

77. Ud-Din S, Thomas G, Morris J, Bayat A. Photodynamic therapy: an innovative approach to the treatment of keloid disease evaluated using subjective and objective non-invasive tools. Arch Dermatol Res 2013;305:205–14.

78. Fink C, Enk A, Gholam P. Photodynamic therapy – aspects of pain management. J Dtsch Dermatol Ges 2015;13:15–22.

79. Huang N, Zeng J, Liang J, et al. A randomized, double-blind, placebo-controlled study of oral oxycodone plus acetaminophen for the treatment of pain in photodynamic therapy on port wine stains.

Photodiagnosis Photodyn Ther 2014;11:134–40.

80. Klein A, Karrer S, Horner C, et al. Comparing cold-air analgesia, systemically administered analgesia and scalp nerve blocks for pain management during photodynamic therapy for actinic keratosis of the scalp presenting as field cancerization: a randomized controlled trial. Br J Dermatol 2015;173:192–200.

81. Korshoj S, Solvsten H, Erlandsen M. Sommerlund M. Frequency of sensitization to methyl aminolaevulinate after photodynamic therapy. Contact Dermatitis 2009;60:320–4.

82. Pastor-Nieto MA, Olivares M, Sanchez-Herreros C, et al. Occupational allergic contact dermatitis from methyl aminolevulinate. Dermatitis 2011;22:216–19.

83. Nobbe S, Trueb RM, French LE, Hofbauer GFL. Herpes simplex virus reactivation as a complication of photodynamic therapy. Photodermatol Photoimmunol Photomed 2011;27:51–2.

84. Fiechter S, Skaria A, Nievergelt H, et al. Facial basal cell carcinomas recurring after photodynamic therapy: a retrospective analysis of histological subtypes. Dermatology 2012;224:346–51.

85. Calista D. Development of squamous cell carcinoma after photodynamic therapy with methyl aminoleuvulinate. Br J Dermatol 2014;171:905–8.

86. Ehrhardt C, Senge MO, Kelleher DP, Reynolds JV. Nanodrug applications in photodynamic therapy Photodiagnosis Photodyn Ther 2011;8:14–29.

第 136 章　激光及其他能量相关技术与皮肤相互作用原理

Fernanda H. Sakamoto, Mathew M. Avram, R. Rox Anderson

同义名：■ 激光（LASER）——受刺激辐射放大的光

要点

- 激光外科通过对组织精确的加热而实现，加热发生在光能被吸收进皮肤时。
- 热量在皮肤内由所谓色素基团分子吸收光而产生。
- 可见光和近红外光相对应的主要皮肤色素基团是黑色素和血红蛋白。水是远红外光的主要色素基团。
- 红光及近红外光穿透较深。
- 激光波长或强脉冲光源的吸收通常和皮肤中的靶色素基团相匹配，靶色素基团包括血管、毛囊、含黑色素细胞、文身墨水或组织层。
- 当一个选择性吸收的激光脉冲输出的速度大于靶目标通过热传导作用冷却自身的速度时，选择性加热和靶目标损伤就可以发生。
- 组织靶目标的冷却时间就是其热弛豫时间（秒），大约相当于靶目标大小（毫米）的平方。
- Q 开关激光产生的非常短的激光脉冲（纳秒级）以及皮秒激光脉冲能够精确破坏小体积的靶目标，如单独的黑色素细胞及文身墨水。
- 毫秒级激光和强脉冲光可以选择性作用于多细胞靶目标，如血管、毛囊和组织层。
- 点阵激光治疗可产生大量微小热损伤区。
- 传统上的射频电流主要用于皮肤外科手术，目前已重新用于皮肤美容。
- 高强度聚焦超声可以加热皮肤或皮下的精确部位。
- 通过结晶脂质，控制冷却（冷冻溶脂）可以减少局部皮下脂肪。
- 活体、完整皮肤检测用激光显微镜是新兴的诊断工具。

引言

　　20 世纪以来，从爱因斯坦对光量子特性的解释，到 1960 年发明红宝石激光，直到今天激光得到大范围的应用。特别是选择性光热作用理论，引领了靶向特定皮肤结构（如血管、黑色素小体和毛囊）的脉冲激光的发展。随后，灯管（也被称为强脉冲光源）以及可以产生大量微观热损伤区的点阵光热作用得到发展，用以刺激皮肤的重塑。其他能量相关治疗技术还包括聚焦超声、射频以及冷冻溶脂。激光以及其他以能量为基础的技术是一个动态发展的领域并持续推动治疗技术的创新。

激光

　　激光是英文"受刺激辐射放大的光（light amplification by stimulated emission of radiation）"的首字母缩略词。其为可以用爱因斯坦的电磁辐射理论解释的一个物理过程[1]。电磁能量的量子单位是光子，能够激发一个受激原子并使后者释放另一个能量与激发光子相同的光子。激光的想法由 Charles Townes 设想并提出[2]。1960 年，一种利用闪光激发红宝石晶体的激光器问世[3]。此后不久，Leon Goldman 医生首先将激光技术应用于皮肤科[4]。

　　所有的激光系统都包含四个主要组分（图 136.1）：①能被激发而产生光的一种气体、液体或固体介质（表 136.1）；②激发介质的能量源；③激光器末端的反射镜，形成了包绕介质的"光学谐振腔"并控制光放大的过程；④传导系统。当光在激光器反射镜之间来回反射时，就可以形成非常高密度的激光束。

　　激光具有一些有别于其他光源的特性。**单色性**（monochromicity）是指激发特定而非宽波谱波长。**相干性**（coherence）一词形容光波行进传导时无论时间还是空间都保持一致，就像士兵在步调一致地行进。**平行性**（collimation）指的是非常平行的光束。相干性和平行性的特征可以保证激光聚焦到非常小的点位（见图 136.1）。

　　激光可以激发连续和脉冲模式的光束，目前使用的几乎所有的皮肤激光均是激发脉冲光。Q 开关激光可以释放非常短的高峰值功率脉冲。"Q"是指储存在

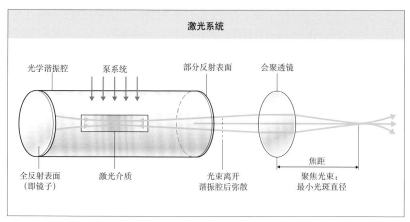

激光系统

图 136.1　激光系统。泵系统刺激激光介质发射光子。腔体两端的镜子沿一个轴来回反射这种光，导致受激发射过程放大；其中一面镜子只有部分反射，允许激光离开。激光产生低发散（扩散）的光束，这些光束接近于准直（即平行光波）。这样就可以让光束被会聚透镜或镜子紧密聚焦，因为产生特定的光斑需要聚焦

表 136.1　激光介质类型。激光常以谐振腔内的介质来命名		
气体	**液体**	**固体**
氩	罗丹明染料，溶解	晶体
二氧化碳	于有机溶剂中[†]	● 翠绿宝石
铜蒸气		● 掺铒钇铝石榴石
氦-氖		● 掺钬钇铝石榴石
氪		● 掺钕钇铝石榴石
氯化氙[*]		● 磷酸钛钾盐
		● 红宝石
		半导体
		● 二极管（例如铝镓砷）

* 在准分子激光。
† 在脉冲染料激光中。

激光介质中的能量的品质因数，通过其突然改变（如"切换"）产生一个短而强的脉冲。皮肤 Q 开关激光器被设计用于释放 10 ～ 100 ns 脉冲宽度（脉宽）且通量（能量密度）通常在 2 ～ 10 J/cm^2 范围的脉冲。这些短脉宽、高能量脉冲对选择性去除文身和色素性病变尤其有用，而对周围组织只有限的光热损伤[5]。脉冲激光重复频率用赫兹（Hz）表示。值得注意的是，一些激光器快速发射一系列低能量脉冲光时，在外科手术中表现就像连续激光一样，被称为准连续模式。

皮肤光学

在皮肤表面，4% ～ 7% 的光由于空气（n = 0）和角质层（n = 1.45）折射率的差异而被**反射**[6]。因为遵循菲涅耳反射方程，即反射系数与入射角和偏振平面以及折射率相关，其称为菲涅耳反射[7]。剩余 93% ～ 96% 的入射光进入皮肤，出现**散射**和（或）**吸收**（图 136.2）。当光遇到皮肤内的颗粒或纤维时，

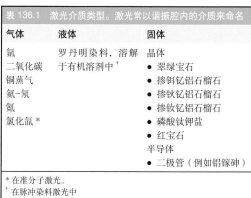

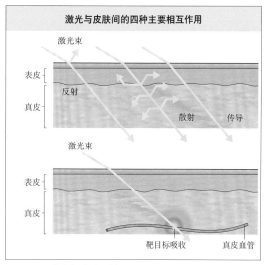

激光与皮肤间的四种主要相互作用

图 136.2　激光与皮肤间的四种主要相互作用。分别是反射、散射、传导和吸收

就会向各个方向散射，从而限制了光的穿透深度。吸收系数定义为特定波长的光子在通过单位距离长度的物体时的吸收比例，其取决于色素基团（吸收分子）的密度。光子的能量被色素基团吸收后产生的热或光化学反应导致了对应组织的效应。

皮肤内三种主要的色素基团分别是水、血红蛋白和黑色素（图 136.3）。色素基团在特定的波长表现为特异性的吸收谱。正是基于这个特点，才有了不同波长的光与特异性靶目标相关的理论。黑色素对光的吸收谱很宽，可以从可见光到紫外线的波谱；血液主要通过氧合血红蛋白和还原血红蛋白吸收光，表现为在紫外线、蓝光、绿光和黄光区谱带的强吸收；水主要对应红外区域（图 136.4）。

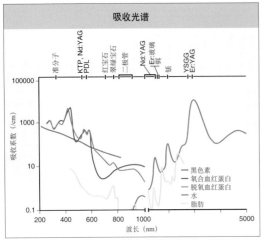

图 136.3 吸收光谱。不同种类色素基团的吸收光谱选择性允许光热作用起效。Er, 铒；KTP, 磷酸钛钾盐；Nd, 钕；YAG, 钇铝石榴石；PDL, 脉冲染料激光；YSGG, 钇钪镓石榴石

　　表皮与真皮的光学特性是不同的。在色素性表皮中，黑色素吸收反应是大多数光谱（200～1000 nm）中光作用的主要过程（见图 136.3）。在真皮中，胶原纤维引起强烈的、波长依赖的散射，从而减弱了光的穿透力。散射变化与波长呈反向关系。一般来说，在 280～1300 nm 范围内，穿透深度随波长增加而增加（图 136.5）。在 1300 nm 以上时，穿透深度由于水对光的吸收反而减少。穿透最深的波长为 650～1200 nm 的红光及近红外光的光谱区。穿透最短的波长在紫外和红外光谱区。

光热相互作用

　　激光的作用绝大多数是产生热。一旦温度升高，重要的大分子（包括蛋白质、DNA、RNA 和细胞膜）发生变性，从而丧失功能。热凝固可引起细胞坏死，范围增大会引起灼伤。激光皮肤外科手术需要对热损伤的定位以及程度有精确控制。

　　大多数人类细胞能够耐受高达 40℃ 的温度。细胞的存活也取决于其所处的温度及照射时间。在大多数生物体，暴露于亚致死量的热可以诱导一种被称为"热休克反应"的细胞反应。其特点是抑制正常蛋白质的合成并诱导热休克蛋白的合成，这些蛋白质可增加对热损伤的抵抗[8]。激光诱导的热损伤已由 Arrhenius 模式详细描述[9]，该模式表明变性速率与温度呈指数性相关。因而，变性物质的积累随温度升高呈指数性增加，同时也随时间的延长而呈比例增加[10]。当接近一个临界温度时（随组织不同而不同），便会发生快速凝固。由此可见激光和其他热损伤凝固真皮时的组织学边界。在真皮层，Ⅰ型胶原蛋白在热凝固中发挥主要作用，而弹性蛋白有着极好的热稳定性并能在煮沸状态下存活，无明显损伤。真皮Ⅰ型纤维胶原蛋白在 60～70℃ 时有一个急剧溶解和收缩转化的过程。在这个温度及更高范围更容易形成瘢痕。选择性光热作用可选择性加热真皮靶目标，如血管或毛囊，同时能保留靶目标间的真皮。然而，即使是选择性光热作用，也必须保持大部分皮肤温度低于 60～70℃。临床上，即时的皮肤反应能够诱发局部热损伤或者大量非选择性皮肤损害的副作用[10a, 10b]。

　　当激光、强脉冲光（intense pulsed light，IPL）、射频（radiofrequency，RF）、超声或其他形式的能量被组织吸收，局部便产生热能并迅速传导到周围组织。热量通过传导也被称为热弛豫。**热弛豫时间**（thermal relaxation time，TRT）的定义为，在特定组织结构，被加热的组织冷却到其初始温度的一半所需要的时间。组织安全磨削的关键是磨削速度要比热量传导入周围组织的速度要快[11]。

图 136.4 电磁波频谱。在整个电磁波频谱内可见光只是一小部分

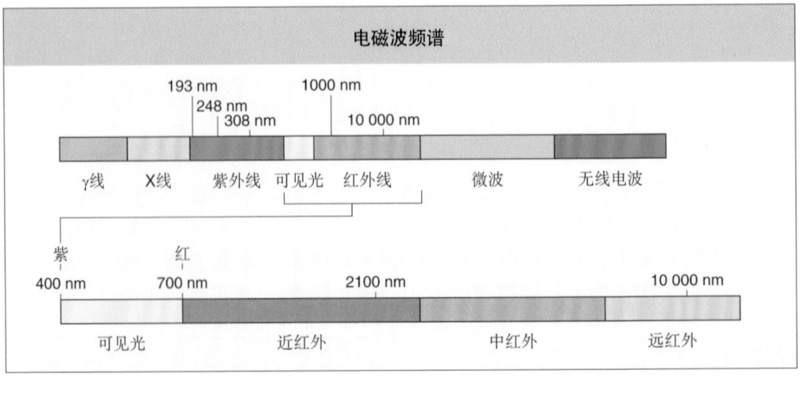

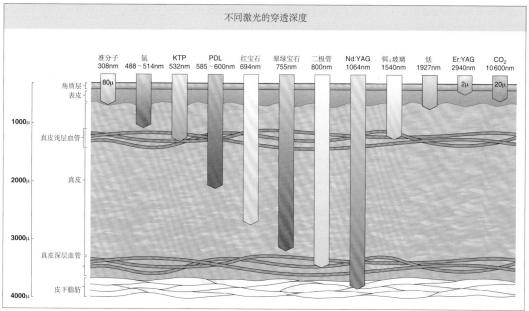

图 136.5　**不同激光的穿透深度**。光的穿透率约为 50%。值得注意的是，剥脱性激光的处理深度可以大大超过光穿透深度。如 CO_2 激光的光穿透深度只有 20 μm，但是 CO_2 点阵激光可以使几乎真皮全层厚度的微通道汽化。KTP，磷酸钛钾盐；μ，微米；Nd，钕；PDL，脉冲染料激光；YAG，钇铝石榴石

选择性光热作用

　　选择性光热作用概念的提出起初是为了指导设计一种治疗儿童鲜红斑痣的激光[12]。通过同时设置选择性光吸收并使脉宽小于或约等于靶目标热弛豫时间，实现选择性、局限性加热（局部破坏靶结构）的目的。波长的选择必须与皮肤中靶目标的色素基团的吸收相对应。所选择的波长也必须能够穿透到皮肤靶目标所在的组织深度。

　　靶目标的热弛豫时间与其直径的平方呈比例关系（表 136.2）。因此，对于一个既定物体和形状而言，直径减少一半则冷却时间将是原来的 1/4。对于大多数

表 136.2　选择性光热作用的脉宽和靶目标

色素基团	直径	热弛豫时间	常见激光脉宽
文身墨水颗粒	0.01 ～ 0.5 μm	100 ps ～ 250 ns	300 ps ～ 50 ns
黑色素小体	0.5 μm	250 ns	10 ～ 100 ns
鲜红斑痣血管	30 ～ 100 μm	1 ～ 10 ms	0.4 ～ 20 ms
终毛毛囊	300 μm	10 ms	3 ～ 100 ms
腿部静脉	1 mm	1 s	0.1 s

ms，毫秒；ns，纳秒；ps，皮秒

组织而言，靶目标结构的热弛豫时间（秒）大约相当于靶目标直径大小（毫米）的平方。形状也影响热弛豫时间，对于既定的厚度，平面比球体冷却速度更快。一般而言，适合选择性光热作用的理想脉宽大约相当于热弛豫时间。选择性光热作用一般会选择用脉冲式而不是连续式激光技术[13]。血管包含很范围的热弛豫时间，包括毛细血管（数十微秒）、较大的成人型鲜红斑痣中的小静脉（相当于数十毫秒）、毛细血管扩张和腿部静脉（数百毫秒）。小的色素靶目标（例如，太田痣内黑色素细胞中的黑色素小体，成纤维细胞内的文身墨水颗粒）可用短脉宽（亚微秒级）激光获得最好治疗效果，而较大的色素靶目标（例如毛囊）有较长的热弛豫时间，可用较长脉宽（毫秒级）激光获得最好的治疗效果[14]。

光机械效应

　　脉冲激光也可以引起光机械效应[15]。快速加热可引起组织迅速热膨胀而产生声波和（或）冲击波，这些声波或压力波可使细胞膜破裂或者渗透性增加。气泡的形成和猛烈破裂时形成的气穴作用也可能发生。脉冲染料激光（pulsed dye lasers，PDL）发射小于 10 ms 宽度的脉冲导

致血管破裂形成的紫癜[16]，以及发射皮秒级脉冲的激光导致文身墨水颗粒碎裂是机械损伤的典型例子。

许多参数影响激光对组织的效应，包括波长、通量、辐照度、光斑大小以及脉宽（表136.3）。与大光斑相比，光斑越小，散射会导致光束穿透皮肤时光子损失更大。皮肤最大的有效穿透深度是采用穿透波长600～1300 nm（见图136.5）和一个大的光斑。

皮肤冷却

当采用激光治疗皮肤靶目标时，表皮黑色素常常是不受欢迎的色素基团。通过使用皮肤冷却技术可使表皮损伤降到最小，这对深色皮肤尤为重要。所有的冷却方法都是通过冷却试剂（气体、液体或固体）释放皮肤表面的热量。动态冷冻喷雾冷却是将**液态**氟碳喷到皮肤上。在**固态**接触冷却中，通常由一个贴在皮肤上的冷蓝宝石窗口组成，激光通过这个窗口传送能量。**冷气**或**冷凝胶**也可用于被动冷却技术中。

前冷却、平行冷却和后冷却分别与热量在激光照射前、中和后从皮肤中被移除相一致[17]。对于小于5 ms的脉宽（例如来自许多脉冲染料和所有Q开关激光），平行冷却并没有足够的时间来消除很多的热量，但是前冷却可以提供部分保护作用。对于短脉冲激光，冷冻液喷雾是最积极有效的前冷却方法。平行冷却对于大于5 ms的脉宽比较有效。许多治疗前后的皮肤冷却方法（如采用冰或者冷空气）对于减少疼痛、红斑及水肿都有帮助[14]。

激光的应用原则

目前现有的医学激光在表136.4中进行了总结，

表 136.3	激光常用术语	
术语	**定义**	**单位**
能量	基本工作单位	焦耳（J）
功率	能量输送的速率	瓦特（W）
通量	单位面积上照射的能量	每平方厘米焦耳（J/cm²）
辐射量	单位面积上传输的功率	每平方厘米瓦特（W/cm²）
脉宽	激光照射时间	秒（s）
光斑直径	皮肤上的激光光束直径	毫米（mm）
色素基团	吸收光的介质	
热弛豫时间	加热的组织通过弥散减少50%热量所需时间	秒（s）

这些激光在医学中的应用在第137章进行讨论。

消融（汽化）皮肤重建

消融激光有远红外的 CO_2（10 600 nm）或 Er：YAG（2940 nm）激光，两者发射的波长可被水强烈吸收。脉冲式和（或）扫描式聚焦光束被用来精确磨削浅表组织，造成物质从皮肤上"羽"状脱落。大多数热量在汽化过程中被带走，保留一薄层残余的热损伤皮肤，后者对止血有用。激光皮肤重建对光老化、瘢痕和表皮痣及脂溢性角化病等病变非常有效。换肤术移除老化的表皮，并在术后几个月内刺激真皮收缩与重塑。这是一种可控性烧灼增厚部分皮肤的技术，需谨慎应用并特别关注围术期伤口护理，避免感染及其他并发症。已有报道的副作用包括激光重塑后瘢痕形成、暂时性色素沉着、延迟发生的持久性色素减退、延迟性红斑及细菌、病毒和真菌感染[18]。

血管病变治疗作用

氧合血红蛋白的一个吸收高峰是577 nm，出现于黄色光谱（见图136.3）。黄色的闪光灯泵PDL激发0.45～40 ms的585～600 nm脉冲，该激光常用于治疗微血管病变。绝大多数鲜红斑痣需要6次或者更多次治疗才能达到稳定的疗效，其中只有一小部分能够被完全清除。出现治疗抵抗的部分原因可能是血管的深度大于1.5 mm（见图136.5）。对于更深血管的治疗，可以采用高通量、毫秒级别的翠绿宝石激光（755 nm）。该激光治疗肥厚性和（或）对PDL抵抗的血管性病变尤其有效。鉴于血红蛋白在760 nm波长时的吸收明显减少，翠绿宝石激光对于治疗静脉畸形、唇静脉湖及肥厚性鲜红斑痣也是有效的。其他波长位于近红外区域（如980 nm及810 nm二极管激光）的激光已用于治疗更大更深的血管（如静脉畸形）。

目前，585～600 nm闪光灯泵PDL是皮肤微血管病变，如鲜红斑痣、红斑瘢痕、毛细血管扩张以及血管瘤的标准治疗设备。治疗较深色皮肤时通量需降低。主要的副作用是紫癜，后者取决于脉冲长度、通量和光斑直径[19]。紫癜是微血管急性出血，继而血栓形成及延迟性血管炎的结果。当脉宽超过20 ms时，由于避免了气穴现象及血管破裂，很少出现或不出现即刻的紫癜。然而，即使没有观察到即刻紫癜，也应该注意仍可能由于术后数日的血管炎症而导致发生延迟性紫癜[20]。磷酸钛钾盐（KTP）激光波长为532 nm且在毫秒级，其脉宽变化较大，已用于治疗毛细血管扩张。术后紫癜较PDL激光少见（见图137.2）。可以配

表 136.4　医学中应用的激光

激光	波长（nm）	模式	平均功率（W）	每脉冲平均能量（J）	脉宽（s）	脉冲频率（Hz）	靶基团
准分子（ArF）	193	脉冲	10	0.1	10^{-8}	100	蛋白
准分子（XeCl）	308	脉冲	10	0.1	10^{-7}	100	蛋白
氩	488，514	连续	1～10				血红蛋白、黑色素
铜蒸气	511，578	准连续	1～10	10^{-3}	10^{-8}	2×10^3	血红蛋白、黑色素
KTP	532	准连续	1～10	10^{-4}	10^{-8}	104	血红蛋白、黑色素
Q 开关频率倍增 Nd∶YAG	532	脉冲（ns）	1～3	0.2^{-1}	10^{-8}	5～10	黑色素、红文身
脉冲染料	585～600	脉冲	10	5	$(0.45\sim40)\times10^{-3}$	2	血红蛋白
氩染料	630	连续	0.5～2				光敏感药物
红宝石	694	脉冲	30	30	10^{-3}	1	黑色素
Q 开关红宝石	694	脉冲（ns）	2	2	3×10^{-8}	1	黑色素、黑与绿文身
翠绿宝石	755	脉冲	30	30	10^{-3}	1	黑色素、去氧血红蛋白
Q 开关翠绿宝石	755	脉冲	5	0.5～5	10^{-7}	1～10	黑色素、黑与绿文身
皮秒翠绿宝石	755	脉冲	2	0.5	7.5×10^{-10}	1～10	黑色素、黑与绿文身
二极管（AlGaAs）	约800	连续/脉冲	5～3000	5～100	$(5\sim400)\times10^{-3}$	1～2	黑色素、血红蛋白
Nd∶YAG	1064	连续	10～100				血红蛋白
Q 开关 Nd∶YAG	1064	脉冲（ns）	5～10	1	10^{-8}	5～10	黑文身
长脉冲 Nd∶YAG	1064	脉冲	1～50		$(1\sim200)\times10^{-3}$	1～10	血红蛋白、黑色素
皮秒 Nd∶YAG	1064*	脉冲	5	0.5	4×10^{-10}	1～10	黑色素、黑与红文身
长脉冲 Nd∶YAG	1320	脉冲	1～50	1～50	$(1\sim200)\times10^{-3}$	1～10	水
半导体	1450	脉冲	10～15	10～15	0.15～0.25		水
铒∶玻璃	1540	脉冲	10	5	1×10^{-3}	2	水
钬∶YAG	2000	脉冲	5～100	0.2～5	10^{-3}	10～20	水
铒∶YAG	2940	脉冲	10～20	0.1～3	$(3\sim100)\times10^{-4}$	5～100	水
二氧化碳	10600	连续/脉冲	1～500	0.05～0.5	$10^{-5}\sim10^{-3}$	$10^2\sim10^4$	水

* 也有 532 nm。

AlGaAs，铝镓砷；ArF，氟化氩；KTP，磷酸钛钾盐；ns，纳秒；Nd，钕；XeCl，氯化氙；YAG，钇铝石榴石

合使用平行皮肤冷却装置用于治疗血管病变。

　　过滤氙气灯管可以激发较宽波谱的波长，是 IPL 的光源。与大多数治疗血管性疾病的激光相比，IPL 选择性较差且能量较低，但仍可发挥选择性光热作用并用于毛细血管扩张及皮肤异色病的治疗。IPL 的光源一般可以激发一个较大、均一的矩形光斑。对于雀斑、玫瑰痤疮的毛细血管扩张以及皮肤异色病，或者皮肤白皙者脱除终末深色毛发，IPL 都是一个很好的选择。然而，对于那些需要非常短的脉冲的治疗，如去除文身（如下），则不宜采用 IPL。

色素性疾病及文身治疗作用

　　黑色素小体是包含黑色素的一种 0.3～1.0 μm 大小的细胞器。在激光治疗色素皮肤时，黑色素小体是激光作用的首要靶目标结构[21]。黑色素有很宽的吸收波谱（见图 136.3），因此可以是多种激光的靶目标[22]。选择治疗波长时要考虑避免其他色素基团的吸收峰并与光穿透皮损的深度相匹配。一般而言，红色及近红外激光是靶向黑色素细胞的最具有选择性与穿透性的设备。黑色素小体的热弛豫时间是 70～250 ns[12]，故而 Q 开关激光是针对黑色素小体非常适合的治疗。

当达到黑色素颗粒破碎的能量阈值后，色素细胞即死亡，而 Q 开关激光能够靶向性选择单个的色素细胞。如果治疗的目标是同时去除周边的非色素细胞（如脱毛），应该采用毫秒级脉冲，后者则能够将色素细胞吸收的热量传递给周边非色素细胞。

用 Q 开关激光治疗文身可破碎墨水颗粒，选择性造成含色素细胞死亡，并释放色素。对于色素颗粒的去除机制有多种推测：一些墨水通过表皮结痂被去除，一些通过淋巴管被排出，也有一些通过真皮细胞再吞噬被去除[23]。值得注意的是，不同墨水颜色需要不同波长的激光（见表 136.4）。对于粉碎文身颗粒而言，已经表明皮秒级（10^{-12} 秒）脉冲激光比纳秒级脉冲更加有效[24]。而激发纳秒级脉冲的激光也是最近才被商业化[25]。

Q 开关红宝石和翠绿宝石激光对于治疗表皮及真皮色素性病变（如雀斑、太田痣）以及黑、绿色文身（见第 137 章）非常有效。牛奶咖啡斑和黑素细胞痣可能对 Q 开关红宝石的激光治疗有反应（长脉宽红宝石激光可靶向黑素细胞巢，可以治疗色素痣）。但是治疗后复发比较常见，而且在激光治疗后的痣中仍然残留真皮黑素细胞[26-27]。当先天性黑素细胞痣无法进行手术切除时，可考虑激光治疗。然而，对于获得性色素痣的激光治疗存在争议，因为存在部分去除早期微小黑色素瘤的潜在风险。值得注意的是，炎症后色素沉着与黄褐斑对红宝石或者其他激光反应很差[28]。

Q 开关 Nd：YAG 激光在 1064 nm 波长释放能量，常用脉宽为 10 ns，主要用于治疗黑色文身以及真皮黑色素细胞增多性疾病，如暗色皮肤的太田痣。当其频率倍增后可产生 532 nm 可见绿光，可有效去除表皮黑色素以及红色文身墨水。

脱毛作用

永久性减少有色毛发是目前最流行的激光疗法。通过破坏外毛根鞘的毛囊干细胞和（或）毛囊基底部的真皮乳头发挥作用，高能量红色至红外波长、毫秒级的脉冲激光可有效用于永久性脱毛。红宝石、翠绿宝石、半导体和 Nd：YAG 激光都可用于脱毛，另外 IPL 也有效。但是这类设备对缺乏黑色素基团的金色和白色毛发效果欠佳。由于光必须首先穿过含色素的表皮才能到达毛囊，皮肤冷却是安全脱毛治疗所必需的，这对深色皮肤患者尤为重要。暂时性脱毛的主要机制是诱导毛发进入退行期。暂时性脱毛可以通过使用较低能量的激光来实现，而当采用较高能量的激光时，会对毛囊产生足够的损伤而引起终端毛囊永久性

缩小或退化。家用的 810 nm 半导体激光源脱毛也有报道[29]。激光或者 IPL 治疗后也会由于绒毛向终端毛发的转化而出现反常的多毛现象，特别是在地中海女性的面部尤其容易出现，但目前仍不清楚其原因。

非剥脱性嫩肤

非剥脱性嫩肤主要采用中红外激光（如 1320 nm Nd：YAG、1450 nm 半导体和 1540 nm 铒：玻璃）治疗细纹和非活动性皱纹，这些激光的波长被水吸收很少。激光主要通过作用于真皮产生轻微热效应而起效，其机制可能是刺激形成一种热损伤效应。非剥脱性治疗的反应经常比较缓慢且微弱，也缺乏充分的对照研究。

局灶性光热作用

局灶性光热作用（fractional photothermolysis，FP）是一种在治疗时形成许多微小的热损伤灶（图 136.6），从而刺激表皮和真皮更新的治疗技术[30]。采用聚焦的中红外微小激光束产生众多独立的柱状热损伤区，称为微小热损伤灶（microthermal treatment zone，MTZ）。一般而言，完成一次全面部治疗会形成 100 万个微小热损伤灶。治疗时可分别控制治疗密度和热损伤深度。密度影响治疗的覆盖范围，而每个微小热损伤灶的能量可控制真皮层的治疗深度（最深可达 2 mm，如真皮的网状层）。一般来说，热损伤的深度应该与治疗后皮肤的病理深度相关，如增生性瘢痕的深度大于萎缩性瘢痕[31]。

每个微小热损伤灶周围的正常组织可启动快速修复过程并促进重塑。每个微小热损伤灶的表皮部分脱屑可去除一些基底层的色素和少量的真皮乳头层碎屑。已有报道表明非剥脱性 FP 能够改善一些皮肤病变，包括瘢痕、细纹、毛细血管扩张、光老化及皮肤异色病。目前市面上有众多非剥脱性和剥脱性 FP 激光器（见第 137 章）。

剥脱性 FP 采用二氧化碳或铒激光（Er：YAG），能够形成许多小的垂直孔道并穿透到皮肤深层。由于重塑是由剥脱柱间的组织提供的，剥脱的深度可以比传统的剥脱换肤术深得多。必须注意避免瘢痕形成，特别是在眼眶下和颈部肌肉覆盖薄皮肤的区域。通过形成深达真皮的机械孔道，剥脱性 FP 也是增强外用药递送至皮肤内的有效机制[32-35]。

激光诱导的光震碎作用（等离子体形成）

等离子体（plasma）这一术语用于描述电子从原子和分子中剥离出来产生自由电子和离子物质。等离

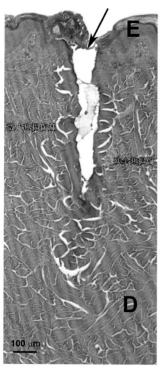

图 136.6 剥脱性 FP 治疗后的组织表现。采用 CO_2 激光（10 600 nm，100 mJ/ 脉冲）治疗后可见明显的微小热损伤灶（箭头处）。E，表皮；D，真皮（Courtesy, Wellman Center for Photomedicine, Massachusetts General Hospital, Harvard Medical School.）

子体的自然现象有闪电、太阳和蜡烛火焰等。高能量的聚焦脉冲激光器能够引起等离子体的形成。激光诱导产生等离子体常用于眼科手术，近年来也逐渐用于皮肤科。例如在治疗表皮色素性疾病或者光老化时，可采用透镜阵列来聚焦皮秒级脉冲激光器，在表皮内引起光学破坏[35a, 35b]。

基于激光的诊断学

激光技术作为一种工具已被应用于生物显微镜以及组织成像。光学相干断层扫描术（optical coherence tomography，OCT）使用近红外、低相干光进行躯体组织高清断层成像，在眼科学中，OCT 已经成为一项成熟的技术。OCT 也可用于皮肤科。例如，可采用多普勒模式对激光治疗前后的血管病灶进行血流成像[36]。

激光共聚焦显微镜可捕捉皮内细薄平整 "截面" 的散射光。实时共聚焦显微镜可以在活体上观察皮肤（0.3 mm 深度范围内），精度可媲美组织切片。而 OCT 能够显像达 2 mm 皮肤深度。由于不需要组化染色，皮肤肿瘤的共聚焦显微镜以及 OCT 显示了与传统组织病理学不同的诊断特征。尽管可以观察微血管的血流以及淋巴细胞的迁移，对于检测皮肤肿瘤也有较高的敏感性与特异性，OCT 与共聚焦显微镜仍然是主要用于科学研究，部分原因可能是设备费用问题。

激光安全准则

激光的安全准则总结见表 136.5[37, 37a]。

非激光光源

氙气闪光灯（强脉冲光）

过滤式氙气闪光灯也被称为强脉冲光（IPL），已用于非剥脱性嫩肤、脱毛及血管色素性病变的治疗。通过选择不同的滤光片，可以选择不同波长范围毫秒级脉冲光。与激光相比，IPL 对组织的选择性普遍较差，因为其难以传递非常短的脉冲，而后者对于破坏非常小的靶基团（如文身墨水颗粒或者太田痣中含有黑色素的细胞）所需的选择性光热作用是必需的。不宜尝试采用 IPL 去除文身（尽管广告与 FDA 批准的方法与此相反），因为该操作常常会导致灼伤和（或）瘢痕。一项对比研究表明，治疗鲜红斑痣时 IPL 不如 PDL。尽管存在很多局限性，IPL 仍是多功能的且提供了一项额外的基于能量的治疗技术。

射频

射频（RF）是一种快速交流电流，根据局部电流密度和组织的电阻抗在局部加热组织。某一部位的能量与局部组织阻抗乘以局部电流密度的平方成正比。正如其名字所暗示，射频发生器的工作频率与无线电频段相似。电流来自一个或多个电极，电极与皮肤接触或接近皮肤。根据治疗电极的数量将射频分为单极、双极及多极。在单极射频设备中，一根电极位于治疗机头上，而另一根（如果有的话）是一个大的 "被动" 电极，其被远程放置在患者的身体上（图 136.7A）。双极与多极射频设备则有多个活动电极紧贴在皮肤上，电流在这些电极之间流动（图 136.7B）。由于电极的大小以及距离会产生很大的作用，热量的模式及深度可以在一定程度上进行调节。目前还可以采用侵入性射频针。

与大多数激光以及 IPL 光源不同，射频对组织很少或者几乎没有选择性。唯一一例外的是富含脂肪的组织，如皮下脂肪，由于其含水量较低，电阻要高很多。理论上讲，一个大的射频电极通过皮下脂肪传递电流时优先加热纤维中隔，这是由于纤维中隔比脂肪小叶中的电流密度高。尽管有作者报道大电极、单极或双极射频治疗后橘皮组织得到明显改善，但是外表的改善并不意味着损伤脂肪组织[38]。

表 136.5 激光安全准则
潜在眼损伤（患者及皮肤科医生）
迅速且不知不觉中致盲
• 即使只有 1% 的光束遇到反光金属、眼镜或塑料表面反射入眼镜也会导致失明
• 近红外 Q 开关激光导致眼损伤以及失明的风险最高
• 用于脱毛的激光以及 IPL 光源均可靶向损伤视网膜和葡萄膜
• 以前激光或者 IPL 光源所导致的眼损伤主要是在去除眉毛下部或眼周的血管病变时没有准确放置眼防护罩
• 即使患者角膜已经覆盖了不透光的眼防护罩，但如激光或 IPL 直接照射巩膜，也可能引起眼损伤
• 长脉冲、近红外激光可以穿透眼睑伤害眼睛
阻止眼损伤
正确使用激光防护眼镜（包括眼罩）
• 环绕式眼镜和护目镜根据特定波长的光密度（optical density，OD）来评级（对应不同的激光）。OD = log（1/T），T 表示光穿透眼罩的能见度。对既定激光波长，OD 值为 6 表明护目镜的穿透率为 10^{-6}
• 确定激光波长后，检查护目镜防护所需的 OD 值以及波长范围（这些是直接打印并标注在护目镜上的）
• 皮肤科激光治疗中，OD 值在 4 及以上的眼罩能够提供合适的防护
• 护目镜的颜色不能作为防护指标
火灾
• 布帘、衣服、干燥毛发及塑料，包括气管内导管均可能被引燃，尤其当使用氧气时
• 使用 CO_2 激光和 Er：YAG 激光在进行皮肤重建以及剥脱性点阵治疗时风险最大
防火措施
• 在未治疗患者时，将激光置于"待机"模式
• 避免意外触发激光的足踏开关
• 弄湿治疗部位附近的毛发；在眼睑周围工作时，要去掉睫毛膏和眼妆
• 在使用激光之前，必须让酒精、丙酮或其他易燃的皮肤清洁剂完全干燥
• 将氧气的浓度降至 40% 以下
• 灭火器及水应放在方便可及处
可能出现皮肤烧伤
• 基本上所有的皮肤科激光均能够发生皮肤烧伤，如 IPL、RF 或治疗性超声
• 主要是由于不恰当的设备、能量和（或）治疗技术
皮肤烧伤的防护
• 了解并注意观察特殊激光-损伤联合治疗的临床终点反应
吸入激光产生的"烟羽"物质
• 尤其是在重建或脱毛时毛发蒸发，后者可释放刺激性硫磺和其他氧化物
避免激光"烟羽"物质的生物危害
• 排烟器和良好的通风是最有效的措施
• 正确佩戴纳米手术过滤口罩可提供一些防护
• Q 开关激光器可捕捉塑料锥中的颗粒物质
IPL，强脉冲光；RF，射频

有报道表明，单极及双极射频设备可以用于紧致皮肤以及消除赘肉或脂肪，但是仍然缺乏临床研究证据。射频紧致皮肤的原理是达到 60℃ 以上温度时可导致 I 型胶原纤维部分变性，并引起部分组织瞬时收缩，进而诱导合成全新胶原纤维[39]。由于电极与皮肤接触不当是造成皮肤损伤（例如烧伤）的常见原因，一些设备装有完整的皮肤冷却系统和（或）感受器监测皮肤与电极的适度接触。

高频射频波可以通过介电（绝缘）材料传输，类似于无线电通过空气传输。从发射电极向皮肤传输的射频称为电容耦合，这种电容耦合电极就是最近所谓的"单极"（unipolar）射频。电容耦合发出高频率时，

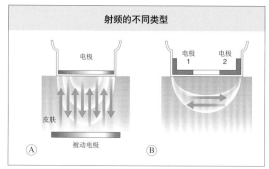

图 136.7　射频的不同类型。A. 在单极射频设备中，一根电极位于治疗机头上，另一根（如果有的话）是一个大的"被动"电极，其被远程放置在患者的身体上。B. 双极射频设备有两个电极，均位于治疗机头上，电流在这些电极中流动，呈弧状

水分子感应电流和旋转振荡使得组织加热[40]。由多个射频探针组成的阵列复合射频设备（即"点阵"模式）最近也被引入临床治疗。

超声

频率在 20 kHz ～ 10 MHz 的高频声波常规用于医学诊断成像。超声是一种以声速传播的振荡压力波，在软组织中的散射极小[41-42]。这种极小的散射特性使得超声波能够聚焦并深达大多数软组织。超声波的能量主要集中在焦点附近，其可以通过以下一种或多种机制导致组织损伤：加热、气穴现象以及冲击波。**加热**发生在高频超声；而**气穴现象**（一种快速扩散的气泡）则发生在低频超声；**冲击波**则是高压的、超音速的压力波，非常具有破坏性。在治疗方面，除了在皮肤科的应用以外，聚焦超声可以用于破坏靶组织（如采用冲击波治疗肾结石，利用其加热作用治疗肿瘤，经气穴现象治疗血栓）。超声在较高频率下衰减（吸收）更大，且不同的材料具有不同的衰减效率[42]。

聚焦脉冲超声设备能够局部破坏皮下腹部脂肪，最近已获 FDA 批准用于减小腰围（见第 156 章）。此外，非侵入性的聚焦超声波（兆赫频率）也获 FDA 批准用于额部提升。该装置将毫秒级脉冲聚焦于真皮深层和（或）浅筋膜层，深度可达 4.5 mm（图 136.8）。每一次脉冲都会产生一个小的热损伤焦点区域，足以实现聚焦处的组织收缩。治疗换能器还用于成像，以确定在适当的组织平面上的定位和治疗。这是皮肤科领域中第一个联合诊断与治疗的超声设备。

半导体激光疗法

在过去的 50 年里，激光以及发光二极管（light-

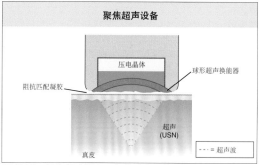

图 136.8　聚焦超声设备。超声波由压电晶体产生，通过球形超声换能器可聚焦到皮肤深处

emitting diode，LED）已经用于医学"生物刺激"，主要是在美国以外的地区开展。可见光和近红外波段中等强度的光辐射可以调节哺乳动物的新陈代谢。FDA 平衡风险和收益的授权原则是这样的：对于那些已知没有风险的设备，有时会在几乎没有有效证据的情况下被认可并可以销售。目前市面上销售的以半导体激光为光源的治疗设备大多数没有明确获批的适应证。即便如此，FDA 已经批准了低功率红色激光器（连续、毫瓦功率、630 ～ 800 nm 波长）用于腕管综合征的治疗以及刺激雄激素性脱发患者的头发生长[43-44]，二者已有临床证据。其中后者证据表明治疗后患者毛发的数量明显增加并具有统计学差异，但其临床意义仍然有待进一步探究。

大量的科学研究以及越来越多的临床证据支持半导体激光疗法（low level light therapy，LLLT）可能通过活化线粒体活性发挥光生物效应。线粒体信号通路中受光影响者包括氧化还原敏感、ATP 和环腺苷酸（cAMP）依赖，以及一氧化氮调节等信号通路[45]。

冷冻溶脂

冷冻溶脂是最近开展的一项以能量为基础的治疗技术，其通过冷冻皮肤以及皮下脂肪组织而散发热能。由于脂质在远高于组织水冰点的温度形成结晶，引起富含脂质的脂肪细胞等发生应激凋亡（见第 156 章）。深度冷冻则发生冷脂膜炎（见第 100 章）[46]，最终造成皮下脂肪组织的选择性丢失[47-48]。

未来方向

随着皮秒、飞秒等更短脉冲激光的出现以及在医学领域的应用，针对更小的靶向结构的能力逐渐增强。其可以线粒体等细胞器作为细胞靶，影响细胞代谢而

成为一种非常重要的治疗手段。飞秒激光中，分子通常吸收一个或一个以上光子，使得在不产生热损伤的情况下达到非常精确的皮下组织切割，以及在组织深处触发类紫外光化学反应成为可能。此外，采用独特设计的红外振动激发模式也可以只针对富含脂质结构，产生选择性光热分解作用[49]。

剥脱性点阵激光可以大量促进外用药物的吸收，特别适合常规情况下难以渗透进入皮肤的大分子药物。这种技术的进一步发展有望减少药物代谢时间以及系统副作用。点阵激光的另一个发展方向是基于皮肤成像技术引导激光光束。例如，可以根据皮肤的精确纹理采用图像引导激光进行消融再造，与矫正角膜表面形状的光学LASIK手术的原理相似，也是一种精确激光手术。

对于缺乏特定天然色素的皮肤结构，使用外源性纳米颗粒或微粒可以实现"定制"靶向。例如，可以向毛囊皮脂腺导入外部包被有金壳的微粒，并且其吸收峰810 nm（激光脱毛常见的激光波长）照射可用于治疗痤疮[50]。这些粒子通过产生表面等离子体共振强烈吸收光，且表面电子的振荡频率与入射光波长相匹配。

采用光学诊断技术引导的皮肤恶性肿瘤激光手术将是未来很有希望的一个发展方向[51]。利用拉曼光谱来检测分子振动模式下的非弹性光散射，可以提供所需分子的"指纹"图像，从而可以对皮肤进行精确的体内分析[52-53]。此外，光具有调控免疫作用，如诱导免疫耐受、减轻炎症等；激光在实验室已经通过上调抗原提呈细胞而被用于增强疫苗的免疫应答[54]。另外，以富含脂肪的组织为靶点，通过冷冻分解脂肪可以将皮下脂肪转移到髓鞘外，有可能应用于治疗皮肤疼痛和瘙痒[55]。

（张亚敏译 李 延校 陶 娟 王宝玺审）

参考文献

1. Einstein A. Zur Quantentheorie der Strahlung. Physiol Z 1917;18:121–8.
2. Malt RA, Townes CH. Optical masers in biology and medicine. N Engl J Med 1963;269:1417–21.
3. Maiman TH. Stimulated optical radiation in ruby. Nature 1960;187:493–4.
4. Goldman L, Blaney DJ, Kindel DJ, Frank EK. Effect of the laser beam on the skin: preliminary report. J Invest Dermatol 1963;40:121–2.
5. Raulin C, Schonermark MP, Greve B, Werner S. Q-switched ruby laser treatment of tattoos and benign pigmented skin lesions: a critical review. Ann Plast Surg 1998;41:555–65.
6. Anderson RR, Parrish JA. The optics of human skin. J Invest Dermatol 1981;77:13–19.
7. Anderson RR. Polarized light examination and photography of the skin. Arch Dermatol 1991;127:1000–5.
8. Polla BS, Anderson RR. Thermal injury by laser pulses: protection by heat shock despite failure to induce heat-shock response. Lasers Surg Med 1987;7:398–404.
9. Henriques FC. Studies of thermal injury. Arch Pathol 1947;43:489–502.
10. Welch AJ. The thermal response of laser irradiated tissue. IEEE J Quant Electron 1984;20:1471–81.
10a. Wanner M, Sakamoto FH, Avram MM, et al. Immediate skin responses to laser and light treatments: therapeutic endpoints: How to obtain efficacy. J Am Acad Dermatol 2016;74:821–33.
10b. Wanner M, Sakamoto FH, Avram MM, Anderson RR. Immediate skin responses to laser and light treatments: warning endpoints: How to avoid side effects. J Am Acad Dermatol 2016;74:807–19.
11. Hruza GJ, Geronemus RG, Dover JS, Arndt KA. Lasers in dermatology–1993. Arch Dermatol 1993;129:1026–35.
12. Anderson RR, Parrish JA. Selective photothermolysis: precise microsurgery by selective absorption of pulsed radiation. Science 1983;220:524–7.
13. Anderson RR. Laser-tissue interactions. In: Goldman MP, editor. Cutaneous Laser Surgery. St Louis: Mosby; 1994. p. 1–17.
14. Anderson RR. Lasers in dermatology–a critical update. J Dermatol 2000;27:700–5.
15. Watanabe S, Flotte TJ, McAuliffe DJ, Jacques SL. Putative photoacoustic damage in skin induced by pulsed ArF excimer laser. J Invest Dermatol 1988;90:761–6.
16. Garden JM, Tan OT, Kerschmann R, et al. Effect of dye laser pulse duration on selective cutaneous vascular injury. J Invest Dermatol 1987;87:653–7.
17. Zenzie HH, Altshuler GB, Smirnov MZ, Anderson RR. Evaluation of cooling methods for laser dermatology. Lasers Surg Med 2000;26:130–44.
18. Nanni CA, Alster TS. Complications of carbon dioxide laser resurfacing. An evaluation of 500 patients.

Dermatol Surg 1998;24:315–20.
19. Lanigan SW. Patient-reported morbidity following flashlamp-pumped pulsed tunable dye laser treatment of port wine stains. Br J Dermatol 1995;133:423–5.
20. Waner M, Dinehart SM, Wilson MB, Flock ST. A comparison of copper vapor and flashlamp pumped dye lasers in the treatment of facial telangiectasia. J Dermatol Surg Oncol 1993;19:992–8.
21. Polla LL, Margolis RJ, Dover JS, et al. Melanosomes are a primary target of Q-switched ruby laser irradiation in guinea pig skin. J Invest Dermatol 1987;89:281–6.
22. Murphy GF, Shepard RS, Paul BS, et al. Organelle-specific injury to melanin-containing cells in human skin by pulsed laser irradiation. Lab Invest 1983;49:680–5.
23. Taylor CR, Anderson RR, Gange RW, et al. Light and electron microscopic analysis of tattoos treated by Q-switched ruby laser. J Invest Dermatol 1991;97:131–6.
24. Izikson L, Farinelli W, Sakamoto F, et al. Safety and effectiveness of black tattoo clearance in a pig model after a single treatment with a novel 758 nm 500 picosecond laser: a pilot study. Lasers Surg Med 2010;42:640–6.
25. Ross V, Naseef G, Lin G, et al. Comparison of responses of tattoos to picosecond and nanosecond Q-switched neodymium: YAG lasers. Arch Dermatol 1998;134:167–71.
26. Goldberg DJ. Benign pigmented lesions of the skin. Treatment with the Q-switched ruby laser. J Dermatol Surg Oncol 1993;19:376–9.
27. Grossman MC, Anderson RR, Farinelli W, et al. Treatment of cafe au lait macules with lasers. A clinicopathologic correlation. Arch Dermatol 1995;131:1416–20.
28. Taylor CR, Anderson RR. Ineffective treatment of refractory melasma and postinflammatory hyperpigmentation by Q-switched ruby laser. J Dermatol Surg Oncol 1994;20:592–7.
29. Wheeland RG. Simulated consumer use of a battery-powered, hand-held, portable diode laser (810 nm) for hair removal: a safety, efficacy and ease-of-use study. Lasers Surg Med 2007;39:476–93.
30. Manstein D, Herron GS, Sink RK, et al. Fractional photothermolysis: a new concept for cutaneous remodeling using microscopic patterns of thermal injury. Lasers Surg Med 2004;34:426–38.
31. Anderson RR, Donelan MB, Hivnor C, et al. Laser treatment of traumatic scars with an emphasis on ablative fractional laser resurfacing: consensus report. JAMA Dermatol 2014;150:761–6.
32. Haak CS, Bhayana B, Farinelli WA, et al. The impact of treatment density and molecular weight for fractional laser-assisted drug delivery. J Control Release 2012;163:335–41.
33. Haak CS, Farinelli WA, Tam J, et al. Fractional laser-

assisted delivery of methyl aminolevulinate: impact of laser channel depth and incubation time. Lasers Surg Med 2012;44:787–95.
34. Haedersdal M, Katsnelson J, Sakamoto FH, et al. Enhanced uptake and photoactivation of topical methyl aminolevulinate after fractional CO2 laser pretreatment. Lasers Surg Med 2011;43:804–13.
35. Haedersdal M, Sakamoto FH, Farinelli WA, et al. Fractional CO(2) laser-assisted drug delivery. Lasers Surg Med 2010;42:113–22.
35a. Tanghetti EA. The histology of skin treated with a picosecond alexandrite laser and a fractional lens array. Lasers Surg Med 2016;48:646–52.
35b. Balu M, Lentsch G, Korta DZ, et al. In vivo multiphoton-microscopy of picosecond-laser-induced optical breakdown in human skin. Lasers Surg Med 2017;49:555–62.
36. Nelson JS, Kelly KM, Zhao Y, Chen Z. Imaging blood flow in human port-wine stain in situ and in real time using optical Doppler tomography. Arch Dermatol 2001;137:741–4.
37. Hammes S, Augustin A, Raulin C, et al. Pupil damage after periorbital laser treatment of a port-wine stain. Arch Dermatol 2007;143:392–4.
37a. Chuang GS, Farinelli W, Christiani DC, et al. Gaseous and particulate content of laser hair removal plume. JAMA Dermatol 2016;152:1320–6.
38. Emilia del Pino M, Rosado RH, Azuela A, et al. Effect of controlled volumetric tissue heating with radiofrequency on cellulite and the subcutaneous tissue of the buttocks and thighs. J Drugs Dermatol 2006;5:714–22.
39. Arnoczky SP, Aksan A. Thermal modification of connective tissues: basic science considerations and clinical implications. J Am Acad Orthop Surg 2000;8:305–13.
40. Goldberg DJ, Fazeli A, Berlin AL. Clinical, laboratory, and MRI analysis of cellulite treatment with a unipolar radiofrequency device. Dermatol Surg 2008;34:204–9, discussion 9.
41. Carstensen EL, Miller MW, Linke CA. Biological effects of ultrasound. J Bio Physics 1974;2:179–92.
42. Ziskin MC. Fundamental physics of ultrasound and its propagation in tissue. Radiographics 1993;13:705–9.
43. Leavitt M, Charles G, Heyman E, Michaels D. HairMax LaserComb laser phototherapy device in the treatment of male androgenetic alopecia: a randomized, double-blind, sham device-controlled, multicentre trial. Clin Drug Investig 2009;29:283–92.
44. Kim H, Choi JW, Kim JY, et al. Low-level light therapy for androgenetic alopecia: a 24-week, randomized, double-blind, sham device-controlled multicenter trial.

Dermatol Surg 2013;39:1177–83.
45. Borutaite V, Budriunaite A, Brown GC. Reversal of nitric oxide-, peroxynitrite- and S-nitrosothiol-induced inhibition of mitochondrial respiration or complex I activity by light and thiols. Biochim Biophys Acta 2000;1459:405–12.
46. Epstein EH Jr, Oren ME. Popsicle panniculitis. N Engl J Med 1970;282:966–7.
47. Manstein D, Laubach H, Watanabe K, et al. Selective cryolysis: a novel method of non-invasive fat removal. Lasers Surg Med 2008;40:595–604.
48. Zelickson B, Egbert BM, Preciado J, et al. Cryolipolysis for noninvasive fat cell destruction: initial results from a

pig model. Dermatol Surg 2009;35:1462–70.
49. Sakamoto FH, Doukas AG, Farinelli WA, et al. Selective photothermolysis to target sebaceous glands: theoretical estimation of parameters and preliminary results using a free electron laser. Lasers Surg Med 2012;44:175–83.
50. Paithankar DY, Sakamoto FH, Farinelli WA, et al. Acne treatment based on selective photothermolysis of sebaceous follicles with topically delivered light-absorbing gold microparticles. J Invest Dermatol 2015;135:1727–34.
51. Suter MJ, Gora MJ, Lauwers GY, et al. Esophageal-guided biopsy with volumetric laser endomicroscopy

and laser cautery marking: a pilot clinical study. Gastrointest Endosc 2014;79:886–96.
52. Austin LA, Osseiran S, Evans CL. Raman technologies in cancer diagnostics. Analyst 2016;141:476–503.
53. Jalian HR, Tam J, Vuong LN, et al. Selective cryolysis of sebaceous glands. J Invest Dermatol 2015;135:2173–80.
54. Chen X, Kim P, Farinelli B, et al. A novel laser vaccine adjuvant increases the motility of antigen presenting cells. PLoS ONE 2010;5:e13776.
55. Garibyan L, Cornelissen L, Sipprell W, et al. Transient alterations of cutaneous sensory nerve function by noninvasive cryolipolysis. J Invest Dermatol 2015;135:2623–31.

第 137 章　激光和其他基于能量的疗法

Christopher B. Zachary，Kristen M. Kelly

过去的 30 年，以爱因斯坦的光量子理论为基础，激光和光疗法取得巨大进步。1917 年，爱因斯坦预见性地提出了光是由含有能量的量子组成，并暗示光是可以放大的。1958 年，Townesa 和 Schawlow 描述了受激辐射式微波放大（MASER）。此后 Thomas Maiman 在其上进一步完善，发现了受激辐射式光放大（LASER）[1]。但早期的激光由于缺乏选择性，在应用上有局限性。Anderson 和 Parrish 提出了选择性光热作用理论，将激光能量用于靶向皮肤成分成为可能（见第 136 章）。他们 1983 年发表的理论继续支持我们对激光-组织相互作用的理解，并且推动激光在皮肤病治疗中新的应用。

本章将阐述激光和光在与皮肤相关的医学和美学中的应用。鉴于激光的多样性（图 137.1），激光外科医生必须明白每种设备的功能和局限性，选择适当的设备和治疗参数治疗特定目标。只有当治疗操作人员了解靶目标的特性、其在皮肤中的位置以及潜在的附带损害，才能实现安全有效的激光治疗。其他基于能量的设备也将进行讨论，例如射频波、强聚焦超声或微波等。

激光和强脉冲光的类型

皮肤科医生最早使用的激光是用于治疗血管性病变，包括连续或半连续波的激光，发出恒定的光束。其包括氩（488 nm、514 nm）、氩泵可调染料（488 ～ 638 nm）、铜蒸气和溴化铜（511 nm、578 nm）、磷酸氧钛钾（KTP，532 nm）和氪（568 nm）激光器。尽管这些激光具有与血红蛋白吸收光谱相对应的波长，但是其连续光束这一性质通常会对周围结构造成非特异性热损伤，从而导致瘢痕形成和色素异常。其原因是激光脉宽与靶组织的热弛豫时间不匹配（见第 136 章），当激光脉宽与靶组织的热弛豫时间大致匹配，就能有效解决该问题。

脉冲染料激光

脉冲染料激光（pulsed dye laser，PDL）是治疗许多皮肤血管病变的首选激光，特别是面部毛细血管扩张、葡萄酒色斑（port-wine stains，PWS）、浅表性血管瘤、皮肤异色症及红斑毛细血管扩张性玫瑰痤疮[2]。增生性瘢痕和瘢痕疙瘩、银屑病和疣也可以用 PDL 治疗。最初的 PDL 系统采用 577 nm 黄光，随后采用波长稍长的 PDL 装置（585 nm 或 595 nm），其能够穿透更深的组织，可达 1.2 mm。

选择适当的 PDL 参数可以影响组织在功效和外观方面的反应。短脉宽（0.45 ～ 3 ms）引起与血管内凝血或血管渗漏相关的紫癜反应（图 137.2）。尽管对毛细血管扩张非常有效，但是产生的瘀青外观令许多

图 137.1　激光波长（nm）。激光波长主要在紫外线、可见光和电磁波谱的红外部分。Er，铒；KTP，磷酸氧钛钾；Nd，钕；PDL，脉冲染料激光；Tm，铥；YAG，钇-铝-石榴石；YSGG，钇-钪-镓-石榴石

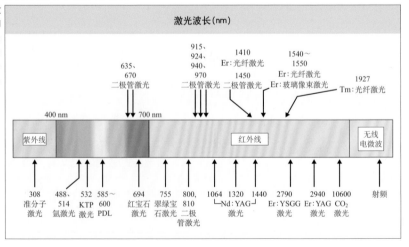

激光波长(nm)

紫外线　　　　　　　　　　　　红外线　　　无线电微波

400 nm　　　　700 nm

915、924、940、970　二极管激光
1410　Er：光纤激光
1540 ～ 1550　Er：光纤激光
1450　Er：玻璃像束激光
1927　Tm：光纤激光

635、670　二极管激光

308　准分子激光
488、514　氩激光
532　KTP 激光
585 ～ 600　PDL
694　红宝石激光
755　翠绿宝石激光
800、810　二极管激光
1064　Nd：YAG
1320
1440
2790　Er：YSGG
2940　Er：YAG
10600　CO2 激光
射频

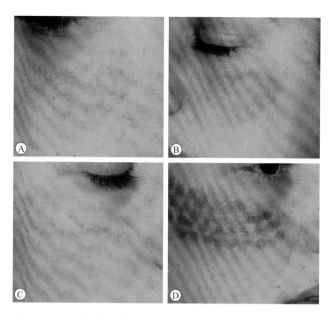

图 137.2　面部毛细血管扩张的治疗——磷酸氧钛钾（KTP）激光与脉冲染料激光（PDL）的比较。A 和 C 为治疗前。PDL 治疗后出现紫癜（D），而 KTP 治疗后出现轻度红斑（B）

患者出于美容考虑并不接受。使用多次、长脉宽治疗（6～10 ms）或"脉冲叠加"（即伴随制冷的快速连续脉冲应用于特定部位）实现"无紫癜"治疗，效果良好且瘀青反应轻。最新一代 PDL 将每个脉冲分成 8 个微脉冲，这一方法选择性强，对血管均匀加热，减少紫癜并且更舒适。

激光治疗期间的表皮保护至关重要（包括 PDL 的表皮保护）。冷却有助于减少水疱发生、结痂和随后的色素异常（色素脱失和色素沉着）。最常用的冷却方法是接触冷却、强制风冷和喷雾冷却。Syneron-Candela PDL 系统采用冷却剂喷雾冷却（Dynamic Cooling Device™），其在光脉冲之前立即启动，而 Cynosure 系统使用强制风冷。除了保护表皮免受非选择性热损伤之外，冷却还可允许使用更高的能量密度，以提高疗效。

KTP 激光器（倍频 Nd：YAG 激光器）

KTP 532 nm 激光是 1064 nm 的 Nd：YAG（钕-钇-铝-石榴石）激光通过 KTP 晶体产生，其有效地将波长减半并使频率加倍。由于该波长与 542 nm 处的血红蛋白的第一吸收峰相对应，KTP 激光可有效治疗一些血管病变（例如毛细血管扩张）且无紫癜（见图 137.2）。此外，这种激光是一种去除雀斑和其他表皮色素病变的常用设备。虽然这种激光最适合皮肤光型为 I～III 型的患者，但也可用于较深的皮肤类型（IV～VI 型）的特殊疾病，例如用于黑色丘疹性皮肤病。

Nd：YAG 激光

具有穿透较深能力的 Nd：YAG 1064 nm 激光对血红蛋白吸收明显少于 PDL 或 KTP 激光，对黑色素吸收也非常少。这一特点理论上增强了深肤色患者应用 1064 nm 激光的安全性。这种激光可用于治疗更深的血管病变和直径达 3 mm 的蜘蛛样静脉[3]。由于血红蛋白对其吸收系数低，需要更高的能量密度加热血管。更高的光能量密度和更长的脉宽导致该波长的激光治疗安全窗口较窄，体积加热和附加损伤的可能性显著增高。此外，痛感更明显。冷却对于表皮保护和疼痛控制至关重要，同时冷却可降低非特异性热损伤引起瘢痕的风险。在治疗血管病变时，应特别小心地使用 Nd：YAG 激光。

强脉冲光

强脉冲光（intense pulsed light，IPL）系统发射经过滤的多色光，其波长范围覆盖可见光到近红外光（500～1200 nm）。精密的过滤和脉冲系统可以滤除不需要的波长，从而防止损伤皮肤，并使该设备更具特色且用途多样。手持冷却系统是有用的特色装置，其可以保护表皮，同时允许更高的光能量密度到达更深的靶组织。IPL 系统可治疗多种疾病，包括玫瑰痤疮、PWS、血管瘤、皮肤异色症及雀斑，以及提供整体的光子嫩肤。

使用冷超声凝胶或芦荟凝胶可以扩散表面热量并隔离表皮，起到"散热器"的作用。凝胶还可降低空气和皮肤之间的折射率，使光具有更好的穿透性和吸收性。此外，其还可以起到润滑作用，便于手持设备从一个位置移动到另一个位置。

即使采取这些措施，仍然有发生表皮热损伤的可能，引起水疱，形成瘢痕或永久性色素改变。是否发生这种情况通常取决于操作者，在治疗棕褐色或深色皮肤光型的患者时风险更大（图137.3）。IPL最常用于治疗皮肤光型为Ⅰ～Ⅲ型的患者的慢性光损伤或脱除体毛。对于较深肤色的患者，可以使用较长波长的滤光片或较低的光能量密度，加上较长的脉宽（图137.4）。不同的滤光片也可用于其他适应证，如治疗血管病变。

作者偏好的操作是在特定治疗区域进行多次治疗，每次定向不同角度，这样可以实现均匀一致的覆盖，防止形成斑马状色素不规则以及跳过没有覆盖到的区域。如果在任何一个区域使用双脉冲或三脉冲，则在

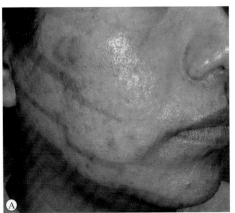

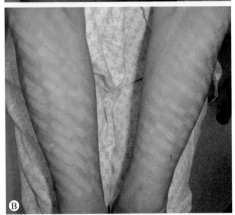

图137.3　2名深色皮肤的患者面部（A）和手臂（B）经过不恰当的强脉冲光（IPL）治疗后形成色素异常及瘢痕形成

两次治疗之间应允许有足够的时间进行表皮冷却。IPL治疗的观察终点是斑点颜色变深（见图137.4B）和扩张的毛细血管消失或呈深蓝色外观。

与任何一类这些装置一样，应根据组织的反应情况评估初始脉冲。需要避免的问题包括出现过度变白、瘀青和尼氏征，以及其他非选择性过度加热的征象。如果使用冷却，则应评估其功效。此外还要注意避免眉毛被无意脱毛，治疗男性时要注意留出胡须的范围。

血管病变的治疗

这类疾病最常见的是毛细血管扩张和玫瑰痤疮，除此之外，治疗者还应熟悉治疗PWS和血管瘤的最新技术。血管病变中的靶色基为氧合血红蛋白，吸收峰在418 nm、542 nm和577 nm（见图136.3）。除了主要靶目标血红蛋白外，皮肤结构上的动态性也会阻止简单的"靶向"。治疗血管病变时还要考虑血管深度、厚度和皮肤类型等密切相关的因素。

激光医生还需要重点关注的是避免累及某些皮肤结构，如正常的表皮黑色素细胞、毛囊以及整个表皮。因此，除了考虑激光的最大吸收峰外，较长的波长与较少黑色素吸收、较深穿透深度均相关，这些与疗效相关的因素也需考虑。治疗血管病变的最常用设备包括IPL、532 nm KTP、595 nm PDL和1064 nm Nd：YAG激光。其他设备，如755 nm翠绿宝石和940 nm二极管激光也在血管病变的治疗中发挥重要作用（表137.1）。

通过光热血管损伤可以实现最佳临床改善[4]。当脉宽接近或超过目标血管的热弛豫时间时，会产生光热损伤。这会引起血管内血栓形成，随后血管壁和邻近组织胶原纤维化[4]。这些变化导致即刻的紫癜反应（见图137.2D）。鉴于后者对美容外观的影响是患者不希望看到的（其可持续2周），治疗中通常选用更长的脉宽（>6 ms），对目标血管加热更温和且可避免瘀青。然而，一定程度的血管内血栓形成能是临床改善和血管病变消退的先决条件，例如在PWS中。

葡萄酒色斑

激光治疗的第一个临床适应证是先天性血管病变，即葡萄酒色斑（PWS）。PWS是毛细血管畸形，主要累及真皮的浅中层。新生儿的发病率高达0.5%，最初呈现为浅粉色斑片。因为常见于面部，这些血管异常可引起患者的美容和心理问题。5%～10%的累及V1单侧的PWS患者患有Sturge-Weber综合征，伴眼部和神经系统受累。Sturge-Weber综合征和非综合征PWS

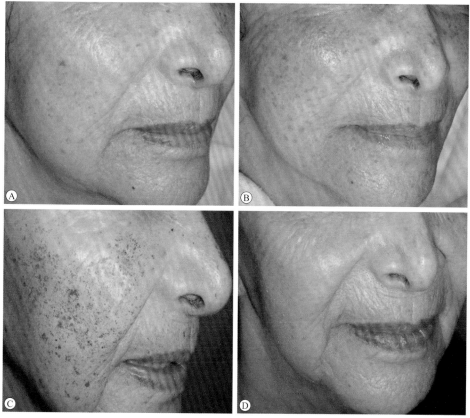

图 137.4　**强脉冲光（IPL）治疗 Fitzpatrick Ⅳ型皮肤光型患者的黑子**。因为皮肤颜色较黑，需更加小心地使用较低能量和更长的脉宽。A.治疗前。B.IPL 治疗后即刻，黑子略微变暗。C.治疗后 3 天，黑子干燥结痂。D.第 10 天，面部黑子明显改善

都与 $GNAQ$[5] 的体细胞活化突变有关。当皮损位于四肢时，PWS 可能是 Klippel-Trenaunay 或 Parkes Weber 综合征的体征，伴发相关组织肥大和深部血管畸形（见第 104 章）。

在激光治疗问世之前，通过冷冻、皮肤磨削和 X 线辐射等破坏性方式治疗 PWS。这些方法常导致毁容性瘢痕。早期和相对成功的 PWS 治疗方法是使用连续波长氩激光（488 nm 和 514 nm）。尽管此波长对其血管靶组织具有相对特异性，但是这种激光在多达 1/3 的患者中可引起明显的瘢痕形成[6]。这是由于光束的暴露时间（200 ms）远远超过 PWS 血管的热弛豫时间（1～10 ms），导致非特异性热损伤[7]。

随着选择性光热效应概念的提出以及专门用于治疗 PWS 的 PDL 的发展，PWS 的治疗方式发生了变化。第一项研究由 Tan 等[8]进行，在初始 PDL 治疗后，35 名患者（3 个月至 14 岁）均有显著褪色，平均 6.5

次治疗后完全清除。最值得注意的是，后遗症轻微，一些患者出现短期色素沉着，只有 2 名患者出现浅凹陷性瘢痕。虽然随后的研究表明 PDL 的皮损清除率较低，但是这项初始研究显示了 PDL 治疗 PWS 的安全性和有效性。

早期的 PDL 波长为 577 nm，目前的 PDL 系统可提供 585 nm 和 595 nm 波长，从而可以更有效地将激光能量有针对性地传递到皮肤中。虽然较长的波长被血红蛋白吸收较少，但其能更深地进入畸形血管，从而使 PWS 更均匀地被加热[9]。额外的表皮冷却允许使用更高的光能量密度。常用的设置参数为 4～15 J/cm² 的光能量密度，脉宽为 1.5～10 ms，光斑尺寸为 7～12 mm[10]。较大的光斑尺寸与较深的能量穿透有关，但应通过增加光束直径将光能量密度调节至适度范围，以避免热损伤。

考虑到技术层面和心理原因，建议尽早治疗

表 137.1　用于治疗血管病变的激光器和其他仪器。有关血管内应用的详细信息请参阅第 155 章

激光 / 仪器	波长（nm）	能量密度（J/cm²）	脉宽（ms）	靶结构	应用
应用于皮肤表面					
可变脉宽 KTP 激光	532	～240	1～100	毛细血管扩张、静脉曲张	面部毛细血管扩张、红斑毛细血管扩张性玫瑰痤疮、腿部毛细血管扩张、静脉畸形、樱桃状血管瘤
脉冲染料激光	585、590、595、600	～40	0.45～40	毛细血管扩张	鲜红斑痣、红斑毛细血管扩张性玫瑰痤疮、面部和腿部毛细血管扩张、樱桃状血管瘤、蜘蛛痣、静脉湖、婴幼儿血管瘤、增生性瘢痕、红色细纹、疣
长脉宽翠绿宝石激光	755	～100	3～100	静脉曲张、毛细血管扩张	腿部毛细血管扩张（"蜘蛛样静脉"）、静脉畸形、鲜红斑痣
二极管激光	800	10～100	5～400	静脉曲张、毛细血管扩张	腿部静脉曲张和毛细血管扩张（"蜘蛛样静脉"）、蓝色网状静脉、静脉畸形
长脉宽 Nd：YAG 激光	1064	5～900	0.25～500	静脉曲张、毛细血管扩张	腿部静脉曲张和毛细血管扩张（"蜘蛛样静脉"）、蓝色网状静脉、面部毛细血管扩张、静脉湖、静脉畸形
强脉冲光	400～1200	10～80	2～200	静脉曲张、毛细血管扩张	红斑毛细血管扩张性玫瑰痤疮、腿部毛细血管扩张（"蜘蛛样静脉"）
应用于血管内					
二极管激光	810、940			曲张的静脉	隐静脉功能不全
Nd：YAG 激光	1320			曲张的静脉	隐静脉功能不全
射频能量源	射频			曲张的静脉	隐静脉功能不全

PWS。与婴儿血管瘤相比，PWS 扩张的血管无增生能力，也不会消退。其总表面积随儿童的生长成比例扩大，并且逐渐增厚（伴有软组织肥大）、颜色加深，侵及范围更深。因此，临床上越晚治疗，越具有挑战性，需要使用更长波长的激光，以及更高的光能量密度和更长的脉宽，以有效治疗较深和较粗大的血管。研究支持这一观点，清除的程度取决于病变皮损的大小和深度[11]。从心理学的角度来看，PWS 已被证明在童年

时期会影响其社交和认知的形成，可对成年后的社会关系产生持久的影响[12]。此外，早期治疗可能治疗时间更短（因为病变小），疗程少，并且可能在儿童形成记忆以及其相关的焦虑之前解决毛细血管畸形。最后，已经证实 6 个月以下儿童的激光治疗安全有效[13]。

虽然 70% 的 PWS 在治疗后会有良好或非常好的改善（图 137.5），但少数（< 10%）改善非常有限，甚至没有改善。PWS 清除的程度取决于几个因素，包

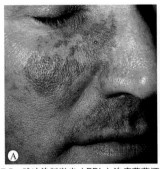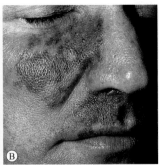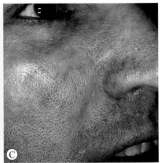

图 137.5　脉冲染料激光（PDL）治疗葡萄酒色斑。A. 治疗前。B. 用 PDL（585 nm，0.45 ms）治疗后即刻出现的紫癜反应。C. 第 4 次治疗后 6 周（Courtesy, Jeffrey Dover, MD, and Kenneth Arndt, MD.）

括病变的大小及其解剖位置[14]。例如，位于面部中央的病变（即面颊内侧、上唇和鼻子）需要多次治疗，且与眶周区域、前额、颊侧或下巴的病变相比，对治疗更易拮抗。经典的 PWS 的治疗拮抗区域多有位置较深的血管，分布在三叉神经的第二分支内。同样，四肢远端的 PWS 更容易拮抗治疗，需要更积极的治疗方法。虽然一次激光治疗就可以获得显著改善，但 PWS 通常需要多次（10 次或更多）治疗。

鉴于 PWS 由各种大小不等的血管组成，每个血管都有相对应的治疗参数，PDL 可能不足以消除全部毛细血管畸形。疗效不佳可能与激光穿透不足、参数与血管大小不匹配、血管加热不足或色基摄取很少或不足有关[15]。由于 PDL 的这些局限性，治疗抵抗患者也可以用翠绿宝石激光或 IPL 治疗。

婴幼儿血管瘤

血管瘤是婴儿期最常见的肿瘤，常见于头颈部（60%），其次是躯干和四肢。发生于 1% ~ 2% 的新生儿，且早产儿的发病率较高。这些肿瘤在出生时通常不存在或非常小，在出生后的最初几周内出现和（或）迅速生长。婴幼儿血管瘤由浅表和深层部分组成，浅表部分呈红色，而较深部分呈蓝色。皮损分为局部或节段性（见第 103 章）[15]。该病分为增殖期、静止期和退化期。虽然血管瘤可以消退，受累的皮肤可以恢复正常的质地和颜色，但后期部分患者会出现色素沉着、色素减退、萎缩或纤维脂肪变化（见 103.9）。

婴幼儿血管瘤的治疗应根据特定病变皮损进行调整，同时考虑其位置、大小、增殖以及是否可能存在功能性或解剖学上的缺陷。复杂的婴幼儿血管瘤需要多学科方法，涉及皮肤病学、儿科学、介入放射学、耳鼻喉科学、整形外科学和眼科学。目前，口服普萘洛尔是婴幼儿血管瘤的主要治疗方法。本病可影响重要功能，可能导致毁容，或产生严重的溃疡[16]。其他治疗选择包括监测病情，外用噻吗洛尔（用于较薄病变），皮质类固醇（外用、病灶内或全身用药），激光治疗，少数患者需要手术切除。

尽管激光治疗在婴幼儿血管瘤治疗中的作用仍存在争议[17]，但在一些研究中，PDL 已被证明可以减缓进展，缩短皮损消退需要的时间，促进溃疡病灶的愈合[18]。一项 90 例用 PDL 治疗婴幼儿血管瘤的回顾性研究显示，81% 和 64% 的患者分别有明显的颜色改善和厚度减少[19]。将系统性 β 受体阻滞剂与激光治疗相结合可以提高反应速度，提高疗效。例如，在一项对面部节段性婴幼儿血管瘤进行同时或序贯（普萘洛尔后接 PDL 治疗）治疗的回顾性研究中，相较单独使用普萘洛尔治疗（近 10 个月），同时或序贯治疗组（分别为 3 个月和 6 个月）在较短时间内有更高的清除率[19a]。

表皮保护在治疗婴幼儿血管瘤治疗中至关重要。如果表皮没有通过冷却得到充分保护，或者使用过高的能量，则可能发生溃疡，形成瘢痕和色素变化。

毛细血管扩张

患者出现面部毛细血管扩张最常见的原因是慢性光损伤和玫瑰痤疮。此外肝疾病、自身免疫性结缔组织疾病、有手术瘢痕和滥用皮质类固醇的患者也可出现面部及其他部位的毛细血管扩张。毛细血管扩张通常位于鼻部、面颊和下颌，其直径为 0.1 ~ 1.0 mm，因此通常用 PDL、KTP 激光或 IPL 治疗。当使用短脉宽，PDL 也可以达到完全清除，但是容易发生瘀青。（见图 137.2D）。清除面部扩张血管可采用非紫癜能量密度或使用 7 ~ 12 mm 大小的光斑、能量密度 6.5 ~ 8.5 J/cm^2、长脉宽（6 ~ 20 ms）。在这些设置下，通常采用多回合或脉冲叠加技术提高疗效。此外，可能需要多次治疗[20]。这些技术对于反复潮红和面部中央红斑的患者尤为有益（图 137.6）。

与 PDL 相比，KTP 激光治疗毛细血管扩张很少或不引起瘀青（见图 137.2），但可出现水肿。Nd∶YAG 激光可有效治疗更大直径、颜色更深且部位更深的面部血管，特别是在深色皮肤的患者。然而，为了补偿血红蛋白对 1064 nm 光的吸收减少（与 595 nm 光相比减少近 10 倍），需要增加光能量密度，因此，强力冷却对表皮保护和减少患者不适都是必需的。最后，IPL 通常使用 550 nm 或 560 nm 滤光片进行面部毛细血管扩张治疗，无紫癜效应。毛细血管扩张的治疗终点是血管痉挛或血管颜色表现为更加暗淡。

Civatte 皮肤异色病

Civatte 皮肤异色病是光损伤的标志性反应，涉及侧面部、颈部和上胸部。虽然重要的特征是毛细血管扩张，但也伴有表皮萎缩和光化性色素沉着。综合治疗需要考虑到每个部分。可选择的治疗包括 IPL、PDL 和 KTP 激光，也可以使用点阵剥脱和非剥脱激光等较新的设备。当相邻 PDL 脉冲的重叠不足时，可能出现持久的蜂窝状外观，即治疗范围中的颜色、纹理和色调得到改善，而周围包绕网状未经处理的皮肤（图 137.7）。这种斑驳的外观可能需要多种治疗才能完全去除。

由于 IPL 可以有利改善色素沉着和毛细血管扩张，

图 137.6　红斑毛细血管扩张性玫瑰痤疮。A. 治疗前。B. 脉冲染料激光（PDL）治疗 2 个月后面部红斑和潮红明显改善

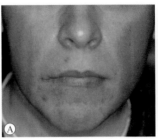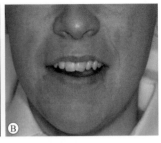

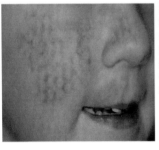

图 137.7　脉冲染料激光治疗葡萄酒色斑后，一名年轻女孩脸颊上出现的"足迹"。相对未经治疗的皮肤网状包绕着改善的治疗圈，呈现蜂窝状外观

该系统可能更适合治疗皮肤异色病。一些研究报道，血管成分和光化性色素沉着不良均有 50% ～ 75% 的改善，副作用较低[21]。相关的短暂性副作用有短暂性红斑以及色斑变黑，1 周内会消失。尽管 IPL 可以出现"足迹"，但与 PDL 相比，其远没有 PDL 明显，因为手持 IPL 的晶体头尺寸更大。另外，治疗过程中采取不同方向的多重治疗可以最小化这种无意的"足迹"。

腿部毛细血管扩张和静脉曲张（"蜘蛛样腿部静脉"）

腿部的"蜘蛛样静脉"影响美国大约 80% 的男性和女性[22]。这些扩张的毛细血管和静脉呈红蓝色，直径为 0.2 ～ 2 mm，并在受累区域（主要是腿部）加重。虽然许多蜘蛛样静脉与更深的血管病变无关，但通过治疗深部的血管病变可以达到明显的改善效果。虽然浅静脉系统位于皮肤、皮下组织和浅筋膜，深静脉系统位于下方的肌肉内，但两个血管丛可以通过穿通静脉相互连通（见图 155.1）[23]。无论是由于年龄、激素或遗传因素，还是由于血管壁的创伤，静脉瓣膜功能不全都会增加静脉压力并最终导致血管扩张（见图 105.2）。

面部毛细血管扩张通常浅表细小，并且具有正常的静水压，而腿部静脉直径更大，口径更厚，并且位于皮下深处[24]。此外，在任何治疗部位，都存在曲张静脉的大小、颜色和口径的不均一性。这些特性使腿部静脉曲张的治疗更具有挑战性。虽然硬化疗法仍然

是蜘蛛样静脉的一线治疗方法（见第 155 章），但激光治疗是少部分患者切实可行的选择（见表 137.1）。这类患者包括针刺恐惧症、毛细血管扩张网、踝部静脉曲张和硬化疗法效果欠佳的患者[24]。此外，激光治疗适用于既往硬化剂治疗有不良反应的患者。PDL 和 KTP 激光可用于治疗小口径粉红色和红色血管，这些血管太细而不能用硬化治疗针插入，比如以前硬化疗法产生的毛细血管扩张网。

腿静脉的靶色基是血红蛋白。虽然 532 nm KTP 激光、585 ～ 595 nm PDL 和 IPL 均被该目标很好地吸收，但是有限的穿透深度不允许对 > 1.0 mm 深度[25]、直径 > 1 mm 的血管进行一致的处理。IPL 设备治疗的结果不一致且不可预测，并且根据所选参数而变化。此外，与硬化疗法相比，这些方法副作用更大。PDL 治疗后，20% ～ 40% 的患者发生棕色变色，可持续 3 个月或更长时间。这种副作用可能与红细胞外渗的含铁血黄素沉积有关。许多激光医生（包括作者）使用长脉冲 Nd：YAG 激光治疗更大更深的腿静脉。虽然毫无疑问可以清除一些腿静脉，但是疼痛、炎症后色素沉着和潜在的瘢痕形成使得许多临床医生避免使用该方法。

鉴于腿静脉的颜色、大小、口径和深度不均匀，并且许多因静脉瓣膜功能不全而导致，双重超声检查有助于确定最合适的治疗策略。使用静脉内激光、门诊静脉切除术和硬化疗法的联合治疗可能是长期、成功治疗下肢血管扩张的最佳方案（见第 155 章）。已经证明将这些治疗方法联合使用可以达到协同改善目的[3]。

疣

寻常疣是由人乳头瘤病毒导致的表皮增生和新生血管形成。本病在组织学上表现为真皮乳头内血管扩张，激光治疗靶向其血管成分。早期用铜蒸气激光治疗获得成功，可能是通过诱导血管的凝固[26]。PDL 治疗疣的机制是诱导血管内血栓形成和血管壁坏死[27]。然而，激光的非特异性热效应可能是激光治疗清除疣体的主

要机制。疣的"激光温热疗法"，尤其是 Nd：YAG 激光可以使 75% 的患者达到疣体清除[28]。该机制可涉及表皮蛋白和血管的凝固，刺激产生炎症反应。虽然类似的组织反应也可能由二氧化碳（CO_2）消融疣引起，但有效率差异较大，从 30% 到 80% 不等[29]。最值得注意的是，采用这种剥脱激光治疗甲周疣，可以导致瘢痕和甲营养不良。

目前，PDL 是治疗顽固性疣最常使用的激光。不易出血和不易产生瘢痕使这种激光成为一种有利的选择。鉴于 PDL 穿透有限，首先应去除疣的角化过度部分。如果有出血，可以采取措施止血，避免在治疗区域使用易燃的外用药。其后，对皮损区进行激光治疗，直至颜色呈暗灰色。使用较高能量激光时疼痛显著，特别是在手指。应根据患者的疼痛耐受性，决定是否采用手指神经阻滞。每 2～4 周重复一次，直至临床痊愈。

疣体清除率从 20% 到 95% 不等，且与治疗的次数、频率以及治疗所用激光的能量密度有关（不同研究之间）。尽管报道 PDL 相对于"常规疗法"（包括冷冻疗法和斑蝥素软膏外用）有绝对优势，但是目前缺乏前瞻性随机试验进行证实。事实上，这两种治疗方法在疣完全清除率以及治愈所需数方面相似[31]。虽然激光治疗疣尚未得到充分肯定，但其补充了皮肤科医生治疗这些顽固性皮损的手段。

化脓性肉芽肿

化脓性肉芽肿是一种特发性、突然出现的血管肿瘤，生长快速并容易出血。这些病变皮损中有一半以上在电凝术后复发，可能是因为这种治疗无法消融更深的血管[32]。氩激光和 CO_2 激光都已用于这种疾病的治疗。无论是直接处理皮损，还是在载玻片压迫使表浅成分变白后再处理，PDL 均能更特异地靶向该病的血管成分。如果 PDL 靶向位置较深的血管，可以先采用前述方法去除丘疹部分（通过剃刮或电凝术），可以实现更高的成功率。尽管电干燥后刮除仍然是大多数患者的一线治疗，但是当使用中等能量密度的 PDL（1.5 ms 脉冲）不加冷却，或多个叠加脉冲（5～10 ms）配合冷却，PDL 治疗可减少瘢痕的发生。

静脉湖和樱桃状血管瘤

静脉湖通常是发生在口唇或耳部的灰蓝色至紫色可压缩的丘疹结节，病理改变为真皮浅层内扩张的小静脉。在生物学上属于良性，由于美容问题或反复出血，皮肤科医生需要对这些病变引起注意。传统上使用电凝术对其治疗，但是瘢痕形成和复发是常见的后遗症。IPL、氩激光、PDL、翠绿宝石激光、Nd：YAG 激光和红外凝固器都已成功应用于该病的治疗。

樱桃状血管瘤的颜色从鲜红色到紫色不等，也是容易引起美容问题的良性病变（见第 114 章）。最佳治疗是 PDL 或 KTP 激光，也有一些临床医生仍然使用传统的技术，如电凝。

疼痛因素

PDL 治疗时患者有明显的不适，患者通常描述为"热橡皮筋"在皮肤上弹击。成年人中通常可以耐受这类治疗，但儿童可能需要麻醉。当选择局部麻醉时（最常见的是局部病变），需要避免使用可能降低血红蛋白靶目标而影响激光灼伤血管的药物。此外，局部麻醉不应用于溃疡部位，还需要遵循推荐剂量给药（见表 143.4 和 143.5）。儿童多发弥漫性血管异常疾病可能需要注射局部麻醉或全身麻醉。激光接触皮肤时，KTP 激光治疗可引起短暂的刺痛。IPL 治疗可在有或没有局部麻醉的情况下进行。强制冷风或冰敷是一种有效的方法，减少不适的同时保护表皮。振动分心（疼痛门控理论）也是有效的。神经阻滞对于手指部的激光治疗简单而有效。

文身的治疗

文身是外源性色素沉积在皮肤中。虽然文身最常见的目的是艺术和美容，但其也被用于医学领域，特别是作为放疗区域标记。另外，外来异物可能由于爆炸或创伤侵入皮肤，色素成分包括铅、碳、柏油、火药或煤。外源性色素进入到真皮成纤维细胞、巨噬细胞和肥大细胞内的溶酶体中。这些色素颗粒大小为 2～400 nm，平均直径约 40 nm。无论初始原因或动机为何，去除这些色素是患者的常见需求。在激光技术进步之前，去除文身后常常留下毁容性瘢痕。采用的方法包括手术切除、皮肤磨削、盐摩擦、激光剥脱以及电烧灼等。随着 Q 开关及随后的皮秒激光的发展，目前可以更安全地去除色素，出现瘢痕或（和）色素异常的概率更低。

Q 开关激光的特征为通过极短的纳秒级能量脉冲，引起光机械和光声效应激光与组织间相互作用。极短的脉宽使得热损伤仅限制在溶酶体内。超短脉冲在纳秒内温度指数性增加到 200～300℃，导致细胞器先肿胀，后剧烈收缩，使溶酶体汽化。临床表现为即刻表皮变白，其本质是表皮内的水分汽化（图 137.8）。机械损伤导致细胞膜破裂，外源性色素被释放到细胞外间质。然后色素主要通过淋巴系统消除或被吞噬细胞吞噬。

激光的另一发展是使用皮秒脉冲能量的激光去除文身色素，对于较小颗粒组成的文身色素更为有效。因为这些较小的文身色素颗粒的热弛豫时间在皮秒范围内（1×10^{-12} 秒），使用更低的能量密度在相应的激光脉冲能够产生更特异和更小的色素碎片[33]。与 Q 开关激光相比，皮秒激光已被证明可以通过更少的治疗次数清除文身，并且可能对蓝色和绿色文身色素更为有效[33]。然而，情况并不是绝对的，传统的 Q 开关激光仍是许多文身治疗的好选择。

选择合适的 Q 开关或皮秒激光是由文身色素的颜色决定的（图 137.9）。基于文身色素的"互补配色"，绿色文身色素能最有效地被红色激光（694 nm）去除，红色文身色素最好用绿色激光（532 nm）去除。蓝色和黑色色素可以被三种激光去除——红宝石、翠绿宝石和 Nd：YAG（表 137.2）。较难以去除的是黄色和橙色色素，因为这些色素不能被目前市面上的激光很好地吸收。

尽管激光治疗发展很快，但彻底去除某些文身仍然比较困难，一个改进的方法是"R20"技术。使用这一简单的方法可以更快清除文身，这一技术是在同一次治疗时进行四次重复治疗（间隔 20 min）。20 min 的间隔后激光诱导的表皮气泡消失，之后可以重复治疗[34]。进一步的改进是局部使用全氟萘烷，能够快速去除氮气泡，使得时间间隔更短[35]。

业余文身还是专业文身也是决定文身能否被完全去除的重要因素。业余文身通常采用基于碳的蓝黑色颜料，例如印度墨水。由于业余文身只有几种颜色，

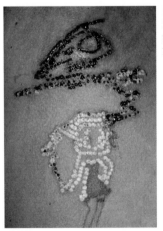

图 137.8　Q 开关翠绿宝石激光处理文身后皮损即刻变白（Courtesy, Roy Grekin, MD.）

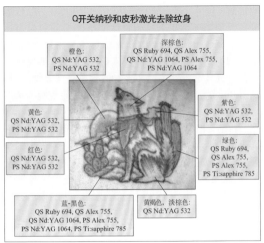

Q开关纳秒和皮秒激光去除纹身

橙色：
QS Nd:YAG 532,
PS Nd:YAG 532

深棕色：
QS Ruby 694, QS Alex 755,
QS Nd:YAG 1064, PS Alex 755,
PS Nd:YAG 1064

黄色：
QS Nd:YAG 532,
PS Nd:YAG 532

紫色：
QS Nd:YAG 532,
PS Nd:YAG 532

红色：
QS Nd:YAG 532,
PS Nd:YAG 532

绿色：
QS Ruby 694,
QS Alex 755,
PS Alex 755,
PS Ti:sapphire 785

蓝-黑色：
QS Ruby 694, QS Alex 755,
QS Nd:YAG 1064, PS Alex 755,
PS Nd:YAG 1064, PS Ti:sapphire 785

黄褐色，淡棕色：
QS Nd:YAG 532

图 137.9　Q 开关纳秒和皮秒激光去除文身。Q 开关（QS）Nd：YAG（532 nm）激光可用于去除红色、橙色、黄色、紫色和棕褐色 / 浅棕色色素。QS 翠绿宝石（Alex, 755 nm）和 QS 红宝石（ruby）（694 nm）激光可用于去除绿色文身，而 QS 翠绿宝石、QS 红宝石和 QS Nd：YAG（1064 nm）激光可以去除蓝黑色和深棕色文身。皮秒（PS）翠绿宝石 755 和 PS Nd：YAG 1064 可以去除蓝色、黑色和深棕色文身，前者还可以去除绿色文身。PS Nd：YAG 532 可以去除红色、橙色、黄色和紫色文身。PS 钛（Ti）：蓝宝石（sapphire）785 nm 激光用于去除绿色和蓝色文身。详见表 137.2（Courtesy, Jean L Bolognia, MD.）

色素处于浅表的皮肤，相对容易去除。专业的文身采用了更多种类的颜色，并且色素沉积在真皮乳头的深层和真皮网状层的浅层，因此，即使采用最好的设备也不容易将之完全清除。

去除文身的并发症包括色素沉着和色素减退。红宝石和翠绿宝石激光可以引起色素减退，色素沉着通常更多发生在肤色较深的患者。一般来说，Q 开关激光去除文身色素之后不留下瘢痕，但在使用高能量设备进行多次治疗后有可能出现明显的组织变化。另外，已经有报道文身颜料可以引起炎症反应，包括湿疹、肉芽肿及苔藓样变化。这些抗原的迁移导致了激光治疗后诱发的全身反应。

无论采用何种 Q 开关激光治疗，肤色文身治疗后容易出现色素加深的副作用。这种情况通常在单个激光脉冲之后立即发生，其原因是文身色素由氧化状态转变为还原状态。比如，氧化铁文身被还原为氧化亚铁后，经典的红色"纹唇线"转变为深棕色或黑色（图 137.10）。二氧化钛文身也可以看到类似的颜色变化，通常二氧化钛是用来使文身变淡的常用物质，而当 Q 开关激光作用于钛时，可以使之由白色变为蓝黑

表 137.2　文身色素，用于去除色素的激光及其潜在并发症。 色素沉着和组织改变偶尔也可为并发症。深肤色个体更易发生色素减退或色素沉着，Q 开关 Nd：YAG（1064）激光治疗可以降低这种风险

颜色 / 病因	色素	激光	并发症
外伤	铅、灰尘、火药、其他	Q 开关红宝石、Q 开关翠绿宝石、Q 开关 Nd：YAG（1064 nm）	色素减退、微爆炸（火药）
黑色（业余文身）	印度墨水、碳	Q 开关红宝石、Q 开关翠绿宝石、Q 开关 Nd：YAG（1064 nm） 皮秒翠绿宝石激光、皮秒 Nd：YAG（1064 nm）	色素减退
黑色（专业文身）	碳、铁氧化物、苏木提取物	Q 开关红宝石、Q 开关翠绿宝石、Q 开关 Nd：YAG（1064 nm） 皮秒翠绿宝石激光、皮秒 Nd：YAG（1064 nm）、钛：蓝宝石（785 nm）	色素减退
蓝色	铝酸钴（天青蓝）	Q 开关红宝石、Q 开关翠绿宝石、Q 开关 Nd：YAG（1064 nm） 皮秒翠绿宝石激光、皮秒 Nd：YAG（1064 nm）、钛：蓝宝石（785 nm）	色素减退
绿色	三氧化二铬（casalis 绿）、水合氧化铬（guignet 绿）、孔雀石、铬酸铅、氰化亚铁 / 高铁、姜黄素（绿）、酞菁染料（铜盐和黄色煤焦油）	Q 开关红宝石、Q 开关翠绿宝石 皮秒翠绿宝石激光、皮秒钛：蓝宝石（785 nm）	色素减退、过敏反应（铬）
红色	硫化汞（朱砂）、硒化镉（镉红）、褐土（赭红、氢氧化高铁、硫化亚铁）、偶氮染料	Q 开关 Nd：YAG（532 nm）、皮秒 Nd：YAG（532 nm）	色素减退、文身变黑、过敏反应（硫化汞、镉、偶氮染料）
黄色	硫化镉（镉黄）、赭石、姜黄素（黄）	Q 开关 Nd：YAG（532 nm）、皮秒 Nd：YAG（532 nm）	色素减退、文身变黑、过敏反应（镉）
棕色	赭石	黄褐色 / 浅棕色：Q 开关 Nd：YAG（532 nm） 深棕色：Q 开关红宝石、Q 开关翠绿宝石、Q 开关 Nd：YAG（1064 nm） 皮秒翠绿宝石激光、皮秒 Nd：YAG（1064 nm）	色素减退、文身变黑
紫色	锰紫	Q 开关 Nd：YAG（532 nm）、皮秒 Nd：YAG（532 nm）	色素减退、文身变黑
白色	二氧化钛、氧化锌	Q 开关 Nd：YAG（532 nm）	色素减退、文身变黑
肤色	铁氧化物	Q 开关 Nd：YAG（532 nm）	色素减退、文身变黑

色。当然，任何一种 Q 开关激光进行持续治疗均可改善这一副作用，但是对于这类文身，特别是发生在面部的文身，治疗前应在某一位点测试光斑观察。

色素性皮损的治疗

雀斑和黑子

　　由于黑色素具有广泛的吸收光谱（见图 136.3），多种激光可用于治疗含黑色素的病变。在治疗窗的下端，绿色激光的穿透限于真皮乳头浅层。这些激光最适用于治疗表皮色素病变。因此，倍频 Nd：YAG（532 nm）激光，无论是 Q 开关模式还是正常模式，都能有效治疗

大多数皮肤类型的黑子和雀斑，且复发率较低[36]。值得注意的是，在系统使用金制剂治疗的患者中，Q 开关激光可导致色素沉着加深。其他激光，如 800 nm 二极管激光以及 IPL 也可用于治疗表皮色素病变（表137.3）。虽然 PDL 最常用于治疗血管病变，但 595 nm 光也可被黑色素很好地吸收，可用于治疗色素病变。治疗中通过对皮肤加压使皮肤血管成分变白，可以更加靶向含有黑色素的病变。新的 PDL 系统已经增加了这种"加压手柄"。

　　通常，Q 开关红宝石和翠绿宝石激光用于治疗位置更深的色素病变（例如太田痣）更加有效，因为这些波长具有更深的穿透深度。Q 开关红宝石（694 nm）

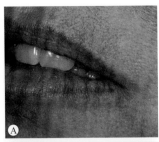

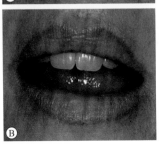

图 137.10 Q 开关激光去除唇缘的粉红色文身后出现颜色变暗现象。A. 治疗前。B. 治疗后即刻反应

激光比翠绿宝石（755 nm）激光能更好地被黑色素吸收，更适用于浅肤色患者，而肤色较深的患者由于正常表皮黑色素可能非特异性吸收激光，易引起不良反应。虽然 Q 开关 Nd：YAG 激光被黑色素吸收较少，但可深入至真皮，因而主要用于治疗真皮色素病变。

治疗黑子、雀斑和牛奶咖啡斑及太田痣时，了解这些参数可以选择更合适的设备。色素病变对 Q 开关激光的临床效果取决于色素深度（表皮、真皮或混合）、色素定位（胞内或胞外）以及色素（通常是黑色素）的组成[37]。

良性黑色素细胞痣

用激光去除获得性和先天性良性黑色素细胞痣是有争议的，因为无法提供标本用于组织诊断和边缘评估。此外，对激光治疗抵抗的细胞远期生物学行为以及激光热损伤对这些细胞的影响（如果有的话）是未知的。由于临床治疗规范要求切除所有不典型色素病变，因此激光治疗只考虑用于临床表现为普通皮损的黑色素细胞病变，且无黑色素瘤个人或家族史的患者。

获得性和先天性黑色素细胞痣均可采用 Q 开关红宝石、翠绿宝石和 Nd：YAG 激光治疗[38]。694 nm 和 755 nm 激光可以改善获得性黑色素细胞交界痣的外观，而不会留下瘢痕[39]。通常，较小和较薄的病变对治疗更敏感。虽然先天性色素痣治疗后可以变浅，但完全根除非常困难，并且常复发。激光治疗可减少真皮乳头中痣细胞的数量，但不太可能影响附属器附近及位置更深的非色素细胞。组织学上发现持续存在的痣细胞巢位于真皮乳头中层和更深的真皮，深度达 0.16 ～ 0.44 mm。位于肌肉内或筋膜下的痣的成分也不受激光治疗的影响。

长脉冲（非 Q 开关）红宝石和翠绿宝石激光也可用于治疗获得性痣。治疗后可以观察到颜色变浅，可能是真皮纤维组织覆盖残余痣细胞的结果。这种纤维组织增生可有美观效果，但是有可能掩盖黑色素细胞向恶性转化的早期迹象，可能导致诊断延迟。因此，使用激光治疗任何黑色素细胞痣的患者应该清楚向医生汇报治疗后颜色、形状或大小的后续变化。由于长

表 137.3 用于治疗色素性病变的激光和其他光学设备。Q 开关激光由于脉宽很短，治疗色素病变最为有效，可有效地靶向黑素小体。此外，染料激光及非选择性剥脱激光，如 CO_2（10 600 nm）和 Er：YAG（2940 nm）激光可以通过非特异性破坏去除浅表色素。参数取决于皮肤型、冷却技术和形态特征。为避免不良副作用（如色素减退），建议先在某一位点试做

激光 / 仪器	波长（nm）	能量密度（J/cm²）	脉宽	应用
Q 开关激光（色素特异性高）				
Q 开关 Nd：YAG 激光（倍频）	532	0.4 ～ 6	5 ～ 10 ns/ps	黑子
Q 开关红宝石激光	694	3 ～ 12	20 ～ 40 ns	黑子、痣*
Q 开关翠绿宝石激光	755	1 ～ 12	50 ～ 100 ns/ps	黑子、痣*
Q 开关 Nd：YAG 激光	1064	3 ～ 12	5 ～ 10 ns/ps	痣*
强脉冲光、长脉宽激光和压缩性 PDL（色素特异性低）				
强脉冲光	500 ～ 1200	～ 30	5 ～ 10 ms	黑子、痣*
二极管激光	800	5 ～ 50	5 ～ 100 ms	黑子、痣*
Nd：YAG 激光	1064	～ 300	1 ～ 100 ms	痣*
压缩性 PDL	595	3 ～ 5	0.45 ～ 1.5 ms	黑子
长脉冲翠绿宝石激光	755	25 ～ 50	0.5 ～ 300 ms	黑子、痣*

*对于治疗黑色素细胞痣（尤其是获得性的）是有争议的

脉冲激光作用到组织的能量大，增加了非特异性热损伤的可能性，故增加瘢痕形成的风险。最后，临床医生必须清楚，早期皮肤黑色素瘤的临床表现可能不典型。

牛奶咖啡斑和斑痣

牛奶咖啡斑（Café-au-lait macules，CALM）为棕褐色斑片，其组织学上相对应的是基底层黑色素细胞和角质形成细胞中色素增多。虽然这些皮损可见于神经纤维瘤病和多发性骨纤维发育不良伴性早熟综合征（McCune-Albright 综合征）等遗传性皮肤病（见第 61章），但通常是孤立的良性病变。使用 Q 开关红宝石、翠绿宝石和 KTP 激光可以达到美容的效果。然而，CALM 可能对激光治疗抵抗，并且容易复发。据报道，长脉冲翠绿宝石激光治疗具有较低的复发率[40]。

斑痣是在咖啡斑的基础上，由多个黑子和（或）黑色素细胞痣组成。尽管这些皮损的治疗方法与咖啡斑相似，但这些皮损通常对治疗更加抵抗，需要多次治疗。正常模式激光波长或 IPL 可能对其治疗有效。虽然罕见，还是有报道斑痣可发生恶变，因此建议谨慎使用激光或光疗[41]。

太田痣和伊藤痣

太田痣和伊藤痣临床表现为蓝灰色斑片，组织学表现为真皮乳头层产色素的梭形黑色素细胞堆积。皮损仅在解剖位置上有所不同。太田痣累及面部（主要沿 V1/V2 分布），而伊藤痣常发生在锁骨上后方和外侧肱神经的分布区。两者都能用 Q 开关红宝石、翠绿宝石和Nd：YAG 激光[42]进行成功治疗。通常需要较高的能量密度和多次治疗，间隔至少 6 周。Q 开关红宝石激光的缺点是可出现色素减退，这是正常表皮黑色素吸收增加的结果。使用 Q 开关翠绿宝石激光（755 nm）较少出现色素减退，而且其可穿透到更深的真皮[43]。

近红外激光，即 Q 开关 Nd：YAG（1064 nm）激光穿透更深，但黑色素吸收较低，故其可以更安全地用于肤色较深的患者，且清除更深层的色素。位于骶骨位置的真皮黑色素细胞增多症（蒙古斑）具有自限性，95% 的个体在 10 岁之前颜色自行变淡，如果长久不消退，可用 Q 开关激光治疗。

蓝痣与太田痣和伊藤痣有一些共同的组织学特征，都是边界清楚的灰蓝色至蓝黑色丘疹（普通蓝痣）和斑块（细胞蓝痣）。这些病变的激光治疗类似于太田痣和伊藤痣[44]。虽然蓝痣在临床上是良性的，但是已经有细胞型蓝痣出现罕见的恶性转化的报道。此外，蓝痣临床上还需与黑色素瘤鉴别，皮肤镜检查有利于鉴别。

黄褐斑

黄褐斑是一种复杂且在治疗上具有挑战性的疾病，包括内在（如遗传、激素）和外在（如紫外线）因素的参与（见第 67 章）。本病通常表现为面部棕褐色至深棕色斑片，非光照区很少受累。患者多数是女性，激素刺激，包括怀孕和口服避孕药往往会加重病情。药物和物理治疗包括外用维 A 酸和氢醌、化学换肤和激光治疗。上述治疗可以不同程度改善病情，但常容易复发（即使采取了严格的防晒等预防措施）。

临床上，通常通过色素沉着的分布模式以及位置进行黄褐斑分型。表皮型黄褐斑的黑色素定位于表皮的基底层和基底层上方，真皮型黄褐斑的黑色素常沉积在噬黑色素细胞内。混合型包括表皮和真皮型的特征。虽然这些亚型有可能通过 Wood 灯检查加以区分，但是通过这一检查只能了解表皮的色素沉着，组织学和共聚焦显微镜表明同一皮损内可以混合存在两种类型。值得注意的是，真皮内色素沉积者通常对局部治疗药物反应很差。

黄褐斑是表皮黑色素细胞和真皮噬黑色素细胞中黑色素增加引起的色素过度沉着，因此可以预计黄褐斑对 Q 开关激光应该有较佳的反应。但是，这种假设已被证实并不正确。尽管 Q 开关激光选择性损伤真皮的黑色素细胞，但随后出现的表皮反应常常诱发炎症反应，并导致黄褐斑长期存在或者加重[45]。尝试采用Er：YAG 浅表激光重建可能暂时改善黄褐斑，但随后会出现炎症后色素沉着的情况[46]。

非剥脱性点阵激光系统（见下文）也可以改善黄褐斑，但是和其他疗法一样，复发很常见，并且有可能加重。一项初步病例研究表明，顽固性黄褐斑经过两次非剥脱性点阵治疗获得显著改善[47]，还有研究表明，60% 的 III ～ V 型皮肤光型患者经过非剥脱性点阵治疗后达到 75% ～ 100% 的改善[48]。组织学上显示真皮和表皮坏死碎片中有排出的黑色素，这与临床改善相符[49]。尽管光热能改善黄褐斑的确切机制尚不清楚，但临床改善可能是氢醌通过微小通道吸收到表皮和真皮（以影响真皮噬黑色素细胞）的直接结果。

尽管有上述多种选择，黄褐斑仍然是一种难治性疾病，外用维 A 酸类药物、漂白剂和严格防晒仍然是治疗的主要方法。

Becker 黑变病（Becker 痣）

Becker 痣是一种错构瘤，通常在儿童期或青春期早期出现，常表现为肩部、上背部或上臂的浅棕色斑片或斑块（见第 112 章）。可伴发不同程度的多毛症以及平滑肌错构瘤。由于黑色素位于表皮和真皮毛囊基质，Becker 痣的治疗需要靶向这两个部位的黑色素成分。基底层黑色素采用纳秒级脉宽的 Q 开关红宝石和翠绿宝石激光治疗，可使皮损颜色变浅[50]。相比之下，毛囊黑色素对光电治疗中毫秒级脉宽的反应更为明显。虽然可以采用这些不同的设备进行序贯治疗，但 Becker 痣通常对治疗有一定的抵抗。与全面根除错构瘤相比，单独针对靶组织进行光电治疗改善外观更为合理。

色素沉着和色素异常：炎症后、使用硬化剂和药物所致

炎症后色素沉着（postinflammatory hyperpigmentation，PIH）是许多皮肤治疗（包括疾病治疗和美容治疗）的常见副作用。对于肤色较暗的患者，需要预估 PIH 的风险，并在发生后立即开始治疗计划。常见的局部治疗包括皮质类固醇、维 A 酸和漂白霜。较新的治疗方法是使用低密度和低能量的点阵激光治疗。在所需深度产生微光束（称为微热或微剥脱区，见下文）损伤，让治疗的外用药更容易渗透到皮肤区域。对治疗抵抗的患者采用 Q 开关红宝石、翠绿宝石和 Nd：YAG 激光可以加速 PIH 消退。须注意的是，这些治疗也可能引起 PIH，需谨慎使用。

与过量黑色素引起的 PIH 相反，硬化疗法引起的色素异常是血管破坏、红细胞外渗和间质含铁血黄素沉积的结果。Q 开关红宝石激光已成功治疗硬化疗法引起的这种常见后遗症，据报道改善率为 92%[51]，但成功率差异很大。

药物诱导的色素沉着或色素异常表现为药物代谢物、铁、黑色素或上述混合物在真皮和（或）表皮内沉积（见表 67.4）。产生的颜色取决于初始药物，可以是蓝灰色、棕色、黄色或红色。使用 Q 开关红宝石、翠绿宝石和 1064 nm Nd：YAG 激光可以改善米诺环素、胺碘酮、丙米嗪和银（银中毒）诱导的色素沉着或色素异常[37]。

膨胀纹的治疗

膨胀纹常见于妊娠、青春期快速生长或体重迅速增加后。组织学上表现为表皮变薄和真皮萎缩。在其早期炎症阶段，表现为粉红色到紫色，称为红色条纹。后者成熟后呈现出苍白外观，称为白纹（见第 99 章）。

虽然膨胀纹在医学上没有必要治疗，但许多患者有美容上改善的需求。使用 PDL、脉冲 CO_2、308 nm 准分子、剥脱性点阵和非剥脱性 1450 nm 激光以及 IPL 治疗，可以使膨胀纹的颜色和质地获得不同程度的改善[52-55]。更多的研究发现，临床改善与弹性蛋白重塑或形成增加相关。特别是低能量 585 nm PDL（3 J/cm²）已被证明能够显著刺激弹性蛋白的生成[56]。点阵激光的光热作用可以改善萎缩性瘢痕[57]，并且在 IV～VI 型皮肤光型患者的膨胀纹治疗研究中，1550 nm 点阵激光治疗后观察到表皮增厚以及胶原纤维和弹力纤维重塑[58]。尽管有以上这些报道，但在临床中激光治疗膨胀纹的效果并不令人满意。

剥脱性激光：CO_2 和 ER：YAG

CO_2 和 Er：YAG 激光都属于红外波谱部分的波长（见图 137.1），靶组织主要是水。由于近 80% 的皮肤成分是水，表皮和真皮均可实现选择性光热作用。

CO_2 激光的组织剥脱深度非常浅，在 20 μm 范围内。基于水的热汽化和每单位体积吸收的能量，产生组织剥脱所需的最小能量密度为 5 J/cm²。低于该能量密度时，组织不会被汽化，而是凝固。汽化和凝固都可用于治疗皮肤病，并且可以调节脉宽，以实现两者的平衡。当使用短脉冲或表面重复扫描 CO_2 激光时，凝固或光热效应将损伤深度扩展到 100～150 μm[59]，实现止血、胶原蛋白再生、皮肤紧致和拉伸。CO_2 激光治疗有许多并发症，如瘢痕形成[60]。

为了实现 CO_2 激光的选择性光热剥脱，有人建议理想的脉宽 ≤ 1 ms。高功率短脉冲 CO_2 激光器（与其前身连续性脉冲相比）能更有选择性地控制组织汽化和热损伤。高能短脉冲 CO_2 激光的第一回合操作引起局部组织汽化，伴随凝固/干燥。由于这种残留的碳化组织起到散热器的作用，随后的 CO_2 激光脉冲对组织汽化较少而加热更多，造成非选择性损坏。因此，应在去除皮肤表面的干燥"烧焦"物质之后再进行第二次和随后的操作[61]。

Er：YAG 激光器发射 2940 nm 波长的光，其对水的亲和力是 CO_2 激光的近 15 倍。这使得 Er：YAG 激光能更有效地汽化组织，仅留下少量的残余凝固组织。由于光热效应有限，Er：YAG 激光的止血和胶原收缩效应不强。新型的 Er：YAG 激光系统（例如 Sciton）采纳了通过延长脉宽实现凝血的参数设置，产生更强的止血效应和组织收缩能力。虽然与 CO_2 激光相比，Er：YAG 激光仅有轻微的组织收缩作用，但经改进的 Er：YAG 系统可以产生较好的表面修复效果，例如，在 Sciton 激光上设置 50% 重叠、25～100 μm 的剥脱

（深度取决于治疗皮肤的局部厚度）和 $50 \sim 100~\mu m$ 的凝血[61]。

使用 Er：YAG 激光比 CO_2 激光更需要技巧，在 CO_2 激光治疗时操作医生可以通过观察皮肤反应估计剥脱深度，判断治疗终点，例如，皮肤呈羊皮样，其剥脱达到真皮乳头，若皮肤呈吸水棉线样外观，剥脱达真皮网状层，而在 Er：YAG 激光操作中观察不到这些特征。此外，使用 Er：YAG 激光时看不到 CO_2 激光出现的剥脱特性逐渐减弱的平稳效应[58]。残留的凝固组织对 2940 nm 光仍具有显著的能量吸收，不太熟练的医生有可能无意中造成皮肤深度损伤。因此，操作时必须始终注意汽化的深度。另外，与 CO_2 激光相比，其不需要擦除凝固的组织。凝固组织形成的屏障可使愈合更快，并降低治疗后色素变化的风险。

全剥脱的 CO_2 激光仍然是激光嫩肤、减少皱纹和皮肤紧致的金标准。迄今为止，没有什么能够媲美经验丰富的激光外科医生使用其中一种高能短脉冲 CO_2 激光器所获得的疗效。全剥脱的 CO_2 激光可以显著减少或消除深部、粗大和固定的口周和眶周皱纹（图137.11）[62]。其通过热凝固以及创伤后纤维组织增生愈合（可引起胶原蛋白收缩）实现皮肤紧致。然而，这种显著的改善常常以愈合较慢、长期红斑、永久性色素沉着和色素斑片状脱失以及其他并发症为代价。对左右面部 Er：YAG 和 CO_2 激光重塑的研究证明了这种双面性：CO_2 激光治疗侧改善 63%，结痂时间为7.7 天；Er：YAG 激光治疗侧改善 48%，平均结痂时间为 3.4 天[63]。

一般而言，显著的临床改善与严重的热损伤密切相关，可导致更多的不适、较广泛的伤口护理和较长的愈合时间。其他副作用包括 3 个月以上的持续性红斑、瘢痕形成的风险、20% 的概率出现迟发的持久性色素减退，以及治疗区域和未治疗区域之间可见的分界线。所有日晒后古铜色皮肤的患者都会发现治疗区域皮肤色素出现沉着或减退。为了避免出现这些区域之间的分界线，较明智的做法是治疗整个解剖学区域，尤其是皮肤光型为Ⅰ型和Ⅱ型的患者。皮肤光型Ⅳ～Ⅵ型往往没有日晒后古铜色区域，因此可以只进行局部或损区域治疗。

痤疮瘢痕是剥脱激光的常见适应证。一般来说，CO_2 激光治疗后的痤疮瘢痕比传统的 Er：YAG 激光有更好的改善。然而，双模式或"热" Er：YAG 激光器在许多方面媲美 CO_2 激光，是许多激光医生的首选。与冰锥型和不扩张的瘢痕（对治疗抵抗）相比，

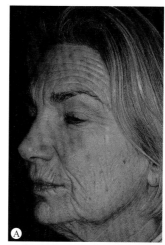

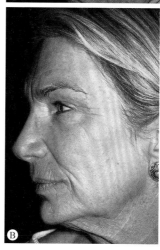

图 137.11 剥脱性 CO_2 激光重建术。A 治疗前。B 激光治疗后 1 年（Courtesy，Jeffrey Dover，MD，and Kenneth Arndt，MD.）

突起于皮面或扩张的痤疮瘢痕更适合做激光重建[64]。局灶性磨削已经有效用于治疗良性表皮肿瘤和增殖性病变，如脂溢性角化病、表皮痣和疣；光线性角化病和光线性唇炎也可以得到显著改善[65]。另外，突起于皮肤的良性增生或肿瘤可以进行激光"削除"，例如鼻赘、淋巴管瘤、附属器肿瘤（包括汗管瘤和血管纤维瘤，图 137.12）和黄瘤。基于有限的资料和病例报告，可能治疗有效的疾病包括闭塞性干燥性龟头炎、汗孔角化病、角化病、结节性软骨炎和 Hailey-Hailey 病。CO_2 和 Er：YAG 激光的其他可能的适应证包括汗腺瘤、胶样粟丘疹、发疹性毳毛囊肿和甲营养不良[58]。

表面磨削重塑最常见的风险是感染，包括细菌、病毒或者真菌感染。具体而言，特别是治疗区域涉及

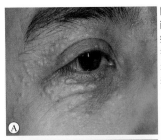

图137.12 Er：YAG 磨削激光治疗汗管瘤。A.治疗前。B.治疗后3个月，注意治疗后的下眼睑与未治疗的上眼睑之间的差异

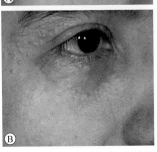

口周皮肤或邻近区域时，即使没有疱疹病毒感染的病史，也应预防性使用抗病毒药物（例如伐昔洛韦和泛昔洛韦），以防止全身性疱疹感染的可能性。外用抗生素，尤其是针对葡萄球菌的抗生素是谨慎的做法，但存在争议。抗病毒预防性用药应在手术前一天或至少当日早晨，持续 15 天。为避免念珠菌感染，激光治疗后早期给予氟康唑（单剂量 200 mg 片剂）抗真菌治疗，并可促进表皮细胞再生[66]。

点阵激光

传统的激光表面修复技术可以产生显著的面部年轻化和组织紧致。然而，这些结果通常以愈合延迟、持续发红和肿胀、感染、不可预测的色素变化（色素减退或色素沉着过度）以及瘢痕形成为代价。2004 年，引入了点阵光热分解（fractionated photothermolysis，FP）概念（表 137.4）。点阵激光的发展改变了激光医生的治疗方式。该设备可以在深度和密度方面调节能量，在患者误工时间、治疗后恢复和并发症方面相对安全并有优势。与传统激光器相比，这种设备的光点尺寸确定了皮肤上的最小治疗单元，随着点阵设备[67]的每次扫描，在皮肤上形成数百个受控的凝固或磨削损伤的微观区。这些微小热损伤区被定义为微小治疗区（MTZ，也称为微热区）。虽然 MTZ 看起来在皮肤上是微小点，但其实际上是在表皮和真皮形成的精确柱形或圆柱形热损伤（见图136.6）[49]。需要仔细考虑并校准 MTZ，以便确定其深度、宽度和密度。每个微点或圆柱体的损伤区都被正常未受影响的皮肤所包围，这些皮肤充当愈合的储存器，使这些微型皮肤损伤在最低程度的不适下快速恢复（图 137.13）。愈合伤口组织学上表现为微小表皮坏死的碎片（MEND），后者由碎片和受损的皮肤成分组成，包括表皮、真皮、黑色素和弹性蛋白[68]。MEND 排出后皮肤表面在 7 天内愈合。

非剥脱性点阵光热作用

第一个临床使用的非剥脱性点阵激光系统是 Fraxel® SR750（Reliant Technologies），这是一种 1550 nm 掺铒激光磨削技术，以水为发色团。激光手具采用了扫描系统［智能光学跟踪系统（IOTS）］，可以形成均匀的 MTZ。第二代系统（Fraxel re：store®）允许 MTZ 能量调至 70 mJ，穿透深度至 1500 μm，治疗密度为 5% ～ 50%。MTZ 的深度依赖于操作者调节的参数，并且可以根据治疗区皮肤或组织的厚度进行合理调整。

通过点阵方式加热皮肤可以引起胶原蛋白重塑。FP 的本质决定了可以安全地对细小的组织柱区给予非常高的光能量密度，如果整片处理，则会导致愈合延迟和瘢痕形成。

这项新技术的新适应证及其应用正在迅速发展，包括慢性光损伤、皮肤松弛、皱纹以及多种类型的瘢痕，还可以用于治疗痤疮瘢痕、色素减退的瘢痕以及创伤和手术瘢痕（图 137.14）。FP 最初的临床应用之一是治疗面部黄褐斑。虽然最初的研究表明，在几次治疗后黄褐斑几乎完全清除，但是经过更加谨慎和长期的疗效评估，发现早期的良好反应并不乐观，常伴有黄褐斑复发。

剥脱性点阵光热作用

随着非剥脱性点阵技术年轻化治疗的成功，剥脱性点阵技术在年轻化中的应用不断在发展。第一个商用系统是 Fraxel re：pair（Reliant Technologies）。这是一种扫描点阵 CO_2 激光器，能够每秒形成 2000 个微剥脱 MTZ。同时许多其他公司采用 CO_2、Er：YAG 和 YSGG（2970 nm）波长的激光研制生产了各自的点阵剥脱设备（见表 137.4）。例如，re：pair® 系统产生宽度为 120 ～ 150 μm、深度为 200 ～ 1500 μm 的 MTZ（取决于操作者选择的参数）。输送速度取决于操作者手具在皮肤上移动的速度。每个激光微束的能量密度可由操作者调节至每 MTZ 70 mJ，密度为皮肤表面的 10% ～ 70%。与此等效的设备是 Lumenis

表 137.4　点阵激光和射频设备举例

激光类型	波长	激光名称 ™, ® （例子）	MTZ 能量或能量密度	MTZ 深度（μm）
激光-剥脱性				
滚动式扫描				
CO_2	10 600	Fraxel re：pair	5 ～ 70 mJ/MTZ	200 ～ 1500
印章式扫描				
CO_2	10 600	Deep FX	2.5 ～ 50 mJ/MTZ	50 ～ 4000
CO_2	10 600	CO2RE	1 ～ 90 mJ/MTZ	750
YSGG	2790	Pearl Fractional	60 ～ 320 mJ/MTZ	1000
Er：YAG	2940	Lux 2940	≤ 15 mJ/MTZ	50 ～ 300
Er：YAG	2940	Pixel	14 ～ 27 mJ/MTZ	30 ～ 70
Er：YAG	2940	Pro-Fractional	≤ 400 J/cm²	1000
激光-非剥脱性				
滚动式扫描				
Er：光纤激光	1550	Fraxel re：store	4 ～ 70 mJ/MTZ	500 ～ 1400
Er/Tm 光纤激光	1550/1927	Fraxel DUAL	4 ～ 70 mJ/MTZ	500 ～ 1400/200
Er：光纤激光	1410	Fraxel re：fine	5 ～ 20 mJ/MTZ	650
印章式扫描				
二极管／双极 RF	915 和双极 RF	Matrix IR	≤ 70 J/cm²	500
Nd：YAG	1440±1320	Affirm	8 ～ 12 mJ/MTZ	200 ～ 300
Er：玻璃像束激光	1540	Fractional 1540	15 ～ 50 mJ/MTZ	125 ～ 850
Er：玻璃像束激光	1540	Mosaic	5 ～ 40 mJ/MTZ	1000
Er：玻璃像束激光	1540	Matisse	≤ 250 J/cm²	30 ～ 150
射频（RF）-剥脱和非剥脱性				
剥脱、侵入性	RF- 单极性	Pixel RF	～ 300W	100 ～ 150 mm（80 ～ 120 mm 直径）
非剥脱	RF- 绝缘微针	Infini	～ 50W	0.5 ～ 3.5 mm（49 或 16 微针）
		Fractora	每针≤ 62 mJ	～ 1 mm（20 或 60 针尖）
		Profound	温度控制的	2 ～ 3 mm（7 对微针）
剥脱、非侵入性 *	RF- 双极性	eMatrix，Matrix RF	每针≤ 62 mJ	光斑大小 12 mm×12 mm（64 针）

* 亦是非剥脱性，取决于设置。
CO_2，二氧化碳；Er，铒；Er：YAG，掺铒钇-铝-石榴石；MTZ，微热区（微小治疗区）；Nd，钕；RF，射频；YSGG，钇-钪-镓-石榴石。

DeepFX™，其采用电流扫描仪形成一个宽度 110 μm、深度 50 ～ 4000 μm（取决于参数）的 MTZ，可以产生一个 MTZs 的方形图形[69]。然后操作者将扫描器移动到相邻未处理皮肤上并重复该过程。该设备可以和 re：pair® 系统达到相同的组织效果，但速度要慢。

Er：YAG 和 YSGG 的剥脱性点阵技术还可以明显改善皮肤的质地、色泽、皱纹以及瘢痕。本章节不详细介绍这些系统的性能参数，相关资料见参考文献 [70] 和 [71]。

剥脱与非剥脱性点阵技术被用于传统的表面修复，如改善皱纹和痤疮瘢痕（图 137.15），对于某些用全剥脱的激光效果较差的适应证，其也能取得更好的疗效，例如肥厚性瘢痕。利用 re：store® 治疗眶周皱纹的初期研究显示，12% 的患者有轻度改善，30% 有明显改善，1 ～ 4 次治疗后 54% 的患者有中度至显著改善[67]。脉冲能量和治疗密度的设置应针对患者皮肤情况进行调整。一般而言，使用较高的治疗密度对皮肤质地、色泽和色素异常沉着有更大的改善，而增加脉冲能量可

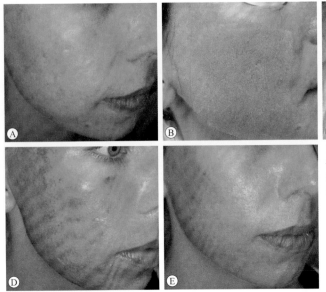
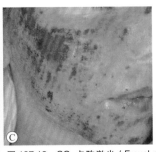

图 137.13　CO₂ 点阵激光（Fraxel re：pair®）治疗后凹陷性痤疮瘢痕的改善。A. 治疗前。B 和 C. 治疗中，观察到微小治疗区（MTZ，即微热区）的针尖出血。D. 治疗后 4 天。E. 治疗后 1 个月

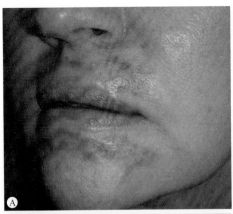
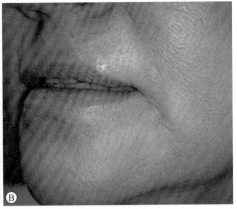

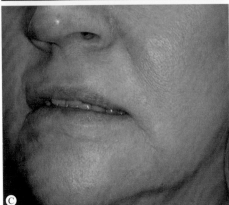

图 137.14　非剥脱性点阵激光治疗瘢痕。A. 创伤性肥厚性瘢痕和纤维化瘢痕患者。B. 使用 Fraxel re：store® 进行 3 次治疗后。C. 经过 6 个月共 5 次治疗后，瘢痕明显改善

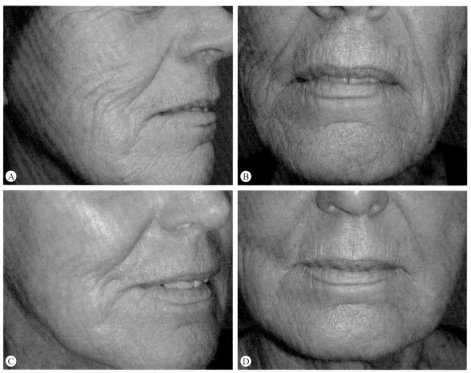

图 137.15　点阵 CO₂ 激光（Fraxel re：pair®）表面修复。A 和 B. 粗糙的皱纹和日光性弹力纤维变性。C 和 D. 一次治疗后颜色、质地、色泽和皱纹得到显著改善。红斑和水肿持续 1 个月

使皱纹和瘢痕形成得到更显著的改善。既往经验也表明，点阵技术对轻到中度皱纹的改善比对深层皱纹更有效，但效果不如全面剥脱的治疗效果[72]。

对于痤疮瘢痕，点阵深层真皮剥脱（FDDA™）治疗已显示出显著功效。在一项对 30 名中重度痤疮瘢痕患者进行的 1～3 次治疗的研究中[73]，观察到轻度至中度的整体改善，所需能量范围为 20～100 mJ，密度为 600～1600 MTZ/cm²。进一步的经验表明，对于特定的光束直径，在处理皮肤松弛和痤疮瘢痕时，高密度（70%）及与其相关的高能量（70 mJ）将比低能量和低密度更有效。尽管一些患者最初可能认为多次治疗不太方便，但与传统激光表面修复相比，其具有皮肤愈合迅速（通常在 7 天内）和不适感轻微的显著优点（见图 137.13）。

剥脱性 FP 为某些通过传统剥脱表面修复难以恢复年轻化的区域提供了相对安全的治疗机会。例如颈部和上胸部等区域现在可以更容易地得到治疗，尽管使用的能量和密度降低。点阵系统的另一个优点是能够安全地治疗所有皮肤类型，包括皮肤黑色素含量很高

的患者（图 137.16）。

组织学证据表明，点阵激光治疗能诱导产生新生胶原蛋白。在治疗区域已经证实了胶原重塑标志物，如热休克蛋白（47、70 和 72）、胶原蛋白 III、增殖细胞核抗原和 α-平滑肌肌动蛋白的表达增加[74-75]。更具体地说，是在 FP 治疗 1 周内检测到热休克蛋白 47 和 72 的表达，其为胶原蛋白重塑和成熟所需，并且持续近 3 个月[75]。除诱导新生胶原蛋白产生外，剥脱性点阵系统可导致组织在体积上减少而使真皮更饱满[75-76]。总体来说，数以百万计的微小直径圆柱状皮肤的汽化体积积累起来。标准的侵入性点阵 CO₂ 激光治疗可以去除 5～7 cm³ 的面部皮肤[77]。因此，定期或间歇性治疗可以改善皮肤松弛，并可能避免或延迟未来对去皱整容治疗的需要。

点阵激光治疗标志着瘢痕治疗的进展。非剥脱和剥脱性点阵激光可用于治疗手术和创伤（例如烧伤）瘢痕。已有文献报道其可改善皮肤纹理、外观、活动性以及疼痛和瘙痒等症状[77a]。

研究表明，点阵激光治疗还可以通过破坏角质层

图 137.16 皮肤光型Ⅳ型患者用点阵 CO_2 激光治疗痤疮瘢痕（Fraxel re：pair®）。A. 治疗前。B. 治疗 3 个月后，可见明显的炎症后色素沉着。C. 治疗后 10 个月，炎症后色素沉着有所改善。D. 治疗后 1 年，痤疮瘢痕明显改善

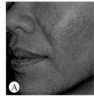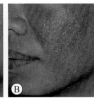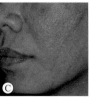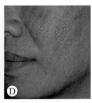

的屏障功能来增强药物递送。MTZ 起到通道的作用，甚至大分子量的分子也可以通过该通道输送到皮肤内任何深度。目前已经有相关研究采用了麻醉剂、化疗药物、皮质类固醇和干细胞在内的多种治疗[78]。

点阵射频设备

近几年开发出的点阵射频（FRF）设备显示出有改善皮肤松弛和痤疮瘢痕的功效（见表 137.4）。FRF 和点阵激光器的主要区别在于激光器引起均匀的窄柱剥脱或热损伤，而 FRF 设备产生更多浅表、宽泛的剥脱和热损伤区域。"浮选法"（sublation）这一名称表示在皮肤深处产生更大的影响，虽然用词不够恰当，但在设备词典中已经普遍使用。

激光前注意事项

在任何激光手术（特别是剥脱）之前，均应询问相关病史，包括过敏和药物治疗史。医生应特别询问美容手术史。有自身免疫性结缔组织病、糖尿病或药物、酒精或烟草滥用史的患者应谨慎治疗，因为伤口可能不易愈合。患有白癜风或有白癜风家族史的人可能不应该用某些设备治疗，因为白癜风可能被刺激或加重。

在评估期间，患者和医生双方必须在治疗可能出现的问题上达成一致，并建立合理的疗效预期。虽然一次剥脱性点阵治疗可以实现皱纹和痤疮瘢痕的显著改善，但是如果想要很短的"停工期"，则需要使用非剥脱系统进行 3 ～ 6 次治疗。激光治疗的潜在风险包括瘢痕形成、水疱、感染、色素沉着或减退以及粟丘疹 / 痤疮形成。如果计划进行剥脱性点阵激光治疗，应该对治疗后伤口护理进行详细全面的讨论（见下文）。

麻醉和眼睛保护

如果没有适当的麻醉，剥脱和非剥脱性点阵治疗都会非常疼痛，特别是在使用高密度、高能量时。在彻底清洁皮肤后，局部麻醉剂在亲脂性软膏基质中或在封闭下应用约 1 h 是增加患者舒适度的简单有效的方法。冷却策略，如强制冷风或接触冷却可以增强患者的耐受性。对于更强烈的剥脱手术，通常使用神经阻滞、肿胀麻醉、全身麻醉或抗焦虑药等辅助性麻醉。

如果在激光治疗期间未使用适当的特定波长的眼睛保护装置，则有可能发生眼部损伤。表 136.5 提供了安全预防措施的概述。

治疗后注意事项、副作用和并发症

剥脱性点阵治疗后，副作用有点状出血和血清渗出（见图 137.13），并在 24 ～ 48 h 内干燥形成薄痂。应鼓励患者每隔几小时将稀释后的醋水湿敷到治疗部位，从而减少结痂并帮助祛除薄痂。之后再用一层薄薄的白凡士林软膏或大量温和保湿霜覆盖皮损，直至上皮再生化完成。

在剥脱和非剥脱点阵治疗后可观察到治疗区皮肤的水肿和红斑，这些副作用在剥脱治疗后更加明显[79]。在该治疗之后立即局部使用强效皮质类固醇（例如醋酸氟轻松软膏）可以减少这些副作用。非剥脱性 FP 通常需要很短或不需要"停工期"用于修复，并且水肿和红斑在 24 ～ 48 h 内可消退。对于剥脱性 FP，红斑在 1 周内显著改善，但轻微的红斑和水肿可持续 3 ～ 6 周，且大多数患者能够在治疗后 7 天左右恢复正常活动（包括工作）以及化妆。据报道，在点阵激光治疗后很少见广泛存在的持续性红斑或延迟性色素减退的副作用，而与不良操作有关的红斑和感染可导致发热和延迟愈合。另外，利用近乎最小的光能量密度使处理区域和未处理区域之间的过渡皮肤羽化，可以避免出现分界线。

点阵剥脱系统造成的损伤区域微小并且皮肤愈合较快，因此，与传统的剥脱激光相比，其提供了优越的安全性。然而，感染仍然是最重要的并发症，可能导致永久性瘢痕形成。患者至少在手术日早晨开始口服抗病毒治疗，并且需要在治疗后进行早期频繁的皮肤评估。口服抗生素和抗真菌药物的使用可以根据具体情况而定。

尽管瘢痕形成是罕见事件，但最近的病例报告提醒激光医生在"弱势"区域（如颈部和胸部）要提高警惕[80]。在某些适应证下，面颊皮肤较厚的真皮和丰富的附属器可以耐受高能量和高达 70% 的剥脱，适度的能量和较低的剥脱密度应该在较薄、较精细和较

"弱势"的区域使用。

减少瘢痕形成风险的另一个方法是避免治疗区域的直接重叠。使用非重叠技术允许处理过的皮肤在进行后续治疗之前有足够的时间冷却，可以防止过量加热，而过量加热是在点阵激光治疗中形成瘢痕的重要原因。虽然辅助冷却不是必需，但建议使用强制冷风，因为其有助于散热并进一步减少非选择性热损伤的发生。但是，应注意不要吹散汽化物质和碎屑，而应在剥脱过程中使用汽化物质的排空装置。此外，冷却可提高患者舒适度。

当激光治疗达到较深皮肤层次时，炎症后色素沉着几乎是一定会发生的副作用。这种可预测的事件可以在非剥脱治疗后，通过早期使用 4% 氢醌霜来避免。对于使用剥脱性 FP 的患者，一旦治疗后即刻的血清渗出停止，就可以开始这种局部治疗。有黄褐斑或其他色素性疾病史的患者可在手术前局部用氢醌预处理[81]。

其他光学年轻化设备

虽然剥脱性激光可以显著改善皮肤松弛和光损伤，但由于存在短期不良副作用、愈合时间长和持续的红斑，加上瘢痕和迟发性色素减退的潜在风险，导致患者转向非剥脱性激光治疗。通过"表皮下重塑"的嫩肤技术旨在通过选择性损伤真皮引起皮肤重塑和体积再生。伤口愈合反应的刺激为使用非剥脱性激光进行嫩肤和瘢痕改善提供了治疗依据。

光子嫩肤可以改善光化性毛细血管扩张、雀斑、日光性弹力纤维变性和皱纹。其还可以改善皮肤的颜色、质地和纹理。激光医生必须遵从能量输送背后的科学和物理学原理，而不是将自己的假设建立在制造商经常夸大的说法上。光子嫩肤需要靶向血红蛋白、黑色素和水，没有一种激光或波长可以满足所有目标。用于治疗毛细血管扩张和色素沉着病变的激光和 IPL 前文已述，故 PDL、Nd：YAG 和 KTP 激光或 IPL 用于光子嫩肤仅在此处进行简要讨论。发射红外线的激光器也将简要讨论，因为随着点阵激光器的出现，对这些技术的使用需求已明显降低。红外线主要被水吸收，导致胶原蛋白重塑，从而改善皮肤纹理和色泽。

可见光激光有效用于治疗与皮肤光损伤相关的毛细血管扩张和色素沉着。除了有效改善色素沉着外，KTP 和 Nd：YAG 激光还显示出改善皮肤质地 20%～40%、改善皱纹 20%～30% 的作用[82]。长脉冲 PDL 可与多种技术一起用于光子嫩肤。值得注意的是，585 nm 和 595 nm PDL 均已获得美国食品药品管理局（FDA）批准用于治疗眼周皱纹。虽然已经在组织学上证明了其胶原重塑作用，但皱纹的临床改善不确定且轻微。

IPL 经常用于改善光老化。其广泛的波长范围允许同时处理光老化的毛细血管扩张和色素问题。在对 135 例 Civatte 皮肤异色病患者的研究发现，颈部和（或）上胸部的 IPL 治疗在平均 3 次治疗后可清除 75% 以上的毛细血管扩张和色素沉着[21]。虽然 IPL 发出的光波长范围很宽，但通过滤光片可以进行更有针对性的治疗。据推测，较短的波长可改善色素沉着和毛细血管扩张，而较长的波长可通过组织中水的热效应导致胶原蛋白重塑[82]。

红外激光，包括 1320 nm Nd：YAG、1450 nm 二极管和 1540 nm 铒玻璃激光器，以及 1550 nm 和 1927 nm 点阵激光器发射的光几乎全部被水吸收。其中，1320 nm Nd：YAG 激光对水的亲和力最小，因此，吸收的能量分散在整个真皮。这种特性允许其穿透皮肤至少 500 μm，甚至可达到 2 mm[83]。1320 nm 激光器内置冷却剂喷雾（CoolTouch3®），可用于预冷、脉冲中冷却和激光后冷却。这些应用与非剥脱性激光的冷却策略一样，可提供表皮保护并减少表皮损伤。虽然已经停产，但这种激光仍在临床中使用。降低皮脂腺活性的 1320 nm Nd：YAG 激光器和 1450 nm 二极管激光器都已获得 FDA 批准用于治疗痤疮。此外，据报道，1450 nm 激光可用于治疗皮脂腺增生。当用于治疗皱纹时，1450 nm 二极管激光器仅产生轻度改善，参与研究的患者也很难感受到这种改善。

皮肤紧致——射频和强聚焦超声

目前有大量研究和开发用于构建基于射频（radio-frequency，RF）的皮肤紧致设备。单极 RF 能量通过与组织阻抗直接相关的方式产生热量。第一个单极 RF 设备是 ThermaCool TC™（Thermage®），其通过具有冷却功能的薄耦合手持电极向皮肤提供高频 RF 能量。体内研究表明，RF 产生的能量在破坏胶原三螺旋结构的氢键后使胶原收缩[84]。

2002 年 FDA 批准 RF 组织紧致技术用于减少眶周皱纹后，其被更广泛地用于改善面部和颈部皮肤松弛。一项面部分区研究显示，平均眉部抬高 2～4 mm，上睑皱褶抬高 1.9 mm，下颌表面积减少 22%[84]。虽然其他早期研究报告了类似的结果，但临床实践中的结果变化较大且不可预测，并且该治疗与患者的显著不适相关[85]。除了短暂的红斑和水肿外，还观察到不规则的凹陷（"床垫顶部"不规则状），这是由于过度治疗（超出推荐参数）导致局部脂肪萎缩。研究者开发了新的算法和设备，增加了效果的稳定性和患者的舒适度。其包括在多程技术[86]和振动 CPT（Comfort Pulse Technology®）设备中的较大探头上使用较低能量。后者旨在减少不适并增加组织紧致的功效。这种 CPT 装置提供经皮神经电刺激（transcutaneous electrical nerve stimulation，TENS）式射频能量中断，将热/冷皮肤刺激分散，同时也提供振动（根据疼痛的阈值理论），包括调制过的 RF 参数和一个分布更广的电极。

双极射频装置通过在皮肤表面上的两个电极之间传导电流来产生局部加热（见图 136.7）。研究表明，皱纹、皮肤光滑度和质地改善达 25%～50%[86]。最近，结合光的 RF 技术已经引入市场。这些光和双极 RF 设备组合的目的是产生更有效的组织热效应。协同效应可以增加双方功效，但是还没有任何研究证实其优势超过单独使用 RF。因此目前认为双极设备在紧致组织的能力方面不如单极设备有效。

高能量聚焦超声（high intensity focused ultrasound，HIFU）已成为无创性组织紧致的公认技术。主要机制是通过吸收聚焦声能（具有毫秒级脉宽），诱导组织内的分子发生振动，在目标区域中产生凝固性坏死。这些超声波可在皮肤内几乎任何深度引起显著的局部损伤，而不会损伤其表面。例如，在离体皮肤中 4.2 mm 的深度处可见损伤，包括对浅表肌肉腱膜系统（SMAS）的损伤[87]。

使用原型设备（Ulthera, Inc.）可以产生显著紧致作用，在 > 75% 的治疗对象中有 1 mm 的眉毛提升[88]。该设备已获 FDA 批准用于改善面部、颈部和肩部的外观。虽然许多研究人员观察到良好的临床改善效果，但一些临床医生仍对其远期疗效持怀疑态度。副作用包括局灶性瘀青和疼痛，分别在 25% 和 ≤ 55% 的患者中有报道。

微波治疗

在电磁波谱中，微波位于红外线和无线电波之间。微波可以通过介电加热过程加热物质，在能量引起偶极分子旋转时产生热量。因为水具有高偶极矩，而脂肪具有低偶极矩，故皮下层的吸收能量较少，对真皮具有选择性。此外，同步冷却装置的应用可以保护真皮上部并选择性加热更深的真皮。

研究发现，通过微波的介电加热可以选择性地引起外泌汗腺和顶泌汗腺热解。这一发现使得第一种商用微波治疗设备 miraDry®（Miramar Labs）产生。研究表明，90% 的患者出汗减少至少 50%，并且 80% 的患者在 12 个月时保持了这种出汗减少状态[89]。所有受试者在治疗区域内都会经历短暂的肿胀、不适和（或）麻木，少数患者可以出现持久的副作用，包括治疗部位或周围的感觉改变、腋窝中的丘疹结节和毛发减少[90]。脱毛可能是其未来潜在的治疗适应证。

脱毛

脱毛仍然一如既往受欢迎。根据美国整形外科医师协会（ASPS）的数据，激光脱毛是 2015 年排名第四的非手术美容操作，仅次于 A 型肉毒毒素、填充剂注射和化学换肤。虽然毛发的分布、密度和颜色与性别和遗传背景有关，但毛发的可接受性和对毛发的需求度通常与社会和文化规范相关。明显过量的毛发可能是内分泌疾病或药物副作用的特征，应在激光脱毛前查找可能的病因（见第 70 章）。虽然大多数接受激光脱毛的患者是出于美容目的而减少多余毛发，但是激光脱毛还有其他几种医学应用，例如治疗假性毛囊炎。

尽管患者的最终愿望是在解剖区域实现完全无毛，但完全根除毛发通常是无法实现的目标。在这方面，FDA 于 1998 年定义的永久性脱毛是"……治疗后毛发再生长的数量长期稳定减少……并不一定意味着在治疗区域消除所有毛发"[91]。现实的期望值很重要，激光医生应该清楚、明确地将这些事实传达给患者。对于一些毛发特别粗糙、密集的多毛患者，成功的治疗结果是将其转变为细的、淡的毛发。激光脱毛潜在的副作用包括色素变化（色素沉着或色素减退）、红斑、水肿、不适以及罕见的瘢痕。

激光脱毛选择性地将能量传递到毛囊，特别是毛囊干细胞所在的凸起区域，使其被破坏，同时对周围组织的非选择性损伤达到最小化。其他的毛囊黑色素靶目标是毛干、漏斗部外根鞘和毛球基质（见第 68 章）[92]。已经提出三种机制来解释毛囊如何被破坏，包括：①通过直接加热毛囊造成毛囊的光热损伤；②通过感应冲击波和剧烈空泡化引起光机械损伤；③通过产生有毒中间体（如单线态氧或自由基）而产生光化学损伤[93]。在热诱导的毛囊结构变化和即时周围组织变化之后，即可达到激光或 IPL 脱毛的最终目的。通过诱导毛发进入退行期或毛囊纤维化永久性脱毛可以实现暂时生长停滞。

尽管黑色素吸收波长在 400～1200 nm，但用于激光脱毛的最佳激光的波长为 600～1100 nm，在该范围内，黑色素具有更多的选择性吸收并且激光可相对穿透至皮肤深处。鉴于这种相对广泛的治疗光谱，许多激光系统得以应用，包括红宝石（694 nm）、翠绿宝石（755 nm）、二极管（800～810 nm）和 Nd：YAG（1064 nm）激光，此外还有各种具有不同滤光片的 IPL 系统。最佳波长可能在红宝石激光范围（694 nm）内，但是其脉宽很难超过 3～4 ms，导致需要使用替代波长。介于激光-组织相互作用的实际应用和选择性光热作用的原理，激光脱毛的安全性和有效性取决于操作者的知识贮备。从实际角度来看，需要准确选择激光系统、最佳脉宽和适当的光能量密度以实现脱毛，同时保护表皮并使非选择性皮肤热损伤降至最低。选择不当可导致永久性瘢痕形成和色素沉着异常。

选择合适的脉宽对于有效的激光脱毛至关重要。由于毛囊的热弛豫时间为 10～50 ms，因此应调整脉宽以匹配这些参数。然而，脉宽超过毛囊单位的热弛豫时间可能会促进周围非色素干细胞的热损伤，并可能诱发持续的毛囊破坏[92]。通常，理想的脉宽应在表皮（1 ms）和毛囊的热弛豫时间之间。与较薄、较细的毛发相比，较粗、较厚和较深的毛发可能具有相对较长的热弛豫时间[93]。理想的脱毛患者是皮肤较浅（Ⅰ～Ⅲ型）、毛发为深棕色至黑色的人（图 137.17）。

通常，较高的光能量密度可以实现更多的毛发减少。然而，过度光能量密度可能会引起过多的侧方加热，因此建议采用保守的参数选择。典型的危险区域是下巴和嘴唇（毛囊密度较大的地方）以及生殖器或腹股沟皮肤。如有必要，应在每次治疗时测定光能量密度。最后的注意事项是，参数在设备之间是不可互换的，即使是那些具有相同激光或 IPL 波长的设备。操作人员有责任知道如何操作其使用的每个系统。

由于表皮黑色素与毛囊黑色素相互竞争，深肤色患者在激光脱毛时可能存在更多问题。对于皮肤光型 Ⅳ～Ⅵ型的患者，长脉冲 Nd：YAG 激光通常被认为是最安全的系统。然而，对长脉冲 Nd：YAG 激光最常见的反馈是疼痛和整体疗效较差。

表皮的适当冷却对于脱毛设备至关重要，在激光脉冲之前（预冷却）、期间（平行冷却）或之后（术后

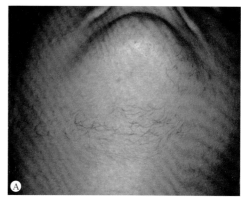

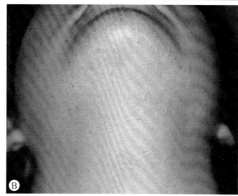

图 137.17　激光脱毛。A. 治疗前。B. 3 次长脉冲二极管激光治疗 2 年后，毛发几乎完全去除并可长期维持（Courtesy, Jeffrey Dover, MD, and Kenneth Arndt, MD.）

冷却）立即进行。除了保护表皮免于过热之外，接触冷却手持器可以挤压皮肤，促使更多激光能量传递到目标毛囊。

虽然激光和 IPL 商业公司之间可能会互相争论，但没有任何系统本身就能优于激光脱毛。一般来说，颜色较浅的皮肤光型（Ⅰ～Ⅲ型）对 755 nm 翠绿宝石或 800 nm 二极管激光治疗反应好，而较深的皮肤光型（Ⅳ～Ⅵ型）对 1064 nm Nd：YAG 激光治疗反应更好。大多数研究表明，当使用足量光能量密度并进行多次治疗时，可以达到很好疗效。无论使用何种激光或 IPL 系统，都需要连续治疗才能显著长期减少毛发。通常建议进行 3～10 次治疗，每隔 4～8 周进行一次，具体取决于解剖位置、皮肤光型和毛发再生长情况。据报道，在 6 个月的随访中，毛发减少率为 70%～90%[94]。如前所述，用于激光脱毛的"理想"患者是有浅色皮肤和深色毛发者。激光脱毛的长期功

效与较高浓度的真黑色素相关[95]。最近已经有研究尝试治疗无色素、灰色或白色头发，但到目前为止几乎没有证据表明有明确疗效。

使用脱毛设备后反常性多毛症是激光脱毛的常见副作用。通常发生在具有地中海、西班牙裔或亚裔背景、Ⅲ型或Ⅳ型皮肤光型和深色胎毛的患者中。值得注意的是，任何激光或 IPL 脱毛系统都有可能发生这种情况。初期报告表明，应对受影响的患者进行高雄激素症评估[96]。然而，迄今为止对 750 名患者进行的大型回顾性分析发现，反常性多毛症的总体发生率为 4.5%，并且最常发生在皮肤光型Ⅲ型或Ⅳ型患者的面部和颈部。作者猜测毛发诱生发生在治疗区域的边界，可能是激光治疗期间的亚治疗能量和激光脱毛的局部炎症反应所致[97]。虽然反常性多毛症可能难以治疗，但根据一位作者（CBZ）的经验，用纳秒级 Q 开关 Nd：YAG（1064 nm）激光治疗，至少暂时可以得到改善。已有人建议将冰置于治疗区域的周边，并使用最高可耐受的光能量密度以防止这种副作用。

在激光脱毛之前对皮肤进行适当的预处理可以获得最佳治疗效果。应避免治疗晒黑的皮肤，如果没有意识到这一点，会导致灼伤、瘢痕形成和永久性色素变化。在阳光充足的时候，建议患者在激光治疗前使用广谱防晒剂数周，并避免在激光脱毛前后晒黑，以防止炎症后色素沉着。其次，患者应在激光治疗前避免拔毛，或用蜜蜡、棉线和电针脱毛，因为这些会去除靶色基。告知患者可以剃须或使用脱毛膏。在激光治疗期间，剃除的毛发（或至少与皮肤表面齐平的理发）可以减少传递到表皮的非选择性热量。最后，鉴于激光脱毛通常会引起某种程度的不适，可以在治疗之前使用局部麻醉剂。虽然在手术过程中增加患者的舒适度是一个重要目标，但据报道，在无人监督的情况下大面积滥用强效局部麻醉剂出现过几例死亡病例。

在手术过程中，激光医生应不断评估皮肤对该种或其他激光能量的反应，并在必要时调整参数。操作者应该观察到适当的毛囊反应，例如毛囊周围红斑和局灶性水肿，这些指征表明参数选择适当。当皮肤出现灰色或白色，即反映了皮肤热损伤，是不适当高光能量密度的标志，可能会出现水疱和表皮坏死，并且在严重的情况下，可能导致皮肤坏死和明显的瘢痕形成。

家用激光

家用激光和光疗设备有朝一日可能取代医院的治疗这一想法并不会困扰医生。然而，在实践中确实有部分设备能去除毛发、减少光损伤、诱导一定程度的皮肤紧致并改善痤疮。但其实还有大量设备是完全无效的。通常由高级工程师设计的那些有效的设备相当昂贵，而无效设备则相对便宜，却因此吸引消费者。潜在的经济回报促使一些公司生产低效的设备，如果其具有高度安全性，就可以获得 FDA 批准。

虽然几乎没有同行评议的文献，但一项基于官方的小型研究表明，几乎所有患者都能够正确进行自我治疗。此外，观察到有短暂的色素沉着和色素减退、结痂和水疱的副作用[98]。在不合适的皮肤型和晒黑的皮肤上使用这些设备显然是禁忌的。患者需要自己对这些设备的后果负责。虽然会有并发症，但我们不应低估公众使用（或滥用）这些设备的能力。

银屑病和白癜风的治疗

银屑病影响了近 2% 的美国人，且患者通常需接受终身治疗。治疗方法包括外用皮质类固醇和维生素 D_3 类似物、系统使用维 A 酸和甲氨蝶呤、光疗和靶向免疫调节剂（"生物制剂"，见第 8 章）。尽管有各种各样的治疗选择，但银屑病皮损仍然是顽固的。激光是治疗银屑病皮损的一个新方法，特别是在"问题区域"中的皮损，例如头皮和间擦区。最常用于治疗银屑病的激光是 308 nm XeCl 准分子激光。作为局部窄谱 UVB 疗法，已经证明准分子激光通过抑制表皮细胞增殖并且可能诱导局部免疫抑制而清除银屑病斑块。与传统的 UVB 光疗法相比，准分子激光治疗可使银屑病斑块清除速度增加 2 倍，并且累积的 UVB 剂量更低[99]。另外，PDL 通过靶向作用于异常血管已被用于治疗银屑病。虽然两种系统都是有益的，但已证实准分子激光器可以产生更好的疗效[100]。当用作辅助治疗时，准分子激光也可以使白癜风皮肤得到很好的改善，特别是与外用他克莫司联合使用时[101]。最后，在标准 CO_2 或 Er：YAG 激光表面修复治疗后发生迟发性永久性色素减退的患者，有报道应用准分子激光可重新（至少暂时地）产生色素。

结论

我们不断地在问这样一个问题："激光的真相是什么？"不断地核实这个问题非常有必要，这样我们才能提出正确的问题，并且批判性得到答案。激光工程师洞察我们的需要，为我们提供半智能激光、光和其他能量系统，这样可以更精确地瞄准正确的结构，并诱导正确的愈合反应。正如我们批评和拒绝效果不佳和过度宣传的设备一样，我们非常欢迎更新、更复杂的设备拥有发射巨大能量的能力。我们这些参与新技术开发的人知道，科技进步将为我们带来更智能、更

便宜、更耐用和更可调的设备。自发辐射（TRASER）设备的全内反射既不是激光也不是IPL，其比激光器更有效且可调。我们希望这项新技术的应用为解决皮肤病学的棘手问题带来希望。

（杨 井译 李 延 闫 言校 陶 娟审）

参考文献

1. Anderson RR, Parrish JA. Selective photothermolysis: precise microsurgery by selective absorption of pulsed radiation. Science 1983;220:524–7.
2. Alexiades-Armenakas MR, Dover JS, Arndt KA. The spectrum of laser skin resurfacing: nonablative, fractional, and ablative laser resurfacing. J Am Acad Dermatol 2008;58:719–37, quiz 38–40.
3. Levy JL, Elbahr C, Jouve E, et al. Comparison and sequential study of long pulsed Nd:YAG 1,064 nm laser and sclerotherapy in leg telangiectasias treatment. Lasers Surg Med 2004;34:273–6.
4. Garden JM, Tan OT, Kerschmann R, et al. Effect of dye laser pulse duration on selective cutaneous vascular injury. J Invest Dermatol 1986;87:653–7.
5. Shirley MD, Tang H, Gallione CJ, et al. Sturge-Weber syndrome and port-wine stains caused by somatic mutation in GNAQ. N Engl J Med 2013;368:1971–9.
6. Dixon JA, Huether S, Rotering R. Hypertrophic scarring in argon laser treatment of port-wine stains. Plast Reconstr Surg 1984;73:771–9.
7. Dierickx C, Goldman MP, Fitzpatrick RE. Laser treatment of erythematous/hypertrophic and pigmented scars in 26 patients. Plast Reconstr Surg 1995;95:84–90.
8. Tan OT, Sherwood K, Gilchrest BA. Treatment of children with port-wine stains using the flashlamp-pulsed tunable dye laser. N Engl J Med 1989;320:416–21.
9. Tan OT, Morrison P, Kurban AK. 585 nm for the treatment of port-wine stains. Plast Reconstr Surg 1990;86:1112–17.
10. Galeckas KJ. Update on lasers and light devices for the treatment of vascular lesions. Semin Cutan Med Surg 2008;27:276–84.
11. van der Horst CM, Koster PH, de Borgie CA, et al. Effect of the timing of treatment of port-wine stains with the flash-lamp-pumped pulsed-dye laser. N Engl J Med 1998;338:1028–33.
12. Lanigan SW, Cotterill JA. Psychological disabilities amongst patients with port wine stains. Br J Dermatol 1989;121:209–15.
13. Chapas AM, Eickhorst K, Geronemus RG. Efficacy of early treatment of facial port wine stains in newborns: a review of 49 cases. Lasers Surg Med 2007;39:563–8.
14. Renfro L, Geronemus RG. Anatomical differences of port-wine stains in response to treatment with the pulsed dye laser. Arch Dermatol 1993;129:182–8.
15. Warner M. A classification of congenital vascular lesions. In: Warner M, Suen JY, editors. Hemangiomas and Vascular Malformations of the Head and Neck. New York: Wiley-Liss; 1999. p. 1–12.
16. Leaute-Labreze C, Dumas de la Roque E, Hubiche T, et al. Propranolol for severe hemangiomas of infancy. N Engl J Med 2008;358:2649–51.
17. Garden JM, Bakus AD, Paller AS. Treatment of cutaneous hemangiomas by the flashlamp-pumped pulsed dye laser: prospective analysis. J Pediatr 1992;120:555–60.
18. Kim HJ, Colombo M, Frieden IJ. Ulcerated hemangiomas: clinical characteristics and response to therapy. J Am Acad Dermatol 2001;44:962–72.
19. Rizzo C, Brightman L, Chapas A, et al. Outcomes of childhood hemangiomas treated with the pulsed-dye laser with dynamic cooling: a retrospective chart analysis. Dermatol Surg 2009;35:1–8.
19a. Reddy KK, Blei F, Brauer JA, et al. Retrospective study of the treatment of infantile hemangiomas using a combination of propranolol and pulsed dye laser. Dermatol Surg 2013;39:923–33.
20. Tanghetti EA, Sherr EA, Alvarado SL. Multipass treatment of photodamage using the pulse dye laser.

21. Goldman MP, Weiss RA. Treatment of poikiloderma of Civatte on the neck with an intense pulsed light source. Plast Reconstr Surg 2001;107:1376–81.
22. Kunishige JH, Goldberg LH, Friedman PM. Laser therapy for leg veins. Clin Dermatol 2007;25:454–61.
23. Hsu J. Leg vein management. In: Kaminer MS, Dover JS, Arndt KA, editors. Atlas of Cosmetic Dermatology. Philadelphia: Harcourt Saunders; 2009. p. 455–82.
24. Kauvar AN, Khrom T. Laser treatment of leg veins. Semin Cutan Med Surg 2005;24:184–92.
25. Reichert D. Evaluation of the long-pulse dye laser for the treatment of leg telangiectasias. Dermatol Surg 1998;24:737–40.
26. Hruza GJ. Laser treatment of warts and other epidermal and dermal lesions. Dermatol Clin 1997;15:487–506.
27. Tan OT, Hurwitz RM, Stafford TJ. Pulsed dye laser treatment of recalcitrant verrucae: a preliminary report. Lasers Surg Med 1993;13:127–37.
28. Pfau A, Abd-el-Raheem TA, Baumler W, et al. Nd:YAG laser hyperthermia in the treatment of recalcitrant verrucae vulgares (Regensburg's technique). Acta Derm Venereol 1994;74:212–14.
29. Street ML, Roenigk RK. Recalcitrant periungual verrucae: the role of carbon dioxide laser vaporization. J Am Acad Dermatol 1990;23:115–20.
30. Logan RA, Zachary CB. Outcome of carbon dioxide laser therapy for persistent cutaneous viral warts. Br J Dermatol 1989;121:99–105.
31. Robson KJ, Cunningham NM, Kruzan KL, et al. Pulsed-dye laser versus conventional therapy in the treatment of warts: a prospective randomized trial. J Am Acad Dermatol 2000;43:275–80.
32. Patrice SJ, Wiss K, Mulliken JB. Pyogenic granuloma (lobular capillary hemangioma): a clinicopathologic study of 178 cases. Pediatr Dermatol 1991;8:267–76.
33. Izikson L, Farinelli W, Sakamoto F, et al. Safety and effectiveness of black tattoo clearance in a pig model after a single treatment with a novel 758 nm 500 picosecond laser: a pilot study. Lasers Surg Med 2010;42:640–6.
34. Kossida T, Rigopoulos D, Katsambas A, et al. Optimal tattoo removal in a single laser session based on the method of repeated exposures. J Am Acad Dermatol 2012;66:271–7.
35. Reddy KK, Brauer JA, Anolik R, et al. Topical perfluorodecalin resolves immediate whitening reactions and allows rapid effective multiple pass treatment of tattoos. Lasers Surg Med 2013;45:76–80.
36. Rashid T, Hussain I, Haider M, et al. Laser therapy of freckles and lentigines with quasi-continuous, frequency-doubled, Nd:YAG (532 nm) laser in Fitzpatrick skin type IV: a 24-month follow-up. J Cosmet Laser Ther 2002;4:81–5.
37. Dierickx CC. IL-37 Lasers in pigmentary disorders. Pigment Cell Res 2003;16:590.
38. Grevelink JM, van Leeuwen RL, Anderson RR, et al. Clinical and histological responses of congenital melanocytic nevi after single treatment with Q-switched lasers. Arch Dermatol 1997;133:349–53.
39. Westerhof W, Gamei M. Treatment of acquired junctional melanocytic naevi by Q-switched and normal mode ruby laser. Br J Dermatol 2003;148:80–5.
40. Railan D, Kilmer S. Laser treatment of benign pigmented cutaneous lesions. In: Goldman MP, editor. Cutaneous and Cosmetic Laser Surgery. Philadelphia: Mosby Elsevier; 2006. p. 93–108.
41. Rhodes AR, Mihm MC Jr. Origin of cutaneous melanoma in a congenital dysplastic nevus spilus. Arch Dermatol 1990;126:500–5.
42. Chan HH, Leung RS, Ying SY, et al. A retrospective

analysis of complications in the treatment of nevus of Ota with the Q-switched alexandrite and Q-switched Nd:YAG lasers. Dermatol Surg 2000;26:1000–6.
43. Alster TS, Williams CM. Treatment of nevus of Ota by the Q-switched alexandrite laser. Dermatol Surg 1995;21:592–6.
44. Milgraum SS, Cohen ME, Auletta MJ. Treatment of blue nevi with the Q-switched ruby laser. J Am Acad Dermatol 1995;32:307–10.
45. Taylor CR, Anderson RR. Ineffective treatment of refractory melasma and postinflammatory hyperpigmentation by Q-switched ruby laser. J Dermatol Surg Oncol 1994;20:592–7.
46. Manaloto RM, Alster T. Erbium:YAG laser resurfacing for refractory melasma. Dermatol Surg 1999;25:121–3.
47. Tannous ZS, Astner S. Utilizing fractional resurfacing in the treatment of therapy-resistant melasma. J Cosmet Laser Ther 2005;7:39–43.
48. Rokhsar CK, Fitzpatrick RE. The treatment of melasma with fractional photothermolysis: a pilot study. Dermatol Surg 2005;31:1645–50.
49. Laubach HJ, Tannous Z, Anderson RR, et al. Skin responses to fractional photothermolysis. Lasers Surg Med 2006;38:142–9.
50. Raulin C, Schonermark MP, Greve B, et al. Q-switched ruby laser treatment of tattoos and benign pigmented skin lesions: a critical review. Ann Plast Surg 1998;41:555–65.
51. Tafazzoli A, Rostan EF, Goldman MP. Q-switched ruby laser treatment for postsclerotherapy hyperpigmentation. Dermatol Surg 2000;26:653–6.
52. Nouri K, Romagosa R, Chartier T, et al. Comparison of the 585 nm pulse dye laser and the short pulsed CO2 laser in the treatment of striae distensae in skin types IV and VI. Dermatol Surg 1999;25:368–70.
53. Tay YK, Kwok C, Tan E. Non-ablative 1,450-nm diode laser treatment of striae distensae. Lasers Surg Med 2006;38:196–9.
54. Goldberg DJ, Sarradet D, Hussain M. 308-nm Excimer laser treatment of mature hypopigmented striae. Dermatol Surg 2003;29:596–8.
55. Hernandez-Perez E, Colombo-Charrier E, Valencia-Ibiett E. Intense pulsed light in the treatment of striae distensae. Dermatol Surg 2002;28:1124–30.
56. Jimenez GP, Flores F, Berman B, et al. Treatment of striae rubra and striae alba with the 585-nm pulsed-dye laser. Dermatol Surg 2003;29:362–5.
57. Alster TS, Tanzi EL, Lazarus M. The use of fractional laser photothermolysis for the treatment of atrophic scars. Dermatol Surg 2007;33:295–9.
58. Kim BJ, Lee DH, Kim MN, et al. Fractional photothermolysis for the treatment of striae distensae in Asian skin. Am J Clin Dermatol 2008;9:33–7.
59. Walsh JT Jr, Flotte TJ, Anderson RR, et al. Pulsed CO2 laser tissue ablation: effect of tissue type and pulse duration on thermal damage. Lasers Surg Med 1988;8:108–18.
60. Willard RJ, Moody B, Hruza GJ. Carbon dioxide and erbium:YAG ablation. In: Goldman MP, editor. Cutaneous and Cosmetic Laser Surgery. Philadelphia: Mosby Elsevier; 2006. p. 158–9.
61. Zachary CB. Modulating the Er:YAG laser. Lasers Surg Med 2000;26:223–6.
62. Alster TS, Garg S. Treatment of facial rhytides with a high-energy pulsed carbon dioxide laser. Plast Reconstr Surg 1996;98:791–4.
63. Newman JB, Lord JL, Ash K, et al. Variable pulse erbium:YAG laser skin resurfacing of perioral rhytides and side-by-side comparison with carbon dioxide laser. Lasers Surg Med 2000;26:208–14.
64. Jacob CI, Dover JS, Kaminer MS. Acne scarring: a classification system and review of treatment options.

J Am Acad Dermatol 2001;45:109–17.

65. Johnson TM, Sebastien TS, Lowe L, et al. Carbon dioxide laser treatment of actinic cheilitis. Clinicohistopathologic correlation to determine the optimal depth of destruction. J Am Acad Dermatol 1992;27:737–40.

66. Conn H, Nanda VS. Prophylactic fluconazole promotes reepithelialization in full-face carbon dioxide laser skin resurfacing. Lasers Surg Med 2000;26:201–7.

67. Manstein D, Herron GS, Sink RK, et al. Fractional photothermolysis: a new concept for cutaneous remodeling using microscopic patterns of thermal injury. Lasers Surg Med 2004;34:426–38.

68. Hantash BM, Bedi VP, Sudireddy V, et al. Laser-induced transepidermal elimination of dermal content by fractional photothermolysis. J Biomed Opt 2006;11:041115.

69. Ross EV. Nonablative laser rejuvenation in men. Dermatol Ther 2007;20:414–29.

70. Ross EV, Swann M, Soon S, et al. Full-face treatments with the 2790-nm erbium:YSGG laser system. J Drugs Dermatol 2009;8:248–52.

71. Dierickx CC, Khatri KA, Tannous ZS, et al. Micro-fractional ablative skin resurfacing with two novel erbium laser systems. Lasers Surg Med 2008;40:113–23.

72. Geronemus RG. Fractional photothermolysis: current and future applications. Lasers Surg Med 2006;38:169–76.

73. Walgrave SE, Ortiz AE, MacFalls HT, et al. Evaluation of a novel fractional resurfacing device for treatment of acne scarring. Lasers Surg Med 2009;41:122–7.

74. Jih MH, Kimyai-Asadi A. Fractional photothermolysis: a review and update. Semin Cutan Med Surg 2008;27:63–71.

75. Hantash BM, Bedi VP, Kapadia B, et al. In vivo histological evaluation of a novel ablative fractional resurfacing device. Lasers Surg Med 2007;39:96–107.

76. Hantash BM, Bedi VP, Chan KF, et al. Ex vivo histological characterization of a novel ablative fractional resurfacing device. Lasers Surg Med 2007;39:87–95.

77. Rahman Z, MacFalls H, Jiang K, et al. Fractional deep dermal ablation induces tissue tightening. Lasers Surg Med 2009;41:78–86.

77a. Anderson RR, Donelan MB, Hivnor C, et al. Laser treatment of traumatic scars with an emphasis on ablative fractional laser resurfacing: consensus report. JAMA Dermatol 2014;150:187–93.

78. Sklar LR, Burnett CT, Waibel JS, et al. Laser assisted drug delivery: a review of an evolving technology. Lasers Surg Med 2014;46:249–62.

79. Fisher GH, Geronemus RG. Short-term side effects of fractional photothermolysis. Dermatol Surg 2005;31:1245–9.

80. Fife DJ, Fitzpatrick RE, Zachary CB. Complications of fractional CO2 laser resurfacing: four cases. Lasers Surg Med 2009;41:179–84.

81. Groff WF, Fitzpatrick RE, Uebelhoer NS. Fractional carbon dioxide laser and plasmakinetic skin resurfacing. Semin Cutan Med Surg 2008;27:239–51.

82. Hardaway CA, Ross EV. Nonablative laser skin remodeling. Dermatol Clin 2002;20:97–111.

83. Hardaway CA, Ross EV, Paithankar DY. Non-ablative cutaneous remodeling with a 1.45 micron mid-infrared diode laser: phase II. J Cosmet Laser Ther 2002;4:9–14.

84. Zelickson BD, Kist D, Bernstein E, et al. Histological and ultrastructural evaluation of the effects of a radiofrequency-based nonablative dermal remodeling device: a pilot study. Arch Dermatol 2004;140:204–9.

85. Jacobson LG, Alexiades-Armenakas M, Bernstein L, et al. Treatment of nasolabial folds and jowls with a noninvasive radiofrequency device. Arch Dermatol 2003;139:1371–2.

86. Sadick NS, Trelles MA. Nonablative wrinkle treatment of the face and neck using a combined diode laser and radiofrequency technology. Dermatol Surg 2005;31:1695–9.

87. Laubach HJ, Makin IR, Barthe PG, et al. Intense focused ultrasound: evaluation of a new treatment modality for precise microcoagulation within the skin. Dermatol Surg 2008;34:727–34.

88. Alam M, White LE, Martin N, et al. Ultrasound tightening of facial and neck skin: a rater-blinded prospective cohort study. J Am Acad Dermatol 2010;62:262–9.

89. Glaser DA, Coleman WP 3rd, Fan LK, et al. A randomized, blinded clinical evaluation of a novel microwave device for treating axillary hyperhidrosis: the dermatologic reduction in underarm perspiration study. Dermatol Surg 2012;38:185–91.

90. Lupin M, Hong HC, O'Shaughnessy KF. Long-term efficacy and quality of life assessment for treatment of axillary hyperhidrosis with a microwave device. Dermatol Surg 2014;40:805–7.

91. US Food and Drug Administration. Hair Removal. 2009. <www.fda.gov/forconsumers/consumerupdates/ucm048995.htm>

92. Dierickx CC. Hair removal by lasers and intense pulsed light sources. Dermatol Clin 2002;20:135–46.

93. Dierickx C. Laser-assisted hair removal: state of the art. Dermatolog Ther 2000;13:80–9.

94. Lepselter J, Elman M. Biological and clinical aspects in laser hair removal. J Dermatolog Treat 2004;15:72–83.

95. Liew SH, Ladhani K, Grobbelaar AO, et al. Ruby laser-assisted hair removal success in relation to anatomic factors and melanin content of hair follicles. Plast Reconstr Surg 1999;103:1736–43.

96. Moreno-Arias G, Castelo-Branco C, Ferrando J. Paradoxical effect after IPL photoepilation. Dermatol Surg 2002;28:1013–16.

97. Kontoes P, Vlachos S, Konstantinos M, et al. Hair induction after laser-assisted hair removal and its treatment. J Am Acad Dermatol 2006;54:64–7.

98. Rohrer TE, Chatrath V, Yamauchi P, et al. Can patients treat themselves with a small novel light based hair removal system? Lasers Surg Med 2003;33:25–9.

99. Bonis B, Kemeny L, Dobozy A, et al. 308 nm UVB excimer laser for psoriasis. Lancet 1997;350:1522.

100. Taibjee SM, Cheung ST, Laube S, et al. Controlled study of excimer and pulsed dye lasers in the treatment of psoriasis. Br J Dermatol 2005;153:960–6.

101. Passeron T, Ostovari N, Zakaria W, et al. Topical tacrolimus and the 308-nm excimer laser: a synergistic combination for the treatment of vitiligo. Arch Dermatol 2004;140:1065–9.

第 138 章　冷冻手术

Paola Pasquali

同义名： ■ 冷冻治疗（cryotherapy）

要点

- 一种采用零度以下温度破坏良性、癌前性和恶性损害的微创技术。
- 与标准的切除手术相比，冷冻手术省时，但愈合时间通常较长。
- 冷冻下方的基质仍存留，这为创伤修复提供了组织结构框架，故冷冻对其周围组织结构的破坏可控，破坏性有限。
- 最受青睐和应用最广泛的冷冻剂是液氮，因其沸点（−196℃）低，足以达到冷冻、破坏皮损的温度。
- 冷冻手术通常产生很好的美容效果，但可能导致肤色深者出现色素减退，因为冷冻可能破坏局部的黑色素细胞。

历史背景

降低皮温最初用来麻醉或减轻炎症。随着强效冷冻剂的出现，选择性破坏组织成为可能。James M. Arnott 是首位在 19 世纪采用冷冻破坏肿瘤的学者[1]。液态氧和二氧化碳的应用早于 Carl von Linde 发明的液氮冷冻。1898 年 James Dewar 发明了液氮瓶，用于储存和转运液氮，这使医生采用液氮治疗成为可能。

1899 年 Archibald Campbell White 报道了通过改装瓶中的液态气成功治疗多发性良性、恶性皮肤损害，这是现代手提式液氮瓶的原型。Allington 随后报道采用浸了液氮的棉签治疗各种皮肤病。1961 年神经外科医生 Irving S. Cooper 和 Arnold Lee 发明了首个冷冻探针。液氮冷冻治疗的发展促使了安全、便捷的手提式装备的问世。

冷冻手术和低温生物学的原理

冷冻手术（cryosurgery）是指采用低温破坏活体组织的外科过程。**冷冻治疗**（cryotherapy）一词是指活体组织暴露于低温而导致的生理变化，而非组织破坏。**低温生物学**（cryobiology）则是低温对活体组织作用的研究。

热转移是指由热至冷[2]。冷冻剂与靶组织间温差越大，热转移越快。理想冷冻剂有尽可能低的温度，能达到破坏良性和恶性细胞所需的参数。破坏恶性细胞所需的温度应在 −50℃ 之下。最常用的冷冻剂是液氮，其沸点是 −196℃（77°K，−321°F）。液氮操作相对安全、无毒，且市场上易获得。液氮宜作为治疗光线性角化病和皮肤癌的冷冻剂，而对于良性损害，则宜选择沸点更低的冷冻剂，如氮气（−88℃）、二氧化碳气（−78℃）和其他有机气体（−55～−75℃）。

冷冻手术的损伤机制包括直接和间接作用两方面（表 138.1）。冷冻过程包括快速冷冻和之后的缓慢解融，即一个冻−融循环。反复的冻−融循环增加冷冻手术的破坏作用。冷冻剂与皮损间的材料介质决定了冷冻的速度。空气是冷传导的不良介质，故冷冻剂和皮损间的距离越大，冷冻作用越弱。水较空气对冷的传导好（如疣预浸泡水后冷冻速度加快），冰比水的传导更好，故一个冻−融循环后细胞内外冰晶即形成。此外，金属是很好的冷传导介质，这可以解释冷冻金属探针与皮肤接触后所导致的组织深在、快速的冷冻[3]。

不同的组织、细胞对冷的敏感性不同。黑色素细胞的致死温度是 −4℃ 左右，而角质形成细胞是 −35℃。角质形成细胞来源的肿瘤细胞致死温度是 −50℃ 左右，肉瘤细胞是 −60℃，血管内皮是 −15℃～−40℃。值得注意的是，软骨和骨骼对冷冻十分抵抗。

冷冻免疫学

冷冻免疫学（cryoimmunology）是研究机体对冷冻皮损所产生抗原的天然和体液免疫反应。新免疫学方法的出现使得检测这些免疫反应（免疫刺激或免疫抑制）成为可能[4]。

传统的切除手术与冷冻手术的一个主要区别是后者导致肿瘤在"原位"消退。在冷冻皮损的中央，直接的细胞破坏导致坏死，坏死所致的肿瘤特异性抗原能刺激免疫反应。一旦天然免疫系统被激活，抗原提呈细胞（antigen-presenting cells，APCs）吞噬肿瘤碎片，并将加工后的抗原提至 T 细胞，进而启动 T 细胞和 B 细胞免疫反应（见第 4 章）。在冷冻皮损的边

表 138.1　冷冻手术——损伤机制

损伤类型	细胞死亡类型	时期	位置	反应类型
直接损伤	坏死：水的直接冷冻导致细胞外和细胞内冰晶先后形成，伴水肿和细胞溶解温度要求：大多数细胞：－20℃恶性细胞：－50℃或更低	冷冻期	所治疗的皮损中央	炎症：＋＋＋短时非特异性天然免疫反应
血管损伤	血管内皮继发破坏所致缺血	解融（冷冻后1h左右）	所治疗的皮损周围及周围正常皮肤	炎症：＋/＋＋
凋亡	在亚致死温度，如恶性细胞在－20℃左右	解融4~8h后	所治疗的皮损周围	炎症：－/＋
免疫性	破坏的细胞释放抗原，导致免疫反应	后期	淋巴结	获得性免疫反应

缘，温度较皮损中央高，因此是亚致死量温度，此处的细胞经历凋亡而非坏死。其可导致"沉默死亡"相关的轻度炎症反应（见表 138.1）[4]。

佐剂可增强冷冻手术的效果[5]。这些佐剂包括冷冻损伤增强剂（如甘氨酸）、凋亡诱导剂（如外用氟尿嘧啶）[6]、免疫调节剂（如外用咪喹莫德）。如此联合称为免疫冷冻手术，已报道治疗效果不错[7]。为更好地理解冷冻免疫学的内在机制，确定破坏肿瘤所需理想参数，以及确定冷冻手术与潜在佐剂间精确的交互作用，尚需进一步的研究。

设备和技术

冷冻手术技术可进一步分为如下几种类型（表138.2）：

- **开放**（喷雾，开放喷雾；图 138.1A）。这是最常用的技术。设备由一个金属容器组成，容器有喷头或开口，以便液氮被喷出。该技术适于扁平或隆起的良恶性皮损，其关键因素是达到恰当的冷冻温度。大的喷头能喷出更多液氮，且更快地冷冻组织，故适用于大的损害。小的喷头冷冻组织较慢，冷冻范围更精确，因此是小的良性皮损（如雀斑或脂溢性角化病）的理想选择。
- **半开放**（限制性喷雾，圆锥体，局限性；图138.1B）。采用有孔的聚碳酸脂板、氯丁橡胶锥或耳镜窥器使喷出的液氮局限于一处。这些物品均由冷的不良导体组成。半开放较开放冷冻

表 138.2　冷冻手术技术

技术		通常应用			优点	缺点
类型	同义词	B	PM	M		
开放	喷雾开放喷雾	√	√	√	任何大小或表面	对小皮损应保护周围正常皮肤不适合蒂状皮损
半封闭	小室	√			对周围正常皮肤影响小	需要合适大小的圆锥体
半开放	限制性喷雾圆锥体局限性			√	冷冻深在、快速	提示皮损为恶性需要合适大小的小室
封闭	接触探针冷冻探针			√	冷冻深在、快速	需要合适大小和形状的探针
捏钳	冷冻捏钳	√			对周围正常皮肤影响小	仅限于浅表损害
皮损内				√	冷冻从皮损中央开始	侵袭性
棉签	棉签涂敷器	√			也许不易让儿童害怕	棉签内液氮量多少不一缺少温度控制

B，良性皮损；PM，癌前皮损；M，恶性皮损

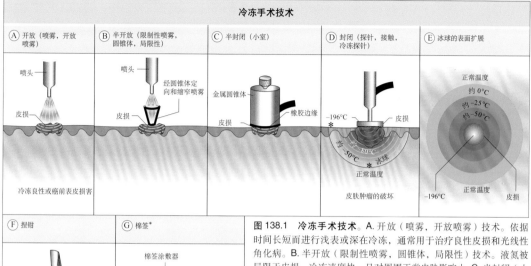

图 138.1　冷冻手术技术。A. 开放（喷雾，开放喷雾）技术。依据时间长短而进行浅表或深在冷冻，通常用于治疗良性皮损和光线性角化病。B. 半开放（限制性喷雾，圆锥体，局限性）技术。液氮被局限于皮损。冷冻速度快，且对周围正常皮肤影响小。C. 半封闭（小室）技术。冷冻效果深在。D. 封闭（探针，接触，冷冻探针）技术。该方法最适于相对扁平的损害。在 −50℃ 等温线，最边缘区域温度与肿瘤下方温度相同。E. 冰球的表面扩展。与 D 图中一样，冷以等温线方式传播，中央区域最冷。F 特氟隆（Teflon®）冷冻钳是蒂状皮损的理想之选。G 棉签技术用于疣的治疗。* 由于表 138.2 中罗列的缺点，作者不推荐

更快，因为液氮局限于皮损。半开放避免了液氮的泼溅，保护了正常皮肤。

- **半封闭（小室，图 138.1C）**。金属圆锥体一端连接冷冻单元，而橡胶保护的远端被固定在皮损上。该系统产生强效冷冻，适于皮肤癌和皮肤转移癌。
- **封闭（探针，接触，冷冻探针；图 138.1D、E）**。冷冻剂经封闭系统传输，即冷冻剂经金属探针自冷冻单元至皮肤，剩余的冷冻剂存留在橡胶排放软管中。探针的形状、直径大小不一。为了确保冷冻程度一致，这种冷冻适于平顶的肿瘤。此外，在治疗血管瘤时，探针需要施加一定压力，以便血液被压出，使最后温度更低。为了精细的操作，如冷冻眼睛附近的囊肿，探针下方的皮肤需要外涂超声胶或水。
- **捏钳（图 138.1F）**。采用预冷冻的特氟隆（Teflon®）钳抓住蒂状皮损，这使得冷冻钳的前部在皮损表面进行治疗。这对于丝状皮损是

一种理想技术，因为其既保护了周围的皮肤，又使治疗所致色素减退或色素沉着最小化。

- **皮损内**。这种技术最初用于治疗瘢痕疙瘩，该技术将一个粗而弯曲的针穿入肿瘤。针的一端连接冷冻单元（以螺丝或 Luer 锁固定），而另一端在皮损内释放冷冻剂。该技术用来治疗大的结节状肿瘤，且使得冷冻从肿块的中心部位开始。
- **棉签**（图 138.1G）。即采用浸过液氮的棉签直接置于皮损处。有些医生仍将该技术用于疣和日光性黑子的治疗。

术前准备

患者需要了解冷冻手术同其他治疗相比的优缺点（表 138.3）。缺点是愈合时间较长（如躯干和上肢愈合需要 2～3 周，腿部需要 1 个月以上），优点是无需术前准备，第一次就诊时可实施。此外，术后护理和潜在的副作用也应告知患者。禁忌证包括寒冷性荨麻疹、

表 138.3　冷冻手术——优点和缺点	
优点	**缺点**
● 安全和操作简单	● 深在性冷冻因为二期愈合导致愈合时间长
● 快捷，低花费	● 寒冷诱发疾病和寒冷敏感者禁忌
● 设备低廉（与其他外科设施相比）	● 色素减退或色素沉着，尤其是肤色深者
● 可在门诊和疗养院进行	● 在游离缘，瘢痕导致萎缩
● 多用途，治疗多种疾病	● 在有毛发区，深在性冷冻可能继发秃发
● 机体的任何部位，包括耳轮、眼睑和鼻翼	● 治疗区下方有浅表神经时需要当心
● 适合用于多发皮损、对局部麻醉药过敏、对手术惧怕或因合并症而有很大手术风险的患者	● 不推荐凹陷处，如面颊
● 对工作和运动影响很小	● 对于酒渣鼻患者，治疗部位红斑消失后，出现瑞士奶酪样外观
● 妊娠期冷冻安全	
● 非常好的美容效果	
补充信息见表 138.8	

冷不耐受、冷球蛋白血症和其他冷诱发情况。

　　在某些情况下，皮损的预处理可增强冷冻术的疗效。例如：①采用刮除术、削剪或在冷冻前 10 ～ 15 天外用水杨酸或乳酸，以去除疣体过多角质；②尖锐湿疣患者外用咪喹莫德；③外用氟尿嘧啶霜[8]、双氯芬酸钠凝胶[9]、丁烯英酯凝胶[10]、咪喹莫德或维 A 酸霜或凝胶[11]预处理萎缩性和轻度角化性光线性角化病，或采用这些药物治疗冷冻术后残留的角化过度性光线性角化病皮损。

冷冻麻醉

　　冷冻剂可作为麻醉剂用于仅需数秒麻醉的操作，如炎症性表皮包涵体囊肿的刺破、切开和引流的预处理。该技术对恐惧患者有益，也可用于良性损害的预处理（图 138.2）[11a]。

治疗

　　冷冻手术应在经过临床、皮肤镜和（或）组织学检查确立正确诊断后方可进行。然后选择合适的冷冻技术（见表 138.2）。

良性损害

　　表 138.4 列出了适合冷冻手术治疗的良性损害[12]。对于某些疾病，例如疣，冷冻手术是一线治疗。开放（喷雾）技术适用于大部分良性损害，包括疣和囊肿性痤疮，而半开放或捏钳技术则适用于丝状疣和皮赘。封闭（接触，探针）技术适于小的附属器囊肿、假性囊

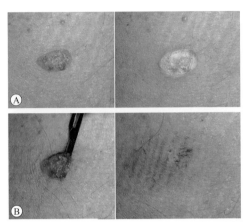

图 138.2　以液氮作为麻醉剂处理后削除脂溢性角化病皮损。 A. 冷冻脂溢性角化病，冷冻边缘超出皮损 2 ～ 3 mm。B. 一旦组织开始解融，采用刮匙或手术刀快速将皮损祛除。完全解融前外用止血溶液（氯化铝）

表 138.4　适合冷冻手术的良性损害	
● 囊肿性痤疮	● 硬化性苔藓（外阴）
● 项部瘢痕性痤疮	● 淋巴管瘤
● 寻常痤疮	● 皮肤淋巴样增生（皮肤淋巴细胞瘤）
● 获得性穿通性疾病	● 传染性软疣
● 血管纤维瘤	● 黏液息肉
● 血管角皮瘤，包括 Fordyce	● 黏液囊肿
● 草莓状血管瘤	● 乳头痣样角化过度
● 耳轮结节性软骨皮炎	● 羊痘
● 着色芽生菌病	● 珍珠样阴茎丘疹
● 透明细胞棘皮瘤	● 汗孔角化病
● 尖锐湿疣	● 结节性痒疹
● 皮肤纤维瘤	● 化脓性肉芽肿
● 盘状红斑狼疮	● 鼻赘
● 小汗腺汗孔瘤	● 酒渣鼻
● 匐行性穿通性弹力纤维病	● 结节病
● 表皮痣	● 皮脂腺增生
● 乳头糜烂性腺瘤病	● 脂溢性角化病
● 瘢痕性毛囊炎	● 乳头状汗管囊腺瘤
● 环状肉芽肿	● 汗管瘤
● 面部肉芽肿	● 倒睫
● 血管瘤	● 毛发上皮瘤
● 单纯疱疹	● 静脉湖
● 瘢痕疙瘩	● 寻常疣
● 利什曼病	● 黄瘤
● 黑子	

肿（如黏液囊肿）以及血管性损害（如血管瘤、蜘蛛痣、化脓性肉芽肿）（图 138.3）。对于良性损害，单个冻-融循环通常足够，而且除了液氮之外，其他冷冻剂也可以（见上文）。无论何时采用喷雾技术，小直径孔和间断喷雾会产生更为精确的喷雾且对周围正常皮肤

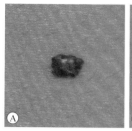

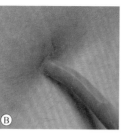

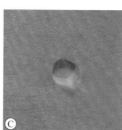

图 138.3 采用封闭（探针，接触，冷冻探针）技术治疗草莓状血管瘤。A. 治疗前。B. 将冷冻探针压入皮损。C 被冷冻的血管瘤和暂时性压痕

破坏更小。

对于疣，去除过多的角质并使皮损湿润可增强冷冻手术的疗效（见上文）。为了祛除疣和脂溢性角化病，冷冻需要超出临床皮损边缘数毫米，以避免"甜甜圈"疣和残留皮损。采用封闭或接触技术治疗血管瘤和其他血管性皮损时，最好预冻探针，以免探针与皮损表面黏着，且需要牢固按压皮损（图 138.3）。这些建议反映了 PPPP 原则：探针（probe）、压力（pressure）、预冻（prefreezing）和耐心（patience）。如果探针冻在皮损上，至解融时再将探针移开。采用封闭技术治疗黏液囊肿时，需要提前引流。

黑子可采用开放喷雾或棉签冷冻术治疗，仅需 3 ～ 4 s 的冷冻。瘢痕疙瘩可选择开放技术单用或联合后续的糖皮质激素皮损内注射治疗，也可选择皮损内冷冻技术治疗。对肤色深者，在冷冻治疗前可选择对美容要求低（隐蔽）的部位进行预试验，用来预测其他部位冷冻后是否出现色素减退或色素沉着。

癌前皮损（包括光线性角化病）

冷冻手术是治疗光线性角化病和其他癌前病变的一种非常有效的方法（图 138.4）[13-14]。对于 1 cm 大小皮损，通常需要 20 ～ 40 s 冻-融循环。皮损表面温度达 − 20 ～ − 15℃，冷冻皮损可被两个手指抓住（图 138.5）。初始的冷冻在光线性角化病的中央，冷冻自冷冻端开始，向周围扩散至皮损边缘外 2 ～ 3 mm 处。一些临床医生采用两个 15 s 冻-融循环治疗每个皮损。冷冻治疗后复发者需要排除鳞状细胞癌的可能。

对发生显著光老化的区域，罕见单发性光线性角化病，而是多发性光线性角化病和亚临床表皮发育不良。其通常被称为"癌化区"，最好采取冷冻联合外用药（如氟尿嘧啶、咪喹莫德）治疗或联合光动力治疗。光动力治疗用于光线性角化病的亚临床状况，以及薄的光线性角化病，而冷冻用于治疗厚的光线性角化病。

冷冻剥脱（cryopeeling）是指采用冷冻手术治疗大面积光老化皮肤，即区域治疗。对受累区行表浅冷冻 5 ～ 10 s，相关的疼痛最好在治疗前或治疗后立即外用

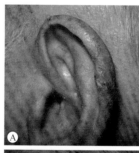

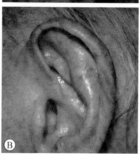

图 138.4 采用开放（喷雾，开放喷雾）技术治疗光线性角化病。A. 治疗前。B. 治疗 3 周后（Courtesy，Emanuel G Kuflik，MD.）

麻醉剂（见第 143 章）。个别厚的皮损可采用更长的冷冻时间同时治疗（见上文）[15]。光线性唇炎所需冷冻时间是 10 ～ 20 s。

皮肤恶性肿瘤

冷冻手术是皮肤恶性肿瘤合适的治疗方法（表 138.5），但需要仔细选择皮损和冷冻技术 [16-17]。双倍冻-融循环更具破坏性，适于皮肤癌的冷冻治疗。除了非常小的损害之外，局部麻醉是必要的。此外，因为角质是冷的不良导体，通过刮除术或削剪法去除过多角质，进而使肿瘤的基底部达到合适的冷冻温度，这样可提高疗效 [18]。

最常使用的冷冻技术是开放（喷雾）和封闭（接触，探针）技术。优选封闭技术，因其可到更深更快的冷冻（见表 138.2）。更为重要的是探针的应用，其可依据肿瘤的大小、形状而进行相应的调整匹配。在探针和肿瘤表面之间出现的气泡（"界面"）阻止了冷冻所期望的最终温度。如果选择开放（喷雾）技术，

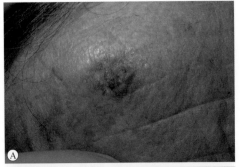

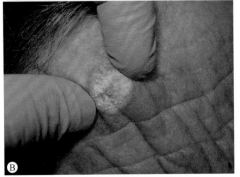

图 138.5　角化过度性光线性角化病的冷冻治疗。A. 治疗前。B. 开放（喷雾，开放喷雾）技术治疗导致冷冻组织块的出现，可以用手指捏起，表面的温度约为－15℃

表 138.5　适合冷冻手术的皮肤恶性疾病

类型	冷冻手术	
	适合	不推荐
鲍恩病 角化棘皮瘤	所有	—
基底细胞癌	尤其是浅表损害 境界清楚的肿瘤	硬斑病样、浸润性和 （或）复发性肿瘤 边缘模糊或周围侵袭 的肿瘤
鳞状细胞癌	尤其是浅表损害 境界清楚的肿瘤	低分化、浸润性和 （或）复发性肿瘤 边缘模糊或周围侵袭 的肿瘤
恶性雀斑样痣	可选择病例（如老年 人，可致残的手术）	
Kaposi 肉瘤	对其他治疗效果不好 的病例	避免足底损害
黑色素瘤	姑息治疗	

冷冻自冷冻端开始向周围扩散至皮损边缘外 5 mm 处。封闭技术也需要开放技术类似的边缘范围。

因为冷以等温线模式传导（见图 138.1D 和 E），故温度在外部边缘能被检测到。在相同等温线的表面温度可经红外线温度计检测到，据此也可推测到肿瘤基底部的温度。近来，高频超声（high frequency ultrasound，HFUS；约 22 MHz）已用来检测肿瘤的宽度、深度和形状，因此，对选择合适的冷冻技术提供了非常有用的信息。例如，当基底细胞癌（basal cell carcinomas，BCCs）皮损较薄时，可行喷雾或探针技术进行安全治疗，但是对于深在的结节性基底细胞癌，应优选探针技术（图 138.6）。

HFUS 可用于检测冷冻过程。当肿瘤完全被冷冻时，可见初始的黑色区域。肿瘤重现提示解融，解融首先出现在肿瘤的表面，基底部是最后。通过冷冻肿瘤的外部边缘的温度[19]和超声信息结合分析，可预知肿瘤基底部的温度[20]。

对于多发性基底细胞癌患者，对每处皮损进行皮肤镜诊断和超声检测后进行双倍冻-融循环，使得疗程一体化。不同部位（包括鼻、耳[21]和眼睑）的基底细胞癌已通过冷冻手术成功治愈[22]。免疫冷冻手术已经用于皮肤癌的治疗（图 138.7），该手术方案为外用咪喹莫德 5 周，第 2 周行双倍冻-融循环冷冻。最后，黑色素细胞对冷非常敏感，冷冻手术是恶性雀斑样痣的合适选择（图 138.8）[22a, 22b]。但重要的是要确保毛囊上皮的黑色素细胞被破坏。值得注意的是，冷冻手术联合咪喹莫德已用于治疗局部转移的皮肤恶性黑色素瘤[22c]。

姑息治疗

冷冻手术长期以来用于皮肤癌的姑息（爱心）治疗（表 138.6）[23]。在姑息治疗前，需要与患者和（或）家属／看护者进行详细讨论。目的在于减轻疼痛、出血、感染、组织破坏、难闻气味和（或）肿瘤所致的个人和社会排斥。姑息性冷冻治疗能改善无法手术者、拒绝传统治疗者或因潜在医学情况不适合手术者的生活质量。

大的瘤性团块可采用节段技术或分次技术治疗。节段技术中，经假想线将肿瘤分为多个节段。每个节段单独进行治疗，允许冷冻端之间重叠。目的在于避免冷冻端到达肿瘤边缘之前肿瘤中央被过度冷冻。分次技术中，肿瘤中央先行治疗[24]，当伤口愈合且瘢痕收缩，肿瘤直径缩小，再治疗残存瘤体。部分患者接受反复的肿瘤中央治疗，进一步减轻肿瘤负荷。

开放（喷雾）技术应用最为广泛，尤其是对于肿

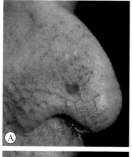
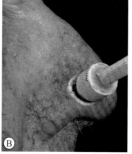
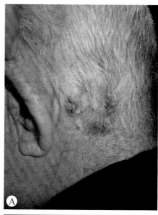
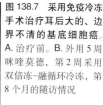

图 138.7 采用免疫冷冻手术治疗耳后大的、边界不清的基底细胞癌。A. 治疗前。B. 外用 5 周咪喹莫德，第 2 周采用双倍冻-融循环冷冻，第 8 个月的随访情况

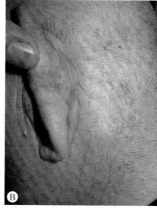

图 138.6 采用封闭（探针，接触，冷冻探针）技术治疗鼻部基底细胞癌。A. 治疗前。B. 选择合适大小的冷冻探针压住肿瘤，完成双倍冻-融循环冷冻。C. 数周后基本痊愈

瘤表面形状不规则，或者不能接受刮除术的出血素质患者。虽然封闭（探针）技术是皮肤癌的理想选择，但是其要求探针大小需要和肿瘤相匹配，而且由于肿瘤通常比较大，难以获得合适大小的探针。半封闭（小室）技术有很强的破坏性，只要肿瘤能放在小室之内，其为皮肤转移癌的理想之选。对于非常大的肿瘤，皮损内技术是一种选择。

可能的术后情况和护理

相对于传统的切除手术，冷冻手术实施更为迅速，因为是二期愈合，愈合时间延长。下肢的愈合时间尤其延长。可能的病程和术后管理见表 138.7。水肿程度取决于冷冻的深度和解剖部位，如眼睑的冷冻通常出现明显的水肿，甚至很轻的冷冻导致的水肿比手臂很深的冷冻还要明显。对冷敏感者冷冻后的水肿也很明显。

出现大疱时，应引流疱液以减轻压力，也许能加速愈合。虽然一些医生建议去除疱顶，但通常保留疱顶，作为生物敷料。如果出现显著渗出，可以应用纱

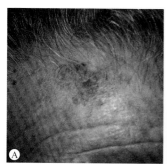
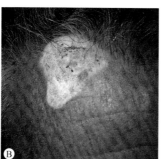
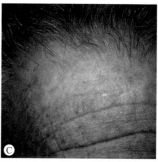

图 138.8 一名 72 岁男性前额部恶性雀斑样痣。A. 皮损为 3.1 cm×2.5 cm 大小。B. 冷冻全部皮损，注意侧面的冷冻扩散。C. 治疗 5 个月后皮损痊愈（Courtesy，Emanuel G Kuflik，MD.）

表 138.6　姑息治疗的适应证

- 存在可导致显著手术风险（如心脏、肺、凝血障碍）的合并症
- 卧床患者
- 其他治疗失败者
- 拒绝其他治疗方法，例如由于手术可能毁容、放疗中的转运问题
- 治疗可改善患者的生活质量或看护者的工作，如减轻疼痛、减少气味和出血
- 其他治疗难以完成的精神病患者

表 138.7　冷冻手术——术后护理和预期副作用

预期副作用	出现时间	持续时间	术后护理和治疗
渗出	冷冻后数小时至数天	取决于冷冻深度	用肥皂和水清洗。对于深在性冷冻，外用温和的软膏（如凡士林）
疼痛	冷冻时和冷冻后数秒（解融期间）	短暂	通常耐受性好。对于敏感患者或深在性冷冻时，外用麻醉药
荨麻疹反应	立即	数分钟	无需处理
水肿	冷冻后数分钟（敏感区域）至 12～24 h	取决于冷冻深度和部位，数天至 1 周。面部时间更长	无有效治疗方法
水疱 / 大疱	冷冻后数分钟至 24 h	数天	疱液可引流，自发引流或由患者或外科医师引流
焦痂	1 周后	数天或数周	用剪刀清创。参照水疱皮损的护理

布敷料和外用温和软膏（如凡士林），以加速其愈合。对于深在性冷冻相关的坏死而出现的焦痂，应当清创以促进愈合。

合并症

　　同任何一种外科操作一样，冷冻可能出现合并症。重要的是区分严重可预期不良反应和合并症，有时区分较困难。例如，眶周区治疗导致显著水肿，进而出现眼睑因水肿而数天睁不开眼，尽管这令人不悦，但并非合并症。表 138.8 列出了冷冻可能出现的合并症和

表 138.8　冷冻的合并症

合并症	治疗
液氮泄露致患者或医师意外冷冻	通常无需处理（浅表性损伤）
液氮注入（当喷雾冷冻前期刮除的皮损时）	无需处理（自行再吸收）
焦痂下有血管，去除焦痂后出血	止血，从压迫到电凝，罕见情况下结扎血管
疼痛（数天至数周后）	如果是因为感染（最常见原因），外用或口服（偶尔）抗生素
色素减退或色素沉着	如果是浅表冷冻，通常随时间延长而自行改善 如果是深在性冷冻，色素减退是永久性的，对治疗抵抗
假上皮瘤样增生	无须治疗，随时间延长而消退
粟丘疹	取出，偶因深在性冷冻而发生
瘢痕挛缩 / 裂口	永久性瘢痕，为肿瘤及其治疗所致组织破坏 重建手术是一种选择
秃发	有毛发区深在性冷冻所致秃发是永久性的
萎缩性 / 凹陷性瘢痕	通常随时间而改善，但有时是永久性的，特别是在深在性冷冻手术后

有用的干预。

未来趋势（能预测冷冻结果的影像技术）

　　冷冻手术现在和将来都会是一种易行、简单、性价比高的外科操作。冷冻的原则和正确技术是皮肤病学实践的一项基本操作，也是所有皮肤科医生应当熟悉的。冷冻手术将明确受益于新的非侵袭性影像技术（如皮肤镜、HFUS、共聚焦显微镜[25]、光学相干断层成像术[26]），这些技术有助于皮肤肿瘤的诊断并提供皮肤肿瘤的深度、体积和组织学相关信息。此外，当冷冻作用能在原位可视时，这些技术能对冷冻的边缘进行控制。检测皮肤温度的非侵袭装置也可提供标准冷冻操作有价值的信息。

（张江安译　于建斌审校）

参考文献

1. Cooper SM, Dawber RP. The history of cryosurgery. J R Soc Med 2001;94:196–201.
2. Stańczyk M, Telega JJ. Thermal problems in biomechanics–a review. Part III. Cryosurgery, cryopreservation and cryotherapy. Acta Bioeng Biomech. 2003;5:3–22.
3. Gage AA, Baust JM, Baust JG. Experimental cryosurgery investigations in vivo. Cryobiology 2009;59:229–43.
4. Sabel MS. Cryo-immunology: a review of the literature and proposed mechanisms for stimulatory versus suppressive immune responses. Cryobiology 2009;58:1–11.
5. Goel R, Anderson K, Slaton J, et al. Adjuvant approaches to enhance cryosurgery. J Biomech Eng 2009;131:074003.
6. Clarke DM, Baust JM, Van Buskirk RG, Baust JG. Chemo-cryo combination therapy: an adjunctive model for the treatment of prostate cancer. Cryobiology 2001;42:274–85.
7. Gaitanis G, Bassukas ID. Immunocryosurgery for non-superficial basal cell carcinoma: a prospective, open-label phase III study for tumours ≤2 cm in diameter. Acta Derm Venereol 2014;94:38–44.
8. Jorizzo J, Weiss J, Furst K, et al. Effect of a 1-week treatment with 0.5% topical fluorouracil on occurrence of actinic keratosis after cryosurgery: a randomized, vehicle-controlled clinical trial. Arch Dermatol 2004;140:813–16.
9. Mastrolonardo M. Topical diclofenac 3% gel plus cryotherapy for treatment of multiple and recurrent actinic keratoses. Clin Exp Dermatol 2009;34:33–5.
10. Berman B, Goldenberg G, Hanke CW, et al. Efficacy and safety of ingenol mebutate 0.015% gel after cryosurgery of actinic keratosis: 12-month results. J Drugs Dermatol 2014;13:741–7.

11. Ianhez M, Fleury LF Jr, Miot HA, Bagatin E. Retinoids for prevention and treatment of actinic keratosis. An Bras Dermatol 2013;88:585–93.
11a. Pasquali P, Freites-Martinez A, Fortuño-Mar A. Cryobiopsy: an alternative technique to conventional shave biopsy. J Am Acad Dermatol 2015;73:867–8.
12. Andrews MD. Cryosurgery for common skin conditions. Am Fam Physician 2004;69:2365–72.
13. Ianhez M, Miot HA, Bagatin E. Liquid nitrogen for the treatment of actinic keratosis: a longitudinal assessment. Br J Dermatol 2014;170:1114–21.
14. Zane C, Facchinetti E, Rossi MT, et al. Cryotherapy is preferable to ablative CO2 laser for the treatment of isolated actinic keratoses of the face and scalp: a randomized clinical trial. Br J Dermatol 2014;170:1114–21.
15. Chiarello SE. Cryopeeling (extensive cryosurgery) for treatment of actinic keratoses: an update and comparison. Dermatol Surg 2000;26:728–32.
16. Kuflik EG. Cryosurgery for skin cancer: 30-year experience and cure rates. Dermatol Surg 2004;30:297–300.
17. Bernardeau K, Derancourt C, Cambie M, et al. Cryosurgery of basal cell carcinoma: a study of 358 patients. Ann Dermatol Venereol 2000;127: 175–9.
18. Samain A, Boullié MC, Duval-Modeste AB, Joly P. Cryosurgery and curettage-cryosurgery for basal cell carcinomas of the mid-face. J Eur Acad Dermatol Venereol 2015;29:1291–6.
19. Goldberg LH, Kaplan B, Vergilis-Kalner I, Landau J. Liquid nitrogen: temperature control in the treatment of actinic keratosis. Dermatol Surg 2010;36:1956–61.
20. Pasquali P. High-frequency ultrasound (HFUS) in the management of skin cancer treated with cryosurgery.

In: Pasquali P, editor. Cryosurgery. A Practical Manual. Berlin: Springer-Verlag; 2015. p. 159–71.
21. Nordin P, Stenquist B. Five-year results of curettage-cryosurgery for 100 consecutive auricular non-melanoma skin cancers. J Laryngol Otol 2002;116:893–8.
22. Lindgren G, Larkö O. Cryosurgery of eyelid basal cell carcinomas including 781 cases treated over 30 years. Acta Ophthalmol 2014;92:787–92.
22a. McLeod M, Choudhary S, Giannakakis G, Nouri K. Surgical treatments for lentigo maligna: a review. Dermatol Surg 2011;37:1210–28.
22b. Bassukas ID, Gamvroulia C, Zioga A, et al. Cryosurgery during topical imiquimod: a successful combination modality for lentigo maligna. Int J Dermatol 2008;47:519–21.
22c. Rivas-Tolosa N, Ortiz-Brugués A, Toledo-Pastrana T, et al. Local cryosurgery and imiquimod: a successful combination for the treatment of locoregional cutaneous metastasis of melanoma: A case series. J Dermatol 2016;43:553–6.
23. Kuflik EG. Cryosurgery for palliation. J Dermatol Surg Oncol 1985;11:867–9.
24. Gonçalves JC. Fractional cryosurgery for skin cancer. Dermatol Surg 2009;35:1788–96.
25. Ahlgrimm-Siess V, Horn M, Koller S, et al. Monitoring efficacy of cryotherapy for superficial basal cell carcinomas with in vivo reflectance confocal microscopy: a preliminary study. J Dermatol Sci 2009;53:60–4.
26. Themstrup L, Banzhaf C, Mogensen M, Jemec GB. Cryosurgery treatment of actinic keratoses monitored by optical coherence tomography: a pilot study. Dermatology 2012;225:242–7.

第 139 章　放射治疗

Michael J. Veness，*Shawn W. Richards*

同义名： ■ 放射治疗（radiation treatment，radiation therapy）■ X 线治疗（X-ray therapy）

要点

- 放射治疗是治疗皮肤恶性肿瘤的重要方法。
- 与手术相比，放射治疗可以降低死亡率，减少复发的风险，甚至提高生存率。
- 虽然大多数皮肤癌患者通常以放射治疗以外的方法进行治疗，但在某些情况下还是需要进行放射治疗（如并发症、特殊部位）。
- 现代放射治疗在治疗中的角色可为根治性、辅助性或者缓解性治疗。
- 应用放射治疗治疗良性皮肤病时必须小心谨慎，因为放射治疗有引发恶性皮肤病的风险，对于年轻人尤其如此。

放射治疗的基础

适应证

在皮肤科领域，放射治疗（放疗）（radiotherapy）主要用于基底细胞癌（basal cellcarcinoma，BCC）和鳞状细胞癌（squamous cell carcinoma，SCC；见第 108 章）[1]。也用于治疗较为少见、具有潜在侵袭性的恶性皮肤肿瘤，偶尔也用于治疗良性疾病，前者包括 Merkel 细胞癌、Kaposi 肉瘤（包括 AIDS 相关和非 AIDS 相关的）、血管肉瘤、附属器癌、淋巴瘤和黑色素瘤（尤其是恶性雀斑样痣）。

大多数皮肤癌可用切除或其他手段治疗（如电干燥法和刮除术），这些方法通常效价比更高。但在有些情况下，放疗更为适用。例如，当用**根治性**放疗治疗的结果［功能上和（或）外观上］要优于手术时，尤其是当医生受到肿瘤大小和位置的限制时，通常推荐使用放疗。同样，病变已处于晚期的老年患者最好避免复杂的手术治疗而使用放疗。**辅助性**放疗的目的在于减少复发风险，而**缓解性**放疗则主要用于治疗晚期和（或）无法治愈的病症。

作用机制

X 线是一种高能量的电离电磁辐射，可对双链 DNA 产生致命的破坏效果，这是放疗的作用机制[2]。当 X 线（通常是指光子）为生物组织吸收时，原子将发射出一个电子，在局部释放大量能量，结果造成正在复制的（即分裂较快的）肿瘤细胞经历有丝分裂而死亡。虽然邻近的正常组织将在经受亚致死量损伤后得到修复，但正常组织所能承受的电离辐射剂量有限，超量辐射可引起后续不良反应的出现（见下文）。可通过小剂量多次照射（即分次治疗）来增大恶性细胞和正常组织对辐射反应的差异。

治疗仪器

现代放射肿瘤学中，采用位于很厚的混凝土遮蔽层中的直线加速器（LINAC）来产生高能量超高压（mV）光子（6 ～ 25 mV）。超高压放疗的优点之一是可以治疗深在的内部恶性肿瘤，从而保护相关皮肤。然而当治疗皮肤损害时，这种穿透性和皮肤保护作用并不适用。这时，使用表面 / 常压仪器产生的低能千伏（kV）光子（50 ～ 300 kVp）更合适，这样既能避免皮肤照射不足，又能避免照射到较深的组织。低能量光子的组织穿透力在毫米至厘米级。3 ～ 4 mm 厚的铅层可以提供保护，使用时既可以直接覆盖于皮肤上，也可以用于内部保护（如眼和口）。

术语

放疗的国际单位是戈瑞（Gy）[3]。1 Gy 相当 100 厘戈瑞（cGy）或 100 拉德（rad）（旧术语）。放疗分割是指每次治疗时的辐射剂量。对于一个没有其他病症的皮肤癌患者，一次标准疗程的放疗量为 50 Gy，周一至周五每天接受治疗，每次 2.5 Gy，共 20 次。以前患者通常每周只接受 2 ～ 3 次治疗，这会拖延整个治疗的进度，且降低部分患者的局部疗效。每天门诊放射治疗仅需数分钟，整个疗程为 10 ～ 30 个工作日。

放疗剂量

少分割（hypofractionation）放疗指的是每次治疗时给予较大的照射剂量（4 ～ 7 Gy）。然而当单次照射剂量增加时，总照射剂量是降低的。例如，正常情况下规定的放疗安排是把 45 Gy 照射剂量分为 3 次治疗，每次 15 Gy，40 Gy 照射剂量分为 10 次，每次 4 Gy，35 Gy 照射剂量分为 5 次，每次 7 Gy。当分次放疗的剂量仅为 2 Gy 时，达到根除癌肿的生物有效剂量（biological effective dose，BED）需要计算[4]。除此之外，数据显示至少对于较小的（≤ 2 cm）的鳞状细胞癌和基底细胞癌来说，不会产生明显的治疗反应，而且不管患者接受的是 40 Gy 放射量分为 10 次治疗（47 Gy BED），还是 50 Gy 放射量分为 20 次治疗（52 Gy BED），其局部情况的改善没有明显差异。然而，当肿瘤更大或浸润性更强时，60 Gy 左右 BED 能产生更好的局部情况改善。需要注意的是，当总剂量及每次治疗的剂量增加时，晚期效应也会增加，而正是这些晚期效应会对美观和晚期组织损伤（如纤维化、萎缩和坏死引起的溃疡）造成影响。

放射物理学

表面 / 常压光子束的质量和强度由滤波装置决定[5]。在放射物理学领域，有个标准术语叫"半值厚度"（half value layer，HVL），即可以导致辐射强度降低 50% 的某种物质［通常是铜（Cu）或铝（Al）］的厚度。滤波器可以去除穿透力较弱的光子束，并且可以加强光子束的穿透力。第二个术语是半值深度（$D_{1/2}$），此时滤光器根据与肿瘤深度相对应的 $D_{1/2}$ 产生光子束。对于每个表面和常压光子束，至少要使用 1 或 2 个滤光器。

低能量光子（表面 / 常压）和常用皮肤治疗方案

一束典型的 7 mm 铝箔 HVL100 kVp 表面光子束可以在皮肤表面产生 100% 的辐射强度，5 mm 深度时为 85%，10 mm 深度时则为 70%。而 2.5 mm 铜箔 HVL250 kVp 的常压光子束可以在 5 mm 深度达到 95% 的初始剂量的辐射强度，在 10 mm 深处达到 90%。大多数浅表皮损（深度 < 5 mm）都可以被 6 ~ 8 mm 铝箔 HVL100 kVp 光子束（或其类似者）充分治疗，更深或者侵袭性更强的皮损（深度为 5 ~ 10 mm）则需使用 2 ~ 4 mm 铜箔 250 kVp 的常压光子束。

一些临床医生估计了肿瘤的深度后，采取适当能量和 HVL 的光子束，可以在肿瘤所在深度达到 90% ~ 95% 的规定放射量。然而这种方法需要医生对肿瘤厚度的精确估计。

光电效应指的是当使用低能量光子时，深部的骨或软组织受到更高辐射的现象，而当使用电子时无此现象（见下文），因此，很多临床医生在治疗接近骨或软组织

的皮损时，会选用电子。然而，没有可靠的数据证明使用低能量光子的组织迟发效应显著高于使用电子时[6]。

电子

直线加速器也可以产生电子，后者可用于多种治疗。与 X 线不同，电子是一种带负电的特殊辐射。低能量电子［6 ~ 8 兆电子伏（MeV）］常代替低能量光子用于治疗皮肤癌，但低能量电子有一些缺点[7]。例如，皮肤表面缺少电子束（图 139.1），因此，在治疗时需要在照射部位表面放置一与组织等价的块状物（bolus）（图 139.2）；而治疗区域较小（< 4 cm²）时，肿瘤最深部的辐射强度可能低于治疗剂量。

电子的优势在于当超出限定组织深度时，其剂量快速呈线性衰减，这是选用特定波束能量的意义（见图 139.1）。例如，6 MeV 电子束在皮肤表面达到一定辐射强度（70% ~ 75%），但在约 1 cm 深处辐射能量将达到预定值的 100%。利用更高能的电子束时，会导致更大一部分辐射在皮肤表面沉积（见图 139.1），但是皮下组织也会获得更高能量（见图 139.2A）。另一方面，如果结合使用 1 cm 与组织等价的块状物和 6 MeV 电子束，皮肤表面受到的辐射量就会几乎 100% 达到所需量（见图 139.2B）。所有能量都集中在距皮肤表层 1 cm 的范围内，因而对组织更深处几乎没有影响。

此外，使用电子治疗肿瘤时半影（辐射剂量减

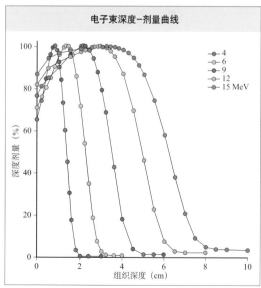

图 139.1 电子束深度-剂量曲线。 电子束的优点在于当超出限定组织深度时，其剂量快速呈线性衰减，这是选用特定波束能量的意义（Courtesy，Lynn Wilson，MD.）

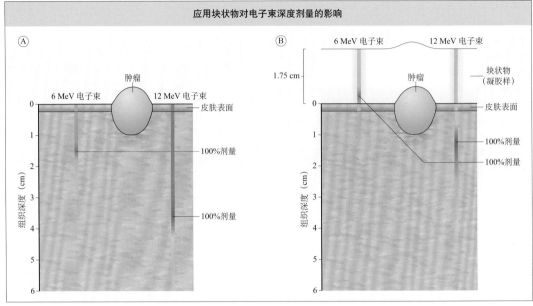

图 139.2 应用块状物对电子束深度剂量的影响。A. 剂量为 6 MeV 和 12 MeV 的电子束。B. 证实应用块状物将在皮肤表层获得更有效的辐射剂量。块状物需与照射野一致，且厚度恒定。其成分从石蜡到热塑材料（如 Aquaplast®）不等（Courtesy, Lynn Wilson, MD.）

弱的边缘区域）更大，因此需要留有 10 ～ 20 mm 的边缘。与光子相比，电子的相对生物学效应（relative biological effectiveness，RBE）更低，所以有些临床医生建议增加 10% ～ 15% 的照射剂量作为补偿。

总之，数据显示，利用电子治疗皮肤癌的疗效可能没有低能量光子束好。然而，也有部分研究表明两者效果没有区别。这种差异在某种程度上反映了临床医生对使用小范围电子束治疗皮肤癌的兴趣不高。

近距离放疗

近距离放疗（brachytherapy）是一种使放射性源头直接传递到受累组织的放疗。在大多数临床情况下，包括皮肤病，放射性模子和植入的方法在能量范围方面与现在使用的外源性光子束和电子束方法相比，并无明显优势，因此，现已很少使用这种疗法去治疗 BCC 和皮肤的 SCC。然而，一些临床医生建议把放射模子用于血管少和愈合慢的部位，例如下肢伸侧或手背[8]。

已有报道显示，一种新的、非同位素的近距离放疗，即电子（表面）近距离放疗，在治疗较小的表浅皮肤癌呈现出了极好的疗效[9]。因为没有放射性的同位素，该疗法安全性好。然而，这种近距离放疗和其他近距离放疗一样，都要求皮损表浅（深度 < 3 ～ 4 mm），且边界清晰。

诊室放疗

诊室表浅放疗（office-based superficial radiotherapy）曾经是皮肤科医生治疗肿瘤的标准方法[10]。特有的机器传输 70 ～ 100 kVp 光子，这个量对大多数恶性皮肤病患者是合适的。随着时间的推移、放射设备价格上涨，以及皮肤科医生的手术培训增加和手术的热情提高，诊室放疗的使用将会大大减少。但近年来，由于表浅放疗（superficial radiation therapy，SRT）仪器的快速更新，在 BCC 和 SCC 的治疗中使用诊室放疗重新受到关注。在一篇对 1715 例无侵袭性肿瘤的诊室放疗（35 Gy 分为 5 ～ 7 个疗程，每周 3 次治疗）的回顾分析中，近期复发率为 2.6%（平均随访时间 2.6 年），且所有患者均达到了好和非常好的美容效果[11]，5 年的累计复发率为 5%（BCCs 为 4.2%，SCCs 为 5.8%）。

鉴于皮肤科医生需要诊断和治疗皮肤癌，区分不同射线并熟悉其特点、治疗方案和长期结果十分重要，根据各医院管理训练不同，肿瘤科医生或受过恰当培训的皮肤科医生都可以使用放疗。

放疗的优点

放疗的优点在于其提供了一种非手术疗法，避免了手术的并发症、瘢痕以及重建的需要。在那些术后需要植皮或应用皮瓣进行修复的皮损部位，放疗可以提供更好的美容效果[12]。放疗的范围可根据病变适当扩大，以包含"危险"区域（例如临床上肿瘤可能扩展的部位），而若使用手术，则需要进行大范围的切除。此外，在某些部位进行标准的肿瘤切除术是很困难的，这些部位包括面中部三角区域，即眶周（特别是内眦部位）、下眼睑、鼻（特别是鼻翼及鼻尖）、鼻唇沟、唇和颏部。

放疗的缺点

与简单的门诊手术相比，放疗有不利的方面，多数患者需要一个较长的治疗过程。还须告诉患者，相同部位不能进行第二次根治性放疗，因为会引起严重的继发性延迟反应，如软组织和骨的坏死。此外，如果放疗后肿瘤复发或者持续存在，放射后"质量"下降的皮肤将会使手术的难度增加。随着时间的推移，被照射过的皮肤还有可能产生色素沉着、毛孔扩张和"磨亮"的外观（见表139.3）。最后，对着色性干皮病或痣样基底细胞癌综合征患者不应采用放疗，因为这些疾病在患者年轻时就有发展为多发与复发性皮肤癌的倾向。

虽然使用根治性放疗治疗严重侵袭软骨或骨的肿瘤不失为一种选择（局部控制率60%～70%），但是使用手术切除外加辅助性放疗通常效果更好。位于足、下肢伸侧及手背的损害最好采用手术切除，放疗虽然不是禁忌，但应尽可能避免使用。对于少血管、水肿的组织，放疗后愈合常很困难。在慢性溃疡、创伤或烧伤部位发生的皮肤癌尽可能不要行放疗，因为这些部位血管少，很难愈合。硬皮病或其他皮肤纤维化疾病也最好通过手术治疗，因为放疗可能增加纤维化的程度，导致愈合不良。

在放疗10～15年后，射线引起恶性疾病（通常是软组织/骨肉瘤）的概率很小（1/1000），但是这些数据是在通过各种不同的技术与给药方案治疗恶性肿瘤的研究中获得的。当采用现代放射技术治疗体积较小的皮肤肿瘤时，1/1000这一数据可能高估了风险。尽管如此，对年轻患者（<50～60岁），这依然是一个重要的问题，必须将危险性告知患者。

在放疗部位也可产生BCC和皮肤SCC。例如，在回顾分析612个放射部位（平均放射量80 Gy）时，经过10年以上随访，发现2%出现了BCC，1.5%出现了SCC[13]。另一个病例系列中，7名秃发的高加索人接受电子束放疗以治疗头皮恶性肿瘤，之后在放射区及其周围出现了多处非黑色素性皮肤癌（主要是原位SCC）。尽管野内癌变可以解释某些周边皮肤癌，但

笔者推测紫外线损伤和放疗之间存在互相影响[14]。

良性皮肤病的放疗

背景

在过去的几十年中，放疗在良性皮肤病中的应用已经显著减少。伦理上，已不再接受放疗作为痤疮、疣、多毛症或者头癣的治疗方法。由于其他治疗（例如糖皮质激素、光疗）的有效性以及患者暴露于放射性物质的危险性，应用放疗治疗炎症性皮肤病（例如皮炎、银屑病、扁平苔藓）已成为历史。

瘢痕疙瘩

对复发性瘢痕疙瘩进行再次切除与皮损内注射激素，效果常常不佳，会对患者，尤其对年轻女性患者造成严重的美容、功能和心理上的后遗症。手术后24～48 h采用3或4组低剂量（12～16 Gy）辅助性放疗可以显著且稳定地减少复发率[16]。最近一项对119名患者的剂量反应研究表明，20 Gy放射量分为5个疗程对术后患者疗效最好，可以在复发率（11%）和副作用中找到平衡。常见部位是耳垂，治疗时使用低能量光子，周围组织应覆盖遮蔽物。瘢痕疙瘩位于颈前、接近甲状腺部位的年轻患者不宜放疗。

皮肤淋巴组织增生（假性淋巴瘤）

皮肤淋巴组织增生（假性淋巴瘤）常发生在面部（见第121章）。皮损内注射糖皮质激素、低剂量放疗（10～15 Gy，分5组）无效时，最低限度地采用低能量光子束是有效的治疗选择，尽管有一些副作用。

皮肤原位癌的放疗

原位鳞状细胞癌（鲍温病）

放疗可以治疗原位SCC，虽然很少使用。原位SCC的病变局限于表皮及附属器，可以发生在任何部位，常见于光暴露部位。通常表现为鳞屑性红色斑块，发展缓慢，需活检以排除湿疹和银屑病。只有一小部分（<5%）原位SCC会发展为侵袭性SCC，但在生殖器的皮损，如Queyrat增殖性红斑，这一概率会更高（10%～30%）。采用表浅低能量光子束（110～150 kVp）40～50 Gy分10～20组进行治疗，据报道，其局部控制率为98%～100%[17]。

在特殊情况下，曾以放疗治疗泛发性光线性角化病，但目前光线性角化病已有其他有效的治疗方法

（见第 108 章），因此，放疗不应作为其一线治疗。

恶性雀斑样痣

恶性雀斑样痣（光损伤皮肤内原位黑色素瘤）常发生于老年患者的面部（见第 113 章），表现为长期存在的、大面积的色素斑。考虑其大小及部位，常无法对其进行简单切除，而放疗作为一种成熟、循证且控制率高达 90% ～ 95% 的疗法[18]，是较好的选择（图 139.3）。剂量范围为 35 ～ 100 Gy，分 5 ～ 10 次，也就是每次大剂量。但 40 ～ 50 Gy 的剂量分 10 ～ 20 次治疗也是有效的[19]。治疗需在至少 5 mm 的深度进行，推荐要有 1 ～ 1.5 cm 的边缘，如果可能，采用共聚焦显微镜确定边界。

侵袭性癌、肉瘤和淋巴瘤的放疗

基底细胞癌

根治性放疗

BCC（特别是原发肿瘤直径＜ 2 cm 时）有很多治疗方法，但这些方法缺少随机对照的临床试验。在最近的一篇 Cochrane 系统评价中，作者分析了已发表的 7 种不同方法的治疗结果[20]。虽然需要进一步的深入研究，但是该综述认为手术与放疗是两种最有效的方式，而且，手术的复发率最低[20]，Mohs 显微外科手术的远期治愈率最高[21]。

然而，无论是切除还是放疗，控制率十分相似（90% ～ 95%），治疗方式的选择常基于其他因素（表

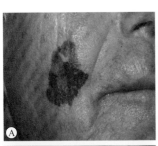

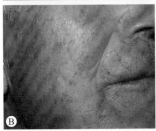

图 139.3　恶性雀斑样痣（原位黑色素瘤）。A. 右颊部有恶性雀斑样痣的 82 岁老人。B. 表浅放疗后 3 个月（总剂量 45 Gy，分 15 次照射，120 kVp，HVL 4.2 mm 铝箔）

139.1），如 BCC 位于鼻尖或鼻翼的老年患者更加适合放疗（图 139.4）。表 139.1 中列出的部位切除后一期缝合常很难完成，常需要植皮和应用皮瓣（图 139.5）。此外，在这些部位想通过手术切除实现周边阴性也可能很困难。虽然较大的皮损（＞ 20 mm）可以通过根治性放疗（见下文）来清除，但是随着侵袭大小与深度的增加，控制率逐渐下降，所以提倡手术加辅助性放疗来提高疗效。

大面积浅表 BCC 也可以使用放疗（图 139.6），其他可供选择的方法还有光动力疗法、刮除术和外用咪喹莫德。非常重要的一点是肿瘤在放疗后需要数周时间才能完全消退，所以不提倡早期重复活检。分次放射剂量因人而异，取决于患者和肿瘤因素（见下文）。

辅助性（术后）放疗

对 BCC 不能完全切除的部位建议使用放疗。肿瘤的阳性深度边缘总是一个需要考虑的问题，特别是采

表 139.1　患者因素和肿瘤特点对放疗的影响。其中许多适应证为相对适应证

患者因素	年纪较大（＞ 70 岁）
	患者意愿（逃避手术）
	服用影响凝血和血小板功能的药物
	重大合并症
肿瘤特点	部位：鼻翼、鼻尖、鼻梁、下眼睑、内眦、耳轮
	大小 / 深度：广泛的和浅表的
	分期：局部进展的皮损需要复杂手术

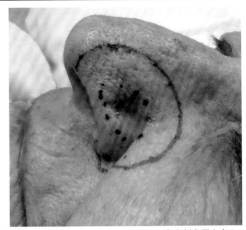

图 139.4　浅表型基底细胞癌（BCC）。一名左侧鼻翼上有 1.5 cm BCC 的 78 岁女性。利用表浅光子束（45 Gy 分为 15 天，每天一次，100 kVp，HLV 7 mm 铝箔）对其进行了根治性放疗。1 cm 标注部分为该低分化 BCC 的亚临床边缘

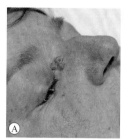

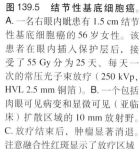

图 139.5 结节性基底细胞癌。A. 一名右眼内眦患有 1.5 cm 结节性基底细胞癌的 56 岁女性。该患者在眼内插入保护层后，接受了 55 Gy 分为 25 天、每天一次的常压光子束放疗（250 kVp，HVL 2.5 mm 铜箔）。B. 一个包括肉眼可见病变和显微可见（亚临床）扩散区域的 10 mm 放射野。C. 放疗结束后，肿瘤显著消退。注意融合性红斑显示了放疗区域

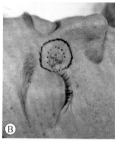

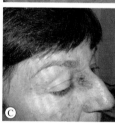

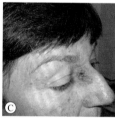

图 139.6 大面积基底细胞癌。A. 左颞部有大面积基底细胞癌的老年女性患者。B. 总剂量 40 Gy 分 10 次表浅光子束照射治疗后 3 个月（100 kVp，HVL 7 mm 铝箔）

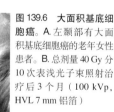

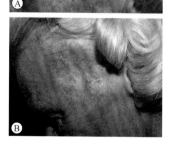

用皮瓣进行术后重建时，深部复发很难发现，特别是面中部与眶周部位的肿瘤，一旦深部复发，会造成明显的局部破坏。至少 20% ～ 30% 不完全切除的 BCC 将会复发，而再次切除时常建议达到周边阴性（译者

注：指完全切除干净）。在一项研究中，100 名患者中 69 名没有完全切除的 BCC 都在再次切除时检测出了组织学层面上的复发肿瘤[22]。然而，在一些特定部位，肿瘤周边无法进行单纯的再切除（例如鼻的骨膜）。在这些情况下，放疗是一种选择。

辅助性放疗的目的是清除镜下 BCC 的复发。一项研究中，33 名两内眦间 BCC 患者在手术切除达到周边阳性后进行辅助性放疗，获得了 100% 的局部控制率[23]。在加拿大的一项试验中，辅助放疗将 5 年控制率从 61% 提高到 91%[24]。10 年的控制率与此相似（92% vs. 90%），因为复发肿瘤大多数都成功通过外科手术切除了。

鳞状细胞癌
根治性放疗

皮肤 SCC 治疗方法的选择受两个因素影响，一是局部淋巴结转移的危险性（< 5%）[25]，二是局部完全清除的必要性。当患者具有以下特点时为高危性 SCC：复发肿瘤、直径 > 2 cm、厚度 > 2 mm、侵袭达到脂肪以下组织、组织学上分化程度低、亲神经性、原发于耳或无毛的唇部、免疫抑制。这些 SCC 患者复发及转移到淋巴结的风险很大[26]。

通常，对于 SCC 高危患者应全部切除肿瘤，并包括足够的边缘，至少随访 5 年[27]。但在某些情况下（见表 139.1），一些患者采用根治性放疗或辅助性放疗。迄今为止，对于高危患者应该在局部淋巴结采用何种治疗（例如手术、放疗）还没有达成共识，进一步的前哨淋巴结活检（sentinel lymph node biopsy，SLNB）研究可能会解决这一问题。与 CT 和 MRI 相比，SLNB 在检查隐匿的淋巴结转移时更为灵敏，但其在整体生存率方面的影响还有待考证。对 SCC 高危患者接受 SLNB 的研究进行 meta 分析，结果表明，前哨淋巴结检出率为 12.3%，其中所有患者的 SCC 直径都超过了 2 cm[28]。

SCC 的手术切除常常较 BCC 更加广泛，通常推荐更广泛的切缘（> 5 ～ 10 mm）[29]。可采用 Mohs 显微外科手术，也可在全身麻醉下进行广泛的局部切除。在一项针对 SCC 的研究中，当肿块小于 2 cm 时，切除 4 mm 边缘，95% 的肿瘤可实现周边阴性；而当肿瘤大于 2 cm 时，切除 6 mm 的边缘可实现 95% 的肿瘤周边阴性[30]。相似的因素在放疗中也应给予考虑，在一项研究中，放疗中 SCC 的局部控制率比 BCC 低约 25%[31]。通常情况下不应只观察一个未完全切除的 SCC。与未经治疗的 SCC 相比，复发的 SCC 与较低的控制率和较

高的局部转移发生率有关。

根治性放疗是治疗 SCC 非常好的选择，特别是对于表 139.1 中列出的临床情况。例如，合并多种疾病的患者可能不能承受广泛的手术切除。另外，对于有些部位（如下唇），放疗可以保留良好的功能（即使是分布较广泛的肿瘤，图 139.7），且治愈率与手术相当（见唇部 SCC 部分）[32]。

角化棘皮瘤

典型的角化棘皮瘤（keratoacanthoma，KA）表现为生长迅速、中心为角栓的丘疹、结节。组织学上，角化棘皮瘤与分化良好的 SCC 鉴别常很困难，许多学者认为多数角化棘皮瘤是一种分化良好的 SCC。虽然角化棘皮瘤常可自行消退，但多数病例会增大，且深部组织损伤影响美观。如果不打算切除，放疗是一种有效的治疗方法。有报道 25 Gy 分 5 次的方案可实现持久的消退。若角化棘皮瘤的诊断不确定，不能与分化较好的 SCC 区分开，那就要采用 SCC 的放疗方案，总剂量 40～50 Gy，分 10～20 次照射（见下文的剂量分次疗程）。

辅助性（术后）放疗

当 SCC 切除不完全且不考虑再次切除时，就可以进行辅助性放疗[32]。切除标本的病理学报告必须说明肿瘤周边的状况，对 SCC 切除不完全，即周边仍有肿瘤或肿瘤十分接近边缘，则表明有局部复发的危险。唇部 SCC 患者如只经过手术切除，有 37% 的复发率（27% 的肿瘤在周边或十分接近边缘），而手术外加辅助性放疗的复发率是 6%（94% 的肿瘤在周边或十分接

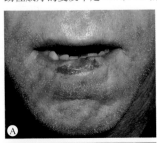

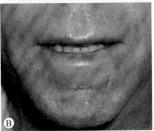

图 139.7　鳞状细胞癌。A. 一名鳞状细胞癌几乎覆盖了下唇唇红的 55 岁男性。该患者决定接受根治性放疗，并在下颌骨和牙齿有遮蔽物保护的情况下接受了 55 Gy 的分为 25 天每天一次的常压光子束治疗（250 kVp，HVL 2.5 mm 铜滤）。B. 接受放疗 4 个月后，该患者痊愈且有很好的美容效果

近边缘）[33]。

特殊临床部位

唇部鳞状细胞癌

在非黑色素瘤性皮肤癌高发的国家和地区（如澳大利亚），口唇 SCC 被认为是皮肤癌而不是口腔癌[32]。相对于口腔 SCC，其局部淋巴结转移倾向较低。几乎所有唇部 SCC 均发生在下唇，通常与慢性光暴露有关。

唇部 SCC 的手术效果与放疗相似。由于唇部松弛，可选择楔形切除（± 唇红缘切除术），并可行一期缝合。当侵及唇部的 30%～50% 以上时，合适范围的切除很难做到不影响功能（例如语言能力）。复杂的重建是一种方法，但重建时采用的无生命活力的组织还是会影响到功能。所以，放疗是治疗唇部 SCC 很好的方法。先在口内插入 3 mm 的遮蔽物保护下颌骨与牙齿，然后用常压光子束放疗，可取得较好的反应（见图 139.7）。剂量建议使用总剂量 50～55 Gy，分20～25 次，这一剂量与其他大小相同的 SCC 所用的剂量相似[33]。

鳞状细胞癌的淋巴结转移

有局部淋巴结（通常头颈部）受累的转移性 SCC 患者需要多学科联合治疗[34]。颈淋巴结转移可源于口咽部的静止 SCC 或之前治疗过的 SCC。腮腺淋巴结是转移的常见部位，常源自原先治疗过的头皮、前额或 SCC 转移。在这种情况下，需要手术（腮腺切除术 ± 颈部相应组织切除）。

对淋巴结转移的患者，强烈建议辅助性放疗以提高局部控制率，因为尽管进行了手术，依然有较高的淋巴结复发风险。即使患者有多种不利条件（如多个淋巴结转移、淋巴结外转移、边缘很窄），依然可以通过手术与辅助性放疗的联合治疗而获得 70%～75% 的 5 年存活率[35]。

鳞状细胞癌和基底细胞癌侵犯周围神经

SCC 的神经侵犯严重，但较为少见，BCC 则更为少见[36]。在 2% 切除的 BCC 和 5% 切除的 SCC 中有周围神经侵犯，其中少数（30%～40%）出现神经症状与体征（如运动障碍）。蚁走感可以是周围神经侵犯的先驱症状，感觉障碍、感觉异常、麻木感、疼痛等也都是暗示性体征。诊断常被延误，因为很少想到周围神经侵犯。

对周围神经侵犯最合适的治疗目前还没有形成共识[36]。在手术切除后，若侵犯神经直径大于 0.1 mm，则需进行辅助性放疗[26]。笔者认为，对于侵犯神经小

于 0.1 mm 的单个肿瘤，切除达到周边阴性即可。

当晚期癌症侵入颅腔时，推荐单独使用放疗。症状和体征（如颅咽管瘤）一旦出现，预后很差。眶周 SCC，特别是眶上部位发生周围神经侵犯时，应考虑进一步治疗[37]。在某些情况下，需行扩大手术切除，以探查并切除可能受侵的神经。或使用放疗，其常需要超高压大量光子束治疗神经通路到脑干和一线淋巴结[36-37]。虽然放疗（50～70 Gy 的量，每次 2 Gy）有避免手术的优势，但对眼眶与中枢神经系统造成后期辐射损伤的危险。使用适形、依据体积、强度调制的放疗（intensity-modulated radiotherapy，IMRT）可以减少射线对中枢神经系统的损伤[38]。

免疫抑制患者

实质性器官移植受者和慢性白血病患者[39]，尤其是那些正在接受治疗的患者（如氟达拉滨和阿仑珠单抗）继发 SCC，包括侵袭性和转移性 SCC 的风险较高。免疫抑制的作用和维 A 酸的化学预防将在第 108 章中予以讨论。

充分的手术切除与周围神经侵犯的相关检查对于这类患者尤其重要。虽然不提倡对局部淋巴结进行预防性治疗，但是对于肿瘤切除不完全及周围神经侵犯的患者，强烈推荐进行放疗。移植患者常对放疗耐受良好，不会发生严重的急性毒性反应[40]。

剂量分次疗程和照射野

放射剂量分次疗程（dose fractionation schedules）取决于患者与肿瘤两个因素。但不能仅依据年龄作出判断，还需要考虑是否有并发症。通常 40～45 Gy，分为 10～15 天足够治疗老年患者（70 岁以上）的小病变（直径为 2～3 cm），达到满意的控制和美观效果（表 139.2）。老人或体弱患者最好给予单次大剂量（见下文），甚至给予 3～5 次的 6～7 Gy 治疗。对于较大的侵袭性病变（＞3～4 cm）和（或）年轻患者，建议使用单次低剂量（2～2.5 Gy），总剂量为 50～60 Gy，以便优化局部控制并达到满意的后期疗效。一些临床医生给予皮肤 SCC 的治疗剂量高于同样大小的 BCC。但是，支持这种做法的数据是矛盾的，并且笔者认为这种做法是不必要的。此外，不同亚型或分级的 SCC 或 BCC 并不需要给予不同剂量，也不需要辅助性治疗所规定的剂量。

通常照射范围边缘以超过病变或手术部位 5～10 mm 为宜（见图 139.5B）。如果使用表浅光子束治疗体积小且范围局限的 BCC，距离其边缘 5 mm 的照射范围已足够。治疗 SCC 和浸润型 BCC 则要求距离边

表 139.2　基底细胞癌（BCC）和鳞状细胞癌（SCC）放疗推荐的剂量分次疗程		
剂量分次疗程	指征	生物有效剂量 *
单次 12～20 Gy	年纪较大者，身体虚弱者（缓解）	
7 次，每次 5 Gy共 35 Gy	年纪较大者，有合并症者	44 Gy
10 次，每次 4 Gy共 40 Gy	老年人，其他方面健康状况良好	47 Gy
15 次，每次 3 Gy共 45 Gy	老年人，其他方面健康状况良好	49 Gy
20 次，每次 2.5 Gy共 50 Gy	年轻人和（或）皮损直径＜2～3 cm 者	52 Gy
30 次，每次 2 Gy共 60 Gy	年轻人和（或）有大范围皮损者	60 Gy
* 采用线性二次方程以每次 2 Gy 进行转换计算		

缘 10～15 mm 的更宽范围，以包括病变周围的亚临床浸润区域。理想的辅助治疗应在手术切除后的 6～7 周内开始。有一些医生不愿对移植区域进行放疗，但放疗引起愈合皮肤移植物脱落的情况并不常见[41]。有时血运不良或感染的移植物（尤其是在头皮）不耐受放疗。

Merkel 细胞癌

Merkel 细胞癌是一种原发性皮肤神经内分泌（小细胞）肿瘤，通常发生于头部和颈部（见第 115 章）[42]。这些肿瘤常缺乏临床诊断特异性。Merkel 细胞癌有侵袭性，具有较高的局部复发和远处蔓延倾向，治疗前需要对患者病情进行适当评估。

目前推荐的治疗方案是广泛性局部切除原发灶（边缘至少 15～20 mm）或 Mohs 显微外科手术。一些医生主张在引流淋巴结不明显时（见图 115.19）进行 SLNB，对局部淋巴结的评估具有诊断价值[43]。有证据表明，给予局部辅助性放疗后，局部大范围切除后不一定会有更好的效果[44]。当患者由于医学上或技术上的原因不能做手术时，大多数患者（75%～80%）只使用放疗（50～55 Gy 分为 20～25 次）就可以获得良好的局部控制，死亡通常是因为远处复发[45]。

局部辅助性放疗会降低复发率和提高生存率[46-47]，除非患者患有低风险 Merkel 细胞癌（原发灶≤1 cm，无淋巴结侵犯史，周边阴性，SLNB 阴性，且患者免疫功能正常），否则不推荐使用局部辅助性放疗。放疗的治疗范围应包括切除部位、移行转移组织（因为有移行转移风险）和引流淋巴结池（图 139.8）。从

最常见的头面部和颈部，到没有表现的四肢末端，放疗的量是不同的。为了减少局部复发的风险（发生在 40% ～ 50% 的单纯手术治疗患者中），一个典型的剂量分次疗程为总剂量 50 Gy，分为 20 ～ 25 次，通常需要超高压光子或中等能量（9 ～ 12 MeV）电子加块状物[48]。目前对辅助化疗（卡铂＋依托泊苷）的作用仍无定论，最近的回顾研究表明，化疗对疾病导致的死亡率并没有影响[49]。对晚期或转移性疾病的缓解性放疗和化疗可达到明显的症状改善作用。

血管肉瘤

大多数血管肉瘤表现为老年人头皮和面部的紫红色斑块（见第 114 章）。这些肿瘤往往远远超过临床所见的范围[50]，通常在诊断时局部已有广泛的病变。不幸的是，由于此类肿瘤具有多中心和隐匿性，单纯切除后常在周边或局部复发。

血管肉瘤对放射线敏感，因此可以采用放疗。局限且可经手术切除的肿瘤宜先行手术切除，再行辅助性放疗。根治性放疗是另一种选择[51]。对于累及头皮的病例，可以使用覆盖整个头皮的放疗并结合匹配光子和电子域技术[51]。其他方法包括多个静态电子域或电子弧线技术。此外，对复发性病例，可采用紫杉醇化疗，或普萘洛尔与长春碱联合治疗。

Kaposi 肉瘤

Kaposi 肉瘤（Kaposi sarcoma，KS）是梭形细胞恶性肿瘤的一种，发生于血管内皮细胞，通常呈紫色丘疹和斑块（见第 114 章）。经典 KS 好发于地中海或犹

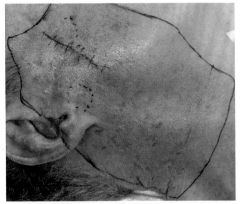

图 139.8　Merkel 细胞癌。在局部手术切除后，该 68 岁男性经历了广野放疗（9 MeV 电子束，55 Gy 分为 25 天，每天一次），放射范围包括切除部位、移行转移组织、腮部和上颈部未触及的引流淋巴结处。明显的耳前淋巴结为活检证明的低分化的腮边肿瘤组织，已行放疗

太裔老年男子的双腿[52]，而艾滋病相关性 KS 好发部位广泛，包括口腔（见第 78 章）。

随着高活性抗逆转录病毒疗法的出现，放疗在艾滋病相关性 KS 治疗中的作用已显著减弱，但艾滋病相关性 KS 对放疗敏感，多种剂量分次疗程已用来有效治疗皮肤病灶。治疗方案从单次 8 Gy 剂量辐射到共 30 ～ 40 Gy，分 10 ～ 20 次（每天一次）[53]。对口腔和跖部进行放疗往往使患者出现急性疼痛反应，因此，患者的放疗一次只能限于一侧足。

临床上，经典 KS 通常有一段较长的无症状期。有症状、局部具备切除条件的肿瘤可以进行手术切除，同时必须考虑该病多病灶的特点。放疗也是减轻疾病症状的有效方法。据报道，8 ～ 12 Gy 的单次小剂量在大多数患者中可使症状减轻和肿瘤减小，但在某些情况下，多次高剂量可用于治疗局限性疾病。偶尔，在照射区域的周边会逐渐出现新的损害。对于疾病广泛的患者，可采用全身皮肤电子束治疗（见下文）。

皮肤淋巴瘤

皮肤淋巴瘤对放疗高度敏感。然而，除原发性皮肤 B 细胞淋巴瘤（见第 119 章）和某些皮肤 T 细胞淋巴瘤（CTCL，见第 120 章）外，放疗的作用基本上是姑息性的。具有局部症状（淋巴结症状、皮肤结节、斑块、溃疡）的患者可以用 20 ～ 30 Gy 剂量缓解症状，但往往需要常压或超高压光子。对惰性型原发性皮肤 B 细胞淋巴瘤，使用 36 ～ 40 Gy 剂量进行局部放疗可将其治愈[54]。

全身皮肤电子束治疗

某些蕈样肉芽肿和 Sézary 综合征患者可采用 36 Gy、连续 9 周的全身皮肤电子束治疗（total skin electron beam therapy，TSEBT）[55]。这种复杂治疗方法通常由专业的放射肿瘤中心提供，有以下优点：

- 覆盖整个皮肤表面；
- 当其他方法无法控制 CTCL 时，仍可以采用；
- 经过 6 ～ 9 周治疗后，患者能接受毒性反应。

TSEBT 可以用于患者疾病所有阶段的治疗，但通常用于病情更严重的阶段（ⅡB 期、Ⅲ期、Ⅳ期）和（或）用强度较弱的方法（如光疗、局部烷化剂）治疗无效时。T2 蕈样肉芽肿的反应率（约75%）要显著高于 T3 蕈样肉芽肿（约50%）[56]。

治疗包括一个 4 ～ 6 MeV 电子束（见图 139.1），患者通常站在距离直线加速器 7 米的治疗区接受治疗。放疗时间为每周 4 天，共 9 周（即 36 次）。X 线污染

是电子束治疗的一个特点。通常情况下，如果使用的是 4 ～ 6 MeV 电子束，X 线污染占放射剂量的比例不到 2%。每周整个皮肤表面接受 2 个周期的治疗，每个周期照射整个皮肤表面的剂量共 2 Gy。会阴、足距和头皮需要进行"补充照射"，因为患者站在治疗区时这些部位不能得到充分照射。TSEBT 的最初 18 次治疗期间，以铅接触镜片遮盖患者的眼睛，在治疗的第二阶段则用外部屏障保护眼睛；在 TSEBT 治疗期间，手和足也应有 50% 的时间被防护。肿瘤期患者往往在完成 TSEBT 治疗后还要通过常压或者电子补充治疗。

由于放射剂量对骨髓和内脏影响很小[57]，接受 TSEBT 治疗的患者不会产生系统性后遗症（如外周血细胞减少、恶心、呕吐、腹泻）。但是至少半数患者会出现红斑、水疱和（或）皮肤疼痛症状[58]。脱发、色素沉着和少汗等常常发生，并可能是永久性的。对出现复发性治疗抵抗的患者，可以在数月或数年后重复 TSEBT 治疗。最适合重复 TSEBT 治疗的是疗程之间具有较长缓解间隔的患者（> 6 个月）和在第一个疗程后具有较长无病期的患者。

附属器癌

附属器癌，如微囊肿性附件癌和皮脂腺、外泌汗腺或顶泌汗腺癌，均罕见，任何治疗方法都需要个体化（见第 111 章）。该类肿瘤大多具有侵袭性，有局部浸润和远处转移倾向。对于符合手术切除条件的肿瘤，应沿适当的边缘进行切除，不能手术治疗的病变可进行放疗[59]。对切除不完全的肿瘤，建议进行辅助性放疗。照射剂量类似于非黑色素瘤皮肤癌的量（见表139.2）。

缓解

限局性晚期肿瘤

偶尔，老年、衰弱或精神病患者患有晚期、被忽视的皮肤癌，虽然不可治愈，但可在一定程度上得到缓解。这种肿瘤往往引发疼痛、出血和感染，给患者和护理人员带来许多麻烦。除块状物（见图 139.2）外，单次 12 ～ 20 Gy 的大剂量照射可以通过超高压光子在几分钟内迅速给予。对不合作的患者，可以在治疗前给予轻度镇静药。这些大剂量的单次治疗毒性小，耐受性好。替代方案包含多个中等规模疗程，每周 1次或每周 2 次（例如 8 Gy×3 次）。对于没有其他疾病的老年患者，更高的总剂量分次疗程，如 35 Gy 分

5 ～ 7 次给予，或 40 Gy 分 10 次给予（见图 139.9），可能更为合适，也是较为激进的做法。通常每周给予 2次或 3 次治疗。

转移

皮肤转移最常见于肺癌和乳腺癌患者，并且预后常很差（见第 122 章）。皮肤 SCC、Merkel 细胞癌和黑色素瘤患者都能发生移行转移和远处转移。皮肤转移也可表现为迅速增大的皮下肿块，上覆完整的皮肤。

溃疡和出血是皮肤转移的并发症，可予缓解性放疗。常压或超高压光子一次性给 8 Gy 剂量或 20 Gy 分5 次给予是较为有效的治疗方案。其他部位的转移灶（如骨骼）也可通过类似的剂量分次疗程得到缓解。

反应和并发症

急性反应

放疗引起的急性反应通常很轻（如照射区皮肤的红斑和脱屑），并仅限于小范围内（表 139.3），不会引起全身性副作用，如乏力、恶心和呕吐。

推荐在接受放疗（包括非皮肤定向的）期间每天用清水清洗（± 温和皂基或非皂基清洁用品）。局部使用皮质类固醇（莫米松）可以减轻不适和瘙痒[60]。在限定时间内使用，常可以避免皮肤萎缩的发生。在穿着方面无特殊的要求[61]。

在接受放疗后，大多数患者都会产生局部不适和潮湿的脱屑（图 139.10），并会持续数周。完成放疗3 ～ 4 周后，通常形成血痂，发生再上皮化。延迟愈合（6 ～ 8 周以后）常与软组织感染有关，较为少见。

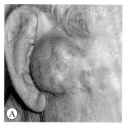
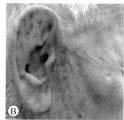

图 139.9　转移性鳞状细胞癌，侵袭腮边淋巴结。A. 1 例不能手术、右腮边有晚期 SCC 的 85 岁患者。**B.** 经历了 2 周的缓解性放疗（40 Gy 分为 10 天，每天 1次，12 MeV 电子束）后，该患者获得了很好的临床效果

表 139.3　放疗反应及并发症	
反应或并发症	
急性	干燥脱屑，轻度红斑
	潮红脱屑，轻微出血
迟发 *	色素沉着或脱失 [†]
	毛细血管扩张 [†]
	表皮萎缩 [†] 和变脆
	永久脱毛/脱发，汗腺萎缩
	软组织、软骨和（或）骨坏死
	皮下纤维变性
	良性肿瘤——小汗腺汗孔瘤
	辐射引发的恶性肿瘤 [‡]——SCC、BCC、血管肉瘤、骨肉瘤、多形性未分化肉瘤（曾称为恶性纤维性组织细胞瘤）和其他软组织肉瘤

* 其中许多迟发反应并不常见。

[†] 表现为皮肤异色症：包含了两个不同等位基因的 *TP53* 单体，发生毛细血管扩张的概率是其他人的 2 倍。*TP53* 基因变异可能会改变放疗后迟发皮肤毒性的风险。

[‡] 曾报道的患者采用的剂量分次疗程和技术现已不再使用

放疗处会出现应用某些化疗药后的记忆现象（见表 21.15）。放疗增强作用的特点为更为严重的、限于照射野的皮肤毒性，黏膜炎也可发生，包括同时使用表皮生长因子受体抑制剂（EGFRi）[62]。

迟发反应

放疗的迟发反应（如毛细血管扩张、表皮萎缩、色素沉着，见表 139.3 和图 139.10）往往出现在放疗数月至数年以后。每次治疗给予较大照射剂量（> 3 ～ 4 Gy），总剂量 > 55 Gy，或照射野较大，持续暴露于日光又无保护的情况下，更可能出现迟发反应。慢性不愈合、放疗导致的溃疡发生在少血管的组织，这些组织需要引入血管丰富的组织帮助愈合，后者常来源于皮瓣、分级的皮肤-肌肉组织或未被放疗过的带蒂皮瓣，经过射线照射的组织由于缺少血管床，通常得不到良好的移植效果。

在一项对 400 余例放疗患者的回顾性调查中，92% 认为有好或极好的美容效果[63]。然而，对接受总剂量 > 60 Gy、每次治疗 ≤ 2 Gy 的受访者，36% 认为美容

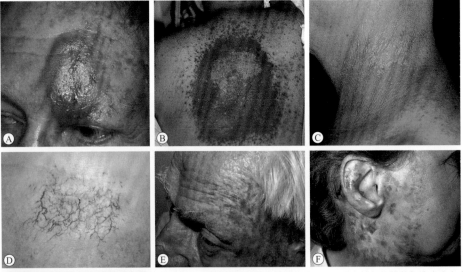

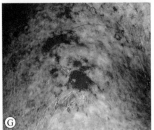

图 139.10　放疗的急慢性皮肤副作用。A. 1 例亲神经性鳞状细胞癌患者在放疗疗程快结束时出现融合性潮红脱屑和显著水肿。B. 1 例使用苯巴比妥的患者在多次照射后局部出现 Stevens-Johnson 综合征。C. 1 例咽部鳞状细胞癌患者在放疗后数周出现颈部干燥脱屑。D. 局部毛细血管扩张，注意块状分布的皮损。E. 基底细胞癌放疗 10 年后出现局部色素沉着或脱失。F. 局部皮肤异色症、纤维变性、溃疡，现已明显减轻。G. 放疗部位出现的梭形细胞癌，注意其皮肤异色症（A，D，Courtesy, Jean L Bolognia, MD；B，Reprinted with permission from Duncan KO, Tigelaar RE, Bolognia JL. J Am Acad Dermatol. 1999；40：493-6；C，Courtesy, Louis A Fragola, Jr, MD；G，Courtesy, Robert Hartman, MD.）

效果一般（16%）或较差（20%）。较小治疗范围（直径 2 ~ 3 cm）较大范围对低剂量分次治疗的耐受更好，即使如此，由于美观是一个必须考虑的重要因素，也应该尽量避免较大的分次照射剂量。应该告知患者后期有 5% 的发生软组织及软骨坏死的风险，其发生率与肿瘤大小和较大的分次治疗剂量有关。

年轻患者

当年轻患者接受放疗时，如果每次治疗使用较低照射剂量（每次 2 Gy），可望取得较好的长期美容效果。治疗一处小 BCC 的典型剂量是 50 ~ 54 Gy，分 25 ~ 27 次给予[64]。即使是使用该剂量分次疗程，患者仍会发生一定程度的局部色素沉着和毛细血管扩张，后者可经脉冲染料激光治疗和遮盖性化妆品来解决（见第 153 章）。因此，为年轻患者进行放疗前，应该先考虑其他治疗方法。由高剂量放疗引起的放射野恶性肿瘤都在数十年后才发生，且很少有文献记载（见表 139.3）。

放疗引起的皮肤疾病

表 139.4 概述了放疗引起的皮肤疾病，其中一部分发生在放疗区域[65]，一部分发生在放疗以外区域。

未来趋势

现代放疗已进入了一个令人振奋的新时代。现在可以通过以先进的三维 CT 为基础的设计和治疗系统进行精确放疗。强度调制的放疗 IMRT[66] 使我们能增加对肿瘤的照射剂量，而减少对正常组织的照射。

表 139.4　放疗引起的疾病。肿瘤列于表 139.3
不局限于照射部位的疾病
● 自身免疫性大疱病（大疱性类天疱疮、落叶型天疱疮、寻常型天疱疮、副肿瘤性天疱疮）
● 放射相关的嗜酸性、多形性、瘙痒性皮疹综合征（EPPER 综合征）
● 多形性红斑，包括 EMPACT 综合征 *
● 带状疱疹
局限于照射部位的疾病
● 自身免疫性大疱病（大疱性类天疱疮、寻常型天疱疮）
● 粉刺痤疮，毛囊炎
● 指状角化病（又称放疗后微小指状角化过度）
● 多形性红斑，包括 EMPACT 综合征 *
● 移植物抗宿主病
● Grover 病（又称暂时性棘层松解性皮肤病）
● 扁平苔藓
● 硬化性苔藓
● 硬斑病（局限性硬皮病）
● 放疗后假硬皮病性脂膜炎
● 放射记忆、放射增强（见表 21.15）
● 着色性荨麻疹
● 白癜风
照射部位外损害
● 发疹性药疹
* EMPACT 始发于放射野内，后可泛化。 EMPACT，苯妥英钠相关的多形红斑和头颅放疗

MRI 和功能成像，如正电子发射断层扫描（PET）与规划系统的一体化必将大大提高放疗的精确性。

（张江安译　于建斌审校）

参考文献

1. Mendenhall WM, Amdur RJ, Hinerman RW, et al. Radiotherapy for cutaneous squamous and basal cell carcinomas of the head and neck. Laryngoscope 2009;119:1994–9.
2. Withers HR. Biological basis of radiation therapy for cancer. Lancet 1992;339:156–63.
3. Goldschmidt H, Breneman JC, Breneman DL. Ionizing radiation therapy in dermatology. J Am Acad Dermatol 1994;30:157–82.
4. Silva JJ, Tsang RW, Panzarella T, et al. Results of radiotherapy for epithelial skin cancer of the pinna: the Princess Margaret Hospital experience, 1982–1993. Int J Radiat Oncol Biol Phys 2000;47:451–9.
5. Khan FM. Quality of x-ray beams. In: Khan FM, editor. The Physics of Radiation Therapy. 1st ed. Baltimore: Williams & Wilkins; 1984. p. 110–20.
6. Tsao MN, Tsang RW, Liu FF, et al. Radiotherapy management for squamous cell carcinoma of the nasal skin: the Princess Margaret Hospital experience. Int J Radiat Oncol Biol Phys 2002;52:973–9.
7. van Hezewijk M, Creutzberg CL, Putter H, et al. Efficacy of a hypofractionated schedule in electron beam radiotherapy for epithelial skin cancer: Analysis of 434 cases. Radiother Oncol 2010;95:245–9.
8. Alam M, Nanda S, Mittal B, et al. The use of

brachytherapy in the treatment of nonmelanoma skin cancer: a review. J Am Acad Dermatol 2011;65:377–88.
9. Bhatnagar A. Nonmelanoma skin cancer treated with electronic brachytherapy: results at 1 year. Brachytherapy 2013;12:134–40.
10. Hernández-Machin B, Borrego L, Gil-Garcia M, Hernández BH. Office-based radiation therapy for cutaneous carcinoma: evaluation of 710 treatments. Int J Dermatol 2007;46:453–9.
11. Cognetta AB, Howard BM, Heaton HP, et al. Superficial x-ray in the treatment of basal and squamous cell carcinomas: a viable option in select patients. J Am Acad Dermatol 2012;67:1235–41.
12. Veness MJ. The important role of radiotherapy in patients with non-melanoma skin cancer and other cutaneous entities. J Med Imaging Radiat Oncol 2008;52:278–86.
13. Landthaler M, Hagspiel HJ, Braun-Falco O. Late irradiation damage to the skin caused by soft X-ray radiation therapy of cutaneous tumors. Arch Dermatol 1995;131:182–6.
14. Wolfe MW, Green WH, Hatfield HK, et al. Multiple secondary cutaneous tumours following electron beam radiotherapy for malignancies of the scalp.

Australas J Dermatol 2012;53:233–8.
15. Huang Q, Veness M, Richards S. The role of adjuvant radiotherapy in recurrent keloids. Australas J Dermatol 2004;45:162–6.
16. Sakamoto T, Oya N, Shibuya K, et al. Dose-response relationship and dose optimization in radiotherapy of postoperative keloids. Radiother Oncol 2009;91:271–6.
17. Lukas-Vanderspek LA, Pond GR, Wells W, Tsang RW. Radiation therapy for Bowen's disease of the skin. Int J Radiat Oncol Biol Phys 2005;63:505–10.
18. Fogarty GB, Hong A, Scolyer RA, et al. Radiotherapy for lentigo maligna: a literature review and recommendations for treatment. Br J Dermatol 2014;170:52–8.
19. Huynh NT, Veness MJ. Radiotherapy for lentigo maligna. Arch Dermatol 2002;138:981–2.
20. Bath-Hextall FJ, Perkins W, Bong J, Williams HC. Interventions for basal cell carcinoma of the skin. Cochrane Database Syst Rev 2007;(1):CD003412.
21. Rowe DE, Carroll RJ, Day CL Jr. Long-term recurrence rates in previously untreated (primary) basal cell carcinoma: implications for patient follow-up. J Dermatol Surg Oncol 1989;15:315–28.
22. Palmer VM, Wilson PR. Incompletely excised basal cell carcinoma: residual tumor rates at Mohs re-excision.

Dermatol Surg 2013;39:706–18.

23. Swanson EL, Amdur RJ, Mendenhall WM, et al. Radiotherapy for basal cell carcinoma of the medial canthus. Laryngoscope 2009;119:2366–8.

24. Liu FF, Maki E, Warde P, et al. A management approach to incompletely excised basal cell carcinomas of the skin. Int J Radiat Oncol Biol Phys 1991;20:423–8.

25. Karia PS, Han J, Schmults CD. Cutaneous squamous cell carcinoma: estimated incidence of disease, nodal metastasis, and deaths from disease in the United States, 2012. J Am Acad Dermatol 2013;68:957–66.

26. Karia PS, Jambusaria-Pahlajani A, Harrington DP, et al. Evaluation of American Joint Committee on Cancer, International Union Against Cancer, and Brigham and Womens' Hospital tumor staging for cutaneous squamous cell carcinoma. J Clin Oncol 2014;32:327–34.

27. Motley R, Kersey P, Lawrence C. Multiprofessional guidelines for the management of the patient with primary cutaneous squamous cell carcinoma. Br J Dermatol 2002;146:18–25.

28. Schmitt AR, Brewer JD, Bordeaux JS, Baum CL. Staging for cutaneous squamous cell carcinoma as a predictor of sentinel lymph node biopsy results: meta-analysis of American Joint Committee on Cancer criteria and a proposed alternative system. J Am Acad Dermatol 2014;150:19–24.

29. Khan L, Choo R, Breen D, et al. Recommendations for CTV margins in radiotherapy planning for non-melanoma skin cancer. Radiother Oncol 2012;104:263–6.

30. Brodland DG, Zitelli JA. Surgical margins for excision of primary cutaneous squamous cell carcinoma. J Am Acad Dermatol 1992;27:241–8.

31. Kwan W, Wilson D, Moravan V. Radiotherapy for locally advanced basal cell and squamous cell carcinomas of the skin. Int J Radiat Oncol Biol Phys 2004;60:406–11.

32. Najim M, Cross S, Gebski V, et al. Early-stage squamous cell carcinoma of the lip: The Australian experience and the benefits of radiotherapy in improving outcome in high-risk patients after resection. Head Neck 2012;35:1426–5.

33. Babington S, Veness MJ, Cakir B, et al. Squamous cell carcinoma of the lip: is there a role for adjuvant radiotherapy in improving local control following incomplete or inadequate excision? ANZ J Surg 2003;73:621–5.

34. Veness MJ, Porceddu S, Palme CE, Morgan GJ. Cutaneous head and neck squamous cell carcinoma metastatic to parotid and cervical lymph nodes. Head Neck 2007;29:621–31.

35. Wang JT, Palme CE, Morgan GJ, et al. Predictors of outcome in patients with metastatic cutaneous head and neck squamous cell carcinoma involving cervical lymph nodes: improved survival with the addition of adjuvant radiotherapy. Head Neck 2012;34:1524–8.

36. Buchanan L, De'Ambrosis B, De'Ambrosis K, et al. Defining incidental perineural invasion: the need for a national registry. Australas J Dermatol 2014;55:107–10.

37. Geist DE, Garcia-Moliner M, Fitzek MM. Perineural invasion of cutaneous squamous cell carcinoma and basal cell carcinoma: raising awareness and optimizing treatment. Dermatol Surg 2008;34:1642–51.

38. Mendenhall WM, Ferlito A, Takes RP, et al. Cutaneous head and neck basal and squamous cell carcinomas with perineural invasion. Oral Oncol 2012;48:918–22.

39. Tomaszewski JM, Gavriel H, Link E, et al. Aggressive behavior of cutaneous squamous cell carcinoma in patients with chronic lymphocytic leukemia. Laryngoscope 2014;124:2043–8.

40. Veness MJ, Harris D. Role of radiotherapy in the management of organ transplant recipients diagnosed with non-melanoma skin cancers. Australas Radiol 2006;51:12–20.

41. Bui DT, Chunilal A, Mehrara BJ, et al. Outcome of split-thickness skin grafts after external beam radiotherapy. Ann Plast Surg 2004;52:551–7.

42. Veness MJ, Palme CE, Morgan GJ. Merkel cell carcinoma: a review of management. Curr Opin Otolaryngol Head Neck Surg 2008;16:170–4.

43. Howle J, Hughes M, Gebski V, Veness MJ. Merkel cell carcinoma: an Australian perspective and the importance of addressing the regional lymph nodes in clinically node-negative patients. J Am Acad Dermatol 2012;67:33–40.

44. Hruby G, Scolyer RA, Thompson JF, et al. The important role of radiation treatment in the management of Merkel cell carcinoma. Br J Dermatol 2013;169:975–82.

45. Veness M, Foote M, Gebski V, Poulsen M. The role of radiotherapy alone in patients with Merkel cell carcinoma: reporting the Australian experience of 43 patients. Int J Radiat Oncol Biol Phys 2010;78:703–9.

46. Veness MJ, Perera L, McCourt J, et al. Merkel cell carcinoma: improved outcome with adjuvant radiotherapy. ANZ J Surg 2005;75:275–81.

47. Clark JC, Veness MJ, Gilbert R, et al. Merkel cell carcinoma of the head and neck: is adjuvant radiotherapy necessary? Head Neck 2007;29:249–57.

48. Foote M, Harvey J, Porceddu S, et al. Effect of radiotherapy dose and volume on relapse in Merkel cell cancer of the skin. Int J Radiat Oncol Biol Phys 2010;77:677–84.

49. Asgari MM, Sokil MM, Warton EM, et al. Effect of host, tumor, diagnostic, and treatment variables on outcomes in a large cohort with Merkel cell carcinoma. JAMA Dermatol 2014;150:716–23.

50. Veness M, Cooper S. Treatment of cutaneous angiosarcomas of the head and neck. Australas Radiol 1995;39:277–81.

51. Spratt DE, Gordon-Spratt EA, Romanyshyn JC, et al. Radiation therapy in treatment of cutaneous angiosarcoma of the head and neck. World J Surg Med Rad Oncol 2013;2:6–18.

52. Caccialanza M, Marca S, Piccinno R, Eulisse G. Radiotherapy of classic and human immunodeficiency virus-related Kaposi's sarcoma: results in 1482 lesions. J Eur Acad Dermatol Venereol 2008;22:297–302.

53. Lukawska J, Cottrill C, Bower M. The changing role of radiotherapy in AIDS-related malignancies. Clin Oncol 2003;15:2–6.

54. Smith BD, Glusac EJ, McNiff JM, et al. Primary cutaneous B-cell lymphoma treated with radiotherapy: a comparison of the European Organization for Research and Treatment of Cancer and the WHO classification systems. J Clin Oncol 2004;22:634–9.

55. Jones GW, Kacinski BM, Wilson LD, et al. Total skin electron radiation in the management of mycosis fungoides: consensus of the European Organization for Research and Treatment of Cancer (EORTC) Cutaneous Lymphoma Project Group. J Am Acad Dermatol 2002;47:364–70.

56. Navi D, Riaz N, Levin YS, et al. The Stanford University experience with conventional-dose, total skin electron-beam therapy in the treatment of generalized patch or plaque (T2) and tumor (T3) mycosis fungoides. Arch Dermatol 2011;147:561–7.

57. Wilson LD. Delivery and sequelae of total skin electron beam therapy. Arch Dermatol 2003;139:812–13.

58. Lloyd S, Chen Z, Foss FM, et al. Acute toxicity and risk of infection during total skin electron beam therapy for mycosis fungoides. J Am Acad Dermatol 2013;69:537–43.

59. Dowd M, Kumar RJ, Sharma A, Mural R. Diagnosis and management of sebaceous carcinoma: an Australian experience. ANZ J Surg 2008;78:158–63.

60. Wong RK, Bensadoun RJ, Boers-Doets CB, et al. Clinical practice guidelines for the prevention and treatment of acute and late radiation reactions from the MASCC Skin Toxicity Study Group. Support Care Cancer 2013;21:2933–48.

61. Chan RJ, Larsen E, Chan P. Re-examining the evidence in radiation dermatitis management literature: an overview and a critical appraisal of systematic reviews. Int J Radiat Oncol Biol Phys 2012;84:e357–62.

62. Pryor DI, Porceddu SV, Burmeister BH, et al. Enhanced toxicity with concurrent cetuximab and radiotherapy in head and neck cancer. Radiother Oncol 2009;90:172–6.

63. Locke J, Karimpour S, Young G, et al. Radiotherapy for epithelial skin cancers. Int J Radiat Oncol Biol Phys 2001;51:748–55.

64. Huynh NT, Veness MJ. Basal cell carcinoma of the lip treated with radiotherapy. Australas J Dermatol 2002;43:15–19.

65. Veness MJ, Dwyer P. Erythema multiforme-like reaction associated with radiotherapy. Australas Radiol 1996;40:334–7.

66. Kramkimel N, Dendale R, Bolle S, et al. Management of advanced non-melanoma skin cancers using helical tomotherapy. J Eur Acad Dermatol Venereol 2014;28:641–50.

第 140 章　电外科术

Sheldon V. Pollack

同义名： ■ 放射外科（radiosurgery）

要点

■ 电外科术包括一组应用电能去除或破坏组织的操作。

■ 电烙术使用直流电使探头尖端变红变热，对安装起搏器和埋藏式心脏复律除颤器的患者更加安全。

■ 现代电外科术中，因高频交流电在治疗组织中传导的电阻产生热能。

■ 电干燥法通过单极装置接触，去除浅表组织。

■ 电灼疗法使用单极装置，其电极和组织间保持较短距离，通过电火花去除浅表组织。

■ 电凝法使用双极装置，凝固深部组织。

■ 电切术使用双极装置，通过侧向轻微热能传递，在切割同时达到止血效果。

■ 为了减少副作用，应选用合适的波形、能量设置和电极大小，以控制侧方热能传递降至最低。

引言与背景

定义

现代电外科术（electrosurgery）包括一组在活体组织使用高频交流电达到浅表凝固、深部凝固或切割皮肤的技术。活体组织是电的不良导体，电流受阻并在其作用部位积累。电阻导致电能转化为热能。不同的电外科电流有不同的特异性波形，最终产生独特的生物学效果，包括对治疗部位皮肤的电干燥、电凝或电切作用。

电烙术

现代电外科术的先驱是电烙术（electrocautery）（来源于希腊语 kauterion，烙铁）[1]。电烙术发明于 1875 年，使用因直流电的电阻而被加热的金属线，其原理和面包片电烘烤机相似。电烙术可止血（即使在潮湿部位），但其可造成三度烧伤而导致愈合延迟，并且美容效果欠佳。

值得注意的是，电烙术和现代电外科术不同，电烙术使用热探头（图 140.1），而现代电外科术使用非加热电极释放高频交流电。因为外部电磁场可

损害起搏器和埋藏式心脏复律除颤器（implantable cardioverter-defibrillators，ICDs）的功能，电烙装置对安装起搏器和埋藏式心脏复律除颤器的患者止血很有价值。目前有多种电烙装置，其中包括 Geiger 医疗技术有限公司生产的热烧灼设备（Thermal Cautery Unit）。还有一次性电池供电的电烙设备，但其与组织接触时产生的温度较预期低。

历史演变

尽管大多数皮肤科医生天天在使用，但如果没有电力学知识的几次飞跃，高频电外科术（常称为"放射外科"）不会发展起来。交流电应用于医学，以高频电流的产生为前提。1889 年，Thompson 发明了能产生高频电流的发电机。当他把手浸入盐水，电流通过其手掌时，他注意到手腕感觉发热[2]。1891 年，Jacques Arsène d'Arsonval 的实验表明，在人体应用频率超过 10 KHz（每秒周期性变动 10 000 次）的电流不会造成神经肌肉的刺激和相关的强直反应[3-4]。19 世纪 90 年代，Oudin 在 d'Arsonval 的仪器上做了一些改进，使其能产生电火花，并造成浅表组织破坏。

20 世纪初，Rivière 想到应用小型治疗电板集中电流密度。这一想法使得应用电火花治疗皮损变得可行[5]。1907 年，Walter de Keating-Hart 和 Pozzi[6] 引入"电灼疗法"（fulguration）一词（来源于拉丁语 fulgur，闪电），指用从 Oudin 线圈产生的电火花治疗皮损，造成浅表碳化。他们称这是治疗皮肤癌的理想方法，电火花通过损害细胞的营养来源而选择性地杀伤肿瘤细胞。

1909 年，Doyen[7] 引入"电凝"（electrocoagulation）一词（来源于拉丁语 coagulare，凝固），用于描述电外科术的另一种形式，治疗电极直接接触组织并在电路中加入无关电极。无关电极直接去除进入患者体内的电能并使之回流至电外科装置中。通过去除静态电能积累，避免术者和旁观者受到电击。电流的回收利用使电流量增加，低压电可被使用。这种双极装置产生的电流比电烙术穿透更深，可直接凝固组织而不只是表面碳化。Doyen 认为这种穿透性更强的电流可更有效地破坏肿瘤细胞。

1911 年，William Clark 报道了一种电外科装置的应

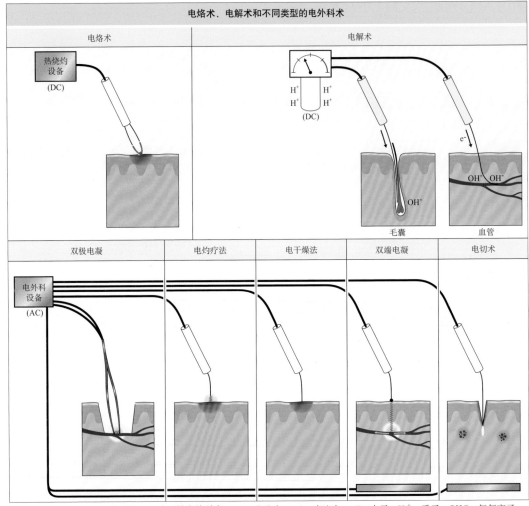

图 140.1　**电烙术、电解术和不同类型的电外科术**。AC，交流电；DC，直流电；e⁻，电子；H⁺，质子；OH⁻，氢氧离子

用，这种装置可使组织脱水而不造成表面碳化[8]。他用多火花间隙取代单极 Oudin 电流发生器的常见单一火花间隙。这使得电流更加平稳，产生不像电灼那样长而粗的纤细电火花。Clark 使用"干燥"（desiccation）一词（来源于拉丁语 desiccare，干燥）来描述这种现象。

电外科发展史上的下一个重要事件发生在 1923 年，著名的肿瘤外科医生 George A Wyeth 博士使用电外科术切割组织[9]。他将装置命名为透热刀（endotherm knife）（来源于拉丁语。endo，内部；thermé，热），应用热离子真空管代替火花间隙[10]。Wyeth 把这种技术称为"电热透热法"。他认为这种技术特别适用于肿瘤外科，因为其可封闭小血管和淋巴

管，堵住恶性疾病可能发生转移的通路。

哈佛物理学家 William Bovie 博士对电外科发展做出的贡献可能是最大的。在辛辛那提 Liebel-Flarsheim 公司资助下，他制造出一种能同时提供电凝和电切电流的手术室电外科装置[11]。著名的神经外科医生 Harvey Cushing 博士对这项技术非常感兴趣。1926 年，在 Peter Bent Brigham 医院，在 Bovie 的帮助下，他开始在手术中使用电外科术进行止血和对组织的切割。Cushing 博士对电外科的良好印象确保了外科界接受这种技术。Bovie 的机器对医学的影响巨大，以至于"bovie"这一单词仍常用作名词描述一种电外科设备，甚至作为动词描述电外科术的操作[12]。

电外科设备和电输出

电外科设备的电路共享某些特定的设计特点，这些特点是产生电外科治疗所需合适电流输出必不可少的。标准的家用电流首先通过变压器改变电压，提供不同电路功能所需的电平和特性。电流随后通过一个包括火花间隙、热离子真空管或固态晶体管的振荡回路以增强电频。最后，这种改变后的电能被传递至治疗电极。

每种电外科电流有其独特的电流或波形方式。波形可是有阻尼或无阻尼的，这取决于振荡回路的类型。总体而言，有阻尼的波形可用于电干燥法和电灼疗法，而中度阻尼或无阻尼的电流用于电凝和电切（图140.2）。火花间隙发生器产生有阻尼的波形，能量阵发性释放，波形连续振荡逐渐减小至零。出现在间隙的能量流阻力是其产生的原因。

使用热离子管会产生更一致的输出。整流管电路能抵消造成火花间隙电路中阻尼效果的内部电阻，同时保持输出电流的振幅不变。根据使用的电路不同，输出电流可为中度阻尼（部分整流的）或轻度阻尼（完全整流的）。滤波、全整流的输出电流是基本连续且均一一致的，与无阻尼波形相似。不同种类的波形产生不同的生物学效果，应用于不同的电外科操作[13-14]。

术语：单极、双极、单端、双端

术语"单极"和"双极"是指外科电极末端接触

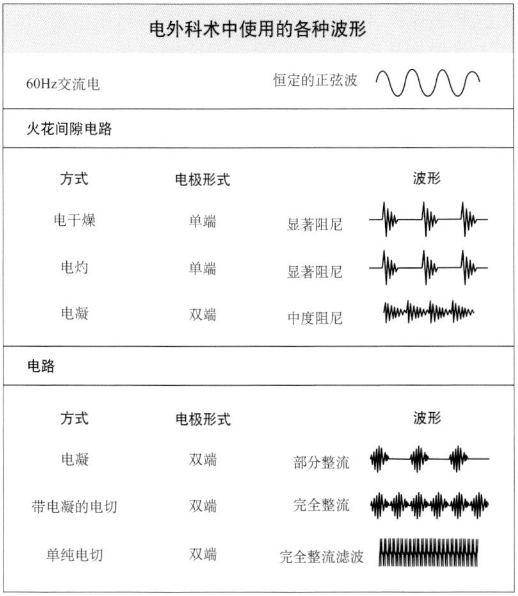

电外科术中使用的各种波形

60Hz交流电		恒定的正弦波

火花间隙电路

方式	电极形式	波形
电干燥	单端	显著阻尼
电灼	单端	显著阻尼
电凝	双端	中度阻尼

电路

方式	电极形式	波形
电凝	双端	部分整流
带电凝的电切	双端	完全整流
单纯电切	双端	完全整流滤波

图 140.2　电外科术中使用的各种波形

组织的尖端数量。当外科电极末端只有一个突起的尖端，是单极电极。如果有两个尖端，就是双极电极。因此，电外科手术钳（需插入电外科设备上的两个接口）是双极的；相比而言，点电极（需插入设备上的一个接口）是单极的。

单端电极是指仅使用治疗电极而没有无关电极（"接地板"）。**双端**电极是指同时使用治疗电极和无关电极（见图140.1）。电凝法和电切术中使用的就是双极电极，尽管技术上不是机器工作必需的，但是无关电极的使用无疑可增强电外科设备的效率。双极电外科设备中，从治疗电极发出的能量可"回收"，先流经患者，然后通过无关电极离开患者。电干燥法及其变型电灼疗法都是单端电极操作，这时无关电极无需使用，在大多数情况下，不必连接于患者。

思考这一问题的简单办法是把从机器出来的电线考虑为末端。如果只有一根电线（电极的手持部分）连接于机器，设备就是单端的。如果使用了"接地板"，需要第二根电线连接于机器，这一设备就是双端的（图140.6）。

当球形电极用于电凝出血的血管，使用的是双端、单极电外科设备。用双极手术钳时，电极同时连接于治疗电极和无关电极终端，那么我们使用的就是双端、双极模式。

适应证/禁忌证

在临床中，考量电外科术应用的最简单方法是思考电外科装备的三大功能：浅表组织破坏（电干燥法）、深部组织破坏（电凝法）和切割（电切术）[15-16]。应用电外科术破坏或切除皮损，同时对正常组织的破坏控制在最小程度。不管是电外科术、冷冻外科，还是烧蚀性激光术，皮肤破坏深度越深，越有可能出现无法接受的瘢痕。由于电凝法比电干燥法对组织的破坏更深，临床医生在选择合适的电流进行治疗时，必须考虑所治疗皮损的组织学特征。表140.1列出了每种电外科技术的部分常见皮肤科适应证。

电外科术应用没有绝对禁忌证，但对安装有起搏器或埋藏式心脏复律除颤器的患者进行治疗时，必须非常小心（见下文"特殊/罕见情况"）。

术前病史和考虑

进行电外科的患者，术前评估应着重于对患者或治疗小组的潜在危害。应该详询患者既往对皮肤清

表 140.1　常见电外科术的皮肤科适应证
电灼疗法／电干燥法（浅表皮肤消融）
软纤维瘤
光线性角化病
血管瘤（小）
表皮痣
止血（毛细血管出血）
雀斑
脂溢性角化病
扁平疣
电凝法（深部组织消融）
血管纤维瘤
血管瘤（大）
基底细胞癌
鲍恩病
止血（动脉出血）
多毛症（电脱毛）
嵌甲甲母质切除术
常见黑素细胞痣
皮脂腺增生
鳞状细胞癌
汗管瘤
毛细血管扩张
毛发上皮瘤
寻常疣（所有部位）
电切术（皮肤切开／切除）
项部瘢痕性痤疮
眼睑成形术
减积手术（debulking procedures）
肥大性酒渣鼻修复
除皱术切开和分离
瘢痕修复
削除良性皮损（纤维瘤、痣等）
皮瓣切开和分离
皮肤重建
恶性或良性皮损的外科切除

洁剂、麻醉药物或术后外用制剂和敷料的过敏反应史。对于安装有起搏器或埋藏式心脏复律除颤器的患者，电外科术的应用要谨慎。

当进行广泛电外科操作，尤其是电切术时，排烟装置必须随时可用，以安全吸走术中的烟流。术者和助手在这些操作中应戴口罩和护目镜，以避免暴露于烟雾携带的微生物。电外科术操作时应一直戴手套。

进行电外科术的准备工作时，皮损及其周围皮肤应以无酒精皮肤清洁剂，如氯己定或聚维酮碘消毒。电外科术有可能点燃酒精，因此，应避免使用酒精或在术前保证其彻底干燥。

行电外科术时通常采用局部麻醉，常用 1% 利多

卡因加肾上腺素。治疗面部微小毛细血管扩张是例外，这种情况下不用麻醉。局部浸润麻醉最常用于局限性、浅表的皮损麻醉，而区域麻醉和（或）神经阻滞应用于更大型的电外科术，如肥大性酒渣鼻修复。当治疗圆顶的皮损（如大的血管瘤）前进行局部麻醉时，按摩肿胀的麻醉治疗点有助于使皮损变平。这可防止治疗后凹陷性瘢痕的形成。

启动电外科装置前，术者应确定采用特定操作所需的合适电流和能量设定，确认无关电极位置合适，并选择正确的治疗电极。将无菌手套套在手柄上，应用一次性电极头。错误地认为高温可杀灭病原体，将同一个电极头用于多名患者而不消毒是不能接受的。

技术说明

电干燥法和电灼疗法

对于仅累及表皮、非常浅表的皮损，以**电干燥法**进行电外科破坏，即使造成瘢痕也是微小的。由火花间隙电外科设备产生的显著阻尼、高压电流通过治疗部位脱水造成组织损伤，其通过单端（集中的）模式传输电流（图 140.1）。如果电极和组织保持一定距离，在电极和组织之间会出现火花。这种**电灼疗法**造成表面碳化，从而造成浅表的破坏，且热能不会传递至其下方组织。

使用 Hyfrecator® 或类似设备的皮肤科医生通常使用这种波形。由于组织表面在电火花的作用下发生碳化，成滴的血液从表面碳化处渗出非常常见。这是电流不能穿透到足够深的部位封闭附近血管造成的。出于止血的考虑，外科切开时采用电凝电流是更适合的选择（见下文）。然而治疗小而浅表的表皮损害时，波形的选择应该考虑电灼疗法。例如，治疗黑色丘疹性皮病用电灼疗法非常有效。

电干燥法是破坏浅表组织的一种选择。其为治疗表皮损害，如脂溢性角化病、光线性角化病（图140.3）、软纤维瘤、扁平疣或小的表皮痣的理想方法。通过电干燥法可对轻度出血进行止血。应用该方法治疗角化病的标准操作是将电流设置为低功率，对小的损害，在皮损表面缓慢移动电极，对大的损害，则在皮损中直接插入电极。数秒后表皮和真皮分离，皮损开始起泡，在治疗部位使用刮匙或简单的纱布摩擦就可轻易地去除皮损。治疗表皮皮损，看到点状出血可终止治疗。出血可通过按压、点电凝或外用止血药物（如氯化铝）等加以控制。更严重的出血说明可能伤及真皮，

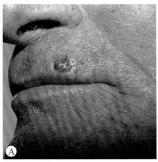
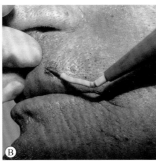
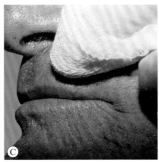
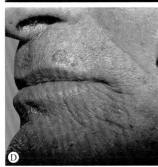

图 140.3　上唇的脂溢性角化病。A. 皮损位于表皮，电外科术治疗应使用可将最表浅组织破坏的电流。B. 局部麻醉下，使用电干燥法治疗皮损，皮损起泡时停止输送电流。C. 纱布垫可替代刮匙，有效去除浅表皮损电干燥法后的结痂组织。D. 出血极少，说明损伤没有达到真皮

之后形成瘢痕的可能性更大。非常小的浅表皮损可用电灼疗法治疗，这可把对周围组织的损伤降到最小。

电凝法

电凝法中，中度阻尼电流以双端形式输出（同时使用治疗和无关电极）。和电干燥法相比，电凝法使用的电流安培数更高，电压更低。这种电流作用更深，因此其产生组织破坏的潜能更大。

电凝法特别适合深部组织的破坏和外科止血。笔者倾向于用其治疗小的、不复杂的原发性基底细胞癌和鳞状细胞癌，以及毛发上皮瘤等累及真皮的损害。多数文献提到"刮治和电干燥法"或"电干燥法和刮治"，实际上，电凝法是较理想的电外科波形，可适用于各种组织的破坏，特别是浅表组织的破坏。

如操作得当，电外科术加刮治可治疗 90% ～ 95% 的不复杂的基底细胞癌和浅表鳞状细胞癌，是一种有效、低廉的治疗方法。彻底刮治是治疗成功的关键。先用大刮匙（4 ～ 6 mm）去除部分肿瘤，然后用小刮匙（2 mm）刮治。刮匙应该在各个方向刮过治疗部位表面，上下左右往复，并适度向下方施压。这种方式可清除各方向肿瘤的残留。

完全刮治后，电极直接接触治疗处的组织，在皮损周边和刮治过的部分缓慢移动，最终使皮损碳化。随后可用刮匙轻柔地去除碳化的组织。治疗皮肤肿瘤

时，这种操作要重复 2 次或以上，以去除所有小的肿瘤残留（图 140.4）。最后，可使用非常小（1 mm）的刮匙去除肿瘤的深部微小残留。这种操作很可能发生瘢痕，刮治和电外科术治疗后的创面可二期愈合。

电凝法也可有效治疗浅表毛细血管扩张（图 140.5）、多毛（电脱毛）和嵌甲（电外科甲母质切除）。电凝止血通过单极或双极方式实现。电外科能量可沿血管传递数毫米，所以使用最小有效暴露时间和能量设置对防止血管损伤引起的迟发性出血非常重要。我们常用单极电凝止血，电极直接接触出血的血管，电极接触夹闭数条血管的血管钳都可达到止血目的。双极电凝中（图 140.6），使用双极钳可更直接地进行点状止血。电凝法采用的电流可减少对邻近组织的损伤，但前提是术野干燥。

电切术（切割）

电切术涉及使用轻度阻尼电流的双端设备应用。低电压高安培的电流造成的侧方热能扩散和组织损伤最小，具有同时切割和止血的优势。使用完全无阻尼的管电流侧方热能扩散最小，造成组织汽化而无出血，可达到单纯切割的效果。Chiarello 建议这种电流用于大的皮肤肿瘤的减积治疗、削切后周围皮肤的塑形、皮瓣和植皮后瘢痕整形以及肥大性酒渣鼻修复。使用滤波、全整流的电流进行电切时，可通过变换为电凝电流达到点状电凝的效果。

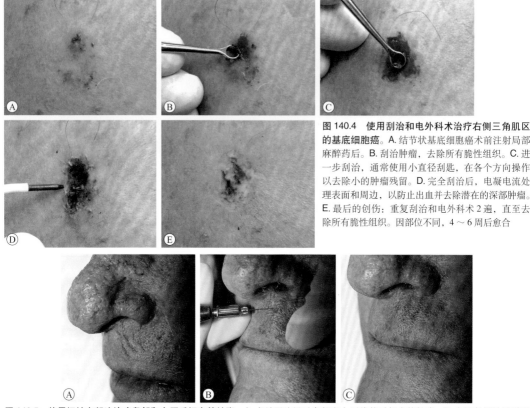

图 140.4　使用刮治和电外科术治疗右侧三角肌区的基底细胞癌。A.结节状基底细胞癌术前注射局部麻醉药后。B.刮治肿瘤，去除所有脆性组织。C.进一步刮治，通常使用小直径刮匙，在各个方向操作以去除小的肿瘤残留。D.完全刮治后，电凝电流处理表面和周边，以防止出血及去除潜在的深部肿瘤。E.最后的创伤：重复刮治和电外科术2遍，直至去除所有脆性组织。因部位不同，4～6周后愈合

图 140.5　使用细针电凝法治疗鼻部和上唇毛细血管扩张。A.术前照片显示鼻部和上唇线状毛细血管扩张。B.电极包括针栓适配器和与之相连的金属针栓30号针头。仪器设置为低能量，电极同时接触皮肤表面，沿着被治疗的血管长轴方向，间隔3～4 mm。治疗中患者稍有不适，但通常可耐受。C.同一患者治疗后即刻表现。这一技术通常操作迅速，无需麻醉

电切术可快速轻松地用于切除和切开。环形、三角形或菱形的电极可用于快速去除皮赘、乳头状瘤、皮内痣和其他外生性皮损。窄直电极最常用于皮肤切开，以轻快、连续的画笔样笔尖形式作用于组织。对于初次使用电切的医生来说，电切术和手术刀切割术的区别当下立现。能量设置合适时，电极自如地切过组织就像"热刀切黄油"。如果切割过程中出现可见的电火花，说明能量设置太高；如果电极移动困难，则说明能量设置太低。

轻度阻尼电流在切割组织的周围会产生一些焦痂。对于适合行组织学检查的样本，应该使用滤波电流，因为这种电流不会产生明显的电外科术的人工干扰。建议电切术新手在临床应用本技术前，在牛排上训练技巧并加深概念。

与手术刀切割相比，电切术的主要优势在于同时使用电切和电凝的电流时，切开时立刻就能止血。直径＞2 mm 的较大血管需要在切割完成后进行额外的点状电凝。另一个弊端是组织汽化产生的烟流，这会造成患者和操作者的不悦，并且含有潜在致病性病毒微粒（见下文）。因此，进行这些操作时，必须使用有效的排烟装置。

大而厚的皮损，如项部瘢痕性痤疮和肥大性酒渣鼻（图 140.7），需要相对无血液的切除，电切术尤为有用，手术缺点是创面需要二期愈合。与常规手术刀手术相比，电外科术切除后一期闭合不影响伤口愈合。这种形式可用于创建皮瓣和面部美容手术，如眼睑成形术和除皱术，没有并发症，效果极好。

特殊／罕见情况

起搏器和埋藏式心脏复律除颤器

安装有起搏器和埋藏式心脏复律除颤器的患者行

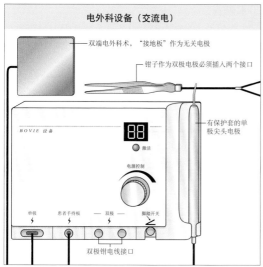

电外科设备（交流电）

- 双端电外科术，"接地板"作为无关电极
- 钳子作为双极电极必须插入两个接口
- 有保护套的单极尖头电极
- BOVIE 设备
- 88
- 激活
- 电源控制
- 单极　患者手持板　双极　脚踏开关
- 双极钳电线接口

图 140.6　带有外科电笔的电外科设备（交流电）。单极电笔可用于电干燥和电灼。当电笔和接地板一同使用时，其以双端形式用于电凝。或可和双极血管钳一同使用，提供点状电凝用于止血。双极电凝还推荐用于安装有起搏器和埋藏式心脏复律除颤器的患者

电外科术时面临一个问题：电外科治疗中使用的电流能量是否影响这些设备的功能[18]。尽管现代起搏器和埋藏式心脏复律除颤器的屏蔽技术得到改进，可保护其免受外部电磁电流的影响，但谨慎起见，仍需要采取适度的预防措施。如果在这些患者中不加选择地应用电外科术，偶尔可造成逸搏、起搏器程序重排、埋藏式心脏复律除颤器报警鸣叫、心脏停搏或心动过缓。

对安装有起搏器和埋藏式心脏复律除颤器的患者行电外科术时的常规预防措施包括：①使用持续时间少

于 5 s 的短脉冲能量；②能量设置尽可能低；③避免使用切割电流；④避免在起搏器和埋藏式心脏复律除颤器周围皮肤处使用电外科术。尽管文献推荐进行术中心电监护、术前心脏科会诊以及术后心脏科医生评估心脏装置，但大多数皮肤科医生未遵照预防措施执行。这可能与目前尚无皮肤科设备对起搏器和埋藏式心脏复律除颤器造成影响的报道有关。此外，至少一篇报道显示，皮肤外科中电外科术引起并发症的情况非常罕见[19]。

由于使用双极钳作为电极，电外科电流被控制在非常小的范围内，其潜在副作用发生的风险降低。对于病情非常不稳定或安装有埋藏式心脏复律除颤器的心脏病患者，使用电烙术而不是其他电外科术是减少风险的有效措施[20]。尽管使用这一方法比真正的电外科术可能造成更多烧伤，但没有电流也就没有电场干扰。在对 Mohs 外科术的一项调查中，安装有起搏器和埋藏式心脏复律除颤器的患者有 34% 使用了电烙术，19% 使用了双极钳。在这一群体中，只有 1 例接受电烙术的患者在治疗时产生了电干扰。然而，由于真正的电烙术并无电流，这可能是误报。

作者认为对安装有起搏器和埋藏式心脏复律除颤器的患者使用电烙术或双极钳作为电极，可降低对大多数患者进行术中心电监护、术前心脏科会诊以及术后心脏科医生评估心脏装置的必要性。

术后护理

随后使用含有凡士林或抗生素的软膏（在感染高风险部位）和（或）半封闭敷料进行标准化的术后伤口管理。对于浅表皮肤消融，如电干燥法或电灼疗

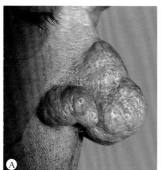
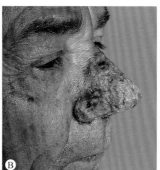
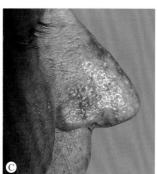

图 140.7　肥大性酒渣鼻。A. 一例中年男性的中度肥大性酒渣鼻。B. 电外科术削平增生皮脂腺后的即刻表现。因为侵蚀性治疗可导致严重瘢痕并可能由于瘢痕挛缩造成畸形，次全切除应小心进行。C. 4 周后，可看到治疗后的美容效果很好。愈合时，创面使用抗生素软膏和半封闭敷料，以保持湿润

法，每天 2 次使用凡士林或抗生素软膏（在感染高风险部位）已经足够。如果治疗部位易于被摩擦，可使用贴膏。焦痂在数天内形成并在 10 天左右脱落。较深的伤口，愈合需要 2 ~ 4 周（下肢需要更长时间），推荐先外用凡士林或抗生素软膏，之后使用贴膏。较大的伤口，如肥大性酒渣鼻修复术后，将 Telfa™ 敷贴剪成合适大小覆盖伤口，并用半透气纸胶带（如 Micropore™，3M 公司）固定。

并发症

应告知患者可能出现迟发性出血，并安慰患者在绝大多数病例中，持续直接压迫伤口 20 ~ 30 min 可控制出血。需要到急诊室进行术后止血的情况不多见。还应告知患者消融治疗可能出现以色素减退为表现的瘢痕。

其他潜在的电外科危险简要介绍如下：

着火

如果电外科术操作时有酒精、氧气或肠道气体（甲烷），可能引起着火，甚至爆炸。应仔细确认手术部位没有酒精残留，在进行电外科操作前确认含酒精的皮肤消毒剂完全干燥。注意，止血用的氯化铝溶液含有 90% 酒精（体积百分比）。氧气通常不会有危险，除非在手术室环境下。甲烷极度易燃。谨慎进行肛周操作。

电热烧伤

尽管现代发电机与地隔绝，且通常配备精密的监控系统，电流仍然能从回路电极中偏离，并在电极离开患者身体的部位造成意外烧伤。电流从回路电极中偏离，找到一条替代的通路返回发电机时，就产生了替代路径。当患者和接地物的接触点很小时，相对低能量的电流也能产生足够强的电流而造成烧伤。接地物包括操作平台的金属部分、操作台配件或者心电图电极。使用和地面极少或无接触的绝缘电外科手术设备，可减少但无法完全避免这一问题。

微生物传播

微生物传播的可能途径是电极或烟流吸入[21-22]。这两种可能性均未经深入研究得出明确结论。操作者应使用一次性或消毒的电极以减少通过电极传播微生物的危险。将一次性皮下注射金属针头改造为电极的适配器已有售。

手术烟雾

在使用激光或电手术设备进行操作时，组织的热损伤会产生烟雾。研究表明，这种烟雾含有有害气体和蒸气，如苯、氰化氢、甲醛、生物气溶胶、死的或活的细胞组分（包括血碎片）[23]，以及病毒[24]。烟雾浓度高时可造成医护人员眼睛和上呼吸道的刺激，并引起术者视觉障碍。烟雾气味不佳并有致癌可能[25]。

美国国立职业安全与卫生研究所（National Institute for Occupational Safety and Health，NIOSH）的研究表明，这些外科设备产生的空气污染可通过便携式烟雾吸排器的通风换气得到有效控制。烟雾吸排器包含一个吸引器（真空泵）、滤器、软管以及进气孔喷嘴。烟雾吸排器应有足够大功率，以减少空气中的颗粒，应按照说明书使用，以达到最佳效果。进气孔喷嘴的捕获速度通常推荐 3048 ~ 4572 cm/min（每分钟 100 ~ 150 英尺）。选择能够有效滤过污染物的合适滤器也非常重要。推荐使用高效粒子空气（HEPA）过滤器或者其替代物以捕获粒子。在去除气溶胶和水分的过程中，应有多次滤过和净化程序。烟雾吸排器中使用的不同滤器和吸收器需要规律监测和定期更换，这是一种可能的生物有害物，应予以适当的处理。

烟雾吸排器的软管和进气孔喷嘴置置于手术部位的 0.6 米（2 英尺）范围内，以有效捕获外科设备产生的气溶胶污染物。电外科操作会形成显著烟流，其间产生的气溶胶颗粒需要烟雾吸排器在术中应持续工作。治疗结束后，所有滤器的远端管子都必须作为感染源妥善处理。生产商对滤器有更换前使用总时间的规定。

电脱毛

电脱毛（electroepilation）指应用电进行永久性毛发去除[26]。虽然其出现早于激光脱毛，但美容师和电治疗师仍在以各种方式使用电脱毛。多数人将电解术（electrolysis）当作通用术语来指对毛发的电破坏，学术上是指应用直流电去除毛发。应用交流电进行毛发破坏是毛球附近的热能蓄积的结果，归于热分解术（thermolysis）。

电解术和热分解术

电解术应用直流电对毛发根部产生破坏性的化学反应。负极（阳极）插入毛囊（图 140.1），正极（阴极）是握在患者手里的潮湿棉卷。接通直流电，阳极末端的化学反应产生氢氧化钠，后者具有腐蚀性，破坏毛根。这一过程需要 30 ~ 60 s，所以真正的"直流电解术"是种乏味的操作。众所周知，电解术还可用于治疗小的毛细血管扩张（见图 140.1）。

热分解术依靠热能破坏毛发。使用高频（13.56 MHz）交流电，当电流通过组织，遇到的电阻使电流受阻，转化为热能。电流可使用手工的慢技术或快技术。慢技术使用超过 3～10 s 的较低热能，术者轻柔牵拉毛发以判断对毛囊的破坏何时完成。快技术使用机器预设时间（小于 1 s）的较高热能，可能需要数次脉冲破坏毛根。理论上来讲，快技术疼痛更轻微。

热分解术针头插入的技术和电解术相同。由于患者不在电路中，患者手持电极不是必需的。热分解术速度快，较短时间内可进行更大面积治疗。因此，热分解术取代直流电电解术，成为电脱毛的更优选择。混合电脱毛集合了电解术和热分解术的优点，在一台机器中混合了两种电流。混合电脱毛比热分解术慢，但对毛根部（尤其更粗的毛发）破坏的比例更高。

副作用

热分解术和混合电脱毛比经典的直流电电解术更疼，出现瘢痕和毛发再生的风险更高。然而，积极要求治疗的患者通常可忍受疼痛，接受每周 1 或 2 次的 30～60 min 治疗。部分患者在术前 1～2 h 使用外用局部麻醉药封包减轻疼痛。瘢痕形成的风险切实存在，且和术者有关。总体来说，瘢痕表现为点状或冰锥样凹陷性损害。有些患者可能出现小的增生性丘疹。

据报道，毛发再生发生率为 15%～50%，和技术有关。毛发再生一定程度上可能和毛发周期相关。休止期的毛发接受脱毛治疗可能出现毛根破坏。一些电解治疗专家推荐在治疗前 2 天刮除毛发，以看到生长活跃的毛发。

治疗后可出现不同程度的红斑和水肿。炎症后色素减退和色素沉着也有报道。理论上存在局部和系统

感染的风险，恰当的皮肤消毒有助于预防感染发生。部分患者易出现治疗后毛囊炎，对这些患者，在治疗前后使用抗感染的消毒剂（如氯己定）。永久性脱毛治疗中使用一次性针头是操作常规。

电离子透入疗法

手掌、足跖、腋下局限性多汗症的部分患者可用自来水或去离子水电离子透入疗法获得成功治疗。患者接触离子水溶液，直流电通过治疗部位，电流使溶液里的离子进入患者皮肤，通过在角质层阻塞汗腺导管，阻止出汗[27]。

家用的电池供电治疗仪（Drionic®）可买到，其用于治疗掌跖多汗比腋部多汗更加有效。达到止汗效果通常需要每天对每个手掌或足跖进行 30 min 20 mA 电流的治疗。尽管使用 A 型肉毒毒素注射治疗多汗症费用偏高，但可使多汗症患者获得更有效、更持久的治疗效果。

未来趋势

自从连续 CO_2 激光系统发明以来，过去 20 年人们对电外科术的兴趣和创新与日俱增。操作者认识到通过电外科术可在浅表切除、深部切除和组织切开的同时快速止血，而不需要昂贵的激光系统。例如，目前已经发明了特殊的、使用电外科术切割电流、用于去除外科瘢痕的电外科设备（Ellman® Surgitron®）[28]，能去除表皮和真皮浅部小肿物，可用于面部皮肤的换肤。最新的进展包括使用标准放射外科仪器（Surgitron® Dual RF™）用于松弛皮肤的非侵入性紧致治疗[29]。射频电流在通过真皮和皮下组织时受阻产生热能，受热后胶原纤维变性收缩，可能使组织变得紧致。

（李小红译　于建斌审校）

参考文献

1. Blankenship ML. Physical modalities. Electrosurgery, electrocautery and electrolysis. Int J Dermatol 1979;18:443–52.
2. Mitchell JP, Lumb GN. Principles of surgical diathermy and its limitations. Br J Surg 1962;50:314–20.
3. d'Arsonval A. Action physiologique des courants alternatifs. Soc Biol 1891;43:283–6.
4. d'Arsonval A. Action physiologique des courants alternatifs à grande fréquence. Arch Physiol Norm Path 1893;5:401–8.
5. Rivière AJ. Action des courants de haute fréquence et des effluves du résonateur Oudin sur certaines tumeurs malignes. J Méd Intern 1900;4:776–7.
6. Pozzi M. Remarques sur la fulguration. Bull Assoc Franc Cancer 1909;2:64–9.
7. Doyen D. Sur la destruction des tumeurs cancéreuses

accessibles par la méthode de la voltaisation bipolaire et de l'électro-coagulation thermique. Arch Elec Med Exp Clin 1909;17:791–5.
8. Clark WL. Oscillatory desiccation in the treatment of accessible malignant growths and minor surgical conditions: a new electrical effect. J Adv Therap 1911;29:169–83.
9. Wyeth GA. Endothermy, surgical adjunct in accessible malignancy and precancerous conditions. Surg Gynec Obstet. 1923;36:711–14.
10. Wyeth GA. The endotherm. Am J Electrotherapeut Radiol 1924;42:186–7.
11. Cushing H. Electro-surgery as an aid to the removal of intracranial tumors, with a preliminary note on a new surgical-current generator by WT Bovie, PhD. Surg Gynec Obstet 1928;47:751–2.

12. Goldwyn RM. Bovie: the man and the machine. Ann Plast Surg 1979;2:135–53.
13. Taheri A, Mansoori P, Sandoval LF, et al. Electrosurgery: part I. Basics and principles. J Am Acad Dermatol 2014;70:591.e1–14.
14. Taheri A, Mansoori P, Sandoval LF, et al. Electrosurgery: part II. Technology, applications, and safety of electrosurgical devices. J Am Acad Dermatol 2014;70:607.e1–12.
15. Pollack SV. Electrosurgery of the Skin. New York: Churchill Livingstone; 1991.
16. Sebben JE. Cutaneous Electrosurgery. Chicago: Year Book Medical Publishers; 1989.
17. Chiarello S. Controlled vaporization of tumor tissue utilizing radio frequency cutting current through a blunt hockey stick scalpel or radio frequency knife.

Dermatol Surg 1998;24:158–60.

18. Riordan AT, Gamache C, Fosko SW. Electrosurgery and cardiac devices. J Am Acad Dermatol 1997;37:250–5.

19. El-Gamal HM, Dufresne RG Jr, Saddler K. Electrosurgery, pacemakers and ICDs: a survey of precautions and complications experienced by cutaneous surgeons. Dermatol Surg 2001;27:385–90.

20. Wilson JH, Lattner S, Jacob R, Stewart R. Electrocautery does not interfere with the function of the automatic implantable cardioverter defibrillator. Ann Thorac Surg 1991;51:225–6.

21. Sherertz EF, Davis GL, Rice RW, et al. Transfer of hepatitis B virus by contaminated reusable needle electrodes after electrodesiccation in simulated use. J Am Acad Dermatol 1986;15:1242–6.

22. Bennett RG. Kraffert CA. Bacterial transference during electrodesiccation and electrocoagulation. Arch Dermatol 1990;126:751–5.

23. Berberian BJ, Burnett JW. The potential role of common dermatologic practice techniques in transmitting disease. J Am Acad Dermatol 1986;15:1057–8.

24. Sawchuck WS, Weber PJ, Lowy DR, et al. Infectious papillomavirus in the vapor of warts treated with carbon dioxide laser or electrocoagulation: detection and protection. J Am Acad Dermatol 1989;21:41–9.

25. Tomita Y, Mihashi S, Nagata K, et al. Mutagenicity of smoke condensates induced by CO_2-laser irradiation and electrocauterization. Mutat Res 1981;89:145–9.

26. Pollack SV, Grekin RC. Electrosurgery and

electroepilation. In: Roenigk RK, Roenigk HH, editors. Dermatologic Surgery: Principles and Practice. 2nd ed. New York: Marcel Dekker; 1996. p. 219–31.

27. Sato K, Timm DE, Sato F, et al. Generation and transit pathway of H^+ is critical for inhibition of palmar sweating by iontophoresis in water. J Appl Physiol 1993;75:2258–64.

28. Grekin RC, Tope WD, Yarborough JM Jr, et al. Electrosurgical facial resurfacing: a prospective multicenter study of efficacy and safety. Arch Dermatol 2000;136:1309–16.

29. Rusciani A, Curinga G, Menichini G, et al. Nonsurgical tightening of skin laxity: a new radiofrequency approach. J Drugs Dermatol 2007;6:381–6.

第 **141** 章　　**伤口愈合的生物学**

Sabine A. Eming

要点

- 伤口愈合是一个复杂的动态生物学过程，包括三个连续的阶段——炎症期、增生期和重塑期。
- 伤口的有效愈合需要同步发生细胞-细胞、细胞-基质及细胞-基质-细胞因子相互作用。
- 细胞外基质蛋白是多功能分子，直接结合细胞表面受体（例如整合素）并影响生长因子对细胞的作用（例如 TGF-β）。
- 在儿和成人中，皮肤创伤愈合有一个代表性表现，即导致纤维化（瘢痕）的修复过程，而受损的胎儿组织可完全愈合而没有纤维化，该过程更符合组织再生。
- 许多疾病（如静脉高压、动脉粥样硬化、糖尿病）和局部因素（如压力、感染）与慢性伤口不愈合有关。

引言

　　损伤后皮肤完整性和稳态的恢复是确保其生存的基本生理过程。创伤愈合的首要目标是尽可能快地重建具有功能的皮肤屏障。在理想情况下，创伤愈合反应是皮肤组织及其附属器结构的完全再生，同时原有的皮肤功能和形态也完全恢复。不幸的是，上述情况通常并不是伤口修复的最终结果，新形成的皮肤组织的质量实际差异相当大。

再生与修复

　　在儿童和成人中，典型的伤口愈合反应会导致纤维化，即瘢痕形成。此外，皮肤附属器（例如毛囊、汗液和皮脂腺）以及真皮细胞外基质（extracellular matrix，ECM）的成分可能无法再生，导致正常皮肤功能丧失、正常皮肤形态受损。由于恢复结果最终并不理想，对这种类型的创伤愈合，我们倾向于称之为修复。相反，在胚胎发育过程中，受损的胎儿皮肤可完全愈合而不发生纤维化，该过程更类似于再生[1]。

　　决定组织发生再生还是修复的潜在机制目前仍是个谜。一些多细胞生物（如两栖动物、鱼类）在成年后仍可保持组织再生能力，希望能够借助对这些生物以及对胎儿创伤后皮肤再生的实验研究有所发现。在未来，相关研究成果可能帮助我们发现将损伤修复转化为再生的方法，进而提供新的治疗方法，使创伤愈合的瘢痕最小化。

免疫应答对伤口愈合的影响

　　免疫系统（包括先天免疫应答和适应性免疫应答）在创伤愈合中发挥关键作用。通过影响多个修复机制（例如血管生成、结缔组织沉积、上皮形成），炎症对修复的所有阶段及最终瘢痕形成的程度都有影响（图 141.1）。在许多实验模型中，炎症性免疫应答的强度与再生能力之间似乎存在负相关，其中不适当的免疫反应导致组织损伤和组织修复受损。然而，这种假说最近受到其他一些生物模型研究的挑战，后者研究中发现炎症信号对于促进及时修复以及诱导再生所涉及的基本过程都至关重要[2]。值得注意的是，这些新颖的发现来自于针对组织再生领域（非免疫学）成熟模型进行的研究。

组织修复和再生机制进化保守

两栖动物

　　在所有的脊椎动物中，两栖动物和鱼类是特殊的，它们在成年期间还具有解剖学完整且功能齐全的组织器官再生能力[3-4]。尤其是有尾目两栖动物（蝾螈和蜥蜴），可再生出一系列器官和组织。细胞和分子研究主要集中在截肢后肢体再生，但最近成年蝾螈相关研究表明，组织损伤后巨噬细胞的即刻介入（再生胚芽形成之前）是再生必不可少的组成部分[5]。

斑马鱼

　　对于再生的研究来说，斑马鱼也是一种有价值的传统模型。成年斑马鱼的再生能力不仅体现在尾鳍截断后，而且在皮肤损伤后这种再生能力都同样保持[6]。有趣的是，在鳍和皮肤再生中都有髓样炎症细胞浸润，这表明原则上，再生能在炎症信号存在时发生。因此，通过对斑马鱼皮肤伤口愈合的研究，我们有可能区分有益和有害的炎症介质以及其如何影响瘢痕形成。

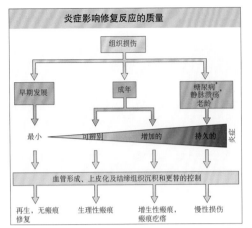

图 141.1　炎症影响修复反应的质量。 损伤部位局部免疫应答的调节可影响修复机制和组织修复的质量。*慢性非愈合性溃疡的潜在病因是多因素的，包括血管疾病或持续压力和感染导致的低氧状态以及持续的炎症（见第 105 章）

哺乳动物

炎症对再生和修复的影响在哺乳动物中也有研究，研究对象主要是小鼠，但也包括人类。除了转基因小鼠模型之外，可诱导产生和特定时间内消长特定免疫细胞的改良小鼠模型都可揭示某个特定免疫细胞系在皮肤修复中的特异和关键功能。例如，实验提供的证据表明，巨噬细胞除了在清除细胞碎屑和微生物方面起主要作用外，在修复的不同阶段也发挥着不同功能。特别是，损伤后立即趋化的巨噬细胞对于诱导血管萌芽和血管生成是必不可少的[8]。此外，当伤口开始收缩时，成纤维细胞内的黏着斑激酶/细胞外信号（focal adhesion kinase/extracellular signal）调节激酶（FAK-ERK）激活，导致趋化因子配体 2（CCL2）的释放，CCL2 是驱动单核细胞/巨噬细胞募集的主要趋化因子之一[9]。因此猜想，巨噬细胞和成纤维细胞之间具有密切的相互作用。

在免疫系统功能正常的情况下，啮齿动物和人类等高等脊椎动物可在截肢后发生指尖再生[10-11]。以前人们认为胚芽导致了小鼠远端指趾再生，胚芽是一种未分化的多能细胞群，推测其来源于去分化的成熟细胞。然而，最近对单个细胞的遗传命运作图（genetic fate mapping）和克隆性分析表明，大范围的特定谱系组织干细胞/祖细胞都有助于小鼠远端指趾的恢复，而不是仅仅局限于多能胚细胞[12]。人类中，对儿童（而不是成年人）保守处理截肢损伤后，可恢复指趾轮廓、指纹以及手指的正常感觉和功能，且仅留下微小

的瘢痕[13]。虽然这种现象背后的分子机制尚不清楚，但是在有迹可循的非人体模型中更容易研究这种保守的修复机制，从而有望推断人体的情况。

临床启示

慢性非愈合性溃疡的潜在病因很多（见第 105 章），其中包括由血管疾病导致的低氧状态、持续受压、感染和顽固的炎症[14]。后者如何妨碍愈合反应目前仍不清楚，但是增加的蛋白酶活性［例如金属蛋白酶（基质金属蛋白酶）、丝氨酸蛋白酶］和活性氧的产生被认为起主要作用。揭示人类慢性创伤的潜在分子病理生理机制有助于更加清晰地了解再生和修复的机制。

创伤深度对伤口愈合的影响

皮肤伤口常根据深度进行分类（图 141.2）。仅累及表皮（或部分表皮）的缺损称为糜烂。当伤口延伸到真皮时，则称为溃疡。在非全厚伤口中，表皮和一部分真皮缺失，溃疡延伸到真皮中部，但皮肤附属器结构仍然存在。与之对应，全厚伤口包括整个真皮，并延伸到皮下脂肪，其导致作为角质形成细胞来源的皮肤附属器结构丧失，进而干扰再上皮化。

皮肤损伤的深度显著影响皮肤修复或再生的能力。糜烂愈合时，整个表皮再生，没有瘢痕形成（见图 141.2）。溃疡的愈合则是通过修复过程并与瘢痕形成

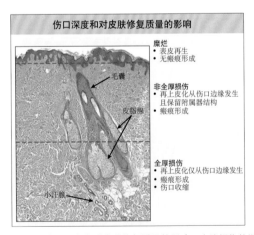

图 141.2　伤口深度和对皮肤修复质量的影响。 皮肤损伤的深度决定了皮肤接下来是进行修复还是再生。红色虚线表示皮肤损伤的深度分层：局限于表皮的损伤具有再生能力，而真皮损伤则造成瘢痕的形成。如果皮肤附属器结构还存在，其将有助于再上皮化，并且伤口闭合更快。如果这些结构丢失，上皮细胞只能从伤口边缘迁移，而表皮的完全恢复将需要更长的时间

相关。在非全厚伤口中，尚存的皮肤附属器结构作为上皮细胞的来源，在表皮再生中发挥重要作用。皮肤附属器来源的上皮细胞以及伤口边缘来源的上皮细胞从创伤表面迁移并最终覆盖。相比之下，由于皮肤附属器结构在全厚伤口中丧失（见上文），再上皮化只能从溃疡边缘开始。

全厚伤口的愈合在一定程度上会出现收缩。而非全厚伤口也会出现程度很低的收缩，收缩差异的原因尚不清楚。收缩机制可能是机械因素或生物因素，例如成纤维细胞分化成为肌成纤维细胞。最近对小鼠的研究提示，不同干细胞来源的成纤维细胞可能决定了伤口修复的结果。例如，浅层成纤维细胞对毛发发育至关重要，深层成纤维细胞对形成真皮下层发挥作用，还会提供伤口早期局部的成纤维细胞，后者会转化为肌成纤维细胞[15]。

在伤口收缩过程中，伤口面积缩小是通过原有组织向心性移动完成的，而没有新组织形成。伤口的收缩可能不幸导致毁容性挛缩。然而伤口收缩是沿可预知的方向（与"皮肤张力线"相关）进行的，如果可能，外科切口应尽量选择与皮肤张力线一致的方向，以控制挛缩。此外，有观点认为，可利用全厚皮片移植来预防伤口收缩和随后的挛缩（见第 148 章）。

一期愈合和二期愈合

面对一个急性伤口，如外科手术切除所造成的伤口，允许其自行愈合，这被称为二期愈合（见第 146 章）。一期愈合是指让伤口边缘直接对合，方法包括边-边闭合、皮瓣成形和皮片移植。无论一期还是二期伤口愈合，都需要经过伤口愈合的三个阶段。

二期愈合中，完全再上皮化所需的时间依赖于一些因素。这些因素包括伤口深度、解剖位置（例如面部伤口愈合比肢端伤口更快）、继发感染、血供和伤口的几何形状（面积一定时，直径越小的伤口愈合得越快）。对于较小的伤口，特别是那些非全厚伤口，一期和二期愈合产生的美容效果是相似的。一旦伤口的直径超过 8 mm，一期愈合会带来更好的美容效果。三期愈合指的是伤口初始尝试一期愈合，但是发生开裂，最后通过二期愈合过程完成闭合。

决定伤口是一期愈合还是二期愈合依赖于多种因素，包括患者自身的健康情况，患者对于美容结果的关注程度，伤口的位置、深度和大小以及伤口所处表面是凸起还是凹陷的状态。此外，患者的合并症（如动脉粥样硬化、静脉高压和糖尿病）、感染的风险（可能在开放性伤口中增加）以及患者的选择倾向也影响

伤口愈合方法的选择。

皮肤修复——细胞和分子机制

在大多数哺乳动物的器官系统中，修复反应涉及多种类型细胞复杂且动态的相互作用，其中包括存在于组织中的细胞（例如角质形成细胞、内皮细胞、成纤维细胞）和被募集到组织损伤部位的血液细胞。伤口修复分为三个连续阶段——炎症期、增生期和重塑期（成熟期）[16]。该部分将讨论其相关的细胞和分子机制。

伤口愈合的三个阶段

第一个阶段是炎症期。组织损伤导致血液成分渗漏到伤口部位并释放血管活性因子（表 141.1），导致凝血级联反应的激活。凝固的血液提供了细胞黏附和细胞迁移的基质。处在血凝块中的血小板不仅在凝血中起重要作用，还是生长因子（例如 PDGF）和促进炎症细胞因子的丰富来源，后者介导炎症细胞和成纤维细胞聚集到伤口部位（图 141.3）。在较早的修复炎症期，其特征是局部激活先天性免疫功能和化学吸引，两者都导致早期多形核白细胞（PMN，中性粒细胞）的聚集，继是血液单核细胞的浸入，这些单核细胞会分化成组织巨噬细胞[7-8, 17]。

虽然炎症反应的功能之一是对抗入侵的微生物，但另一个同样重要的功能是释放细胞因子和生长因子[例如 IL-1、IL-6、血管内皮生长因子（VEGF）、肿瘤坏死因子（TNF）、TGF-β，表 141.2]，这对启动皮肤修复的第二阶段增生期至关重要（见图 141.3）。在组

表 141.1	在伤口愈合中发挥作用的炎症化学介质
化学介质	**作用**
组胺	增加血管通透性
5- 羟色胺	刺激成纤维细胞增殖
	交联胶原分子
激肽类	增加血管通透性
前列腺素	增加血管通透性
	致敏疼痛受体
	增加 GAGs 的合成
补体	增加血管通透性
	增强吞噬功能
	增强溶菌作用
	激活肥大细胞与嗜碱性粒细胞
GAGs，糖胺聚糖	

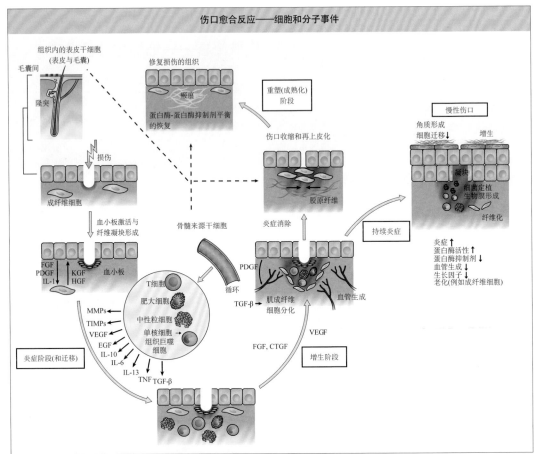

图141.3 伤口愈合反应——细胞和分子事件。血液成分和血管活性因子在伤口部位的渗漏有助于止血。纤维蛋白凝块是由血小板以及促进细胞浸润和趋化的ECM分子（例如纤连蛋白、玻连蛋白）组成。白细胞不同亚群的流入是修复炎症期的特征。这些细胞释放血管生成生长因子和促炎细胞因子，然后诱导额外的炎症细胞、成纤维细胞和内皮细胞进入伤口部位。在形成肉芽组织的增生期，激活的巨噬细胞、内皮细胞和成纤维细胞形成了有效的血管生长所必需的功能单元。在重塑期，肉芽组织和临时伤口基质转变为瘢痕组织，其特点是炎症减少和血管结构消退。最后，皮肤原本的干细胞（例如表皮干细胞）以及循环干细胞都参与了修复反应。如果炎症反应持续存在，干扰愈合反应，就可能导致慢性皮肤溃疡。慢性溃疡的微环境有多种不利因素，包括蛋白酶活性增加、促炎因子、衰老细胞、纤维化和细胞迁移受损。CTGF，结缔组织生长因子；EGF，表皮生长因子；FGF，成纤维细胞生长因子；HGF，肝细胞生长因子；IL，白细胞介素；KGF，角质形成细胞生长因子；MMP，基质金属蛋白酶；PDGF，血小板源性生长因子；TGF，转化生长因子；TIMP，金属蛋白酶组织抑制剂；TNF，肿瘤坏死因子；VEGF，血管内皮生长因子（Adapted from Wynn TA. Common and unique mechanisms regulate fibrosis in various fibroproliferative diseases. J Clin Invest. 2007；117：524-9.）

织形成的这一阶段，新形成的肉芽组织［主要由浸入的巨噬细胞和成纤维细胞以及内皮细胞（作为血管前体）组成］覆盖并填充创面。纤维蛋白（fibrin）、纤连蛋白（fibronectin）、玻连蛋白（vitronectin）、Ⅲ型胶原蛋白和生腱蛋白（tenascin）是临时的创面ECM的组成部分，可促进细胞黏附、迁移和增殖。在伤口边缘，表皮-间充质相互作用刺激角质形成细胞增殖和迁移，最终完成再上皮化[18]。

在上皮化完成后，细胞增殖和新血管生成停止，瘢痕组织形成，伤口进入第三阶段——重塑期，这一阶段会持续几个月。这一最后阶段的特点是在瘢痕基质新成分合成和蛋白酶消化基质之间取得平衡。这种平衡决定了最终是正常还是异常瘢痕形成（例如萎缩性瘢痕、增生性瘢痕、瘢痕疙瘩）。在此阶段，肉芽组织消退及其转变为瘢痕组织的机制在很大程度上尚不清楚。此阶段典型表现是血管结构消退，成纤维细胞

表 141.2　参与伤口愈合的生长因子

生长因子	缩写	来源	功能
血小板源性生长因子	PDGF	血小板，角质形成细胞，成纤维细胞，内皮细胞，血管周围细胞	成纤维细胞增殖，趋化和胶原代谢；血管生成
转化生长因子 - β	TGF-β	血小板，角质形成细胞，成纤维细胞，内皮细胞，巨噬细胞	成纤维细胞增殖，趋化和胶原代谢；血管生成；免疫调节
转化生长因子 - α	TGF-α	血小板，角质形成细胞	角质形成细胞增殖和趋化
表皮生长因子	EGF	血小板	角质形成细胞增殖和趋化
白细胞介素	IL-1，IL-10	白细胞，角质形成细胞	成纤维细胞增殖，促炎症反应（IL-1），抗炎反应（IL-10）
肿瘤坏死因子	TNF	白细胞，角质形成细胞	促进炎症反应
结缔组织牛长因子	CTGF	成纤维细胞，内皮细胞	成纤维细胞增殖，趋化和胶原代谢
成纤维细胞生长因子	FGF	角质形成细胞，巨噬细胞	成纤维细胞和上皮细胞增殖；基质沉积，伤口收缩；血管生成
角质形成细胞生长因子	KGF	成纤维细胞	角质形成细胞增殖
胰岛素样生长因子1	IGF-1	成纤维细胞	角质形成细胞增殖和分化
肝细胞生长因子	HGF	成纤维细胞，巨噬细胞	角质形成细胞增殖
血管内皮生长因子	VEGF	血小板，角质形成细胞，巨噬细胞，中性粒细胞	血管生成，血管通透性；巨噬细胞趋化性

胞转变为肌成纤维细胞，以永久性胶原基质取代临时细胞外基质，最终炎症反应消退。然而，如果炎症反应持续存在，可能会干扰愈合反应，导致慢性皮肤溃疡（见图141.3）。炎症反应直接消除的机制尚不完全明确，但最有可能参与其中的是抗炎介质的大量产生、促炎因子的活性抑制、微血管通透性的正常化、炎性细胞凋亡的诱导和上皮形成。

细胞成分

角质形成细胞

在损伤后数小时内，伤口边缘的角质形成细胞即被激活并发生明显的表型和功能改变，这是创面再上皮化所需的基本改变（图141.4）。为了启动迁移，角质形成细胞需要显著改变其细胞连接和黏附分子，包括半桥粒分离和用新的整合素取代其胶原结合受体，以使角质形成细胞黏附到新形成的临时创面基质上。此外，这些角质形成细胞开始增殖，同时减少已分化的复层上皮表达的蛋白，特别是特异性角蛋白的产生（见第56章）。在伤口愈合过程中，活化角质形成细胞的一个经典标志物是与增殖相关的角蛋白——角蛋白6（K6）和角蛋白16（K16）的表达。

有人提出，与细胞活化相关的细胞骨架变化（包括特殊角蛋白丝的表达）提供了可塑性和灵活性，重要的是其同时保持趋化时细胞内支架的可恢复性[19]。

在伤口愈合期间，许多生长因子可活化，例如角质形成细胞生长因子（KGF）和肝细胞生长因子（HGF），其为上述过程的潜在调节因子。这些生长因子既可通过激活的角质形成细胞（并且在自分泌环路中起作用）合成，也可由真皮中细胞（特别是成纤维细胞）来合成，然后以旁分泌方式发挥作用[20]。

由于复层上皮由各个分化阶段的角质形成细胞组成，了解到底哪些角质形成细胞被激活进而促进皮肤再生很重要。利用能够明确区分角质形成细胞亚群的转基因小鼠进行实验，结果显示，毛囊间表皮干细胞、瞬时扩增细胞和早期分化细胞具有完全分化为表皮的能力[21]。数据结果提示，主要是皮肤干细胞和瞬时扩增细胞促进伤口愈合，当角质形成细胞不可逆地迅速分化时，对激活信号的反应大大降低。一旦角质形成细胞将聚丝蛋白原转化为聚丝蛋白，就会发生标志进入晚期终末分化的变化，这似乎在分化中的不同角质形成细胞亚群中划了一条"再生能力线"，以此区分是否具有再生能力（见图141.4）[22]。

最新的研究干细胞在损伤后新表皮形成中的作用的小鼠实验结果显示，在表皮和皮肤附属器的不同位置存在着多种干细胞亚群。在正常稳态条件下，位于不同部位的干细胞维持着与特定部位相对应的谱系特征，即毛囊干细胞（HFSCs）维持着毛发生长，皮脂腺干细胞产生分化皮脂腺细胞，而毛囊间表皮（IFE）

图 141.4 **伤口面的再上皮化**。A.伤口再上皮化的临床表现，白色箭头示上皮伤口的边缘。B.伤口边缘的显微镜照片显示角质形成细胞在伤口面的迁移，该过程部分由成纤维细胞合成的生长因子调节，如角质形成细胞生长因子（KGF）和肝细胞生长因子（HGF）。白色箭头表示上皮本体的尖端，黑色虚线表示活化和移行的上皮，黑色实线表示完整的上皮。C.存在于伤口边缘的上皮细胞有明显的形态学和功能改变。其丧失了与邻近细胞和底层 ECM 的接触，而后增生并向伤口中心迁移。红色箭头标定出不可逆转的最终分化细胞

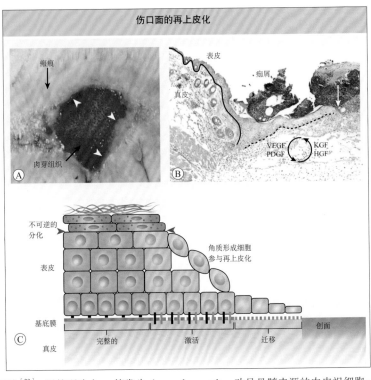

内的干细胞可产生表皮的最外层屏障[23]。尽管理论上讲，所有干细胞亚群的细胞都能够参与皮肤损伤后的上皮化，但是其具体贡献各有不同[24]。目前的观点是，来自毛囊间表皮的干细胞以及位于隆突下部区域（毛囊中被定义为竖毛肌附着部位）和隆突上方（峡部）的细胞在再上皮化过程中起持久作用，而位于隆突区域的细胞则起着次要作用[25]。该结论被更早期的基因突变小鼠研究结果所支持，那些基因突变小鼠尽管没有毛囊，但表皮伤口修复仍可进行。不仅如此，在毛发生长期阶段可观察到表皮伤口加速愈合。总之，上述这些发现有助于解释损伤的深度如何影响伤口修复和再上皮化的能力。

血管内皮细胞

血管生成是正常伤口愈合的重要组成部分，已形成血管的内皮细胞通过激活和增生，表达 $\alpha_v\beta_3$ 整合素，在血管生成过程中做出了重要贡献（图 141.5）[26]。新生的血管确保营养物质的输送，以满足伤口组织增加的新陈代谢需求，并且有助于改善缺氧和酸中毒环境。伤口内新生血管形成具有以下几个特征：首先，有越来越多的证据表明，这一过程是通过血管生成（angiogenesis，从现有血管中萌发毛细血管）和血

管发生（vasculogenesis，动员骨髓来源的内皮祖细胞；见第 102 章）来实现。其次，这一过程非常复杂，需要内皮细胞、可溶性血管生成生长因子和 ECM 分子之间动态的、时间和空间调控的相互作用。第三，伤口血管生成过程至少一部分是由先天免疫应答的激活来诱导的。在损伤之后，不同类型的白细胞亚群，特别是巨噬细胞，立即被吸引到伤口部位，在那里释放多种促血管生成介质（例如 VEGF-A、IL-6、IL-8、TNF），从而触发并维持血管生成反应[8]。重要的是，如 VEGF-A 所示，特定细胞因子的作用时间、细胞来源和浓度决定了其是否激活、终止或抑制血管生成。在接受抗 VEGF-A 药物（例如贝伐珠单抗）的患者中观察到的延迟愈合反应突出了 VEGF-A 在组织修复期间的血管生成中起到的关键作用[27]。

特别是基因工程小鼠提供了大量证据，表明伤口血管生成需要内皮细胞、促血管生成生长因子和抗血管生成生长因子以及 ECM 环境之间的动态相互作用[26]。例如，基底膜蛋白为内皮细胞的组织和定位提供了必要的信息，后者锚定在这种对血管正常功能至关重要的致密的聚合物片上。基底膜的基本性质已得到证明，其主要成分的去除会导致血管渗漏。这

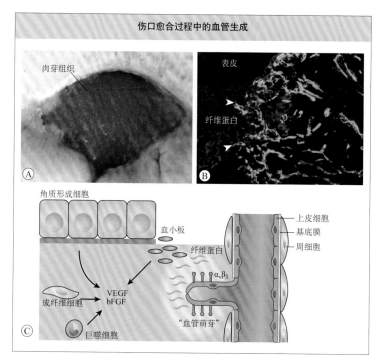

图 141.5 伤口愈合过程中的血管生成。
A. 伤口边缘高度血管化的临床表现。
B. 免疫组织化学染色显示内皮细胞浸润［（CD31$^+$（绿色）] 到纤维蛋白基质（红色）；白色箭头指示萌芽的毛细血管。C. 毛细血管细小的分支侵入富含纤维蛋白／纤连蛋白的临时伤口基质，并在几天内形成贯穿肉芽组织的微血管网络。该过程受内皮细胞、生长因子（例如 VEGF、bFGF）和 ECM 之间的动态相互作用调节。特别是 $\alpha_v\beta_3$ 整合素，可能是内皮细胞附着和伤口血管生成所必需的。bFGF，碱性成纤维细胞生长因子；VEGF，血管内皮生长因子

种聚合物结构的主要成分包括层黏连蛋白、巢蛋白（nidogens）、Ⅲ 型和 Ⅳ 型胶原，以及硫酸肝素蛋白多糖（heparin sulfate proteoglycans）［例如串珠蛋白聚糖（perlecan）］。这些成分的重要作用反映在遗传性疾病，如 Ehlers-Danlos 综合征患者的血管中，减少的或异常的 Ⅲ 型胶原纤维与血管脆弱性明显相关。

在新生血管形成过程中，新的血管从现有血管中萌发，并沿着主要由 VEGF 决定的生长因子梯度生长。周围 ECM 降解的发生也必须通过基质金属蛋白酶（见下文）以及丝氨酸和半胱氨酸蛋白酶[28]。ECM（通常通过整合素）和生长因子的浓度都能提供信号，从而在新血管的形成和防止畸变的血管生成之间取得平衡。

人们越来越认识到，内皮细胞和血管壁细胞（周细胞）之间的相互作用对血管形成、稳定、重塑和功能起到调节作用。例如，已经证实血管周细胞在大的、血管化良好的肿瘤中发挥作用，只对内皮细胞（而不是周细胞）进行药理性抗血管生成的靶向治疗往往是无效的。在几十年前，人们就已经预测到了周细胞在皮肤伤口愈合中的作用，但到目前为止，其在功能上的确切相关性在很大程度上仍然是未知的。

白细胞和血小板

正常伤口愈合中的炎症反应表现为各种不同白细

胞亚群的空间和时间变化模式。这些事件发生的明确的时间顺序对于最佳修复显得至关重要。

多形核白细胞和血小板

受伤后，渗出的血液成分立即形成止血血凝块（图 141.6）。然后血小板在血凝块内聚集，并释放多种的因子，这些因子放大聚集反应，触发凝血级联反应，或对参与炎症阶段的细胞起化学趋化的作用。在损伤后几小时内，多形核白细胞（PMNs，中性粒细胞）穿过毛细血管的内皮细胞壁。中性粒细胞被激活后，可产生和释放包括 IL-8 和 TNF 在内的促炎细胞因子，此外，白细胞还产生生长相关癌基因 α（GRO-α）和单核细胞趋化蛋白 -1（MCP-1）[29-30]。这导致了不同种类的黏附分子（选择素、ICAM、VCAM）的表达，而这些分子对于白细胞黏附和渗透至关重要（见图 141.6 和第 102 章）[31]。中性粒细胞可通过 IL-8 和 GRO-α 进一步扩增其自身的募集。

被募集的中性粒细胞在控制感染因子和清除被破坏组织方面起主要作用。为了完成这项任务，其释放大量高活性抗菌物质［活性氧（ROS）、阳离子肽、二十碳六烯酸类］和蛋白酶［弹性蛋白酶、组织蛋白酶 G、蛋白酶 3（PR-3）、尿激酶型纤溶酶原激活物（uPA）］。然而，这些因素的失控释放可能会导致宿主

图 141.6 伤口愈合过程中的炎症反应。
在正常的伤口愈合过程中，炎症反应的特征在于白细胞亚群的空间和时间变化模式。具有明确的时间顺序和相互作用是最佳修复的关键。在受伤后几个小时内，中性粒细胞就会通过毛细血管内皮细胞壁迁移；被募集的中性粒细胞开始清除坏死组织，并通过释放一些抗菌分子、蛋白酶和细胞因子攻击感染因子。在出现中性粒细胞不久后，单核细胞从血管移行到真皮中，在伤口环境中被激活，然后转化为组织巨噬细胞。巨噬细胞除了作为抗原提呈细胞和吞噬细胞外，还在伤口愈合中发挥着不可或缺的作用，因为其能释放出许多生长因子。其形态和功能异质性反映了其他细胞释放的因子，例如存在于伤口环境中的T细胞或肥大细胞。FGF，成纤维细胞生长因子；HGF，肝细胞生长因子；ICAM，细胞间黏附分子；IFN，干扰素；IGF，胰岛素样生长因子；IL，白细胞介素；IL-1Ra，白细胞介素-1受体拮抗剂；LFA-1，淋巴细胞功能相关抗原1；LPS，脂多糖；M1，经典激活的巨噬细胞；M2，交替激活的巨噬细胞；MMPs，基质金属蛋白酶；MO，单核细胞；Mφ，巨噬细胞；MZ，肥大细胞；NO，一氧化氮；PDGF，血小板源性生长因子；ROS，活性氧；TGF，转化生长因子；TNF，肿瘤坏死因子；VCAM，血管细胞黏附分子；VEGF，血管内皮生长因子；VLA-4，迟现抗原-4

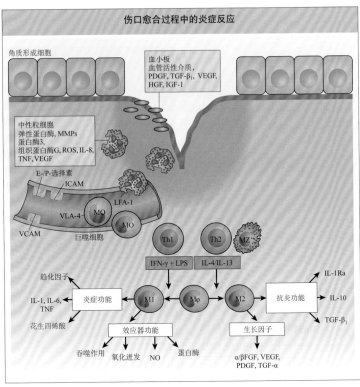

伤口愈合过程中的炎症反应

组织的严重损害[14, 31]。值得注意的是，在感染的伤口内积聚的细菌产物，如脂多糖和甲酰甲硫氨酸肽，可加速中性粒细胞的定向运动。中性粒细胞在吞噬和清创过程中具有重要作用，在PMN功能明确缺陷，例如，白细胞黏附缺陷综合征1（LAD1）[32]或PMN肌动蛋白聚合减弱[33]的患者中可观察到，因中性粒细胞运动受损，也会表现出伤口愈合受损。

血液单核细胞和组织巨噬细胞

单核细胞通过趋化因子（包括生长因子、促炎细胞因子和趋化因子）被吸引到伤口部位[29, 34]。后者包括巨噬细胞炎症蛋白1α（MIP-1α）、MCP-1、RANTES（调节活化正常T细胞表达和分泌的趋化因子）和分形趋化因子。在伤口内，这些化学趋化物的主要来源包括被困在纤维蛋白凝块中的血小板、伤口边缘处增生的角质形成细胞、成纤维细胞和包括巨噬细胞在内的各种白细胞亚群。单核细胞从血管外渗出会被激活并分化为成熟的组织巨噬细胞。

巨噬细胞在伤口愈合过程中表现出多种功能[7-8, 17]。尽管作为抗原提呈细胞的作用在这种情况下可能不太重要（例如，缺乏成熟T细胞的RAG1敲除小鼠具

有正常的伤口愈合）[35]，但其为重要的吞噬细胞。巨噬细胞也是生长因子（例如TGF-β、TNF、PDGF、bFGF和VEGF）的主要来源。这些因子对血管生成、角质形成细胞运动、免疫细胞的募集和激活以及ECM分子的合成有重要的调节作用。30多年前，人们已经建立了巨噬细胞在伤口修复中起关键作用的认识。使用抗血清对大鼠的巨噬细胞进行耗竭的实验可导致伤口愈合显著延迟[36]。最近的研究支持并扩展了这些观察结果[7-8]。例如，P和E选择素双缺陷的小鼠、缺乏β-1, 4-半乳糖基转移酶（此酶可糖基化P和E选择素）的小鼠和ICAM-1缺陷的小鼠伤口闭合都有显著延迟（见图141.6），这种延迟与巨噬细胞浸润的显著减少有关。这些研究证明了细胞黏附分子在调节血液单核细胞募集和渗透到伤口部位中的重要性。

单核细胞活化和分化成为成熟组织巨噬细胞均涉及基因表达和细胞功能的改变。这种激活由微环境中存在的介质引导，其对于巨噬细胞功能适当地适应伤口部位的特定要求至关重要[37]。巨噬细胞通过众多的细胞表面受体，包括Toll样受体、补体受体、Fc受体和细胞因子受体，来感受其微环境[38]。

目前的一个组织巨噬细胞激活模型就是基于这样的观察，即巨噬细胞可能获得不同的激活状态（见图 141.6）[37]。模型的其中一种极端激活状态是，巨噬细胞表现出促炎活性，包括产生 IL-1 和一氧化氮（NO），消灭入侵的微生物，以及促进 I 型免疫应答；这些细胞被称为 M1 或经典激活的巨噬细胞。在模型的另一极端激活状态中，存在具有非炎症表型的巨噬细胞，其产生 IL-10（但 NO 极少），对促炎症刺激具有低反应性，并参与清除碎片和组织重塑；其被称为 M2 或交替激活的巨噬细胞。后者被认为在分解炎症和促进修复方面发挥作用。

基因改造小鼠的新颖研究显示，早期和晚期的伤口各自具有特征，早期伤口含有特异性激活的炎症巨噬细胞（M1），而晚期伤口含有非炎症性巨噬细胞（M2），它们表达的基因各有不同[7]。经典的巨噬细胞激活过程如下：先是由细胞因子，尤其是干扰素 γ（IFN-γ）引发，而后 Toll 样受体介导来触发后续过程，如通过 TLR4 信号转导的脂多糖。改变巨噬细胞活化的关键介质是 IL-4 和 IL-13，它们通过共同受体链 IL-4RA 起作用。也许操纵巨噬细胞极化可作为促进伤口愈合的多种治疗手段的潜在途径之一。

T 细胞

在组织重建（成熟）期，当伤口已闭合完全并且局部感染已被克服时，适应性免疫应答细胞是人类皮肤伤口处最常见的白细胞亚型[39]，尤其是 T 细胞。然而，T 细胞缺陷小鼠（如 RAG1 基因敲除小鼠）的实验研究中未发现伤口愈合受到影响，因此，对修复过程中 T 细胞功能的最终理解还需深入研究。CD4 阳性（CD4+）T 细胞可分化为不同亚型，如 Th1 和 Th2 细胞（见第 4 章），从而分泌不同的细胞因子成分来影响伤口微环境（见图 141.6）[40]。Th1 细胞是 IFN-γ 的发源地，而 Th2 细胞是 IL-4 和 IL-13 的主要来源。如前所述，这些细胞因子在巨噬细胞激活阶段起主要作用。因此，即使其并不在伤口愈合中起强制作用，CD4+T 细胞的细胞因子也在很大程度上影响着伤口愈合的两个重要部分——巨噬细胞功能和血管生成。

肥大细胞

肥大细胞是造血细胞之一，正常情况下即存在于皮肤和黏膜层。它们既是前列腺素类和生物胺等介质的来源，同时也是促进炎症和抑制炎症的细胞因子（如 TNF、IL-8）的重要来源之一。促进炎症和抑制炎症的细胞因子强烈地影响着炎症、组织调节（tissue modulation）和血管形成。而在基因层面上耗竭肥大细胞的小鼠模型中，几乎仍能观察到整个正常伤口愈合过程，提示肥大细胞在伤口愈合中仅起到微调作用[41]。

成纤维细胞

包括皮肤真皮在内的纤维结缔组织中，含有大量 ECM，其内嵌有少量相对静止的成纤维细胞。在胚胎发育过程中，成纤维细胞建立起"静止的"张力环境，因此构建出皮肤的外形并在机械压力下保持其外形，而张力环境是通过成纤维细胞活跃地分泌和交联纤维性 ECM 蛋白（如胶原蛋白和弹力蛋白）（见第 95 章）来实现的。在组织修复过程中，创伤附近的成纤维细胞活化起来，重新构建新的 ECM 并恢复适当的基质张力。为了实现上述目标，成纤维细胞获得平滑肌细胞样特征，包括收缩应力纤维和开始表达 α-平滑肌肌动蛋白（α-SMA），从而分化为肌成纤维细胞（图 141.7）[42]。

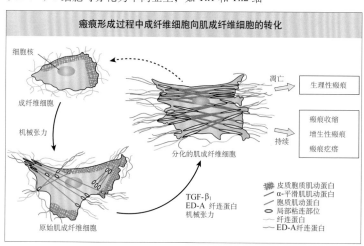

图 141.7 瘢痕形成过程中成纤维细胞向肌成纤维细胞的转化。在肉芽组织形成继而瘢痕形成的过程中，成纤维细胞经历了一系列表型和功能的改变。这一过程的效果利弊参半（好处：如释放生长因子[42a]，脂肪细胞再生[42b]；弊端：如纤维化）。在机械压力影响下，成纤维细胞分化为原始肌成纤维细胞，后者以表达纤连蛋白 ED-A 亚型为特征，ED-A 再与 TFG-β1 结合，可促进原始肌成纤维细胞向肌成纤维细胞分化。典型的肌成纤维细胞可表达 α-平滑肌肌动蛋白（α-SMA），还可产生强大的收缩张力，而瘢痕中持续存在的肌成纤维细胞可导致瘢痕收缩不良（From Tomasek JJ，Gabbiani G，Hinz B，et al. Myofibroblasts and mechano-regulation of connective tissue remodelling. Nat Rev Mol Cell Biol. 2002；3：349-63.）

成纤维细胞转变为肌成纤维细胞依赖于细胞因子和特定 ECM 蛋白的协同作用，前者关键是 TGF-β1，后者关键是细胞性纤连蛋白剪接变体 ED-A [43]。获得和保持肌成纤维细胞表型还依赖于机械张力，这种张力受到 ECM 硬度和其内细胞的收缩活动这两者的持续相互作用的调节。

随着伤口闭合，通常肌成纤维细胞会发生凋亡或反向分化为成纤维细胞。在增生性瘢痕和瘢痕疙瘩中可出现异常的肌成纤维细胞留存（见图 141.7）。明确如何感知机械信号并通过信号促使肌成纤维细胞分化有助于制定针对过度瘢痕形成（exaggerated scarring）的治疗策略 [44]。

干细胞

干细胞是指具有促克隆形成能力和自我更新能力的细胞，可分化为多个细胞系（见第 2 章）。尤其是哺乳类胚胎的胚囊时期中分离出来的胚胎干细胞，具有分化出机体内任何一种终末分化型细胞的能力。10 多年前即有报道，以往认为已经受限于组织来源类型的成年干细胞（adult stem cell）可经过重新编程，分化为各种细胞类型，并且可添补包括肌肉、肝和皮肤在内的受损组织 [45]。在皮肤创伤愈合过程中，组织内的干细胞（如表皮干细胞、毛囊干细胞、间充质干细胞）和（或）从伤口血流中募集来的干细胞均参与修复过程（见图 141.3）[23-24, 46]。

目前最好的用于研究成人干细胞的模型是造血系统的干细胞，其中特殊的或少见的造血干细胞（hematopoietic stem cell，HSC）可获得长期的自我更新能力。这些细胞位于骨髓腔内，保留着既能自我更新又能分化为全血细胞谱系的能力。除造血祖细胞外，人们还从人类和大鼠骨髓中培养出有干细胞样能力的细胞，比如间充质干细胞（MSC）和多能成人祖细胞（MAPC）[45]。

间充质干细胞（MSC）最先是从骨髓中分离出来，而后人们从不同的组织中也分离出间充质干细胞，包括脂肪、胰腺、骨骼肌、神经组织和皮肤。在适当的体外刺激下，这些细胞分化为成熟的、专一的细胞。在动物研究中，间充质干细胞从骨髓处移行到损伤部位，并进行了适当的分化，例如，进入内皮、神经或心脏组织。在受伤的小鼠皮肤中还观察到其向成纤维细胞、内皮细胞和角质形成细胞的分化 [47]。

根据在小鼠身上的研究，进入皮肤微小伤口的间充质干细胞的比例似乎很低 [42]。尽管如此，将干细胞或祖细胞递送至皮肤伤口，以促进修复或优化修复反应，具有重要的治疗意义（见下文）[48]。

生长因子及其受体

除了细胞-基质相互作用（见下文）外，修复过程的所有阶段都受到由可溶性肽生长因子、趋化因子和激素及其受体构成的复杂脉络的影响（见图 141.3、141.5 和 141.6）[49]。已经找出对伤口愈合过程有显著贡献的主要生长因子家族，例如 PDGF、FGF、VEGF 和 TGF-β（见表 141.2）。

生长因子最初是通过其在无血清的培养基中刺激静止细胞进行连续有丝分裂而被发现的。其与代谢过程中所必需的基本元素、辅酶因子和营养素形成对比，后面这些元素不足以启动细胞分裂。生长因子是由参与伤口愈合过程的各种类型的细胞合成和分泌的，这些细胞包括角质形成细胞、成纤维细胞、血管内皮细胞、血小板和炎症细胞。生长因子可作用于自身细胞（自分泌刺激）、邻近细胞（旁分泌刺激）或远处细胞（内分泌刺激）[49]。在生长因子与其各自受体结合之后，复杂的信号级联（如 β-联蛋白）产生了对伤口愈合至关重要的细胞功能，这些功能包括细胞增生和移行 [50]。

细胞外基质

虽然细胞外基质（ECM）长期以来被视为细胞排列的惰性支架，但现在其已被重新定义为一个动态、移动和灵活的个体，在调节细胞行为方面起着关键作用。转基因小鼠大大加快了人们对 ECM 在发育和再生过程中多种功能的理解 [51]。

在伤口部位，ECM 的成分随着愈合过程的发展而不断变化，并且其支持基本的、伤口特定阶段的修复机制。在炎症阶段，初始伤口基质［（主要由血液成分（如纤维蛋白和纤连蛋白组成）］为各种类型细胞（包括巨噬细胞和成纤维细胞）的移行和原位生长提供了基质（图 141.8）。在肉芽组织形成（伤口愈合的增殖阶段）期间，临时基质的组成部分主要包括玻连蛋白和生腱蛋白，促进细胞黏附、迁移和增殖（见图 141.3）。随着临时基质在随后的几周内成熟，在重塑阶段，临时基质被 I 型胶原替代，从而增加了伤口拉伸强度。

基质分子可通过与特定的细胞表面跨膜受体（整合素）相互作用来调节细胞功能，这些受体将信号转换到细胞核中（见下文）。此外，它们还可结合生长因子，例如 TGF-β，并起到储存作用。例如，在马方综合征患者中，原纤蛋白-1（fibrillin-1）合成的减少导致细胞外富含原纤蛋白的微纤维水平降低，这些微纤维通常充当 TGF-β 的储存库（见图 95.7）。因此，当

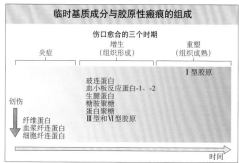

图 141.8 临时基质成分与胶原性瘢痕的组成。最初沉积在伤口空隙和周围组织内的 ECM 是纤维蛋白凝块。白细胞、成纤维细胞和内皮细胞侵入纤维蛋白凝块，然后溶解。这些细胞开始沉积于 ECM 成分构成的网络中，参与网络形成的蛋白质有纤连蛋白、玻连蛋白、生腱蛋白和Ⅲ型胶原。在完成再上皮化后，成纤维细胞开始在由Ⅰ型胶原组成的稳定基质上沉积。因此，伤口从最初血浆衍生的临时基质发展到原位细胞衍生的临时基质，最后发展到物理性质稳定的胶原基质。糖胺聚糖包括透明质酸、硫酸软骨素（chondroitin-4-sulfate）、硫酸皮肤素（dermatan sulfate）等，蛋白聚糖包括饰胶蛋白聚糖（decorin）、双糖链蛋白聚糖（biglycan）、多能蛋白聚糖（versican）、黏结蛋白聚糖（syndecan）等（见第 95 章）

影响 ECM 组成的基因出现突变时，会产生并反映出干扰 TGF-β 信号转导的蛋白表型[52]。

整合素

整合素是一类细胞表面跨膜受体，可识别 ECM 蛋白并与 ECM 蛋白结合。其为 α 亚基和 β 亚基组成的异二聚体。18 个 α 亚基和 8 个 β 亚基可组成 24 种不同的异二聚体组合，表达模式具有重叠的底物特异性和细胞类型特异性[53]。例如，含有 β₁ 或 β₃ 链的整合素是 ECM 受体，而那些含有 β₂ 链的整合素是白细胞细胞-细胞受体。特定细胞所表达的整合素的组成决定了细胞可与哪些 ECM 成分结合。例如，整合素 α₉β₁ 与生腱蛋白结合，而整合素 αᵥβ₆ 与纤连蛋白结合（图 141.9）。

在整合素与其配体结合后，整合素可改变其构型并转化为激活状态[54]。激活的整合素可触发细胞内的级联信号传导，导致基因表达的改变，以及整合素结合特性的改变。整合素介导的信号传导也受到生长因子和细胞因子与其各自受体结合的影响，还受到不同水平受体对话（cross-talk）的干扰（见图 141.9）。例如，整合素 αᵥβ₃ 与 VEGF-A 协同，与其受体结合在一起，这会导致协同效应下游作用，从而调节内皮细胞功能。因此，现在非常清楚的是，整合素不仅仅是介导细胞与其环境的物理附着的简单受体。

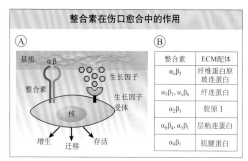

图 141.9 整合素在伤口愈合中的作用。A. 整合素是一组跨膜受体，可识别并结合 ECM 蛋白。其为一个 α 亚基和一个 β 亚基组成的异二聚体。整合素允许细胞附着于 ECM，并且它们与生长因子受体相互作用，最终控制伤口愈合所必需的细胞功能。B. 由细胞表达的整合素的成分决定了该细胞可结合的 ECM 组分。本表列出了对伤口愈合很重要的整合素及其 ECM 配体的实例

蛋白酶

蛋白酶是指在多肽的特定位点切割肽键的酶。根据其催化活性的生化机制，可分为不同的群组[55]。蛋白酶对于组织重塑至关重要。组织重塑是伤口修复所有阶段中的基本过程之一，包括炎症反应、血管生成和再上皮化。对皮肤修复来说，最关键的便是丝氨酸蛋白酶和金属蛋白酶类。除了降解基质之外，这些蛋白酶对于生长因子的激活也至关重要，并具有抗菌活性。为了保护组织不受过度和不受控制的蛋白酶降解，蛋白酶活性必须受到蛋白酶抑制剂的严格调控。高水平的蛋白酶与低水平的蛋白酶抑制剂的不平衡状态被认为是导致慢性不愈合性皮肤溃疡的主要因素（见图 141.3）[14, 56]。

丝氨酸蛋白酶在其活性的位点具有催化丝氨酸残基的作用。中性粒细胞和巨噬细胞是这组蛋白酶的重要来源，这组蛋白酶包括中性粒细胞弹性蛋白酶、组织蛋白酶 G 和蛋白酶 3。此外，组织型纤溶酶原激活物（tPA）和尿激酶型纤溶酶原激活物（uPA）是丝氨酸蛋白酶的纤溶酶及其激活剂，是伤口修复的基础。除了溶解纤维蛋白凝块外，纤溶酶相关蛋白酶还参与基质金属蛋白酶和许多生长因子的激活。

主要的丝氨酸蛋白酶抑制剂（SERPINs，如 α₁-抗胰蛋白酶）和 α₂-巨球蛋白是由肝细胞合成并释放到血浆中的。相反，白细胞蛋白酶抑制剂（SLPI）和弹性蛋白酶抑制剂是由角质形成细胞局部合成分泌。纤溶酶原激活物抑制剂（PAIs）是 uPA 的主要抑制剂，由内皮细胞产生。

基质金属蛋白酶家族具有共同的结构域，包括胶

表 141.3　人类急性与慢性皮肤伤口常见环境特征（与系统性疾病无关）。 虽然许多慢性皮肤伤口是由阻止愈合的潜在系统性疾病联合造成的（见第 105 章），但是局部微环境的病理生理状态在多大程度上受到不同的潜在系统性疾病相互重叠的影响这一问题仍未解决

急性伤口（愈合）	慢性伤口（非愈合）
有限的组织损伤	持续的组织损伤
损伤导致止血、炎症、增殖和瘢痕形成的连续阶段的级联反应	同时激活多个修复阶段
愈合级联反应是暂时的和自限性的	连续细胞激活
动态的进程	"陷入僵局"的进程
有限的炎症反应	• 不受管制和持久的炎症，具有多种遗患：丰富的促炎介质，蛋白酶活性增加，关键生长因子和 ECM 分子的降解 • 生长因子和 ECM 的蛋白质分解产物形成具有新功能的片段
可控的细胞增殖	持续细胞增殖
细胞迁移	干扰细胞迁移
可控的血管生成	• 血管功能改变，血管渗漏，血管生成减少 • 过度的组织纤维化导致细胞和 ECM 功能的失调和机械力转导
正常表皮-皮肤相互作用	• 表皮缺失导致表皮-真皮相互作用受到干扰 • 干细胞耗尽 • 坏死和凋亡细胞增加 • 老化细胞（如成纤维细胞）增加 • 细菌负荷增加，生物膜形成 • 最终可能发生恶变

ECM，细胞外基质

原酶、明胶酶和基质溶解素。总体来说，它们能够分解 ECM 的所有成分。迄今为止，在人类组织中已经鉴定出至少 28 个基质金属蛋白酶家族成员，而其差异是通过不同的细胞类型进行表达体现的[57]。这些基质金属蛋白酶可根据底物特异性再细分为若干组。由结缔组织细胞和白细胞合成的金属蛋白酶组织抑制剂（TIMPs）可特异地抑制基质金属蛋白酶。

伤口的修复——危险因素

伤口愈合所依靠的细胞-细胞和细胞-基质相互作用的复杂网络有时会受到干扰，这可能导致愈合反应的延迟，最终致使慢性伤口或过度瘢痕的形成，如增生性瘢痕或瘢痕疙瘩。创面功能不全的愈合是一个重要的临床和社会经济问题，开发有效的治疗方法至关重要。

损伤的愈合可根据其是由全身因素还是由局部微环境引起来分类（见第 105 章）[14]。慢性伤口是潜在疾病的症状，而非本质。影响伤口修复最常见的系统性因素是静脉功能不全、高龄、动脉粥样硬化和糖尿病相关的微血管病变（见图 105.1），不太常见的因素包括血管炎、高凝状态、营养不良和伴随的治疗（例如羟基脲、免疫抑制剂）。局部因素包括血液供应不足、坏死组织、蛋白水解活性增加、机械刺激、压力、细菌成分、局部毒素和生长因子缺乏（表 141.3）。在评估导致愈合不良的因素时以及在制定非愈合性伤口的治疗方案时，必须严格考虑上述每一个因素。

伤口愈合与衰老

随着人群中人口年龄的增长[58]，静脉高压症、外周动脉疾病和糖尿病的患病率在增加，慢性伤口的发生率也随之增加。衰老可被视为分子变化的积累，这些变化导致不同组织的功能受损，其中就包括伤口愈合受损。目前正在进行的研究的主题是内在的老化机制在多大的程度上促进了常见系统性血管和（或）代谢性疾病相关的慢性皮肤溃疡的发展。

人类衰老可能是由两个主要机制触发——端粒缩短（见图 67.22）和 DNA 损伤。端粒缩短或功能障碍会导致染色体不稳定。在端粒酶缺陷小鼠中已经证实了依赖年龄的端粒缩短与伤口愈合受损之间的功能联系（端粒酶是防止端粒缩短的酶）[59]。但在愈合反应期间端粒缩短是如何转化为细胞功能受损的，目前尚不清楚。Werner 综合征患者的 DNA 修复受损，并且还会发展为慢性皮肤溃疡。此外，随着表皮内转录因子 p53 的激活增加，小鼠皮肤会出现早老化的表现，还伴有伤口愈合受损[60]。

慢性伤口的治疗选择

伤口敷料

目前有各种各样的伤口敷料可供选择，并可根据伤口特征推荐特定敷料（见第 145 章）。许多建议的提出是基于根据临床经验，而非对照试验的数据。尽管在作用机制上仍然没有共识，但是大多数敷料作为伤口和环境之间的屏障被认为是通过防止组织干燥[61]或允许自溶清创来支持伤口的愈合。只有少数敷料看起来能够干扰伤口微环境的细胞和分子作用机制，或者阻止对修复不利的机制，例如增加的蛋白酶活性、增强

的炎症反应（见图141.3）。值得注意的是，临床对照试验表明，在静脉溃疡的情况下，压迫疗法是有益的。

生长因子

如前所述，生长因子是修复过程中细胞功能的重要调节因子。实验研究表明，局部应用某些生长因子可改变甚至加速伤口修复[49-50]。在这些观察的基础上，已经有临床研究正在进行，用以确定愈合潜力先天不良或出现病理改变的组织是否能够从治疗性的生长因子干预中获益。PDGF-BB 是第一个，也是迄今为止唯一一被批准用于局部治疗糖尿病足溃疡的重组生长因子（见第105章）。皮损周围注射粒细胞-巨噬细胞集落刺激因子（GM-CSF）的效果虽有待进一步研究，但在转基因小鼠中，当 GM-CSF 的拮抗剂在表皮中被过多注射时，可观察到伤口愈合的延迟，这表明了该生长因子的作用。

使用肽生长因子临床试验获得了有限的成功，实验结果强调了生长因子/组织修复范例的一个重要方面：这些多肽需要被有效地输送到伤口部位。后者在生物学和生物化学上是复杂的，如慢性或感染环境中的伤口就不利于修复。目前的药物传递策略存在药物固有活性损失的问题，这一损失是由物理抑制和蛋白水解降解的联合效应导致的。虽然这可能是临床研究取得有限成功的原因之一，但关键因素仍是血液供应不足。利用分子和遗传相结合的方法，转基因细胞在一定时间内合成并传递所需的生长因子，而且局限于伤口部位，这样可克服局部应用重组生长因子所产生的一些固有的限制。

基于细胞和组织的治疗

当皮肤缺损太大而不能通过二期愈合的方式愈合时，可使用皮肤移植和基于细胞的治疗方法来覆盖伤口并修复缺损。断层游离皮片最常用于急性手术伤口或慢性伤口（见第148章），例如颗粒状皮片移植。后者是 2～5 mm 的浅表皮肤活检组织，通常从大腿前外侧获得，而后将真皮向下放在干净的伤口面上。

为了帮助急性手术伤口或慢性伤口以及大面积热灼伤的愈合，已经做出大量努力来开发具有与原生皮肤类似的特性的皮肤替代品[62]。自体移植和同种异体的组织成分已经通过生物工程改造成相当于人类皮肤的状态（见第145章），针对它们的一些临床研究已证实对常规治疗难以治愈的慢性伤口具有有益作用。然而，这些皮肤替代品往往很昂贵，并且最终会消失掉。

未来发展方向

目前，慢性伤口的治疗存在局限性，部分原因是对阻碍修复的分子机制认识不全，部分原因是缺乏能准确反映慢性溃疡复杂多因素性质的动物模型。此外，临床研究经常受到具有多种并发症的患者群体异质性的阻碍。创新疗法的成功将取决于对潜在病理机制的全面了解和对致病因素的修正，而分子和细胞生物学的进展以及材料科学的进步起着关键作用。

干细胞

干细胞生物学的最新进展可能提供了治疗急性和慢性伤口的新方法（图141.10）[45]。人们对干细胞或

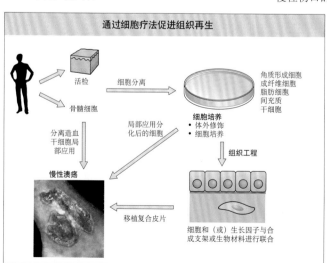

通过细胞疗法促进组织再生

活检
细胞分离
角质形成细胞
成纤维细胞
脂肪细胞
间充质
干细胞

骨髓细胞

细胞培养
• 体外修饰
• 细胞培养

局部应用分化后的细胞

分离造血干细胞局部应用

慢性溃疡

移植复合皮片

组织工程

细胞和（或）生长因子与合成支架或生物材料进行联合

图 141.10 **通过细胞疗法促进组织再生**。损伤可刺激骨髓来源的干细胞/祖细胞植入到皮肤，并诱导骨髓来源的细胞结合到皮肤结构中。因此，骨髓可能为皮肤修复提供了宝贵的干细胞来源。此外，已分化的细胞可从皮肤活检中分离出来，在体外进行增殖和（或）基因修饰，或者直接应用于伤口面，或者与生物/合成生物材料结合以作为复合皮肤移植物

祖细胞（见上文）的运输传送很感兴趣，无论是局部应用还是通过刺激其从循环中到伤口部位的募集。初步研究表明，局部应用自体骨髓来源的细胞可促进难治性慢性伤口的愈合[63]。此外，从循环中募集的 CD34+ 细胞已在缺血性肢体中表现出良好的应用前景[64]。然而，干细胞治疗仍然存在许多问题，包括干细胞应用的时机、干细胞在恶劣的"慢性创伤"环境中的存活和分化以及潜在的副作用。

生长因子的分子模型

生物材料科学和蛋白质工程领域的进展将有助于开发新的组织修复疗法。例如，抗蛋白酶生长因子的发展可避免蛋白水解活性的失衡，后者是慢性伤口的一个特征[65]。此外，为增强与 ECM 分子结合而设计的生长因子在组织修复方面增强了其生物学特性[66]。这种方法不仅利用 ECM 作为载体，而且模拟了生长因子与 ECM 之间的自然相互作用，这似乎对生长因子的生理作用至关重要。

生物材料与组织工程

目前，基于胶原蛋白或纤维蛋白的产品是最常用于引导组织再生的生物材料。其被用作移植细胞的载体，或作为细胞支架，或作为大型创伤或相关疾病皮肤缺陷的直接覆盖物[62]。

然而，其愈合作用机制仍然只是推测性的，还需要更多的临床对照试验来验证。

大量合成材料的临床前研究正在进行，在这些材料中，三维的细胞外微环境被用来模拟天然的 ECM[67]。例如，包括肝素、环状 Arg-Gly-Asp（RGD）黏附肽和生长因子在内的生物活性成分，已经被整合到基于聚乙二醇（PEG）的水凝胶基质中。今后的研究必须要确定这些复杂合成材料的生理相关性，以及其在急性和慢性伤口中促进新的组织生长的能力。

（陈诗翔译　马　川　郑丹枫　许雪珠校　李　航审）

参考文献

1. Larson BJ, Longaker MT, Lorenz HP. Scarless fetal wound healing: a basic science review. Plast Reconstr Surg 2010;126:1172–80.
2. Eming SA. Evolution of immune pathways in regeneration and repair: Recent concepts and translational perspectives. Semin Immunol 2014;26:275–6.
3. Eming SA, Hammerschmidt M, Krieg T, Roers A. Interrelation of immunity and tissue repair or regeneration. Semin Cell Dev Biol 2009;20:517–27.
4. Brockes JP, Kumar A. Comparative aspects of animal regeneration. Annu Rev Cell Dev Biol 2008;24:525–49.
5. Godwin JW, Pinto AR, Rosenthal NA. Macrophages are required for adult salamander limb regeneration. Proc Natl Acad Sci USA 2013;110:9415–20.
6. Richardson R, Slanchev K, Kraus C, et al. Adult zebrafish as a model system for cutaneous wound-healing research. J Invest Dermatol 2013;133:1655–65.
7. Lucas T, Waisman A, Ranjan R, et al. Differential roles of macrophages in diverse phases of skin repair. J Immunol 2010;184:3964–77.
8. Willenborg S, Lucas T, van Loo G, et al. CCR2 recruits an inflammatory macrophage subpopulation critical for angiogenesis in tissue repair. Blood 2012;120:613–25.
9. Wong VW, Rustad KC, Akaishi S, et al. Focal adhesion kinase links mechanical force to skin fibrosis via inflammatory signaling. Nat Med 2011;18:148–52.
10. Neufel DA, Zhao W. Bone regrowth after digit tip amputation in mice is equivalent in adults and neonates. Wound Repair Regen 1995;3:461–6.
11. Han M, Yang X, Lee J, et al. Development and regeneration of the neonatal digit tip in mice. Dev Biol 2008;315:125–35.
12. Rinkevich Y, Lindau P, Ueno H, et al. Germ-layer and lineage-restricted stem/progenitors regenerate the mouse digit tip. Nature 2011;476:409–13.
13. Lee LP, Lau PY, Chan CW. A simple and efficient treatment for fingertip injuries. J Hand Surg 1995;20:63–71.
14. Eming SA, Martin P, Tomic-Canic M. Wound repair and regeneration: mechanisms, signaling, and translation. Sci Transl Med 2014;6:265sr6.
15. Driskell RR, Lichtenberger BM, Hoste E, et al. Distinct fibroblast lineages determine dermal architecture in skin development and repair. Nature 2013;504:277–81.
16. Gutner C, Werner S, Barrandon Y, Longaker MT. Wound repair and regeneration. Nature 2008;453:314–21.

17. Martin P, Leibovich SJ. Inflammatory cells during wound repair: the good, the bad and the ugly. Trends Cell Biol 2005;15:599–607.
18. Werner S, Krieg T, Smola H. Keratinocyte-fibroblast interactions in wound healing. J Invest Dermatol 2007;127:998–1008.
19. Coulombe PA. Wound epithelialization: accelerating the pace of discovery. J Invest Dermatol 2003;121:219–30.
20. Szabowski A, Maas-Szabowski N, Andrecht S, et al. c-Jun and JunB antagonistically control cytokine-regulated mesenchymal-epidermal interaction in skin. Cell 2000;103:745–5.
21. Li A, Pouliot N, Redvers R, Kaur P. Extensive tissue-regenerative capacity of neonatal human keratinocyte stem cells and their progeny. J Clin Invest 2004;113:390–400.
22. Morasso MI, Tomic-Canic M. Epidermal stem cells: the cradle of epidermal determination, differentiation and wound healing. Biol Cell 2005;97:173–83.
23. Arwert EN, Hoste E, Watt FM. Epithelial stem cells, wound healing and cancer. Nat Rev Cancer 2012;12:170–80.
24. Ito M, Liu Y, Yang Z, et al. Stem cells in the hair follicle bulge contribute to wound repair but not to homeostasis of the epidermis. Nat Med 2005;11:1351–4.
25. Mascré G, Dekoninck S, Drogat B, et al. Distinct contribution of stem and progenitor cells to epidermal maintenance. Nature 2012;489:257–62.
26. Eming SA, Brachvogel B, Odorisio T, Koch M. Regulation of angiogenesis: wound healing as a model. Prog Histochem Cytochem 2007;42:115–70.
27. Chen HX, Cleck JN. Adverse effects of anticancer agents that target the VEGF pathway. Nat Rev Clin Oncol 2009;6:465–77.
28. Roy R, Zhang B, Moses MA. Making the cut: protease-mediated regulation of angiogenesis. Exp Cell Res 2006;312:608–22.
29. Gillitzer R, Goebeler M. Chemokines in cutaneous wound healing. J Leukoc Biol 2001;69:513–21.
30. Nathan C. Neutrophils and immunity: challenges and opportunities. Nat Rev Immunol 2006;6:173–82.
31. Henson PM, Vandivier RW. The matrix degrades, neutrophils invade. Nat Med 2006;12:280–1.
32. Kuijpers TW, Van Lier RA, Hamann D, et al. LAD1/variant. A novel immunodeficiency syndrome characterized by dysfunctional beta2 integrins. J Clin Invest 1997;100:1725–33.
33. Roos D, Kuijpers TW, Mascart-Lemone F, et al. A novel

syndrome of severe neutrophil dysfunction: unresponsiveness confined to chemotaxis-induced functions. Blood 1993;81:2735–43.
34. Anders HJ, Romagnani P, Mantovani A. Pathomechanisms: homeostatic chemokines in health, tissue regeneration, and progressive diseases. Trends Mol Med 2014;20:154–65.
35. Gawronska-Kozak B, Bogacki M, Rim JS, et al. Scarless skin repair in immunodeficient mice. Wound Repair Regen 2006;14:265–76.
36. Leibovich SJ, Ross R. The role of the macrophage in wound repair. Am J Pathol 1975;78:71–100.
37. Gordon S. Alternative activation of macrophages. Nature 2003;3:23–35.
38. Karin M, Lawrence T, Nizet V. Innate immunity gone awry: linking microbial infections to chronic inflammation and cancer. Cell 2006;124:823–35.
39. Fishel RS, Barbul A, Beschorner WE, et al. Lymphocyte participation in wound healing: morphologic assessment using monoclonal antibodies. Ann Surg 1987;206:25–9.
40. Park JE, Barbul A. Understanding of the role of immune regulation in wound healing. Am J Surg 2004;187:11S–16S.
41. Willenborg S, Eckes B, Brinckmann J, et al. Genetic ablation of mast cells redefines the role of mast cells in skin wound healing and bleomycin-induced fibrosis. J Invest Dermatol 2014;134:2005–15.
42. Hinz B. Formation and function of the myofibroblast during tissue repair. J Invest Dermatol 2007;127:526–37.
42a. Demaria M, Ohtani N, Youssef SA, et al. An essential role for senescent cells in optimal wound healing through secretion of PDGF-AA. Dev Cell 2014;31:722–33.
42b. Plikus MV, Guerrero-Juarez CF, Ito M, et al. Regeneration of fat cells from myofibroblasts during wound healing. Science 2017;355:748–52.
43. Tomasek JJ, Gabbiani G, Hinz B, et al. Myofibroblasts and mechano-regulation of connective tissue remodelling. Nat Rev Mol Cell Biol 2002;3:349–63.
44. Bayat A, McGrouther DA, Ferguson MW. Skin scarring. BMJ 2003;326:88–92.
45. Körbling M, Estrov Z. Adult stem cells for tissue repair – a new therapeutic concept? N Engl J Med 2003;349:570–82.
46. Badiavas EV, Abedi M, Butmarc J, et al. Participation of

bone marrow derived cells in cutaneous wound healing. J Cell Physiol 2003;196:245–50.

47. Krause DS, Theise ND, Collector MI, et al. Multi-organ, multi-lineage engraftment by a single bone marrow-derived stem cell. Cell 2001;105:369–77.

48. Cha J, Falanga V. Stem cells in cutaneous wound healing. Clin Dermatol 2007;25:73–8.

49. Werner S, Grose R. Regulation of wound healing by growth factors and cytokines. Physiol Rev 2003;83:835–70.

50. Schäfer M, Werner S. Transcriptional control of wound repair. Annu Rev Cell Dev Biol 2007;23:69–92.

51. Aszódi A, Legate KR, Nakchbandi I, Fässler R. What mouse mutants teach us about extracellular matrix function. Annu Rev Cell Dev Biol 2006;22:591–621.

52. Habashi JP, Judge DP, Holm TM, et al. Losartan, an AT1 antagonist, prevents aortic aneurysm in a mouse model of Marfan syndrome. Science 2006;312:117–21.

53. Hynes RO. Integrins: bidirectional, allosteric signaling machines. Cell 2002;110:673–87.

54. Legate KR, Wickström SA, Fässler R. Genetic and cell biological analysis of integrin outside-in signaling.

Genes Dev 2009;23:397–418.

55. Barrick B, Campbell EJ, Owen CA. Leukocyte proteinases in wound healing: roles in physiologic and pathologic processes. Wound Repair Regen 1999;7:410–22.

56. Weiss SJ. Tissue destruction by neutrophils. N Engl J Med 1989;320:365–76.

57. Chen P, Parks WC. Role of matrix metalloproteinases in epithelial migration. J Cell Biochem 2009;108:1233–43.

58. Partridge L, Gems D. Mechanisms of ageing: public or private? Nat Rev Genet 2002;3:165–75.

59. Rudolph KL, Chang S, Lee HW, et al. Longevity, stress response, and cancer in aging telomerase-deficient mice. Cell 1999;96:701–12.

60. Gannon HS, Donehower LA, Lyle S, Jones SN. Mdm2-p53 signaling regulates epidermal stem cell senescence and premature aging phenotypes in mouse skin. Dev Biol 2011;353:1–9.

61. Singer A, Dagum AB. Current management of acute cutaneous wounds. N Engl J Med 2008;359:1037–46.

62. Rennert RC, Rodrigues M, Wong VW, et al. Biological therapies for the treatment of cutaneous wounds:

phase III and launched therapies. Expert Opin Biol Ther 2013;13:1523–41.

63. Badiavas EV, Falanga V. Treatment of chronic wounds with bone marrow-derived cells. Arch Dermatol 2003;139:510–16.

64. Kawamura A, Horie T, Tsuda I, et al. Clinical study of therapeutic angiogenesis by autologous peripheral blood stem cell (PBSC) transplantation in 92 patients with critically ischemic limbs. J Artif Organs 2006;9:226–33.

65. Roth D, Piekarek M, Paulsson M, et al. Plasmin modulates vascular endothelial growth factor-A-mediated angiogenesis during wound repair. Am J Pathol 2006;168:670–84.

66. Martino MM, Tortelli F, Mochizuki M, et al. Engineering the growth factor microenvironment with fibronectin domains to promote wound and bone tissue healing. Sci Transl Med 2011;3:100ra89.

67. Lutolf MP, Hubbell JA. Synthetic biomaterials as instructive extracellular microenvironments for morphogenesis in tissue engineering. Nat Biotechnol 2005;23:47–55.

第142章 头颈部外科解剖学

Franklin P. Flowers、Charya B. Goldsmith、Matthew Steadmon

要点

- 所有的面部表情肌都起源于第二腮弓，集中在面中心区，并接受面神经（第Ⅶ脑神经）的神经支配。
- 浅表肌腱膜系统（superficial musculoaponeurotic system，SMAS）是一个包裹并连接面部肌肉的纤维肌层，其在协调面部表情中起着复杂精细的作用。
- 根据 SMAS 可指导手术中的组织分离、组织移动和闭合，从而使神经血管的损伤降到最小。
- 三叉神经（第Ⅴ脑神经）的三个分支为面部提供感觉神经支配。而颈丛的多个分支为颈部、部分耳部和头枕部提供感觉神经支配。
- 熟悉头颈部的肌肉和神经血管结构可帮助手术医生恰当地接近"危险区"，如颈部的 Erb 点、颞神经跨越颧弓处，以及在咬肌前面与下颌边缘处下颌缘支。
- 面部和头皮的血供来源于颈内和颈外动脉，非常丰富并相互吻合，因此，在该区域实施局部皮瓣成形和游离皮片移植具有极好的愈合和生存能力。
- 在设计头颈部皮肤的切除、修复和美容手术时应考虑美容亚单位及其交界线。

皮肤外科医生必须对局部解剖有全面的了解，才能获得满意的手术效果。面颈部组织的适当移动对在最小张力下闭合伤口的同时不破坏重要结构的美观和功能非常重要。了解基础的头颈部宏观力学除了可减少术后的并发症，还可以保留组织活力并保护其感觉和运动神经支配[1-2]。在设计手术或美容治疗时，必须考虑面部的筋膜平面、血液供应、神经分布和美学亚单位。为了能够准确和全面地给予患者关于手术风险和收益的咨询建议，术者必须对头颈部的解剖有全面的了解。

头颈部的局部解剖学

通过观察头颈部的体表特征可确定其下方的解剖结构。骨骼结构是面部解剖的基础框架（图 142.1）。

眶上嵴由额骨形成，在男性中隆起更为显著。眶上孔中穿行着眶上神经感觉支（由三叉神经眼支分出）及与之伴行的动脉和静脉。眶上孔可在骨性的眶上嵴与瞳孔正中线相交处触及。瞳孔正中线在鼻根侧缘外侧约一指宽或面正中线外侧约 2.5 cm 处（图 142.2）。在该线上还有其他重要的孔洞，并有重要的神经血管束从中穿出。眶下孔就位于眶下缘下方 1 cm 与瞳孔正中线相交处，该孔有眶下神经感觉支（由三叉神经上颌支分出）及与之伴行的动脉和静脉。颏孔位于该线的下颌骨中点水平上，颏神经血管束作为三叉神经下颌支的终末感觉分支由此穿过。

颞肌的前缘在颧弓上方的颞窝处可触及。颧骨形成了颊部的颧突。颊脂垫可使颊部丰满，老年或恶液质患者常有非常突出的颧弓。颧弓作为面部最宽阔的平台，为部分面部表情肌和咀嚼肌提供附着点。咬肌跨越颧弓和下颌支，由三叉神经的运动支支配（见下文），用以完成咀嚼动作。该肌肉在紧咬牙关的时候易被触及。

腮腺位于侧颊部皮下脂肪的深方，由腮腺筋膜包裹。腮腺的浅叶覆盖着咬肌的后半部，并从耳前沟（preauricular sulcus）延伸到下颌角。腮腺深叶位于下颌支的内侧，与浅叶以峡部相连。颞浅动、静脉及面神经的分支（为面部表情肌提供运动神经支配）经由腺体组织的间隙通过腮腺[3]。腮腺导管（Stensen 导管）越过咬肌表面（见图 142.3）。在越过肌肉表面后，导管进入深层穿过颊肌并最终开口于口腔中上颌第二磨牙水平处。在紧咬的咬肌表面可触及条索状的腮腺导管。如果这个导管被横断，可形成慢性引流性瘘管，需要成形手术处理。腮腺导管的体表投影在耳屏和上唇中点的连线上。导管穿越咬肌的位置大约在这条线的中间 1/3 段（见图 142.3）。

一些重要的结构可通过观察颈部的体表解剖来定位。胸锁乳突肌的两头分别起源于胸骨和锁骨的内 1/3 处。该肌肉附着于乳突的外侧面和上项线，把颈部分为前三角和后三角。皮肤外科医生应熟悉位于每个体表三角内的解剖结构（图 142.4）。尽管胸锁乳突肌覆盖、保护着颈部大部分主要解剖结构，但仍有颈外静脉和颈丛的许多皮肤感觉神经从其表面跨越。此外，

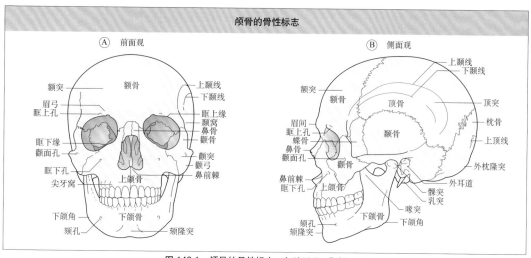

颅骨的骨性标志

Ⓐ 前面观

额突　额骨　上颞线
眉弓　　　下颞线
眶上孔　　眶上缘
　　　　颞窝
眶下缘　　鼻骨
颧面孔　　颧骨
　　　　颧突
眶下孔　　颧弓
尖牙窝　　鼻前棘
　　上颌骨
下颌角
颏孔　下颌骨
　　　颏隆突

Ⓑ 侧面观

　　　　　上颞线
　　　　　下颞线
额突　　　　顶骨　顶突
额骨　　　　　　枕骨
眉间　　　顶骨　　上顶线
眶上孔　　颞骨
蝶骨　　　　　　外枕隆突
鼻骨
颧面孔　　　　髁突
颧骨　　　　　乳突
鼻前棘　　　　　外耳道
眶下孔　上颌骨
　　　　喙突
颏孔　　　下颌骨
颏隆突　　下颌角

图 142.1　颅骨的骨性标志。A 前面观。B 侧面观

图 142.2　体表解剖和重要的皮肤标志

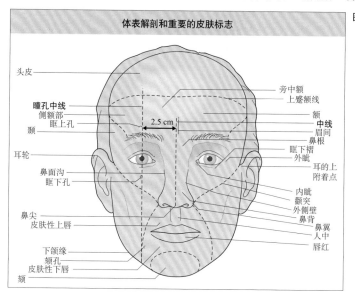

体表解剖和重要的皮肤标志

头皮

瞳孔中线
侧额部
颞
　眶上孔

耳轮

鼻面沟
眶下孔

鼻尖
皮肤性上唇

下颌缘
颏孔
皮肤性下唇
颏

旁中额
上鬈额线
额　中线
眉间
鼻根
眶下褶
外眦
耳的上
附着点
内眦
颧突
外侧壁
鼻背
鼻翼
人中
唇红

2.5 cm

颈后三角内还有臂丛和颈丛的神经干以及副神经（第 XI 脑神经）。第 XI 脑神经支配背部的斜方肌。在颈后三角（图 142.5）进行的手术可能会损伤该神经，导致慢性颈肩痛、肩下垂、斜方肌萎缩、"翼状"肩胛、上肢感觉异常和臂外展无法超过 80°。

Erb 点指的是颈丛神经从胸锁乳突肌后缘出现的地方（见图 142.4 和 151.6）。副神经延伸至斜方肌的途中也经过该处（见图 142.5）。这一手术危险区可通过连接下颌角和乳突而识别。在成人，这条连线中点垂直向下 6 cm 与胸锁乳突肌后缘相交，此交点有副神经

和颈丛神经经过[4]。在这些解剖结构周围进行分离时应极其小心，以防斜方肌失去神经支配。

皮肤张力线

皮肤因胶原蛋白和弹力蛋白而具有柔韧性和延展性。随时间推移，皱褶（皱纹）将出现于可预测的区域。老化的面部所出现的细纹被称为皮肤张力线（图 142.6）。在设计外科手术时，人体皮肤张力线是一项重要考虑因素（见第 146 章）。许多环境和内在因素会

图 142.3 **面部的静脉**。可通过耳屏和上唇皮肤中点之间连一条线（见图中虚线）而识别 Stensen 导管。在该线中间 1/3 段可触及条索状的该导管

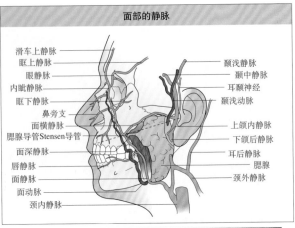

面部的静脉

滑车上静脉
眶上静脉
眼静脉
内眦静脉
眶下静脉
鼻旁支
面横静脉
腮腺导管Stensen导管
面深静脉
唇静脉
面静脉
面动脉
颈内静脉

颞浅静脉
颞中静脉
耳颞神经
颞浅动脉
上颌内静脉
下颌后静脉
耳后静脉
腮腺
颈外静脉

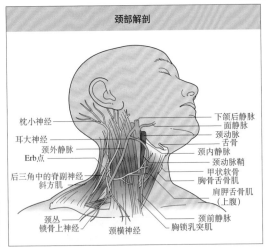

颈部解剖

枕小神经
耳大神经
Erb点
后三角中的脊副神经
斜方肌
颈丛
锁骨上神经
颈横神经

下颌后静脉
面静脉
颈动脉
舌骨
颈内静脉
颈动脉鞘
甲状软骨
胸骨舌骨肌
肩胛舌骨肌
（上腹）
颈前静脉
胸锁乳突肌

图 142.4 **颈部解剖**。胸锁乳突肌把颈部分成前三角和后三角。颈丛自胸锁乳突肌后缘出现的点叫做 Erb 点

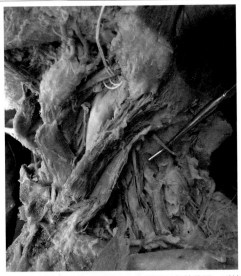

图 142.5 **副神经（第 XI 脑神经）在颈后三角的位置**。副神经（由解剖针提起）在胸锁乳突肌后方行向斜方肌

影响人们的面部表情，例如紫外线暴露、吸烟、深层面部肌肉等。成功的皮肤外科医生必须对皮肤张力线的起源和意义有全面的理解。

面部表情肌的持续张力会作用于头颈部皮肤。由肌肉、弹力蛋白、胶原蛋白纤维间隔和筋膜平面组成的复杂网络影响该张力，最终导致下垂、皱纹和皮肤冗余。胶原蛋白韧性强但延展性明显弱于弹力蛋白。胶原蛋白对抗张力的特性铸就了皮肤"年轻"的外观。随着时间的发展，多种因素带来的持续张力作用于皮肤，胶原纤维被迫拉伸以适应这些张力，其后果便是皮肤老化。而后胶原组织进一步缠绕、体积缩小并永久性拉长，使得皮肤张力线愈加明显[4]。

弹力纤维可提高皮肤的延展性（即皮肤被拉伸的能力）和弹性（即皮肤被施加物理性应力后恢复原先形状的能力）。其通过增加沿筋膜平面方向的张力矢量参与皮肤张力线形成。皮肤的弹性解释了圆形的外科切口会沿皮纹方向松弛的原因。张力与皮肤张力线平行时增大，而垂直时减小，因此，皮肤皱褶的方向常常与其下方表情肌纤维的方向垂直（见图 142.6）。这些肌肉作用于其上方皮肤的持续张力给弹力组织和胶原蛋白的能力带来挑战。后两者借 SMAS 纤维连接真皮，导致皱纹几何形线条的出现。例如，前额因额肌的收缩而出现水平的皱纹，而额肌纤维是沿平行于躯干纵轴方向排列的。眼周皱纹因为其下方眼轮匝肌的收缩，经常呈放射状。同样，口周皱纹是在同心圆形

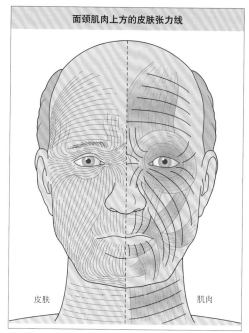

面颈肌肉上方的皮肤张力线

皮肤 　　　　肌肉

图 142.6　面颈肌肉上方的皮肤张力线。注意皱纹常与其下方的面部表情肌纤维的方向垂直

与功能相关的解剖原理知识对皮肤手术和美容都非常重要。例如，想要成功应用肉毒杆菌毒素来减轻皱纹，需要掌握不同肌群间的解剖关系及其对皮肤张力线的影响。恰当的手术操作应沿与皮肤张力线平行的方向进行切割，从而获得满意的美观效果。明确，甚至用甲紫笔描画患者的皮肤张力线对手术很有帮助，将有助于确定切割线的轴向，指导切口闭合沿与张力线平行的方向，甚至将切口"埋入"某条张力线中。

在皮肤张力线作用下常有相当大量可利用的或"多余"的皮肤。除此以外，"多余"皮肤还可在耳前皱褶（preauricular fold）、眉间、鼻唇沟和下颌处找到[5]。为达到在最小张力下闭合切口，可将这些组织作为皮瓣（见第 147 章）和植皮（见第 148 章）的供皮区。

美学亚单位

美学单位（即审美相关、体表外形或区域性的单位）代表了面部的主要结构区域，由轮廓、连接线或分界线分隔（图 142.8）。这些单位是根据皮肤的体表解剖关系、质地与颜色、日光暴露、毛发密度和皮脂分泌特点等方面的相似性而界定的。面部主要的美学亚单位包括额、颞、眼睑、鼻、颊、上下唇、颏和耳。在每个部分又划分出更小的单位以进一步指导手术闭合。美学单位间的结合线或轮廓线是设计切口和隐藏瘢痕极佳的位置，包括发际线、鼻翼和鼻唇沟

口轮匝肌的作用下产生，也产生放射状排列的皮肤张力线。降眉间肌引起横向的鼻根线，而垂直的眉间纹由皱眉肌产生（图 142.7）。

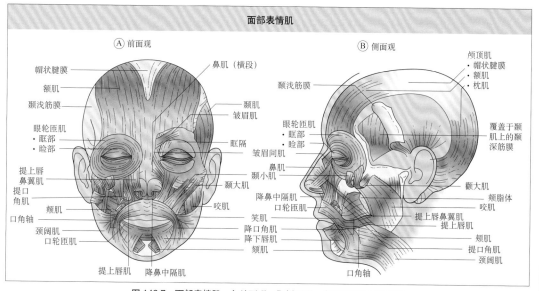

图 142.7　面部表情肌。 A 前面观。B 侧面观。鼻肌的横段已被标记

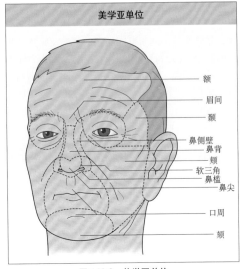

图 142.8　美学亚单位

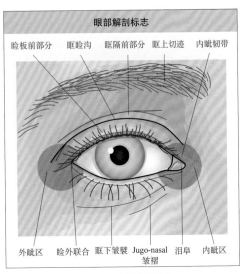

图 142.9　眼部解剖标志

（nasolabial creases）、眉毛、人中、唇颏褶皱以及上下唇红与皮肤的交界线（见图 142.2 和 142.12）。

　　总之，为了保持外观、肤色和质地的一致性，缺损应使用来自相同美学单位的组织修复。如果无法利用同一单位的组织，也可使用与受皮区最匹配的邻近美学单位的组织，这样做的目的是充分利用其质地、颜色、日光损伤和厚度相近的特性。刀口跨越美学单位和边界线时瘢痕较明显，往往在外观上难以被接受。皮肤外科的一个基本目标是"尊重"美学亚单位。

　　识别出美学单位和轮廓线也有助于外科医生选择闭合时的"后备"组织。富余或可自由移动的皮肤可从耳前褶皱、颈、鼻唇沟、颏、眉间、下外侧颊部和下颌获得。这种富余皮肤的储备量因不同患者年龄、日光损伤程度和皮肤弹性上的差别而不尽相同。在手术所在或邻近的美学亚单位中如果存在富余或弹性大的皮肤，则可成为手术缺损的极佳供皮区。例如，颊部推进皮瓣、颊至额两侧推进皮瓣或旋转皮瓣常用于缺损的修复。

　　额单位可再划分出眉间、颞和眉上美学亚单位。这一区域的横向褶皱是设计符合审美的切割瘢痕的最佳部位。眼睑是面部主要的美学亚单位，可根据眼轮匝肌各部再划分[6]（图 142.9）。上睑的睑板前下部相对固定，而眶隔前区随年龄增长而形成多余部分。随着时间流逝，眶隔前单位的进行性松弛会导致某些患者功能性视力障碍。在眼睑成形术中减少的即是眼睑的眶隔前单位。眶下褶皱位于下眼睑和上颊之间。

　　鼻部美学亚单位包括鼻翼沟（标出鼻翼的界线）和鼻小柱，鼻小柱是从鼻尖延伸至与上唇皮肤交界处的皮肤区域。鼻背、鼻背两侧侧壁、软三角、鼻根和鼻尖是皮科手术中极具挑战性的重要标志点（图 142.10）。鼻尖单位根据鼻软骨的解剖结构呈现人字形或心形（图 142.11）。如果可能，手术损伤应尽量全部位于鼻部亚单位的界限内，以获得可接受范围内的美容效果[7]。

　　人中位于上唇红上方，向上延伸至鼻小柱（图 142.12）。由于其为正中位置上的结构，所以即使很小

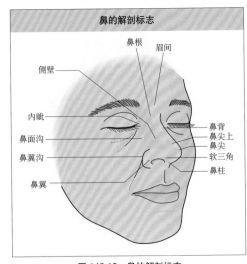

图 142.10　鼻的解剖标志

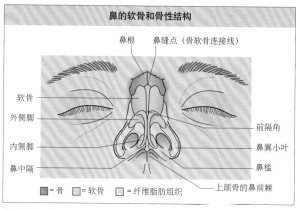

图 142.11　鼻的软骨和骨性结构

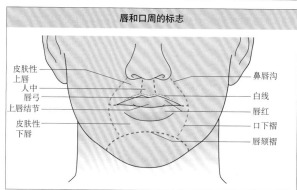

图 142.12　唇和口周的标志

的解剖学变形也可导致糟糕的外观结局。唇红–皮肤交界线与唇红黏膜交界之间的部分称为唇红。这是一种发生变化的上皮，通常没有附属器或唾液腺。唇红边缘的对接对维持面部对称很重要。颊唇皱褶（或称鼻唇皱褶）是把颊部与嘴和下颌美学单位划分开来的重要标志。其为隐藏缝线的理想位置，并经常作为良好的供皮区用于修复。

外耳（耳郭或耳屏）包括一个软骨板以及由它而生的复杂曲线和褶皱（图 142.13）。耳部皮肤在耳后区域是松弛的，但在前方却紧密附着于耳软骨。

游离缘

面部的游离缘指的是在某些方向与邻近皮肤不连续的解剖结构，包括唇、耳轮、眼睑和鼻孔。由于其张力矢量分布不均，这些区域应受到皮肤外科医生的特别关注。游离缘的特征使其尤其容易受到医源性定向牵引力的影响。手术缝合、伤口愈合和瘢痕收缩都会使这些游离缘失去美学或功能上的完整性，例如睑外翻或唇外翻的发生。在这些区域，与游离缘平行的

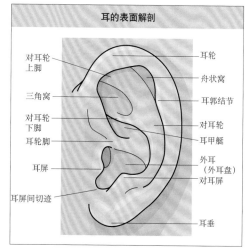

图 142.13　耳的表面解剖

一期椭圆形闭合和二期愈合都不是常用手段。

作用于游离缘的反向作用力，其大小取决于缺损闭合的方向、皮瓣或植皮的设计以及皮肤的抗张强度和弹性。老化的皮肤抵抗定向矢量的能力往往更弱。

由于日积月累的日光损害以及年龄增长，下睑常变得尤为松弛。捏皮试验（pinch or snap test）通过将下睑轻轻拉离眼球来进行对游离缘的评估。在释放后，尚好的下睑应向着眼球方向恢复其原有形状，而一个松弛的下睑则会缓慢地恢复其形状[4]。在模拟各种闭合下眼睑的选择时，可让患者张开嘴并向上凝视，这样可在术中产生出作用于下睑的最大张力，从而帮助评估该游离缘变形的风险。皮肤外科的手术修复可接受对下睑不超过 2 mm 的牵拉或"拖拽"。任何额外的向下张力都会置患者于睑外翻的高风险中[8]。

对唇红美学和功能的维持非常重要。椭圆形闭合经常造成对游离缘的牵拉，但谨慎地改变张力矢量方向可实现简单闭合。这一区域可进行的皮瓣修复详见第 147 章。虽然耳轮缘也是游离缘，但远比前述部位更"宽宏"。耳部伤口的二期愈合和轴向椭圆形闭合都能得到极佳的结果。其组织可以很容易地分离，且耳后皮肤有极佳的可移动性。多数患者原先耳朵就有一些不对称，这使得这一游离缘在美学上没有那么敏感。

鼻尖、鼻翼和相邻的侧壁需要特殊考虑，因为它们虽分类上属于"游离缘"但其下方的软骨支架在极大程度上限制了组织的移动性。如果尝试二期愈合或简单的一期闭合，鼻缘可能发生上抬或者变形。在这个美学敏感区操作时，强烈呼吁术者用全厚皮片移植或相邻部位的易位或旋转皮瓣修复缺损[9]。

浅表肌腱膜系统

头颈区域的浅表肌腱膜系统（SMAS）或浅筋膜在协调和放大面部表情方面发挥复杂作用。其为一层纤维肌层，包裹并连接面部肌肉。当这一区域的肌肉收缩，其脉冲信号通过 SMAS 纤维传至皮肤和其他肌群，有助于肌肉的有序运动、表情的对称性及皮肤张力线的出现。在某些没有面部肌肉的区域，SMAS 层形成一个厚而无弹性的膜，这些区域在临床上是可识别的，如头皮的帽状腱膜和颞浅筋膜。重要的解剖结构大多穿行于浅筋膜内及其周围。皮肤外科医生可充分利用这个相对没有血管的解剖平面，在 SMAS 的引导下进行切开、组织移动和闭合，从而把对重要神经血管结构的损伤降至最小。除皱手术，如面部拉皮术，依赖于对头颈部 SMAS 的重新分布、修正或折叠。

面部的深筋膜覆盖骨、软骨、咀嚼肌以及内部器官结构。这一连续的膜结构形成了骨膜、软骨膜、颞肌筋膜和腮腺咀嚼肌筋膜[1]。深筋膜能够抵抗牵拉，尤其阻碍了头皮组织的运动。折叠和悬吊缝合（suspension sutures）常通过将覆盖在深筋膜之上的结构固定于深筋膜，进而稳定组织并重塑张力方向。

颊部的 SMAS 位于皮肤和深部咀嚼肌之间。通过移动耳前 SMAS 平面，颈前外侧和颧弓下方面颊可作为一个整体而重新定位。颊部的 SMAS 与下睑的眼轮匝肌相连，且在眼周有一些骨性附着[10]。值得注意的是，上面部的 SMAS 与颧骨下的 SMAS 并不相连。这一不连续性是因为上、下面部肌肉的胚胎发育不同。头皮的帽状腱膜和颞浅筋膜是分开的，分别包裹前额的额肌和头皮后侧的枕肌。上部的 SMAS 在颧弓下 1 cm 处终止。

腮腺、Stensen 导管和穿出的面神经分支位于咬肌深筋膜表面。在其上方覆盖着称为腮腺筋膜的薄层纤维性颈阔肌残端，而腮腺筋膜由 SMAS 覆盖。面中部的腱膜覆盖物很薄并且不易辨认。固有的鼻肌和唇提肌、唇降肌基本没有浅筋膜连接，使得上述区域内的组织分离具有挑战性，挑战主要体现在解剖层次往往难以确定，而且许多重要解剖结构可能受损。

大的感觉神经和供应面部的主要血管在 SMAS 内或在 SMAS 与皮下脂肪之间向上走行（图 142.14）。运动神经深入走行至 SMAS 并从面部表情肌的底面穿入肌肉。理解这些解剖关系有助于手术医生建立一个相对没有血管、安全的分离平面。头皮 SMAS 的钝性分离可实现帽状腱膜与颅骨骨膜的分离，颞浅筋膜与颞深筋膜分离，及额肌下 SMAS 与额骨膜的分离。上述分离的层面又称为帽状腱膜下平面，是头皮手术理想的无血管分离平面。在分离深部帽状腱膜时要小心眉毛上方的眶上/滑车上神经血管束，因为其在离开下缘额肌起点处可能会被损伤。在颊部 SMAS-腮腺筋膜这个平面，只有很薄的保护性腱膜组织，故而面神经颊支和颧支容易受伤害。颞浅血管和耳颞神经在颧弓上的颞浅筋膜内走行，在皮下脂肪中形成了一个浅表平面。

手术游离或剥离应将面颈部浅表筋膜网构成的水平面最大化。在面部真皮下神经丛下方的皮下脂肪中进行游离可使运动神经受损的风险最小化，但必须牢记这个区域有感觉神经分支和血管通过。鼻背、前额、上唇和眼睑仅有稀疏的皮下脂肪。除了前额的分离平面通常在帽状腱膜下，上述区域理想的游离平面位于覆盖在面部表情肌上的浅表筋膜（SMAS）的表面[11]。

简而言之，SMAS 作为使头颈部一体化的基础结构，为识别和保护重要结构创造了一个解剖平面。理解

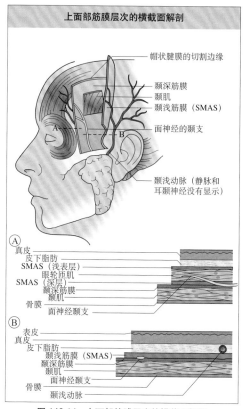

上面部筋膜层次的横截面解剖

帽状腱膜的切割边缘

颞深筋膜

颞肌

颞浅筋膜（SMAS）

面神经的颞支

颞浅动脉（静脉和耳颞神经没有显示）

Ⓐ
真皮
皮下脂肪
SMAS（浅表层）
眼轮匝肌
SMAS（深层）
颞深筋膜
颞肌
骨膜
面神经颞支

Ⓑ
表皮
真皮
皮下脂肪
颞浅筋膜（SMAS）
颞深筋膜
颞肌
面神经颞支
骨膜
颞浅动脉

图 142.14 上面部筋膜层次的横截面解剖

覆盖在浅表筋膜上的神经血管解剖有助于高效的手术分离和闭合，使功能损伤最小化并使美观效果最大化。

面部表情肌

面部表情肌起源于第二鳃弓，由面神经（第Ⅶ脑神经）支配，并集中在面中部。其镶嵌入覆盖在其上方的皮肤和其他肌群，并参与形成该区域放松状态下的皮肤张力线。表情肌和 SMAS 间的相互作用控制着流畅的面部活动。手术医生须详细了解这些肌肉和损伤其支配神经后可能导致的后果（表 142.1）。

头皮的颅顶肌或枕额肌包括由帽状腱膜连接的前、后两部分（见图 142.7）。这些肌肉的收缩使皮肤可在头皮上滑动。然而，人类现在已不能自主控制由面神经耳后支支配的后部肌群。额肌是颅顶肌群的一员，起自前发际线并嵌入前额和眉部皮肤。同时其也与降眉间肌、眼轮匝肌和皱眉肌相连。前额中线垂直于皮肤张力线的现象是由于左、右额肌肌腹之间距离的变

化而产生的。水平的皮肤张力线与额肌收缩方向垂直（见图 142.6）。

耳周小肌也称为颞顶肌群，起自颞浅肌 SMAS 和颞外侧腱膜。其由面神经颞支的后支提供神经支配，有助于回拉颞部皮肤。眼轮匝肌群是作用于眼睑和眶周皮肤的主要肌群。其嵌入内眦和外眦韧带，并环绕眼区。其眼睑部分包括覆盖眶隔的隔膜前部和覆盖眼睑睑板的睑板前部。眼轮匝肌与降眉间肌、皱眉肌和额肌交织在一起，附着在颞浅筋膜外侧缘[12]。

皱眉肌位于眶上缘内侧，通过向内下方牵拉眉毛而形成"怒视"的面部表情。其与额肌和眼轮匝肌相交错并被其覆盖。眉间垂直和斜行的皮肤张力线是由皱眉肌收缩形成的。降眉间肌覆盖鼻骨，并贴附于鼻根部皮肤。其导致"兔子纹（bunny lines）"的形成，即皱鼻时加重的皮肤张力线。鼻肌与降眉间肌相邻，横跨过鼻背。在其下方，位于口轮匝肌深处的降鼻中隔肌将鼻小柱向下拉向嘴唇，并可形成横跨人中的横向皮肤张力线。

主动肌和拮抗肌群交织形成错综复杂的网络，参与唇的活动和口唇表情。升、降、收缩嘴唇的肌肉通过辅助有扩约功能的口轮匝肌参与唇部运动。口轮匝肌的独特之处在于其并不附着于骨或软骨。唇提肌覆盖并保护面动、静脉免受损伤。上唇方肌群由多个唇提肌组成。提口角肌和笑肌使嘴角上提并牵拉形成口角。颧大肌从颧骨向下斜行到口角，在此形成鼻唇沟。颧大肌和颧小肌是形成笑容的主要肌肉。笑肌也参与形成微笑表情。口轮匝肌和唇部升降肌纤维汇聚形成蜗轴平面。其位于口角外侧 1 cm 处，是某些患者面颊部形成"酒窝"的原因。其能与口腔周围肌肉协同作用，以形成清晰的口齿发音。

颊肌的范围很大，从上颌骨后部走行至下颌骨中上表面，并在此处与口轮匝肌交错，其表面有面部血管束经过。腮腺导管与面横动脉平行走行，穿过颊肌在上颌第二磨牙处进入口腔。降口角肌（口三角肌）、降下唇肌（方肌）和颏肌是负责降唇和缩唇的肌肉，其拮抗上方的口周肌群。颏肌肌腹之间的距离不同，而具有下颏"酒窝"或"裂纹颏"的患者其颏肌的肌腹间距离较大。这是正常的解剖变异。

颈阔肌起自胸部浅筋膜，跨过颈前侧和外侧，在下颌骨上与下唇降肌和缩肌相交错。其与面下部的浅筋膜或 SMAS 相连。颈阔肌仅为面前部血管束和三叉神经下颌支提供薄薄的保护层。

表 142.1 由第Ⅶ脑神经（面神经）控制的面部表情肌。由于颞支或颊支的高度吻合，其损伤的后果往往是暂时的，而且比相似的损伤发生在颞支时要轻

肌肉	神经支配-面神经分支	作用	丧失功能所致同侧并发症
额肌	颞支	• 抬眉 • 辅助睁大眼睛（协同眼轮匝肌作用）	• 前额水平方向的皮肤张力线变平 • 无法抬高下垂的眉毛，即"八字"眉 • 不能睁大眼睛 • 只有 15% 的人有交叉神经支配 *
皱眉肌	颞支	• 向中间或向下牵拉眉毛（皱眉）	• 不能皱眉 / 眉间纹消失 • 由于神经交叉支配少数情况仍可皱眉 **
眼轮匝肌-上部	颞支	• 睁开 / 闭合上眼睑 • 随意紧闭眼睛（眼眶部分） • 温和地闭眼和眨眼（眼睑部分） • 有助泪液流出（眼睑部分）	• 闭眼困难 • 由于神经交叉支配少数情况仍可闭眼 **
耳肌-前部和上部 （也称为颞顶肌）	颞支	• 回拉颞部皮肤	
耳肌-后部	耳后支	• 回拉颞部皮肤	
眼轮匝肌-下部	颧支	• 睁开 / 闭合下眼睑 • 紧闭或温和闭眼，类似眼轮匝肌上部的作用（见上文） • 有助泪液流出	• 紧闭眼睑困难 • 下睑下垂 • 由于颞支的神经交叉支配，功能完全丧失少见
鼻肌-鼻翼部	颧支	• 帮助鼻翼张大和收缩	
降眉间肌	颧支	• 鼻皱缩和形成"兔纹"	
提口角肌	颧支和颊支	• 提升和缩回口角	• 微笑困难 • 撅唇困难
颧大肌	颧支和颊支	• 提升和缩回口角	• 微笑困难 • 撅唇困难
颊肌	颊支	• 皱唇 • 使颊与牙齿 & 齿龈平行 • 在口腔内压力高时防止颊过度伸展	• 不能吹哨 • 咀嚼时食物在牙齿和颊黏膜间堆积
降鼻中隔肌	颊支	• 把鼻小柱拉向唇部	
鼻肌的横向部分	颊支	• 帮助鼻翼张大和收缩	
颧小肌	颊支	• 提升和缩回口角	• 影响微笑
提上唇肌	颊支	• 提上唇	
笑肌	颊支和（或）下颌缘支	• 提升和缩回口角	• 平静时不对称的"歪扭笑容"
口轮匝肌	颊支和（或）下颌缘支	• 撅唇和皱唇 • 口角闭合 • 使唇离开牙齿和牙龈	• 咀嚼困难 • 流涎 • 说话含糊不清 • 不能清晰发出字母 M、V、F、P、O 的音
降口角肌	下颌缘支	• 降唇和皱唇	• 微笑困难 [†]
降下唇肌	下颌缘支	• 降唇和缩唇	• 微笑困难 [†]
颏肌	下颌缘支	• 降唇和缩唇 • 提升颏部 • 撅下唇	• 微笑困难 [†]
颈阔肌	下颌缘支和颈支	• 对缩口角起次要作用	

* 由位于更向下的面神经颞支支配。

** 由其他的运动神经支配。

[†] 平静时微笑正常，但当试图微笑时扭曲

血管解剖

颈内动脉通过其眼支的子分支供应眼睑、鼻上部和鼻背、前额和头皮的血供。眼动脉在眼后方分为眶群和眼群。眶群包括眶上动脉、滑车上动脉、鼻背动脉和筛前动脉（图142.15）。眶上动脉伴随眶上神经一起由眶上孔离开眼眶，穿过额肌并最终到达前额和头皮的皮下组织。滑车上动脉穿出眶内侧走行于眶上动脉的内侧，供应鼻根和前额中线下部。以此动脉作为轴向血液供应的额正中皮瓣常用于鼻部缺损的修复。此皮瓣应用的成功与否取决于滑车上动脉的分离和保全。筛前动脉在鼻骨和鼻软骨的交界处出鼻道，为鼻背供血。鼻背动脉跨过鼻根的中线与起源于颈外动脉的内眦动脉相吻合。

颈内动脉为部分头皮和上面部提供血供，而颈外动脉实则负责大部分面部的血供。面动脉起自颈外动脉，向深方行至下颌下腺穿过或从其后方向上走行至下颌骨。其跨过下颌嵴到达面下部的咀嚼肌，并可在此处被触及。面动脉沿斜向上的方向曲折走行，经过鼻旁，最终止于内眦。颈阔肌和笑肌保护下颌骨附近的面动脉。当该血管在面部向上行时，至近内眦处会被面近中处的颧肌和眼轮匝肌覆盖。

面动脉发出下唇动脉和上唇动脉，分别水平走行于嘴唇下方和上方。这些动脉的走行可达黏膜下层的口轮匝肌处，但在老年患者中则位于更浅的唇黏膜下层。在分出上唇动脉后，面动脉改称为内眦动脉（图142.16）。在其接近内眦韧带的终点处，内眦动脉（或面动脉）与眼动脉的鼻背支吻合。眼动脉是颈内动脉系统的一个分支，这一吻合可连通了颈内动脉和颈外动脉系统。面动、静脉的大部分走行过程被面部浅表的表情肌所覆盖。面动脉也与上颌内动脉（眶下支）和颞浅（面横）动脉树状分支吻合。这可保证手术过程中即使远端动脉分支被切断或结扎，面动脉依旧能为面部皮肤提供良好的血液供应。头颈部皮肤高密度的动脉血供是此处局部皮瓣和皮片具有良好的愈合力和生存力的原因。

侧面部、头皮和前额主要由颞浅动脉及其分支供血。该动脉作为颈外动脉的终末支，从腮腺浅叶发出。其在面神经干的更浅层行走，然后再由腮腺浅表处穿出之前发出面横动脉。面横动脉与颧弓平行，位于颧弓下方2 cm处[4]。颞浅动脉从腮腺穿出，在耳前皱褶处垂直上升跨过颧弓进入皮下脂肪。该血管在上部耳屏的稍内侧很容易触及。其沿着耳颞神经的浅表走行，然后走行于颞部和前额两侧的SMAS层内并随后行至该层次以上。颞浅动脉在耳前上方向头侧走行的部分

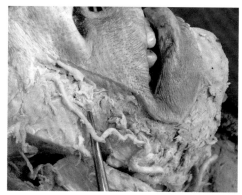

图142.16 内眦动脉。在分出上唇支后，面动脉改称为内眦动脉

图142.15 面部的动脉。浅粉色代表起自颈内动脉，红色代表起自颈外动脉

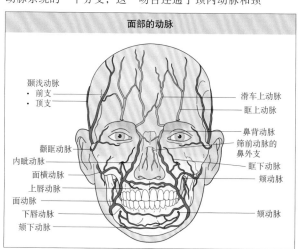

面部的动脉

颞浅动脉
· 前支
· 顶支

滑车上动脉
眶上动脉

鼻背动脉
筛前动脉的
鼻外支
眶下动脉

颧眶动脉
内眦动脉
面横动脉
上唇动脉
面动脉
下唇动脉
颏下动脉

颊动脉

颏动脉

是其最浅表的节段，此处其走行于帽状腱膜的皮下脂肪内，此段在老年患者中常肉眼可见。在这里，颞浅动脉分出顶叶支和额动脉支（前动脉支）。它们起自耳附着部最高点的正上方，为前额、眉和两侧头皮供应血液。头皮双侧颞浅动脉间有许多吻合支。因为这些丰富的血供，即使其中一条动脉被阻塞，整个头皮组织仍然能维持生存能力。这些丰富的吻合网也解释了为什么头皮手术中出血很多。在帽状腱膜层进行外科分离可能有助于避免截断丰富的皮下血管。

面部的大部分动脉走行在相应静脉前方或与之伴行（见图 142.3）。这些静脉缺少静脉瓣，故静脉血液可双向流动。其在流经面颊时与深部面静脉相连。深部面静脉与颌内动脉平行，与上颌支内侧的翼状静脉丛吻合。面静脉穿过下颌下腺，其相应的动脉从其后方经过，然后流入颈内静脉。颈内静脉通过下颌后静脉与颈外静脉相连。面静脉可通过眼静脉或翼状静脉丛与脑海绵窦相连。鼻旁区域和上唇是该血管网的引流区域。这样的吻合会使皮肤或伤口感染在面静脉或眼静脉的引流下逆行进入大脑海绵窦，具有潜在的灾难性后果。

面部动脉血供由来源于较大穿通支的真皮下丛供应。伤口愈合和皮瓣的成功移植有赖于该区域血液供应的最大程度。轴型皮瓣（axial flap），如前额旁正中皮瓣，在其设计时囊括一条有名字的皮下动脉（例如滑车上动脉）。而任意皮瓣则是由真皮下动脉丛供血，而非依靠单条动脉供血。相互吻合的网状血管结构允许手术医师在术中钳夹或结扎一些面部动脉而不影响组织的生存能力。邻近的同侧或对侧吻合支常能弥补局部血供的损失。

面部神经

面部表情肌由面神经（或称第Ⅶ脑神经）支配。面神经在其分支穿入面部肌肉的下外侧之前，从 SMAS 和深筋膜之间经过。该神经的走行及其树状分支在不同患者间有显著差异。第Ⅶ脑神经有两个主要的神经分支，其中较小的一支通过鼓索分支传导舌前 2/3 的味觉；鼓索神经随舌神经分布至舌。部分外耳道、软腭和咽的感觉神经也来源于这个小的面神经分支。颌下腺、下颌下腺和泪腺分布有调节分泌作用的面神经副交感纤维。除了面部表情肌外（见表 142.1），颊肌、镫骨肌、二腹肌后腹、茎突舌骨肌和颈阔肌也都由面神经的分支支配。

面神经在靠近耳垂水平的茎乳孔处出颅后随即发

出耳后支，支配枕额肌和耳后肌肉（图 142.17）。剩下的神经干穿入腮腺，分成下面的颈面分支和水平方向的颞面分支。在耳屏上缘与下颌角之间连一条线，面神经干约在这一线段的中点处穿入腮腺。颞支、颧支、颊支、下颌缘支和颈支来自面神经的这两个主要分支。面神经干在腮腺组织间穿过（图 142.18），蜿蜒上行至

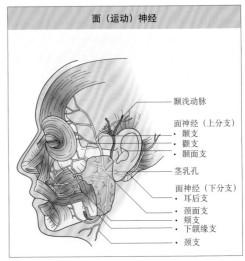

图 142.17　面（运动）神经

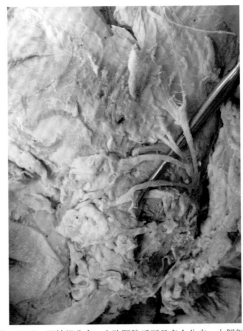

图 142.18　面神经分支。去除腮腺后可见多个分支，由解剖探针提起的分支由上至下分别是：颞支、颧支（2 个分支）和颊支

更表浅的面部表情肌深面。

成人的面神经干在出颅时受到乳突、鼓膜环和下颌支的良好保护。但手术医生在这一解剖区域对儿童进行手术时须格外小心，这是因为乳突至 5 岁才发育完全，在此之前面神经主干位于耳垂后较浅表的皮下层次，因此在浅表的皮肤手术中可能受损[13]。脸颊上主要的面神经分支仅受少量腮腺组织（浅叶）、腮腺筋膜和皮下脂肪的保护，如果手术过程必需破坏腮腺筋膜，必须十分小心地分离，以避免面神经主干的损伤及随之产生的功能受损。面部的运动神经较感觉神经或轴向血管走行更深。

颞支

面神经的颞支为额肌、眼轮匝肌上部和皱眉肌提供运动神经支配。其通常于颧弓的中间 1/3 段分出 3 ~ 5 个分支，在该区域形成一个约 2.5 cm 的"危险"区（表 142.2，见图 151.6）。颞神经最前支越过颧弓的位置几乎总是位于眶缘后方至少 2 cm 处[14]。颞支最后支的体表投影位于颞部，自耳屏前向头皮所作垂直线的前方 1 cm 处。这一后支走行在颞浅动、静脉前方。皮肤外科医生在该区域操作时必须小心，因为浅表分布的颞支分支在该区域内受损的风险很高[15]。

面神经颞支走行于颞浅筋膜和颞深筋膜之间，从额肌的外侧缘穿入额肌的底面。颞浅动、静脉以及耳颞感觉神经在颞神经支后侧且更浅表的层次走行（对比图 142.3 和图 142.17）。该神经血管束走行于覆盖颞部和侧额部的 SMAS 皮下脂肪中。记住，只有当颞神经到达其同侧目标额肌的外侧下腹部时，其将受到最有力的保护。为了避免损伤面神经的这一分支，手术医生应在 SMAS（即颞浅筋膜）的浅表或在帽状腱膜平面从前额中央向两侧进行分离。与其他面神经分支类似，神经损伤最可能发生在侧面部。面中部有树状神经分支及起保护功能的肌肉，通常面运动神经在此

区域受损的风险最小。

面神经颞支的分支损伤可导致显著的美观和功能受损。颞支由较长、通常单一且往往走行于浅表层次的分支组成，这些分支缺少树状分支或交叉神经支配。上述特征使得侧额部和颞部的皮外科手术更容易损伤神经及导致永久性后遗症。尽管眼轮匝肌上部和皱眉肌被颞支支配，但因其也有其他运动神经的交叉支配，极少发生功能或美观上的损害。然而，仅 15% 的患者额肌可得到更低位的面神经颞支的交叉支配，这种神经的树状分布使得额肌在颞支受损的情况下依旧保留部分功能。其他 85% 的患者，颞支损伤会使肌肉失去运动神经支配，以致眉毛下垂并且无法抬高即"下垂（droopy）"眉[4]（见图 151.7），同时还会出现因同侧额纹和皮肤张力线的消失所致的前额变平。额肌功能的丧失严重影响患者通过面部表情进行非言语交流的能力，并可能产生恶劣的社会心理影响。随着时间的推移，无法抬眉会导致眉毛和眼睑下垂，并且随着肌肉失用性萎缩的进展，上部视野也会受损。如果颞支永久性受损，可能需要进行单侧眉部抬高和眼睑成形术。

颧支与颊支

面神经的**颧支**为眼轮匝肌下部、降眉间肌、口提肌和鼻肌提供运动神经支配。作为面神经的第二个分支，颧支的神经纤维贴于腮腺（stensen）导管上方，从腮腺穿出后沿水平稍向上的方向走行。其对前述肌肉的神经支配有很大的变异性，故而损伤该分支可能产生难以预知的后果。通常来说，对颧支的损伤会影响眼轮匝肌的功能，使同侧眼睑闭合不全。眼轮匝肌的眶上部分也受面神经颞支的支配，因此颧支损伤，完全丧失眼周运动功能的可能性很小。颧支损伤的其他影响可能包括鼻肌和唇提肌的功能障碍。

颊支是面神经的第三个分支，在颊部颧支的下方

危险区	神经	作用	最易受损的位置	损伤/障碍
Erb 点	● 副神经 ● 颈横神经 ● 耳大神经 ● 枕小神经	● 斜方肌的运动支配（副神经） ● 感觉神经支配（颈横神经、枕小神经、耳大神经）	在下颌角和乳突间连一条线，这条连线中点垂直向下 6 cm 与胸锁乳突肌后缘相交处即为 Erb 点	● 不能抬肩，臂外展无法超过 80° ● "翼状"肩胛
颞部	颞支（面神经）	● 为额肌、眼轮匝肌、皱眉肌、前部和上部的耳肌提供运动神经支配	画两条线勾画这个区域：①自耳垂的下部到眉的外侧缘。②耳屏到最高的额纹外侧	● 同侧额肌抬起障碍 ● 前额皮肤张力线变平 ● 眉下垂
下颌骨面动脉处	下颌缘支	● 为口轮匝肌、笑肌、下唇降肌（降口角肌、降下唇肌和颏肌）提供运动神经支配	自腮腺的下部离开后走行于下颌骨的面动脉前方，位于下颌骨下缘上方 1 ~ 2 cm 处	● 微笑障碍/同侧扭曲笑容 ● 流涎

表 142.2　头颈部的手术危险区。见图 151.6，危险区应包括面神经颞支，但其走行在面颊深部，所以很少受损

向下走行。其在不定程度上支配着口轮匝肌、颧大肌和颧小肌、唇提肌、颊肌和鼻肌。损伤该神经引起的颊肌功能障碍会导致咀嚼时食物堆积于牙齿与颊黏膜之间，以及同侧笑容的变形。约 80% 的患者存在颧支和颊支纤维间的吻合[16]。每个分支有两个树状分支点，第一个位于腮腺前缘前 2 cm 处，第二个通常位于颊脂垫前面、耳蜗下方的口角外侧 1 cm 处。在此处，该神经仅由菲薄的 SMAS 筋膜、通常未发育完全的笑肌和皮下脂肪保护，因此，易因其浅表的解剖位置而受损。在腮腺附近的第一个分支处，颧神经和颊神经位于咬肌与颊脂垫背面之间。

虽然在手术中可能会损伤面神经的颧支或颊支，但随后的运动功能障碍往往是暂时的，且远不及颞神经受到类似损伤时相应功能的削弱程度。颧支和颊支间的高度吻合使对功能的损伤降至最低，并能促进创伤后神经的恢复。损伤颧支与颊支可使部分口周肌肉瘫痪，导致不同程度的面部表情障碍，包括微笑或形成皱纹、撅嘴和嘴唇闭合。流涎、牙龈与面颊之间食物的存留、发音模糊也可继发于颊支或颧支损伤。眼轮匝肌受损的后果已在前文提及，包括下睑下垂及其引发的慢性结膜炎、干眼症和睑外翻。颧支或颊支损伤也可能导致皱鼻困难和不能张大鼻孔。幸运的是，由于面神经有分布广泛的分支且分支间有交叉支配，这些症状大多可于 6 个月内恢复。

下颌缘支

口轮匝肌、颊肌和唇降肌由面神经的下颌缘支支配。该神经沿着腮腺下方的下颌角走行，继之向上在面动脉前方跨过下颌骨体，其中面动脉在越过下颌骨时很容易被触及。下颌缘支极易受到损伤，因为其位于下颌骨边缘的浅表层次，且仅被筋膜和极薄或发育不良的颈阔肌覆盖（见表 142.2）。该面神经分支通常只含有一个分支，只有 10% 的患者下颌缘支与面神经颊支之间存在"交通"，因此，对下颌缘支的损伤可导致面部表情的永久性损伤和功能缺陷[4]。正常来讲，对称的面部表情和口唇功能依赖于由唇升、降肌联合口轮匝肌共同施加的等大及方向相反的作用力。典型的下颌缘支损伤的患者不能形成对称的微笑，无法将同侧下唇向下和向外侧牵拉，或不能外翻相应的唇红缘。最终的结果则是形成"扭曲的"微笑。这种缺陷在微笑时很明显，但在患者平静时并不明显。

颈支

面神经的颈支支配颈阔肌。该肌肉也接受来自下颌缘支神经纤维的支配。颈支的损伤很少引起功能或外观的缺陷。

头颈部的感觉神经支配

三叉神经（即第 V 脑神经）为面部提供最主要的感觉神经支配，同时有上组的颈神经（C_2、C_3）为颈部、部分耳部和后部头皮提供感觉神经支配（图 142.19，表 142.3）。面神经、舌咽神经和迷走神经为耳部提供一小部分感觉神经[17]。三叉神经是最大的脑神经。其具有运动（支配咀嚼肌）、感觉和副交感功能，为泪腺和腮腺提供调节分泌的纤维（起源于面神经和舌咽神经）。三叉神经的感觉支比面神经束更表浅，因此在手术过程中容易受到损伤。幸运的是，其所致感觉障碍多数并不严重也不是永久性的。已被证实，在单侧三叉神经根被横断后可有跨过正中线的神经再支配发生。这是由于对侧三叉神经根可发出侧支感觉神经[18]。感觉神经走行于皮下脂肪和 SMAS 之间的浅表层次中，通常与神经血管束中的动静脉并行。了解感觉神经主要分支的出颅位置可帮助外科医生实施区域神经阻滞，这有利于进行面部手术并提高患者的舒适度（见第 143 章）。

三叉神经分出三个主要分支：眼支（V_1）、上颌支（V_2）和下颌支（V_3）（见图 142.19）。最小及最上

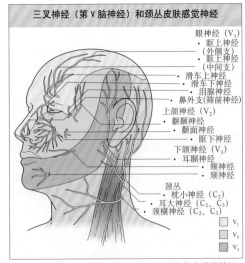

图 142.19 三叉神经（第 V 脑神经）和颈丛皮肤感觉神经。 外耳和外耳道由迷走神经（第 X 脑神经）、舌咽神经（第 IX 脑神经）和面神经（第 VII 脑神经）的分支提供不同方式的神经支配。上组颈神经（C_2、C_3）为部分耳部及颈部和后部头皮提供感觉神经支配

表 142.3　头颈部的感觉神经支配
• **三叉神经**
• 眼支（V₁）
• 鼻睫神经——上鼻中隔、鼻壁、角膜、虹膜、筛窦／蝶窦
• 滑车下神经——鼻根、内眦
• 筛前神经（鼻外支）——鼻背、鼻尖、鼻尖上、鼻柱
• 睫状神经——角膜表面
• 额神经
• 滑车上神经——上睑内侧、前额中部、额部头皮
• 眶上神经——前额、头皮、上睑
• 泪腺神经——外侧眼睑
• 上颌支（V₂）
• 眶下神经——内侧颊部、上唇、鼻侧壁和鼻翼、下睑
• 颧面神经——颧突
• 颧颞神经——颞部、颞上方头皮
• 上牙槽神经和腭神经——上牙、上腭、鼻黏膜、牙龈
• 下颌支（V₃）
• 耳颞神经——外耳和外耳道、颞部、颞顶部头皮、颞下颌关节、鼓膜
• 颊神经——颊、颊黏膜、牙龈
• 下牙槽神经——下牙、颏、下唇（颏神经）
• 舌神经——前2/3舌、口底、下牙龈
• **耳大神经**（C₂、C₃）——侧颈部、下颌角、耳的后内部、部分耳郭、耳后头皮
• **枕小神经**（C₂）——颈、耳后头皮
• **颈横神经**（C₂、C₃）——颈前
• **锁骨上神经**（C₃、C₄）——前胸、肩部

方的感觉分支是**眼支**，其在穿出眼眶前又分为三个分支（鼻睫神经、额神经和泪腺神经）。分布于鼻窦和上鼻中隔黏膜处的感觉纤维、泪腺调节分泌的副交感神经纤维（来源于面神经），也来源于三叉神经的眼支。鼻睫支发出滑车下神经和筛前神经外支。鼻根和内眦的部分感觉神经来源于滑车下神经。鼻背、鼻尖、鼻尖上和鼻小柱从筛前神经的鼻外支获得皮肤的神经支配，鼻外支从上鼻软骨和鼻骨之间穿出。鼻部的神经阻滞依赖于对这些感觉神经解剖关系的了解。鼻睫支通过睫状神经至角膜表面。如果带状疱疹累及鼻尖，由于角膜也可受累，必须进行密切的眼科随访。

眼支的额支形成滑车上神经和眶上神经。滑车上神经的穿出路径（称为滑车上嵴）位于眶上嵴中线外侧1 cm处。额神经的这一分支为内侧上睑、前额内侧和额部头皮提供感觉神经支配。眶上孔（眶上神经血管束由此穿出）位于眶上嵴中线外侧2.5 cm处（见图142.2）。眶上神经分布并穿过额肌后出现在额部SMAS上方，为前额、头皮和上睑提供感觉神经支配。第V脑神经眼支的小分支泪腺神经位于上外侧眶缘旁，

分布于外侧眼睑皮肤。额神经，特别是滑车上和眶上神经的阻滞为额部手术带来快速高效的麻醉。

三叉神经的**上颌支**（V₂）分出眶下、颧面和颧颞皮肤的感觉支（见图142.19）。眶下孔位于眶下缘下方1 cm水平上的正中线外侧2.5 cm处，与眶上孔和颏孔位于同一垂直线上。眶下神经血管束由此穿出，为颊内侧、上唇、鼻侧壁、鼻翼及下睑提供重要的感觉神经传导。眶下神经阻滞为很多颊部、下睑和鼻部手术提供简单有效的麻醉。在眶下孔的外侧出现的颧面神经分布于颧突的皮肤。颞部和颞部上方头皮的皮肤感觉神经分布来自上颌支的第三个分支——颧颞神经，其从颧骨的眶缘外侧穿出。上牙槽神经和腭神经是V₂的较深分支，分布于上牙、上腭、鼻黏膜和上牙龈。

下颌支（V₃）是三叉神经的最大分支，也是唯一一个同时包含感觉和运动纤维的神经。其为面部提供皮肤感觉神经支配，也为咀嚼肌提供运动神经支配[19]。耳颞神经、颊神经和下牙槽神经是V₃的三个主要分支。耳颞神经起自下颌颈后方，从耳前沟的腮腺前缘上方、颞浅动脉的稍深处经过，向上至两侧头皮。其为外耳和耳道、颞部、颞顶头皮、颞下颌关节和鼓膜提供感觉神经支配，也为腮腺提供调节分泌的副交感纤维。

颊神经为颊部、颊黏膜和牙龈提供感觉神经支配。其走行深达腮腺，于翼状肌上方走行至颊肌的上表面，由此穿出，到达其上方的皮肤。由于颊神经末梢支小且多，局部颊神经阻滞麻醉的方式不可行。V₃的下牙槽支走行于下颌沟内分布神经至下颌牙齿。其终末支形成了颏神经从颏孔穿出，与眶上和眶下神经血管束位于相同的垂直线上（即正中线外侧2.5 cm）。颏静脉、动脉和神经均从第二前磨牙下方的颏孔穿出。舌神经为舌前2/3、口底和下牙龈提供感觉神经支配。其来自于V₃，在下牙槽神经上方平行走行。

颈丛是由最上方4条颈神经前支的树状分支相互吻合而成的网络。其在胸锁乳突肌（SCM）后缘中点的Erb点穿出，形成三个分支，分别称为C₂、C₃和C₄。C₂和C₃组成耳大神经，跨过SCM后缘行向耳垂，与颈外静脉的走行层次和路径相同（见图142.19）。该神经分布于颈部、下颌角以及部分耳郭和耳后皮肤。

枕小神经（C₂）从SCM后缘与耳大神经相同的一点发出，并与SCM平行上行分布于颈部和耳后头皮。颈横神经（C₂和C₃）同样由SCM后缘发出，并在水平方向弧形向前跨过SCM。其许多终末支分布于颈前皮肤。锁骨上神经（C₃和C₄）从SCM后缘与颈横神经相同的一点发出，然后向下走行并终止于锁骨上区

域，其为前胸部和肩部皮肤提供感觉神经支配（见图142.4）。

临床医生可能会遇到皮肤肿瘤的神经周围浸润，如鳞状细胞癌（SCC）、亲神经性黑色素瘤和少数基底细胞癌（BCC）。肿瘤细胞浸润真皮的神经分支时，患者往往没有自觉症状，此时仅能通过组织病理学检查进行诊断。有些患者可能会出现感觉异常或极少见的运动障碍，这种情况多数发生在SCC（发病率为3%～14%），而BCC则仅有不到1%会显示出向神经周围蔓延的组织学证据[16]。了解头颈部神经解剖有助于手术医生为神经受累的患者设计辅助治疗，如放射治疗。

头颈部的淋巴引流

黑色素瘤、鳞状细胞癌、Merkel细胞癌和其他皮肤肿瘤可通过淋巴系统扩散到区域淋巴结。对于临床医生来说，全面了解头颈部（图142.20）和身体其他部位的淋巴引流对肿瘤的恰当分期及治疗非常重要。在对有转移可能的恶性肿瘤行任何手术治疗前，都应对该区域的引流淋巴结进行触诊。头颈部恶性肿瘤通常沿从头侧向尾侧的方向扩散到邻近的淋巴结（图142.20）。淋巴引流途径存在很大程度的变异，但单个淋巴结的解剖位置在患者间是比较一致的。突破真皮乳头层的皮肤恶性肿瘤可能从小的毛细淋巴管进行性扩散到该区域内较大较深的淋巴干。淋巴管通常与头颈部静脉走行方向相同。相较于对应静脉，其数量更

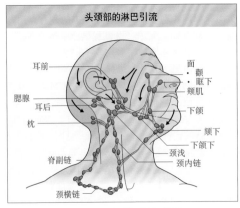

图142.20 头颈部的淋巴引流

多而且通常更表浅，主要位于浅筋膜和深筋膜之间。

重要的头颈部的淋巴引流基本模式包括以下几种：腮腺淋巴结通常收集前额和眼睑（上外侧面部）的淋巴液，下颌下淋巴结收集下、中面部或颏下淋巴结的淋巴液，颏下淋巴结收集下唇中部和颏部的淋巴液。侧颈部淋巴结通常是上述区域的下游淋巴结。腮腺淋巴结可在腺体外或腺体内。腺体外的引流管由腮腺鞘包裹。2/3的人会有1～3耳前和耳下淋巴结，这些淋巴结被认为是腮腺淋巴结池的一部分[4]。耳前和耳下淋巴结引流耳郭、下外侧颊、额外侧头皮和额部及鼻根的淋巴液。其后，腮腺淋巴结池会沿着颈外或颈内静脉走行至颈淋巴结链中。因此，建议体检时，针对头面部病变，从邻近部位到锁骨上，甚至腋窝淋巴结池的淋巴结均应进行触诊。

检查下颌下淋巴结时应让患者放松颈部肌肉并向下倾斜下颏。该淋巴结群引流牙龈和黏膜、下睑、舌前2/3、唇、鼻和颊中部的淋巴液。颈部的颏下淋巴结（最多8个）位于颈阔肌下方，除了下唇中部、颏中和下颊部外，还引流舌前1/3和来自口底的淋巴液。检查颏下淋巴结时，最好让患者抬起下颏并绷紧颈阔肌。颏下淋巴结常向两侧或对侧引流，并排空到颌下池或直接排入颈内淋巴链。注意，近1/4的健康人可触及小（小于1 cm）而不固定的颏下淋巴结[4]。

颈外侧浅部淋巴结与耳下腮腺淋巴结相邻，位于高位颈外静脉附近。可将胸锁乳突肌头部作为触诊这些淋巴结（最多4个）的标志。深部颈外侧淋巴结包括脊副链、颈内链和颈横链，其在颈部形成一个三角形。颈内链是头颈部淋巴收集的主干，这一区域患者最多可有25个淋巴结。右侧的颈内链常引流入锁骨下静脉，而左侧淋巴链排空入胸导管。这些淋巴结可通过两个手指在颈动脉三角区内滑动而触及。

急性或慢性淋巴水肿可继发于较大的淋巴管或淋巴结横断，甚至在淋巴引流有限或薄弱区域的小淋巴管（如眶下）破裂后也会发生。可通过将皮瓣置于与淋巴回流一致的方向上来实现充分的淋巴引流。手术医生必须记住引流方式和位置的变化，以及恶性肿瘤的淋巴回流不被正中线限制的事实。淋巴管之间错综复杂的交叉可能导致淋巴液引流至对侧，因此在切除肿瘤前应进行双侧淋巴结的检查。

（王 媛译 马 川 闫钇岺校 李 航审）

参考文献

1. Dzubow LM. Tissue movement – a macrobiomechanical approach. J Dermatol Surg Oncol 1989;15:389–99.
2. Dzubow LM. Facial Flaps: Biomechanics and Regional Application. Norwalk: Appleton & Lange; 1990.
3. Robinson JK, Sengelmann RD, Hanke CW, Siegel DM. Surgery of the Skin: Procedural Dermatology. St Louis: Mosby; 2005.
4. Salasche SJ, Bernstein G, Senkarik M. Surgical Anatomy of the Skin. Norwalk: Appleton & Lange; 1988.
5. Summers BK, Siegle RJ. Facial cutaneous reconstructive surgery: general aesthetic principles. J Am Acad Dermatol 1993;29:669–81.
6. Zide BM, Jelks GW. Surgical Anatomy of the Orbit. New York: Raven Press; 1985.
7. Stegman SJ, Tromovitch TA, Glogau RG. Cosmetic Dermatologic Surgery. 2nd ed. St Louis: Mosby; 1990.
8. Larrabee WF, Makielski KH. Surgical Anatomy of the Face. New York: Raven Press; 1993.
9. Tromovitch TA, Stegman SJ, Glogau RG. Flaps and Grafts in Dermatologic Surgery. Chicago: Year Book; 1989.
10. Gosain AK, Yousif NJ, Madiedo G, et al. Surgical anatomy of the SMAS: a reinvestigation. Plast Reconstr Surg 1993;92:1254–65.
11. Burger GC, Menick FJ. Aesthetic reconstruction of the nose. St Louis: Mosby; 1994.
12. Harvey DT, Taylor SR, Itani KM, Loewinger RJ. Mohs micrographic surgery of the eyelid: An overview of anatomy, pathophysiology, and reconstruction options. Dermatol Surg 2013;39:673–97.
13. Myckatyn TM, Mackinnon SE. A review of facial nerve anatomy. Semin Plast Surg 2004;18:5–11.
14. Prendergast PM. Anatomy of the face and neck. In: Shiffman MA, Di Giuseppe A, editors. Cosmetic Surgery. Berlin: Springer; 2013. p. 29–46.
15. Brown SM, Oliphant T, Langtry J. Motor nerves of the head and neck that are susceptible to damage during dermatological surgery. Clin Exp Dermatol 2014;39:677–82.
16. Carlson KC, Roenigk RK. Know your anatomy: perineural involvement of basal and squamous cell carcinoma on the face. J Dermatol Surg Oncol 1990;16:827–33.
17. Drake RL. Gray's Atlas of Anatomy. Churchill Livingstone; 2007.
18. Robinson PP. Recession of sensory loss from the midline following trigeminal sensory root section: collateral sprouting from the normal side? Brain Res 1983;259:177–80.
19. Leach BC, Kulbersh JS, Day TA, Cook J. Cranial neuropathy as a presenting sign of recurrent aggressive skin cancer. Dermatol Surg 2008;34:483–97.
20. Bennett RG. Fundamentals of Cutaneous Surgery. St Louis: Mosby; 1988.

第143章　麻醉

George J. Hruza

要点

■ 局部麻醉药根据中间链结构不同分为酰胺类和酯类。

■ 麻醉药过敏不同于肾上腺素和迷走反应所造成的心悸，其引发的荨麻疹和系统过敏也不同于防腐剂或局麻药（尤其是酯类）。

■ 可以添加到局部麻醉药中的药物包括肾上腺素、碳酸氢钠和透明质酸酶。

■ 神经阻滞麻醉在实施面部、指趾和掌跖表面手术时非常有用。

引言

有效的麻醉是皮肤外科一个重要组成部分，大部分皮肤外科手术都可以在局部麻醉（局麻）下进行。19 世纪 80 年代，开始使用从南美古柯类植物叶片中提取到的盐酸可卡因作为局麻药[1]。其后 1904 年开始使用普鲁卡因，1930 年开始使用丁卡因，1943 年出现了第一个酰胺类局麻药——利多卡因[1]，利多卡因的出现是局麻药史上的一个重要突破，因为利多卡因不像酯类局麻药那样容易引起过敏反应。

局麻与全麻比较具有很多优点，包括不良反应发生率低（尤其麻醉高风险患者），花费少，缩短手术时间，恢复更快。主要缺点是适用的手术范围有限，注射时患者有较明显不适。实施皮肤外科手术时掌握局麻药的生理学、剂量、副作用和适合的"无痛"局麻技术，对保证患者安全和满意度至关重要。

讨论

生理学和结构

局麻药的作用主要是通过阻滞轴突细胞膜上的钠通道，阻止钠进入神经细胞。进而神经细胞不能去极化，导致动作电位无法产生。阳离子状态的麻醉药结合到钠离子电压门控通道的内孔上，导致经孔流量减少（空间阻滞），从而对钠离子的渗透产生一个静电屏障[2]。与传导冷热觉的中间型神经纤维比较，传导痛觉的细小无髓鞘 C 型神经纤维可以更快、更容易被阻滞。传导压力和运动的有髓鞘 A 型神经纤维最晚被阻滞。临床工作中，即便经过充分麻醉的外科手术区域，患者仍然可以感觉到医生手指在手术区域的压力，道理源于此。

所有局麻药包含三个部分（图 143.1）：

● 一个二氨基或三氨基末端
● 一个芳香基末端
● 一个含酯或酰胺的中间链

芳香基团疏水而亲脂，对麻醉药弥散进入神经细胞膜至关重要。氨基部具有亲水性，使局麻药有水溶性，这对麻醉药的准备、储存和使用都很重要[2]。

局麻药物属于弱有机碱，为使其溶于水便于注射，需要加入盐酸盐。在水溶液中，盐在离子和非离子状态间保持平衡。其中离子状态为水溶性，使药物可用于注射并弥散到组织中。而非离子状态为脂溶性碱，使药物可以弥散进入神经细胞膜。在钠通道的内孔处，阳离子阻断神经传导活动（见上文）[2]。

各种麻醉药的解离常数（pKa）决定了特定 pH 值中麻醉药碱基和阳离子的比例。所有局麻药的解离常数都比生理 pH 值高。绝大多数局麻药在 pH 值为 7.4 时，会有超过 80% 进入阳离子状态。碱化麻醉药溶

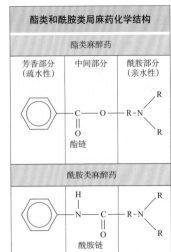

图 143.1 酯类和酰胺类局麻药的化学结构。 芳香末端（疏水亲脂端）和酰胺末端（亲水端）分别通过酯和酰胺链连接

酯类和酰胺类局麻药化学结构		
酯类麻醉药		
芳香部分（疏水性）	中间部分	酰胺部分（亲水性）
	酯链	
酰胺类麻醉药		
	酰胺链	

液，比如加入碳酸氢钠，可以使更多麻醉药变为非离子状态，从而加速其起效。但是，如果 pH 值升高太多，麻醉药就会从溶液中沉淀出来。麻醉药对 pH 值的敏感性解释了为什么感染组织难以有效麻醉[3]。炎症反应使感染灶周围局部酸化（pH 值降低），从而降低了脂溶性非离子状态的麻醉药比例。

药理学

局麻药根据其结构的中间链不同分成两类（表 143.1）。酰胺类麻醉药具有酰胺键，而酯类麻醉药具有酯键（见图 143.1）。这两类麻醉药在代谢方式和致敏风险上有所不同。酯类麻醉药被血浆中的拟胆碱酯酶水解，代谢产物通过肾排泄。拟胆碱酯酶功能缺陷的患者常因为使用标准剂量琥珀胆碱后出现长期麻痹而得到诊断。这类患者发生酯类麻醉药中毒的风险升高。酯类麻醉药代谢产物中的对氨基苯甲酸是引起过敏反应的主要原因。酰胺类麻醉药由肝脏粒体 P450 酶系统代谢，代谢产物通过肾排泄。严重肝病患者发生酰胺类麻醉药中毒的风险升高。

各种局麻药在起效速度、作用时间和作用强度上各不相同，主要由化合物的固有化学特性所决定（见表 143.1）。低解离常数的麻醉药起效快，是因为更多麻醉药处于非离子状态。脂溶性更强的麻醉药效能更高，是因为这类化合物更容易穿透神经细胞膜。麻醉药作用

持续时间则由麻醉药结合钠通道内孔的强度决定。

对于妊娠妇女，局麻药可选择利多卡因。其分类为妊娠 B 类药物，也就是说，在动物实验中，尚无致畸的报告。对妊娠妇女的研究显示，妊娠最初 3 个月使用利多卡因不会增加新生儿解剖学上的异常。然而，因为妊娠最初 4 个月是胎儿主要器官形成期，所以建议使用利多卡因应和其他药物一样，在此期间要慎重使用。利多卡因可以穿过胎盘进入胎儿身体。虽然有些麻醉药确实可以分泌到母乳中，但是哺乳妇女可以安全使用利多卡因。

利多卡因可以安全用于儿童，但是最大推荐剂量需要根据儿童的体重和年龄有所减少。由于药物对心血管的影响，使用于早产婴儿时要特别小心。防腐剂对羟苯甲酸可以结合白蛋白。对于有黄疸的新生儿，它们可以结合白蛋白，从而替换出游离胆红素，加重高胆红素血症[4]。基于这个原因，新生儿只能选用不含对羟苯甲酸的麻醉药。

局麻药添加剂

肾上腺素

除了盐酸可卡因，所有局麻药都会使血管平滑肌松弛，导致血管扩张，造成手术部位出血增加，同时因为血管扩张，麻醉药从手术部位快速清除，缩短了麻醉药的作用时间。加入肾上腺素有利于收缩血管，

表 143.1　用于局部浸润和神经阻滞麻醉的局麻药。临床应用中，麻醉持续时间比上述时间短，尤其在头颈部。加入肾上腺素可以通过两个因素之一延长麻醉时间。1% 利多卡因溶液 = 10 mg/ml

通用名	商品名®	起效时间（min）	持续时间（h）	最大剂量（mg，按 70 kg 体重）	肾上腺素最大剂量（mg，按 70 kg 体重）
酰胺类					
阿替卡因	Septocaine	2～4	0.5～2	350	500
盐酸布比卡因	Marcaine	5～8	2～4	175	225
依替卡因	Duranest	3～5	3～5	300	400
盐酸左布比卡因	Chirocaine	2～10	2～4	150	无数据
利多卡因	Xylocaine	快	0.5～2	350	500（3500 稀释液）
甲哌卡因	Carbocaine	3～20	0.5～2	300	500
盐酸丙胺卡因	Citanest	5～6	0.5～2	400	600
罗哌卡因 *	Naropin	1～15	2～6	200	无数据
酯类					
盐酸氯普鲁卡因	Nesacaine	5～6	0.5～2	800	1000
普鲁卡因	Novocaine	5	1～1.5	500	600
丁卡因	Pontocaine	7	2～3	100	无数据

* 加入肾上腺素，对罗哌卡因起效和作用时间没有影响

从而减缓麻醉药从手术部位的清除，使麻醉药作用时间延长 100% ~ 200%，同时可以减少血管扩张造成的术中出血。添加肾上腺素减少了麻醉药用量，使麻醉药效率更高。吸收率的降低减少了麻醉药的毒性，还可以使较大剂量应用麻醉药成为可能。肾上腺素的血管收缩作用表现为皮肤变白，充分发挥作用大约需要 15 min。一般来说，皮肤变白的区域和麻醉区域一致，但也有例外。

肾上腺素以 1 : 100 000 或 1 : 200 000 的浓度预先和局麻药混合。但是浓度低至 1 : 1 000 000 亦可引起有效血管收缩，而浓度 > 1 : 100 000 产生副作用的风险升高。特定患者使用的肾上腺素浓度应该进行个性化调整。具有肾上腺素相对禁忌证的患者应该使用较低浓度，而血管丰富部位，如头皮，则应使用较高浓度。1 : 100 000 肾上腺素预混麻醉药能用的麻醉药最大剂量见表 143.1。

肾上腺素是一种强效的 β 受体和 α 受体激动剂，因此在 β 和 α 受体有变化的患者中应小心使用。肾上腺素使用的绝对禁忌证包括甲状腺功能亢进和嗜铬细胞瘤。口服 β 受体阻滞剂、单胺氧化酶抑制剂、三环类抗抑郁药和吩噻嗪的患者对肾上腺素更敏感，因此要谨慎使用，适当降低剂量和浓度。有报道称口服 β 受体阻滞剂的患者，在注射含有肾上腺素的麻醉药后出现严重高血压[5]。这可能是因为无法对抗 α 肾上腺素活性而诱发血管收缩。幸运的是，这种反应相当少见[6]，且主要发生在使用较高剂量药物的时候。严重高血压或严重心血管疾病（尤其冠状动脉疾病）患者，如果在局麻药中加入大量肾上腺素，可能会加重其基础疾病。大剂量肾上腺素会导致孕妇分娩。但是

小剂量肾上腺素可以安全用于妊娠期的皮肤外科手术。肾上腺素会加重青光眼，所以要避免应用于闭角型青光眼患者的眶周区域。

指趾端肾上腺素的使用尚有争议。既往肾上腺素不用于指趾部位，主要是因为担心其引起血管收缩，从而造成指趾的坏死。近期的研究并未证实指趾端麻醉中肾上腺素会引起此类风险升高。绝大多数指趾坏死的病例是因为注射容积过多的麻醉药导致挤压血管（压塞）、压迫性环形包扎、使用止血带、术后热浸泡（可能因为热诱发水肿）、感染、使用有血管收缩作用的麻醉药（如盐酸可卡因）或使用利多卡因和肾上腺素混合时不标准[7]。没有证据表明单用商品化的利多卡因和肾上腺素混合药物可引起指趾端坏死。然而，患有外周动脉疾病时，在指趾端麻醉中严格禁用肾上腺素。笔者发现，利多卡因联合稀释的肾上腺素（1 : 500 000）以小体积注射可以提供安全的指趾麻醉。注意避免指趾环形阻滞。

肾上腺素的系统副作用有自限性，包括心悸、焦虑、恐惧、出汗、头痛、震颤、虚弱、心动过速和血压升高。即使在皮肤外科手术中使用常规剂量的肾上腺素也可偶尔见到这些症状和体征，但一般几分钟内缓解（表 143.2）。这些情况更常见于血管丰富区域注射肾上腺素时，尤其是面部和头皮。血管收缩引起的皮肤坏死是肾上腺素注射中极其罕见的并发症，仅发生于注射部位有严重血管损害的患者。

肾上腺素注射的严重副作用包括心律失常（例如室性心动过速、心室颤动）、心脏停搏和脑出血。在皮肤外科手术中使用的肾上腺素剂量不应发生这些情况。但是，对于患有严重心脏疾病的患者，要谨慎控制注

表 143.2	局麻药系统反应的鉴别诊断。局麻药注射中或注射后出现系统反应的病例，血流动力学的表现有助于判断反应发生的原因			
诊断	脉搏	血压	症状和体征	急诊处置
血管迷走反应	低	低	副交感张力过高；出汗，过度换气，恶心	头低脚高位，冷敷，消除恐惧
肾上腺素反应	高	高	α 和 β 肾上腺素受体刺激过度，心悸	消除恐惧（一般数分钟内缓解），酚妥拉明，普萘洛尔
过敏反应	高	低	外周血管扩张伴反应性心动过速；哮鸣音，支气管痉挛，荨麻疹，血管性水肿	1 : 1000 肾上腺素 0.3 ml 皮下注射，抗组胺药，糖皮质激素，补液，吸氧，保持气道通畅
利多卡因过量				
1 ~ 6 μg/ml	正常	正常	口周指端感觉异常、烦躁、困倦、欣快、头晕眼花	观察
6 ~ 9 μg/ml	正常	正常	恶心、呕吐、肌肉抽搐、震颤、视物不清、耳鸣、味觉障碍（如金属味）、混乱、兴奋、精神失常	地西泮，保持气道通畅
9 ~ 12 μg/ml	低	低	癫痫发作、心肺抑制、心律失常	呼吸支持
> 12 μg/ml	无	无	昏迷、心跳呼吸骤停	心肺复苏和生命支持

射总量。

肾上腺素只在酸性环境中保持稳定。因此，当肾上腺素和局麻药预先混合时，通过加入酸性防腐剂，如焦亚硫酸钠，将 pH 值降低到 3.5 ～ 5.5，以保证肾上腺素的稳定。这种酸性溶液不仅使注射更加疼痛[8]，而且因为减少了非离子状态的麻醉药，延缓了麻醉起效的时间。可以通过每日新鲜配置混合液，并在当天使用完，将混合液 pH 值升高，从而减轻注射疼痛。将 0.5 ml 的肾上腺素（1：1000）加入 50 ml 的普通利多卡因中，可获得终浓度为 1：100 000 的肾上腺素。除此之外，含有肾上腺素的利多卡因可以用碳酸氢钠中和（见下文）。

碳酸氢钠

注射 pH 值为 3.5 ～ 5.5 的含肾上腺素的利多卡因标准混合液会非常疼痛，因为酸性 pH 值会造成显著刺痛感。可以通过加入碳酸氢钠来中和 pH 值。在 10 份含有肾上腺素的利多卡因中加入 1 份 8.4% 的碳酸氢钠，可以使 pH 值趋近生理性 pH 7 ～ 8 的水平。这种混合药物显著降低了麻醉注射引起的疼痛[8-9]。两种成分可在注射前即刻再抽取到注射器中。或者将 5 ml 碳酸氢钠（8.4%）加入 50 ml 含有肾上腺素的利多卡因安瓿中。因为在碱性或中性环境中，肾上腺素活性每周减少 25%，所以混合液应该标注配置日期，冷藏保存，并在 1 周内使用。

透明质酸酶

透明质酸酶（自牛睾丸透明质酸酶提取）降解透明质酸，使皮下基质碎裂，让麻醉药从注射位点向更远处弥散。此外，使用透明质酸酶可以使被注射部位的肿胀变形更小[10]。但是麻醉药弥散显著会缩短麻醉药作用时间。透明质酸酶在眶周手术中最有用，可以增加神经阻滞的成功率。配置方法是将 150 单位的透明质酸酶加入 30 ml 局麻药中。对透明质酸酶的过敏反应很少见，但可能发生。有些手术医生推荐在使用透明质酸酶前进行皮试。此外，配置液中可能含有防腐剂硫柳汞，其可导致接触性皮炎。

麻醉药混合物

为了充分利用不同麻醉药的特性，有些手术医生在一个注射器中联合使用两种局麻药。例如，经常联合使用利多卡因（快速起效）和盐酸布比卡因（作用持久）。但是，一项关于此种联合用药的研究发现，这种混合并不能达到预期效果。混合似乎只能够呈现其中一种成分的特性，而另一种成分作用则不能体现[11]。因此，大多数手术医生首先注射快速起效的麻醉药，

而后注射长效麻醉药，使注射疼痛最小化的同时最大化麻醉作用时间。

副作用

血管迷走反应

局麻药注射最常见的副作用是血管迷走反应，其中迷走神经放电导致患者产生焦虑，进而副交感神经张力增加（见表 143.2）。血管迷走反应表现为眩晕、出汗、昏厥、心动过缓和低血压。将患者置于头低脚高位可以快速缓解症状。在额头放置冷毛巾也有帮助。一般不需要吸氧、输液或使用肾上腺素。为了避免出现血管迷走反应，所有患者应该采用卧位进行局部浸润麻醉。

过敏反应

局麻药最重要的副作用是过敏反应。过敏一般是 IgE 介导的 I 型变态反应，表现为荨麻疹、血管性水肿、气道痉挛，以及很少出现的伴有低血压和心动过缓的过敏反应（见表 143.2）。已报道的确为局麻药过敏的病例中多数与酯类麻醉药有关，而酰胺类麻醉药致敏罕有报道。麻醉药安瓿中不同剂量的防腐剂，尤其是羟苯甲酯和焦亚硫酸钠，常是"局麻药"过敏的原因[12]。

不同酯类麻醉药之间、不同的酰胺类麻醉药之间存在一些交叉过敏反应，但酯类和酰胺类麻醉药间并无交叉反应。一般认为 PABA（酯类麻醉药的代谢产物）是酯类麻醉药过敏反应的元凶。酯类麻醉药也可以引起 IV 型（迟发型）超敏反应，并与一些接触性过敏原出现交叉反应，包括 PABA、对氨基水杨酸和对苯二胺（PPD）。

对于有"局麻药"过敏史的患者，需要尽量详细询问"过敏"细节并回顾相关医疗记录。"过敏"经常仅是血管迷走反应或肾上腺素敏感。如果情况确属过敏，并且已知致敏麻醉药（通常是酯类），则应该合理选用不添加防腐剂的其他类别麻醉药（通常是酰胺类）溶液。如果致敏药物不确定，由过敏问题的专家进行皮肤测试可能比较有效[13]。皮肤测试包括对酯类麻醉药、酰胺类麻醉药、羟苯甲酯和焦亚硫酸钠的针刺实验和随后的皮内实验。或者，做小手术时，皮内注射 1% 苯海拉明溶液就可获得充分的麻醉。可以加入肾上腺素来对抗苯海拉明引起的血管扩张，还可以加强麻醉效果，并降低系统性抗组胺症状[14]。皮内注射含有苯甲醇防腐剂的生理盐水，通过对皮肤神经末梢的压力作用和苯甲醇防腐剂的麻醉特性，可以获得非常短暂的麻醉效果。该方法适用于时间非常短的手术，如切削性活检[15]。

有限的过敏反应可以通过口服抗组胺药物和泼尼松控制。但是，当患者出现支气管痉挛、血管性水肿或血流动力学改变时，需要立即进行急救，包括皮下肾上腺素、支气管扩张剂、注射抗组胺药、糖皮质激素、静脉输液和吸氧（见表143.2）。

局部副作用

局麻药浸润麻醉后常出现青紫和水肿，尤其是在眶周区域。额部和额顶头皮手术后就常常发生眶周水肿。有时还会出现一过性运动神经麻痹，这是由于大的有髓神经纤维受累，这种运动神经麻痹可以在感觉神经被麻醉后一段时间发生，而在感觉神经恢复正常后，这种运动神经的麻痹仍可持续几个小时。当麻醉影响某条运动神经时，告知患者可能出现的影响，可以避免患者随后几天焦虑地打电话咨询。如果感觉神经因神经内注射而损伤，可能会出现长久的感觉异常。这种情况最常见于神经阻滞后。避免神经内注射和使用小号注射针头可以减少上述情况发生。

药物过量

如果局麻药的使用剂量控制在推荐范围之内，就不会出现局麻药过量引起的临床症状。标准浓度（1% ～ 2%）利多卡因的最大推荐剂量是单用利多卡因时为 5 mg/kg（即不含肾上腺素），加用肾上腺素时为 7 mg/kg，在利多卡因肿胀麻醉中，稀释浓度的利多卡因和肾上腺素（0.05% ～ 0.1%）使用剂量为 35 ～ 50 mg/kg（见表 143.1）[16-17]。

局麻药过量的症状直接和血清药物水平相关，随着水平增高，中枢神经系统（CNS）和心血管系统的症状和体征加重（见表 143.2）。CNS 的症状开始表现为口周、指趾麻木和麻刺感，随后出现头晕眼花、耳鸣、视力下降、语言不清、肌肉痉挛，最后出现抽搐和昏迷。导致心血管和肺部并发症症状的剂量比导致早期 CNS 症状的剂量要高得多，表现包括低血压、心律不齐、呼吸抑制和心脏停搏。

使用利多卡因时，有超过 150 个潜在的可产生相互作用的药物。绝大部分作用比较微弱或仅在使用大剂量利多卡因时才会出现。患者服用肝细胞色素 P450 系统抑制药物（如红霉素、酮康唑、伊曲康唑，见第 131 章），会抑制利多卡因的代谢，因此较低剂量的利多卡因也会显示药物过量的症状。使用大剂量利多卡因时，患者服用 1 类和 3 类抗心律失常药物（如胺碘酮）会增加心律失常的风险，而服用 CNS 抑制药物（如阿片类药物）会增加 CNS 中毒的风险。

盐酸布比卡因比利多卡因有更高的心脏毒性风险。盐酸丙胺卡因代谢为邻甲苯胺，这种氧化剂能将血红蛋白转变为高铁血红蛋白，在大于 500 mg 的大剂量应用时这种情况更显著。苯佐卡因用于黏膜表面时也可诱发高铁血红蛋白血症[18]。可以输注亚甲蓝治疗高铁血红蛋白血症。

表面麻醉剂

皮肤

历史上，曾经唯一一个用于角化皮肤表面麻醉的麻醉药是酯类麻醉药苯佐卡因。麻醉药一般仅在有破损的皮肤上使用才有效，完整的正常皮肤几乎不能获得麻醉效果。苯佐卡因诱导变应性接触性皮炎的高发生率备受关注。

现在有一些表面麻醉剂可以在完整皮肤上获得中等强度的浅表麻醉（表 143.3）。EMLA® 有软膏或瓷片剂型。它是 2.5% 利多卡因和 2.5% 盐酸丙胺卡因的共熔混合物。EMLA® 可获得浅表麻醉，麻醉效果与术前麻醉药使用量和持续时间有关。术前使用药膏需厚层涂抹并至少封包 1 h，而瓷片剂型本身即有封包作用。该药对减少非剥脱性激光手术的疼痛和减轻局麻药及其他注射引起的疼痛非常有用。有些皮肤科专家在 EMLA® 单剂麻醉下进行 CO_2 激光磨削，先用强脱脂剂备皮，然后两次封包 EMLA® 各 1 h。第二次涂抹 EMLA® 是在第一轮激光剥脱表皮后。

EMLA® 通常是安全的，但是在皮肤屏障受损的皮肤上使用大量 EMLA®，或者对易于发生高铁血红蛋白血症的婴儿使用过多盐酸丙胺卡因应谨慎。儿童推荐使用剂量见表 143.4。EMLA® 不能用于 G6PD 缺乏的患者。使用 EMLA® 后经常出现皮肤发白，去除药物后 30 ～ 60 min 皮肤出现血管扩张。一般来说，血管扩张并无明显的临床症状，但是有报道使用 EMLA® 部位出现瘀点和紫癜。其他报道的副作用包括偶发烧灼和刺激、眼部化学损伤、接触性荨麻疹和变应性接触性皮炎，后两者反应多由丙胺卡因成分造成。

可以穿透表皮的其他麻醉剂包括：Betacaine LA®，由拥有专利的利多卡因和盐酸丙胺卡因的混合物组成；LMX®，含有 4% 或 5% 的利多卡因（表 143.5）；Topicaine®，含 4% 利多卡因；4% 丁卡因凝胶；30% ～ 40% 利多卡因酸性基质膏；以及其他各种利多卡因、苯佐卡因和丁卡因的复合物（见表 143.3）。由于复合药物的安全性问题被报道（见下文），美国食品药品管理局（FDA）严格限制复合性表面麻醉剂的使用。

在一个对照研究中，4%EMLA® 和 LMX® 麻醉效果好于 4% 丁卡因凝胶，4% 丁卡因凝胶好于 Betacaine

表 143.3　用于黏膜和完整皮肤麻醉的表面麻醉剂。用于皮肤表面麻醉的麻醉剂，为了达到最大效果，要求在手术前封包 0.5 ~ 2 h。苯佐卡因是强效表面麻醉剂

通用名	商品名®	浓度（%）	类型	主要用途
苯佐卡因	Americaine otic	20	酯类	鼓膜
苯佐卡因	Hurricaine	20	酯类	黏膜
苯佐卡因 / 丁卡因 / 氨苯丁酯	Cetacaine，Exactacain		酯类	黏膜
苯佐卡因 / 利多卡因 / 丁卡因	混合物	多种	酯类 / 酰胺类 / 酯类	完整皮肤
盐酸可卡因		2 ~ 10	酯类	鼻黏膜
辛可卡因	Nupercaine	1	酰胺类	黏膜
利多卡因	LMX	4 ~ 5	酰胺类	完整皮肤（4%），肛门（5%）
利多卡因	Topicaine	4	酰胺类	完整皮肤
利多卡因	Xylocaine	2 ~ 5	酰胺类	黏膜
酸性遮盖膏中的利多卡因	混合物	30 ~ 40	酰胺类	完整皮肤
利多卡因 / 丙胺卡因共熔混合剂（软膏或瓷片）	EMLA	2.5/2.5	酰胺类	完整皮肤
利多卡因 / 丙胺卡因混合剂	Betacaine LA	适当	酰胺类	完整皮肤
利多卡因 / 丁卡因撕脱剂	Pliaglis	7/7	酰胺类 / 酯类	完整皮肤
利多卡因 / 丁卡因敷贴剂	Synera	7/7	酰胺类 / 酯类	完整皮肤
丙美卡因	Alcaine	0.5	酯类	结膜
丁卡因凝胶	Tetracaine 凝胶	4	酯类	完整皮肤
丁卡因	Pontocaine	0.5	酯类	结膜

表 143.4　儿童使用 2.5% 利多卡因 /2.5% 丙胺卡因共熔混合剂（EMLA®）最大推荐剂量。由于含有丙胺卡因，商品不应用于以下情况：①胎龄小于 37 周的早产儿，由于还原酶通路不成熟，高铁血红蛋白血症的风险增高；②婴幼儿（尤其小于 1 岁）接受一些药物治疗（例如对乙酰氨基酚、抗疟药、氨苯砜、呋喃妥因、硝酸甘油、苯巴比妥、苯妥英、磺胺类药物），可能会增加高铁血红蛋白症的风险

年龄	体重（kg）	软膏最大总剂量（g）	最大面积（cm²）	最长时间（h）
< 3 个月	< 5	1	10	1
3 ~ 12 个月	5 ~ 10	2	20	4
1 ~ 6 岁	10 ~ 20	10	100	4
7 ~ 12 岁	> 20	20	200	4

表 143.5　儿童使用 4% 利多卡因脂质体软膏（LMX4®）最大推荐剂量。软膏应用于完整皮肤，可以封包或不封包。2 岁以下儿童使用未获批准，因此用于该群体属于超适应证应用

年龄	体重（kg）	最大面积（cm²）	最长时间（h）
< 12 个月	< 10	100（4 英寸 ×4 英寸）	1
1 ~ 6 岁	10 ~ 20	200（5.5 英寸 ×5.5 英寸）	2
7 ~ 12 岁	> 20	600（9 英寸 ×9 英寸）	2*

* 0.072 mg 4% 利多卡因吸收 /（cm² · h）×600 cm²×2 h = 86 mg（≤ 4 mg/kg）

Courtesy，Julie V Schaffer，MD.

LA®，而后者高于对照组[19]。根据药厂的说明，Betacaine LA® 和 LMX® 起效不需要封包。一项对照使用 EMLA® 封包和使用 LMX® 不封包的研究发现，LMX® 在不到 EMLA® 使用时间的 1/3 时，即可获得与 EMLA® 同等的麻醉效果[20]。任何表面麻醉剂在掌跖表面都没有显著效果。

Pliaglis® 是一种 7% 利多卡因和 7% 丁卡因麻醉剂，低温下成膏状，但是当置于皮表，暴露在空气中，就会变成一种可弯曲的膜。一旦获得麻醉效果（大约 30 min 后），术前可以撕掉这层膜。这种产品对激光手术很有用[21]。它的麻醉强度和其他表面麻醉剂相同。

电离子透入法可以加强含肾上腺素的 1% ~ 4% 利多卡因表面麻醉的深度和效果。实际应用时虽然只作用于非常小的面积，但是 1 mA 的电流就可以在几分钟内获得麻醉效果。该方法主要缺点是需要额外的设备和物品。皮肤超声波或热蒸的方法可加强表面麻醉的

效果，可能是由于增加了麻醉药的穿透性。另外，点阵激光和皮肤微针设备可以增强表面麻醉剂的穿透性，从而提高局麻效果[22]。在操作大面积多轮激光治疗时，这些技术可以减少注射麻醉。

表面皮肤麻醉剂主要用于非侵入性激光、强脉冲光和其他以能量为基础的治疗（见第 137 章）。它们对减少针刺疼痛和注射疼痛也非常有用，包括注射局麻药、肉毒毒素或其他填充物（比如以玻尿酸为基础的各种填充物，因其酸性，注射时刺痛显著）。值得注意的是，现在一些填充物预先混合了利多卡因来减少注射引起的疼痛。然而，由于麻醉效果难以预料，即便较小的手术，例如皮肤活检、刮除术或电干燥术，也不能使用表面皮肤麻醉剂。

各种表面麻醉剂有不同的推荐使用时间，是否需要封包也要求不同。但是为了获得最大效果，应该在计划区域内厚涂一层表面麻醉药物并进行封包至少 1 h。大面积麻醉时一定要小心，尤其是使用高浓度利多卡因复方药物时，因为有报道一些患者在对整个下肢封包复方表面麻醉剂时发生死亡。

黏膜

因为缺乏角质屏障，局麻药作用于黏膜比作用于皮肤更加有效（见表 143.3）。1 或 2 滴 0.5% 丁卡因入眼，在几秒钟刺痛后即可获得完全的结膜麻醉，之后可以进行眼罩置入或无痛性结膜注射。盐酸丙美卡因是一个同样有效的结膜麻醉剂。

由于 2%～10% 盐酸可卡因具有卓越的血管收缩和止血特性，被选为鼻内麻醉的表面麻醉剂。但是繁琐的存储记录要求使其在诊室中的使用受限。由于盐酸可卡因具有显著的心脏刺激作用，对于有严重心脏病的患者要谨慎使用。

口腔和肛门黏膜使用 2%～4% 利多卡因凝胶后几分钟内即可获得麻醉效果，其他利多卡因制剂或含苯佐卡因的各种麻醉药也同样有效。口腔内的表面麻醉可以有效减轻通过口内进行神经阻滞注射引起的疼痛。

冷冻麻醉

皮表的快速冷却常规用于多种非剥脱性激光治疗中。下列方法均可以获得麻醉效果：皮表短时间喷洒冷冻液（Dynamic Cooling Device™），冷玻璃片直接放置于治疗部位（接触冷却），将冰冻的凝胶放置于被治疗的部位（被动冷却），或 −5℃ 冷气吹有耦合剂凝胶（Cryo 5™）覆盖的皮表。所有这些冷却皮肤的方法都可以减轻激光治疗的疼痛并保护表皮免受激光诱导的热损伤。

冷冻麻醉对皮肤外科手术也有帮助。可以在磨削前用冷冻液喷洒皮肤以冷却，而后完全在冷冻麻醉下进行皮肤磨削术。遗憾的是，最有效和安全的制冷喷剂（Frigiderm®，Fluro-Ethyl®）由于含有对臭氧层有害的氯氟烃，已终止生产。氯乙烷喷雾剂通过蒸发冷却可以获得短暂的麻醉效果，减轻针刺引起的疼痛。一个冰块或 −5℃ 强力气冷（见上）也可导致皮肤麻木，其时长足够减轻针刺疼痛。作者发现强力气冷在治疗掌跖多汗症时可以减轻 A 型肉毒毒素在掌指部位注射引起的疼痛。如果冷气直接作用在针头部位，针头里的液体会发生瞬间凝固，使其堵塞。移除冷气 5～10 s，针头中的液体流出，可以继续注射。

麻醉注射技术

局部浸润

绝大部分皮肤外科手术是在局部浸润麻醉下进行。有些方法可以显著减轻注射引起的疼痛[23]。针刺疼痛可以通过安慰、交谈分散注意力或者捏紧注射部位机械分散注意力来减轻。机械分散注意力的原理是疼痛的闸门理论。捏紧皮肤会刺激皮肤神经，使它们在某种程度上耐受随后针头刺入带来的刺激感。利用疼痛的闸门理论，一个非常有用的辅助手段是在注射部位上或邻近部位震动皮肤，这对非常焦虑或年轻的患者接受麻醉药注射有极大帮助，并且使我们为很多患者进行掌跖 A 型肉毒毒素注射时不必考虑使用神经阻滞麻醉。在注射部位采用震动方法时必须小心，针头可能因为刺入前的震动而在穿过皮表时发生不确定的位移。30 号小针头快速刺入可进一步减轻疼痛。缓慢、犹豫地进针比快速进针更易让患者觉察到。如前所述，表面麻醉剂几乎可以完全消除针刺疼痛。

真正麻醉药注射引起的显著刺痛感远比针刺疼痛强得多。将麻醉药缓冲到生理 pH 值，并且加热到体温可以减轻刺痛感[8-9, 24]。尽量缓慢地注射麻醉药可以减轻麻醉药液体膨胀组织带来的疼痛，并且也使更多麻醉药扩散到已麻木的区域之外。麻醉药注射都应该穿过上一针注射后已经麻木的区域，始于感觉神经近端，逐渐向远端推进。使用最小号注射器，一般以 1 ml 或 3 ml，注射压力较低，疼痛会少一些。皮下麻醉药注射比皮内麻醉药注射疼痛少一些，但麻醉起效慢、持续时间短。作者通常先打一个皮内风团，然后再做皮下注射，最后在切口线上做皮内注射，从而增强麻醉和止血效果。

目前还有压缩空气输送系统注射利多卡因进入真皮，可用于儿童（表 143.6）。

表 143.6　利多卡因的压缩空气输送系统。可将利多卡因送至真皮层

通用名	输送系统	商品名®	量 / 浓度	类型	主要用途
盐酸利多卡因水合粉剂	加压氦气	Zingo	0.5 mg（预装）	酰胺类	完整皮肤
利多卡因缓冲粉剂	压缩二氧化碳	J-tip	1% 或 2%	酰胺类	完整皮肤

区域阻滞麻醉

区域阻滞麻醉是在预计手术部位周围进行麻醉药的环形注射。当需要大面积麻醉而又需要控制麻醉药使用量和尽量减少手术区域变形时，这种方法非常有用。囊肿周围环形麻醉注射可避免刺破囊肿。环形阻滞麻醉只用于神经支配是水平通过皮肤的区域，如头皮，而不能用于神经从深部组织垂直到达皮肤的区域，如眼睑。环形阻滞可以在切口处获得麻醉效果，但是没有止血作用。因此，在计划切口部位，推荐额外增加皮内注射含肾上腺素的麻醉药。最常用环形阻滞麻醉的部位是头皮、鼻子（酒渣鼻修复）、耳郭、躯干和四肢（注射开始是环形阻滞，然后在环形阻滞区域内做浸润麻醉）。

肿胀麻醉

肿胀麻醉是指用大量稀释的含 1 : 1 000 000 肾上腺素的 0.05% ～ 0.1% 利多卡因进行皮下浸润（表143.7）。应用最广泛的是局麻下脂肪抽吸术（见第 156章）、不需卧床的静脉切除术、毛发移植术和皮肤磨削术。麻醉药由一种泵帮助注入，注射使用 18 ～ 20 号、长 3.5 英寸（8.9 cm）的腰椎穿刺针头，或特殊设计的多端口套管针。浸润时先用小针头缓慢开始，之后使用腰椎穿刺针头逐渐加速，最后用套管针浸润。先做深部皮下浸润，然后再做浅表脂肪部分。注入溶液，直

表 143.7　肿胀麻醉的配方。对于肿胀麻醉，需要配置终浓度为 0.05% ～ 0.1% 的利多卡因，含 1 : 1 000 000 的肾上腺素。可以加入透明质酸酶增加弥散，加入糖皮质激素减轻炎症、水肿和可能出现的纤维化

成分	用量（ml）
1% 利多卡因	50 ～ 100
肾上腺素（1 : 1000）	1
8.4% 碳酸氢钠	10
150 U/ml 透明质酸酶	6（可选）
40 mg/ml 曲安奈德	0.25（可选）
0.9% 生理盐水	900 ～ 950

到获得坚硬的组织肿胀感。麻醉和肾上腺素诱导的止血大约在 20 min 内出现，并持续几个小时，这比含肾上腺素的常规浓度的利多卡因获得的麻醉持续时间显著延长。在皮下脂肪中，稀释利多卡因比标准浓度利多卡因吸收速率慢得多。已经发现，在肿胀麻醉中利多卡因注入剂量在 35 ～ 50 mg/kg 是安全的[16-17]。

神经阻滞技术

神经阻滞是一种有效且以小剂量麻醉药换得大面积区域麻醉效果的方法，还可减轻患者的不适感和手术局部变形。在神经支配区域注射时，要当心避免注射到伴行的血管中。使用 25 ～ 27 号的较大针头，通过回抽来确保针头不在血管内。为了减轻注射引起的疼痛，应该先用 30 号针头打一个皮内风团。神经阻滞注射的目的是将麻醉药置于神经附近而不是神经内，因为神经内注射会导致神经损伤，并引起随后的感觉迟钝。针头刺入神经时，患者通常会感到尖锐性疼痛沿神经放射。如果发生这种情况，应该回撤针头，并轻柔地重新穿刺。也应避免裂孔内注射，以减小神经损伤的风险。注射在正确位置时，注射 1 ～ 2 ml 麻醉药就可以阻滞多数神经。加入透明质酸酶可以加强麻醉药的弥散，提高神经阻滞的成功率。

大多数神经阻滞使用含肾上腺素和碳酸氢钠的 1% 利多卡因。如果需要延长麻醉时间，可以加入含肾上腺素的 0.25% 盐酸布比卡因。由于感觉神经是有髓鞘大神经，麻醉药起效需要 10 ～ 20 min[25]。使用 2% 利多卡因可以增加神经阻滞的成功率。牙科所使用的装在安瓿中的含或不含肾上腺素的 4% 阿替卡因，对无痛性面部神经阻滞尤其有效，只需要非常小剂量的麻醉药（一般每个注射部位 < 0.2 ml）即可取得有效麻醉。似乎是因为该药和利多卡因相比，可以从注射部位更有效地向周围弥散。有些手术医生在神经阻滞麻醉药中不加肾上腺素，因为在神经部位不需要血管收缩。笔者用含有肾上腺素的麻醉药混合物以延长神经阻滞时间。一旦神经被有效阻滞，沿预设的切口，进行含肾上腺素的利多卡因局部浸润麻醉，可以引起局部血管收缩，有助于减少出血。

面部神经阻滞

眉部以上的额部和额叶头皮由眶上神经支配（图143.2）；它从眶上孔或紧靠眶缘上方瞳孔中线处穿出颅骨（图 143.3）。裂孔通常可在患者面部摸到。大约 1 ml 的麻醉药通过 0.5 英寸（1.3 cm）的针头，垂直穿刺，在瞳孔中线上的眶缘处，从浅部皮肤刺入深部

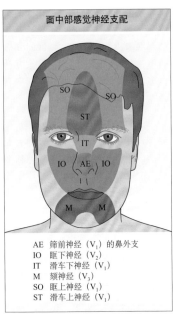

图 143.2　面中部感觉神经支配

面中部感觉神经支配

AE　筛前神经（V₁）的鼻外支
IO　眶下神经（V₂）
IT　滑车下神经（V₁）
M　颏神经（V₃）
SO　眶上神经（V₁）
ST　滑车上神经（V₁）

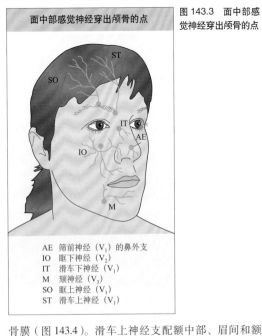

图 143.3　面中部感觉神经穿出颅骨的点

面中部感觉神经穿出颅骨的点

AE　筛前神经（V₁）的鼻外支
IO　眶下神经（V₂）
IT　滑车下神经（V₁）
M　颏神经（V₃）
SO　眶上神经（V₁）
ST　滑车上神经（V₁）

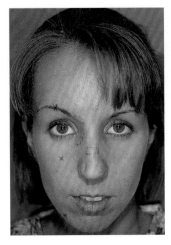

图 143.4　面中部神经阻滞针头刺入的位置。从上到下，眶上神经、眶下神经、颏神经依次用 "X" 标出，滑车上神经、滑车下神经、鼻外神经用长方框标出

向两侧延伸至耳郭附着处的上方和后方。这将阻滞支配前额、颞叶和额叶头皮的耳颞神经和耳大神经分支（见第 142 章）。

　　眶下神经从眶下孔穿出颅骨（见图 143.3），支配面颊中部、上唇和鼻翼（见图 143.2）。用 1 英寸（2.5 cm）的针头，在瞳孔中线上的眶缘下方大约 1 cm 处，垂直刺入皮肤，在上颌骨骨膜浅层注射 2 ml 麻醉药（见图 143.4）。疼痛更轻和更有效的选择是通过口腔内途径阻滞眶下神经。针头在第一和第二前磨牙（双尖牙）之间刺入，沿骨膜向头部移动，直到抵达上颌骨的水平部分（图 143.5），轻微回撤针头并注入麻醉药。注射前，黏膜应用几分钟表面麻醉剂可以减轻针刺引起的疼痛。滑车下神经支配鼻两侧和鼻背部（见图 143.2），在鼻颊沟上端眶缘内下方骨膜浅层注射麻醉药可以阻滞该神经（见图 143.4）。鼻尖受筛前神经的鼻外支支配（见图 143.2），其在鼻软骨和骨交界的中线略外侧出现（见图 143.3）。在该部位进行软骨膜浸润麻醉可以麻醉鼻尖（图 143.4）。对于完整的鼻麻醉，鼻小柱的基底部也需要注射少许麻醉药。

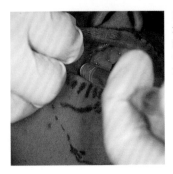

图 143.5　眶下神经阻滞的口内途径。针头在瞳孔中线上，前磨牙（双尖牙）间，向头部方向刺入

骨膜（图 143.4）。滑车上神经支配额中部、眉间和额叶头皮（见图 143.2）。其在眼眶上中部穿出颅骨（见图 143.3）。阻滞麻醉时，从眉和眉间交界处的眶上缘，由浅层刺入到骨膜层，注射 1 ml 麻醉药，可以阻滞滑车神经（见图 143.4）。为了获得整个前额和额叶头皮麻醉的效果，麻醉药注射要求在皮下平面从眶上神经

下唇和下颏部分由颏神经支配（图 143.2），在瞳孔中线从颏孔穿出下颌骨（图 143.3）。将 1 根 0.5 英寸（1.3 cm）的针在半侧头颏孔中线交汇于下颌骨处垂直刺入皮肤直达骨膜，然后注入 1 ml 麻醉药以阻滞颏神经（图 143.4）。口内途径的麻醉疼痛较轻且更为可靠。针头在第一和第二前磨牙（双尖牙）间刺入，沿骨膜向足端移动并到达下颌骨中部（图 143.6）。

指趾神经阻滞

手指和足趾的神经阻滞技术非常类似。麻醉指趾有 2 种方法。皮肤科医师最常选用的技术是阻滞沿指趾两侧的感觉神经。用 0.5 英寸（1.3 cm）针头垂直刺入指趾根部附近，水平进针至碰到骨头。在此处，轻微回撤针头，从背侧向下注入麻醉药。而后，针头从腹侧向上再注入一些麻醉药。在指趾的另一侧重复这个过程。这种阻滞不应该加入肾上腺素或仅使用 1 : 500 000 的肾上腺素，并且只能小量注射（一般 < 1.5 ml），以减小机械压迫指趾血液供应造成缺血损伤的风险。

另一种方法是在掌骨或跖骨水平进行阻滞麻醉。用 1.5 英寸（3.8 cm）针头从背侧插入掌 / 跖骨间，在针头向腹侧前行中逐渐浸润注射麻醉药，大部分麻醉药被注入掌跖皮肤背侧。这种注射将阻滞在屈肌支持带的浅表层经过的掌 / 跖神经。于需要被麻醉的指趾掌 / 跖骨的另一侧重复进行这一过程。和上述更常用的指趾阻滞相比较，这种阻滞的优点是导致机械性压迫的风险较小。

阴茎神经阻滞

阴茎背神经是阴部神经的一个分支。它在阴茎根部分成大前支（背支）和小后支（腹支）。在阴茎根部周围沿皮下层做环状注射，不加肾上腺素或加 1 : 500 000 肾上腺素，绝大多数可获得阴茎麻醉。唯一需要额外麻醉浸润的区域是阴茎头尿道周围，有时还包括腹侧阴茎头和系带。

手部神经阻滞

随着 A 型肉毒毒素治疗掌跖多汗症的流行，需要

一种方法麻醉手掌表面。表面麻醉对掌跖皮肤是无效的，而局麻药注射掌跖又疼痛难忍。正中神经阻滞可以麻醉前三个半手指的掌侧和 2/3 的手掌（图 143.7）。尺神经阻滞可以麻醉剩下的手指和手掌（见图 143.7）。正中神经位于腕管中掌长肌肌腱的深侧，指浅屈肌和桡侧腕屈肌之间。腕轻屈时，拇指和第五指（小指）对合，可使掌长肌肌腱突出。用一根 0.5 ~ 1 英寸（1.3 ~ 2.5 cm）针头刺入腕部第一个（近端）皱褶，刚好在掌长肌肌腱的内（尺）侧（图 143.8）。而后进针深入腕管，注入几毫升麻醉药。当针头进入腕管时，可以感觉到轻微的"抽搐"或阻力减轻。

尺神经在肘部最容易被阻滞，此处神经走行于鹰嘴突和肱骨上髁间。所谓"麻骨"（funny bone）其实就是尺神经。患者屈肘，骨间插入针头，注入几毫升麻醉药。

另一种方法是请麻醉医师进行 Bier 阻滞，用压力绷带对前臂驱血，扎上止血带，然后将稀释的利多卡因注入静脉内。5 ~ 10 min 后会出现手部麻醉，并持续大概 1 h。一旦操作完成，逐渐放松止血带，麻醉药

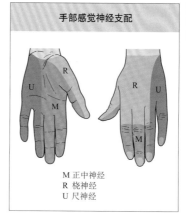

图 143.7　右手手掌和手背表面感觉神经支配

手部感觉神经支配

M 正中神经
R 桡神经
U 尺神经

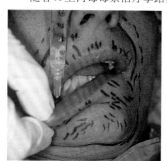

图 143.6　颏神经阻滞的口内途径。针头在瞳孔中线上，前磨牙（双尖牙）间，向足部方向刺入

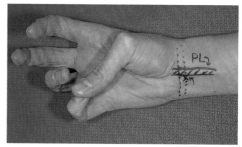

图 143.8　正中神经在腕部定位的体表标志。拇指和小指相对，并且腕部成屈曲状，可以看到掌长肌肌腱（PL）。"X"为针头刺入点

释放进入全身循环。因此，要注意监控麻醉药使用剂量以保证其在安全水平。

足部神经阻滞

足跖表面的麻醉要求阻滞支配足跟和足跖中部的胫后神经、支配第5趾和足跖侧缘的腓肠神经、支配蹬趾皮肤的腓浅神经、支配足背的隐神经和支配第1、2趾间皮肤的腓深神经（图143.9）。在踝周开始注射前，该区域要求彻底消毒以减小感染风险。

患者处于俯卧位。触摸胫后动脉，必要时可采用多普勒超声定位，用1.5英寸（3.8 cm）针头向前、侧方刺入，沿动脉搏动的两侧前行，直到碰到骨质。针头轻微回撤，在内踝和跟腱之间的沟内注入几毫升麻醉药（图143.10）。使用与胫神经注射相同的方式，在外踝和跟腱之间的沟内注射麻醉药可以阻滞腓肠神经（见图143.10）。

患者处于仰卧位，在足背内踝和外踝之间皮下层浸润注射麻醉药可以阻滞隐神经和腓浅神经（图143.11）。阻滞腓深神经是用1.5英寸（3.8 cm）针头刺入蹬长伸肌肌腱两侧（向足中间）直到骨面。然后微微回撤针头，然后注射数毫升麻醉药。在蹬趾抵抗外力背屈时，肌腱最明显。另外，在第1、2趾间进行局部浸润麻醉，可能更简单迅速。

高级麻醉

对于焦虑患者，或者进行较大面积麻醉时，口

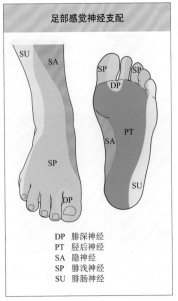

图 143.9 右足背和足跖表面的感觉神经支配

足部感觉神经支配

SU
SA
SP SP
DP
DP
PT
SA
SP
SU
DP
SP

DP 腓深神经
PT 胫后神经
SA 隐神经
SP 腓浅神经
SU 腓肠神经

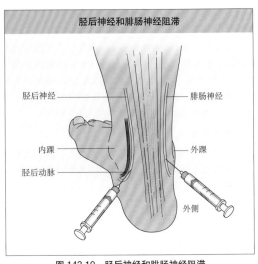

胫后神经和腓肠神经阻滞

胫后神经　　　腓肠神经
内踝　　　外踝
胫后动脉
外侧

图 143.10　胫后神经和腓肠神经阻滞

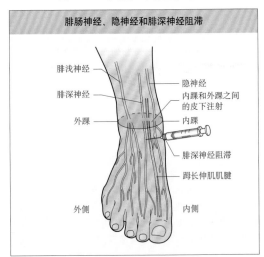

腓肠神经、隐神经和腓深神经阻滞

腓浅神经
腓深神经
外踝
外侧
隐神经
内踝和外踝之间的皮下注射
内踝
腓深神经阻滞
蹬长伸肌肌腱
内侧

图 143.11　腓肠神经、隐神经和腓深神经阻滞。蹬趾背屈可以帮助显示蹬长伸肌肌腱

服或舌下含服抗焦虑药物，如三唑仑（Halcion®）0.25～0.5 mg，或酒石酸唑吡坦（Ambien®）5～10 mg可以减轻焦虑，甚至可能对手术产生一定程度的记忆缺失。地西泮（Valium®）5～10 mg由于作用时间长，对较长时间的手术有用，但不会对手术产生记忆缺失。麻醉性镇痛剂，如羟考酮（10 mg）/对乙酰氨基酚（325 mg）口服药（Percocet®），或盐酸哌替啶（Demerol®）50 mg肌内注射，能都与抗焦虑药产生协同作用，获得更大程度的镇静效果，并减轻局部浸润麻醉引起的疼痛。笔者发现这些方法对肿胀麻醉的操

作很有效。当然，在使用这些药物前必须获得患者同意，在手术完成后患者应该由其他人护送回家。

高级麻醉的从业资格必须由美国各州或国家（美国以外）医学执业认证部门和医院授权，医师必须严格遵守所在州或国家的各项规定。绝大部分规定要求，在门诊手术中心或医院中需配备高级麻醉医师，手术方可在全身麻醉或静脉镇静下进行。高级麻醉包括使用静脉内药物，如盐酸咪达唑仑（Versed®）和芬太尼，必须在配有合适的复苏设备的监控环境下使用。

氧化亚氮是一种有用的温和的镇痛办法，其强度依赖于使用浓度。浓度为20%时，镇痛强度相当于麻醉性镇痛药。浓度为80%时，绝大多数患者将丧失意识。氧化亚氮的优点是关掉气体后其麻醉效果会迅速消失。通过正规培训，氧化亚氮可以在诊室安全使用，因为许多牙科诊室已使用氧化亚氮多年。全身吸入性麻醉或丙泊酚的深度静脉镇静一般应该由麻醉医师来操作。

（马　川译　薛斯亮校　李　航审）

参考文献

1. Wildsmith JAW, Strichartz GR. Local anaesthetic drugs – an historical perspective. Br J Anaesth 1984;56:937–9.
2. McNulty MM, Edgerton GB, Shah RD, et al. Charge at the lidocaine binding site residue Phe-1759 affects permeation in human cardiac voltage-gated sodium channels. J Physiol 2007;581:741–55.
3. Bieter RN. Applied pharmacology of local anesthetics. Am J Surg 1936;34:500–10.
4. Rasmussen LF, Ahlfors CE, Wennberg RP. The effect of paraben preservatives on albumin binding of bilirubin. J Pediatr 1976;89:475–8.
5. Foster CA, Aston SJ. Propranolol-epinephrine interaction: a potential disaster. Plast Reconstr Surg 1983;72:74–8.
6. Dzubow LM. The interaction between propranolol and epinephrine as observed in patients undergoing Mohs surgery. J Am Acad Dermatol 1986;15:71–5.
7. Krunic AL, Wang LC, Soltani K, et al. Digital anesthesia with epinephrine: an old myth revisited. J Am Acad Dermatol 2004;51:755–9.
8. Stewart JH, Chinn SE, Cole GW, Klein JA. Neutralized lidocaine with epinephrine for local anesthesia – II. J Dermatol Surg Oncol 1990;16:842–5.
9. Stewart JH, Cole GW, Klein JA. Neutralized lidocaine with epinephrine for local anesthesia. J Dermatol Surg Oncol 1989;15:1081–3.
10. Lewis-Smith PA. Adjunctive use of hyaluronidase in local anaesthesia. Br J Plast Surg 1986;39:554–8.
11. Galindo A, Witcher T. Mixtures of local anesthetics: bupivacaine-chloroprocaine. Anesth Analg 1980;59:683–5.
12. Nagel JE, Fuscaldo JT, Fireman P. Paraben allergy. JAMA 1977;237:1594–5.
13. Glinert RJ, Zachary CB. Local anesthetic allergy. Its recognition and avoidance. J Dermatol Surg Oncol 1991;17:491–6.
14. Roberts EW, Loveless H. The utilization of diphenhydramine for production of local anesthesia: report of a case. Tex Dent J 1979;97:13–15.
15. Wiener SG. Injectable sodium chloride as a local anesthetic for skin surgery. Cutis 1979;23:342–3.
16. Lillis PJ. Liposuction surgery under local anesthesia: limited blood loss and minimal lidocaine absorption. J Dermatol Surg Oncol 1988;14:1145–8.
17. Klein JA. Tumescent technique for regional anesthesia permits lidocaine doses of 35 mg/kg for liposuction. J Dermatol Surg Oncol 1990;16:248–63.
18. Kane GC, Hoehn SM, Behrenbeck TR, Mulvagh SL. Benzocaine-induced methemoglobinemia based on the Mayo Clinic experience from 28 478 transesophageal echocardiograms: incidence, outcomes, and predisposing factors. Arch Intern Med 2007;167:1977–82.
19. Friedman PM, Fogelman JP, Nouri K, et al. Comparative study of the efficacy of four topical anesthetics. Dermatol Surg 1999;25:950–4.
20. Altman DA, Gildenberg SR. High-energy pulsed light source hair removal device used to evaluate the onset of action of a new topical anesthetic. Dermatol Surg 1999;25:816–18.
21. Alster TS. The lidocaine/tetracaine peel: a novel topical anesthetic for dermatologic procedures in adult patients. Dermatol Surg 2007;33:1073–81.
22. Oni G, Rasko Y, Kenkel J. Topical lidocaine enhanced by laser pretreatment: a safe and effective method of analgesia for facial rejuvenation. Aesthet Surg J 2013;33:854–61.
23. Arndt KA, Burton C, Noe JM. Minimizing the pain of local anesthesia. Plast Reconstr Surg 1983;72:676–9.
24. Bainbridge LC. Comparison of room temperature and body temperature local anaesthetic solutions. Br J Plast Surg 1991;44:147–8.
25. Grekin RC, Auletta MJ. Local anesthesia in dermatologic surgery. J Am Acad Dermatol 1988;19:599–614.

第 **144** 章　伤口闭合的材料和器械

Todd V. Cartee，*Christie R. Travelute*

要点

- 缝线的特征包括：
  - 物理构造
  - 美国药典（USP）型号
  - 摩擦系数
  - 可塑性
  - 抗张强度
  - 毛细作用
  - 弹性
  - 记忆性
  - 柔韧性
  - 组织反应性
- 用于闭合真皮和深层组织的缝线通常为可吸收线；而用于表面缝合的缝线一般为不可吸收线，需要拆线。
- 皮肤外科最常使用的缝针是针体曲度呈 3/8 圆的三角针，具有反向切割面。
- 钳口小且咬合面较光滑的持针器适合夹持较细的缝针，而钳口大且呈锯齿状咬合面的持针器则适合夹持较大的缝针。
- 皮肤外科最常用的手术剪刀包括：Gradle 剪、组织剪、分离剪、锯齿剪、线剪和绷带剪。

引言

皮肤外科作为一门发展迅速的新兴亚专业学科，带来了组织切除和修复等手术技术的长足进步；为满足日益复杂的手术需求，相应的材料和器械种类也不断更新变化。外科医生若想要使特定手术获得最好的美观和功能效果，就必须对这些材料和器械的相关知识进行深入了解。比如，背部黑素瘤切除术所需的缝线材料和手术器械就与眼睑整容术有极大的差异。本章将仔细回顾皮肤外科医生所使用的伤口闭合材料和手术器械，针对特殊解剖部位的术前准备，也将给出实用的提示信息并展示模式化手术包的器械构成。

讨论

缝线

从史前时期起，人类就已开始使用多种材料来缝合皮肤伤口。相关的记载最早出现于艾德温·史密斯纸草文稿（Edwin Smith Papyrus，公元前 1600 年前后）[1]。

尽管文稿对缝合材料没有确切的描述，但基于对同时期考古发现的人造织物检测结果，发现极有可能使用了亚麻。希波克拉底（Hippocrates，公元前 400 年）被认为是第一个确切地记载缝合材料的人，他使用了"缝线（suture）"这一术语来特指缝合人体组织的材料。

千百年来，人类使用的缝线材料包括了棉线、皮革、亚麻、昆虫的下颌骨、马的鬃毛、甚至人类的头发[2-8]。古罗马的医生将角斗士的头发精密地编织在一起，以闭合他们的头皮创面；头发作为缝线，起到了闭合创缘、即刻止血的效果。

如若存在一种理想的缝线，我们希望它具有操作简易、线结牢固度强、抗张性高的特点；既不会引起炎症反应也不易继发感染；可逐渐溶解，也就无须拆线。遗憾的是，这样完美的缝线材料根本不存在。不过，可供皮肤外科医生选择的缝线范围日趋广泛，熟知每种缝线的特点，就可在特定手术情景下尽可能选用最适宜的缝线材料。

缝线分为两大类：①可吸收缝线；②不可吸收缝线。Levenson 等[9]进行的伤口愈合研究显示，在术后头 1～2 周内，伤口的内在抗张强度是自然裂开张力的 7%～10%；到第 5 周时，内在抗张强度增至 60%。因此，1 个月后恢复正常活动一般不会导致伤口开裂。在这段时期，内缝于真皮的可吸收缝线发挥了减少内部张力并保持伤口边缘闭合的作用。缝合表皮的不可吸收缝线并不承受张力，但保证了表皮边缘的精确对合。

美国药典（United States pharmacopeia，USP）对缝线特征的定义如下：

- **物理构造（两种）**：单股和多股。多股缝线经旋转、扭绕和编织制成，增强了柔韧性、强度、线结牢固度和可操作性[10]，却可能刮擦或剪切组织。多股编织的缝线也增加了感染的风险，因为在各缕丝线间存有留微生物的可能性[11]。单股缝线的摩擦系数低，容易在组织中滑动（见下文）[12]。其缺点是，一般比编织缝线更难弯曲，也就导致线结牢固度降低，需要额外多打几个结以确保线结牢固。直到最近几年，单股缝线仍主要见于外缝合，而多数内缝线还是编织线。但聚卡普隆 25（Monocryl®）的出现改变了这一局面，目前单股可吸收缝线已常规用于深层组织缝合。

- **毛细作用**是指一根缝线吸收和转移液体的能力。多股缝线比单股缝线的毛细作用大。
- **缝线的 USP 型号**由该缝线（在达到特定的抗张强度的前提下）的直径决定，以"0"的个数来表示；缝线横截面直径越小，"0"越多。例如，7-0 羟基乳酸聚合物 910（Vicryl®，Polysorb®）是一种比 3-0 Vicryl® 更细的缝线。USP 型号相同，而缝线材质不同，其实际直径也会发生变化。例如，4-0 外科肠线的直径比 4-0 聚丙烯（prolene®）大，因同一直径下，聚丙烯的强度更大。总体来说，针对将要进行的修复手术，应该选择能提供足够大的抗张强度而又直径最小的缝线。
- **弹性**是指缝线被拉伸后恢复其原始长度的能力。有弹性的缝线（如聚丁烯酯）能够适应组织水肿，并在水肿消退后仍在伤口边缘保持抗张力。
- **摩擦系数**决定了缝线穿过组织的容易程度。摩擦系数小的缝线（如聚丙烯）很容易地在组织中滑动。因此，聚丙烯是连续皮下缝合时最常使用的材料（见第 146 章）。线结的强度直接与缝线材料的摩擦系数呈正比。缝线材料越光滑，线结越容易散开。故而，当使用聚丙烯线缝合时，每个线结需要多打结几次。
- **记忆性**是指一根缝线保持其天然状态的趋势，由缝线材料的弹性和可塑性决定。记忆性是术后阶段保持伤口闭合的有效特性，高记忆性的缝线（如尼龙）可广泛用于表面闭合。高记忆性缝线的缺点是不容易操作，而且线结的强度相对较低。对于摩擦系数低的缝线，多打几次结有助于保证线结牢固。低记忆性的缝线材料（如丝线）则便于操作且不易松开。
- **可塑性**是指缝线保持其被拉伸后的新长度、形状以及抗张强度的能力。该特性在组织水肿的状态下非常重要。具有可塑性的缝线（如聚丙烯）会被拉长以适应水肿而不是切入组织中[13]。
- **柔韧性**是指缝线被折弯的容易程度。编织的缝线材料，如丝线，是最柔顺的，能够轻易打结。
- **抗张强度**是由快速拉断缝线所需的力（磅）除以缝线的横断面直径来计算的。一般来说，合成材料比天然材料更结实。打过结的缝线，其抗张强度约是未打结的同材质缝线的 1/3[14]。
- **组织反应性**是指缝线埋于伤口中引起异物炎症反应的程度。总体来说，天然材料（如外科肠线）可由蛋白水解酶降解，而合成材料（如聚丙烯）可在组织中水解吸收，前者导致的炎症反应就比后者大得多[12, 15]。

缝线材料的种类

基于其被酶降解或水解的能力，缝线分为可吸收和不可吸收缝线。大部分可吸收缝线在被完全吸收前很长时间就已丧失了大部分的抗张性。总体来说，可吸收缝线用于闭合真皮和更深的皮下组织，且不予以拆线。

不可吸收缝线可抵抗水解和酶降解作用。尼龙和聚丙烯等不可吸收缝线通常用于皮肤表面的缝合，常规于术后 5 ~ 14 天拆除（面部较早，躯干和四肢较晚）。

可吸收缝线

下面描述了最常见的可吸收缝线，并总结于表 144.1 中[16]。

外科肠线

外科肠线（羊肠线）是最早大规模生产的缝线之一，由牛肠或羊肠分离出的纯化胶原纤维制成。这是一种天然的黄棕色纤维，需在酒精中湿润包装，暴露在空气中后会迅速干燥。现在已经很少使用单纯的外科肠线，因为其抗张性低且组织反应性高。当用于内缝时，单纯外科肠线在 7 ~ 10 天内丧失其抗张强度，并在 60 ~ 70 天内被完全分解[17]。

铬肠线是一种用铬盐处理的单纯肠线，可增加其对酶降解的抵抗性，降低肠线的组织反应性。铬肠线的抗张强度通常可维持 10 ~ 14 天。铬肠线仍广泛用于黏膜表面的缝合。

快吸收肠线是一种加热过的单纯肠线，在使用前缝线内的胶原就已开始降解。这种缝线可维持其抗张强度 3 ~ 5 天[18]。快吸收肠线常用于缝合皮片，以及对已经用内缝线对合好的伤口进行表面缝合。目前的对照研究并没有发现术后伤口感染增加的风险。因为无需拆线，快吸收肠线对于外科医生和患者来说都非常方便[18-19]。但是，由于其摩擦系数相对较高，缝合皮肤时会有明显的牵拉感。这个缺点可以通过外涂薄层的凡士林或莫匹罗星软膏得以改善[20]（也称"润滑肠线"）。

聚乙醇酸

1970 年面世的聚乙醇酸（Dexon®）是第一种人工合成的可吸收缝线，具有更低的组织反应性以及良好的水解吸收曲线，代表了外科肠线的巨大进步[21]。它是

表 144.1　常用的可吸收缝线

缝线名称	构造	抗张强度		可控性	线结稳固性 *	组织反应性	使用范围
外科肠线（单纯）	实际单股	7 ~ 10 天时变差		尚可	差	中等	现已很少用于皮肤
外科肠线（含铬）	实际单股	21 ~ 28 天时变差		差	差	比单纯型小	植皮，黏膜的表面缝合
外科肠线（快吸收）	实际单股	3 ~ 5 天为 50%		尚可	差	低	植皮，表皮缝合
聚乙醇酸（Dexon®）	编织†	21 天时为 20%		好	好	低	皮下缝合，血管加扎
羟基乳酸聚合物（Vicryl®、Polysorb®）	编织†	14 天时为 75% 21 天时为 50% 28 天时为 25%		好	好	低	皮下缝合，血管加扎
聚二氧杂环乙烷（PDS Ⅱ®）	单股	周数　≤ 4/0　≥ 3/0 2　　　60%　　80% 4　　　40%　　70% 6　　　35%　　60%		差	中等	低	皮下缝合（高张力区域）
聚碳酸三甲烯（Maxon®）	单股	14 天时为 80% 28 天时为 60%		尚可	中等	低	皮下缝合（高张力区域）
聚卡普隆 25（Monocryl®）	单股	7 天时为 50% ~ 60% 14 天时为 20% ~ 30% 21 天时为 0		尚可	中等	极小	皮下缝合（避免在高张力区域使用）
Glycomer 631（Biosyn®）	单股	14 天时为 75% 21 天时为 40%		尚可	中等	极小	皮下缝合（和聚卡普隆 25 类似，较前者多提供了 1 周的拉力）
Polyglytone 6211（Caprosyn®）	单股	10 天时为 20%		尚可	中等	极小	皮下缝合（比聚卡普隆 25 吸收更快）

* 与摩擦系数直接成正比，与记忆性间接成正比。

† 多股线。

Adapted from Garrett AB. Wound closure materials. In：Wheeland R（ed）. Cutaneous Surgery. Philadelphia；WB Saunders，1994；199-205.

一种编织的乙醇酸聚合物，易操作性好，并在 3 周后还能保持 20% 的抗张强度。聚乙醇酸缝线有无涂层和有泊洛沙姆 188 涂层两种类型可供选择。有润滑涂层的聚乙醇酸缝线更易通过组织且更具柔韧性，有助于打结。

羟基乳酸聚合物 910

羟基乳酸聚合物 910（Vicryl®，Polysorb®）是一种合成的、编织的乙交酯与 L- 丙交酯的共聚物；自 1974 年面世以来，在皮肤外科中已取代聚乙醇酸成为最受欢迎的可吸收内缝线[22]。丙交酯的抗水特性能延迟水的渗透，从而延迟抗张强度的消失。羟基乳酸聚合物 910 在 2 周时保持 75% 的抗张强度，在 3 周时依然保持 50%。虽然其抗张强度大于聚乙醇酸，但在组织内存留的时间却短于聚乙醇酸。羟基乳酸聚合物 910 通常可在 90 天内被完全吸收，而聚乙醇酸往往在 120 天时仍未被完全吸收[23]。

羟基乳酸聚合物 910 有未染色和紫色两种选择。尽管紫色常会很快消褪，但由于内缝后仍可被看见，

一些外科医生会避免使用染成紫色的缝线[24]。具有润滑涂层（羟基乳酸聚合物 370 和硬脂酸钙）的羟基乳酸聚合物缝线更容易穿过组织。此类缝线因易于操作，非常受欢迎，它既可以很好地保持线结，又不会撕裂组织。

尽管羟基乳酸聚合物 910 传统上是用于真皮内缝的可吸收缝线，但是可以把它当作外缝线安全地用于表皮皮缘的连续缝合，通常 5 ~ 14 天后拆除[25]。这种方法虽然需要拆线，但由于真皮内缝和表皮缝合采用的是同一根线，单次手术的缝线费用节约了 50%。据笔者的经验，它也是唇红部位缝线的最佳选择，因其不会刺激背面的黏膜层，比丝线的炎症刺激更小。

羟基乳酸聚合物 910 缝线也有可部分被水解吸收的产品（Vicryl Rapide®），用于经皮缝合，无需拆线，7 ~ 14 天后可自动排出。和快速吸收的肠线类似，这种缝线只适用于伤口闭合仅需 1 ~ 2 周时间，且拆线可能会引起疼痛和不便的情况。

聚二氧杂环乙烷

聚二氧杂环乙烷（PDS Ⅱ®）是一种由聚酯（*p*- 二氧杂环乙烷）制成的单丝聚合物。与聚乙醇酸和羟基乳酸聚合物 910 相比，聚二氧杂环乙烷主要的优势是保持抗张强度的时间延长了[26]。它在 2 周时保持 70% 的抗张强度，在 4 周时保持 50%。在 6 个月的组织标本中还能看到内缝的聚二氧杂环乙烷痕迹[27]。聚二氧杂环乙烷主要用于高张力区域，如四肢近端和躯干。当闭合张力性伤口时，与聚乙醇酸相比，聚二氧杂环乙烷减轻了对瘢痕的牵拉，降低了增生性瘢痕的发生率[28]。

与聚乙醇酸和羟基乳酸聚合物 910 相似，聚二氧杂环乙烷具有较小的组织反应性。作为单丝缝线，它保持了最初的记忆性[27]，相对不易弯曲，难以打结[29]，但是聚二氧杂环乙烷也显示出在组织中易于滑行的优良特性[27]。

聚碳酸三甲烯

聚碳酸三甲烯（Maxon®）是聚乙醇酸和三亚甲基碳酸酯的共聚体，也是一种可吸收的单丝缝合。它具备和聚二氧杂环乙烷相似的优点，在 2 周时保持 80% 的抗张强度，4 周时保持 60%[30]，180 天后被完全水解吸收。除了吸收时间延长，其组织反应性也极小。聚碳酸三甲烯是躯干或四肢大手术中最有用的缝线，由于这类伤口张力相当大，愈合过程中需要延长缝线存留时间以维持伤口闭合状态。

聚卡普隆 25

聚卡普隆 25（Monocryl®）是一种由乙交酯和 ε-caprolactone 的共聚物组成的可吸收单丝缝线。其在 7 天内能维持 50% ～ 60% 的抗张强度，2 周后降至 20 ～ 30%，21 天基本为 0[31]。这种可吸收曲线提示，在一些要求真皮减张的持续时间较长的部位，其应用是受限的。约 90 天后，聚卡普隆 25 通过水解被完全吸收[27]。

聚卡普隆 25 具有灵活的操作性和极小的组织反应性，与部分水解的羟基乳酸聚合物 910（VicrylRapide®）相比，在乳房缩小瘢痕模型中产生肥厚性瘢痕的概率更低[32]。另外，聚卡普隆 25 比其他常用的可吸收单丝缝线材料更易打结且安全性更佳[27]。因聚卡普隆 25 明显比羟基乳酸聚合物 910 引起的炎症反应小、可轻易穿过组织，此缝线已经成为许多皮肤外科医生闭合头颈部伤口的首选可吸收缝线。在最近一项关于 Mohs 术中深部皮肤组织内缝线的随机研究中，羟基乳酸聚合物 910 比聚卡普隆 25 的 "缝线排出" 事件发生率更

高（11% *vs.* 3%），有统计学差异，但两者最终的美容效果无差异[33]。

由于聚卡普隆 25（Monocryl®）极小的缝线反应，其可用于表皮的缝合（5 ～ 14 天拆线），因此不必分别准备内外缝线。一项随机双盲的开裂-瘢痕研究比较了 5-0 的聚卡普隆 25 缝线和 6-0 的聚丙烯缝线闭合面部伤口的美容效果，1 周后和 4 个月后的结果均无统计学差异[34]。

Glycomer 631 和 polyglytone 6211

Glycomer 631（Biosyn®）是一种可吸收的单丝缝线材料，其物理学特性与聚卡普隆 25（Monocryl®）类似。Glycomer 631 在 90 ～ 110 天内可被完全吸收，且组织反应性低。而 polyglytone 6211（2002 年面世）在同类缝线中能提供最快的吸收曲线（10 天时抗张强度为 20%，56 天时全部吸收）。在最近的研究[35]中，polyglytone 6211 显示出较低的缝线脱出率，作者推测与其吸收较快的特性是相符合的。

不可吸收缝线

下面描述最常用的不可吸收缝线，并总结于表 144.2 中[16]。

丝线

丝线是一种编织的天然缝线。在操作简便、易打结和线结稳固这些特性上，丝线都表现出色，新的合成缝线都要参照丝线作为衡量标准。因为编织的丝线非常柔软且易弯曲，常用于黏膜表面和间擦部位。尽管有诸多优点，它在皮肤外科中的应用中也有一些明显的缺点：丝线的抗张强度低，其编织构造产生高摩擦系数和较强的毛细作用，这些都会增加感染风险。事实证明，污染伤口中的一根编织丝线可使该处葡萄球菌增加 10 000 倍毒力[36]。丝线作为家蚕产生的有机异种蛋白（丝心蛋白），有很强的组织反应性。

尼龙

尼龙（Ethilon®，Dermalon®）是一种单丝、聚合体的聚酰胺，是第一个合成的商业化不可吸收缝线。因具有价格低廉、高抗张强度和低组织反应性的特点，尼龙成为皮肤外科最常用的不可吸收缝线[37-38]。此外还有尼龙材质的编织缝线（Surgilon®，Nurolon®），更易于操作，但较昂贵。

尼龙缝线的弹性允许其具有延展性，可适应暂时的肿胀伤口，但其硬度和记忆性使线结稳固性下降[38]。在操作中，可以通过打紧线结和增加打结数目来轻松解决这个问题。这种单丝缝线可以是透明色，也可以被染成黑色或绿色。在深色毛发区域手术时，绿色缝

表 144.2　常用的不可吸收缝线

缝线名称	构造	抗张强度	可控性	线结稳固性 *	组织反应性	使用范围
丝线	编织 †	365 天无减少	金标准	好	中等	黏膜表面
尼龙						
Ethilon®	单股	每年减少 20%	好或尚可	差	低	表皮闭合
Dermalon®	单股	好	好或尚可	差		
Surgilon®	编织 †	好	好	尚可		
Nurolon®	编织 †	好	好	尚可		
聚丙烯（Prolene®, Surgilene®, Surgipro®）	单股	持续时间长	好或尚可	差	极小	皮下连续缝合
聚酯（Dacron®, Mersilene®, Ethibond®）	编织 †	不明确	非常好	好（有包膜者稳固性降低）	极小	黏膜表面
聚丁烯酯（Novafil®）	单股	持续时间长	好或尚可	差	低	表皮闭合

* 与摩擦系数直接成正比，与记忆性间接成正比。
† 多股线。
Adapted from Garrett AB. Wound closure materials. In：Wheeland R（ed）. Cutaneous Surgery. Philadelphia：WB Saunders，1994：199-205.

线就非常有用。

传统上，尼龙线用于表皮缝合，但透明尼龙线也可以用于真皮层减张，无需拆除。在需要保持闭合伤口的抗张强度的情况下，如修复唇缘口轮匝肌或把组织缝在骨膜上时，尼龙线内缝可取得良好的效果。另外，已有研究发现，比起聚乙醇酸，皮下使用尼龙缝线可减少牵拉性瘢痕形成[39]。

聚丙烯

聚丙烯（Prolene®, Surgilene®, Surgipro®）是一种丙烯的单丝聚合物。作为一种惰性塑料，其组织反应性极小。这种缝线的优点是摩擦系数低，可以轻柔、光滑地穿过组织[40]。即使经过较长时间（图 144.1），也可在不影响伤口的情况下顺利取出聚丙烯缝线。这个特性使其成为表皮下连续缝合的优选。聚丙烯也有高度的可塑性和延展性，可适应组织，因此可以降低遗留术后缝线痕迹的概率[13, 38]。这种缝线的缺点是强记忆性（降低了线结的稳固性），以及较高的费用（较

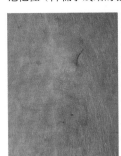

图 144.1　聚丙烯缝线。 蓝色的聚丙烯缝线做连续皮下缝合，1 年后仍可见于皮层下方；患者忽略了，未返回医院取出缝线。缝线即使在 1 年后也很容易取出，因其有非常低的摩擦系数和最小的组织粘连性

尼龙线更贵）。它有透明和蓝染两种形式，和尼龙线相似，透明聚丙烯缝线可用于高张力部位的真皮层缝合，保证长时间的稳固。

聚酯缝线

聚酯缝线（Dacron®，Mersilene®，Ethibond®）是编织的多股缝线，具有抗张强度高、操作性好及组织反应性小的特点。Ethibond® 用聚丙烯酯包被，降低了在组织中拖拽时的阻力（减小了摩擦系数），与羟基乳酸聚合物 910 类似，聚酯缝线非常适合闭合黏膜组织，尤其是唇红部位，其既有丝线的柔软特性，又无明显组织反应性。

聚丁烯酯

聚丁烯酯（Novafil®）是一种对苯二酸聚乙二醇和对苯二酸聚丁烯的单丝缝线。主要优点是操作性佳、摩擦系数低、弹性高和组织反应性低[41]。

缝线的选择

总体来说，手术医生应该选择能为伤口闭合提供足够抗张强度的最细缝线（表 144.3）。对于面部修复，4-0 或 5-0 的羟基乳酸聚合物 910 缝线或聚卡普隆 25 是常用的可吸收缝线，5-0 或 6-0 的尼龙、聚丙烯或快吸收肠线是典型的表皮缝线。聚卡普隆 25 因吸收相对快，且缝线排出概率低，在真皮缝合中倍受青睐。聚丙烯缝线（7 ～ 14 天拆除）或聚卡普隆 25 缝线（包埋并留在组织中），都常用于连续皮下缝合。若不考虑组织反应性，羟基乳酸聚合物 910 缝线（包埋并留在组织

表 144.3　不同部位的常用缝线。临床上，根据手术医生的喜好、伤口特点会有些变动。这张表格反应了笔者的偏好

部位	深部缝合	表层缝合	其他缝线
面部	4-0/5-0 羟基乳酸聚合物 910 或聚卡普隆 25	（1）5-0/6-0 尼龙或聚丙烯 （2）6-0 快吸收肠线或部分水解的羟基乳酸聚合物	
颈部和四肢远端	4-0 羟基乳酸聚合物 910 或聚卡普隆 25	（1）4-0/5-0 尼龙或聚丙烯 （2）4-0/5-0 聚卡普隆 25 连续皮下缝合	
躯干、四肢近端和头皮	3-0/4-0 羟基乳酸聚合物 910 或聚卡普隆 25（低张力时）、聚二氧杂环乙烷（高张力时）	（1）3-0/4-0 尼龙或聚丙烯 （2）4-0/5-0 聚卡普隆 25 连续皮下缝合	
黏膜	无	（1）5-0 丝线 （2）5-0 聚酯线或 5-0/6-0 羟基乳酸聚合物 910	
血管结扎			3-0/4-0 羟基乳酸聚合物 910

对于表面缝合：（1）代表需拆线的情况下选择的缝线，（2）代表不拆线的情况下选择的缝线

中）也可用于浅表部位的皮下缝合。实际上，在一项随机对照试验中，用羟基乳酸聚合物 910 缝合与使用聚丙烯缝线（14 天后拆除）相比，瘢痕的预后更好[42]。

对于较大的躯干部位的缺损，用 3-0 或 4-0 羟基乳酸聚合物 910 或聚卡普隆 25 作为内缝线，3-0 或 4-0 尼龙线作为表皮闭合缝线，是很好的选择。连续皮下缝合作为一种替代选择，在躯干、四肢这些部位是特别有价值的，可降低这类部位出现缝线痕迹的可能性[43]。在张力较大的伤口，要优先考虑使用聚二氧杂环乙烷和聚碳酸三甲烯，因其能维持长时间的稳定闭合。这类情况下，聚卡普隆 25 会被快速吸收，反而显出劣势。还有一种传统缝线的替代品——皮钉，其可为头皮、躯干的大面积缺损提供迅速又强劲的表皮闭合[44]。

快吸收肠线（6-0 或 5-0）也可用作外缝线，通常在经内缝对合良好的头颈部修复手术及皮片移植术中方便使用。虽然有些外科医生会担心快吸收肠线具有较高的组织反应性，会增加刀口周红肿和缝线痕迹的风险，但笔者尚未经历过类似情况。目前，尚缺乏相

关的对照试验数据。

近来的研究已证实，在某些临床情况下用可吸收缝线（如羟基乳酸聚合物 910、聚卡普隆 25 或外科肠线）缝合表皮也是安全、便利和经济的。不过，和不可吸收缝线一样，它们最终都需要拆除[34, 45, 25]。

氰基丙烯酸酯组织黏合剂（Dermabond®）是一种 2- 辛基-氰基丙烯酸酯和 n- 丁基-氰基丙烯酸酯的混合材质（GluSeal®，LiquiBand®），可用于闭合经深部内缝后良好对合的浅表伤口，是一种实用、快速的替代选择[46-47]。伤口闭合胶带为表皮缝合提供了一个无创性的选择，还可用于缝线或皮钉去除后尚在愈合中的伤口。此外，在已完成连续皮下缝合的伤口之上使用组织黏合剂，可减轻创缘的表面张力，为每日换药提供了美观、便利的选择[48]。使用液态胶体黏合剂（Mastisol®）时，以平行、不重叠的方式，垂直于缝线方向充分覆盖皮肤表面[49]，可获得最佳效果。

并发症

与缝线有关的并发症大体上与缝合的技术有关。例如，缝太紧会让组织坏死，缝太松又会使伤口边缘对合不齐，缝得太浅则会导致缝线排出。另外，缝线材料自身特性也可能导致并发症。比如外科肠线和丝线会引起炎症反应。合成的可吸收缝线，如羟基乳酸聚合物 910 缝线或聚卡普隆 25 缝线，几乎不产生炎症反应，偶尔可导致异物肉芽肿反应（见图 151.18）。

患者可因或轻或重的炎性反应产生缝线部位的无菌性脓疱或脓肿，形成局灶性溃疡。这些不良反应常给患者带来痛苦，尤其是在患者毫无预期的情况下。在服用抗凝药物的患者中，更常见的不良反应是出血而不是化脓（图 144.2C 和 D）。在极少的情况下，可能继发感染。在出现脓液性或渗出性改变的时候，要特别注意行细菌学培养。深部的缝线也有可能"排出"或"脱出"，有时会造成皮肤窦道。

出现缝线处脓肿或缝线排出，拆除刺激性的缝线是最基本的治疗。如果伤口易探入，就应使用光滑的镊子将缝线剪断取出。当缝线轻微嵌入伤口时，使用粉刺针可协助其暴露取出。反之，若患处表面皮肤完好，需用 11 号刀片做小切口，然后用组织镊轻轻探入伤口操作。除非有继发感染，没有必要使用抗生素。移除缝线通常足以解决局部反应。

缝针

理想的缝针锐利且坚固，并与缝线直径相近。缝针应足够坚固，以确保在反复穿过组织后依然保持其

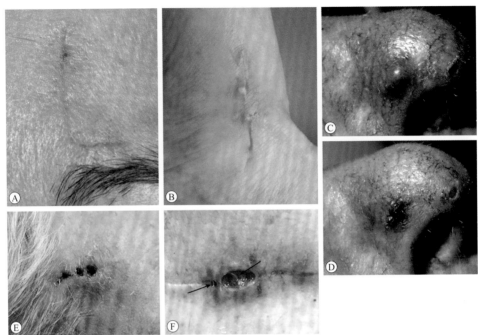

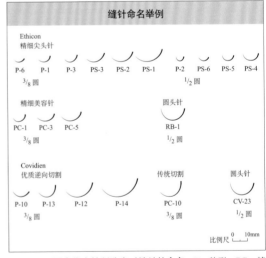

图 144.2　缝合反应。A. 轻微反应，位于伤口浅表边缘。B. 中度反应，2 个小脓疱和炎症边缘。C 和 D. 出血性缝合脓肿，患者服用华法林，切除（用 11 号刀片）后表现，排出小血块。E. 严重炎症反应，导致几个局部溃疡产生。F. 严重溃疡和肉芽肿性缝线反应，可见羟基乳酸聚合物 910 缝线（箭头所示）

形状及锐利度。最好的缝针由不锈钢制成，针的大小型号及形状应与被缝合的组织厚度和韧性相适应。

　　目前，几家主要的缝线材料制造商所使用的缝针命名法是不同的（图 144.3）。好在多数制造商都提供有自家缝针产品的参考指南。一般来说，针是针 / 线单位中最昂贵的组成部分。

　　一根缝针由三部分组成：针柄、针体和针尖（图 144.4）[50]。在皮肤外科手术中，多数缝针都有一个锻造针柄，其近端中空，缝线插入其中后被压紧。缝线穿过组织后留下的痕迹由针柄的大小而不是缝线的粗细决定。针体可以是直的、1/4 圆、3/8 圆、1/2 圆或 5/8 圆（图 144.5）。皮肤手术中最常用的针形是 3/8 圆。在缝合真皮组织深处的狭窄空隙时最适用的针形是 1/2 圆，比如位于鼻部、眼睑部位的小缺损（＜ 1 cm），或是高张力部位（背部、头皮）的深部闭合。对于前一种情况，笔者使用的是 P-2 缝针[51]；后一种情况，则使用 RB-1 圆针作为完美配置。

　　皮肤手术中最常用的缝针是针尖为三角形的反向切割型缝针（见图 144.4）。选择三角形的"切割"针是因为它与圆针相比更易穿过致密组织。传统的切割针具有三角形的尖，针的外弧是平的，内弧有一尖锐

缝针命名举例

Ethicon
精细尖头针

P-6　P-1　P-3　PS-3　PS-2　PS-1　P-2　PS-6　PS-5　PS-4
3/8 圆　　　　　　　　　　　　　　　　　　1/2 圆

精细美容针　　　　　　　　　　圆头针

PC-1　PC-3　PC-5　　　　　　RB-1
3/8 圆　　　　　　　　　　　　1/2 圆

Covidien
优质逆向切割　　　　　　　　传统切割　　　　　圆头针

P-10　P-13　P-12　P-14　　PC-10　　CV-23
3/8 圆　　　　　　　　　　　3/8 圆　　　1/2 圆

比例尺　0　　10mm

图 144.3　两个代表性制造商对缝针的命名。P，整形；PC，精细美容；PS，整形皮肤

的棱。反向切割针的针尖在内弧面是平的、外弧有尖锐的棱，因此可最大限度降低缝合时撕裂伤口边缘的风险。圆锥型针不易穿透致密的组织，但也不太会撕

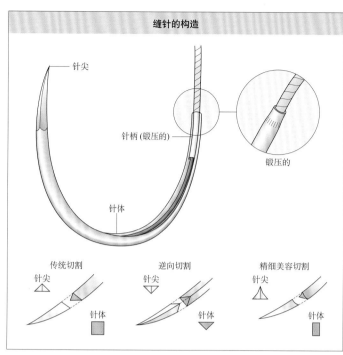

缝针的构造

针尖

针柄 (锻压的)

锻压的

针体

传统切割　　　　　逆向切割　　　　　精细美容切割

针尖　　　　　　　针尖　　　　　　　针尖

针体　　　　　　　针体　　　　　　　针体

图144.4 缝针的构造。显示了针柄和针尖，以及不同切割类型的特殊针尖。缝针应夹持在从针尾至针尖大约 1/3 处。避免钳夹在针尾（锻压的部分）或针尖附近

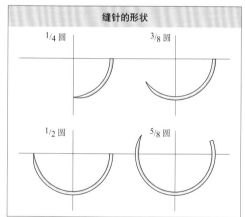

缝针的形状

1/4 圆　　　　　　3/8 圆

1/2 圆　　　　　　5/8 圆

图144.5 缝针的形状。皮肤手术最常用的缝针形状是 3/8 圆。1/2 圆的缝针用于有限空间

裂脆弱的组织（比如鼻黏膜）。

　　对大多数面部伤口闭合而言，Ethicon P［"plastic（整形）"］系列和 PS［"plastic skin（整形皮肤）"］系列，或同等系列的缝针就已足够，且价格实惠。PS-2 和 P-3 针尤其适合皮肤外科。它们是电抛光的反转切割针，针尖更加锋利。PC［"precision cosmetic（精细美容）"］系列代表了 Ethicon 高端的皮肤手术针，可以用于精巧、细致的操作。这些缝针都拥有锐利针尖

和扁平针体，更易夹持，也更加强韧。如果伤口边缘组织很脆弱，用 PC-1 针时须小心。对面部精细修复来说，PC-1 针是一种理想的、既精巧又锋利的手术针，它长 13 mm，是 PC 系列中唯一配置有可吸收肠线的缝针。SC-1 是一根长 13 mm 的直针，有研究者认为它有助于全厚皮片或皮瓣的贯穿性褥式缝合[52]。

　　FS［"for skin（用于皮肤）"］以及同等系列的针并不是精细抛光的，它们不那么锋利，也没那么昂贵。这类针对于躯干或四肢部位皮肤的手术已足够，有些皮肤外科医生甚至在这些部位也使用 PS 系列。

　　系列名称后的阿拉伯数字代表缝针的型号大小。多数针的型号大小都标示在包装上面（图144.6）。工作中应使用能提供足够抗张强度且最细的"针/线单位"。在真皮层厚的部位（如背部），用较大的针（如PS-2）会更易穿过组织且不发生弯曲。

器械

　　对特定手术，应选用能保持最大精确度和最快速度的器械。对于手术器械来说，"一分钱一分货"是显而易见的。应避免使用低质量的廉价器械，既难操作又不耐用，很快就报废了。而高质量的器械经过无数次的手术，日复一日地使用，最终将证明其物有所值。现代手术器械是不锈钢和碳合金、铬、镍及碳化钨的

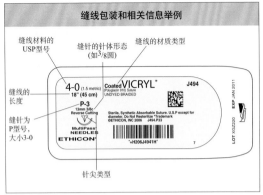

缝线包装和相关信息举例

缝线材料的 USP型号
缝针的针体形态（如3/8圆）
缝线的材质类型

缝线的长度

缝针为P型号，大小3-0

4-0 (1.5 metric)
18" (45 cm)
P-3
13mm 3/8c
Reverse Cutting
MultiPass
NEEDLES
ETHICON

Coated VICRYL*
(Polyglactin 910) Suture
UNDYED BRAIDED

Sterile, Synthetic Absorbable Suture. U.S.P except for diameter. Do Not Resterilize *Trademark ©ETHICON, INC 2006   J494.P33

J494

EXP JAN 2011

LOT XGZ220

针尖类型

图 144.6　缝线包装和相关信息举例

混合物。碳化钨是一种非常坚硬的合金，能加强剪刃和持针器钳口的功能及耐用性。优质的器械保修期通常为 1～5 年，依赖于其类型和价格。

平时恰当地维护器械，使其处于最佳状态并保持锋利是非常重要的。如果用精致的手术剪去剪线头，很快就会钝得不能用了。手术中或灭菌过程中，如果粗暴操作精巧的镊子和持针器，就会使其咬合不齐。任何功能受损的器械必须从手术包中移出，交还给供应商进行修理。

对于特定的手术，作者所选择的一些器械在图 144.7～144.9 中列出并展示。

刮匙

皮肤刮匙发明于 19 世纪晚期，广泛用于各种良恶

图 144.7　面部外科手术包。笔者使用的面部手术/修复手术包包括（从左至右）：两把蚊式弯钳，缝线剪，两把双齿皮钩，精细 Webster 持针器，Supercut® 虹膜剪，精细 Supercut®Shea 分离剪，0.9 mm 的 Castroviejo 止血钳，装有 15 号刀片的 Siegel 刀柄。放在组织剪上方的是两把巾钳

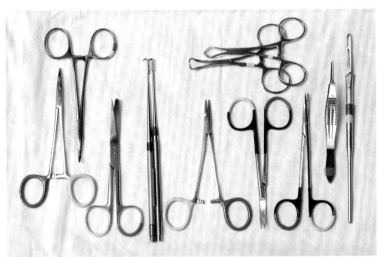

图 144.8　躯干和四肢外科手术包。笔者使用的用于较厚组织的大手术包包括（从左至右）：两把蚊式弯钳，两把皮钩，缝线剪，Mayo-Hegar 持针器，Supercut®Metzenbaum 分离剪（如果预计需要大范围的游离，会非常适宜，否则 baby Metzenbaum 分离剪或 Shea 剪就足够了），Supercut® 弯曲虹膜剪，Adson 有齿镊，装有 10 号刀片的 3 号刀柄

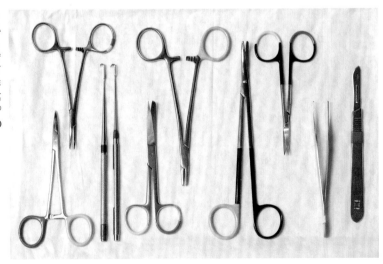

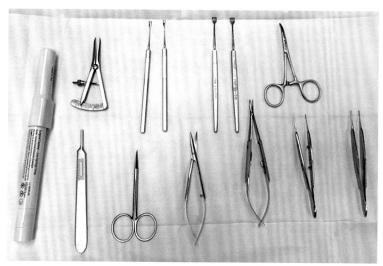

图 144.9 眼睑手术包。眼睑手术包括（下排，从左至右）：手持式电刀，3 号刀柄，虹膜剪，Westcott（或 Castroviejo）剪，Castroviejo 持针器，两把 0.5 mm 的 Castroviejo 镊，以及（上排，从左至右）：Castroviejo 卡尺（用来测量眼睑皮片或移植皮片的尺寸[56]），两把双齿皮钩，两把四齿皮钩和两把蚁式弯钳

性皮肤赘生物的治疗。常用的刮匙由一个直的柄身和一个圆形或卵圆形头部组成，头部和柄身呈一定角度。根据刮匙头切割面的孔径，标示出不同尺寸（类似于缝线标识）。圆头或卵圆头的刮匙，手柄上均有刻度尺。对于标准的刮除术和电烧灼术，可使用孔径 2～4 或 5 mm 大小的刮匙。通常是先用大号的刮匙把瘤体削平，然后用小号刮匙把残余小的瘤体囊腔去除。更小的刮匙（孔径 1～2 mm）非常适合用来做甲下的角质垢屑的取材，以送真菌镜检及培养，或探查疥螨。刮匙可用来行减瘤术（去除外生性肿瘤突出皮面的部分），有助于外科医生在切除前更好地确认肿瘤边界[53]。反复使用后，刮匙会变钝，必须定期打磨锐利。也有一次性使用的刮匙，由于过于锋利，反而可能在刮除瘤体时切入组织中而不只是单纯地清除坏死组织。

手术刀

手术刀和刀片的选择基于手术部位和术者的个人偏好（图 144.10）。皮肤外科中最常使用扁平的 3 号刀柄，耐用又便宜，能满足人多数的皮肤外科手术的需要。有的刀柄上还标有刻度尺。人体工程学的发展促使更多可供选择的刀柄面世，能在切割时提供更好的操控感和持握感，比如更薄、更长、有槽纹的 7 号刀柄。Siegel 刀柄是一种更纤细匀称、有凸纹的圆身刀柄，最适合于 Mohs 显微描记手术，切割角度可随手指旋转而改变，适于做精细调整。对于眼睑、耳部等细小部位的手术，有的外科医生会选择短的、有凸纹的圆身刀柄，可以夹持纤细、特制的迷你刀片（见下文）。

皮肤外科中最常用的是 15 号、10 号和 11 号刀片。15 号刀片是最受欢迎的刀片，刀刃有柔和的弧度，适

图 144.10 标准手术刀柄和刀片。从上到下依次为：装有 10 号刀片的 3 号刀柄，装有 15 号刀片的 Siegel 刀柄（笔者的偏好），装有 64 号刀片的 Beaver 刀柄

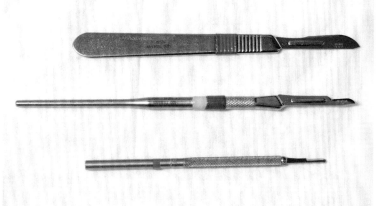

用于大部分皮肤手术。10 号刀片是宽刀片，形状和 15 号刀片相似，但尺寸更大，主要用于背部等真皮层较厚部位。11 号刀片的尖端走形锋利，用于切开引流术中刺入式切入、去除粟丘疹、准确地去除立起的皮角以及"贯穿"式切除。使用 11 号刀片时将切割面朝上，这点和使用 10 号、15 号刀片时相反。手术刀片由不锈钢或更锋利、更贵的碳钢制成。也有配合塑料刀柄使用的一次性刀片，它们分量不够，也容易变钝。

持针器

用于面部和手部手术的持针器小而轻，其钳口狭窄且精细。而躯干、四肢近端的手术持针器则较大，其钳口宽阔且结实。持针器的钳口咬合面可以是光滑的或锯齿状的。锯齿可防止较大的针（如 Ethicon PS-2 和 FS-2）在缝合过程中扭动。光滑咬合面的钳口对直径细的针（如 Ethicon P-3）损伤较小，且不会扯断较细的缝线（如 6-0 型号），但若不小心地夹持，缝针就会滑动。合金中加入碳化钨可增加钳口的强度和硬度，也可增加光滑钳口对缝针的抓持力（图 144.11）。加入碳化钨的器械，其标志是具有金色的手柄；碳化钨钳口的持针器价格较贵，但普遍可以保证 5 年的使用期。现在还有一些精细锯齿钳口的小持针器，既能极好地抓持细针，又不会损伤缝针。大号缝针不应用小持针器夹持，否则可导致持针器上精致的器械内衬发生损伤。

应用普遍的持针器款式，如 11.43 ～ 12.7 cm（4.5 ～ 5 英寸）的 Webster 和 Halsey 持针器，具有光滑精细的锯齿钳口和锥形尖端，适用于小针细线（P-1 至 P-3），主要用于面部皮肤手术（见图 144.7 和 144.11）。若在躯干部位使用这些器械，会很快致其损毁。Crile-wood 持针器具有轻微变短的钳头，为夹持较大的针而设计，更适于躯干和四肢的手术。

Baumgartner 和 Mayo-Hegar 持针器具有耐用、坚固的锯齿状钳口，缝合较厚皮肤时，夹持大针更有优势（见图 144.8 和 144.11）。Olsen-Hegar 持针器在钳口后面有线剪，便于手术医生（无助手时）单独操作，但再次夹持缝针时，容易不慎剪断缝线。

剪刀

外科剪用来剪切皮肤组织、游离皮下和更深的筋膜层、剪断缝线和去除伤口敷料（图 144.12）。外科剪有多种类型：把手或长或短；刀刃或直或弯，或呈锯齿状或光滑；尖端或锐或钝。皮肤外科中使用的剪刀可以是纯不锈钢的（最受欢迎、造价便宜）或是加入碳化钨的，后者的刀刃更坚硬。

Gradle 剪小而精致，尖端轻微地弯曲变细至一个小点。因为其尖锐锋利，Supercut®Gradle 剪适于在 Mohs 显微描记手术中切取较薄的 Mohs 环和剪去皮赘。使用 Gradle 剪时务必加细心，且永远不要拿它来剪线。若使用不当，切割缘很快就会变钝且出现切口，刀尖也容易变得难以对合。

组织剪的手柄相对较短，且有尖头。组织剪形状有直有弯，有或无可防止组织在剪切时移动的锯齿状剪刃。在可选择的款型中，笔者更青睐弯曲的 Supercut® 虹膜剪来剪切组织和锐性分离。在现有的标准组织剪中，Supercut® 虹膜剪具有最锐利的边缘，且黑色手柄使其易于识别。它的切割缘有一个细小的斜角，有光滑边缘或锯齿状边缘可供选择。这类剪刀的剃刀状边缘使手术医生能顺利、轻松地切割组织。

Westcott 剪和 Castroviejo 剪是做工精致、装有弹簧的组织剪，尖端非常锋利（见图 144.9）。其手柄的结构及弹簧的作用使其适用于精细部位，尤其是眼睑

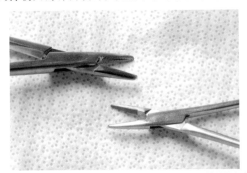

图 144.11 精致的 Webster 持针器和 Mayo-Hegar 持针器间的对比。 右侧的 Webster 持针器有碳化钨合金钳口，增强了对细针的抓持力。左侧的 Mayo-Hegar 持针器钳口较大，对大针抓持力好，但会夹碎精细缝针，只能用于 2-0 至 4-0 的缝针

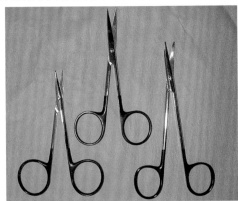

图 144.12 标准剪。 从左至右依次为：Supercut® Gradle 剪，Supercut® 虹膜剪，Supercut® babyMetzenbaum 剪（Courtesy，GlennGoldman，MD.）

的手术，因此备受眼手术医生的青睐。该剪只能用于菲薄组织（比如眼睑）手术，否则会很快变钝。

大而便宜的外科剪足以剪线，组织剪则不能用来剪线。剪线的剪刀，其下部剪刃具有一个半月形弯钩的特殊设计，可以轻松地挑开线圈，并防止偶发的刺伤。

组织分离剪通常是钝头的（为了安全）并具有较长的手柄（为了舒适）。它们具有不同型号，以适应手术中不同的解剖区域。Baby Metzenbaum 剪的柄/刀片的长度比例相对较大（图 144.12），因此刀刃弧很小，也就使其成为锐性或钝性分离中最广泛使用的剪刀。较大的 Metzenbaum 剪适用于头皮、躯干和四肢筋膜水平的大范围分离。Steven 切腱剪和 Supercut®Shea 分离剪适用于较表浅的精细分离。其尖端可进行锐利的、创伤更小的分离工作。

在敷料剪中，13.97 cm（5.5 英寸）的 Lister 剪最常用。它具备与手柄呈斜角的剪刃和大而钝的尖端，易于滑行于敷料之下而不损伤其下方皮肤组织。Universal 剪也是一个常见的选择，其锯齿状边缘和较大的手柄持环提供了更强的切割能力。

镊子

在皮肤外科手术中，若想要精准且安全地夹持组织和缝针，合适的镊子至关重要。皮肤外科最实用的镊子应该是轻便且尖细的。尖端可以是犬齿状（有齿镊）、锯齿状（扁头镊）或光滑的。锯齿状镊子能够对组织施加很大压力，导致挤压伤。有齿镊（又称组织镊）具有咬合的尖齿（似犬齿），能够轻柔地夹取组织。只能用有齿镊来夹取表皮和浅层真皮组织。皮肤外科中，最常用的组织镊（Adson-Brown）有 1×2 个对合的齿尖。一些镊子同时具有夹持组织的远端齿和牢固夹持缝针的近端凸起平面，可避免外科医生徒手拿捏尖锐的缝针。

镊子有精细的（≤ 0.9 mm）、常规的（1～1.5 mm）或粗的（≥ 1.6 mm）尖端可供选择。Adson 镊是标准的大号镊子，用于躯干和四肢近端的切除手术。Bishop-Harmon 镊轻便、尖端细，适用于面部和手部的精细手术。因为 Bishop-Harmon 镊容易弯曲和错位，使用时务必小心操作，且不能用于夹持躯干或四肢近端等皮肤较厚部位的组织。Castroviejo 镊是昂贵器械，具有特征性的缝合平台，和 Bishop-Harmon 镊一样也有精细的尖端，但有更坚固的构造和更宽的握把（见图 144.7）。

拔毛镊和钟表镊具有精细锐利的尖端，在拆线中很有用。裂片镊有细、特细和超细三种精致尖端，可用于毛发移植、去除碎片以及去除埋线。

止血钳

止血钳用来夹闭出血的血管，以便结扎。最常用的止血钳是 Halstead 蚊式钳，其长度有 8.89 cm（3.5 英寸）和 12.70 cm（5 英寸）两种，可以是弯钳或直钳，尖端可以是精细型或常规型。Allis 钳在去除囊肿和脂肪瘤时特别有用（图 144.13）。它也有手指持环和类似于止血钳的咬合构造，而其钳口具有特有的啮合细齿，可牢固抓持组织。由于这些细齿可能造成组织坏死，Allis 钳只能用于牵拉需要被切除的组织，如囊肿壁。

皮钩

皮钩可将手术医生在抓持组织时造成的损伤最小化，尤其在行皮下游离时，可非常有效地提拉皮瓣和暴露皮缘[54]。许多手术医生也用皮钩来观察出血的血管，以确认钳夹止血和真皮内结扎的位置。皮钩的尖头有可能造成术中医务人员的锐器伤。因此，需要小心操作此类器械，就像处理刀片和缝针一样，用完后应将皮钩放回手术托盘并将尖头屏蔽。

皮钩有单齿、双齿和多齿等样式。多齿就是耙式皮钩，主要用于除皱术和较大的躯干手术，在术中提起或游离大皮瓣和组织边缘。单钩（尖端分叉的）最常用于皮肤手术中提拉皮瓣和精细的皮肤游离。单齿牧羊钩形状更圆，比标准单齿钩对组织的操控更好，但松开时不太容易操作。

特殊器械

对于眼周的精细操作，皮肤外科医生需要精细的器械进行精确切割和细致操作。Beaver 刀柄的型号较多，使用时可通过指尖来旋转刀柄以提高精确度和操控性（见图 144.10）。Beaver 刀柄上可以安装特殊的、更小更尖的刀片。64 号刀片有圆形刀头，更适用于眼

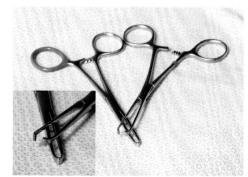

图 144.13 Allis 钳。插图的亮点是钳口特有的细齿可牢固抓持囊肿或脂肪瘤，便于移除组织

周操作。67 号和 65 号刀片分别是 15 号和 11 号刀片对应的缩小版，但是这些迷你刀片比标准的 15 号刀片更容易变钝。带角度的 Beaver 刀片（Beaver®6600）适用于切取 Mohs 环和外耳道活检术。

Castroviejo 持针器虽然昂贵，但它是眼部皮肤精细缝合的理想选择，对于手小、使用标准持针器显得笨重的外科医生，也是个理想选择。该持针器具有弹簧手柄以及可选择的自锁设置。Castroviejo 剪和 Westcott 剪就像前文所述那样，在切割眼睑皮肤时可提供精准的控制。轻便的镊子，如 Bishop-Harmon 镊和 Castroviejo 持针器配合，有助于在该区域手术中完成更精确的手术操作。眼部手术中，需要切割眼睑边

缘时，可用塑料的、Teflon® 和金属的眼罩保护眼球。塑料眼罩因为不会导热导电，应用最广泛。但是，它们不能用于激光术中，取而代之的是不会反射激光束的金属眼罩。

睑板腺囊肿夹通常在耳垂、唇和舌的手术中使用，主要起固定作用。在唇缘手术中当唇动脉必须被切断时，小的睑板腺囊肿夹即可派上用场。

指甲钳、分裂器和起子是甲外科手术必备器械，见第 149 章。

防腐剂和消毒

消毒方法总结见表 144.4[55]。

表 144.4 消毒方法

方法	优点	缺点
蒸汽压力罐	诊所中最广泛使用，最简便安全	必须使用 2 个大气压、121℃、20 ～ 30 min，有侵蚀性，可使尖锐器械变钝
化学灭菌器	湿度比蒸汽低，对尖锐器械的钝化作用小，器械较干燥	需要特殊的化学试剂（甲醛、甲基乙基酮、丙酮和乙醇的混合物）
干热法（烤箱）	便宜，无腐蚀或钝化作用	温度高，时间长（171℃持续 1 h 或 121℃持续 6 h）；不能用于布料、纸、塑料的消毒
气体灭菌法	适用于大容量消毒（主要应用于医院）	设备更贵，需时更久（纸类 1 天，聚氯乙烯 7 天）；气体有毒、有致突变性
低温消毒（戊二醛或邻苯二甲醛溶液）	简便、便宜，适用于对热敏感的器械（比如腔镜）	刺激皮肤，不作为唯一方法推荐；对细菌芽孢并不总是有效（邻苯二甲醛具有优异的杀孢子活性）

［曹　源译　穆　潺（重庆医科大学附属第一医院）　张　舒校　李　航审］

参考文献

1. Artandi C. A revolution in sutures. Surg Gynecol Obstet 1980;150:235–6.
2. Snyder CC. On the history of the suture. Plast Reconstr Surg 1976;58:401–6.
3. Goldenberg IS. Catgut, silk, and silver–the story of surgical sutures. Surgery 1959;46:908–12.
4. Wangensteen OH, Wangensteen SD, Klinger CF. Wound management of Ambroise Pare and Dominique Larrey, great French military surgeons of the 16th and 19th centuries. Bull Hist Med 1972;46:207–34.
5. Toledo-Pereyra LH. Galen's contribution to surgery. J Hist Med Allied Sci 1973;28:357–75.
6. Melle GJ. Early history of the ligature. S Afr Med J 1934;8:290–2.
7. Gudger EW. Stitching wounds with the mandibles of ants and beetles. JAMA 1925;84:1861–4.
8. Ahmad A, O'Leary JP. Observations on early suture materials: the first stitch in time. Am Surg 1997;63:1027–8.
9. Levenson SM, Geever EF, Crowley LV, et al. The healing of rat skin wounds. Ann Surg 1965;161:293–308.
10. Usher FC, Allen JE, Crosthwait RW, et al. Polypropylene monofilament. A new, biologically inert suture for closing contaminated wounds. JAMA 1962;179:780–2.
11. Bucknall TE. Factors influencing wound complications: a clinical and experimental study. Ann R Coll Surg Engl 1983;65:71–7.
12. Bennett RG. Selection of wound closure materials. J Am Acad Dermatol 1988;18:619–37.
13. Holmlund DE. Physical properties of surgical suture

materials: stress-strain relationship, stress-relaxation and irreversible elongation. Ann Surg 1976;184:189–93.
14. Herrmann JB. Tensile strength and knot security of surgical suture materials. Am Surg 1971;37:209–17.
15. Postlethwait RW, Willigan DA, Ulin AW. Human tissue reaction to sutures. Ann Surg 1975;181:144–50.
16. Garrett AB. Wound closure materials. In: Cutaneous Surgery. Philadelphia: WB Saunders; 1994. p. 199–205.
17. Jenkins H, Hrdina LS, Owens FM Jr, et al. Absorption of surgical gut (catgut): III. Duration in the tissues after loss of tensile strength. Arch Surg 1942;45:74–102.
18. Webster RC, McCollough EG, Giandello PR, et al. Skin wound approximation with new absorbable suture material. Arch Otolaryngol 1985;111:517–19.
19. Guyuron B, Vaughan C A comparison of absorbable and nonabsorbable suture materials for skin repair. Plast Reconstr Surg 1992;89:234–6.
20. Bingham JL, Brown MR, Mellette JRJ. Reducing the coefficient of friction for fast-absorbing gut suture. Dermatol Surg 2009;35:2004–10.
21. Postlethwait RW. Polyglycolic acid surgical suture. Arch Surg 1970;101:489–94.
22. Conn J, Oyasu R, Welsh M, et al. Vicryl (polyglactin 910) synthetic absorbable sutures. Am J Surg 1974;128:19–23.
23. Craig PH, Williams JA, Davis KW, et al. A biologic comparison of polyglactin 910 and polyglycolic acid synthetic absorbable sutures. Surg Gynecol Obstet 1975;141:1–10.
24. Aston SJ, Rees TD. Vicryl sutures. Aesthetic Plastic Surg

1976;1:289–93.
25. Fosko SW, Heap D. Surgical pearl: an economical means of skin closure with absorbable suture. J Am Acad Dermatol 1998;39:248–50.
26. Lerwick E. Studies on the efficacy and safety of polydioxanone monofilament absorbable suture. Surg Gynecol Obstet 1983;156:51–5.
27. Molea G, Schonauer F, Bifulco G, et al. Comparative study on biocompatibility and absorption times of three absorbable monofilament suture materials (Polydioxanone, Poliglecaprone 25, Glycomer 631). Br J Plast Surg 2000;53:137–41.
28. Chantarasak ND, Milner RH. A comparison of scar quality in wounds closed under tension with PGA (Dexon) and Polydioxanone (PDS). Br J Plast Surg 1989;42:687–91.
29. Rodeheaver GT, Powell TA, Thacker JG, et al. Mechanical performance of monofilament synthetic absorbable sutures. Am J Surg 1987;154:544–7.
30. Katz AR, Mukherjee DP, Kaganov AL, et al. A new synthetic monofilament absorbable suture made from polytrimethylene carbonate. Surg Gynecol Obstet 1985;161:213–22.
31. Ethicon Inc. Wound Closure Manual. 2007.
32. Niessen FB, Spauwen PH, Kon M. The role of suture material in hypertrophic scar formation: Monocryl vs. Vicryl-rapide. Ann Plast Surg 1997;39:254–60.
33. Regan T, Lawrence N. Comparison of poliglecaprone-25 and polyglactin-910 in cutaneous surgery. Dermatol Surg 2013;39:1340–4.

34. Rosenzweig LB, Abdelmalek M, Ho J, et al. Equal cosmetic outcomes with 5-0 poliglecaprone-25 versus 6-0 polypropylene for superficial closures. Dermatol Surg 2010;36:1126–9.

35. Naghshineh N, Ota KS, Tang L, et al. A double-blind controlled trial of polyglytone 6211 versus poliglecaprone 25 for use in body contouring. Ann Plast Surg 2010;65:124–8.

36. Elek SD, Conen PE. The virulence of *Staphylococcus pyogenes* for man; a study of the problems of wound infection. Br J Exp Pathol 1957;38:573–86.

37. Nilsson T. Mechanical properties of Prolene and Ethilon sutures after three weeks in vivo. Scand J Plast Reconstr Surg 1982;16:11–15.

38. Nilsson T. Mechanical properties of Prolene, Ethilion and surgical steel loops. Scand J Plast Reconstr Surg 1981;15:111–15.

39. Hartman LA. Intradermal sutures in facial lacerations. Comparative study of clear monofilament nylon and polyglycolic acid. Arch Otolaryngol 1977;103:542–3.

40. Miller JM, Kimmel LE. Clinical evaluation of monofilament polypropylene suture. Am Surg 1967;33:666–70.

41. Bang RL, Mustafa MD. Comparative study of skin wound closure with polybutester (Novafil) and polypropylene. J R Coll Surg Edinb 1989;

34:205–7.

42. Alam M, Posten W, Martini MC, et al. Aesthetic and functional efficacy of subcuticular running epidermal closures of the trunk and extremity: a rater-blinded randomized control trial. Arch Dermatol 2006;142:1272–8.

43. Cordova K, Sweeney S, Jellinek NJ. The elegant ellipse—running subcuticular closures. Dermatol Surg 2013;39:804–7.

44. Campbell JP, Swanson NA. The use of staples in dermatologic surgery. J Dermatol Surg Oncol 1982;8:680–90.

45. Al-Abdullah T, Plint AC, Fergusson D. Absorbable versus nonabsorbable sutures in the management of traumatic lacerations and surgical wounds: a meta-analysis. Pediatr Emerg Care 2007; 23:339–44.

46. Maw JL, Quinn JV, Wells GA, et al. A prospective comparison of octylcyanoacrylate tissue adhesive and suture for the closure of head and neck incisions. J Otolaryngol 1997;26:26–30.

47. Quinn J, Wells G, Sutcliffe T, et al. A randomized trial comparing octylcyanoacrylate tissue adhesive and sutures in the management of lacerations. JAMA 1997;277:1527–30.

48. Taube M, Porter RJ, Lord PH. A combination of subcuticular suture and sterile Micropore tape

compared with conventional interrupted sutures for skin closure. A controlled trial. Ann R Coll Surg Engl 1983;65:164–7.

49. Katz KH, Desciak EB, Maloney ME. The optimal application of surgical adhesive tape strips. Dermatol Surg 1999;25:686–8.

50. Bernstein G. Needle basics. J Dermatol Surg Oncol 1985;11:1177–8.

51. Rotunda AM, Hu XY, Brodsky M. Advantages of the half-circle suture needle for reconstructing small cutaneous surgical wounds. Dermatol Surg 2014;40:592–5.

52. Travelute CR, Cartee TV. Straight suture needle for full-thickness skin graft fixation on the ear. J Drugs Dermatol 2013;12:104–5.

53. Johnson TM, Tromovitch TA, Swanson NA. Combined curettage and excision: a treatment method for primary basal cell carcinoma. J Am Acad Dermatol 1991;24:613–17.

54. Boyer JD, Zitelli JA, Brodland DG. Undermining in cutaneous surgery. Dermatol Surg 2001;27:75–8.

55. Sebben JE. Sterilization and care of surgical instruments and supplies. J Am Acad Dermatol 1984;11:381–92.

56. Fante RG, Hawes MJ. Reconstruction of the eyelids. In: Baker SR, editor. Local Flaps in Facial Reconstruction. 3rd ed. Philadelphia: Elsevier Saunders; 2014. p. 403–5.

第145章　敷料

Afsaneh Alavi, Robert S. Kirsner

要点

- 敷料已从简单的伤口覆盖物转变为可以直接改善伤口环境的有效伤口治疗工具。
- 没有可以适用于所有类型伤口的完美敷料，若敷料使用得当，可以加速愈合，提升美容效果并能减少疼痛及感染。
- 半透性或全封闭敷料可以提供湿性环境，保留富含生长因子的伤口渗出液，从而促进愈合，同时保持较低的组织氧分压，从而促进血管生成和胶原沉积。
- 主要的保湿敷料包括以下种类：膜、泡沫、水凝胶、藻酸盐、凝胶纤维（gelling fibers）和水胶体类。

引言

皮肤科医生需处理包括手术切口在内的各种急慢性伤口。有大量的治疗方案可供选择，以提供治疗灵活性。医生需要了解各种敷料的性能及其优缺点，以选出最适合的敷料。理想辅料的选择应根据伤口愈合时渗出物多少、坏死组织以及疼痛或浅表感染的程度（表145.1）。

表 145.1　选择合适的敷料	
伤口因素	**敷料**
渗出物	
• 提供湿性环境	水凝胶
• 保持湿性环境	膜、水胶体
• 吸收液体	泡沫、藻酸盐、凝胶纤维
疼痛	
• 减轻疼痛	水凝胶、软硅酮、非自黏性敷料
出血	
• 包含止血剂	藻酸盐
浅层感染	
• 减少微生物	应用银离子、氯己定、碘剂、蜂蜜、或应用亚甲蓝与甲紫作为防腐剂

湿性愈合环境

湿性环境是创面愈合的重要原则。湿性环境通过多种机制促进修复进程，最基本的机制是抑制组织干燥和痂皮形成。Winter[1] 的研究明确指出，暴露于空气的裸露伤口会形成更厚的痂，其再上皮化速率减慢（见下文）。这是由于再生表皮需要迁移到干燥纤维组织深处的湿润区域中，在那里细胞才能存活。只有在湿性环境下，表皮细胞才能向伤口缺损处迁移，进行桥接修复。因此，结痂越厚，迁移越深。上述非潮湿环境的不利因素与真皮持续丢失以及附属器减少，一起增加了瘢痕的深度，并最终造成更差的美容效果[2]。

保湿型敷料可以减少水分交换，从而提供湿性环境，促进愈合（图145.1）。其还可增加生长因子和多种基质的利用度，在伤口内产生有效的电位差（electrical gradient），从而促进愈合。

清创的作用

清创是处理伤口的关键步骤[3]，即清除伤口或邻近区域的坏死、污染或异物。其被认为是伤口管理的

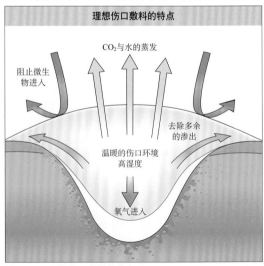

理想伤口敷料的特点

CO$_2$与水的蒸发

阻止微生物进入

去除多余的渗出

温暖的伤口环境
高湿度

氧气进入

图 145.1　**理想伤口敷料的特点**（Courtesy, Gregg M Menaker, MD.）

重要组成部分。清创分为五种机制：手术、机械、自溶、酶促和生物。尽管**手术**清创通常是去除不健康组织的最快、最直接的方法，但并非是所有患者的选择，是否选择决定于患者的性格和偏好、止痛药的使用频率、出血的可能性以及操作医生的专业水平。**机械**清创的一个例子就是干–湿敷料覆盖，用于有明显坏死组织的伤口，但该方法无法区分活性和非活性组织（见第 105 章）。

在**自溶**清创术中，封闭敷料提供湿润的伤口环境，这种环境可以促进伤口积累的渗出液中酶的溶解活性。在伤口愈合早期，酶的溶解作用有助于清除残余碎屑。**酶促**（化学）清创术是指局部应用酶试剂，可用来协助自溶性清创术。目前，一种名为胶原酶（Santyl®）的软膏已经获 FDA 批准。其有助于去除失活组织，利于肉芽组织形成和上皮再生。

生物清创术是利用蝇幼虫（蛆虫），该方法用于慢性溃疡清创已有几个世纪。如今，最常用的蛆虫是丝光绿蝇（Lucilia sericata）。蛆虫通过胶原酶和类胰蛋白酶消化坏死组织，从而暴露健康组织。其还具有抗微生物作用，包括分泌抗菌化合物（例如苯乙酸、苯乙醛）、摄入并杀死革兰氏阳性菌（包括 MRSA）和较少的革兰氏阴性菌。在 267 例腿部溃疡患者的临床试验中，蛆虫清创速率比水凝胶治疗更快，但在提高愈合率或减少细菌负荷方面没有显现优势[4-5]。

伤口敷料的历史

伤口敷料的使用可以追溯到古代。至少 4000 年前就有亚麻等织物被采用，直到 1871 年脱脂棉纱布的出现。Edwin Smith 手术记录是最早的医学论文之一（约公元前 1615 年），其描述了亚麻布带和石膏用来包扎伤口，说明闭合的伤口会比开放的伤口愈合更快[2]。古书描述了如何使用软亚麻布包扎和填塞开放伤口，以及如何使用绷带闭合伤口，以促进愈合。亚麻条有时涂上动物油脂或植物油，以防止伤口粘连，或者涂上蜂蜜，制成半封闭的自黏性敷料[6]。

Lister 将伤口流脓与感染联系起来。然而，这种联系被过度解读，以至于人们认为一旦出现其中一个现象，另一个就必然随之出现，但事实并非总是如此。正是这种联系阻碍了封闭性敷料的应用及对其作用机制研究的进程。虽然在 19 世纪后期，Pasteur、Koch、Lister 关于细菌感染原因的著作就开始认真探讨关于伤口管理的特效治疗，但直到 20 世纪中叶，人们对伤口愈合的理解才发生变化。尽管有 Smith Papyrus 的教导，但人们坚信只有保持干燥和不覆盖的伤口才愈合得更快。

1948 年，Oscar Gilje 描述了伤口愈合的"湿室效应"[7]。2 年后，Schilling 和同事发表了一项评估高度封闭或半封闭尼龙薄膜治疗普通小伤口效果的研究。他们发现，半封闭敷料比开放式治疗更有效，然而其结论半封闭敷料比高封闭敷料更有效却被认为是该领域研究的倒退。1962 年，George Winter 进行了关于湿性伤口愈合的具有里程碑意义的研究，证明了与暴露于空气中的干性伤口相比，封闭敷料的优势超过 30%[1]。自 Winter 提出封闭敷料营造的湿性伤口更利于愈合以后，更多的研究接踵而至。

伤口敷料的作用

敷料的基本功能是改善愈合环境，但由于伤口修复过程是动态变化的（见第 141 章），不同阶段可能需要不同的敷料。而理想的伤口敷料应具有多种优点（见表 145.1），敷料的主要功能是通过保护创面、避免创伤、细菌侵入或暴露于腐蚀性物质，从而促进愈合，这在急性炎症阶段尤其重要，因为该作用可以促进肉芽组织形成和上皮化。此外，敷料应由不易脱落纤维的材料组成，否则会导致异物反应和刺激性或过敏性接触性皮炎[8]。能满足所有这些要求的"理想"敷料尚不存在（表 145.2），但是在可选用的大量敷料中，总能找到一款符合特定阶段要求。

传统伤口敷料

伤口敷料可以按照各种方法分类，如根据包扎技术、敷料应用与伤口的关系（见下文）或成分、敷料的结构[2]。天然材质，如棉花、丝、亚麻布或纤维素基础材质有着很长的使用历史并被制成多种制品，进而广泛应用于临床。

表 145.2　理想敷料的特点——保湿性能比较

	舒适性	吸收性	消除疼痛	可循环利用	清创能力
膜			+		+
泡沫	+	++	+	+	
水凝胶	++	+	++	+	++
藻酸盐	++	++	+	+	
水胶体	+	++	+	+	

目前使用的基本棉纱布绷带通常由棉花和醋酸纤维素（用以增加吸收性）组成，织物中添加或不添加多种物质。纱布绷带价格低廉且易于使用，但保湿能力有限，后者可以通过增加疏水涂层来改善。白凡士林和其他软膏［如软石蜡（例如 Vaseline® 纱布、Aquaphor® 纱布、Adaptic™ 敷料）］添加或不添加抗菌药物［如聚维酮碘（Betadine®）、磺胺嘧啶、三溴酚铋（Xeroform™ 敷料）、新霉素 B 或氯己定］是浸润型敷料的实例。添加了秘鲁香脂的敷料主要在西欧应用。这些药用敷料常为人造丝、尼龙或纱布的复合物，用于慢性溃疡等有恶臭的伤口。活性炭制品（含有或不含抗菌银盐）同样可用于吸收渗出物和控制异味。

这些种类的敷料直接置于伤口创面上，其优点是不易黏附在伤口上，同时能够很好地填充伤口深处的凹陷来封闭死腔、吸收渗出。这类敷料的缺点是如果敷料放置时间过长，有引起伤口和周围组织被浸渍的风险。传统敷料尽管相对便宜、容易购买，但需要频繁换药，这会消耗大量时间和因护理而造成的花费[9]。

基础敷料（primary dressing）是指与伤口接触的敷料，而**二级**敷料（secondary dressing）覆盖在基础敷料上，并（或）将敷料固定在适当位置。一般包扎中最常使用的技术是分层包扎，可分为加压或非加压包扎。分层包扎一般由三部分组成：①接触层，通常是非自黏性的、液体可透过的材料，直接接触伤口；②吸收层，通常是棉垫、纱布或其他类似材料，置于接触层上方以吸收伤口渗液，还有助于将敷料塑形为与伤口一致的形状；③外层或缠绕层，通常是胶带或其他带状材料，以固定下方的敷料。要注意，每一层敷料都应紧贴其下层敷料，要排除空隙及气泡，并从伤口创面到最外层依次增加面积。

"加压"包扎是通过增加伤口部位吸收层敷料的体积以协助止血。通常清创及手术后立即采用，并在 24 h 内更换为更轻的敷料。常使用这种包扎方法的部位有指趾、四肢和头皮。除了减少出血，这种加压包扎也可减轻水肿并为周围组织提供支持。很重要的一点是要清楚伤口创面所承受的压力，避免局部缺血导致组织坏死的可能[10]。

一期和二期愈合

一期愈合主要实施于伤口清洁且无组织碎片的术后创面。无菌手术缝合可以止血，降低伤口感染风险（感染可使延迟愈合及伤口裂开的风险增加），有时还可改善最终的美容效果。拆线后外用减张胶带（如 steri-strips™）或减张敷料（如 embrace®）有利于促进组织的胶原重塑，从而减少瘢痕形成和预防瘢痕增生。

常用皮肤外科技术，如环钻活检、冷冻、激光手术、切除（图 145.2）和刮除术产生的伤口多为二期愈合。在这些情况下，伤口床的湿润是最佳自然愈合的关键。可以选择直接在伤口外涂软膏，形成半封闭敷料。对于这类外科伤口来说，在伤口愈合期间观察有无感染体征，在上皮再生之前保持伤口创面的湿润是很有效的措施[11]。

伤口清洁剂

伤口清洁是指去除伤口表面松动的碎屑，这是局部伤口护理的步骤之一[12]。理想的伤口清洁剂应具有低细胞毒性，包括水、等渗生理盐水（0.9% 氯化钠）以及某些稀释的乙酸或其他弱酸溶液。对于大多数伤口来说，等渗生理盐水是一种很好的清洁剂，一项 Cochrane 合作研究的综述发现，清洁的自来水也可以作为不错的选择[13]。

伤口清洁可以通过三种方法进行：压迫（纱布按压以清除多余的液体）、湿敷（利用湿透的纱布）和冲洗。冲洗会对伤口创面造成创伤，因此不推荐用于深层伤口，除非可以确保在伤口的"空腔"内没有清洁剂残留。

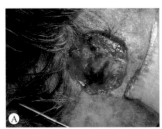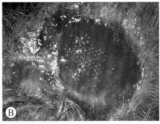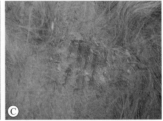

图 145.2　**二期愈合**。A. Mohs 显微描记手术后的即刻手术伤口，实施半封闭包扎。B. 手术后 3 周。注意有丰富的粉红色肉芽组织。C. 手术后 6 周，伤口完全再上皮化（Courtesy, Gregg M Menaker, MD.）

外用抗微生物制剂及相关敷料

伤口中存在的细菌既可以延迟急性伤口的愈合，也会造成慢性伤口的延迟愈合。慢性伤口的细菌定植总是与宿主的抵抗性保持平衡。细菌与邻近的细胞竞争氧气和营养物质，产生的毒素还能直接延迟愈合。鉴别伤口处细菌是处于定植平衡状态还是在延迟愈合仍然是一个挑战。

尽管一般认为无菌条件下的清洁伤口（例如缝合的手术切口）无需外用抗微生物制剂，但是有些急慢性伤口可能还是需要。外用抗微生物制剂包括消毒剂和抗生素。消毒剂非选择性地破坏或抑制微生物生长，而抗生素则对特定细菌有效[14]。外用抗生素有发生细菌耐药和变应性接触性皮炎的风险，因此通常仅用于浅表的皮肤感染，例如脓疱病。莫匹罗星、瑞他莫林和夫西地酸适用于治疗由金黄色葡萄球菌或化脓性链球菌引起的皮肤感染[15-16]。磺胺嘧啶银抗菌谱更广，但可形成伪焦痂，从而延迟愈合[16-17]。可自行购买的三抗乳膏含有多黏菌素、短杆菌肽、杆菌肽和（或）新霉素，但后两者是北美地区 10 种最常见的过敏原之一（见第 14 章）。

因为消毒剂经常影响细胞代谢（包括细胞壁形成），所以不大引起微生物耐药。表 145.3[14, 18] 列出了各种消毒剂的抗菌活性和细胞毒性。自古以来，**银离子**由于其抗微生物的特性，一直用于治疗伤口感染。当与伤口渗出液接触时，银金属盐（Ag^0）变为离子化（Ag^+）并具有很高的抗菌活性。银离子的杀菌作用原理可能是与组织蛋白或氯离子相结合，然后与细菌 DNA 和 RNA 结合并改变细菌细胞壁和核膜[19]。银离子还具有抗炎作用，并且可能具有促血管生成特性。此外，银离子能够降低基质金属蛋白酶（MMPs）的水平，后者在难愈创面中通常上调。但最近的 Cochrane 综述发现，应用银离子敷料后，伤口愈合率没有显著提高[20-21]。较新的高密度聚乙烯网纳米晶银敷料（图 145.3）[22] 可以释放抗菌水平银离子长达 3 ～ 7 天[23]。

葡萄糖酸**氯己定**是一种具有广谱抗菌活性的双胍

表 145.3 含消毒剂的敷料				
抗微生物成分	举例	覆盖范围	优点	缺点
银离子	Acticoat® Flex 7 Silver, Actisorb® Silver 220, Algicell® Ag（藻酸盐）, Aquacel® Ag, Contreet® Biatain Ag Foam, ColActive® Plus Ag, Mepilex® Ag, PolyMem® Silver, SilvaSorb®（水凝胶）, Silvercel®（藻酸盐）, Silverlon®, UrgoTul® Ag/Silver, UrgoTul® SSD	广谱抗菌，包括 MRSA 和 VRE	缓释抗菌浓度的银离子长达 3 ～ 7 天 可降低未愈合、慢性伤口中上调的基质金属蛋白酶水平 耐药者少见，多种产品可供选择 适合不同伤口需要 不需要经常换药	银离子可能会污染组织（局部银沉着） 较贵 减缓急性伤口愈合
氯己定或聚六亚甲基双胍（PHMB）（一种氯己定衍生物）	Bactigras™（氯己定）, Kendall™ AMD 泡沫（PHMB）, KerlixTM AMD 纱布（PHMB）	广谱	低组织毒性 多钟规格可用，包括泡沫、绷带和纱布 痛性伤口舒适度值得推荐	可能引起刺痛和 ICD 细胞毒性——角膜、内耳（在鼓膜破裂的情况下）和软骨 系统和局部过敏反应
聚维酮碘 * 卡地姆碘聚合物 *	Inadine®, Betadine® 乳膏用于纱布, Iodoflex™, Iodosorb®	广谱抗微生物——抗细菌、真菌及病毒	对皮肤的刺激性较单独使用碘剂小 卡地姆碘聚合物不抑制伤口愈合	可能引起刺痛 ICD、ACD 聚维酮碘可以抑制伤口愈合
蜂蜜	Activon Tulle, Medihoney® Calcium（藻酸盐，水凝胶）	广谱抗微生物——抗细菌、真菌及病毒	低组织毒性 自溶清创	可能因浸渍导致蜂胶 ACD 发生
亚甲蓝和甲紫	Hydrofera Blue®	广谱抗菌，包括 MRSA、VRE 和念珠菌	低刺激性 腔内伤口亦有良好吸收能力	抑菌
高渗盐水	Mesalt®	广谱	皮肤低刺激性	

* 不要用于儿童、孕妇或哺乳期妇女或已明确知道碘过敏的患者，甲状腺功能异常患者需慎用。
ACD，变应性接触性皮炎；ICD，刺激性接触性皮炎；MRSA，耐甲氧西林金黄色葡萄球菌；VRE，耐万古霉素肠球菌。
From refs 18, 19, 23, 24, 25, 27, 30, 32, 35, e2, e3.

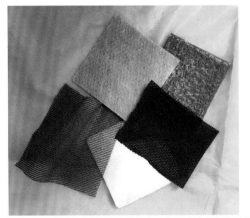

图 145.3 多种银离子敷料。自右上角开始顺时针方向分别为 Silvercel®、PolyMem® MAX® Silver、Acticoat® Flex 7 Silver、ColActive® Plus Ag 和 Restore® Silver

类消毒剂，对革兰氏阳性菌、革兰氏阴性菌、酵母菌和霉菌均有效。其通过扰乱细胞质膜[24]发挥作用。要特别注意，其对角膜、内耳（在鼓膜破裂的情况下）和软骨可能存在相关的细胞毒性，应避免与这些部位接触[25]。此外，还观察到该消毒剂的系统和局部超敏反应。氯己定衍生物聚六亚甲基双胍（PHMB）可能更为安全，并已添加到一些敷料中，包括纱布、绷带、泡沫和水凝胶。

碘剂有不同的配方，是一种广谱消毒剂[26]。聚维酮碘是一种常用的消毒剂，但会抑制伤口愈合。相反，较新的制剂，如卡地姆碘聚合物，可从葡聚糖珠上缓慢释放碘，不会影响愈合，对角质形成细胞也不具有毒性作用。卡地姆碘聚合物中的淀粉晶格具有高吸收性（1 g 吸收多达 7 ml 的液体），当液体被吸收时，碘会缓慢释放出来[27]。释放出的碘数日内均有抗微生物活性，但浓度低，可避免细胞毒性作用。更换敷料的频率由碘释放率决定，这与伤口渗出液多少有关[28]。

有研究表明，与水胶体和石蜡纱布敷料相比，腿部静脉溃疡应用卡地姆碘后，溃疡尺寸明显缩小[29]。在治疗糖尿病足溃疡方面，与其他治疗方法相比，卡地姆碘更具成本效益[30]。由于碘可以系统吸收，有甲状腺疾病病史的患者使用这些敷料时需要谨慎。低龄儿童、孕妇、哺乳期妇女或已知碘过敏的患者也不应使用。

蜂蜜是一种古老的治疗方法，人们在认识到其抗微生物特性后开始使用。蜂蜜通过高渗透压可最大限度地减少细菌所需的水分，从而获得抗微生物特性[31]。麦卢卡蜂蜜是一种常用的蜂蜜，其中的黄酮和芳

香酸物质具有抗微生物特性。此外，蜂蜜通过降低伤口 pH 值去除异味，同时释放过氧化氢和葡糖醛酸刺激巨噬细胞/单核细胞产生炎性细胞因子，并提供镇痛和抗菌作用[32]。Cochrane 综述发现与一些常规敷料相比，浅表和深二度烧伤创面局部应用蜂蜜治疗后改善明显[33-34]。

亚甲蓝和甲紫是两种有机染料，与聚乙烯醇海绵混合可制成抗微生物敷料（Hydrofera Blue® Bacteriostatic Dressing）[35]。这些染料不会从敷料中释放出来，因而避免了先前提到的组织毒性。该敷料具有抗革兰氏阳性菌、革兰氏阴性菌和念珠菌属的广谱活性。

保湿敷料

保湿敷料，传统上称为惰性（被动型）敷料，其有别于活性敷料。保湿敷料通常分为五大类：膜、泡沫、水凝胶、藻酸盐和水胶体（表 145.4 和图 145.4）。在为特定伤口选择最合适的敷料时，判定要点是达到水分平衡，既不能太干，也不能太湿。

膜

多聚膜是聚氨酯或其他合成材料的多聚体敷料，为半透性、自黏性薄透明膜，可自行粘贴（图 145.5）。这种敷料是透气的，氧气、二氧化碳和水蒸气可经其交换，但因敷料孔径的限制，大分子分泌物不能透过。因此，这种敷料可导致细菌、蛋白质及伤口渗液无法透过敷料。对水蒸气的通透性可允许皮肤不显性出汗及汗液透过敷料。这种特性可以预防伤口和周围组织的浸渍。该敷料的半封闭特点使得氧气可进入到伤口中，这一点在刚开始应用这类敷料时被认为是很重要的优势，但是后来的研究证明，低氧分压水平（与敷料下方实际氧分压相似）有利于伤口愈合。

优缺点

这类敷料的优点包括其透明性，使得不用移除敷料就可以直接观察伤口；能透过水蒸气；可减轻术后疼痛。这类敷料还可促进移植时供皮部位的再上皮化，据报道可使愈合率增加 25% ～ 45%[36]。膜状敷料的缺点是很难固定在位，需要在膜上施以均匀的张力以预防起皱，而且膜状敷料很容易黏在一起（与 Saran™ Plastic Wrap 体验类似）。这类敷料一般仅黏附于完整的皮肤上，因此需要留有 1 ～ 2 cm 的边缘。此外，由于剪切力，最好避免在薄或脆弱的皮肤上使用薄膜敷料。

当伤口处于干燥状态时，该膜可能与伤口粘连，

表 145.4 保湿性敷料[39, 48]

类型	产品举例	成分	渗透性	适应证	优点	缺点
膜	Bioclusive™, Blisterfilm™ 半透明敷料（TFD）, Carrafilm™, Mefilm®, Opsite™, Polyskin® Ⅱ, Silon-TSR®, Tegaderm™ TFD, Transeal® TFD	薄膜氨基甲酸乙酯	半透性	静脉注射部位、皮肤撕裂、不同厚度皮片移植的供皮区、激光重建、Mohs 手术缺损区、在下肢静脉溃疡中固定移植物	透明、可透过水蒸气、有助于减轻术后疼痛、创造细菌屏障	难以固定在位、随伤口干燥可能黏着、可能有渗出物积聚、无吸收性
泡沫	自黏性和非自黏性 Allevyn™, Biatain™, Biopatch®, CuraFoam™, Flexzan®, Hydrosorb®, Lyofoam®, Mepilex®, Optifoam®, PolyMem®, Reston®, Sof-Foam™	聚氨基甲酸乙酯或硅酮	半透性	慢性伤口、切除术、皮肤磨削术、烧伤、Mohs 手术缺损处、激光重建术	吸收性、可透过水蒸气、与伤口形状一致、热绝缘、舒适	不透明、不可用于干燥伤口、对不适合的渗出性伤口有不良干燥作用
水凝胶	水凝胶片：ActiFormCool®, Aquaflo®, AquaSite®, CarraDres™, CarraSorb™ Freeze Dried Gel, Flexigel®, NU-GEL™, Vigilon® 无定形凝胶：Biolex® Wound Gel, CarraSorb™ Freeze Dried Gel, Carrasyn® Hydrogel, Hydrogel GRX®, Intrasite™ Gel, Normlgel®, Tegagel™ Hydrogel Wound Filler 浸渍敷料：AquaSite™ gauze, Curagel™, DermaGauze™, Hypergel®, Normlgel®, Tegagel™ 带纱布的水凝胶填充物	亲水聚合物层、凝胶和浸润敷料	带有固定外膜的半透性膜	干燥伤口、皮肤磨削术、激光重建术、浅表热烫伤、化学剥脱术、移植供皮区、深二度烧伤	透明；向坏死组织提供水分；有舒缓、缓冲及冷却效应，减轻术后疼痛；可选用片状、粉末或预混的无定形凝胶；换药时创伤小；据报道有助于减轻瘙痒	无自发吸收作用、吸收慢、需要额外敷料、慎用于感染伤口
藻酸盐	AlgiCell®, AlgiDERM®, AlgiSite® M, AlgiSorb®, Algosteril®, Fibracol® Plus ［胶原（90%）- 藻酸盐（10%）敷料］, Kalginate™, Kaltostat®, Maxorb®, Sorbsan®	海藻基混合多糖	半透性	慢性渗出性伤口、全层烧伤、外科伤口、不同厚度皮片移植的供皮区、Mohs 手术缺损区	强吸收性及自发吸收能力；止血作用；非自黏性；与伤口外形一致；用生理盐水可溶，是低创伤敷料	需要额外敷料提供干燥作用、凝胶外观及气味不佳、据报道有时外用后有轻度烧灼感
水胶体	Allevyn™, Comfeel®, DuoDERM®, Exuderm®, Hydrocol® Ⅱ, N-Terface®, Nu-Derm®, Primacol®, RepliCare™, Sorbex®, Tegasorb™, Tielle™	淀粉或塑料制品复合物、葡聚糖、聚乙烯乙二醇，水	半透性	慢性溃疡、烧伤、外伤、外科伤口、皮肤磨削术、炎症（如慢性单纯性苔藓）	毛细吸收作用有利于碎片清除、与伤口形状一致、直接附着于伤口上且容易应用、增加患者舒适度、隔热	有周围皮肤被浸渍的风险、换药时有伤口损伤的可能、凝胶外观及气味不佳、不透明、慎用于感染伤口、渗出物汇集难以与感染鉴别
硅酮敷料	Mepilex®（泡沫）, Mepitel®（膜）, Mepilex® Transfer（泡沫）, Mepitel® Border（膜）	硅酮基	半透性，适合作为里层或外层敷料	疱病，如大疱性表皮松解症	吸收性，非自黏性	不透明
非自黏性敷料	UrgoTul®	柔性聚酯网布	非自黏性、非封闭性	直接接触伤口的里层敷料	非自黏性，换药时疼痛较轻	

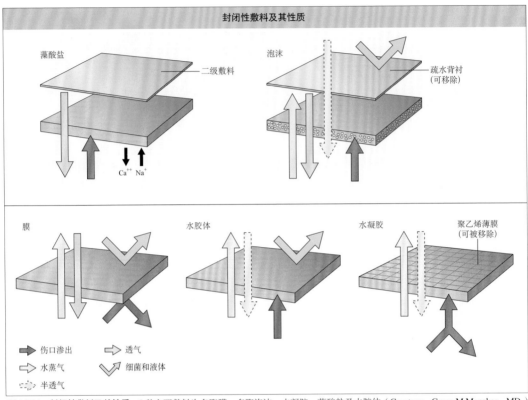

封闭性敷料及其性质

图 145.4　封闭性敷料及其性质。5 种主要敷料为多聚膜、多聚泡沫、水凝胶、藻酸盐及水胶体（Courtesy，Gregg M Menaker，MD.）

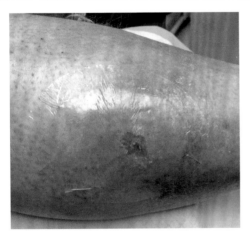

图 145.5　透明膜敷料用于封闭干燥伤口。此例为 Tegaderm™

因此，有破坏或剥离掉尚未与下层组织紧密连接的新生上皮的可能。在换药过程中还可能损伤新移植的皮肤组织。基于上述原因，建议在敷料自行脱落之前让其尽量保留在原位，一般在 1 ～ 2 周后膜可自行脱落[37]。在

使用过程中，膜的起皱会为细菌进入及伤口渗液漏出打开通道，因此应用敷料时，推荐覆盖伤口边缘 2 ～ 3 cm 的皮肤，以防止出现渗漏。

膜敷料的另一个缺点是完全没有吸收作用，因此伤口的渗液可能会在敷料下方积聚，尤其是那些高渗性伤口。其产生的渗液在最初的 7 ～ 10 天会使得伤口与敷料粘连，因而不宜频繁换药。

泡沫

多聚泡沫是半封闭式的双层敷料，以聚氨酯或硅酮为基础。其结构为亲水泡沫附于防水膜上，可以防止渗漏。敷料外膜提供抵御细菌侵袭的屏障和湿性环境，并且有一些吸收性（图 145.6）。内层为具有吸收性、透气性的聚氨酯泡沫网，直接贴于伤口上。从整体结构来看，作为外层的半透性、非吸收性的聚氨酯、聚酯、硅胶或 Gore-Tex® 膜包绕了内层的聚乙二醇泡沫。外层敷料在某种程度上可抵御外界细菌污染，并防止下层敷料干燥。

典型的泡沫敷料不具有黏着性，因此需要外层敷

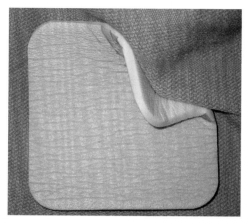

图 145.6 多聚泡沫敷料。由亲水泡沫和防水层（粉色）构成

料将其很好地封闭在固定位置。较好的封闭对于预防渗出、脱水及黏附很重要。有些泡沫敷料可以直接黏附于表面，通常环绕着中央具有吸收性的核。理想情况是，一旦泡沫敷料吸收了渗出液，即使受到压迫仍能保证不漏出液体。一些商品就具有上述特点。

优缺点

尽管其吸收性很强，但这种敷料对伤口渗液的吸收还是有限的，因此敷料需要每 1 ～ 3 天更换一次。泡沫对气体和水蒸气的通透性使其适用于轻度到中度渗出的伤口，有些产品设计用于重度渗出的伤口。

硅酮基橡胶泡沫（硅橡胶泡沫）成分为加有辛酸锡催化剂的硅酮混合物。这种敷料可与伤口形状一致，因此可用于填充蛀牙和深在溃疡（如藏毛窦）。此外这类敷料还具有吸收性、非黏附性，使患者更为舒适，还具有价格逐渐降低、不需要经过培训的护理人员即可换药等优点[38]。

泡沫敷料的缺点是在干燥伤口上不能使用。不透明性也妨碍了对伤口的监测，并且需要频繁换药，可能会达到每日一次的频率。换药频率不够可能会增加敷料材料进入伤口的风险。如果渗出不足难以保持湿性环境，可造成伤口部位过度干燥，这是人们不愿看到的。

水凝胶

顾名思义，水凝胶主要由水分组成，含水量可高达 96%。这种敷料含有一种交联的亲水聚合物网，主要由聚乙烯醇、聚丙烯酰胺、聚氧化乙烯或聚乙烯吡咯烷酮构成。可以是片状、无定形凝胶（事先预混或干的），或者是浸渍敷料（图 145.7）。水凝胶是半透

明的（可以对伤口进行观察），有很大的吸收容积（为其体积的 1 ～ 2 倍），同时可以保持湿性伤口环境。该敷料的吸收作用相对持久，但也存在吸收延迟、吸力增长缓慢的缺点。同时由于材料不同，敷料通常是半自黏性或完全非自黏性的，因此需要外层敷料加以固定[39]。水凝胶的细菌屏蔽功能很弱，并且选择性允许革兰氏阴性菌增殖，因此还需要最外层敷料的辅助[40]。

一般而言，片状水凝胶敷料由亲水聚合物构成，夹在两层可去除的薄聚乙烯膜之间，有些还有内层的支持性凝胶网。用于伤口上时，接触伤口侧的薄膜要去除，外层薄膜保留。这样敷料对气体（包括氧气）和水蒸气是半透性的。如果将外层薄膜去除，那么敷料对水就是渗透性的，会导致渗液直接渗透至外层纱布敷料上。这种水凝胶敷料更换时也很方便，不易损伤伤口创面。

无定形水凝胶是玉蜀黍淀粉来源的聚合物，在使用时经水合形成凝胶。可以买到粉末状或预混的制剂，湿润后附着于伤口处，需要外面再覆盖敷料，去除时需在表面加水。

优缺点

水凝胶的一个显著优点是可以减轻术后疼痛和炎症。另一个优点是与传统的 Telfa® 和纱布敷料相比，可以加速伤口愈合。例如，在猪的全层皮肤缺损伤口上使用水凝胶，再上皮化的速率可提高 25% ～ 45%，经水凝胶治疗的伤口在术后第 4 天达到 100% 愈合，而对照组的裸露伤口愈合率仅为 32%[41]。另一些研究则指出，与标准的 Telfa™ 和 Adaptic™ 敷料相比，皮肤磨削术后、供体和受体毛发移植部位的伤口经水凝

图 145.7 水凝胶。A. 水凝胶薄片。B. 预混的无定形水凝胶

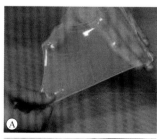

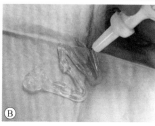

胶治疗后愈合更快[42]。

不建议将水凝胶用于感染的伤口。此外，与其他封闭性敷料相比，水凝胶的半自黏性或非自黏性常常导致需要更频繁的换药。

藻酸盐

高吸收性藻酸盐敷料是一种提取自多种藻类或海藻灰（海藻）的天然复合多糖体。提取过程中产生了海藻酸钠盐，接着用钙、锌和镁交换出钠离子。最终获得海藻酸纤维，这种纤维的无纺垫或其混合物可制成敷料（图 145.8）。使用敷料后，藻酸盐纤维中的钙离子与血液和伤口渗出液中的钠离子再次交换，最终形成可溶性藻酸钠盐凝胶，填充并完全覆盖伤口，同时不会与伤口粘连，并提供湿性伤口愈合环境。凝胶形成的多少取决于伤口的渗出量。藻酸盐敷料还具有止血作用，这被认为是离子交换过程中纤维释放游离钙的结果。释放的钙离子促进凝血级联反应，产生止血的效果。

藻酸盐凝胶敷料吸收性很强，可以一次性维持在伤口部位数天，因而换药次数很少。为了固定藻酸盐敷料，还需要一层敷料。敷料使用数天以后或者渗出物浸透第二层敷料时需要换药[43]。干燥状态下移除敷料可能再次损伤伤口。

优缺点

藻酸盐敷料是可溶性的，可通过盐水冲洗去除，因此换药时疼痛感较轻。其可促进伤口愈合，残留在伤口的敷料可被人体代谢。尽管担忧海藻潜在的毒性，但过去 50 年的使用中没有任何普遍发生并发症的报道。如果要了解伤口干燥情况，观察伤口时必须揭开上层覆盖的敷料。

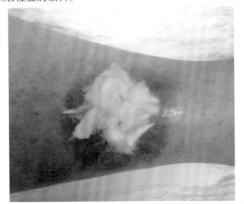

图 145.8　胶原-藻酸盐复合物敷料。藻酸盐敷料具有止血作用，可用于清创术后

凝胶纤维（水合纤维）

高吸收性水合纤维是另一类与藻酸盐相似的敷料。其由羧甲基纤维素纤维组成，与伤口渗液相互作用形成凝胶，并有助于自溶清创[44]。凝胶纤维的吸水性是藻酸盐的 3 倍[44]。与藻酸盐相比的另一个优点是可以垂直吸收伤口渗液，因此降低了伤口浸渍的风险。

水胶体

colloid（胶体）是希腊语名词，意思是一个双相系统，一相物质（无法滤过的小颗粒）可均匀渗透进入另一相物质或基质。两相之间的颗粒互相吸引，从而促进了胶体的可扩散性质。根据胶体对颗粒吸收进入连续性基质以及调节基质中水分含量的能力，可对其进行分类。这一特征可解释胶体凝胶的吸收性和膨胀容量，水胶体同时还具有半透膜特性。凝胶肿胀是因为在凝胶中，颗粒较周围的环境浓度更高，因此可从周围吸收水分进入凝胶。

水胶体敷料首先用于造口术，现在有多种形式。最常用的水胶体敷料（如 DuoDERM®）是片状的，内层为黏附层，由含有果胶、卡拉牙胶、古柯或羧甲基纤维素混合物的水胶体基质，以及含有聚异丁烯、苯乙烯或乙烯醋酸乙烯酯的黏附物质组成（图 145.9）。外层由薄的半渗透性材料（如聚氨酯）构成。在有伤口渗出时可形成凝胶，该敷料对水蒸气和气体是半透性的[45]。

水胶体敷料的另一种类型是人造的非自黏性高密度塑料针织聚合物（如 N-Terface®）。液体可流经这种基质，被外层敷料吸收而不会附着在新生上皮表面。

优缺点

片状水胶体敷料可以被剪成伤口的形状，同时可以防水并直接黏附，因此不需要第二层敷料。其还具有缓冲或释放压力的作用（尤其在骨骼突出部位），这一作用随着敷料不断吸收渗液还会增强。敷料最终变

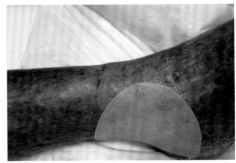

图 145.9　水胶体敷料置于踝部正在愈合的伤口上。此例为 DuoDERM®

成胶态凝胶形式，从而避免了黏附在伤口上。在湿性、半透环境下蓄积的渗出物可成为巨噬细胞和内源性酶类的来源，这一特性加上凝胶特性，最终形成一种自溶性清创，使用生理盐水即可把创面冲洗干净[46]。由于水、氧气和二氧化碳无法穿透，水胶体被称为当下时兴的"防水"敷料[47]。

因为外层的半透性，水胶体还可以刺激血管生长，与直接暴露于空气的对照组相比，可提高愈合率达40%。一项使用水胶体和盐水纱布治疗糖尿病溃疡的对照研究显示，水胶体与传统敷料相比，换药频率降低。尽管最终水胶体敷料的费用仍然高于纱布，愈合率也是一样的，但是其节省了护理的时间。此外，这种敷料的换药方法也简单且无痛[48]。

水胶体的缺点包括对伤口周围皮肤的浸渍，潜在的刺激性或过敏性接触性皮炎可能（例如黏合剂过敏），以及过度形成肉芽组织的风险。与藻酸盐敷料类似，水胶体敷料一旦混合了脓性分泌物，会变成黏稠、棕黄色、恶臭的凝胶[49]。需要针对这些缺点对患者进行宣教。

复合材料

封闭性敷料的设计一直在改变，其目标是适用于更大范围的伤口，便于更好更简单的护理。目前可以买到几种新型复合材料敷料，这些敷料是将两种或更多半封闭敷料结合为一个产品。其有三个组成部分：①与伤口接触的半自黏或非自黏层（如水凝胶、水胶体、泡沫或藻酸盐，图145.10）；②可吸收层；③外层（如有黏附胶带的膜）。其通过增加吸收性并降低浸渍的机会，使敷料的有效性和舒适性最大化[50]。其

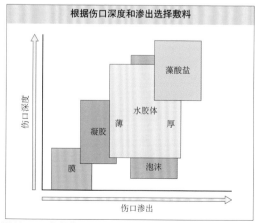

图145.10 根据伤口深度和渗出选择敷料（Courtesy，Gregg M Menaker，MD.）

他特点包括不需要第二层固定敷料，有更好的防水性，使患者可以冲洗或沐浴。

减少伤口蛋白酶水平的敷料

基质金属蛋白酶（MMPs）是蛋白水解酶家族的一员，其在愈合的炎症阶段作用于细胞迁移，在不愈合慢性伤口中水平升高（见第141章）。该敷料以氧化再生纤维素作为MMP的底物，由细胞外基质蛋白、牛胶原的混合物组成[51]。其可通过离子交换降低MMP的酶活性。

高级伤口治疗策略

科研及临床方面的进展给予慢性伤口治疗更多的选择。比如局部外用生长因子及组织工程皮肤替代物可以与标准治疗方法相结合[52-54]。

外用生长因子

生长因子对伤口愈合起到决定性作用，其刺激成纤维细胞，加速血管生成，诱导角质形成细胞迁徙。急性伤口渗出物种包含多种生长因子，其中包括血小板源生长因子（PDGF）和表皮生长因子（EGF）。使用封闭性敷料将这些渗液保留在伤口内，可以促进伤口愈合。贝卡普勒明（Regranex®）凝胶是一种外用的重组人PDGF药物，已被证明可使糖尿病足溃疡的完全闭合率提高43%。其目前的FDA适应证是不愈合的糖尿病神经性足溃疡[53]。表145.5概述了在研的其他具有提高伤口愈合潜力的生长因子。

组织工程皮肤替代物

在20世纪70年代，由于角质形成细胞和成纤维细胞的组织培养技术以及其他可以产生大量这些细胞的新方法的进步，发展出一类新的伤口敷料。各种组织工程皮肤替代物，无论是细胞类还是非细胞类，都可以商业化，表145.6概述了其中一些产品。真正的皮肤替代物需要同时拥有类似于自体皮肤移植物的生理和机械功能。组织工程敷料的优点包括避免了植皮供区的损伤与痛苦，而且可以提供大面积覆盖。

用工程化敷料治疗的慢性伤口常会出现"边缘效应"，即促进从溃疡边缘向中心的上皮再生，可能是由于供体细胞释放细胞因子所致[55]。目前皮肤替代物有三种类型：表皮移植物、真皮替代物（无细胞或细胞）和移植复合物（具有表皮和真皮组分）。组织工程敷料也可分为自体、同种异体（人源性）和异种（通常为牛或猪来源）。目前，主要的同种异体来源是尸体真皮

表 145.5 在研的治疗慢性溃疡和外伤伤口的生长因子

生长因子	描述
自体富血小板纤维蛋白基质（PRFM）	利用纤维蛋白膜从自体血液中分离的含纤维蛋白原的血浆和血小板含有完整血小板及其生长因子，例如 PDGF
富血小板血浆（PRP）/ 血小板凝胶（PG）	PRP 是从自体血液中分离的富含血小板的血清，PG 包含血小板与自体凝血酶
粒细胞-巨噬细胞集落刺激因子（GM-CSF）	重组人造血生长因子
碱性成纤维细胞生长因子（bFGF）	促进血管生成并刺激角质形成细胞和真皮成纤维细胞的增殖
玻连蛋白：生长因子复合物（cVN：GF）	IGF、IGF 结合蛋白 -3 和 EGF 的复合物与玻连蛋白（ECM 蛋白）结合
血小板源生长因子（PDGF）*	在伤口愈合期间由血小板、巨噬细胞、内皮细胞、成纤维细胞和角质形成细胞释放（见第 141 章）
降钙素基因相关肽（CGRP）和血管活性肠肽（VIP）	CGRP 是神经肽、血管扩张剂和免疫调节剂，VIP 是血管扩张剂和免疫调节剂

* 贝卡普勒明（Regranex®）凝胶含有重组人 PDGF，是目前 FDA 批准的唯一一种治疗慢性溃疡的产品，特别是对于糖尿病患者。
在随机对照试验中观察到，除去 cVN：GF、CGRP 和 VIP 后愈合增强。EGF，表皮生长因子；ECM，细胞外基质；IGF，胰岛素样生长因子

表 145.6 组织工程皮肤替代物

举例（名称和描述）	用途	优点	缺点
单层——活细胞			
自体			
Epicel®——附着于凡士林纱布上培养的**角质形成细胞**（通过皮肤活检获得）（商业化，FDA 批准用于烧伤）	部分和全层烧伤，先天性黑素细胞痣切除后，坏疽性脓皮病（非炎性，见第 26 章）	自我修复能力，单纯使用一般就足够，永久性和可接受的美容效果，很好的附着性	非常贵；保质期短，制作后应尽快使用；需要数周培养期；需要从正常皮肤取材
EpiDex®——从拔除的生长期毛囊获得的外根鞘**角质形成细胞**（包括多能干细胞）（商业化，但未经 FDA 批准）	腿部静脉溃疡、糖尿病足溃疡、烧伤	无需供皮	在伤口愈合早期容易损坏 / 撕裂，应用后需要在干燥空气中晾 30 min，准备时间长（最长 28 天）
Laserskin®——酯化透明质酸（激光打孔）并接种以角质形成细胞（未经 FDA 批准，在美国尚未商业化）	大疱性表皮松解症、慢性溃疡	通过一个很小的皮肤活检覆盖很大的面积	技术层面难以应用，易感染，需要正常皮肤活检后等待 3 周
异体			
Dermagraft®——在可生物降解的网状物上生长的新生儿包皮**成纤维细胞**	糖尿病足溃疡	高水平证据证明有效	结构脆弱，物理操作后容易损坏
单层——无细胞或无活细胞			
异种（更多信息见表 145.7）			
猪胶原			
Oasis®——猪肠道 I 型胶原和细胞外基质（图 145.11）	烧伤；不同厚度皮片供皮区；激光重建后；慢性溃疡，包括糖尿病溃疡和静脉溃疡	保质期长 *，动物来源，避免人类疾病传播 *，立即可用 *，减轻一些伤口的疼痛 *，在室温下存放	昂贵 *；贴附伤口过紧，可能损伤新生上皮；通常需要多次重复操作；更高的感染率
Permacol®——无细胞的猪真皮胶原（批准为外科植入物）			不能在室温下保存
Biobrane®，EZ Derm™——无细胞的猪 I 型胶原		室温保存	

表 145.6　组织工程皮肤替代代物（续表）

举例（名称和描述）	用途	优点	缺点
牛胶原			
Integra™——牛肌腱胶原和鲨鱼软骨素	FDA 批准用于烧伤及糖尿病足溃疡	高水平证据表明对糖尿病足溃疡有效，室温下储存，具有柔韧性	可能对牛的成分过敏
Matriderm®——Ⅰ、Ⅲ 和 Ⅴ 型牛胶原加上可溶性弹性蛋白		室温下保存，具有柔韧性	可能对牛的成分过敏
同种异体（更多信息见表 145.7）			
Alloderm®，GraftJacket®——尸体脱细胞真皮	烧伤及不同厚度皮片供皮区	使用后立即缓解疼痛，单次应用即可	理论上有人类疾病传播风险
人羊膜（HAM）——羊膜囊的内层	糖尿病足溃疡	非免疫原性；无固定保质期可长期保存（冷冻保存）	慢性伤口仅能存活 2～4 周
复合物——细胞成分			
异种和同种			
Apligraf®，OrCel™†——新生儿包皮角质形成细胞和成纤维细胞加牛Ⅰ型胶原，双层	糖尿病足溃疡和静脉溃疡，大疱性表皮松解症	有使用 Apligraf® 的高水平证据，自我修复能力，单次应用（可重复最多 5 次），在室温下储存，立即可用（不像培养自体角质形成细胞产物一样需要数周培养期）	数周保质期（Apligraf®）
同种异体			
StrataGraft®——NIKS 细胞构成完全复层的鳞状上皮，加上真皮替代物	深层及全层烧伤，慢性不愈合溃疡	促进自我修复，单次应用即可，可立即使用，保质期长（可以冷冻保存），无病原体的人源细胞	昂贵；近期临床试验（生物样本受管制），撰写本文时未获 FDA 批准

* 适用于所有异种产品。
† 在撰写本文时，OrCel™ 尚未上市。
NIKS 细胞，自发永生化的人角质形成细胞。
From refs 45，55，58，60，61，63

基质和新生儿包皮。

表皮移植物

最早培养的自体表皮移植物于 1975 年由 Rheinwald 和 Green 成功完成。他们成功将其应用于多种临床情况，包括烧伤、慢性溃疡、白癜风和术后伤口。

Epicel® 是典型的自体表皮移植物，首先经皮肤组织活检获取患者自体角质形成细胞，然后以射线照射后的鼠成纤维细胞作为滋养层，与其共培养[56]。形成 2～8 个细胞厚度的角质形成细胞膜片，将其附着于凡士林纱布上。然后将移植物缝合到受区，并在角质形成细胞附着于伤口 1 周后移除纱布。移植后 6～12 个月再行皮肤活检显示锚纤维和新生血管形成。这种表皮移植物被批准用于部分和全层烧伤。其缺点包括培养角质形成细胞需要数周时间，移植物易损坏，保质期短和加工成本昂贵。

在美国以外还有许多种表皮移植物可以买到，如 Laserskin® 和 Celaderm™。Laserskin® 是另一种需要培养的自体角质形成细胞膜，其也需要事先进行小的皮肤活检，区别在于角质形成细胞附着于激光打孔的酯化透明质酸膜上，使得角质形成细胞可以移行到伤口创面[57]。这种透明质酸膜作为一种酯化的透明质酸（称为 HYAFF®），是可生物降解的多聚体，也可不加角质形成细胞单用（HYALOFILL®，HYALOMATRIX®），作为伤口的第一层敷料[58]。

Celadenn™ 的成分是新生儿包皮培养出的同种异体角质形成细胞。该细胞储存时间要长得多，但其作为同种异体移植物而非自体移植物，不是永久性的。移植物需每隔一周新铺于伤口，直至愈合，其有缓解疼痛和刺激上皮再生的作用。尽管 Laserskin® 和 Celaderm™ 的临床试验都很有限，但与盐水纱布相比，其对糖尿病足溃疡和静脉淤积性溃疡都有显著促进愈合作用[59]。这些产品还可用于部分或全层烧伤。

真皮替代物

有两类真皮替代物——异种和同种来源（表 145.7）。这两种都不是永久性的。应用非自体皮肤替代物后进行伤口 DNA 分析，结果显示，移植后 2 个月移植细胞完全消失[60]。应用这些真皮移植物的目的是提供暂时的生物学敷料，以刺激愈合过程。这些敷料覆盖伤口，稍微延伸至正常皮肤，然后固定。必须要用第二层敷料。真皮替代物最主要的成分是胶原，其余还有细胞外基质的其他成分，比如可能含有糖胺聚糖，带细胞的产品则还包括成纤维细胞。

表 145.7 真皮替代移植物		
	描述	**注释**
异种		
Biobrane®	双层敷料：内层为涂有猪 I 型胶原的尼龙网状纺织层（"真皮"），贴于半透性硅酮膜上（"表皮"）	胶原与纤维蛋白结合后长入尼龙纺织层中 两种版本：①三层尼龙（更适合于清洁的非全层烧伤创面或植皮供区部位）；②单丝尼龙（更适用于网状自体移植） 批准用于烧伤
EZ Derm™	猪来源的 I 型胶原连接于一个网状内衬	完成放置后网状内衬被丢弃 批准用于深二度烧伤
Oasis®	源自猪小肠黏膜下层（去除黏膜层和肌肉）的猪 I 型胶原、细胞外基质（如透明质酸、纤维连接蛋白）和生长因子（FGF、TGF-β）	在一项 120 例静脉性小腿溃疡患者的研究中，治疗 12 周后，弹力袜 + Oasis® 组愈合率为 55%，而单用弹力袜组愈合率为 34%。治疗 6 个月后，愈合率则分别为 100% 和 70% 批准用于静脉、糖尿病和压力性溃疡，二度烧伤，移植物供体部位，手术伤口和全层皮肤损伤
Integra™	双层敷料：牛肌腱胶原混合鲨鱼软骨来源并加以修饰的 GAGs（"真皮"）加外层硅酮膜	用缝合线或 U 形钉进行移植前需要清创 外层硅酮膜在数周后去除，大伤口需换用超薄自体移植物（分两步） 一项关于热损害的配对对照研究显示，其与其他异种移植物和合成皮肤替代物一样有效 批准用于威胁生命的深三度烧伤
同种		
Alloderm®*	人尸体皮肤经化学处理和纯化，去除表皮、所有细胞成分和病原体。冷冻保存（保质期为 6 个月）	移植后 10 天即可观察到宿主成纤维细胞和内皮细胞再生 批准用于修复损伤或皮肤组织填充，例如乳房再造
Dermagraft®	将新生儿包皮成纤维细胞接种到生物可降解聚乳糖 3D 网状支架上	与 TransCyte™（见上文）的移植成活时间和成纤维细胞功能相似 在 235 名糖尿病溃疡患者中，与一般治疗相比，改善愈合，但溃疡时间无显著差异 批准用于全厚糖尿病足溃疡及较深但未累及肌腱、肌肉和骨的慢性溃疡；之前是用于大疱性表皮松解症溃疡的 HDE
异种和同种		
Transcyte™	Biobrane®（见上文）加上新生儿包皮成纤维细胞	获取皮片需要约 2 周时间 成纤维细胞最初分泌细胞外基质（包括胶原）和生长因子，刺激肉芽组织和上皮形成，随后凋亡 在一项关于体外烧伤的对照研究中，与人类尸体皮肤相比，更易于使用但最终结果类似 批准用于部分和全层烧伤

* 其他无细胞真皮基质（ADM）材料包括 Thera Skin® 和 EpiFix™，用于静脉和糖尿病溃疡；其他包括 AlloMax™、DermACELL™、DermaMatrix™、FlexHD®、Strattice™ 和 SurgiMend®，通常主要用于乳房重建。
FGF，成纤维细胞生长因子；GAGs，黏多糖；HDE，人道主义豁免的设备；TGF-β，转化生长因子 -β。
From refs 45、57、60、61、63。
Courtesy，Gregg M Menaker，MD。

异种皮肤

异种真皮替代物通常由猪或牛胶原组成，也有其他来源组织可选择（见表 145.7）。这些产品的优势有：①具有止血效果同时提供即刻的伤口闭合，二期愈合后从美容角度看，瘢痕通常是在可接受范围内；②因其为动物源性组织，所以不会有人源性病原传播的风险；③保质期较理想，商品化随时可用。

Oasis® Wound Matrix、EZ Derm™ 和 Biobrane® 是源自猪胶原的无细胞基质产品（图 145.11）。其具有很大的弹性，被覆盖部位可以任意活动，一旦黏附于伤口创面，就不再需要敷药了。但是 Biobrane® 可能过于黏附伤口，以至于破坏新生的上皮[61]。

Integra™ 由两层组成：外层硅酮层覆盖在牛肌腱胶原和鲨鱼软骨层上，后者被认为是模拟了真皮基质。由于 Integra™ 的操作程序非常复杂，美国食品药品管理局（FDA）要求所有医生必须先通过公司的培训。

同种异体皮肤

同种异体真皮移植物由尸体真皮或新生儿包皮成纤维细胞组成（见表 145.7）。这些产品的优点是能够即时闭合伤口和通过二期愈合获得美容效果满意的瘢痕，此外还有足够的保质期，便于随取随用。然而由于供体 T 细胞识别，存在移植物排斥的风险[62]。产品包括 AlloDerm®，其由脱细胞处理的尸体真皮构成，以及 Graftjacket®，成分为脱细胞处理的尸体皮肤。近期 FDA 将 Alloderm® 和 Graftjacket® 归入移植用的人体组织库类别。Dermagraft® 是一种可降解的生物支架，其上接种新生儿包皮成纤维细胞，并获 FDA 批准用于治疗糖尿病足溃疡[63]。

移植复合物

工程化移植复合物具有双层皮肤结构。目前的产品主要包含由人角质形成细胞组成的表皮层和由接种有人成纤维细胞的牛胶原组成的真皮层。Apligraf® 的

两种细胞均来自新生儿包皮（图 145.12）。这种移植复合物可以自己产生基质蛋白和生长因子用于自我修复。尽管 FDA 只批准其用于下肢静脉溃疡和糖尿病足溃疡，但 Apligraf® 也用于治疗经标准方案治疗未愈的急、慢性伤口，包括大疱性表皮松解症、坏疽性脓皮病、烧伤和手术切除后的伤口。尽管慢性伤口要达到完全愈合可能需要多次应用该材料，但单次应用足以启动令人满意的愈合反应。与单纯应用弹力袜相比，慢性静脉溃疡患者随机应用弹力袜加 Apligraf® 可在较短的时间内愈合，尤其是对于较大缺损的患者[63]。

OrCel™ 是一种双层的皮肤替代物，由新生儿包皮来源的角质形成细胞组成，这些细胞生长在交联的牛 I 型胶原海绵的无孔侧。在海绵另一面，是人皮肤成纤维细胞，可产生多种基质蛋白和生长因子。如同所有同种异体和异种移植物一样，这不是永久性皮肤替代物，在移植后 2 周就检测不到培养细胞的 DNA 了。这种产品获 FDA 批准用于治疗部分或全厚皮片的供皮区以及烧伤部位，但直至撰写本文时尚未商品化[60]。

这些产品价格昂贵，但其具有加速愈合和降低时间成本的优势。Apligraf® 已用于 20 多万患者，具有很好的安全性数据。OrCel™ 需低温保存，其优势是保质期长达 9 个月，而 Apligraf® 的保质期仅为 14 天。

负压伤口治疗

负压伤口治疗（NPWT）发展于 20 世纪 90 年代，原理为给伤口创面制造低于大气压的压力。在该真空辅助封闭（VAC）系统中，切割聚氨酯或聚乙烯醇泡沫并放置在伤口表面上，然后用透明盖布密封泡沫，以提供封闭的气密系统（图 145.13）。通过塑料管连接到该空间的真空泵提供负压环境。NPWT 可去除组织

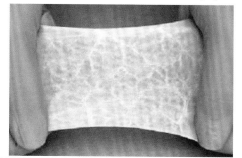

图 145.11 无细胞异种敷料。 这种特殊的伤口基质来源于猪小肠黏膜下层（Oasis®），可作为真皮移植物

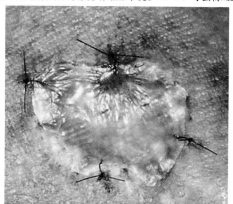

图 145.12 缝合固定的工程化移植复合物（异种和同种）（Apligraf®）（Courtesy，Gregg M Menaker，MD.）

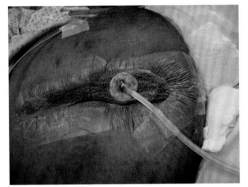

图 145.13 负压伤口治疗。 在负压伤口治疗中，裁剪好聚氨酯（该患者）或聚乙烯醇泡沫并置于伤口表面。然后用透明薄膜将泡沫密封。通过塑料管连接至真空泵提供负压环境。无菌聚氨酯泡沫表面孔隙大而有颗粒感

液，刺激血管生成，促进血液循环和淋巴引流。有证据支持将 NPWT 用于急性术后伤口[64]。虽然还有证据表明 NPWT 可改善糖尿病足溃疡的愈合，但仍需要更多关于患者筛选、治疗时间以及联合治疗应用的研究进一步论证[65]。

高压氧治疗

在高压氧治疗（HBOT）中，氧气的压力大于一个

大气压。将患者置于高压氧舱中，在这种高压下呼吸氧气。全身 HBOT 疗程持续 45 ～ 120 min，每天进行 1 次或 2 次，持续 20 ～ 30 次[66-67]。缺氧组织的氧合诱导血管收缩并减少水肿和充血。在细胞水平，可出现成纤维细胞扩增增加、胶原合成、新血管形成以及生长因子的上调。

为了观察对 HBOT 的潜在反应，患者分别在基线和呼吸 100% 氧气时测量了伤口周围区域的经皮氧含量，其数值至少加倍。一篇综述指出，HBOT 对糖尿病溃疡仅有短期而非长期的改善作用[67]，但小样本的随机对照试验指出了 HBOT 的有效性[68]。还需要更多的研究来证明 HBOT 对慢性伤口的作用及其适应证。

加压治疗

根据大量科学和临床证据，加压治疗是治疗下肢静脉溃疡的主要方法。加压包扎的生理效应包括加速静脉血流速度，增加静脉回流，减少静脉淤滞和水肿，促进周围真皮的氧合作用，以及刺激纤维蛋白溶解[69]。

加压类型

从弹力袜和压力绷带到间歇充气加压装置，目前有多种加压包扎的方法（表 145.8）。弹力袜根据踝关

表 145.8 加压类型			
加压类型	**举例**	**优点**	**缺点**
高伸展性（弹性）绷带	ACE™，Biflex®，Dauerbinde® K，SurePress®	• 从足趾到膝盖 • 活动时低压力 • 静息时高压力 • 延伸率 100% ～ 200% • 可以螺旋或八字缠绕 • 价格低廉；可清洗，可重复利用	• 易松开 • 无法提供持续压力 • 错误使用有风险 • 重复使用后弹性降低
低伸展性（非弹性）绷带	Zinc paste（Viscopaste®/Unna 糊靴）Action，Comprilan®，Panelast®，Porelast®	• 舒适，耐受性好 • 对日常活动干扰小 • 有些材料（例如 Viscopaste®）活动时产生高压力	• 应用后可丧失压力 • 高渗性伤口不适合应用 • Viscopaste®/Unna 糊靴需由专业人士操作
装置	FarrowWrap®（与 Velcro®），CircAid®（与 Velcro®）	• 压力可调节 • 方便穿戴	• 价格昂贵 • 笨重
多成分绷带	Coban™ 2，Coban™ 2 Lite，Profore®（5 layers），Profore® Lite（4 层），Actico® 2C	• 压力更高并持久 • 压力呈梯度 • 减轻（lite）压力，适合混合动静脉疾病患者使用	• 需由专业人士操作
间歇充气加压装置	Lympha Press®（充气泵）	• 增强纤维蛋白溶解活性	• 价格昂贵 • 每日需有几个小时制动
管状系统	Tubigrip™，EdemaWear®	• 操作简单 • 管状绷带可通过重复缠绕肢体增压	• 压力低（除非由于并发动脉性疾病特意为之）
From refs 72，75，83			

节的压力从 I 级到 IV 级（见表 105-4），而压力绷带分为高伸展性（延伸率 100% ～ 200%）和低伸展性（无弹性，延伸率 40% ～ 90%）。影响绷带压力的多种因素包括：①在使用过程中拉伸绷带的张力；②绷带的宽度，较宽的绷带与压力降低有关；③腿的粗细，较大的腿围可导致压力降低；④包扎层数[70]。在改进的拉普拉斯定律中均有体现[71]：

$$绷带下方压力（mmHg）= \frac{张力（KgF）\times 包扎层数 \times 系数}{腿围（cm）\times 绷带长度（cm）}$$

除了绷带的材料类型和包扎手法之外，压力大小还取决于肌肉收缩的程度。

尽管防止继发于静脉高压的毛细血管渗漏所需的最佳压力目前尚未确定，但建议腿部溃疡的踝压力为 30 ～ 40 mmHg[72]。对于踝肱指数（ABI）为 0.8 ～ 1.3 的患者，为了血供充足，应考虑较高的包扎压力，即 40 mmHg（见表 105.8）。对于显著静脉病同时合并有动脉损害（ABI = 0.66 ～ 0.8）的患者，建议采用非弹性（而不是弹性）绷带加压包扎并减少包扎层数[73-74]。ABI 为 0.5 ～ 0.65 应进一步调整，例如仅用可以轻松取下的一层或两层管状绷带。动脉疾病患者如果进行错误的加压包扎可导致缺血，并有潜在伤害。充血性心力衰竭（CHF）患者可能难以耐受加压包扎，因为压迫下肢可能会增加前负荷量并使心力衰竭恶化[69]。

弹力袜

患者在一定程度上可以独立使用逐级加压弹力袜。但是对于关节炎和（或）老年患者，除非长袜具有拉链，否则应用可能出现困难。尽管弹力袜通常作为维持治疗，但最近的研究发现，其用于治疗下肢静脉溃疡时，与压力绷带有相似的治愈率[75]。一篇系统回顾发现弹力袜与压力绷带在溃疡愈合、愈合时间或溃疡复发方面没有差异[76]。弹力袜通常更容易被人接受，成本更低，体积更小。

压力绷带

在 19 世纪 80 年代，Paul Gerson Unna 设计了一款绷带，现在被称为 Unna 糊靴，用于治疗下肢静脉溃疡和某些湿疹性皮肤病。其最初是浸满氧化锌、明胶和甘油糊的棉布绷带。在半硬状态下使用，其提供（半硬）压力的同时还具有保湿封闭敷料的优点（图 145.14）。Unna 糊靴应由有资质的医疗专业人员使用，每周换药一次，除非伤口渗出很多需要更频繁的换药。正确应用 Unna 糊靴可以预防腿部过度或不恰当的压

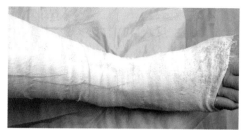

图 145.14　Unna 糊靴。采用锌浸润的加压绷带包扎的非弹性加压治疗

力，预防血液循环被阻滞、皮肤损伤、更多溃疡形成或腿部进一步恶化。一个多世纪过去，Unna 糊靴仍然是下肢静脉溃疡经常使用的压力绷带[77]。

含药物糊的绷带（如 Unna 糊靴）可单独使用（无弹性）或在黏性绷带［例如 Coban™（弹性）］下面使用，尤其是在下肢。其通过形成可吸收、保护性的接触层来治疗与腿部溃疡相关的静脉淤积性皮炎。除防腐剂外，这些开放编织的纯棉绷带还浸有：①氧化锌糊，炉甘石或鱼石脂，这些药物对受刺激的皮肤均有舒缓作用；②煤焦油，具有抗炎作用；或③氯碘羟喹，具有除臭和抗菌作用。市场上还可以买到不含防腐剂的氧化锌产品，或氧化锌与上述各种成分制成的复合制剂以及炉甘石-氯碘羟喹等多种产品。

低伸展性（无弹性）与高伸展性（弹性）绷带

弹性绷带易拉伸并可持续压迫组织（见表 145.8）。这是因为弹性纤维的存在使弹性绷带可以回缩到原始长度。相比之下，非弹性绷带（如 Unna 糊靴）和低伸展性绷带（在欧洲更常用）形成一种硬性覆盖物，可抵抗小腿肌肉活动收缩时的侧向扩张。值得注意的是，小腿肌肉收缩像泵一样促进静脉回流（见图 105.2）。

压力绷带可以由单成分或多成分联合组成。在最近的一项荟萃分析[78]中，对于卧床和非卧床患者，低伸展性绷带在促进腿部静脉溃疡愈合方面，与更复杂的多成分绷带系统一样有效。然而，Cochrane 综述表明，证据支持采用多成分系统（优于单成分系统）和弹性绷带系统（优于非弹性绷带系统）[79]。

加压装置

间歇充气加压装置（IPC）为患肢提供连续的压力。特别是对于卧床患者，IPC 是很好的辅助手段，可以结合其他加压包扎手段治疗下肢静脉溃疡[80-81]。当小腿肌肉不收缩时，使用动态压缩系统比被动系统更有益[81-83]。

未来方向

伤口敷料是伤口护理的重要组成部分，尽管其作用远不如让糖尿病足溃疡患者减负（见第105章）、对下肢静脉溃疡进行加压包扎或对压力性溃疡进行压力再分配那么重要。在过去的一个世纪中，随着保湿产品和输送系统的改进，敷料已从被动角色转变为更为主动的角色。然而，将活性成分掺入传统敷料中会增加成本，并产生关于敷料是药物还是医疗器械的调控问题。关于生长因子、细胞疗法和皮肤替代物的研究将继续进行，但关键问题是如何根据临床情况选择最合适的敷料。

[刘子莲译 马川 邓丹（上海新华医院）校 李航审]

参考文献

1. Winter GD. Formation of the scab and the rate of epithelization of superficial wounds in the skin of the young domestic pig. Nature 1962;193:293–4.
2. Bennett R. Dressings and miscellaneous surgical materials. In: Fundamentals of Cutaneous Surgery. St. Louis: Mosby; 1987.
3. Lipsky BA, Berendt AR, Cornia PB, et al. 2012 Infectious Diseases Society of America clinical practice guideline for the diagnosis and treatment of diabetic foot infections. Clin Infect Dis 2012;54:e132–73.
4. Beasley WD, Hirst G. Making a meal of MRSA-the role of biosurgery in hospital-acquired infection. J Hosp Infect 2004;56:6–9.
5. Dumville JC, Worthy G, Soares MO, et al. VenUS II: a randomised controlled trial of larval therapy in the management of leg ulcers. Health Technol Assess 2009;13:1–182, iii–iv.
6. Cho CY, Lo JS. Dressing the part. Dermatol Clin 1998;16:25–47.
7. Gilje O. On taping (adhesive tape treatment) of leg ulcers. Acta Derm Venereol 1948;28:454–67.
8. Cunningham B, Berstein L, Woodley DT. Wound dressings. In: Roenigk RK, Roenigk HH, editors. Roenigk & Roenigk's Dermatologic Surgery: Principles and Practice. 2nd ed. New York: Marcel Dekker; 1996. p. 131–48.
9. Matthews D. Dressing of open wounds and burns with tulle gras. Lancet 1941;1:43.
10. Ersek RA. Ischemic necrosis and elastic net bandages. Tex Med 1982;78:47–9.
11. Zitelli J. Wound healing by first and second intention. In: Roenigk RK, Roenigk HH, editors. Roenigk & Roenigk's Dermatologic Surgery: Principles and Practice. 2nd ed. New York: Marcel Dekker; 1996. p. 101–30.
12. Witkowski JA, Parish LC. Wound cleansers. Clin Dermatol 1996;14:89–93.
13. Fernandez R, Griffiths R. Water for wound cleansing. Cochrane Database Syst Rev 2012;(2):CD003861.
14. Scimeca CL, Bharara M, Fisher TK, et al. An update on pharmacological interventions for diabetic foot ulcers. Foot Ankle Spec 2010;3:285–302.
15. Sutherland R, Boon RJ, Griffin KE, et al. Antibacterial activity of mupirocin (pseudomonic acid), a new antibiotic for topical use. Antimicrob Agents Chemother 1985;27:495–8.
16. Lipsky BA, Hoey C. Topical antimicrobial therapy for treating chronic wounds. Clin Infect Dis 2009;49:1541–9.
17. Frank C, Bayoumi I, Westendorp C. Approach to infected skin ulcers. Can Fam Physician 2005;51:1352–9.
18. Harding KG, Jones V, Price P. Topical treatment: which dressing to choose. Diabetes Metab Res Rev 2000;16(Suppl. 1):S47–50.
19. Woo KY, Ayello EA, Sibbald RG. SILVER versus other antimicrobial dressings: best practices! Surg Technol Int 2008;17:50–71.
20. Vermeulen H, van Hattem JM, Storm-Versloot MN, Ubbink DT. Topical silver for treating infected wounds. Cochrane Database Syst Rev 2007;CD005486.
21. O'Meara S, Al-Kurdi D, Ologun Y, Ovington LG. Antibiotics and antiseptics for venous leg ulcers. Cochrane Database Syst Rev 2010;(10):CD003557.
22. Strohal R, Schelling M, Takacs M, et al. Nanocrystalline silver dressings as an efficient anti-MRSA barrier: a new solution to an increasing problem. J Hosp Infect 2005;60:226–30.
23. Carter MJ, Tingley-Kelley K, Warriner RA 3rd. Silver treatments and silver-impregnated dressings for the healing of leg wounds and ulcers: a systematic review and meta-analysis. J Am Acad Dermatol 2010;63:668–79.
24. Ikeda T, Tazuke S, Watanabe M. Interaction of biologically active molecules with phospholipid membranes. I. Fluorescence depolarization studies on the effect of polymeric biocide bearing biguanide groups in the main chain. Biochim Biophys Acta 1983;735:380–6.
25. Best AJ, Nixon MF, Taylor GJ. Brief exposure of 0.05% chlorhexidine does not impair non-osteoarthritic human cartilage metabolism. J Hosp Infect 2007;67:67–71.
26. Cooper RA. Iodine revisited. Int Wound J 2007;4:124–37.
27. Brough R, Jones C. Iatrogenic iodine as a cause of hypothyroidism in infants with end-stage renal failure. Pediatr Nephrol 2006;21:400–2.
28. Li W, Dasgeb B, Phillips T, et al. Wound-healing perspectives. Dermatol Clin 2005;23:181–92.
29. Hansson C. The effects of cadexomer iodine paste in the treatment of venous leg ulcers compared with hydrocolloid dressing and paraffin gauze dressing. Cadexomer Iodine Study Group. Int J Dermatol 1998;37:390–6.
30. Apelqvist J, Ragnarson Tennvall G. Cavity foot ulcers in diabetic patients: a comparative study of cadexomer iodine ointment and standard treatment. An economic analysis alongside a clinical trial. Acta Derm Venereol 1996;76:231–5.
31. Molan PC. The role of honey in the management of wounds. J Wound Care 1999;8:415–18.
32. Moore OA, Smith LA, Campbell F, et al. Systematic review of the use of honey as a wound dressing. BMC Complement Altern Med 2001;1:2.
33. Jull AB, Rodgers A, Walker N. Honey as a topical treatment for wounds. Cochrane Database Syst Rev 2008;(4):CD005083.
34. Jull A, Walker N, Parag V, et al. Honey as Adjuvant Leg Ulcer Therapy trial collaborators. Randomized clinical trial of honey-impregnated dressings for venous leg ulcers. Br J Surg 2008;95:175–82.
35. Shi L, Ermis R, Kiedaisch B, Carson D. The effect of various wound dressings on the activity of debriding enzymes. Adv Skin Wound Care 2010;23:456–62.
36. Hien NT, Prawer SE, Katz HI. Facilitated wound healing using transparent film dressing following Mohs micrographic surgery. Arch Dermatol 1988;124:903–6.
37. Rosdy M, Clauss LC. Cytotoxicity testing of wound dressings using normal human keratinocytes in culture. J Biomed Mater Res 1990;24:363–77.
38. Vermeulen H, Ubbink DT, Goossens A, et al. Systematic review of dressings and topical agents for surgical wounds healing by secondary intention. Br J Surg 2005;92:665–72.
39. Eisenbud D, Hunter H, Kessler L, Zulkowski K. Hydrogel wound dressings: where do we stand in 2003? Ostomy Wound Manage 2003;49:52–7.
40. Mertz PM, Marshall DA, Eaglstein WH. Occlusive wound dressings to prevent bacterial invasion and wound infection. J Am Acad Dermatol 1985;12:662–8.
41. Geronemus RG, Robins P. The effect of two new dressings on epidermal wound healing. J Dermatol Surg Oncol 1982;8:850–2.
42. Mandy SH. A new primary wound dressing made of polyethylene oxide gel. J Dermatol Surg Oncol 1983;9:153–5.
43. Thomas S. Alginate dressings in surgery and wound management–Part 1. J Wound Care 2000;9:56–60.
44. Broussard KC, Powers JG. Wound dressings: selecting the most appropriate type. Am J Clin Dermatol 2013;14:449–59.
45. Cassidy C, St Peter SD, Lacey S, et al. Biobrane versus Duoderm for the treatment of intermediate thickness burns in children: a prospective, randomized trial. Burns 2005;31:890–3.
46. Bolton LL, Johnson CL, Van Rijswijk L. Occlusive dressings: therapeutic agents and effects on drug delivery. Clin Dermatol 1991;9:573–83.
47. Powers JG, Morton LM, Phillips TJ. Dressings for chronic wounds. Dermatol Ther 2013;26:197–206.
48. Xakellis GC, Chrischilles EA. Hydrocolloid versus saline-gauze dressings in treating pressure ulcers: a cost-effectiveness analysis. Arch Phys Med Rehabil 1992;73:463–9.
49. Gilchrist B, Reed C. The bacteriology of chronic venous ulcers treated with occlusive hydrocolloid dressings. Br J Dermatol 1989;121:337–44.
50. Hansbrough JF, Franco ES. Skin replacements. Clin Plast Surg 1998;25:407–23.
51. Colletta V, Dioguardi D, Di Lonardo A, et al. A trial to assess the efficacy and tolerability of Hyalofill-F in non-healing venous leg ulcers. J Wound Care 2003;12:357–60.
52. Veves A, Falanga V, Armstrong DG, et al. Apligraf Diabetic Foot Ulcer Study. Graftskin, a human skin equivalent, is effective in the management of noninfected neuropathic diabetic foot ulcers: a prospective randomized multicenter clinical trial. Diabetes Care 2001;24:290–5.
53. Wieman TJ, Smiell JM, Su Y. Efficacy and safety of a topical gel formulation of recombinant human platelet-derived growth factor-BB (becaplermin) in patients with chronic neuropathic diabetic ulcers. A phase III randomized placebo-controlled double-blind study. Diabetes Care 1998;21:822–7.
54. Margolis DJ, Kantor J, Santanna J, et al. Effectiveness of platelet releasate for the treatment of diabetic neuropathic foot ulcers. Diabetes Care 2001;24:483–8.
55. Kirsner RS, Falanga V, Kerdel FA, et al. Skin grafts as pharmacological agents: pre-wounding of the donor site. Br J Dermatol 1996;135:292–6.
56. Rheinwald JG, Green H. Formation of a keratinizing epithelium in culture by a cloned cell line derived from a teratoma. Cell 1975;6:317–30.
57. Lobmann R, Pittasch D, Muhlen I, Lehnert H. Autologous human keratinocytes cultured on membranes composed of benzyl ester of hyaluronic acid for grafting in nonhealing diabetic foot lesions: a pilot study. J Diabetes Complications 2003;17:199–204.
58. Campoccia D, Hunt JA, Doherty PJ, et al. Quantitative assessment of the tissue response to films of hyaluronan derivatives. Biomaterials 1996;17:963–75.
59. Khachemoune A, Bello YM, Phillips TJ. Factors that influence healing in chronic venous ulcers treated with cryopreserved human epidermal cultures. Dermatol Surg 2002;28:274–80.
60. Bello YM, Falabella AF. Use of skin substitutes in dermatology. Dermatol Clin 2001;19:555–61.
61. Yang JY, Tsai YC, Noordhoff MS. Clinical comparison of commercially available Biobrane preparations. Burns 1989;15:197–203.
62. Benichou G, Yamada Y, Yun SH, et al. Immune recognition and rejection of allogeneic skin grafts. Immunotherapy 2011;3:757–70.

63. Falanga V, Margolis D, Alvarez O, et al. Rapid healing of venous ulcers and lack of clinical rejection with an allogeneic cultured human skin equivalent. Human Skin Equivalent Investigators Group. Arch Dermatol 1998;134:293–300.

64. Armstrong DG, Lavery LA. Diabetic Foot Study Consortium. Negative pressure wound therapy after partial diabetic foot amputation: a multicentre, randomised controlled trial. Lancet 2005;366: 1704–10.

65. Jeffcoate WJ, Lipsky BA, Berendt AR, et al. Unresolved issues in the management of ulcers of the foot in diabetes. Diabet Med 2008;25:1380–9.

66. Woo K, Ayello EA, Sibbald RG. The edge effect: current therapeutic options to advance the wound edge. Adv Skin Wound Care 2007;20:99–117, quiz 8–9.

67. Kranke P, Bennett MH, Martyn-St James M, et al. Hyperbaric oxygen therapy for chronic wounds. Cochrane Database Syst Rev 2012;(4):CD004123.

68. O'Reilly D, Pasricha A. Hyperbaric oxygen therapy for diabetic ulcers: systematic review and meta-analysis. Int J Technol Assess Health Care 2013;29:269–81.

69. de Araujo T, Valencia I, Federman DG, Kirsner RS. Managing the patient with venous ulcers. Ann Intern Med 2003;138:326–34.

70. Partsch H. Compression therapy of the legs. A review. J Dermatol Surg Oncol 1991;17:799–805.

71. Melhuish JM, Clark M, Williams R, Harding KG. The physics of sub-bandage pressure measurement. J Wound Care 2000;9:308–10.

72. Stemmer R, Marescaux J, Furderer C. [Compression therapy of the lower extremities particularly with compression stockings]. Hautarzt 1980;31:355–65.

73. Woo KY, Alavi A, Evans R, et al. New advances in compression therapy for venous leg ulcers. Surg Technol Int 2013;23:61–8.

74. Mosti G, Iabichella ML, Partsch H. Compression therapy in mixed ulcers increases venous output and arterial perfusion. J Vasc Surg 2012;55:122–8.

75. Ashby RL, Gabe R, Ali S, et al. Clinical and cost-effectiveness of compression hosiery versus compression bandages in treatment of venous leg ulcers (Venous leg Ulcer Study IV, VenUS IV): a randomised controlled trial. Lancet 2014;383: 871–9.

76. Mauck KF, Asi N, Elraiyah TA, et al. Comparative systematic review and meta-analysis of compression modalities for the promotion of venous ulcer healing and reducing ulcer recurrence. J Vasc Surg 2014;60:71S–90S.

77. Kikta MJ, Schuler JJ, Meyer JP, et al. A prospective, randomized trial of Unna's boots versus hydroactive dressing in the treatment of venous stasis ulcers. J Vasc Surg 1988;7:478–83.

78. Nelson EA, Harrison MB. Canadian Bandage Trial Team. Different context, different results: venous ulcer healing and the use of two high-compression technologies. J Clin Nurs 2014;23:768–73.

79. O'Meara S, Cullum N, Nelson EA, Dumville JC. Compression for venous leg ulcers. Cochrane Database Syst Rev 2012;(11):CD000265.

80. Obermayer A, Gostl K, Walli G, Benesch T. Chronic venous leg ulcers benefit from surgery: long-term results from 173 legs. J Vasc Surg 2006;44:572–9.

81. Partsch H. Intermittent pneumatic compression in immobile patients. Int Wound J 2008;5:389–97.

82. Diamantopoulos I, Lever MJ. Can an intermittent pneumatic compression system monitor venous filling in the leg? J Med Eng Technol 2008;32:221–7.

83. Alavi A, Sibbald RG, Phillips TJ, et al. What's new: Management of venous leg ulcers. Treating venous leg ulcers. J Am Acad Dermatol 2016;74:643–64.

第146章 活检技术和基本切除技术

Suzanne Olbricht

要点

- 活检技术的选择基于解剖部位、皮损类型、所需的组织学信息以及患者意愿。
- 伤口闭合方式可分为缝合（一期愈合）和二期愈合。
- 缝合技术的选择取决于伤口类型（如外翻缝合），目标是获得最佳的功能及美学效果。
- 全部切除并修复是皮肤科医生常用的术式，可通过一系列明确的步骤完成。
- 术后护理和指导可将并发症降至最低。

引言

皮肤病诊断的基石是把临床检查与组织病理学检查结果相结合。活检的目的是为了获取皮损组织，以便进行病理检查，值得庆幸的是，比起身体其他部位，皮肤组织更容易获得。现代器械和技术使得皮肤活检术不仅效率高，而且组织损伤少。在某些情况下，活检手术还具有一定的治疗效果。掌握基本切除技术有助于将活检造成的外观和功能损害降到最低。及时行皮肤活检术可避免患者接受侵入性更强的手术。即使是重症患者也可以在最小风险程度下承受皮肤活检。

重要概念

位置选择

活检要获得准确的相关组织病理信息，依赖于选择合适的皮损或皮损内恰当的部位（表146.1）。

应事先预计皮损活检的深度。如果是浅层皮肤损害，如光线性角化病和Bowen病，只需进行很浅层的皮肤组织活检，深度至真皮乳头即可。相反，如果想对皮下结节进行精确诊断，例如脂膜炎和结节性多动脉炎，则需进行包括皮下组织的活检。偶尔还需要深至筋膜层进行取材，如深在性硬斑病和嗜酸性筋膜炎。主要影响真皮胶原蛋白和弹性纤维的疾病，病理仅显示轻微的改变［如特发性斑状萎缩凹陷（atrophoderma of Pasini and Pierini）］，这时活检应对皮损皮肤及其周围正常皮肤进行纵切面楔形取材才有诊断价值。

活检技术的选择

皮肤活检主要使用以下六种方法：刮匙刮除术、剪除活检、碟形活检、削刮活检、环钻活检、切取活检和切除活检（表146.2）。根据皮损的类型和面积大小，有时活检本身也可以起到治疗作用，特别是切除活检。根据要获取的皮肤质地和数量的不同，所用活检方法也有所不同。皮损性质以及手术医生的经验也是选择活检方法的影响因素。

刮匙刮除术通常可用于治疗临床上相对良性的表皮病变，例如疣、脂溢性角化病、光线性角化病（actinic keratoses，AK），以及基底细胞癌（basal cell carcinomas，BCC），尤其是浅表型。刮匙刮除术还可用于临床诊断，但是如果获取的组织细碎且方向难以辨别，则很难进行病理诊断。剪除活检对评估带蒂皮损以及去除良性赘生物（如软纤维瘤、丝状疣）十分有效。

削刮活检通常能够获得由表皮、真皮乳头，有时还有网状真皮（特别是隆起性病变皮损）组成的标本。此技术广泛应用于需要组织学确认是良性的丘疹性皮损（如给患者带来困扰的复合痣或皮内痣，以及鼻部纤维性丘疹），该技术有助于恢复外观。此外，削刮活检对于浅表皮肤癌的诊断也十分有用，如结节型和浅表型BCC、原位鳞状细胞癌（squamous cell carcinoma，SCC）和恶性雀斑样痣。

有些学者将削刮活检与**碟形切除**区分开来，原因是后者通过调整刀片的角度可以获得更深层的组织。后者经常用于非典型色素痣，以鉴别表浅黑色素瘤[1]。碟形切除的优点是可以进行整个皮损组织的病理检查，提高诊断准确率，特别当皮损面积较大时（与局部环

表146.1 活检部位选择

皮损／疾病	合适的活检部位
肿瘤	皮损最厚的部位，避免坏死组织
水疱	皮损边缘，包括周围皮肤（见图29.12）
溃疡／坏死皮损	溃疡或坏死的边缘加邻近正常皮肤
泛发性多形性皮损	最近出现的典型皮损（± 充分发展的皮损多点活检）
小血管血管炎	最近出现的典型皮损

表 146.2	活检技术的选择			
方法	**适应证**	**获得标本的类型**	**麻醉技术（见图 146.1）**	**闭合**
刮匙刮除术	• 累及表皮的病变（如 SK、AK、疣） • 在根治性治疗前证实 BCC 的临床诊断	表皮层或表皮与真皮的碎片	皮丘	二期
剪除活检	• 带蒂皮损	与表皮连接处以上的组织	无或皮丘	二期
削刮活检	• 皮损累及表皮 ± 浅层真皮 • 隆起性皮损	表皮及真皮乳头层，偶可及真皮网状层（隆起性皮损）	皮丘	二期
碟形活检	• 累及表皮和真皮的病变 • 非典型色素痣和表浅黑色素瘤 • 肥厚型 AK 与微小侵袭性 SCC	同削刮活检相同，但标本较厚（如包含网状真皮）	皮丘或深部浸润麻醉	二期
环钻活检	• 累及真皮的病变（如肿瘤、炎症） • 萎缩凹陷性病变	表皮、真皮，有时可及皮下脂肪	皮丘或深部浸润麻醉	一期，简单缝合
切取活检	• 侵犯皮下脂肪或筋膜（如肿瘤或炎症） • 较大的肿瘤 • 真皮结缔组织的轻微病变	表皮、真皮和皮下脂肪，如果需要也可深至筋膜	深部浸润麻醉	一期，分层闭合
切除活检	• 活检作为根治性治疗 • 临床高度怀疑皮肤恶性肿瘤（如侵袭性恶性黑色素瘤）	表皮、真皮和皮下脂肪，如果需要也可深至筋膜	深部浸润麻醉	一期，分层闭合

SK，脂溢性角化病；AK，光线性角化病；BCC，基底细胞癌；SCC，鳞状细胞癌

钻活检相比）。碟形切除同样用于轻度侵袭性 SCC 或角化棘皮瘤的活检，并可以鉴别前者与肥厚型 AK。

环钻活检的标本形状可以是圆柱形或锥形，标本中含有表皮、真皮，有时含有皮下脂肪。组织标本的体积大小与所用环钻有关。一般来说，环钻的直径为 2～6 mm，直径越大，钻取到皮下脂肪的可能性越大。应了解正确诊断所需要的真皮厚度和皮下组织量。环钻活检特别适用于真皮内病变的检查，例如肿瘤、炎症（见表 146.2）。对肿瘤活检时，取材应尽量包括皮损的主体部分，因此对于大体积的肿瘤，需多点活检。

切取活检是从皮损组织的中间或边缘切除一块楔形组织（见位置选择部分），此方法是获取深层皮下脂肪或筋膜行病理检查的最好选择。该方法能获得较多组织，因此可用于较大体积肿瘤的取材。切除活检是切除整个皮损，包括皮肤、真皮以及皮下脂肪。因此对拟诊侵袭性皮肤黑色素瘤的病变，通常选择切除活检。

标本处理

根据病理方法和类型不同，将标本运往实验室的方式也不同。大多数标本放置在甲醛（福尔马林）液中，但有时需要特殊的固定液（表 146.3）。新鲜组织取出后应放置在盐水纱布上，迅速送往化验室或包在冰中（暂存），实验室离活检室的距离不能太远，并且应具备立刻进行样品检验的能力。处理小或薄的活检

标本时，重要的是确认其全部浸泡在福尔马林液中而没有黏附在容器或盖子的上部，以防止标本干燥。

应建立一套临床医生操作的标准流程方案，确保能够追踪标本和检查情况，并将检查结果正确反馈给相应的患者。完成取样后，应立刻放入事先标记了患者姓名以及其他身份识别信息的容器中。如果需对同一患者进行多点取样，则应事先按字母顺序标记每个容器及活检部位，避免混淆。标本登记本（表 146.4）

表 146.3	标本制备		
预行的实验室检查	**载体**		**注解**
常规镜检 免疫组化 PCR 测定	10% 中性缓冲的福尔马林液		立即开始固定过程
直接免疫荧光检查	Michel 溶液或新鲜组织 *		取决于实验室需要与能力
流式细胞学	新鲜组织 *		淋巴瘤皮肤
细菌、分枝杆菌或真菌培养	新鲜组织 * 或在适合微生物的无菌培养液／转运介质中切碎（通常由实验室完成）		
病毒培养	病毒运输培养基（如 M4RT®）		
电镜检查	戊二醛		

* 就近设置实验室，标本必须放在盐水纱布上，但在培养微生物时，必须避免使用含抑菌成分的盐水溶液。
PCR，聚合酶链反应

可以确保患者收到结果通知书以及后续处理。

患者准备工作

向患者简要说明活检的原因、活检部位和所使用的活检技术。知情同意应包括存在的主要风险，包括出血、不适感、感染及瘢痕（见第 151 章）。出血可通过伤口部位加压来控制，有时可能需要更积极的止血方法。不适感往往很轻，但有些部位，如前额、手指和足部可能会有搏动感。

皮肤活检很少发生感染。若活检区域已有感染，或者为黏膜部位，术前可以先用消毒剂处理局部，即可认为是清洁手术。对于非黏膜、非感染部位的清洁手术，不推荐术前预防性应用抗生素，即使有人工瓣膜或人工关节的患者也不建议使用（感染风险高的部位可能例外，例如，关节置入术后的 2 年内患者的腹股沟部位）[2-4]。总体目标是减少抗生素耐药菌的出现，一项研究指出，术前预防性使用抗生素可增加鼻部耐甲氧西林金黄色葡萄球菌定植[5]。表 151.2 和表 151.3 对预防性使用抗生素的指南以及口腔和非口腔部位的治疗方案进行了综述。预防性抗生素应在术前 2 h 内使用。对于术后 6 h 是否需要再次应用抗生素以及在哪种情况下还需要继续应用 48 ～ 72 h，目前仍存在争议[6]。经过 5 天的莫匹罗星（每日 2 次）鼻内用药预处理，同时应用氯己定皂（每天，避开眼睛和耳朵）进行全身清洗后，鼻腔定植的金黄色葡萄球菌较少引发术后感染[7]。

多数患者都很关注术后是否会留下明显瘢痕，这主要决定于活检的方法以及部位。一般可以消除患者的疑虑，因为小面积的活检基本上不会留下明显的永久性瘢痕。

许多患者会担心局部麻醉时的针刺及手术疼痛。有序的、安静的手术环境，镇定和自信的医疗团队，很容易获得患者的配合。在术前充分告知的基础上，让患者采取舒适的仰卧位，通常可以让他们毫无困难地耐受手术。

活检部位的准备工作以及麻醉

如果制订了规范的临床流程，活检部位的准备工作可以高效完成（表 146.5）。首先在手术部位作标记并拍照[8-9]，清洁皮肤（表 146.6）[10]，铺无菌巾，然后进行局部麻醉。局部麻醉适用于所有的皮肤活检，详见第 143 章。

局部麻醉剂注入皮肤深层后（例如皮下脂肪层，图 146.1A），需 5 ～ 10 min 让麻醉效果延伸到皮肤表面。轻轻按摩麻醉注射处能促进局部麻醉药在皮下扩散，以获得良好的麻醉效果。麻醉剂注入皮肤浅层形成皮丘即刻起效，但注射时更为疼痛（图 146.1B）。环钻活检和削刮活检只需要微小剂量的麻醉，因此常使用注射时间短暂、部位表浅的麻醉方法。另外形成皮丘可使皮损高于周围皮肤，利于削刮活检。值得注意的是，注射肾上腺素后 15 min 才能达到最强的血管收缩作用减少出血[11]，因此即刻活检手术使用不含肾上腺素的利多卡因就足够了。如果不考虑其他因素，活检范围与局部麻醉范围一致非常重要，如对削刮活检而言，形成皮丘即可产生麻醉效果，但楔形切取活检则需要将麻醉范围延伸至皮下脂肪层。

止血

所有活组织检查均需注意创面的止血（表 146.7，

表 146.4 活检标本记录日志。样品运送可通过快递服务完成			
日期	2/21/17	2/21/17	2/22/17
患者姓名首字母与生日 / 患者全名	TMF 4/4/87	John Doe	James Brown
解剖部位	右颊部	右臀部	左头皮
运送标本（＋／－姓名首字母）	√	√	√
病理诊断	BCC	反应性变化	毛根鞘囊肿
告知患者 / 可能的后续诊疗计划	已通知 2/28/17/ 手术 SO*	通过 EMR 告知**	信件告知**

*SO，手术医生姓名缩写。
**创建电子病历后患者可以在个人在线平台上查询，也可使用信件（对于无个人在线平台的患者）。
BCC，基底细胞癌；EMR，电子病历

表 146.5 活检部位准备流程	
连续步骤	注释
用外科笔或墨水标记活检部位	局部麻醉可能会使活检部位模糊，尤其是那些因血管扩张产生的红斑或仅有轻微隆起的皮内肿物
患者暂时休息、确认部位	JCAHO 通用的患者安全性协议
拍照或记录标记物	多达 15% 的患者及 5% 的医生在操作之后会混淆标本部位[8]
必要时剪除毛发	剃除毛发会增加感染概率
清洁皮肤表面	消毒剂在表 146.6 中列出
铺单	纱布（小活检）或无菌巾
麻醉	局部注射局部麻醉药

JCAHO，美国医疗机构评审联合委员会

表 146.6 消毒剂分类		
种类	**优点**	**缺点**
聚维酮碘（Betadine®）	广谱抗微生物，包括真菌	刺激性和变应性接触性皮炎 残留颜色 可能与造影剂中的碘和药物中的碘化物发生交叉反应
氯己定（Hibiclens®）	广谱抗微生物 系统性吸收较局限 长期抑制细菌生长	眼部接触可引起角膜炎 如果进入中耳可引起耳蜗损伤 刺激性和变应性接触性皮炎，接触性荨麻疹 极少数情况下发生过敏反应
异丙醇	便宜 使蛋白质变性，包括细菌细胞壁在内 立即起效（但不是长期）	抗菌活性弱，在电灼时易燃 皮肤刺激 皮肤必须保持湿润 2 min 才能达到最佳效果
氯己定-异丙醇混合物 （ChloraPrep®）	混合物兼有短期和长期效果 有证据表明比聚维酮碘效果更好[10]	兼有单独使用任何一种药剂的缺点（见上文）
六氯酚（pHisoHex®）	对革兰氏阳性球菌有强效	对革兰氏阴性菌或真菌作用小 致畸 通过皮肤吸收 对婴儿有潜在神经毒性
肥皂和水	用于传统的术前刷手 手部消毒效果等同于酒精擦拭 能很好地抵抗艰难梭菌和诺如病毒	用于手术部位操作麻烦、凌乱 无长期抑菌作用
过氧化氢	好制备 便宜	没有显著杀菌功效 体外实验对角质形成细胞有细胞毒性

局部麻醉注射

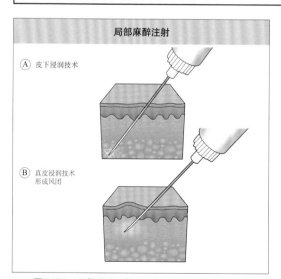

Ⓐ 皮下浸润技术

Ⓑ 真皮浸润技术
形成风团

图 146.1 局部麻醉注射。A. 深层注射。B. 浅表注射

表 146.7 止血方法	
方法	**注释**
压迫	• 适用于直径小而浅表的伤口 • 伤口叠放干燥海绵后紧绑上绷带
止血剂：六水合氯化铝（Drysol™，Xerac AC™）或亚硫酸铁（Monsel 溶液）*	• 压迫减少活动性出血 • 然后用棉签涂抹止血剂，压迫创面 30 s 至 2 min
可吸收止血海绵：Gelfoam®、Instat®、Oxycel®	• 压迫减少活动性出血 • 然后将海绵放入伤口，加压包扎 • 警告患者存在"异物"
电凝和烧灼	• 详见第 140 章
缝扎	• 对于伤口侧缘出血，缝合伤口即可获得满意的止血效果 • 大血管可能需要使用可吸收缝合线 8 字缝合（见图 146.2）
* 亚硫酸铁（Monsel 溶液）可能导致文身	

见表 151.5）。二期愈合的伤口可以使用止血剂和可吸收的止血海绵止血，但环钻活检部位通常直接闭合，缝合本身就能够很好地止血。切取活检或切除活检的伤口往往需要在闭合前进行电凝术止血（见第 140 章），直到创面无活动性出血。伤口侧面的真皮内出血可以通过缝合控制，不需要烧灼。有时还需要辨别出有活动性出血的大血管，用止血钳夹闭，使用可吸收缝线进行 8 字缝合来止血（图 146.2）。

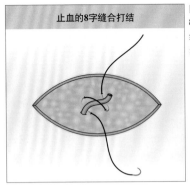

止血的8字缝合打结

图 146.2   止血的 8 字缝合打结。将缝线按 8 字缝合，然后打结

伤口闭合

活检伤口闭合分为一期愈合和二期愈合。二期愈合过程包括肉芽组织形成、表皮细胞迁移以及伤口收缩（见第 141 章）。上述步骤同时开始，从术后最初数日开始，一直持续到伤口完全再上皮化。此后，瘢痕逐渐成熟，颜色、质地、轮廓逐渐改善。表 146.8 概述了二期愈合的适应证、缺点和禁忌证。

缝合的伤口被认为是一期愈合，它同样也要经历肉芽组织的形成、表皮细胞迁移及伤口收缩的愈合过程，但由于伤口已经对合，过程显著缩短。在一期愈合中，成纤维细胞活性和胶原沉积扮演着十分重要的角色，其提供了足够的抗拉伸强度，使伤口保持闭合并慢慢愈合[12]。瘢痕随后慢慢成熟。顺利的一期愈合和二期愈合与恰当的伤口护理和敷料应用直接相关。

一期愈合时，伤口可通过简单的全层缝合或分层缝合来闭合。在分层缝合中，皮下缝合对应的是皮下

表 146.8   二期愈合——适应证、缺点和禁忌证
适应证
• 表浅伤口
• 与一期愈合联合应用（一期闭合伤口最深的部分）
• 凹陷部位（例如眼内眦、耳郭软骨、鼻翼褶皱、太阳穴）
• 黏膜部位（例如结膜、唇、生殖器）
• 感染、坏死或易感染的部位
• 由于体育锻炼或伤口过大导致张力过大的部位
• 患者喜好（简单、无缝线、正常活动）
缺点
• 有时延长愈合时间
• 瘢痕可能萎缩凹陷、成角或变为圆形（尤其在非萎缩凹陷部位）
禁忌证
• 相对禁忌证：累及肌肉或筋膜的伤口
• 绝对禁忌证：不缝合无法止血的部位

和真皮组织，使伤口边缘对齐，并形成外翻，同时通过闭合伤口边缘出血的血管来辅助止血。此外，皮下缝线还可缓解伤口张力。虽然皮下缝线可吸收，但是仍能完整保留于组织内 8～12 周，这段时间内瘢痕组织逐渐产生张力，可防止伤口裂开及瘢痕扩大。表皮缝合使表皮边缘对合并且边缘完全外翻。表皮缝合还可以矫正整个缝合中细微的对合偏差。总之，只有谨慎的缝合技术才能实现上述目标，改善瘢痕的功能和外观[13-14]。

打结是使缝线稳定的方法，通常采用器械打结（图 146.3）。第一个结是用非优势手拉住缝线长头，绕持针器一圈或两圈，然后用持针器钳夹缝线短头，牵拉使其穿过之前形成的线圈，将线圈垂直于伤口拉紧，

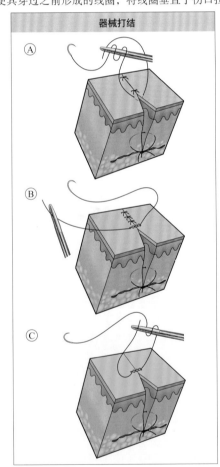

器械打结

Ⓐ

Ⓑ

Ⓒ

图 146.3   器械打结。A. 缝线绕持针器，然后用持针器夹住短头，并将其拉过线圈打第一个结。B. 缝线拉过伤口，使其平躺在伤口上。C. 于相反方向再在持针器上绕线，然后用持针器夹住短头，并将其拉过线圈，使结平铺于皮肤表面

平铺于伤口上。重复上述步骤，但这一次线圈绕持针器的方向相反，拉紧形成第 2 个结，至此方结就打好了。根据缝线记忆性和粗细（见第 144 章），一般需要 3 ~ 6 个结，以保证其牢固性。需要注意保证是平结，避免过度紧绷[15]。有时第二个结打得较松，以便在伤口发生肿胀时能够有所调整。

皮下缝线通常是合成的可吸收性物质，如多股编织羟乙酸乳酸聚酯（vicryl®）和单纤维聚二氧六环酮（PDS®）缝线。间断包埋皮下缝合（图 146.4A）用于真皮和脂肪的缝合，结为反向结（埋藏）。缝合时针从伤口深面插入（不是侧壁），向上穿过真皮，跨过伤口以后，进入对面真皮同层并从伤口深面穿出，打结并剪线。松开后，缝线结位于伤口深部，减少了组织对缝线的反应及缝线外排的情况。足够的真皮包埋缝合可以消除张力，使深部组织完全闭合。为了便于伤口边缘外翻，该基本缝合方法得到改良，于是产生了包埋垂直褥式缝合[16]。实施这种缝合方法时缝线从真皮浅层距离皮肤表面最近的地方入针，往伤口边缘

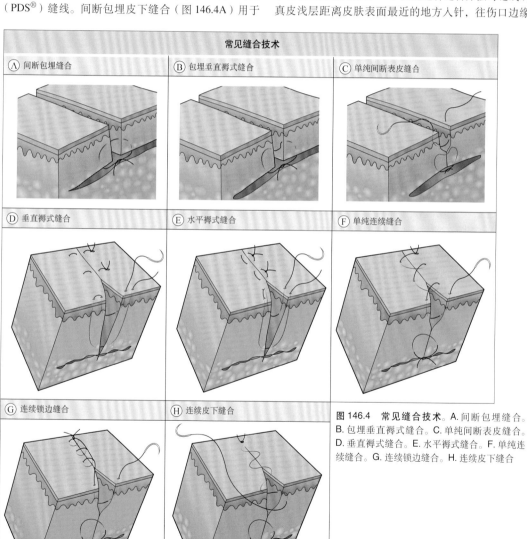

常见缝合技术

Ⓐ 间断包埋缝合　　Ⓑ 包埋垂直褥式缝合　　Ⓒ 单纯间断表皮缝合

Ⓓ 垂直褥式缝合　　Ⓔ 水平褥式缝合　　Ⓕ 单纯连续缝合

Ⓖ 连续锁边缝合　　Ⓗ 连续皮下缝合

图 146.4　常见缝合技术。A. 间断包埋缝合。B. 包埋垂直褥式缝合。C. 单纯间断表皮缝合。D. 垂直褥式缝合。E. 水平褥式缝合。F. 单纯连续缝合。G. 连续锁边缝合。H. 连续皮下缝合

外侧刺入 3 ～ 4 mm，然后从伤口真皮深层穿出（图146.4B），缝线所在真皮浅层部位的上方可能会有很轻微的萎缩凹陷。

有时使用**真皮连续缝合**来关闭深层组织。该缝合方法的开始与真皮间断包埋缝合类似，但是在打结后，仅剪断线的短头。缝针拉着缝线穿过一侧的皮下脂肪和真皮，然后再穿过另一侧，相似步骤一直持续，直至缝合伤口全长。每一步均要拉紧缝线，以吻合伤口边缘。在伤口末端，将线的另一端与最后一圈打结。这种缝合仅用于伤口几乎没有张力的情况，因为缝线任何一处断裂都会使整个伤口的缝线松开，导致伤口裂开或瘢痕扩大。

单丝尼龙（Ethilon®）或聚丙烯（Prolene®）通常用于表皮缝合。**单纯间断表皮缝合**是缝针穿过表皮进入浅层真皮，保持深度在皮下缝合水平以上，穿过伤口，然后在伤口另一侧进入真皮，再从表皮穿出（图146.4C）。入针距伤口边缘近且刺入伤口较深部分可以防止表皮内卷。利用针的曲度产生的缝合轨迹同样有利于外翻。如果伤口没有进行内缝合，表皮缝合就要包括伤口全层（如环钻活检后闭合伤口）。

当皮肤很厚难以外翻，并且需要一次性完成深层和浅层缝合时，就需要使用**垂直褥式缝合**方法（图146.4D）。此缝合方法有 4 个进针点，从离切缘 5 ～ 8 mm 处的表皮刺入，缝针从伤口深处穿出，再穿入伤口对侧同样深度的位置，然后从对侧切缘穿出并保证与前一针距离切缘对称，针逆转进入同侧切缘表皮，穿过浅层真皮，再穿过伤口进入对侧真皮浅层，最后从近伤口边缘处出针、打结。打结处固定在伤口的一侧，而不是在切口上。

水平褥式缝合可用于皮肤较薄的位置，例如颈部或手背，该方法也需要 4 个进针点。前两个进针点与垂直褥式缝合相同（图146.4E），但更靠近切缘（即 3 ～ 5 mm）。针反转后在距离出口点 3 ～ 4 mm 处第三次刺入表皮，进针点在伤口同侧并切缘等距。然后再次从伤口深部穿过伤口，从对侧缘相同的深度穿过，距第一个进针点 3 ～ 4 mm 的地方出皮肤，并保证每针与切缘等距。线结也位于伤口的一侧，而不是在切口上。

由于垂直与水平褥式缝合的缝合线必须在 1 ～ 2 周内移除（取决于部位），其不适合单独用作张力性伤口的缝合方法。此种缝合方法还有一个改良方法，即将连续缝合与垂直褥式缝合方法相结合，能够很好地外翻伤口并节省手术时间[17]。

完成皮下缝合后，可以对伤口两侧行**单纯连续表皮缝合**。其穿过表皮和真皮的方式与单纯间断表皮缝合相似（图146.4F）。另外，下一针可以在前一针形成的环下通过，从而产生**锁边针迹**（图146.4G）。这种缝合有助于止血，即使缝合线在伤口张力下断裂，也不会完全裂开。此外，该缝合方法可用于真皮上层，称为**连续皮下缝合**（图146.4H）。缝合方法是针线穿过与皮肤表面平行的真皮上层进行缝合，缝合完毕需打两个结，分别位于伤口的两端，这两个结是缝线唯一的可见部分。连续缝合的方法通常可以节省时间，但可能会使切线错位更加明显[18]。在一些情况下，由于伤口张力、未充分地游离及皮下或表皮缝合不良，这种方法不可避免会遗留缝合痕迹。

穿过表皮的不可吸收性缝线最后需拆除，如果不及时拆除，会引起组织炎症，并影响伤口的功能恢复和美容效果。拆线时使用尖细剪刀或者 11 号刀片在线结附近剪断缝线，然后将线结向切口线对侧方向拉出，以防止伤口被拉开。一般面部缝线 5 ～ 7 天后拆除，其余部位于 10 ～ 14 天后拆除。如果有皮下缝合，表皮缝线可以早些拆线。有时用可吸收缝线缝合表层，特别是在单纯连续缝合时无需拆线。有时候使用无菌胶带（如 Steri-Strips™）或皮肤黏合剂（Dermabond®）替代表皮缝合，虽然无需拆线，但不能使伤口外翻，也无法对抗伤口张力。一项研究显示，与传统的表皮缝合相比，如果皮内缝合消除张力，表皮对合平整，胶带闭合在瘢痕整体美容方面与传统缝合效果相当[19]。另一项研究也指出，胶带结合皮内缝合与单纯皮内缝合进行比较，其美容效果无差别[20]。在缝线移除后使用胶带可以减少接下来几周的瘢痕增生[21]。表146.9 概述了伤口缝合的替代方案[22-25]。

适应证和禁忌证

当皮肤疾病的临床诊断尚不明确或者在使用一种治疗方法前需要明确疾病性质时，都可以进行活检。诊断炎症性疾病时，经常通过活检对多个有相似临床表现的疾病进行鉴别诊断。对于感染性疾病，活检的目的是观察组织切片中致病微生物和（或）获得组织进行微生物培养。对可疑恶性的病变活检是为了制订恰当的肿瘤治疗方案。有时为了进行代谢或基因研究，也会对正常皮肤进行活检[26-27]。现今甚至可以进行产前皮肤活检。

大多数患者进行活检都很安全，所以没有绝对的禁忌证。如果疾病能通过病理检查确诊，那么患者接受皮肤活检可以避免更具侵入性的操作。因药物（如

表 146.9 可替代缝合的伤口闭合方法	
胶带 （Steri-Strips™）	• 适用于完美对合的撕裂伤口或切缘张力很小的伤口 • 通常与液体黏合剂一起使用，例如 Mastisol® • 可以在皮下缝合后用于表皮闭合
皮钉 *	• 最高抗张强度 • 适用于张力性伤口
组织胶 [例如 2- 辛基氰基丙烯酸酯（Dermabond®）、纤维蛋白原（Tisseel™）、水凝胶（Duraseal™）]	• 可用于极小张力下的伤口表皮闭合 • 减少裂开方面不如真皮缝合有效 [24] • 副作用包括变应性接触性皮炎、用后烧灼感
激光熔接（Nd：YAG，CO₂，氩激光）	• 实验阶段，临床上不常使用
光化学熔接（玫瑰红加绿光）	• 实验阶段
* 还需要皮钉吻合器和移除器	

泼尼松、化疗、他克莫司）或者系统疾病（如 HIV 感染、淋巴瘤、白血病）而存在免疫抑制的患者也经常需要活检，因为潜在疾病与治疗的副作用（如感染、药物反应）之间有着复杂的相互作用。

身体任何部位的皮肤和黏膜均可进行活检。从诊断的角度看，手或面部新鲜皮损比上臂晚期非特异性皮损更能提供准确的信息。糖尿病患者可以从腿部取样活检，血管疾病患者的指端也可活检，但术后更需要注意护理。对有凝血障碍或血小板疾病的患者（潜在疾病或药物引起）进行活检，需选择可以进行压迫止血的部位，如四肢部位，术后可以使用弹性绷带压迫包扎止血。

在某些特定解剖部位，应注意避免损伤重要结构（见第 142 章和第 151 章）。颞神经位于眉毛与颞部发际线中间的皮肤浅层，就在很薄的真皮和皮下脂肪下方。副神经经过胸锁乳突肌的浅层后缘，位于乳突和该肌肉下附着点连线 1/3 距离处。这些神经损伤会导致运动功能障碍，所以这些部位的活检只能进行浅层操作。颞动脉和甲状腺动脉位置均较浅表，如果切断，会造成一时的止血困难，但是不会有长期的副作用。

有些皮损在活检前需要特别注意。如果出现明显搏动现象，表明可能涉及较大的动脉，在活检前需增加临床评估，以及应对术中出血的特殊安排。创伤后头部肿块或中线囊性皮损术前需要进行影像检查，以确定与颅内或脊柱内部是否相连 [28]。躯干上部或肩膀

处容易形成瘢痕疙瘩，故而切除良性病变（如表皮囊肿）之前必须仔细讨论，权衡利弊。另一方面，增生性瘢痕虽然比较常见，但随时间推移和（或）实施压迫以及注射糖皮质激素，通常可消退，故不妨碍活检的实施。

术前病史评估以及注意事项

虽然活检没有绝对禁忌证，但是临床医生需要在活检前知道并了解患者的病史和手术治疗史，从而制订恰当的手术计划以及预估术中可能出现的并发症。表 146.10 总结了需要术前讨论的内容。术前尤其应明确正在接受药物治疗或存在某些系统疾病导致血小板功能或凝血不正常的患者。但即使患者正在接受华法林、肝素、氯吡格雷、阿哌沙班、利伐沙班 [29] 或阿司匹林等药物治疗，只要谨慎选择活检部位并周密计划，以及制订好术后止血应对方案，即可开展活检手术。摄入酒精、口服维生素 E 以及非甾体抗炎药都可影响凝血时间，此外一些替代疗法，包括服用大蒜、银杏、生姜、人参、小白菊、鱼油以及绿茶 [30] 也可影响凝血时间（见表 133.3）。虽然妊娠期间进行活检也很安全 [31]，但对于过于担心活检会导致自然流产或者妊娠事故，并造成情绪波动的患者，应推后择期操作（如对皮内痣刮取活组织检查），待产后稳定再进行。然而疑诊恶性黑色素瘤或其他非典型色素病变的活检不建议推迟。只要能够配合，儿童也可在局部麻醉下安全地进行活检和切除。

技术方法

刮匙刮除术

先行局部麻醉形成皮丘（见图 146.1）。根据皮损

表 146.10 术前病史
过敏史
服药史，包括营养补充剂和非处方药物（见第 133 章）
既往对局部麻醉的反应
既往手术中止血困难
既往伤口愈合问题，包括感染、瘢痕疙瘩形成
起搏器或埋藏式心脏转复除颤器（ICD）
心脏瓣膜病或既往心脏瓣膜移植术
既往有关节置换的矫形手术
高血压
糖尿病
免疫抑制
活检部位的感染或血管疾病
妊娠可能

的面积大小和厚度，以执笔方式握住直径 3～5 mm 的刮匙，在皮损下（表皮病变）或皮损内（如拟诊 BCC）划动。以适度压力平缓移动刮匙（另一只手反向撑开皮损处皮肤），每次可刮取获得表皮薄层或者团状组织（图 146.5）。在未能完全去除的情况下，使用刮匙重复刮取以进一步获取组织碎片。此类活检采用二期愈合，通过使用止血剂、电干燥法、止血海绵及压迫法进行止血。一般表皮皮损活检术后瘢痕形成概率极小，而 BCC 的刮取活检是否遗留瘢痕可以不予考虑，因为 BCC 会因最终的治疗可能留下瘢痕。

剪除活检

带蒂病变可使用剪刀剪断（图 146.6）。于皮损蒂部下方的真皮浅层局部注射麻醉剂形成皮丘。对于蒂非常窄的肿物，此类活检能非常快速地完成而无需麻醉。活检使用的剪刀通常是精细虹膜剪或锋利的 Gradle 剪刀，在皮肤表面将皮损组织剪下。一般用齿镊夹住并取下组织。伤口二期愈合，使用止血剂、电干燥法、止血海绵或压迫法进行止血。此类活检术瘢痕很小，往往呈色素减退斑，可能很难觉察。

削刮活检和碟形活检

削刮活检是进行病理检查获取皮肤标本最常用的技术（图 146.7）。在皮损下方注射局部麻醉剂形成皮丘，使其隆起。使用装在刀柄上的 15 号刀片，几乎与

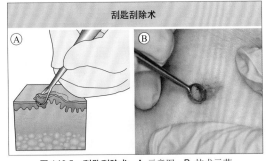

图 146.5 刮匙刮除术。A. 示意图。B. 技术示范

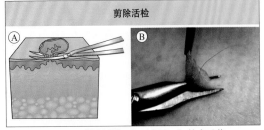

图 146.6 剪除活检。A. 示意图。B. 技术示范

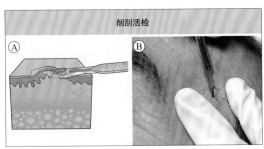

图 146.7 削刮活检。A. 示意图。B. 技术示范

皮肤表面平行，从皮损的基底部切下标本。有时不用刀柄，直接使用刀片。皮肤外科医生通常以执笔方式握住刀片或刀柄，以便于控制刀片的微小移动。最好持刀片在一端垂直地切透表皮，然后将刀片转成水平方向做平滑的拉锯运动，直至完全获取标本。使用半弧形单边剃须刀片也可获得令人满意的标本[32]。

削刮后最终形成一个浅表的碟形缺损和一片完整的组织，边缘应该是平滑的。活检过程中可使用镊子夹住待切除的标本，以对抗刀片移动产生的牵引力，并将切下的标本放置于合适的容器中。操作一定要轻柔，避免人工挤压破坏组织在显微镜下的形态。与平镊、无齿镊相比，齿镊对组织挤压最轻。标本应该包含表皮全层和真皮浅层。首次进行刮取活检时往往只取到角质层的碎片或表皮上部。后者尤其常见于角质层较厚（如掌跖）区域的活检，所以医生需要注意刀片的角度，以获取全层表皮及少量真皮浅层组织进行病理检查。认真观察伤口创面并检查切下的组织切片有助于提高医生活检术操作技能。

碟形活检操作时，活检的深度要更深一些，可以通过调整刀片的角度实现（图 146.8）。活检通常深至网状真皮中层，标本基底部可能带有少量真皮，甚至脂肪。削刮活检和碟形活检均选择二期愈合。同刮匙刮除术和剪除活检一样，刀片削刮活检后止血较为容易，使用止血剂、电干燥法、止血海绵和（或）压迫

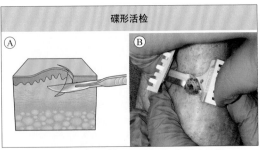

图 146.8 碟形活检。A. 示意图。B. 技术示范

法均可止血。随着反复实践和技术的熟练，并选择合适的皮损，术后成熟的瘢痕一般平坦或轻微萎缩凹陷，伴有轻度色素减退。

环钻活检术

环钻活检术适于真皮中下层病变或萎缩凹陷性皮损。如上所述，获得标本组织的体积因环钻直径大小不同而异。使用 2 mm 环钻取得的标本很小，有时不足以作出准确的诊断，但有一项研究显示，2 mm 环钻取得的标本（经一个皮肤病理医生诊断）与切除获得的标本相比（主要是 AK、BCC、SCC、炎症性皮肤病），84 例中有 79 例诊断正确[33]。大多数情况下，使用直径 3 ～ 4 mm 的环钻就足够了。有时为了尽可能获取皮下脂肪，会使用直径 6 mm 的环钻。总之，医生应明确知道正确诊断所需的真皮厚度和皮下脂肪量。

环钻活检通常使用一次性器械。也可以使用可重复利用的不锈钢器械，但每次手术后必须消毒灭菌，还要经常把环钻打磨锐利。环钻活检还需要准备齿镊、剪刀、针持以及缝合材料。局部麻醉通常把麻醉药注射于浅层或深层组织中。

通过以下技巧可以让正圆形环钻形成椭圆形切口，避免"狗耳"发生，最终将切口缝合成与该区域皮肤线平行的直线，获得最佳美容效果。操作时用一只手的示指和拇指垂直于松弛皮肤张力线绷紧皮肤（见图 142.6），同时将环钻刺入皮肤并顺着一个方向旋转（图 146.9），注意避免来回旋转，以防止表皮脱落。刺入环钻后旋转深入直至皮下组织层，其间可通过穿透真皮层的突破感来判断深度。在皮肤很薄的情况下（如外耳），用环钻切开表浅皮肤即可获得标本，通常用镊子（夹住标本边缘表浅部分）将标本轻轻夹出，有时还需用剪刀将标本从基底剪断，最后放入合适的容器中。在活检纤维性肿瘤或疾病时，可对活检部位周围的皮肤实施压迫，以使活检部位隆起。

环钻活检的伤口在止血后可以二期愈合，但是这样会留下萎缩凹陷性瘢痕，并且需要数周才能完全愈合。一般对这类伤口采用一期闭合，愈后瘢痕呈白色

或表现为色素减退，形状为线性或十字结构。躯干或四肢使用 4-0 尼龙或聚丙烯单丝缝线进行一两针单纯间断表皮缝合即可闭合伤口并止血，面颈部或手部使用 5-0 或 6-0 缝线进行单纯间断缝合可以使瘢痕最小化。一些医生会给不能返回拆线的患者使用快速可吸收性缝线。因为活检是为了得出诊断并制订治疗方案，所以应当让患者复诊，并与医生就活检病理的结果进行面对面的交流。面部活检后 5 ～ 7 天内拆线，躯干和四肢则于 10 ～ 14 天内拆线，一般在 7 日之内应发出活检病理报告。

表 146.11 强调了面部环钻活检的特殊注意事项。

切取活检

对于特征性病理改变位于真皮内或皮下组织中的较大皮损，常使用切取活检或楔形活检（图 146.10）。标本可以全部为皮损组织，也可以包含小部分临床上正常的皮肤，这样既能够比较受累和未受累的皮肤，又可以检查皮损边缘是否存在显微镜下才可见的早期病变。切取活检的目的是获得一块 3 ～ 4 mm 宽、尽可能深的楔形组织。为了保证在标本制备过程中准确定位，取下的标本必须是一块完整的组织；根据临床诊断的需要，有时需要做纵切片。楔形切口的长度不定，但是需要足够长，以避免伤口闭合时出现皮肤锥形隆起。

局部麻醉剂需要缓慢注射到皮肤深层。建议注射麻醉剂后等待 10 ～ 15 min，直至麻醉剂完全发挥作用，且此时肾上腺素血管收缩作用达到最大。用一只手或由助手帮忙绷紧皮肤，手持装有 15 号刀片的刀柄垂直于皮肤表面轻轻切开表皮，缓慢地划出楔形的一条长边，用同样办法划出第二条长边，然后以同样的方式持刀，沿着这两条长边用力切到达深处组织。重复操作，直至达到预期切开的深度，通常需要 1 或 2 次。切割时刀面与中心轴面呈一定角度的倾斜，使两边的切割面在组织深部汇合，完整地分离活检组织。用镊子夹出切下的组织，如果组织基底仍相连，用剪刀或刀片将其完全离断。

针对出血点电凝止血效果最好。较大动脉可能需

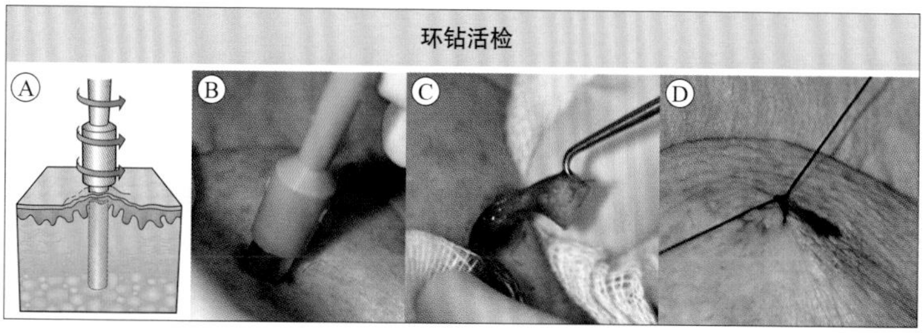

环钻活检

图 146.9 环钻活检。A.示意图。B.环钻旋入皮肤。C.用皮肤钩轻轻勾住标本周边表浅部位移除活检标本，避免挤压组织。D.单纯表皮缝合闭合活检伤口（Photographs, Courtesy, Luis Requena, MD.）

表 146.11	面部环钻活检的特殊注意事项

- 患者仰卧位，纱布覆盖眼部免受光照、缝合或器械无意中的损伤
- 使用 3 mm 环钻器械（如果可能），应用 4 mm 环钻活检缝合后可能产生直立皮锥
- 尽量选择不显著的部位（如果可能），例如在脸部阴影区、美容单元交界处或远离面部中心区域
- 麻醉时形成风团，保护下方组织
- 根据病理需要切除必要的深度，而不是一味地环钻到底
- 用缝线止血，应用单丝 5-0 或 6-0 尼龙或聚丙烯缝线进行单纯间断缝合
- 用敷料保护伤口并在 5 ~ 7 天时拆线

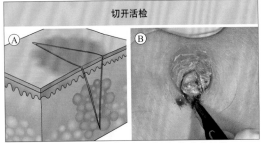

图 146.10　切开活检。A. 示意图。B. 技术示范

要用可吸收缝线结扎止血。切取活检常通过缝合来闭合伤口。有些情况下，如局部存在坏死或感染，虽然恢复过程缓慢且时间延长（见表 146.8），但最好选择二期愈合。皮下组织和真皮一般用 4-0 或 5-0 可吸收缝线进行深层间断缝合，线结内置（见图 146.4），然后用尼龙或者聚丙烯单丝缝线对表皮进行单纯间断缝合。活检部位不同，其表皮缝合线也不同。面部一般采用 6-0 缝线，其余部位用 4-0 或 5-0 缝线。

切除活检（全部切除）

切除术一直是皮肤外科手术的主要工作[34]，其目的是去除整个皮损组织进行组织病理检查，同时达到外科治愈。临床典型的 BCC 皮损、诊断困难但推测为良性的表皮下病变通常用此种活检和切除方式（表 146.12）。非典型色素性皮损如果高度怀疑为侵袭性黑色素瘤，应采用切除活检，因为其非典型程度和侵袭深度可能不一致。切除活检可以让病理学专家对整个皮损组织进行详细检查，减少取样错误的可能性。此外，先前活检诊断为皮肤恶性肿瘤的皮损，经常采用全部切除作为治疗方法；全部切除后的标本应该再次进行病理检查，以确诊并评估标本周围是否切净。一些手术医生会在样本边缘标记切痕或缝合线以帮助定位，虽然前面关于切取活检的基本概念中提到类似步

表 146.12	常见良性皮损切除
皮损	**说明**
表皮样囊肿	在周围组织中注入大量局部麻醉药，以便于切开；医生可以在麻醉剂产生的水肿与囊壁间区域工作[63] 对于开口于皮肤或在皮肤表面形成瘢痕的囊肿，要行梭形切除 梭形切除的刀口可以比囊肿造成畸形的区域小，但必须足以去除足够的多余组织，以便最后形成平的瘢痕
毛发囊肿	见表皮样囊肿，一般更早的剥离
脂肪瘤	通过触诊明确切除范围，并用外科标记笔标记 在脂肪瘤上方中央的皮肤上，行线状切开。肿瘤组织比周围正常皮下脂肪更加坚韧、致密
皮肤纤维瘤	应警告患者，瘢痕很可能比原发皮损更加明显，尤其是下肢皮损
色素痣	见正文

骤，但是全部切除更复杂。全部切除被认为是最后的根治性治疗，因此，全部切除术前要仔细考虑切净所需的边界范围，以及术后瘢痕对外观和功能的影响。

切除整个皮损时，边缘的判定取决于临床诊断。对于大多数良性皮损，切除包括肿物周围 1 ~ 2 mm 范围外观正常的皮肤组织就可将病变完全切除。为了完整去除病灶，临床上边界欠清楚的 BCC 和 SCC 通常切除其周围 4 ~ 5 mm 正常组织，但这并不绝对[35-36]。非典型痣切除范围为 3 ~ 4 mm，尽管完全切除病灶往往不需要外扩 4 mm，但该切除范围能使部分患者避免第二次手术，尤其对于显微镜下皮损边缘仍存在中重度不典型增生的色素痣，这是非典型色素痣切除的标准。原位黑色素瘤全切的边界为 5 mm，恶性雀斑样痣的切除范围可能更广。对于侵袭性恶性黑色素瘤，建议的切除范围取决于其 Breslow 深度，若深度 ≤ 1.0 mm，则切除肿瘤周边 1 cm（见第 113 章）。术前应计划好术后伤口缺损修复深度[37]。伤口基底如为皮下脂肪，则有利于伤口一期闭合。对于黑色素瘤，切除部分应该包括全层皮肤、皮下组织，因此伤口的基底为筋膜层。

虽然切除形状通常被认为是椭圆形，但实际为梭形（图 146.11）。伤口的最佳形状根据其所在位置轮廓、皮肤弹性和厚度的不同而不同[38]。切除角度从 30° 到 75° 不等[39]，为避免形成锥形隆起，梭形伤口的长度应是其宽度的 3 ~ 4 倍。梭形的中轴线是伤口的最终闭合线，同时也是表面瘢痕所在位置。成熟的瘢痕应呈一道细线，如果伤口在躯干上部或者肩部，则可能会有所扩宽。从美观角度看，将伤痕藏在皮肤

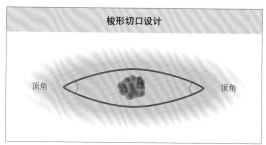

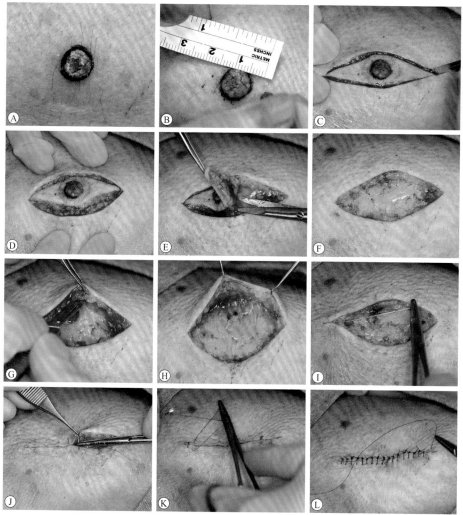

梭形切口设计

顶角　　　　　　　　　　　　顶角

图 146.11　梭形切口设计

主要褶皱内、皮肤张力线上、皱纹内或是不同美容单位的交界处可获得最佳的美容效果（见第 142 章）。皮肤下的肌肉运动可能会使线状伤口变形，但在手术前这是可以预见的，并且可以预定手术方案。对于有毛发的区域，缝合应该遵循毛发的正常生长模式。

全部切除术及其修复可分为一系列步骤（图146.12）。局部麻醉的最好办法是将麻醉剂注射到皮下组织中。注射麻醉剂前可用手术标记染料对计划切除的部位进行标记，然后在其周围环绕注射麻醉药，注

图 146.12　鳞状细胞癌的梭形切除。A 和 B. 标记病变和适合的切缘后，将该区域麻醉、消毒、铺巾。C. 固定皮损，使用 15 号刀片轻轻划开梭形切口设计的一侧表皮，然后是另一侧。D. 沿划痕继续切开至皮下组织的适当深度，标本像孤岛一样立在切口中央。E 和 F. 用剪刀或刀片离断标本底部。G 和 H. 然后用钝头剪刀或刀片游离伤口边缘。电干燥或电凝处理小的活动性出血。I 和 J. 用包埋缝合闭合皮下空隙。K 和 L. 单纯间断缝合对合表皮缘

射时针头朝外，以涵盖需要行皮下分离的区域。确认麻醉剂起效后，清洁表面皮肤并铺上无菌巾。用非优势手或由助手平稳固定切除处皮肤，然后开始切除手术。同切取活检一样，先用装在刀柄上的15号刀片沿两边标记线轻轻划开表皮浅层，形成梭形，然后持续牵拉皮肤，将刀片沿着划好的线用力完全切开皮肤，直至预计的基底。与取取活检不同的是，本操作过程中刀片始终与皮肤表面垂直，所以伤口切面与皮肤表面垂直，没有内角、不呈楔形。通过1次或2次切割将其彻底切开，避免伤口边缘参差不齐。伤口两个顶角与伤口中央的深度要一致。梭形切开至皮下脂肪或筋膜平面后，预切除的标本将像小岛一样立于其基底上，然后用剪刀或刀片将标本从基底分离并放入合适的容器中。切除后的伤口呈梭形，两侧面与皮肤表面垂直，基底平坦，由皮下脂肪或筋膜组成。采用电凝止血。

其后的步骤是重新构造外观和功能上均让人满意的愈合效果。为了使切缘组织能更好地移动闭合伤口，应在切缘处进行皮下游离，工具是剪刀或者手术刀。比较受欢迎的技术方法是使用圆边剪刀插入然后展开，在需要游离的平面上进行钝性分离。这种方法几乎不可能切割到动脉或神经，故而深受欢迎。使用同样的剪刀，以剪割的方法锐性分离形成平整的皮肤单位也

是安全的，而且效率更高[40]。很多时候两种技术一起使用，钝性分离的同时锐性离断组织间的纤维索条。还可以用刀片从伤口最底部水平划向周围组织进行游离。无论选择何种技术，皮下游离均需在可控范围内操作。切除过程中不断充分地止血有利于术野暴露。用触觉确定剪刀尖位置的方法也很实用。

为了用厚度匹配的皮肤填补缺损，即使深切至皮下脂肪层或筋膜层，分离的层面也几乎总是与伤口的深度一致。少数情况下，例如需要避开局部浅表动脉和神经，游离的层面会较伤口基底浅。使用弯剪并将其头向上有利于保持在合适的层面上进行游离。

游离的目的是协助切缘皮肤移动到缺损部位[41]，以减少伤口闭合的张力[42]，并保持伤口边缘适度外翻[43]，以及在伤口基底的上方形成一个广泛区域用于分散冗余组织。为达到这些目标，需要在整个伤口周缘游离组织，游离距离不应小于伤口直径。如果不进行皮下游离，将两侧伤口对缘直接拉向中间，伤口基底部会有冗余组织堆积。这些冗余组织的压力和体积可以对伤口产生压力，导致成熟的瘢痕扩展（图146.13）。皮下游离后冗余组织分散到较大区域的伤口创面中，利于形成一个水平的板样瘢痕，可分散瘢痕收缩力，促其稳定（见图147.2）。皮下游离必须包括梭形的顶角，这样在两边对合时有利于其旋转。皮下

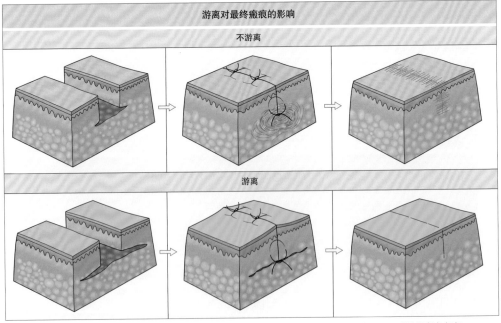

图 146.13 游离对最终瘢痕的影响。不游离，伤口会有张力，伤口边缘无法外翻。另一后果是瘢痕变宽

游离的宽度可以通过两种方法测试：用齿镊或皮肤拉钩拉起伤口的边缘将其对合，或者通过暂时性缝合来推测。暂时性缝合也可使组织被牵拉延展，有助于闭合。编织聚酯缝线（如 Ethibond® ）因柔软及不会切割组织而广泛用于暂时性缝合。如果在这些测试中伤口边缘仍不易闭合，则需要扩大游离范围。

进行足够的游离，且再次确认伤口没有活动性出血，就可以通过皮下和表皮缝合完成闭合。同切取活检一样，用 4-0 或 5-0 可吸收缝线深层间断缝合皮下和真皮层，线结内置包埋。如果伤口很深或张力很大，最好的办法是分两层进行皮内缝合（即复杂分层闭合）。表皮用更小直径的缝线单纯间断或连续缝合。全部切除中的梭形切除，最终缝合效果应是直线状或弯线状闭合，伤口边缘完全对合并外翻，且闭合线相对周围皮肤形成隆起。无张力外翻隆起的伤口最终愈合为扁平的线状瘢痕。

皮锥（"狗耳"）的修复

梭形切除后如果顶角处的冗余组织扭曲了皮肤的正常轮廓，就会产生皮锥[44]。这些皮锥也称为"狗耳"，根据形态可分为直立皮锥、水平皮锥、倒锥或凸锥。倒锥最难诊断，其外表是轻微萎缩凹陷而不突起。无论皮锥的特征是什么，如果不对其进行修复，冗余组织最终都会造成瘢痕扭曲变形。皮肤组织的移动也会在皮瓣闭合中形成皮锥。

皮锥主要由几何因素造成（图 146.14）。在闭合梭形切口（两边等长）时，如果切缘长度与切口宽度相比不够长，导致顶角过宽，皮肤旋转后无法保持皮肤表面平坦，就会出现皮锥。同样道理，线性闭合圆形、卵圆形或椭圆形切口常会产生直立皮锥。两边不等长的梭形切口闭合时也会出现皮锥，因为较长一边的冗余组织很明显。值得注意的是，如果在凸起的表面进行切除术，即使顶角很小，也可能出现直立皮锥，因为缝合时胶原束被拉在一起，像立杆一样，不会贴服在弯曲的表面上。

除几何因素外，顶角处伤口底部皮下组织过多也会导致伤口突起（与伤口中部相比）。如果顶角处皮下游离不充分，会使这些突起更加明显，通常称为"船型"或"假狗耳"形成。区分船型与真性直立皮锥很重要，因为修复前者要去除多余的皮下组织并进行适当的游离，与下面所描述的技术是不同的。

许多直立皮锥较小，可以通过等分原理进行缝合来修复（图 146.15）。即将伤口等分，两边的中点对位缝合，再对未闭合的一半进行等分、中点缝合，直到所有的组织都已经对合。对于不等边的梭形切口，此种修复直立皮锥的方式会形成弯曲的缝合线，其曲度与"狗耳"的大小呈正比。如果伤口位于前额这种缺少疏松组织的部位，无法游离和移动，那么缝合后的缝线仍可保持直线形，但缝合一侧会明显高起，另一侧则由于皮肤拉伸变薄而明显压低。

对直立皮锥进行简单的线形、曲线形或者成角切除虽会使瘢痕变长，但愈合后的轮廓令人满意（图 146.16）。第一步是皮下缝合闭合伤口中部，从中点往外继续皮下缝合，直到看见直立皮锥。由于伤口中部的开裂会影响"狗耳"的大小，需要进行表皮缝合。充分游离后，沿着预期缝合线切开直立皮锥的一边，直至伤口基底部，再次游离，直至多余组织可以在切口表面展开。此时，如果直立皮锥的一边已经充分切开且游离，则新顶角表面平坦。然后从伤口向新顶角处切开直立皮锥的另一边。切除的多余组织呈三角形，称为布罗（Burow）三角[45]。还有一种可选择的方法对想要缝合出直线的新手很有帮助，具体操作是将直

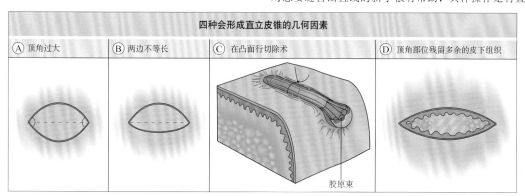

图 146.14　四种会形成直立皮锥的几何因素。A. 顶角过大。B. 两边不等长。C. 在凸面行切除术。D. 顶角部位残留多余的皮下组织

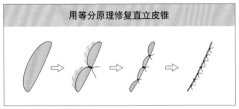

图146.15　用等分原理修复直立皮锥

立皮锥对分，然后将两边都沿着皮肤表面展开，切除两个三角形多余组织，最后用皮下缝合和表皮缝合闭合伤口。

M成形术修复"狗耳"可以缩短瘢痕的总长度（图146.17）。在一些部位，M成形术的瘢痕也可准确地与皮肤纹理吻合。此方法尤其适用于不平坦部位的伤口。第一步骤同上，也是先从中间缝合闭合伤口的中央并充分游离顶角，从冗余组织两侧基底切割"狗耳"至其远点，将多余组织展开呈M形。从中间点切割至两个新顶角，然后去除两片三角形组织。这两个三角形的面积与前面所示的单纯切除法切掉的三角形面积是相等的。如果M的中间点位置合适，则行标准缝合；如果还需要往前延伸以缝合伤口边缘并填补缺损，则行半包埋式水平褥式缝合（也称为尖端缝合或三角缝合）（见图146.17E）。三角缝合可能会因为张力过大出现尖端坏死，缝合时必须很小心。

"狗耳"还可以通过将其转移至远处进行修复。缝合完伤口中间部分后，垂直直切开"狗耳"至冗余组织的适当部位，在此处做三角形切除（图146.18）。为使组织移动时没有张力，需要进行广泛地游离。该法被称作Burow推进皮瓣（见第147章）。通常用于游离缘或美容及功能敏感区域的狗耳修复。

巧妙地闭合梭形切除时需要不断变换闭合轴，以使瘢痕与皮肤纹理更好地吻合。变换中轴产生的"狗耳"可以通过以上方法修复。

特殊情况

进行活检或基于活检的根治性治疗时，有时采用圆形切除（伴不规则或成角的切缘）。计划实施二期愈合[46]，或计划先切除肿瘤，然后于缝合过程中再修复"狗耳"时，可选用圆形切除。当一期闭合发生不良反应的风险较高时，二期愈合可能比较有利。胫前皮损切除，即使是较小的肿瘤，一期闭合也可因为伤口张力高，较其他部位更容易伤口裂开，发生感染或疼痛。这些并发症在皮肤游离不充分或没有减轻负重（包括使用拐杖）时更容易发生，多见于术后5～7天。

对于胫前的高张力伤口，还可以选择皮片移植，但是术后需要抬高腿部，绝对避免负重。另外，还可以应用荷包缝合全部或部分闭合伤口[47-48]。荷包缝合时，缝合线围绕圆形伤口边缘缝合，然后在缝合线末端施加力，使伤口达到最大收缩，最后打结固定。荷包缝合的优势是速度快，张力分散，并且减少了梭形切口闭合过程中因修剪"狗耳"不可避免的正常皮肤损伤。二期愈合的伤口完全再上皮化的时间与切面长径相关，因此，即使仅闭合30%，也可使愈合时间显著减少。如有需要，也可在这种小伤口位置再进行植皮。

当伤口进行二期愈合时，术后护理相对简单，只需要用敷料和绷带包扎伤口即可，患者也可以迅速恢复正常活动。然而与线性切口相比，二期愈合再上皮化需要更长的时间，该时间随伤口大小而不同，至少

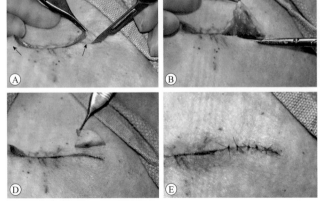

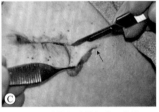

图146.16　直接切除修复直立皮锥。A. 闭合一个圆形缺损时两边形成的突起，即直立皮锥（箭头）。用剪刀或刀片将直立皮锥的一边切割至皮下组织层。B. 对整个直立皮锥区域下方的组织进行游离，游离平面与其他缺损一致。C. 把游离的直立皮锥在切口上方展开，箭头示顶端与皮肤表面平齐。用剪刀或刀片完全切除皮锥另一边。D. 切下来的多余组织为三角形，通常称为Burow三角。E. 行皮下和表皮缝合完成闭合

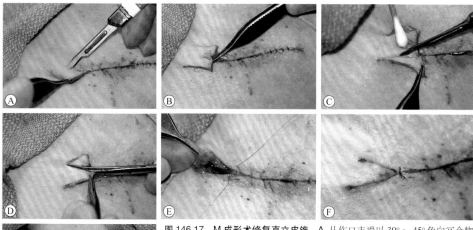

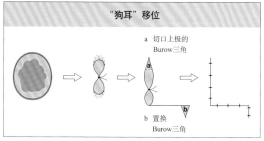

图 146.17 M 成形术修复直立皮锥。A. 从伤口末端以 30° ～ 45° 角向冗余物顶点切割，直立皮锥的两边至中点位置。B. 皮锥两边充分切割并进行皮下游离后，将多余的组织展平，可见 M 形。C. 切除该组织一侧的 Burow 三角。D. 同样切除对侧 Burow 三角，用 M 成形术修复直立皮锥。E. 用三角缝合将 M 的中间点拉到合适的位置。针从该位置的近端表皮刺入，经过真皮，跨过伤口，水平穿过 M 中间点的真皮，然后再次跨过伤口，进入对侧真皮后从表皮穿出。F. 三角缝合的线结跨过 M 成形点近端伤口。G. 完成缝合，伤口平整

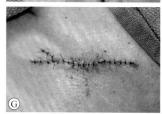

"狗耳" 移位

a 切口上极的
Burow 三角

b 置换
Burow 三角

图 146.18 "狗耳" 移位

需要 2 周，而下肢末端伤口甚至需要 2 个月以上的时间。患者还需要考虑瘢痕最终的状态，是萎缩凹陷性瘢痕、皮片移植后的圆形瘢痕，还是线性瘢痕。

躯干上部及肩膀处色素痣行圆形切除或碟形切除（边缘成一斜坡）后形成的瘢痕较梭形切除时更小、更美观。另外对某些部位，如耳部的肿瘤，使用圆形切除及二期愈合的方法较易处理。

行圆形切除，然后在闭合时修复 "狗耳"，使得手术医生可以集中精力关注手术范围是否合适，而无需同时考虑缝合的美观效果和功能恢复。一旦将肿瘤去除干净，并广泛游离了该区域后，即可设计线性缝合，使缝合后的伤口张力最小且与该部位皮肤纹理吻合 [49-50]。缝合时首先通过皮下和表皮缝合或者粗粗的暂时性单

纯间断缝合闭合伤口中间，然后修复 "狗耳"。由于肿瘤切除和皮下游离后充分考虑了美观效果和组织功能恢复，瘢痕愈合能够达到最理想的状态。

切除的形状也可以通过 S 成形 [51] 方法进行调整。这种方法在凸面上最有用，其虽然增加了瘢痕的总长度，但两个顶点之间的线性距离恒定。在单纯梭形切除中，张力主要集中在伤口中心部位，并沿垂直于伤口轴线的单一矢量方向分布。与之对应，S 成形重新定向并沿着伤口向多个方向分散了张力，使伤口中心的张力最小化，并且使伤口中心的张力垂直于伤口的主要张力方向。由于大部分张力从最凸起的部位转移，伤口中心萎缩凹陷或裂开的可能性降低。

术后护理

伤口的术后护理和包扎对于减少并发症风险和获得最佳美观效果及功能恢复起着重要作用。伤口护理需清除表面残渣物，促进再上皮化。适当的包扎可以支撑并固定伤口于闭合的位置，有助于清除多余的血液或组织渗液，对伤口产生适当的压迫止血效果，还能防止伤口干燥和避免外界细菌感染。

小而浅表的伤口在二期愈合过程中需要每日用温和的肥皂和水清洗伤口，涂抹凡士林 [52]，外层覆盖黏

着性敷料，如邦迪（Band-Aid®）（敷料中央无黏性）。有报道称，液体黏着性敷料也是有效的，对于较小的切割或擦破伤口，使用起来简单方便[53]。大而浅表的伤口二期愈合时可能需要使用针对该类伤口和部位的特别敷料，通常含有凡士林、Telfa®、纱布或者棉纱以及胶带，或其他黏着性材料。

缝合的伤口也需要多层敷料包扎。缝线周围皮肤表面使用液态黏着剂（如 Mastisol®），伤口边缘涂抹凡士林；再将无菌胶带，如 Steri-Strips™ 垂直贴于缝线上；最后一层覆盖卷状纱布或棉纱，用纸带、Scanpor® 胶带、Kind Doveal® 硅胶胶带或 Hy-Tape®（"粉色"胶带）进行包扎。弹性敷料（例如 Coban®）可以用于加压包扎，但如果是肢端全周包扎，则需定期松开，防止出现远端供血不足。

针对患者在家中所需的伤口护理，医生应进行口头及书面形式指导。大多数简单的伤口仅需每日用肥皂和清水清洗，然后重新包扎，直至拆线或者伤口再上皮化完成。患者应了解清洗伤口时去除所有痂屑和组织渣屑的必要性，患者可能更倾向于应用棉签或纱布。医生还应该清晰指导如何包扎伤口。如果使伤口暴露于空气中，伤口会变得干燥，从而延误上皮再生，并可能最终影响伤口的外观或瘢痕[54]。

许多患者喜欢使用能够简化伤口护理的敷料，这种敷料可以为伤口提供长达 1 周甚至更长时间的稳定保护，有助于伤口获得更佳的愈合效果，尤其是一期闭合的伤口。如前所述，这些敷料可由多层结构组成，要保持敷料干燥，以防覆盖区域的皮肤出现浸渍。躯干和四肢部位伤口可以使用由防水薄膜（如 Bioclusive®）包裹的聚氨酯泡沫敷料（如 Cutinova Hydro®），无需其他护理，不影响患者的正常运动和洗澡。

拆线并清洁伤口后，可继续使用液体状黏着剂及无菌胶带固定伤口 1 ~ 2 周。许多特制的敷料可用于复杂伤口（见第 145 章）。

并发症

活检术和切除手术短期并发症种类很少并且发生率很低（表 146.13）[55]。此外，手术创面越小，其并发症就越少，这也就解释了为什么削刮活检和剪除活检十分安全。从手术开始到术后患者回家都可能出血，但通常在 24 h 内发生。虽然许多患者服用阿司匹林、华法林或者其他影响凝血或血小板功能的药物，但手术过程中都可以完全止血，几乎没有出血不良事件[56]。

表 146.13	活检术和切除术的短期和长期并发症
短期并发症	
• 外用抗生素及（或）胶带和敷料的刺激性或过敏性反应	
• 出血	
• 伤口愈合不佳，伤口裂开	
• 疼痛	
• 感染	
• 瘙痒、感觉异常	
长期并发症	
• 萎缩凹陷性瘢痕（薄、萎缩凹陷、扩延）	
• 肥厚型瘢痕（红、肥厚型）	
• 瘢痕疙瘩	
• 正常结构的畸形（如睑外翻、鼻翼隆起、唇部缺口、耳轮萎缩凹陷）	
• 感觉减退，感觉缺失	
• 麻痹（如因面神经分支受伤所致）	

感染很少发生，多数情况下发生率不到 1%[57]。有些患者会对局部抗生素[58]、胶带或者敷料产生刺激性或过敏性反应。通常变更伤口护理办法即可缓解，一般无需局部使用糖皮质激素乳膏。外用新霉素及杆菌肽成分药物偶尔有接触性荨麻疹出现。下肢、淋巴水肿的四肢、间擦部位以及耳部活检后相对容易发生感染，一旦发生感染，可能需口服抗生素。

手术疼痛通常较轻。术后 3 ~ 5 天出现的疼痛大多数由感染引起，即使未出现红斑、触痛或者化脓。极罕见出现持续数月的感觉异常，多见于前额部位。一期闭合伤口可能会由于张力过大、血肿形成、愈合较差或感染而裂开，此时伤口应按照二期愈合进行处理，当炎症消除后，如果有需要，可再行重建术。

长期并发症（见表 146.13）主要是瘢痕造成的功能性或者外观性并发症[59]。如果缝合线下方没有足够的皮下组织，则可能产生萎缩凹陷性瘢痕。如果伤口跨越了主要肌群，肌肉间歇收缩会牵拉伤口，从而产生萎缩凹陷或增宽的瘢痕。认真谨慎进行充分的皮下游离、将伤口处表面张力最小化、采用多层皮下缝合能够减少并发症发生。

缝合部位愈合时间延长时瘢痕呈红色、肥厚状。这种肥厚性瘢痕会随时间消退。有时为了加快消退速度，医生通常建议按摩或在瘢痕处注射曲安奈德（10 ~ 40 mg/ml），也可使用硅酮敷料，但并不一定比非硅酮凝胶敷料更有效[60]。此外，瘢痕处表面较脆弱（由真皮-表皮连接力下降导致）、有瘙痒或者感觉异常，这些表现大多会随着时间消失。

真性瘢痕疙瘩是指瘢痕生长超出手术伤口范围，

表现为肥厚性的红色斑块或色素沉着性结节或斑块（见第 98 章）。此情况通常发生在先前有瘢痕疙瘩病史的易感患者。躯干上部和肩膀的手术最容易形成瘢痕疙瘩，而且很难治疗。

未来趋势

在可预见的将来，组织病理检查仍将是皮肤科诊断性检查的最重要手段。同样，切除术也会频繁使用，不仅为了诊断取材，还为了完整切除病变组织。希望在未来改进麻醉方式[61]，提高术后伤口护理技术，开发加速伤口愈合及减小瘢痕形成且经济的药物。激光共聚焦显微镜的发展很可能实现原位显微观察皮损组织结构和细胞特征，但仍无法代替标准的活检技术。

（刘子莲译　马川　王澍校　李航审）

参考文献

1. Heiken TJ, Hernandez-Irizarry R, Boll JM, Jones Coleman JE. Accuracy of diagnostic biopsy for cutaneous melanoma: implications for surgical oncologists. Int J Surg Oncol 2013;2013:196493.
2. Messingham MJ, Arpey CJ. Update on the use of antibiotics in cutaneous surgery. Dermatol Surg 2005;31:1068–78.
3. Wilson W, Taubert KA, Gewitz M, et al. Prevention of infective endocarditis: guidelines from the American Heart Association. Circulation 2007;116:1736–54.
4. Meyer GW, Artis AL. Antibiotic prophylaxis for orthopedic prostheses and GI procedures: report of a survey. Am J Gastroenterol 1997;92:989–91.
5. McMurray CL, Hardy KJ, Verlander NQ, Hawkey PM. Antibiotic surgical prophylaxis increases nasal carriage of antibiotic resistant staphylococci. J Med Microbiol 2015;64:1489–95.
6. Classen DC, Evans RS, Pestotnik SL, et al. The timing of prophylactic administration of antibiotics and the risk of surgical wound infection. N Engl J Med 1992;326:281–6.
7. Bode LGM, Kluytmans AJW, Wertheim HFL, et al. Preventing surgical-site infections in nasal carriers of Staphylococcus aureus. N Engl J Med 2010;362:9–17.
8. McGuinness JL, Goldstein G. The value of preoperative biopsy site photography for identifying cutaneous lesions. Dermatol Surg 2010;36:194–7.
9. Alam M, Lee A, Ibrahimi OA, et al. A multistep approach to improving biopsy site identification in dermatology: physician, staff and patient roles based on Delphi consensus. JAMA Dermatol 2014;150:550–8.
10. Darouiche RA, Wall MJ, Itani KMF, et al. Chlorhexidine-alcohol versus povidone-iodine for surgical site antisepsis. N Engl J Med 2010;362:18–26.
11. Lui S, Carpenter RL, Chiu AA, et al. Epinephrine prolongs duration of subcutaneous infiltration of local anesthesia in a dose related manner. Reg Anesth 1995;20:378–84.
12. Baum CL, Arpey CJ. Normal cutaneous wound healing: clinical correlation with cellular and molecular events. Dermatol Surg 2005;31:674–86.
13. Perry AW, McShane RH. Fine tuning of the skin edges in the closure of surgical wounds: controlling inversion and eversion with the path of the needle. J Dermatol Surg Oncol 1981;7:471–6.
14. Miller CJ, Antunes MB, Sobanko JF. Surgical technique for optimal outcomes: Part II. Repairing tissue: suturing. J Am Acad Dermatol 2015;72:389–402.
15. Annunziata CC, Drake DB, Woods JA, et al. Technical considerations in knot construction. J Emerg Med 1997;15:351–6.
16. Zitelli JA, Moy RL. Buried vertical mattress suture. J Dermatol Surg Oncol 1989;15:17–19.
17. Krunic AL, Weitzul S, Taylor RS. Running combined simple and vertical mattress suture: a rapid skin-everting suture. Dermatol Surg 2005;31:325–9.
18. Wong NL. Review of continuous sutures in dermatology surgery. J Dermatol Surg Oncol 1993;19:923–31.
19. Yang S, Ozog D. Comparison of traditional superficial cutaneous sutures versus adhesive strips in layered dermatologic closures on the back—a prospective, randomized, split-scar study. Dermatol Surg 2015;41:1257–63.
20. Custis T, Armstrong AW, King TH, et al. Effect of adhesive strips and dermal sutures vs dermal sutures only on wound closure: a randomized clinical trial. JAMA Dermatol 2015;151:862–7.
21. Hodges JM. Management of facial lacerations. South Med J 1976;69:1413–18.
22. Kamegaya Y, Farinelli WA, Vila Echague AV, et al. Evaluation of photochemical tissue bonding for closure of skin incisions and excisions. Lasers Surg Med 2005;37:264–70.
23. Biancari F, Tiozzo V. Staples versus sutures for closing leg wounds after vein graft harvesting for coronary artery bypass surgery. Cochrane Database Syst Rev 2010;(5):CD008057.
24. Coulthard P, Esposito M, Worthington HV, et al. Tissue adhesives for closure of surgical incisions. Cochrane Database Syst Rev 2010;(5):CD004287.
25. Dumville JC, Coulthard P, Worthington HV, et al. Tissue adhesives for closure of surgical incisions. Cochrane Database Syst Rev 2014;(11):CD004287.
26. Niyama T, Higuchi I, Sakoda S, et al. Diagnosis of dystrophinopathy by skin biopsy. Muscle Nerve 2002;25:398–401.
27. Prasa A, Kaye EM, Alroy J. Electron microscopic examination of skin biopsy as a cost-effective tool in the diagnosis of lysosomal storage diseases. J Child Neurol 1996;11:301–8.
28. Baldwin HE, Berck CM, Lynfield YL. Subcutaneous nodules of the scalp: preoperative management. J Am Acad Dermatol 1991;25:819–30.
29. Chang TW, Arpey CJ, Baum CL, et al. Complications with new oral anticoagulants dabigatran and rivaroxaban in cutaneous surgery. Dermatol Surg 2015;41:784–93.
30. Chang LK, Whitaker DC. The impact of herbal medicines on dermatologic surgery. Dermatol Surg 2001;27:759–63.
31. Richards KA, Stasko T. Dermatology surgery and the pregnant patient. Dermatol Surg 2002;28:248–56.
32. Harvey DT, Fenske NA. The razor blade biopsy technique. Dermatol Surg 1995;21:345–7.
33. Todd P, Garioch JJ, Humphreys S, et al. Evaluation of the 2-mm punch biopsy in dermatological diagnosis. Clin Exp Dermatol 1996;21:11–13.
34. Dunlavey E, Leshin B. The simple excision. Dermatol Clin 1998;16:49–64.
35. Wolf DJ, Zitelli JA. Surgical margins for basal cell carcinoma. Arch Dermatol 1987;123:340–4.
36. Brodland DG, Zitelli JA. Surgical margins for excision of primary cutaneous squamous cell carcinoma. J Am Acad Dermatol 1992;27:241–8.
37. Takenouchi T, Nomoto S, Ito M. Factors influencing the linear depth of invasion of primary basal cell carcinoma. Dermatol Surg 2001;27:393–6.
38. Chretien-Marquet B, Caillou V, Brasnu DN, et al. Description of cutaneous excision and suture using a mathematical model. Plast Reconstr Surg 1999;103:145–50.
39. Moody BR, McCarthy JE, Sengelmann RD. The apical angle: a mathematical analysis of the ellipse. Dermatol Surg 2001;27:61–3.
40. Boyer JD, Zitelli JA, Brodland DG. Undermining in cutaneous surgery. Dermatol Surg 2001;27:75–8.
41. Mackay DR, Saggers GC, Kotwal N, et al. Stretching skin: undermining is more important than intraoperative tissue expansion. Plast Reconstr Surg 1990;86:722–30.
42. McGuire MF. Studies of the excisional wound: I. Biomechanical effects of undermining and wound orientation on closing tension and work. Plast Reconstr Surg 1980;66:419–27.
43. Zitelli JA. Tips for a better ellipse. J Am Acad Dermatol 1990;22:101–3.
44. Gormley DE. The dog-ear: causes, prevention, and correction. J Dermatol Surg Oncol 1977;3:194–8.
45. Gormley DE. A brief analysis of the Burow's wedge/triangle principle. J Dermatol Surg Oncol 1985;11:121–3.
46. Zitelli JA. Wound healing by secondary intention. A cosmetic appraisal. J Am Acad Dermatol 1983;9:407–15.
47. Harrington AC, Montemarano A, Welch M, et al. Variations of the pursestring suture in skin cancer reconstruction. Dermatol Surg 1999;25:277–81.
48. Romiti R, Randle HW. Complete closure by purse-string suture. Dermatol Surg 2002;28:1070–2.
49. Davis TS. The circular excision. Ann Plast Surg 1980;4:21–5.
50. Spicer TE. Techniques of facial lesion excision and closure. J Dermatol Surg Oncol 1982;8:551–6.
51. Paolo B, Stefania R, Massimiliano C, et al. Modified S-plasty: an alternative to the elliptical excision to reduce the length of suture. Dermatol Surg 2003;29:394–8.
52. Czarnowicki T, Malajian D, Khattri S, et al. Petrolatum: barrier repair and antimicrobial responses underlying this "inert" moisturizer. J Allergy Clin Immunol 2016;137:1091–102.e1–7.
53. Eaglstein WH, Sullivan TP, Giordano PA, et al. A liquid adhesive bandage for the treatment of minor cuts and abrasions. Dermatol Surg 2002;28:263–7.
54. Eaglstein WH. Moist wound healing with occlusive dressings: a clinical focus. Dermatol Surg 2001;27:175–81.
55. Salasche SJ. Acute surgical complications: cause, prevention and treatment. J Am Acad Dermatol 1986;15:1163–85.
56. Otley C, Olbricht SM, Frank EW, et al. Risks of perioperative anticoagulation in dermatologic surgery. Arch Dermatol 1996;132:161–5.
57. Futoryan T, Grande D. Postoperative wound infection rates in dermatology surgery. Dermatol Surg 1995;21:509–14.
58. Gette MT, Marks JC, Maloney ME. Frequency of postoperative allergic contact dermatitis to topical antibiotics. Arch Dermatol 1992;128:365–7.
59. Hayes CM, Whitaker DC. Complications of cutaneous surgery. Adv Dermatol 1994;9:161–77.
60. De Oliveira GV, Nunes TA, Magna LA, et al. Silicone versus nonsilicone gel dressings: a controlled trial. Dermatol Surg 2001;27:721–6.
61. Greenbaum SS. Iontophoresis as a tool for anesthesia in dermatologic surgery: an overview. Dermatol Surg 2001;27:1027–30.
62. Nthumba PM, Stepita-Poenaru E, Poenaru D, et al. Cluster-randomized, crossover trial of the efficacy of plain soap and water versus alcohol-based rub for surgical hand preparation in a rural hospital in Kenya. Br J Surg 2010;97:1621–8.
63. Salasche SJ, Giancola JM. Trookman NS. Surgical pearl: hydroexpansion with local anesthesia. J Am Acad Dermatol 1995;33:510–12.

第147章　皮瓣

David G. Brodland

要点

- 不可能像按照食谱做饭那样实施皮瓣重建。
- STARTS记忆法列出了基本的重建方法：直接对边缝合（simple side-to-side closures），易位皮瓣（transposition flaps），推进皮瓣（advancement flaps），旋转皮瓣（rotation flaps），组织导入皮瓣（tissue importation flaps），皮肤移植术（skin grafts）。
- 理解皮瓣的动力学可以优化操作方案。
- 对于创面重建，能达到期望效果的最简单方法通常是最好的方法。
- 要想达到出色的效果，广泛的皮下分离、创缘皮肤外翻、无过度电凝的精确止血，以及精准的技术都很重要。

表 147.1　STARTS 记忆法
直接对边缝合
易位皮瓣
推进皮瓣
旋转皮瓣
组织导入皮瓣
皮肤移植术

引言

皮肤外科是皮肤病学重要的亚专业。在皮肤外科的建立过程中，皮肤重建扮演了重要的角色。皮肤科医生对重建技术的深入理解加上对皮肤专业的了解，可以让重建得到理想的美容和功能效果。医生对皮瓣组织动力学的深入理解同样重要，需要理解皮瓣的作用原理、能解决什么问题及其局限性。由于缺损、供区皮肤、患者和医生的特点不尽相同，食谱式照步骤行事的方法不适用于皮瓣重建。更好的做法是，能够形成一些基本概念，在此基础上个人能够建立自己的重建技巧和独特风格。

背景

处理创面时，能够按照修复的需要想到可选择的皮瓣非常有用。有经验的医生自然能够做到，缺乏经验的医生可以用STARTS记忆法帮助记忆（表147.1）。很多因素可能会影响对于修复缺损最合适皮瓣的选择，需要手术医生综合分析。创面特点、附近皮肤质地、受影响的解剖部位功能、美容学相关的考虑、缺损附近的解剖界线、患者的年龄和期望值，这些因素都会影响重建方法的选择。

功能美学是重建中最重要的目的，这意味着重建首先应该保持所有重要的功能，并且用美学的方式完成重建。并非所有美学重建都是功能性重建，但所有功能性重建都可以是美学重建。

皮瓣设计基本原理与缝合技术

要得到满意的手术效果，技术精度，包括缝合技术，可能是最重要的变量。第一个基本的步骤是准备好创缘和皮瓣边缘，为了使创缘和皮瓣边缘呈直角，切割的角度应与皮肤表面呈90°角。第二步，创面基底应该处于相同深度。无论用椭圆形边对边缝合，还是用其他更加复杂的皮瓣来修复，创面基底的轮廓将会持续存在并可能影响创面远期的外观。同样，皮瓣厚度应该一致。尽管皮瓣最优的解剖平面是在上中层和深层皮下组织之间，但是理想的皮瓣厚度不尽相同，必须根据具体情况决定。太薄的皮瓣可能会出现血管问题或者不自然的外观；相反，太厚的皮瓣会显得笨重，可移动性降低，缝合时较难操作，并且可能会损伤深层的神经血管结构和肌肉。毛发生长区的皮肤需要留意毛囊的层次。

广泛游离与缺损和供区缺损毗邻的皮下组织对于形成广泛的"板状瘢痕"很重要，这导致瘢痕收缩在更大范围内均匀分布，并分散了收缩的效果，使其不集中于皮瓣本身或皮瓣的切口线（图147.1）。游离应是均匀和完整的，包括组织张力低的区域，如椭圆形的尖端或皮瓣的轴点[1-2]。

其次，在助手的帮助下，仔细精确地止血，并完整显示所有受损皮肤，这一点至关重要。缝合伤口术后出血过多往往导致较差的结果。然而，应该强调的是，电凝止血引起的广泛组织损伤应该像术后出血一样避免，因为这同样会导致不必要的结果。充分准备的创面及皮瓣厚度均匀，边缘尖锐呈直角，组织边缘充分松解，止血彻底，这样就可以缝合了。

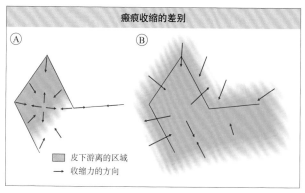

瘢痕收缩的差别

Ⓐ　　　　　　　Ⓑ

皮下游离的区域

→ 收缩力的方向

图 147.1　**瘢痕收缩的差别**。创面闭合前进行皮下游离和未皮下游离的差别。A. 创缘皮下没有充分游离，收缩力集中在创面皮瓣的边缘。B. 创缘皮下充分游离，收缩力分散，而不是集中在皮瓣边缘，发生活板门畸形（"针垫"）可能性小

如果皮瓣较大、较重或在相当大的张力下移动，充分游离的皮瓣仍可能导致软组织结构变形。为了避免软组织的扭曲或移位，可能需要皮瓣悬吊缝合。这些缝合被放置在皮瓣下方的固定或坚硬结构中。骨膜缝合线是一种常用的固定技术，是从骨膜穿过皮瓣的下表面进入真皮深处[3]。当该缝线被放置于皮瓣的下表面时，它应该与骨膜缝线所处的位置相对应。悬挂缝合可能需要一针以上，缝合方向应与皮瓣血供方向平行，以避免皮瓣血管受损。

无论是边对边缝合还是皮瓣，皮肤边缘的外翻（连同潜行分离）也是必不可少的（图 147.2）。与表皮缝合线相比，作者更喜欢使用皮下（"埋"）垂直褥式缝合线来实现外翻（见第 146 章）[4-5]，该方法可维持较长时间的作用。

皮瓣移动特点

根据皮肤的运动和重新排列机制来广泛描绘不同类型皮瓣的特征具有重要意义。通过了解每种皮瓣的动力学，更容易选择一种能够实现功能美学的皮瓣。

充分考虑缺损的独特特征、供区皮肤以及在皮瓣组织运动动力学背景下重建的功能和美学问题，可以合理选择闭合方式。皮瓣共性组成部分包括皮瓣本体、蒂或血管基底、原发和继发缺损，以及作为皮瓣动力学组成部分的原发和继发移动（表 147.2 和图 147.3）[6]。

大多数组织运动都会导致一定程度的紧张。这种张力产生的力矢量往往会使移动的皮肤回到原来的位置。因此，皮瓣的原发移动产生了一个原发张力矢量，而继发移动（在关闭供区缺损期间）产生了一个继发张力矢量。这些力以及这些力对邻近组织甚至皮瓣的血液供应的影响是选择皮瓣的重要因素。做得再完美的皮瓣，如果其张力矢量导致游离边缘扭曲（如嘴唇或眼睑），对患者或美学修复的目标就没有什么价值。因此，恰当的皮瓣移植所需的首要和最重要的技能是能够预测特定皮瓣所产生的张力的方向和大小，以及预测这种张力对邻近结构的影响。其次，正确使用张力缝合是有帮助的。

根据缝合后组织如何重新排列可以将皮瓣分为四大类（表 147.3）。第一类皮瓣，切除一个或两个

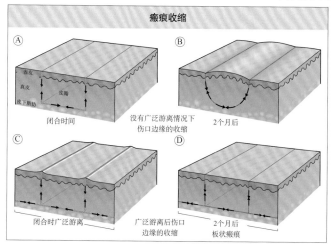

瘢痕收缩

Ⓐ
表皮
真皮　皮瓣
皮下脂肪
闭合时间

Ⓑ
没有广泛游离情况下伤口边缘的收缩
2个月后

Ⓒ
闭合时广泛游离
广泛游离后伤口边缘的收缩

Ⓓ
2个月后板状瘢痕

图 147.2　**瘢痕收缩**。A. 在没有外翻边缘和游离周围皮下组织的情况下缝合创口。B. 瘢痕收缩，引起瘢痕反转和皮瓣的活板门畸形。C. 在外翻边缘和充分游离周围皮下组织的情况下缝合创口。D. 瘢痕收缩和创面外翻的作用相互抵消，瘢痕的收缩力弥散在创面深部

表 147.2 皮瓣组成部分的定义

体	用于推进、移位、旋转、移植或引入原发缺损的皮肤
蒂	即皮瓣的血管基底，在术中和术后早期这些血管保持完整，为皮瓣提供血供并保证皮瓣的血管形成
原发缺损	拟用皮瓣修复的皮肤缺损区
继发缺损（供皮区缺损）	切取皮瓣后遗留的皮肤缺损区
原发皮瓣移动	指皮瓣体移动到缺损区
继发皮瓣移动	为关闭切取皮瓣后遗留的皮素缺损区所需的组织移动
原发张力矢量	力的方向倾向于抵消皮瓣体部移动造成的张力
继发张力矢量	力的方向由闭合供皮区缺损所形成

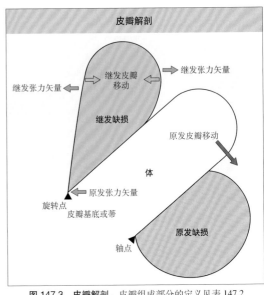

图 147.3　皮瓣解剖。皮瓣组成部分的定义见表 147.2

表 147.3 基于设计特点的皮瓣分类

皮瓣种类	皮瓣变种	别名	组织移动机制	优点	缺点
Burow 三角移位皮瓣	单切线推进皮瓣	Burow 皮瓣	• 组织推进：依赖于组织内在弹性 • 单切线推进皮瓣血供良好	• 通过移位 Burow 三角，闭合重要结构旁的缺损 • 单切线推进皮瓣血供良好	• 依赖皮瓣内的松弛程度 • 需要广泛的潜行剥离 • 双切线推进皮瓣血供受限
	双侧单切线推进皮瓣	A-T 皮瓣，O-T 皮瓣			
	双切线推进皮瓣	U 形皮瓣			
	双侧双切线推进皮瓣	H 形皮瓣			
	曲线切线推进皮瓣	旋转皮瓣，Karpandzic 皮瓣，Mustarde 皮瓣			
缺损再构形皮瓣	岛状带蒂皮瓣	风筝皮瓣 肌皮蒂皮瓣	• 组织推进：依赖蒂的内在弹性 • 组织移动引起缺损再构形	• 由于组织再构形，无需去除 Burow 三角，从而保存组织	• 皮下蒂血供受限 • 使用限于皮下组织松软有弹性的部位
组织再定向皮瓣	菱形易位皮瓣	Limberg 皮瓣，Dufourmentel 皮瓣，Webster 30° 皮瓣	• 邻近松弛组织再定向	• 有效地紧密闭合 • 在组织缺损方向上能获得更多组织	• 依赖缺损周围组织的松弛度 • 多方向切口，难以均置于 RSTL
	双叶易位皮瓣				
	鼻唇沟易位皮瓣	Melolabial 折叠皮瓣			
	扭转鼻唇沟皮瓣（矛状瓣）				
组织植入皮瓣	前额旁正中皮瓣	印度皮瓣	• 从远位移植组织	• 覆盖大面积缺损 • 可以为软骨移植物等无血管移植物提供血管	• 二期皮瓣 • 蒂部狭窄使血供受限
	鼻唇沟插入皮瓣	Melolabial 插入皮瓣			
	耳后带蒂皮瓣	大头针背皮瓣			
	Hughes 改良型皮瓣 Abbes 交叉唇瓣				

RSTL，松弛皮肤张力线

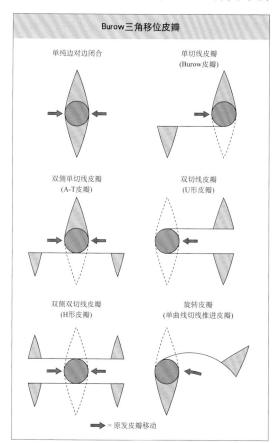

Burow 三角使伤口能够边对边缝合。第二类包括那些可重构缺损外形的皮瓣，而第三种包括可将邻近松弛组织重新定向移入缺损的皮瓣。最后一类皮瓣可以通过组织的植入来闭合缺损。

Burow 三角移位皮瓣

Burow 三角移位皮瓣可从离创面较远的地方移行到"方便"的位置，包括单切线推进皮瓣（Burow 皮瓣）、双侧单切线推进皮瓣（A-T 皮瓣）、双切线推进皮瓣（U 形皮瓣）、双侧双切线推进皮瓣（H 形皮瓣）和旋转皮瓣（如鼻背或 Rigor 皮瓣、Mustarde 皮瓣、耳轮推进皮瓣）（图 147.4）。这些皮瓣沿着与创面正交的直线或曲线切口置换 Burow 三角[8]。

这些皮瓣的主要特征是：①可以置换一个远位的 Burow 三角；②组织再定向受限；③移动依赖于皮肤的固有弹性。就像在僵硬、无弹性的皮肤上做简单的对边闭合会导致缝合紧张一样，Burow 三角移位皮瓣

同样如此，当周围的皮肤有弹性并且疏松时，无论用对边闭合还是 Burow 三角移位皮瓣，伤口边缘都可以在最小张力下闭合。因此，在皮肤紧张区域，这种皮瓣相对于对边缝合的唯一优点是，能够游离较大面积的皮下组织，从而使皮瓣从皮下组织的束缚作用中释放出来，以适度减少伤口缝合的张力。Burow 三角移位皮瓣主要用于以下情况：考虑到功能或美学，邻近创面的部位不便于切除 Burow 三角。例如，眼睛上方或下方的创面，为了避免从眉毛或眼睑上移除三角形，可以使用 Burow 三角移位皮瓣（图 147.5）。

缺损再构形皮瓣

岛状带蒂推进皮瓣的独特之处在于，它是一种组织推进方向位于皮肤垂直平面的皮瓣，相对于更加传统的推进或旋转皮瓣，其与皮肤的角度为 90°。在这种情况下，在皮瓣的轴点产生的组织冗余被埋在皮瓣前进边缘的皮下平面内（见下文）。从根本上说，岛状带蒂皮瓣将典型的圆形创面重新塑造成一个尖锐的、有角度的、几何形状的创面，这种创面很容易闭合，不会形成狗耳朵或引起周围结构的变形（图 147.6）。皮瓣的移动完全依赖于组成皮瓣的组织弹性。

组织再定向皮瓣

组织再定向皮瓣的特征是从创面邻近的供区提起皮瓣，将其跨过供区和创面之间的皮岛易位后重新定向。在皮瓣的底部有一个轴点（见图 147.3）。组织的运动依赖于相邻组织的松弛度。虽然皮瓣皮肤的固有弹性可能有助于手术的顺利进行，但如果供区没有足够的松弛，就无法进行易位。部分皮瓣属于这一类，包括菱形易位皮瓣、双叶易位皮瓣和鼻唇沟易位皮瓣（见表 147.3）。

回顾一下最基本的组织重定位皮瓣 Z 成形术，可以更好地理解这类皮瓣的组织重定位。Z 成形术将两个角状皮瓣互换，以互补的方式将其中一个皮瓣放置到另一个皮瓣形成的创面中（图 147.7）。这种组织的重新定位最终导致皮肤向 Z 成形术的中轴方向延长（图 147.8）。垂直于这条中轴的皮肤长度相应缩短。延长的量与皮瓣的角度成正比。换句话说，中轴方向组织增加的长度与皮瓣基部的宽度成正比。这是易位皮瓣的一种有效的组织重定向机制。仔细观察，Z 成形术可以在易位皮瓣的设计中找到（图 147.9）。因此，就像 Z 成形术一样，易位皮瓣的作用是通过组织的重新定位，用供区的松弛换取组织向皮肤缺损的方向延长。

理解这些重新定向的应用原则是很有帮助的，例如鼻尖的缺损（图 147.10），该区域的皮肤通常非常

图 147.4　Burow 三角移位皮瓣

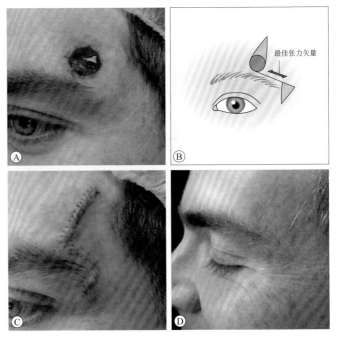

图 147.5　单切线推进皮瓣（Burow 皮瓣）。A. 伤口一直延伸到眉毛。B. 确定引起最小变形的张力矢量，并使切口与最佳张力矢量平行。两个 Burow 三角（移位和靠近缺损）都垂直于最佳张力矢量。C. 用一个单向推进皮瓣闭合，切线向眉外侧延伸，将 Burow 三角移位至颞部和眶外侧。D. 眉毛得以完整保留

最佳张力矢量

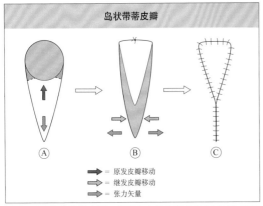

岛状带蒂皮瓣

➡ = 原发皮瓣移动
➡ = 继发皮瓣移动
➡ = 张力矢量

图 147.6　岛状带蒂皮瓣。将图 A 中的缺损（粉色区域）重构为 B 中的缺损（粉色区域）。B 中的继发缺损完全由锐角组成，容易一期缝合（C）。也见图 147.20

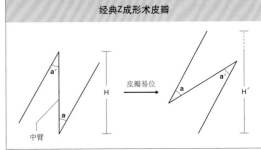

经典Z成形术皮瓣

皮瓣易位

中臂

图 147.7　经典 Z 成形术皮瓣。在 Z 成形术中，皮瓣易位后中轴线方向上（H 到 H'）定向延长的组织（虚线）

的固有弹性，这是避免鼻翼缘畸形的关键。

组织植入皮瓣

　　缺损较大或者周围组织松弛度不足时，可以从远位导入带血管蒂的皮肤来重建缺损（见表 147.3）[11]。组织植入皮瓣通常来自于距离较远的供区，组织足够松弛，最重要的是血供良好。这种血液供应可能基于特定的动脉（如基于滑车上动脉的前额旁正中皮瓣）或由丰富的随机血管供血（如耳后带蒂皮瓣）。

　　这些皮瓣是典型的两阶段植入皮瓣，血管从创面基底长入皮瓣需要的时间从 2～6 周不等，其中 3 周是最常报道的断蒂时间。在头颈部，组织植入皮瓣常

紧绷，垂直方向的简单对边缝合困难，而水平方向的简单闭合也不可行，因为会导致翼缘游离缘畸形。通常鼻背中部和鼻背侧壁足够松弛，可作为供区。双叶皮瓣双叶的移动使这种松弛得以利用[9]。组织再定位皮瓣的潜在机制是这类皮瓣中固有的 Z 成形术。Z 成形术在中轴方向获取组织，因此，在需要修复缺损的方向上组织的大量重定向和延长不会引起畸形。与 Burow 三角移位皮瓣相比，该皮瓣不依赖于皮瓣皮肤

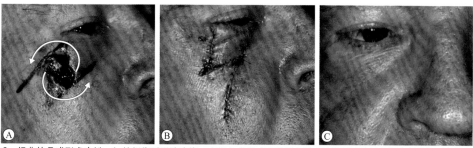

图 147.8　**经典的 Z 成形术皮瓣**。A. 缺损靠近眼睑边缘。本例 Z 成形术皮瓣的中轴由缺损以及为了方便皮瓣移位而在缺损上、下方切除的 Burow 三角（＊）组成。内侧皮瓣与外侧皮瓣易位（箭头）。B. 通过 Z 成形术，将创面上内侧和下外侧的皮瓣易位缝合，闭合创面。该方法延长了睑缘方向的组织长度，可预防睑外翻。C. 术后 4 个月随访未出现睑外翻

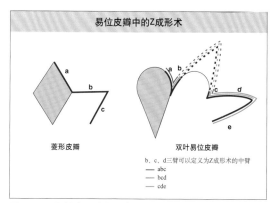

图 147.9　**易位皮瓣中的 Z 成形术**。Z 成形术在菱形和双叶易位皮瓣的设计中非常重要。注意，在菱形皮瓣中，Z 成形术的中轴是 b 线，是预期组织延长的方向。在双叶易位皮瓣的图中，序贯的 3 个 Z 成形术在需要的方向为缺损提供了组织

用于鼻、耳、眼睑和唇等部位的缺损修复。

也有经隧道的组织植入皮瓣一阶段完成，这类皮瓣远位的皮肤与皮下和肌肉蒂通过一个"隧道"到达缺损部位，位于隧道内的组织蒂为皮瓣提供血液供应。

下面将更详细地讨论如何恰当选择和使用这四类皮瓣。

技术详解

Burow 三角移位皮瓣
单切线推进皮瓣和旋转皮瓣

根据移位的 Burow 三角数量或延伸到易位三角形的切线结构，可将 Burow 三角移位皮瓣分为几种类型。（见图 147.4）。理想情况下，这些皮瓣的设计应在可能的情况下，将手术瘢痕置于美容亚单位边界和松弛的皮肤张力线内。因此，当缺损附近的美容亚单位边界为弧形，或者松弛的皮肤张力线是弯曲的，例如在脸颊部位（图 147.11），那么 Burow 三角移位皮瓣，即经典的旋转皮瓣可能是很好的选择[12]。而当美容亚单位的边界或松弛的皮肤张力线相对较直时，单切线推进皮瓣（single tangent advancement flaps，STAFs）或"Burow 推进皮瓣"可能是最佳选择。当解剖结构呈自然曲线时，可以采用新月形推进皮瓣（图 147.12）。

为了避开重要结构，需要切除 Burow 三角，一旦确定需要这样做，切口线就应该规划在最佳位置。无论是直线还是弧形切口，都应该延伸到选择切除的三

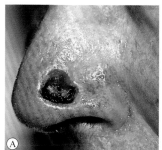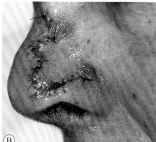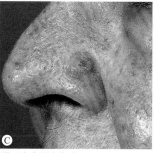

图 147.10　**双叶皮瓣**。A. 缺损位于鼻尖，靠近鼻翼游离缘。B. 双叶皮瓣重建，可能避免鼻翼边缘畸形。B. 长期随访结果

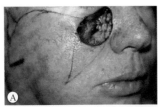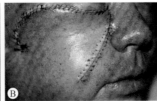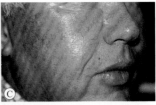

图 147.11　旋转皮瓣。A. 面颊内侧和下眼睑大面积缺损。B. 用旋转皮瓣（Mustarde 皮瓣）修复该缺损，沿着与松弛的皮肤张力线一致的曲线切线外侧移除上方的 Burow 三角。C. 术后效果，无眼睑畸形，切口线很好地隐藏于美容亚单位边界和松弛的皮肤张力线

图 147.12　新月形推进皮瓣。A. 鼻背侧壁右下方中等大小的缺损。在脸颊内侧设计一个新月形的 Burow 三角单切线推进皮瓣（Burow 皮瓣）。B. 新月形（b）与鼻翼皱褶的自然弯曲的解剖结构很好地吻合，并创造了一个"不等长的伤口边缘"，更加有利于皮肤向鼻子推进。C. 皮瓣缝合到位。值得注意的是，在小凹陷（箭头所指）处相当于鼻颊沟的位置做了骨膜缝合，以避免皮瓣隆起，并重建鼻颊沟。D. 术后 4 个月外观

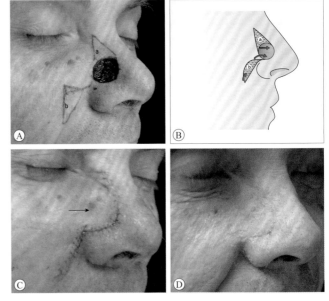

角形位移点。然后切除深度与皮瓣的厚度相称的三角形。在皮下潜行分离和止血后，第一针缝合闭合移除的 Burow 三角，第二针闭合另一个 Burow 三角。然后将皮瓣的剩余边缘均匀分布于创缘，完整缝合到创面。

双切线推进皮瓣

双切线推进皮瓣（double tangent advancement flaps，DTAFs）沿着平行的两条切线移除两个 Burow 三角（见

图 147.4）。因此，这些皮瓣是典型的半岛状结构，其血供位于双切线的远端。该皮瓣的操作与 STAF 非常相似，但是需要留意 DTAFs 的血供更加受限（图 147.13）。DTAFs 孤立的血供决定了需控制其长度在宽度的 3～4 倍以内。和其他推进皮瓣一样，第一个闭合点位于需要移除的 Burow 三角的位置，然后沿受区组织边缘的均匀分布推进皮瓣并缝合，完成操作[8]。

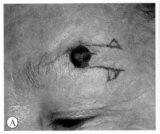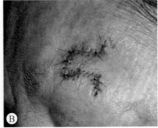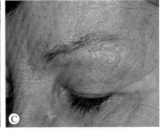

图 147.13　双切线推进皮瓣。A. 皮损及术前设计，计划将包括残留眉毛的皮肤从外侧推进到缺损处。B. 缝合皮瓣，重新调整眉毛位置。C. 术后 6 个月，眉部得以重建。该技术用来重建和保持患者眉毛的连续性

部位特异性 Burow 三角移位皮瓣的衍生皮瓣

耳轮推进皮瓣

耳轮推进皮瓣常被当作一种独特类型的皮瓣来讨论，其实该皮瓣只是 Burow 三角移位皮瓣的变体。耳轮皮瓣独具特征，其自由边缘可在几乎所有方向大幅度扭曲，并且对邻近组织松弛度的缓冲作用有限[13-14]。耳轮推进皮瓣的常见变体与 DTAF 相似，即沿着耳轮前缘和后耳轮从耳轮缺损处切出平行切线。另一种变体是 STAF 的一种，沿着前耳轮边缘做一个单一切口，而不移位的 Burow 三角直接从缺损后方切除到后耳。DTAF 变体和 STAF 变体都可以是单个皮瓣（来源于缺损的上方或下方）或两个皮瓣（来源于缺损的上方和下方）。与所有 Burow 三角移位皮瓣一样，耳轮推进皮瓣将 Burow 三角置换到了更方便的部位。大多数皮瓣的供体皮肤来源于下方，上耳轮的供区皮肤储备通常较少，但是在使用双瓣修复大的中耳轮缺损以及修复上耳轮缺损时非常有用[15]。

耳轮推进皮瓣常用于修复不涉及软骨的耳轮中部的中小型缺损（图 147.14）。虽然在耳部可以考虑用楔形缝合，但利用下耳轮和耳垂松弛的皮肤来移除前面的三角，可以避免楔形切除耳郭软骨，并避免破坏其精致的结构。Burow 三角在耳垂部位可以很容易地移除，这有助于推进耳轮皮肤进入缺损区域。尽管耳垂因此而减小，但只要保持耳朵的前部轮廓，美学影响往往最小。由于耳垂在侧面最明显，此时不能同时看见对侧耳垂，所以大小上的细微变化往往不会被注意到。

当缺损较靠近上方时，供区储备位于耳轮边缘的前部。前耳轮的组织活动度通常比下耳轮小，但由于具体情况不同，会出现较大差异。

耳轮推进皮瓣的变异，即双切线皮瓣或 "U 形皮瓣"，平行线被很好地隐藏在耳轮槽或边缘以及耳后方。可能的缺点是皮瓣蒂部非常狭窄，其血供减少。然而，耳轮边缘有丰富的血供，可耐受创面边缘很大的张力。但在张力作用下，这种耳轮推进皮瓣有远端坏死的危险。

值得注意的是，与双切线皮瓣不同，单切线变异的耳轮推进皮瓣的蒂部并不狭窄，其后方的 Burow 三角在缺损后方直接被切除。沿着耳轮边缘切开类似的前切口（见图 147.14），但是这样可使整个耳后部分成为皮瓣蒂。该皮瓣可从软骨后方游离，并推进覆盖缺损。这种皮瓣可以得到同样好并且缺点少的美容效果。

鼻背皮瓣

鼻背皮瓣是一种特殊的、部位相关的 Burow 三角移位皮瓣变异形式，可用于重建中等大小的远端鼻缺损。该皮瓣的基本设计是基于在鼻尖上移除一个大的 Burow 三角往往不方便或不可行的事实，将鼻尖的 Burow 三角形沿着一条从缺损较低处（鼻翼皱褶上方）延伸至鼻颊沟直至眉间的切口弧线转移到眉间（图 147.15）。

鼻背皮瓣依靠源于内眦动脉的内眦血管丛提供丰富血供，这种旋转皮瓣采用了一种 "回切" 方式形成 Burow 三角，并轻度改变了皮瓣的动力学。然而，这

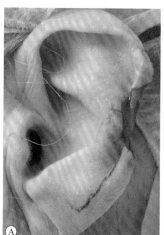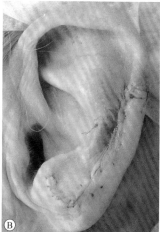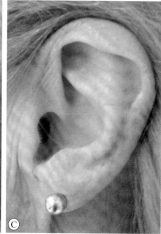

图 147.14　耳轮边缘推进皮瓣。 A. 包括少量软骨的耳轮中部缺损。在缺损下方耳垂的耳轮沟内设计单切线切口。在耳后缺损的正后方设计切除 Burow 三角。从耳后骨膜上剥离皮肤后将皮瓣提起。Burow 三角将从耳垂移除，将皮瓣的皮肤推进到缺损部位。B. 移除极小的一块楔形软骨，以重建软骨的耳轮边缘，然后缝合皮瓣。C. 术后 3 个月外观

图 147.15　**鼻背皮瓣**。A.鼻尖中等大小缺损。B.切开皮瓣，游离面位于鼻部骨膜之上。皮瓣通过眉间 Burow 三角移位皮瓣的单纯闭合在鼻尖处予以重塑。C.将皮瓣缝合入位。D.术后 4 个月的效果

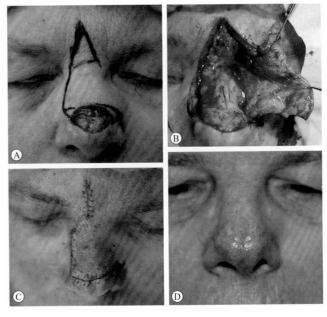

种方式在提高皮瓣旋转活动度的同时缩窄了皮瓣的蒂。由于内眦血管供应丰富，狭窄的蒂部主要由内眦动脉供血。回切还能将部分眉间皮肤应用到皮瓣中，有助于闭合继发缺损，减小使鼻尖变形的张力。

　　在完成鼻背皮瓣的过程中最重要的一点是，通过将切线延伸到鼻颊沟，产生一条足够宽的弧线，但切线在延长到眉间的过程中要避免伤及内眦皮肤。第二个关键点是游离皮瓣时的解剖平面，必须在软骨膜和骨膜的水平上游离皮瓣，但是为了匹配鼻部的皮肤缺损，可以修整削薄覆盖缺损的部分皮瓣。这样能够保证皮瓣从内眦血管丛得到充足的血供。遵守以上原则，鼻部皮瓣可修复中等大小的鼻尖缺损，很好地匹配缺损组织并存活，不产生畸形。

　　手术医生必须注意到那些可能会显著影响成功应用皮瓣的重要因素，鼻背皮瓣尤其要注意。理想的情况是患者的鼻部皮肤不是油性，有弹性或比较松弛。需要注意，负面影响鼻背皮瓣成功实施的特征包括皮肤厚、没有弹性以及呈显著油性。此外，应考虑到鼻部或内眦的外科手术史对血供的潜在影响。如果鼻尖游离缘或软骨的结构受到严重破坏，可能会导致鼻尖远端结构的变形，应考虑其他重建方法（例如，组织移植皮瓣）。当鼻部缺损较大，无法用小的局部皮瓣（例如双叶皮瓣）来修复时，应该使用鼻背侧皮瓣修复，但是对于更大的缺损，组织移植皮瓣是更加理想的修复方法。成功实施鼻背皮瓣最难之处在于预测和

处理该皮瓣内在的继发移动。

其他部位特异性皮瓣

鼻翼旋转皮瓣和螺旋旋转皮瓣

　　鼻翼旋转皮瓣（alar rotation flap，ARF）和螺旋旋转皮瓣（spiral rotation flap，SRF）是两种与鼻背皮瓣相似的回切旋转皮瓣，特别适用于鼻翼缺损的修复。ARF 最适合用于修复鼻翼局部的较小缺损，而 SRF 可用于修复鼻翼和鼻侧壁靠下部位的较大缺损。

　　当缺损局限于鼻翼时，ARF 可很好地替代全厚层皮肤移植；理想的缺损小于鼻翼垂直高度的 75%，位于鼻翼中部至内侧，缺损的上缘一般靠近鼻翼皱褶。皮瓣的设计沿皱褶内的弧形切口，该切口从鼻部延伸到位于鼻、颊、上唇交界处的三角形顶端，将三角形横向移位（图 147.16）。切口沿着鼻唇沟延伸一小段距离，直到回切的位置。回切尺寸与缺损成一定比例，即切除的大小应相当于 Burow 三角的大小，而不是缺损的大小。然后旋转这一含有鼻翼外侧丰富血供的厚皮瓣，在鼻翼缺损的下外侧切除一个小 Burow 三角。

　　ARF 的重要缝合点位于闭合回切缺损的鼻唇交界处。该缝合重建了鼻唇沟。接下来是缝合封闭鼻翼缺损。后切使三角形的组织能够应用到鼻部，重建并保持正常鼻翼组织的体积。皮瓣就位后，手术医生应充分利用皮瓣的回切部分，使之能够填补鼻翼的组织缺损。鼻翼对组织丢失非常敏感，所以这个步骤很重要。

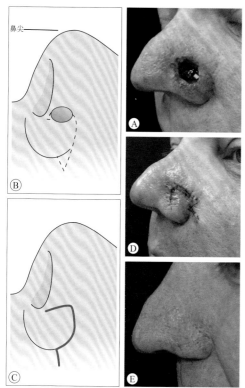

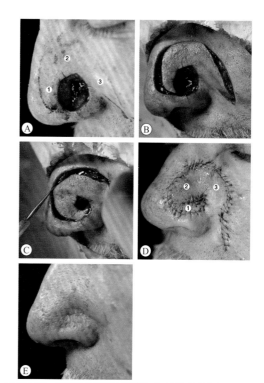

图 147.16　**鼻翼旋转皮瓣（ARF）**。A. 这类皮瓣最适合修复位于鼻翼中部到内侧，小于鼻翼 75% 垂直高度的缺损。B. 设计一个带有回切的旋转皮瓣，皮瓣切口从鼻翼皱襞内到鼻唇交界处的三角形。C. 缝合回切，重建鼻唇交界处皱襞。D. 将回切皮肤应用于鼻翼，避免鼻翼变形。E. 远期随访

图 147.17　**螺旋旋转皮瓣（SRF）**。A. 这类皮瓣非常适合包括鼻翼、鼻翼皱襞和鼻背侧壁下方在内的较大缺损。皮瓣（墨水标记）在概念上可分为三部分：① 鼻翼部（等于鼻翼缺损大小）；② 体部；③ 尾部。后两部分相当于整个创面的大小。B. 皮瓣切口，在面颊内侧沿鼻唇交界处有一个回切。C. 皮下游离后，皮瓣的蒂部在螺旋状皮瓣的内侧，皮瓣螺旋旋转进入缺损的鼻翼部分。D. 缝合皮瓣。E. 术后 3 个月随访

类似的皮瓣可用于修复鼻翼游离缘附近的缺损。只要将皮瓣的设计颠倒，沿鼻翼游离缘到鼻唇交界处做弧形切口，在鼻唇交界处做与上述方向相反的回切，在缺损上方切除一个小的 Burow 三角，皮瓣用上述方式旋转到鼻部，填补缺损。

SRF 是一种重建鼻翼和鼻背侧壁靠下方缺损的理想方法[16]，可一期重建鼻翼和鼻翼皱襞。该皮瓣在面颊内侧回切并进行 270° 旋转，可替代鼻唇沟易位皮瓣。

从创面下内侧向鼻侧壁做弧形切口，切口向外侧延伸至面颊内上方（图 147.17），向下延伸至鼻唇沟，在该处沿鼻唇沟向上回切。皮瓣的比例很重要，从概念上，皮瓣可以分为三部分：① 鼻翼部；② 体部；③ 尾部。皮瓣的鼻翼部分将重建缺损的鼻翼部分，其大小与该部分相同。皮瓣的主体和尾部大小与整个缺损的垂直尺寸相等。这种比例大小的皮瓣保证了鼻缺损的成功修复，最终以面颊内侧的皮肤作为供体。SRF

的回切组织是皮瓣的尾部，应像 ARF 的回切组织一样尽可能多地利用该部分组织封闭创面。皮瓣的部分尾部会被修剪掉，但尽可能多地利用这些组织有助于重建鼻部的组织体积。这样的修复可以避免游离缘和其他结构的变形。

游离和提起 SRF 的方法值得一提。皮瓣的鼻翼部与尾部一样，与皮下组织完全分离，游离皮瓣体部周边皮下可使皮瓣能够旋转和推进。皮瓣的血液依赖于位于螺旋内面的鼻翼外侧和唇部上外侧丰富的血管丛供应，所以该皮瓣类似于岛状带蒂皮瓣，蒂部大部分在深部，必须注意保护其蒂部。

唇部的楔形缝合

唇部的楔形缝合是一种值得关注的单纯椭圆缝合的特殊形式，可用于修复唇部，包括唇红或唇红缘的中小缺损。该术式传统的方法是将包括皮肤、黏膜、

黏膜下层和肌肉在内的全层组织切除，而当采用最大程度保留组织的切除（如 Mohs 显微描记手术）时，大部分口轮匝肌得以保留。次全楔形切除口轮匝肌因操作简单，并降低了唇部功能障碍和其他并发症的概率，首选采用。

仔细调整唇红缘至关重要。切除肿瘤前，用手术刀沿着唇红缘做散列标记，作为精确的参考点，以确保唇红缘精确对齐（图 147.18）。

手术医生应检查当伤口边缘相互靠近时形成的多余软组织的数量（如果有），通常情况下，楔形顶端（去除多余的肌肉后）是钝的，会按照从前到后的方向在嘴唇上形成一个非常轻微的凹槽。根据笔者的经验，被切除的肌肉越少，唇红上形成明显凹痕的可能性就越小，嘴唇的功能也就能越好地保存。在切除唇内、外 Burow 三角（见图 147.18B），并皮下游离缺损部位的皮肤后，关键是将内外侧肌肉边缘拉拢缝合。

最好的方法是做八字缝合，它类似于水平褥式缝合，缝线穿过口轮匝肌前缘肌腹，准确地拉拢缝合（见图 147.18C ~ E）。由这种闭合方式愈合后产生的唇脊成为唇部功能和美学的组成部分，可在唇红缘重建适当的肌肉隆起。按照之前做的散列标记调整创缘，并缝合表皮，可确保唇红缘完美重排。

缺损再构形（岛状带蒂）皮瓣

岛状带蒂皮瓣（island pedicle flap，IPF）是一种独特的推进皮瓣，由表皮和真皮组成岛状结构，断绝了真皮深层和浅表皮下丰富血管丛的血液供应，实际上由皮下组织供血。根据蒂是直接位于皮岛下方还是来源于皮岛侧方皮下组织，岛状带蒂皮瓣的设计有两种变化形式（图 147.19）。血管蒂直接位于皮岛下方的皮瓣是通过分离周围的浅表皮下组织，消除蒂附近组织的束缚作用而产生的。侧方带蒂岛状皮瓣是通过

图 147.18 唇部楔形闭合。A. 鳞状细胞癌 Mohs 手术切除后的典型缺损。注意皮肤上不易擦掉的墨水线和划痕界定了唇红缘，有助于精确对合。B. 在唇部内外垂直于唇红缘切除 Burow 三角。为避免伤口边缘对合时过度雍肿，确定必须切除的最少肌肉量，切除钝圆形肌肉。C. 将口轮匝肌的前缘分为内侧缘和外侧缘，八字缝合，使肌肉边缘对合。D. 肌肉边缘对合之前的八字缝合。E. 口轮匝肌前缘的重新对位。F. 在表皮浅层缝合之前的创面对合情况，可见近乎完美的唇红缘重新对合，再现比例匀称的下唇

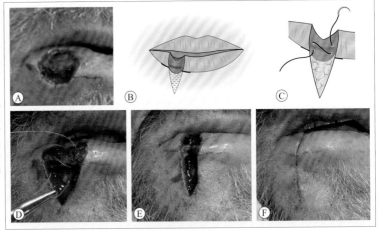

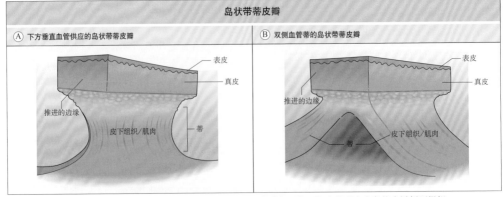

图 147.19 岛状带蒂皮瓣。A. 血管蒂直接来源于皮肤岛下方。B. 血管蒂来自岛状皮瓣侧面组织

直接在皮岛下方穿隧道形成的，同时小心翼翼地保持皮岛两侧或单侧的带血管的皮下和肌肉组织片（图147.20）。最好根据部位来选择不同形式的岛状带蒂皮瓣，皮岛下方带蒂皮瓣适用于皮下组织有弹性、呈海绵状的部位，而皮岛侧方带蒂皮瓣更适用于皮肤紧致、海绵状皮下组织较少、侧血供良好的缺损，侧方蒂常以面部肌肉的形式出现[19]。

一般来说，可将 IPF 看作一种将 Burow 三角做简单的对边缝合的推进皮瓣。IPF 是一种高效利用组织的皮瓣，很少或没有丢弃的组织，但往往能得到出色的临床效果。节约组织的机制包括将圆形缺损重建为有角度的缺损（见图147.6）。该缺损的原始形状在推进的皮岛后面被重新配置为一个面积相等的缺损，恰当的角度可以在没有组织冗余的情况下闭合创面。

认识到 IPF 本质上是一个垂直于皮肤表面的旋转皮瓣（尤其是下方带蒂皮瓣）在概念上是有用的（图147.21）。旋转皮瓣的血供与皮肤平行，而 IPF 的血供垂直于皮肤。同样，传统旋转皮瓣的组织运动平面与皮肤平行，但 IPF 的组织运动垂直于皮肤。一旦理解了旋转皮瓣和 IPF 之间的这种相似之处，就容易明白有利于旋转皮瓣移动的因素也有利于 IPF 移动。例如，切除 Burow 三角形有助于旋转皮瓣的旋转和推进，同样，切除类似于 Burow 三角的组织，即位于缺损底部的任何皮下组织，也能促进 IPF 的推进（见图147.21B）。如果不将其去除，留在创面基底的皮下组织就会对皮瓣的推进形成物理阻抗。

另一种提高旋转皮瓣移动性的技术——回切技术也适用于 IPF。旋转皮瓣的回切可以释放皮瓣的部分张力，有助于皮瓣的移动。同样，回切也可以提高 IPF 的移动性，可以通过切开皮瓣后缘的皮下来实现，回切方向稍微向蒂倾斜（见图147.21B）。

为了能外翻 IPF 的边缘，可在皮岛的真皮–皮下组织交界处稍做皮下游离以利于皮肤外翻，此外，可在浅表的皮下组织层广泛游离皮瓣周围皮肤，然后将 IPF 推进到缺损部位，以 V-Y 的方式缝合皮瓣后方的供区，并缝合所有皮肤边缘。

岛状带蒂皮瓣的变体——钳形岛状带蒂皮瓣

改变岛状皮瓣的形状或蒂的性质，对特定部位的重建有好处。例如，使用钳形 IPF 重构上唇的丘比特弓（图147.22）。在钳形 IPF 中，皮瓣的形状是通过将其外侧切口延伸到缺损外侧边缘而改变的，从而形成了皮瓣的半岛状延伸。这些延伸部分与皮瓣的主体不同，它们与下层组织分离，因此可以"钳子"的方式向内折叠，从而形成泪滴状皮瓣（见图147.22B）。在

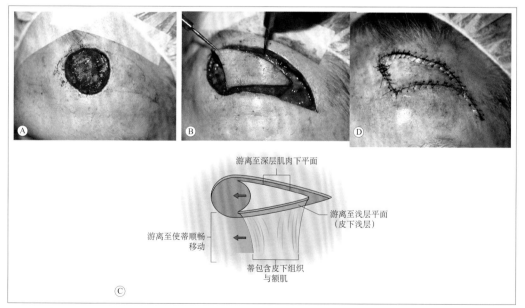

图147.20　岛状带蒂皮瓣。A. 前额中上部较大缺损。B. 术中设计单下肌蒂岛状带蒂皮瓣，基于滑车上、眶上动脉丰富的血供。C. 额肌是皮瓣的下方蒂，这一肌蒂是通过游离皮瓣下缘的皮下组织（浅平面）和皮瓣上缘的肌下平面（深平面）而形成。蒂内侧的皮肤也必须游离，使皮瓣容易向缺损方向推进。D. 缺损由锐角组成，更有利于一期闭合

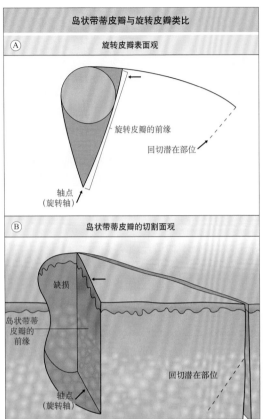

岛状带蒂皮瓣与旋转皮瓣类比

Ⓐ **旋转皮瓣表面观**

旋转皮瓣的前缘

回切潜在部位

轴点
（旋转轴）

Ⓑ **岛状带蒂皮瓣的切割面观**

缺损

岛状带蒂
皮瓣的
前缘

回切潜在部位

轴点
（旋转轴）

图 147.21　岛状带蒂皮瓣与旋转皮瓣类比。 A. 旋转皮瓣，移除靠近缺损处的 Burow 三角，潜在的可回切区，回切可增加皮瓣的移动性。B. 缺损及岛状带蒂皮瓣侧面观。旋转平面垂直于皮肤表面，阴影区域相当于 Burow 三角的移除有利于皮瓣移动，虚线处类似于旋转皮瓣的背切。注意旋转皮瓣与岛状带蒂皮瓣的相似之处

缝合的时候，这个推进的弯曲边缘重建和保存了唇缘丘比特弓的曲线，在保留功能的同时还完美避免了破坏美学上至关重要的面部特征。

组织再定向皮瓣

　　易位皮瓣是最有用的皮瓣之一，因为这类皮瓣能利用毗邻的组织储备区，并修复松弛度最小的解剖部位的缺损。这类皮瓣可以在最小皮肤张力或没有张力的情况下修复大的缺损，而不会使周围重要的解剖结构变形。菱形皮瓣是经典的易位皮瓣，其他有用的易位皮瓣变体包括双叶皮瓣和一期鼻唇沟易位皮瓣[20]。所有这些再定向皮瓣基本上都是基于 Z 成形术。

菱形易位皮瓣

　　经典的菱形皮瓣最初由 Limberg 在 1963 年描述，

基本概念是将二次缺损的张力矢量放置于几乎垂直于原发缺损张力矢量的方向（图 147.23A）。缝合供区后，Limberg 皮瓣可以在创缘没有张力的情况下修复原发缺损。Dufourmentel 进行了重要改良，将继发缺损放置在与原发缺损成锐角（60°）的位置，这样，皮瓣可经过一个较短的弧到达原发缺损，供区缺损更容易闭合（图 147.23B）。Webster 进一步改良了菱形皮瓣，使二次缺损的角度更加尖锐（30°），使其更加有利于继发缺损的闭合（图 147.23C）。Webster 变体皮瓣的尺寸更小，使手术医生几乎可以将皮瓣定位在原发缺损的任何位置，以获取最松弛的皮肤。然而，由于继发缺损的角度变得更加尖锐，更多的创面张力从供区转移到原发缺损，必须注意确保皮瓣的张力不会影响其血供和存活。另一个需要记住的重要概念是，当更多的张力转移到原发缺损时，附近的解剖结构将更容易变形。

　　做菱形易位皮瓣之前要仔细设计，确保缺损附近的供区有足够松弛的组织，供区一般平行于松弛的皮肤张力线。皮瓣易位之前要先切除轴点的 Burow 三角，这就保证了切口线和缝合位置更加精确，皮瓣张力的分布也更加均匀。皮下游离并止血后，首先缝合继发缺损，再将皮瓣移到缺损处，适当修剪，并缝合。

　　菱形皮瓣适用于多个部位，在某些特定区域，如鼻的外上 2/3、额部外侧区域，其效果可靠，在以上区域一期闭合缺损经常会碰到困难（图 147.24），缺损附近有疏松组织的鼻背侧壁和面颊外侧是理想供区。面颊中部大缺损如果不能用更简单的方法闭合，可以选择用菱形皮瓣闭合。该皮瓣的一个显著缺点是难以隐藏切口线的几何形状。

双叶易位皮瓣

　　双叶皮瓣本质上是两个连贯的易位皮瓣，它是修复鼻下 1/3 缺损最有用的皮瓣之一。由于皮瓣内固有的 Z 成形术的效应，皮肤在鼻翼缘重定向，保护容易变形的鼻翼缘免受扭曲张力的影响。Esser 在 1918 年首先描述了双叶皮瓣，Zitelli 在 1989 年对皮瓣进行了重要改良。Zitelli 将经典双叶皮瓣的旋转角度从 180°减小到 90°～ 100°（图 147.25），这个简单的修改有助于将双叶皮瓣最常见的两个问题——主瓣的活板门畸形（针垫）和皮瓣轴点的锥形凸起——控制在最小范围。

　　为了避免周围结构变形，需仔细设计双叶瓣。图147.25B 描述了一种可靠的双叶瓣切口设计方法。用无菌记号笔在患者身上标记切口线，确保皮瓣能够最大

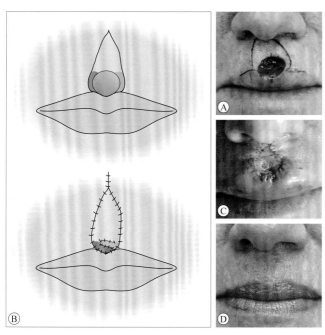

图 147.22 钳形岛状带蒂皮瓣。A.这种部位特异性皮瓣适用于丘比特弓。B.在缺损外侧缘（阴影处）有钳状延伸的皮瓣，这些"钳子"互相叠在一起，重建人中和丘比特弓的泪滴形状。C.缝合钳状皮瓣，可见侧光，提示重建了丘比特弓及人中的凹陷。D.术后 4 个月随访

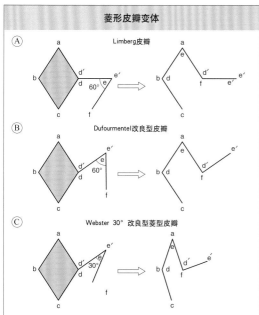

图 147.23 菱形皮瓣变体。A. Limberg 皮瓣是标准的菱形皮瓣。B. Dufourmentel 改良型皮瓣。C. Webster 30° 改良型菱形皮瓣

菱形皮瓣变体

A Limberg皮瓣

B Dufourmentel改良型皮瓣

C Webster 30° 改良型菱型皮瓣

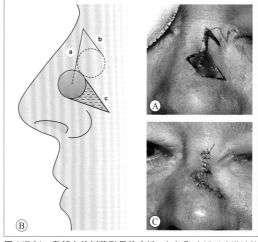

图 147.24 鼻部上外侧菱形易位皮瓣。A 和 B. 皮瓣正确设计的关键是识别缺损的中心点。皮瓣的第一个切口沿从缺损中心点向供区皮肤辐射的矢量线（a）切开。第二个切口（b）与放射状切口的夹角在 45°～60°，请记住，皮瓣的宽度必须等于缺损的宽度。然后，切除一个 30° Burow 三角，使切口（c）的皮瓣侧与菱形皮瓣外侧缘平行（b）。C. 根据缺损修剪皮瓣顶端，缝合创缘

限度地发挥功能，得到美容效果。对于鼻部缺损，皮瓣的设计应使三级缺损垂直于鼻翼缘闭合，这样可确保缝合第三处缺损时，对面的鼻翼不会被提起。皮瓣

的轴点侧应潜行分离到鼻唇沟，这样有利于皮瓣移动，并且不会引起周围组织变形。先缝合三级缺损，再缝合缺损旁的 Burow 三角，然后将皮瓣易位并缝合到缺损部位，最后修剪第二个皮瓣到合适大小并将之缝合

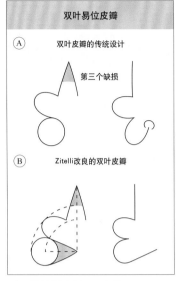

图 147.25 双叶易位皮瓣。A. 传统的双叶皮瓣会导致轴点组织突起。B. Zitelli 改良的双叶皮瓣

于二级缺损（图 147.26）。

鼻翼下 1/3 0.5 ～ 1.5 cm 是双叶皮瓣可修复缺损的理想尺寸，较小的缺损通常可以一期闭合，较大的缺损可能需要植皮或两阶段的组织植入皮瓣。虽然双叶皮瓣最常用于鼻远端 1/3，但也可用于其他解剖部位，特别适用于游离缘可能变形的情况。

三叶皮瓣和 Z 成形术菱形皮瓣

三叶皮瓣和 Z 成形术菱形皮瓣是双叶皮瓣和菱形皮瓣的变体[21-22]，非常有用。这些皮瓣扩大了易位的概念，设计一系列的 Z 成形术，使组织移动范围更大并且不会引起游离缘变形。这类皮瓣最常用的部位还是鼻部远端，尤其适用于鼻尖远端缺损（图 147.27），结构精致、容易变形的鼻部的缺损，或双叶皮瓣无法修补的较大缺损。

三叶皮瓣与 Z 成形术菱形皮瓣的唯一区别在于第三叶皮瓣的大小。后者使用一个小叶瓣，该皮瓣易位到三级缺损，只能修复其一部分，不能修复三级缺损以及四级缺损直接缝合。

鼻唇沟易位皮瓣

一期完成的鼻唇沟瓣是一种可用于重建鼻背侧壁缺损或鼻翼较大缺损的易位皮瓣。传统设计的鼻唇沟瓣会导致鼻颊沟明显变钝，常伴有活板门畸形，术后常需一次或多次矫正。这也许是这类皮瓣在鼻重建中没有得到充分利用的原因。1990 年，Zitelli 对传统设计做了一些改良，将手术矫正的必要性降到最低[23]。皮瓣的设计应包括：计划沿鼻背侧壁外侧切除 Burow 三角（图 147.28），供区应与鼻唇沟平行，一旦切开供区，应做广泛的皮下游离，受区应在肌下平面潜行分离。

第一针是皮瓣易位后，在鼻颊沟的位置将皮瓣下面与骨膜缝合，这一针固定在鼻背侧壁外侧的骨膜上，在消除皮瓣张力的同时重建了鼻颊沟，并减小皮瓣二次移动，牵拉鼻翼侧移的可能。然后将皮瓣的远端修剪薄并缝合到创面。在鼻翼皱褶处皮瓣下定位缝合，以重建鼻翼皱褶，并防止鼻翼塌陷。

组织植入皮瓣

当邻位皮瓣修复不能令人满意时，将组织从远位转移到缺损处修复，遵从这一概念的皮瓣称为组织植入皮瓣。皮瓣血供来源于以下其中之一：①与轴皮瓣类似的单个血管；②由皮下穿支血管通过下方肌肉到达皮瓣蒂组成的丰富血管丛（随机模式的皮瓣）。组织植入皮瓣一般需要 2 或 3 个阶段的操作，第一阶段包括设计和实施皮瓣移植，第一阶段操作后要保留血管蒂，以保证足够的血供。第二阶段包括断蒂和植入断端皮瓣。组织植入皮瓣是修复大面积缺损最有效的方

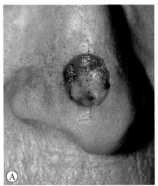
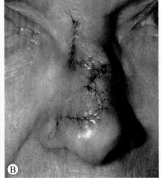
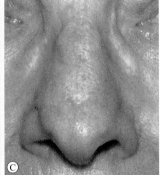

图 147.26 双叶皮瓣。A. 鼻远端缺损。B. 用改良的双叶易位皮瓣重建缺损。C. 术后 1 年美容效果

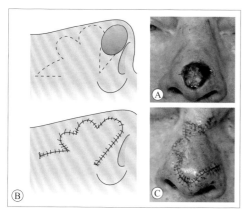

图 147.27 三叶皮瓣。A.鼻尖大的次全缺损。B.三叶瓣,第三叶垂直于鼻翼缘。这三个叶瓣向下依次易位填补缺损。本设计共包含 5 个 Z 成形术,使皮肤从鼻上部到鼻尖几乎无张力的重新分布。C.闭合创面,鼻尖和鼻翼没有变形

法,尤其在需要移植软骨来重建正常的基础解剖结构和维持正常功能时有价值。

前额皮瓣

前额旁正中皮瓣是典型的以滑车上动脉(supratr-ochlear artery,STA)为血供的轴皮瓣,是鼻全缺及次全缺重建最常用的皮瓣,其良好的血供支持皮瓣和任何用于重建鼻软骨结构的软骨移植,并且有最佳的颜色和纹理匹配,其美容效果是植皮无法比拟的。

前额旁正中皮瓣设计的一个重要概念包括,在可能的情况下可扩大鼻缺损以涵盖整个美容单位,使皮瓣和鼻部剩余皮肤的交界处不那么明显,更有可能获得良好的美容效果。如有必要,黏膜表层可使用鼻黏膜瓣、下翻瓣或刃厚皮移植(147.29)。如果需要软骨支持,则使用鼻甲软骨或鼻中隔软骨重建正常的软骨结构。用箔片构建一个缺损模具,在前额上标记皮瓣设计,用 4 英寸 ×4 英寸(约 10.16 cm×10.16 cm)的纱布模拟蒂的长度。

蒂的设计对于组织导入是一个关键步骤,因为蒂是供应皮瓣血液的渠道。一般认为经典的前额旁正中瓣是由 STA 供血的轴皮瓣。常用多普勒精确定位蒂的位置,来确保其包含 STA 和良好的血液循环。然而,用多普勒定位动脉精确操作的必要性近期受到了质疑。一项研究比较了用多普勒定位 STA 的皮瓣与不使用多普勒的 STA 内侧的前额旁正中皮瓣(见下文),观察到了类似的临床结果[25a]。此外,比较两组皮瓣蒂部近端和远端部分的组织学检查,发现蒂部血管组成几乎没有差异,唯一的组织学差异是前额旁正中皮瓣比 STA 供血皮瓣蒂部的血管数量多。

前额旁正中皮瓣的设计利用眉间正中线作为蒂的内侧切口,不考虑 STA 的位置,在内侧切口向外 1.2 cm 处做外侧切口。前额皮瓣的其他步骤与 STA 皮瓣相同(见图 147.29E)。

无论如何设计前额皮瓣,都要从分离远端皮瓣(额上部)开始制备皮瓣,分离平面在皮下层,当皮瓣分离向下方进行时,分离层次是逐渐加深。具体来说,皮瓣远端 1/3 的分离层次在皮下浅层,中 1/3 逐渐加深,近端 1/3(眉上方)则在骨膜上方分离。在分离最远端蒂时,必须注意确保轴动脉在离开眶上孔时不被切断。在帽状腱膜平面潜行分离前额供区两侧,然后分层缝合创面,最宽的部分可能无法闭合,但二期愈

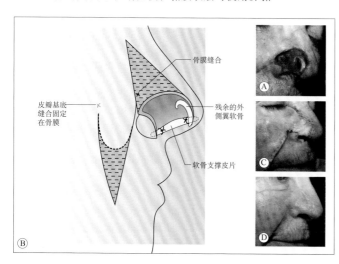

图 147.28 鼻唇沟易位皮瓣。A.鼻部的大缺损,软骨缺失,缺损延伸到鼻内皮肤。B.切除鼻背侧壁上的 Burow 三角,三角朝向内眦肌腱方向。皮瓣的外侧切口应不高于鼻翼皮肤的顶点,皮瓣会经过该点进行易位。在该病例,耳软骨支撑移植物沿鼻翼缘放置并插入内侧和外侧真皮下,并用深部缝合锚定在创面基底。皮瓣易位后将其皮下缝合于骨膜的位置以 × 表示。皮瓣远端去除多余脂肪。C.根据创面修剪皮瓣,使之包绕鼻翼缘并反折,再造鼻翼缘。D.术后 6 个月的美容效果

骨膜缝合

残余的外侧软骨

软骨支撑皮片

皮瓣基底缝合固定在骨膜

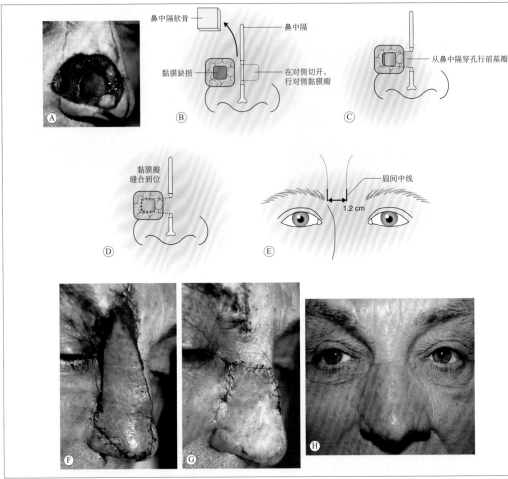

图 147.29　前额旁正中皮瓣。A. 鼻远端右半部分大的全层缺损。B. 黏膜缺损用对侧鼻中隔黏膜瓣重建，在对侧鼻中隔黏膜做 U 形切口，蒂部在前面，大小正好能够覆盖缺损。此外，从鼻中隔取 15 mm² 软骨移植物，用于重建鼻背侧壁的完整结构（注意，在前额皮瓣重建之前，将切除鼻背侧壁和鼻尖右侧美容亚单位的残余组织）。C. 黏膜瓣通过鼻中隔缺损进入右鼻前庭。D. 黏膜瓣缝合到位。E. 以眉间中线为蒂部内侧中线，中线外侧 1.2 cm 处作为外侧切口设计蒂部，使用模具，在这个 1.2 cm 宽的蒂上切取额部皮瓣。F. 术后即刻。G. 3 周后，断蒂后即刻。H. 术后 2 个月，没有修整的早期美容效果

合良好。最后，在植入皮瓣前将其远端修薄，使其与鼻部残余皮肤的厚度匹配。

　　额部皮瓣的二期手术一般于术后 3 周进行（见图 147.29G）。在蒂的基底部附近将其离断，仔细修理剪薄鼻部皮瓣的近端边缘，去除边缘陈旧组织后，将其缝合到缺损。

鼻唇沟插入皮瓣

　　鼻唇沟插入皮瓣主要用于鼻翼缺损，尤其适用于较大缺损和累及鼻翼缘的复杂缺损。在某些情况下，当鼻尖缺损大小适中，用前额旁正中皮瓣修复不太理

想时，可采用该皮瓣修复[26-27]。

　　当使用鼻唇沟插入皮瓣修复鼻翼缺损时，切除鼻翼美容单位的残余组织可获得更好的美容和功能效果（图 147.30）。在给予必要的软骨支撑后，按照对侧鼻翼制作一个箔片模具，然后将其翻转并放置在同侧鼻唇沟部位皮肤上，可以使用 4 英寸 ×4 英寸的纱布来确保皮瓣长度合适。切取面颊上的皮瓣并在皮下组织中分离出带血管的蒂。

　　皮瓣的蒂可以在上方或者下方，前者适用于较大或更内侧的缺损（见图 147.30），但是对于男性，这

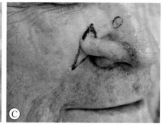

图 147.30　鼻唇沟插入皮瓣。 A. 严重破坏了结构完整性的鼻翼较大缺损。B. 移植完毕的鼻唇沟瓣，从耳郭软骨支撑被缝合到平行于鼻翼缘的创面基底，以恢复结构的完整性。C. 断蒂术前（初次重建后 3 周）。D. 断蒂术后。E. 术后 18 个月

种设计受到皮肤毛发的限制。对于女性，可以设计较长的皮瓣，以达到更靠内侧的部位。下位皮瓣从鼻颊沟切开，在长度和宽度上都更受限，但是皮肤更纤细，没有毛囊，往往更匹配受区皮肤。在蒂部扭转皮瓣，修整后缝合到位。在蒂部基底缝合供区缺损。

　　3 周后，患者返回离断蒂部（见图 147.30C 和 D）。手术医生切除、修整、缝合皮瓣和面颊，以确保重建这一美学上重要区域的正常复杂解剖特征。梭形切除蒂部残端使颊部供区得到最满意的美容修复。

耳后皮瓣

　　耳后皮瓣适用于螺旋边缘、对耳轮、舟状窝等部位的较大缺损（图 147.31），手术分两阶段进行。耳后皮瓣是一类没有知名血管蒂的随机模式的皮瓣。尽管如此，由于头部皮肤有丰富的血供，该皮瓣仍是随机血供最丰富的组织导入皮瓣之一，能轻松支持软骨移植（如有必要移植软骨）[13-14]。

　　按照需要进行软骨移植后，根据缺损制作箔片模具，并将其置于耳后头皮的皮肤上。远端皮瓣可以源于耳后沟到耳后表面的任何地方，这取决于皮瓣需要向前移行多远。然后在远端皮瓣处切开，向后延伸至发际线，在皮下层分离皮瓣，皮瓣尖端适当修薄，以适应缺损处皮肤的厚度。当皮瓣环绕前螺旋边缘时，将皮瓣缝合到位，确保张力最小化。使用压力垫缝合对于重建对耳轮的曲线非常有用。3 周后，在头皮附近断蒂并缝合。供区创面可植皮闭合，也可以二期愈合。

Spear 皮瓣

　　Spear 所描述的翻转的鼻唇沟带蒂皮瓣[28]有助于

重建包括鼻翼外侧到面颊附着点在内的鼻翼的全层缺损（图 147.32）。

　　Spear 皮瓣的设计与一阶段完成的鼻唇沟插入皮瓣的设计相似，按照对侧鼻翼制作箔片模具，将该模具倒置于面颊外侧到鼻唇沟的皮肤上，切取皮瓣，刀口延至缺损上缘外侧的一个点，然后分离皮下血供良好的蒂，以蒂为轴扭转该皮瓣，将鼻尖附近黏膜缺损的边缘缝合于皮瓣内侧边缘下翻的皮肤上，将下翻瓣的外侧部分缝合于外侧黏膜缺损处，然后将皮瓣折叠，重建鼻翼缘和鼻翼外表面，仔细修剪皮瓣的顶端，以匹配对侧的翼缘，分层缝合皮瓣的表面。面颊部供区创面处理与其他鼻唇沟瓣一样，可广泛皮下游离后缝合关闭。有时候在新建鼻翼的上外方会出现一个锥形凸起，需要切除缝合完成修复，新建的鼻翼可能会在术后出现明显的横向移位，需要在术后 2 个月或以后行矫正术将鼻翼内移 1 cm。

隧道皮瓣

　　隧道皮瓣作为组织植入皮瓣的变体，是利用非相邻部位的皮肤来重建缺损。可以一阶段完成，但可能需要矫正皮瓣蒂沿着隧道引起的畸形。这类皮瓣的例子包括鼻唇部到唇部的皮瓣、鼻周到鼻翼的皮瓣、耳后翻转皮瓣[29-31]。

　　皮下隧道 IPF 不是传统的推进 IPF，技术上不是缺损再构形皮瓣，更像组织植入皮瓣。但这种皮瓣是基于一个完全由皮下组织和肌肉组织组成的蒂，这与传统的 IPF 相似，而不像其他的组织植入皮瓣。皮瓣和蒂通过皮肤或软骨的隧道进入缺损处。因此，它是比

图 147.31　耳后皮瓣。A. 前耳的大面积缺损，包括对耳轮和螺旋边缘中部软骨的大量丢失。B. 取自对侧耳郭的软骨用于修复耳郭基本结构的完整性。C. 缝合耳郭后皮瓣，包括耳轮和对耳轮的表面重建，刃厚皮移植重建对耳轮和部分耳郭的轮廓。耳后皮肤的蒂将在 3 周时被分离。D. 4 个月的重建效果

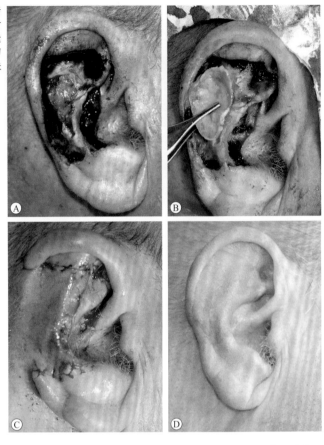

大多数 IPFs 和组织植入皮瓣风险更高的皮瓣。选择合适的血供部位是最关键的步骤，常选择的部位包括鼻部、唇部和耳部。

　　首先在有合适血管蒂的部位界定供区皮肤，为了能让皮瓣在最小张力下到达缺损部位，有必要仔细测量缺损和皮下蒂的长度。接下来，切取皮岛并在皮岛下分离蒂部，抬起覆盖在蒂部的皮肤有利于在直视下分离蒂部。蒂部分离完成后，在蒂部基底和缺损之间潜行分离皮肤，形成一个隧道。隧道必须足够大，组织通过而不被压缩，小心去除隧道壁的脂肪通常有助于确保足够的空间，这也减少了蒂的堆积引起的隧道皮肤臃肿。除非是轴型皮瓣，否则蒂的长度应控制在其直径的 3～4 倍。估计蒂部长度要留有余地，当蒂部旋转并穿过隧道进入缺损时，会有 10%～20% 的"缩短"。

　　较大的鼻翼缺损同样可以用鼻旁到鼻翼隧道皮瓣修复（图 147.33）。该皮瓣也使用来自面颊内侧的皮肤，鼻旁皮下组织和肌肉组成蒂部。在皮瓣和缺损之间形成一条供皮瓣穿过的短隧道。如前所述，隧道周围软组织的去除有利于皮瓣和蒂穿过隧道。先闭合供区缺损，再将皮瓣放到创面并缝合。

　　在耳后穿通（翻转）皮瓣中，皮岛经过一个耳郭软骨穿通形成的隧道（由手术医生开通或在癌症切除过程中产生）来修复耳的正面（图 147.34）。蒂部分离和保证隧道内有足够空间的原则也适用于该皮瓣。皮瓣起源于耳后皮肤，以耳后沟丰富的血管丛为蒂。皮岛在蒂上就像书页一样被翻到耳朵的前面，然后缝合。供体部位可二期愈合、直接缝合（部分或全部）或植皮。

组合皮瓣

　　并不是所有的缺损都能用一个皮瓣方便地闭合，有时候由于缺损太大或涉及多个美容亚单位，需要联合应用各种闭合技术。这些类型的伤口最好使用组合皮瓣或皮瓣加植皮来闭合（见图 147.31）。对于非常大的缺损，当皮瓣能够闭合缺损的大部分（但不是全

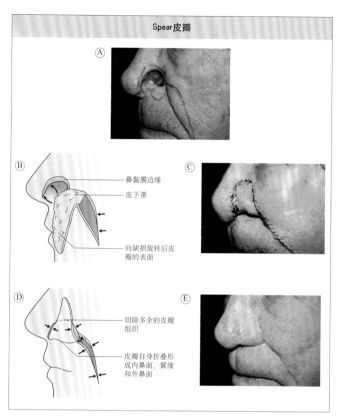

图 147.32　Spear 皮瓣。A. 包括整个鼻翼和部分鼻背侧壁的缺损，标记设计的鼻唇沟易位皮瓣，计划按照 Spear 的描述扭转皮瓣。B. 相应的示意图。C. 在皮下蒂处扭转皮瓣，将之缝合到缺损黏膜面，然后缝合皮肤面，其后自身折叠。D. 放置皮瓣与修剪皮瓣远端的对应示意图。E. 二次矫正后的早期效果

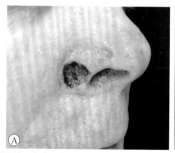 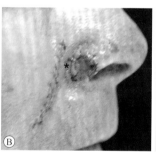 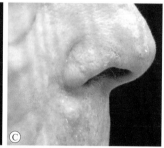

图 147.33　鼻旁至鼻翼的隧道皮瓣。A. 这类皮瓣适用于偏外侧部位的缺损。B. 在颊内侧供区和缺损之间的皮肤中间形成一条隧道（＊）。一个基于面部动脉分支的蒂被小心分离。蒂部位于皮瓣的皮肤部分之上，约平行于缺损。减少隧道体积，使皮瓣能够通过。C. 术后 4 个月随访

部）时，通常采用组合皮瓣闭合。在这种情况下，全厚皮移植可用作皮瓣的补充，完成缺损的覆盖。根据组织匹配原则及供区皮肤充足程度，可以在常用的供区取皮。Mohs 显微描记手术后重建伤口时（即存在高度确定的无癌边缘），伤口附近的组织可以安全地用作"Burow 移植"，不要丢弃皮瓣的 Burow 三角，可以将其去除皮下脂肪和修剪后移植到残余缺损。

有时，皮瓣和植皮的组合用于重建涉及多个美容亚单位的缺损。在这样的创面中，皮瓣用于重建一个美容亚单位，而全厚皮用于重建另一个，保持每个美容亚单位的"独立性"。保持美容亚单位之间界限的原则是非常有用的，可以达到更隐蔽的美容效果，如果皮瓣或植皮跨美容亚单位，会明显破坏美学效果。

也有些涉及多个美容亚单位的缺损，最好用不同

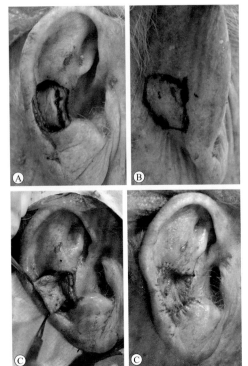

图 147.34　耳后穿通皮瓣（翻瓣）。 A. 这是适合修复耳前大面积深缺损的理想皮瓣，尤其是软骨缺失或受损时。B. 在供区设计翻书页样移动的皮瓣，皮瓣最靠后的部分缝合到离耳轮最近的缺损最后面。C. 以耳后皮下和肌肉组织为蒂的皮瓣穿过软骨缺损。D. 皮瓣缝合到位

类型皮瓣单独修复。要达到更自然、更不引人注目的效果，保持单个美容亚单位的完整性是一个重要因素，该原则普遍适用。这些类型的闭合需要创造性，有时需要巧妙的方法来完成完整的闭合。

表 147.4 总结了前面讨论过的皮瓣和针对不同面部区域可达到良好功能和美学效果的特定皮瓣。

术后护理

皮瓣移植术后的护理并不是千篇一律的，有些手术医生让患者每天换一次至数次敷料，每次换敷料时都要清洗伤口，有的医生则用敷料包扎一两天，然后将缝的伤口暴露在空气中，还有一些医生在手术时包扎后一次，一周都不换敷料。无论术后护理如何完成，在术后阶段都有共同的目标要达成。

目标之一是预防术后出血。术后第一个 48 h 是最常发生出血和血肿的时间。减少这些并发症的措施包

表 147.4　不同类型皮瓣的常用部位
Burow 三角移位皮瓣
Burow 皮瓣（单切线推进皮瓣）和双侧单切线推进皮瓣（A-T 皮瓣）
• 远端鼻侧壁外侧
• 唇部上外侧
• 上唇人中
• 眉和眉上额部
• 耳轮中部
单侧或双侧双切线推进皮瓣（U 形或 H 形皮瓣）
• 额部
• 耳轮
• 上唇大面积缺损
旋转皮瓣
• 面颊上部
• 颏部内侧
• 鼻背（Rigor 皮瓣）
• 下眼睑
缺损再构形皮瓣
岛状带蒂皮瓣
• 上外侧和中上部唇部皮肤
• 唇部黏膜
• 颏部外侧和下唇
• 鼻侧壁远端
• 耳前面颊
• 眉
组织再定位皮瓣
菱形易位皮瓣
• 鼻背侧壁
• 额部外侧和颞部
• 外眦和下眼睑外侧
• 颏部外侧和下唇
• 耳轮的上部和前部
双叶易位皮瓣
• 鼻尖和鼻尖上
• 下唇外侧
• 眼周皮肤
鼻唇沟易位皮瓣
• 鼻翼缺损，尤其鼻翼外侧部分的缺损
• 鼻翼外侧皱褶和鼻背侧壁远端
组织植入皮瓣
前额旁正中皮瓣
• 大面积鼻缺损
• 中等大小鼻尖缺损
• 同时有鼻软骨和（或）鼻黏膜缺损的鼻创面
• 大面积内眦缺损

表 147.4　不同类型皮瓣的常用部位（续表）

鼻唇（颊唇）插入皮瓣

- 鼻翼和鼻翼缘
- 鼻尖
- 上唇中部

扭转的颊唇皮瓣（Spear 皮瓣）

- 包括鼻翼外侧和面颊 / 上唇交界处缺损的鼻翼全厚层缺失

耳后皮瓣

- 耳前或耳轮的大面积缺损
- 需要软骨移植重建的全层缺损

括术中仔细止血和术后用胶带、加压包扎和专业压力服对伤口加压。通常，压力在 24 ～ 48 h 后变得不那么重要，但在出血风险较高的患者中，可能需要更长时间地维持压力。对于一些术后出血风险非常高的患者，在伤口上直接使用系带支撑敷料，以确保在整个术后期间保持恒定的紧压，可能是有帮助的。

目标之二是降低感染的风险。任何形式的感染都会使术后过程复杂化，影响美容和功能效果。术后感染的预防在第 151 章有介绍。良好的手术技术和在重建过程中严格遵守无菌技术对于预防感染至关重要。一种特别适合用于皮肤重建的新方法是用含抗生素的局部麻醉药在术前直接浸润创面，已有研究证明了创面内使用萘夫西林和克林霉素的优点，有些皮瓣重建术前常规使用该方法[32-33]。

皮瓣重建术后护理的另一个重要目标是保护皮瓣组织免受环境影响，包括污染、物理损伤、极端的温度、术后早期过度运动和伸展缝合的皮肤、紫外线辐射。对皮瓣组织的保护最好通过封闭包扎技术和对患者的全面教育来实现。

以下是在一次皮外手术中常规实施的术后皮瓣护理细节。皮瓣重建完成后，在切口线上直接放置包括 Steri-Strips™ 在内的低致敏薄胶带。胶带完全覆盖缝合的皮肤可完全封闭创口，在这一薄胶带上再使用吸水性强的蓬松纱布绷带卷厚厚包扎起来，再用可向下加压的低敏纸带将包扎敷料粘住，压力是通过将纸带的一端粘在伤口一侧的皮肤上，然后将其拉伸到敷料顶部，最后在张力下将纸带另一端粘到伤口的对侧来实现的，以上步骤重复多次，直到敷料完全被 1 cm 宽的薄纸带覆盖并牢牢固定。嘱患者术后 24 ～ 48 h 打开外层绷带，留下并保护好薄胶带，术后 1 周保持胶带干燥。

1 周后患者复诊，打开胶带、拆线及评估伤口情况。如有血肿、感染或其他并发症的迹象，需要采取处理措施。清洁皮肤后，再用低敏薄胶带（Steri-Strips™）及其他辅料包扎 1 周，再次嘱咐患者保持绷带干燥，1 周（即术后 2 周）后打开敷料。鼓励患者术后如有任何问题及时与医生联系，3 个月后复诊，对伤口愈合情况做最后的评估，此时为了得到最理想的美学和功能效果，可能需要做一些小的成形手术。

并发症

术后短期内可能发生的严重并发症主要是术后出血和感染，如果操作仔细，这两种并发症都较少发生[34]。术后如果没有发现这些并发症并适当干预，可能会出现灾难性后果。术后出血会导致血肿，需及时发现。最有效的干预措施是立即拆线，排出血肿，定位并结扎出血血管，重新缝合伤口，如果不这样做，会有皮瓣坏死的危险。如出现术后感染，需立即口服抗生素和引流脓肿。

术后中期最常见的需要干预的并发症是增生性瘢痕或活门畸形，通常在手术后 4 ～ 8 周变得明显。即使术中已经广泛皮下游离，皮瓣修剪厚薄适中，缝合精细，这些并发症还是会偶尔发生。建议患者积极地局部按摩，每天数次，经过按摩，随着时间的推移，伤口会进行充分重塑。有时候需要积极干预，根据瘢痕的位置和厚度，用不同浓度的曲安奈德（5 ～ 40 mg/ml）病损内注射可能有效。

术后晚期并发症包括持续存在的活板门畸形、表面不规则、美容单位交界处变钝或消失，以及表面毛细管扩张。持续活板门畸形和轻度的表面不规则最早可在术后 6 ～ 12 周处理，可以用手术刀将表面削平、皮肤磨削或磨砂。皮瓣移植可能会破坏美容单位交界处（如鼻唇沟易位皮瓣破坏鼻翼皱褶），为了重新界定这些交界部位，通常需要的步骤是切除这些区域的皮瓣，修薄皮下组织，再重新缝合皮缘来重建自然皱褶。激光消融鼻部大皮瓣切口线周围与皮瓣连接的血管，可治疗毛细血管扩张。

有时，即便患者的选择、皮瓣设计和缝合技术都没问题，术后可能还是需要一些完善。完善的方法从简单处理到纠正表面不规则，以及再次手术的较复杂干预，不一而足。术后成功干预的要点在于，知道什么情况下干预有利，并选择合适的干预手段。手术医生了解术后正常的愈合效果有助于决定何时以及以用何种方式干预愈合过程。

［米 霞译 蔡 涛（重庆医科大学附属
　　　第一医院）校 李 航审］

参考文献

1. Zitelli JA. Tips for a better ellipse. J Am Acad Dermatol 1990;22:101–3.
2. Boyer JD, Zitelli JA, Brodland DG. Undermining in cutaneous surgery. Dermatol Surg 2001;27:65–8.
3. Zitelli JA. Tips for wound closure: pearls for minimizing dog-ears and applications of periosteal sutures. Dermatol Clin 1989;7:123–8.
4. Zitelli JA, Moy RL. Buried vertical mattress suture. J Dermatol Surg Oncol 1989;15:17–19.
5. Brodland DG. Complex cutaneous closures. In: Ratz JL, editor. Textbook of dermatologic surgery. Philadelphia: Lippincott-Raven; 1998.
6. Brodland DG. Fundamentals of flap and graft wound closure in cutaneous surgery. Cutis 1994;53:192–200.
7. Dzubow LM. Flap dynamics. J Dermatol Surg Oncol 1991;17:116–30.
8. Brodland DG. Advancement flaps. In: Roenigk RK, Roenigk HH Jr, editors. Dermatologic surgery: principles and practice. 2nd ed. New York: Marcel Dekker; 1996.
9. Zitelli JA. The bilobed flap for nasal reconstruction. Arch Dermatol 1989;125:957–9.
10. Miller CJ. Design principles for transposition flaps: the rhombic (single-lobed), bilobed and trilobed flaps. Dermatol Surg 2014;40(Suppl. 9):S43–52.
11. Burget GC, Menick FJ. Aesthetic reconstruction of the nose. St. Louis: CV Mosby; 1994.
12. Goldman GD. Rotation flaps. Dermatol Surg 2005;31:1006–13.
13. Brodland DG. Auricular reconstruction. Dermatol Clin 2005;23:23–41.
14. Brodland DG. Advanced reconstruction of the ear: a framework for successful wound closure. Dermatol Surg 2014;40(Suppl. 9):S571–85.
15. Antia NH, Buch VI. Chondrocutaneous advancement flap for the marginal defect of the ear. Plast Reconstr Surg 1967;39:472–7.

16. Stoner JG, Stoner JG. Spiral subcutaneous island pedicle flap for repair of alar defects. In: Ratner D, Cohen JL, Brodland DG, editors. Reconstructive conundrums in dermatologic surgery: the nose. Oxford: Wiley Blackwell; 2014. p. 63–7.
17. Zitelli JA, Brodland DG. A regional approach to reconstruction of the upper lip. J Dermatol Surg Oncol 1991;17:143–8.
18. Dzubow LM. Subcutaneous island pedicle flaps. J Dermatol Surg Oncol 1986;12:591–6.
19. Pharis DB. Papadapoulos DJ. Superiorly based nasolabial interpolation flap for repair of nasal tip defects. Arch Dermatol 2000;26:19–24.
20. Borges AF. The rhombic flap. Plast Reconst Surg 1981;67:458–66.
21. Albertini JG, Hansen JP. Trilobed flap reconstruction for distal nasal skin defects. Dermat. Surg 2010;36:1726–35.
22. Rotunda AM, Bennett RG. Nasal tip wound repair using a rhombic transposition flap with a double Z-plasty at its base. In: Ratner D, Cohen JL, Brodland DG, editors. Reconstructive conundrums in dermatologic surgery: the nose. Oxford: Wiley Blackwell; 2014. p. 63–7.
23. Zitelli JA. The nasolabial flap as a single-staged procedure. Arch Dermatol 1990;126:1445–8.
24. Brodland DG. Paramedian forehead flap reconstruction for nasal defects. Dermatol Surg 2005;31:1046–52.
25. Jellinek NJ, Nguyen TH, Albertino JG. Paramedian forehead flap: advances, procedural nuances and variations in technique. Dermatol Surg 2014;40(Suppl. 9):S30–42.
25a. Stigall LE, Bramlette TB, Zitelli JA, Brodland DG. The paramidline forehead flap: a clinical and microanatomic study. Dermatol Surg 2016;42:764–71.
26. Cook J. Repair of an alar defect. In: Ratner D, Cohen JL, Brodland DG, editors. Reconstructive conundrums in

dermatologic surgery: the nose. Oxford: Wiley Blackwell; 2014. p. 107–12.
27. Fisher GH. Reconstruction of a full thickness soft triangle defect. In: Ratner D, Cohen JL, Brodland DG, editors. Reconstructive conundrums in dermatologic surgery: the nose. Oxford: Wiley Blackwell; 2014. p. 113–17.
28. Spear SL, Kroll SS, Romm S. A new twist to the nasolabial flap for reconstruction of lateral alar defects. Plast Reconstr Surg 1987;79:915–20.
29. Kearney C, Sheridan A, Vinciullo C, Elliott T. A tunneled and turned-over nasolabial flap for reconstruction of full thickness nasal ala defects. In: Ratner D, Cohen JL, Brodland DG, editors. Reconstructive conundrums in dermatologic surgery: the nose. Oxford: Wiley Blackwell; 2014. p. 119–26.
30. Cook JL. Tunneled and transposed island pedicle flaps in facial reconstruction. Dermatol Surg 2014;40(9S):516–29.
31. Hollmig ST, Leach BC, Cook J. Single-stage interpolation flaps in facial reconstruction. Dermatol Surg 2014;40(Suppl. 9):S562–9.
32. Griego RD, Zitelli JA. Intra-incisional prophylactic antibiotics for dermatologic surgery. Arch Dermatol 1998;134:688–92.
33. Huether MJ, Griego RD, Brodland DG, Zitelli JA. Clindamycin for intralesional antibiotic prophylaxis in dermatologic surgery. Arch Derm 2002;138:1145–8.
34. Merritt BG, Lee NY, Brodland DG, et al. The safety of Mohs surgery. A prospective multicenter cohort study. JAAD 2012;67:1302–9.

第 148 章　皮片移植

Désirée Ratner、Priya Mahindra Nayyar

要点

- 游离皮片是指将一处片状皮肤从其血供区域移至另外一个区域。
- 用于软组织重建的皮片分为四类：全厚皮片、中厚皮片、复合皮片和游离软骨皮片。
- 在皮肤外科手术中，皮片移植最常用于皮肤癌切除后缺损的修复；也可用于覆盖小腿溃疡，使其更快愈合。
- 临床情况决定皮片类型的选择。
- 掌握各种皮片适应证、操作技术、供皮区选择、术后护理及术后并发症的应用知识，对选择合适的软组织重建方法十分重要。

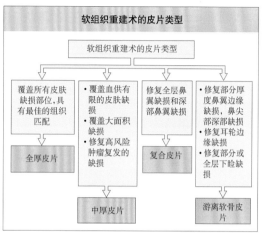

图 148.1　软组织重建术的皮片类型

引言与背景

皮片移植手术开始于 2500—3000 年前，印度教蒂勒马克种姓外科医生采用臀部皮片修复因偷盗和通奸而被割掉鼻子的人[1]。然而，直到 19 世纪，皮片移植才被再次应用。1869 年，Reverdin 报道采用颗粒状移植皮片治疗小腿溃疡；随后数十年，文献报道了 Ollier 和 Thiersch 的刃厚皮片及 Wolfe 和 Krause 的全厚皮片[2-4]。19 世纪的手术医生仅在遇到棘手的外科修复问题时才采用皮片移植，但此后皮片移植术逐渐发展为外科皮损修复中的常规手术，有时在皮肤缺损修复中甚至是优先选择。

游离皮片移植是将片状皮肤从其血供区域移至另外一个区域。可以将皮片分为四类：全厚皮片（full-thickness skin grafts，FTSGs）、中厚皮片（split-thickness skin grafts，STSGs）、复合皮片和游离软骨皮片（图 148.1，表 148.1 和 148.2）[2-3]。FTSGs 由完整的表皮和真皮全层组成，包括毛囊和汗腺等附属器结构。STSGs 由表皮全层和部分真皮组成。依据皮片包含真皮的数量将其分为薄层、中等和厚皮片。复合皮片至少由两种不同的组织构成，通常是皮肤和软骨。游离软骨皮片包括软骨及其软骨膜。

关于伤口愈合的思考

皮片移植术后伤口愈合需要经历一系列过程[2, 4]。皮片移植术后第一个 24 h 是血浆吸胀期，此期间纤维蛋白胶使皮片与受植床贴附，并促使皮片吸收潜在的伤口渗液并导致水肿出现，重量增加可达 40%。因此，皮片在此期仍可吸收水分并获取营养物质供应，维持皮片血管通畅，直至血运重建。随后皮片下面的纤维蛋白被肉芽组织代替，肉芽组织将皮片与受植床永久性连接起来。

恰当地对合皮片和受植床能促进血管再通。受植床和皮片真皮内血管的吻合发生在术后 48～72 h，这一过程称为嵌合。其后血管开始增生，血管在皮片和受植床内发芽和出芽。甚至相对无血管组织部位也可皮片移植，只要无血管区域很小且周围血供丰富。通过一种称为桥接现象的过程，从受植床产生的血管连接允许血液流动到先前存在的皮片血管系统，从而使营养物质到达无血管区域皮片部分。4～7 天内皮片恢复完整的血液循环。

术后第 1 周，淋巴循环的修复与血供的修复同步进行，皮片移植术后第 4～8 天至数周进行表皮再生。术后起初发生皮脂腺及小汗腺退化，但随后的腺体再

表 148.1 软组织重建术中各种皮片的比较

皮片类型	组织匹配	营养要求	对受植床血液供应的要求	感染风险	皮片收缩风险	耐用性	感觉功能	附属器功能
全厚皮片	好至极好	高	高	低	低	好至极好	好	极好
中厚皮片	差至尚可	低	低	低	高	尚可至好	尚可	差
复合皮片	好	高	非常高	适中	低	尚可	尚可	好
游离软骨皮片	未知	适中	高	适中	可能发生迁移或变形，随后再吸收	好	未知	未知

表 148.2 软组织重建术中各类皮片的适应证、禁忌证、优点及缺点

皮片类型	适应证	禁忌证	优点	缺点
全厚皮片	多用于覆盖需要最佳组织匹配的面部或头皮皮肤缺损	受植床缺少血管	极好的颜色及质地匹配，减少皮片牵缩	耗时，需要闭合供皮区及精细操作
中厚皮片	覆盖较大缺损及血供受限缺损或肿瘤复发高风险部位	近游离缘的缺损，美容敏感区域的面部缺损	存活概率增加，可覆盖大型缺损，能够作为监测高危肿瘤复发的"窗口"	外观不理想，耐用性差，供皮区颗粒状外观，皮片牵缩更重，获取大块皮片时需要特殊器械
软骨膜皮片	鼻尖深部及鼻翼缺损的修复，特别是暴露软骨的缺损	受植床缺少血管	比 FTSGs 更厚，比 FTSGs 更少牵缩，在血管受损的情况下存活概率较高（相对于 FTSGs 来讲）	
复合皮片	全层鼻翼缺损修复或软骨缺失的鼻尖缺损的修复（直径＜ 2 cm）	缺损直径＞ 2 cm	一次手术，用于合适缺损的修复可产生良好的功能及美容效果	血管受损条件下皮片移植失败风险更高，皮片大小受限制（＜ 2 cm），可用供体组织受限，供体部位可能需要皮瓣或复杂闭合，感染及皮片移位风险增加
游离软骨皮片	需要恢复结构性支撑或保留游离缘外观的鼻翼、鼻尖及鼻侧壁、耳部或眼睑缺损的修复	无	为面部及耳部缺损提供结构支撑	供皮区疼痛，术后感染风险增加，皮片移位风险增加

生可保留部分功能。尽管患者的感觉功能数月不能完全恢复，但早在移植后的 2 ～ 4 周就开始了皮片神经再生和感觉神经功能的恢复。

随着局部缺血时间的延长，皮片存活率降低（表148.3）。血肿或血清肿形成、感染或机械剪切力可影响移植皮片和受植床间脆弱的血管连接。与 STSGs 相比，这些并发症更容易在 FTSGs 中发生（其需要营养和复苏的体积更大）。

即使局部缺血期过后，许多因素仍可能联合发挥作用减少皮片下方血液供应[2-3, 5]。这些因素中最重要的是吸烟[5]，此外糖尿病、蛋白质缺乏及严重的微量元素和维生素缺乏也可增加植皮失败的风险。某些系统性药物，例如皮质类固醇激素、化疗药物、其他免疫抑制剂和抗凝药物也会干扰创面愈合。

其他导致植皮失败的原因包括：由受植床内组织坏死所致的血液供应不足、血肿、血清肿、创面无血

管、既往的放射治疗、感染、皮片张力过大、机械剪切力以及不恰当的术后护理（见表 148.3）[2-3]。皮片移植失败最常见的感染原包括凝固酶阳性葡萄球菌、β 溶血性链球菌和假单胞菌。假单胞菌感染尤其多见于耳部皮片。综上所述，缜密的术前评估、精细的手术操作和良好的术后护理可以最大程度地提高皮片成活率。

FTSGs 移植

适应证 / 禁忌证

FTSGs 最常用于皮肤癌切除术所致面部缺损的成形修复。事实上 FTSGs 可用于修复任何部位的皮肤缺损，只要受植床有足够丰富的血液供应以促使毛细血管再生，同时纤维细胞能够提供胶原蛋白使皮片固定。因为存在桥接现象，小片的无血管区也可以移

表 148.3	皮片移植失败的原因
皮片-受植床接触不良	血肿
	血清肿
	术后过度活动产生剪切力
	皮片固定不充分所致的剪切力
受植床血液供应差	血管床不充分（如既往放疗）
	软骨、骨、肌腱暴露
	尼古丁导致血管收缩
感染	凝固酶阳性葡萄球菌
	β-溶血性链球菌
	假单胞菌
宿主因素	糖尿病
	免疫抑制
	机体健康状况差
	营养不良，包括低白蛋白症
	伴血管损害的系统性疾病
手术技术	粗暴处理组织
	受植床因电凝导致过多组织失活
	皮片大小不足导致张力过大
	止血不充分
	脂肪修剪不充分
	颠倒放置皮片（常见于 STSGs）
	固定不充分（复合皮片或游离软骨皮片）

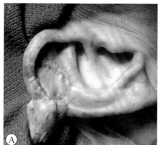

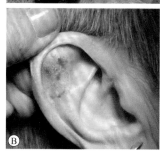

图 148.2 全厚皮片移植。A.从耳前区获取的全厚皮片用于修复右耳前上部缺损；B.手术后 8 周效果

植皮片。但对于较大的无血管区域，例如大片显露在外面而无骨膜的骨、无软骨膜的软骨、无腱鞘的肌腱或无神经束膜的神经等组织，均不能支持 FTSGs 的生长。因此，FTSGs 不可用于这些无血管组织的移植。

在合适的条件下，由于 FTSGs 包括表皮和真皮全层，对面部缺损的修复可提供很好的皮肤颜色、质地和厚度匹配。真皮全层的存在使得创面挛缩的可能性最小化，真皮附属器结构可以得到完整保留[6]。FTSGs 尤其适用于鼻尖、鼻背、鼻翼和鼻侧壁及下眼睑和耳部的缺损，能获得令人满意的外观和功能修复（图 148.2）[7]。

术前病史评估和供皮区的选择

充分的术前评估包括对出血倾向、饮酒、服用抗凝药物（包括阿司匹林和非甾体抗炎药）以及高血压病史的询问，高血压病史的采集有助于评估出血过多及术后皮片下形成血液块的风险[2-3]。糖尿病、营养不良、吸烟或使用其他包含尼古丁的产品可能增加皮片移植失败的风险，术前应确定这些病史。

FTSGs 供皮区的选择应依据缺损部位周围皮肤颜色、质地、厚度及皮脂腺性质而定（表 148.4 和 148.5）。大部分 FTSGs 取材于肩部以上的日光暴露部位的皮肤，这些部位的皮肤在颜色、血管类型、质地

表 148.4	全厚皮片供皮区的选择
● 日光暴露类型	● 皮肤厚度
● 皮肤颜色	● 皮肤韧性
● 血管类型	● 取足够的组织
● 质地	● 供皮区瘢痕掩饰能力
● 皮脂腺质量	

表 148.5	不同部位皮肤缺损的全厚皮片供体部位总结
缺损部位	供皮区
鼻背、鼻侧壁、鼻尖	耳前区，锁骨上区域或颈后区（如较大缺损）
鼻尖、鼻翼	耳前区，耳后窝，鼻唇沟
鼻背/鼻尖结合部	Burrow 皮片
耳	耳后沟，耳前区
下眼睑/内眦	上眼睑，耳后沟
头皮	锁骨上区域，颈后皮肤，上臂内侧
前额	Burrow 皮片，锁骨上区域，颈后区，上臂内侧（如较大缺损）

及附属器分布方面与面部缺损区域的皮肤匹配最好。最薄的皮片通常取自上眼睑或耳后。STSGs 多取自耳前和颈部区域。而更厚的皮片取自锁骨上区或锁骨区、耳后窝或鼻唇沟。不考虑供皮区的部位，不同患者皮肤厚度的差异很大，因此，仔细检查所有供皮区力求寻找最佳匹配的组织非常重要。这种方法能确保为每位患者和每个缺损选择到最好的供皮区。

对于特定缺损，邻近区域移植有时可以获得最佳的匹配。取材于上睑多余皮肤的皮片可用于修复下睑缺损，其颜色和质地匹配良好，此外还能很好地掩饰供皮区瘢痕。修复下眼睑缺损的皮片应该扩大至缺损面积的 100% ~ 200%，为瘢痕挛缩留出余地，同时避免出现睑外翻。由于皮片所需面积相对较大且要求位置不明显，耳后皮肤不仅是耳部缺损的供皮区，还是眼睑缺损最重要的供皮区。由于耳后是相对的非日光暴露部位，从该区域获得的皮片也许无法为面部其他部位的缺损提供良好的颜色和质地匹配。

耳前皮肤功能更全面，可用来修复大部分鼻部缺损，因这些部位皮肤厚度和接受光照的程度相似。该供皮区的瘢痕很容易掩饰，从而在成形术中能得到满意的修复效果。即使是蓄须患者在耳前区域也有直径 1 ~ 2 cm 的无毛区。从该区域获取皮片时，注意不应选择毛发-胡须生长部位作为皮片，因为皮片内偶有成熟的毛囊单位可导致皮片区域令人不悦的毛发生长。来自颞顶部的有毛皮肤可用于修复眉毛缺损，移植后毛囊单位的成活有助于产生较好的美容效果。鼻唇沟或耳后窝的皮肤有时可用于鼻尖小缺损的皮片移植[8]。

当鼻部和前额皮肤足够松弛，能够关闭部分缺损时，应用邻近的 Burow 三角作为 FTSGs 能够提供很好的组织匹配度[9-11]。

对于需要进行 FTSGs 移植的光老化部位较大皮肤缺损，例如前额和头顶，锁骨上区域或颈后区域可作为供皮区。再次强调注意获取皮片时勿附带毛发区皮肤。这些供皮区，尤其是衣物不易遮盖的部位，难以掩饰，应慎重选择。尽管颜色和质地匹配可能不理想，但颈部以下薄而多余的皮肤区域，如上臂、前臂和腹股沟区，也可以使用。

技术说明

各种获取和移植 FTSGs 的手术操作已有报道[2-3, 9-11]。进行 FTSGs 手术，首先使用可弯曲折叠的柔性材料（如纱布、Telfa™ 或铝箔）制作一个缺损模板（图 148.3A）。用记号笔标记出受植床外围后，将模板压在缺损处，最终根据印出的缺损边缘可以剪出一个完美的模板。将模板放在供皮区，用记号笔标出取材范围（图 148.3B）。皮片必须比实际模板大 3% ~ 5%，以适应自然挛缩及从供皮区移植后引起的挛缩。通常情

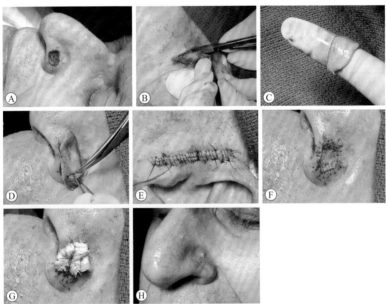

图 148.3 全厚皮片移植。A. 左侧鼻翼缺损，1.8 cm×1.2 cm 大小，Mohs 显微描记手术切除基底细胞癌后。耳郭前供皮区提供了最佳匹配的颜色、皮脂腺质量、光损伤程度和皮肤厚度。B. 用记号笔沿受植床外围制作模板，然后用模板在供皮区上画出墨边（楔形中央）。随后，在模板任一侧画出 Burow 三角。在注射局部麻醉前画出供皮区，以防止利多卡因的渗透作用使组织肿胀，导致尺寸误差。用手术刀切取供皮区皮肤深达皮下脂肪水平。C. 用弯剪小心去除脂肪，只留下白色有光泽的真皮。D. 全厚皮片用弧形虹膜弯剪修剪以确保完美匹配。E. 耳前供皮区闭合。F. 用 6-0 快吸收肠线将全厚皮片缝合到位。G. 用 5-0 聚丙烯缝线将 Xeroform™ 压力垫缝在全厚皮片上。H. 术后 16 周效果。皮片与周围皮肤颜色、质地匹配良好

况下，只需在标记外侧缘切割就可获得额外的"安全"皮肤。对于眼睑缺损，皮片应明显大于缺损，以尽量减少睑外翻风险。应在进行局部麻醉前对供皮区进行标记，以防止利多卡因渗透作用引起组织肿胀而导致的尺寸误差。值得注意的是，当供皮区缺损很小时，椭圆形供皮区并非总是需要保持 3∶1 的比例[12]。

对供皮区进行标记后，可在供皮区和受皮区分别注射局部麻醉药物。使用肾上腺素不会影响皮片成活率。若未用防水墨水标记模板，可在供皮区用针头标记皮片轮廓。其后用抗菌制剂（如氯己定）擦洗供皮区和受皮区，盐水冲洗及无菌巾覆盖。

用手术刀切开供皮区至皮下脂肪层。将皮片放在盛有生理盐水的消毒碗或培养皿中，皮片放置其中可长达 1 ～ 2 h。若将皮片放在冰箱里或是放在冰块上，在取皮后 24 h 内均可使用。在把皮片缝合至受皮区前，应去除皮片脂肪。这是一个重要的步骤，因为皮片与受植床间的直接接触可实现已有血管及新生血管间的连接，并从缺损的基底面获得营养支持。脂肪组织接触皮片时不易被血管化，故而脂肪组织不是皮片和受植床间血管生长的良好介质。

去除脂肪组织时，将皮片真皮侧朝上放在手指或手掌上。用锋利的剪刀从皮片下方修剪掉所有脂肪。当所有黄色球形物质都被剪去后表明脂肪组织已经充分去除。这时仅留下一层白色有光泽的真皮（图148.3C）。必要时也可修剪部分真皮以符合不同的受植床厚度，尽管这一过程有可能剪掉附属器结构，影响美观。最后把皮片真皮侧朝下移植到受植床上，若有需要，可进行旋转和修剪，使其完美对合（图148.3D）。一位医生修剪皮片时，另一位医生可闭合供皮区，通常采用分层线性闭合，同时修去两边的"狗耳"（图148.3E）。如果以耳后窝为供皮区，可用 2 ～ 3 mm 的环钻从中心切除全层软骨盘，进而促进真皮的二期愈合。

对 FTSGs 而言，特别在鼻尖、鼻翼、鼻背外侧壁、耳轮边缘和眼睑缺损的重建中，供区的外形塑形很有挑战性[13]。皮片轮廓通常需要在受植床内多次放置及修剪，以获得最佳效果。切除不需要结构支持部位的软骨能够增加皮片的成活率，尤其是耳部缺损，不会影响修复的效果[14]。

固定皮片

周边缝合、疏松缝合、使用支持敷料，或是联合上述几种方法或全部方法，都可以固定 FTSGs。根据皮片的尺寸，在皮片周围相对边缘（如 3、6、9、12

点方向）用 5-0 或 6-0 可吸收或不可吸收缝线间断缝合 4 ～ 8 针以固定四个象限，然后在皮片周边可选用 6-0 快吸收铬肠线做单纯连续缝合（图 148.3F）。应特别注意让创面表皮完全对合。连续缝合常为表皮缝合，针头先穿过皮片然后穿过周围皮肤。皮片侧进针至真皮浅层，周围皮肤侧进针至真皮深层，既易于固定，又可防止皮片边缘隆起，使皮片与受植床达到最大限度的接触。

已有在 FTSGs 移植术中使用组织黏合剂的研究。在一项初步试验研究中发现，使用氰基丙烯酸酯组织黏合剂将 FTSGs 固定于受植床，创面边缘可以达到与用缝线缝合相同的美容效果[15]。这些黏合剂瞬间即产生效果，对皮片边缘位置不易进行微调，所以要求使用黏合剂前皮片必须经修剪排列好。组织黏合剂固定特定皮片周缘能有效地节省时间，可以代替缝合，特别在那些相对不易移动的部位，如颞部、前额及鼻尖。

疏松缝合通常用 6-0 快吸收铬肠线单纯缝合，可用于固定皮片中央。疏松缝合为防止大皮片移动提供了额外的支持，尤其是对于放在凹面可能会形成幕状隆起的皮片。所有缝合均应该疏松而不是扎紧，缝合过紧可能影响皮片的成活。

敷料压迫可最大限度地将皮片制动于受植床上。经典的反包扎敷料已经用于皮片制动，通过锚定支架确保皮片和受植床间的直接接触[2-3]。这些支架包括各种不同的材料，如 Xeroform™ 纱布（三溴酚铋浸润纱布）、棉球、橡胶海绵、海绵、塑料珠或塑料盘[16]。尽管常用缝线固定支架，但也可以使用胶带或 Steri-Strips™ 对压力垫均匀施压[17]。黏附性敷料用于皮片，在去除敷料时，容易将皮片从受植床上剥离，可首先在植皮部位皮片上外用凡士林软膏、非黏附性接触敷料或 XeroForm™ 纱布，从而将皮片从受植床剥离的程度降到最低。压迫或结扎敷料有助于在血运重建的关键时期固定新植入的皮片，有助于防止血肿或血清肿的形成。部分学者认为很小的 FTSGs 不必使用这种敷料[18]。

最简单的包扎是单用 Xeroform™ 纱布，将其包堆加压固定在皮片上。皮片边缘用不可吸收缝线缝合，保留一根长 3 ～ 6 cm 长的缝线，对侧位置的缝线也保留不剪，然后将缝线末端一次性绑扎于敷料上（如 12点和 6点方向，3点和 9点方向）以固定压力垫（图148.3G）。其余替代缝合方法包括连续疏松缝合、钉皮器闭合及 "Lilliputian" 技术[19-20]。较轻的敷料，包括在 Telfa™ 和 Hypafix® 也可以用于固定被移植的皮片。供皮区需用敷料加压包扎 24 h。

术后护理

揭去加压敷料后，必须每日 1 或 2 次小心护理伤口。一种方法是用过氧化氢溶液轻柔地清洗供区皮肤和压力垫加压部位周围的皮肤，去除痂皮，而后涂以凡士林软膏（Vaseline®）。1 周后才可打开压力垫。这时压力垫和包扎缝线可全部去除。缝线拆除后可在供皮区使用 Steri-strips™。

理想的皮片在揭除压力垫后应该呈现淡粉红色。依据皮片血管再通程度的不同，皮片颜色可能各种各样，从粉红或红色到深蓝色或紫色不等。应事先提醒患者皮片可能出现的颜色变化。淡蓝色可能提示瘀斑而非植皮失败。在 1 周时，白色皮片是血管未再通的指征，可能预示着失败，创面需要二期愈合。黑色皮片提示不愿见到的皮片坏死。皮肤附属器结构和上皮边缘可能发生再上皮化，所以整个表皮表面变黑、坏死脱落，可能不会对皮片的真皮部分产生不利影响，仍可获得可接受的美容效果。因此，不应削痂清创，而应视其为天然敷料，创面在痂下愈合。应告知患者，在几周内皮片的血液供应仍然很脆弱，所以此后 1～2 周内应避免外伤（例如直接用水冲洗）或者过分活动该区域。

FTSGs 与周围皮肤的颜色及质地匹配较好时，美容效果非常好（图 148.3H）。

技术变化／特殊情况

荷包缝合

荷包缝合是一种用于圆形或椭圆形缺损外缘的皮下缝合技术[21]。这种缝合方法可以通过推进整个创面周边皮肤实现闭合部分缺损。当创面边缘出现软骨或骨暴露而不宜皮片移植时，该方法有助于覆盖这些区域，协助皮片成活。实施荷包缝合后，剩余的缺损面积有时可节省 FTSGs 面积达 50%，正因为节省了面积，皮片就可以从传统的耳前、耳后或锁骨上供皮区获得，这些部位可以提供与大部分日光暴露部位颜色、质地和厚度匹配良好的皮片。更重要的是，FTSGs 移植能减少明显的伤口挛缩，这比 STSGs 移植或者二期愈合的美容和功能效果更好。

深达颅骨的大缺损是治疗的一个挑战。可以采用荷包缝合，然后再行帽状腱膜铰链式皮瓣处理[22]。荷包缝合后，在邻近头皮缺损的帽状腱膜处用手术刀刻痕，部分厚度的帽状腱膜瓣大小应足以覆盖全部或部分暴露的骨膜或骨，切开帽状腱膜瓣非常轻松，如同翻开一页书的动作，将帽状腱膜瓣转移到适当位置。

这种铰链式帽状腱膜组织可以重建成功进行皮片移植所需的血管床，可在一次手术中修复创面很深且通常很难修复的头皮缺损。

Burow 皮片

鼻背侧壁或鼻背，以及前额、颈侧方或其他部位的缺损有时可以用 Burow 皮片修复[9-11]。Burow 皮片使用缺损邻近部位的皮肤，与远处部位获取的皮片相比，具有更好的美容匹配效果。鼻部缺损的皮片取自其上方，前额部缺损取自其内侧或外侧。将 Burow 三角切除（见第 146 章），直接闭合供皮区缺损，从而部分减少了原发缺损面积。将 Burow 三角去脂、修剪，然后缝合在缺损上。因为不需要单独的供皮区，从而缩短了手术时间。Burow 皮片的面积受限，当部分供皮区闭合而皮肤松弛性不足，或 Burow 三角的大小不足以覆盖剩余缺损时，应考虑选择其他供皮区。

深部鼻缺损

鼻部术后深部缺损的修复有时很具有挑战性。延迟 12～14 天进行 FTSGs 移植可以提高鼻尖、外露软骨鼻翼部位皮片存活的可能性[23]。当这些区域的组织损伤较深，延迟 7～14 天进行皮肤移植可以让肉芽组织填满缺损以便于最终能够获得更好的外观[23]。早期的肉芽组织能够产生更好的血管床，因此，对创面较少血管床的患者可以考虑延迟皮片移植，如吸烟或先前进行过放射治疗者。延迟移植的同时，用干纱布擦拭创面进行清创，手术刀与创面边缘垂直轻刮创缘，以便创缘组织新鲜。延迟皮片移植时通常预防性应用抗生素。

如预期出现凹陷性缺损，最好立即重建修复，在 FTSGs 前可先用真皮皮片进行组织填充[24]。使用真皮皮片可有效填充缺损，再吸收风险小，还能避免选择更为复杂的修补方法。鼻翼深部缺损的"鼓膜"皮片修复包括应用一个上覆的刚性塑料基架及小尺寸皮片，从而防止皮片凹陷和鼻瓣塌陷；可切除缝线包中的无菌塑料包装部分外周作为塑料悬架[25]。

软骨膜皮片（perichondrial cutaneous grafts，PCCGs）实际是由全厚皮肤和下方软骨膜组成的复合移植皮片，当重建鼻尖和鼻翼深部缺损，尤其是伴有软骨外露的缺损时，PCCGs 可以作为 FTSGs 的代替[26-27]。PCCGs 取材于耳后窝，利用软骨膜下平面作为皮片的解剖平面。软骨不能移动，这种皮片更像 FTSGs，而不是含软骨的复合皮片。相比 FTSGs，PCCGs 的优点包括以下几点：PCCGs 更厚；血管受损的情况下成活概率更大；较 FTSGs 皮片挛缩的可能性更小；因耳后窝皮肤皮脂腺的性质，可获得更好的皮肤质地匹配。

术后并发症

FTSGs 的并发症可以分为近期皮片移植失败和远期影响功能和美观的问题[2-3]。近期问题包括感染、血肿、血清肿和剪切力作用于受植床上的皮片。发生这些问题时都很严重，但通常可以避免。移植后的感染并不常见，特别是面部缺损，口服抗生素并不作为术后常规选择。然而，术中动作轻柔，最大程度地减少电凝造成的组织失活对减少术后感染仍然很重要。预防性口服抗葡萄球菌和链球菌的抗生素对某些患者，特别是糖尿病、使用免疫抑制剂或是手术时间延长的患者很有帮助。耳部、手指和腿部皮片移植患者也许可从预防性口服抗生素获益，因为这些部位似乎易发生术后创面感染。血肿和血清肿的形成可通过术中精确止血、加压包扎敷料及术后严密观察得以避免。在向患者的内科医生、心内科医生及初级保健医生进行咨询后，可以根据指导嘱患者在术前 10 天避免服用阿司匹林，术前 5 天避免服用非甾体抗炎药，术前及术后 2 天避免摄入酒精。既往如内科及心脏医生同意，建议服用抗血栓药物的患者术前停用此类药物。但是目前此观点已经改变。如果不停止口服抗凝血药，出血并发症的风险仅略有增加，大多数皮肤外科医生并不常规要求手术前停止这些药物，因为相比与停药潜在相关的血栓事件，出血性并发症的发病率及危险性非常小[28]。患者术后至少 2 周内不宜从事剧烈活动、负重或弯腰。此种措施有助于防止皮片的移动，并保证包堆加压维持最好的效果，以尽量减少皮片在移植床上承受的剪切力作用。

FTSGs 的远期并发症包括影响美容效果和功能，有必要在术前向患者强调 FTSGs 需要数月时间恢复自然外观。术前良好的沟通能够帮助患者减轻包堆加压去除后最初几周对皮片移植外观的担忧。皮片移植后 3 ~ 4 周可以用化妆进行修饰。应注意在术后 2 ~ 4 周内 FTSGs 常常发生凹陷。这种凹陷通常可在术后 4 ~ 6 周内得到自然恢复。

尽管仔细选择供皮区能够减少颜色、质地和外形的变化，但伤口恢复后患者和医生对美容效果可能不会完全满意。传统上，可在术后 6 周至 6 个月进行点状皮肤磨削术或激光表面重建术，以修正皮片和周围皮肤高度的差异及改善颜色和质地的不匹配[29]。有研究应用脉冲染料激光（pulsed dye laser，PDL）治疗术后瘢痕，而非针对 FTSGs 或 STSGs，meta 分析表明，采用 PDL 治疗增生性瘢痕及瘢痕疙瘩，平均 72% 的患者改善或无复发[30]。皮片的色素沉着可以通过短期外用氢醌和（或）维 A 酸改善。

FTSGs 功能性并发症的发生主要因创面挛缩引起。由于对弹力纤维无抵抗能力，导致发生向心性移动，进而皮片挛缩。因此，根据供皮区的厚度和弹性可以预计出现不同程度的挛缩[6, 31]。一项研究发现，皮片移植术后 16 周平均 38% 的 FTSGs 区域发生了挛缩，移植到眶周和鼻部的皮片比移植到头皮和颞部的皮片更容易发生挛缩[32]。通常皮片厚度越薄，发生挛缩的概率越高，目前认为挛缩发生在皮片下纤维层、受植床本身或皮片与受植床间楔形瘢痕组织层[6]。FTSGs 很少发生皮片挛缩导致的并发症。若创面挛缩导致功能障碍或外观畸形，则需要进行二次成形修复手术。

未来趋势

对于血管床不良的患者，不能进行 FTSGs 移植，而需行美观性欠佳的 STSGs 手术。目前已有高密度多孔聚乙烯植入物，该产品允许纤维血管组织内生性生长而不改变植入物的大小和形状[33]。当把这些预制植入物放置在兔子体内，发现其可以生长出足够营养 FTSGs 的血管。该项技术给鼻或耳深部缺损的患者带来希望。可在缺损内植入解剖结构适合的高密度多孔聚乙烯材料，随时间推移，纤维血管组织内生性生长，然后进行 FTSGs 移植，就可以获得较好的美容效果。另外，将复杂血管纳入生物工程皮肤等效物方面也取得了进展，3D 打印技术已成为制造皮肤等效物的一种可能手段。未来有可能以 3D 模式生成复杂的组织样结构，用于面部重建中的皮肤移植手术[34]。

中厚皮片

STSGs 包括表皮和部分真皮。根据皮片中真皮的数量（表 148.6），皮片厚度从近 0.13 mm 至 0.76 mm（0.005 ~ 0.030 英寸）不等，可分为薄层皮片、中等厚度皮片和厚皮片。

适应证 / 禁忌证

STSGs 较之 FTSGs 需要血管再通的组织少，因

表 148.6　中厚皮片的分类

薄	0.005 ~ 0.012 英寸 /0.13 ~ 0.30 mm
中等	0.012 ~ 0.018 英寸 /0.30 ~ 0.46 mm
厚	0.018 ~ 0.030 英寸 /0.46 ~ 0.76 mm

此，几乎移植到任何受植床上都能存活，包括一些血供有限的部位，故而这类皮片可以移植到骨膜、软骨膜、腱鞘和神经束膜上。STSGs 也可用于修复大的缺损（图 148.4A），特别是那些不能用皮瓣覆盖或难以二期愈合的伤口，以及难治性小腿静脉性溃疡[2-3]。STSGs 对于修复肿瘤高复发风险部位的手术缺损很有用，因为深部复发肿瘤生长穿过断层皮片时常常可以见到。若肿瘤在 1～2 年后仍然未复发，可将皮片去除再进行理想的成形修复。

相对 FTSGs 而言，STSGs 的优点包括提高了血管受限情况下的皮片成活率，应用简便，能够覆盖大的缺损，可作为一些高危皮损复发的观察"窗口"。STSGs 的主要缺点包括外观效果欠佳、供皮区伤口的颗粒状外现可能需要术后护理，明显的皮片挛缩，以及获取较大皮片时需要特殊器械。此外，由于皮片相对较薄，STSGs 的耐用性较 FTSGs 差，可能需要再次植皮或部分二期愈合。较厚的 STSGs 美观性优于薄层者，STSGs 术后常出现皮片颜色、质地与周围皮肤匹配性差的情况。因为附属器结构没有随皮片完整地移

植或失活，STSGs 颜色常苍白或白色，无毛发生长，质地光滑，汗腺受损，故此 STSGs 与其周围皮肤的对比呈现出"轮胎补片"样外观（图 148.4B），这种表现较 FTSGs 更为明显。

术前病史评估和供皮区的选择

选择中厚层供皮区时应考虑供皮区瘢痕的美容效果。术后供皮区的护理及取皮器械的类型均影响供皮区的选择。理想的情况是 STSGs 应取自于可获取大面积皮片同时衣物可遮盖的部位。最常见的供皮区包括大腿外侧、伸侧和内侧，上臂内侧和外侧区域以及前臂内侧区域。下背部与腹部皮肤也可以。由于大腿前内侧区域取皮及术后护理方便，且患者活动不受限，该区域是 STSGs 最常用的供皮区。尽管从美容的角度来看，臀部的瘢痕是理想的位置，但臀部供皮区创面仍需要辅助性术后护理。电动取皮刀和大的手动取皮刀的使用仅限于大而平的供皮区，故将供皮区仅限于大腿、腹部和臀部，而小皮片可以手动取皮或者用小型电动取皮刀获取。

皮片移植技术概述

各种获取和移植 STSGs 的技术已有报道[2-3, 35]。STSGs 取皮器械分为手动和电动取皮刀。手动取皮刀包括手术刀片、双刃剃须刀和小刀，如 Weck 刀。尽管使用这些手动设备可以获取令人满意的皮片，但需要相当的技术熟练度。

标准的 # 15 或 # 15c 或 # 10 刀片是获取小片中等厚度 STSGs 皮片的有效工具。制作好缺损模板后，在供皮区标记并麻醉。用刀片在供皮区轻微做出压痕，然后将刀片平行于皮肤，在表皮下平面轻轻掠过获取皮片，刀片在皮肤下以可见为宜（图 148.5）。取皮时，

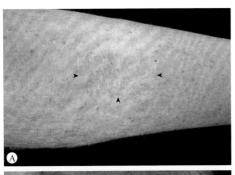
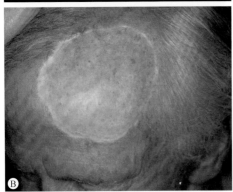

图 148.4 STSGs. A. 下肢内侧相对较厚的 STSGs，外观良好；箭头表示皮片的边缘。B. 数年前皮肤黑素瘤术后移植到前额和头皮的 STSGs. 对比正常的周围皮肤，注意 STSGs 的色素减退、质地改变及凹陷（Courtesy，Jean L Bolognia, MD.）

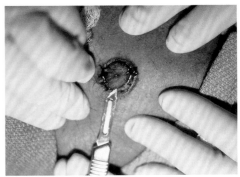

图 148.5 徒手获取上臂外侧小的中厚皮片。刀片方向平行于皮肤，在表皮下层轻轻掠过，刀片刚好在皮片下可见。助手牵拉供皮区以便取皮

助手在供皮区绷紧皮肤有助于取皮。取皮可能需要数个刀片，因为刀刃的锋利程度会随着多次使用很快降低。该技术适用于修复耳部及耳后缺损所需的小片中等厚度 STSGs 皮片。

20 世纪 40 年代 Brown 首次使用动力取皮刀后，其已成为获取较大 STSGs 皮片的标准方法。目前普遍使用的电动取皮刀可获取不同厚度及宽度从数厘米至近 15 cm 的 STSGs 皮片，器械采用锂离子电池供电。尽管规范使用这些器械获取 STSGs 简便易行，但所获得皮片的质量却在很大程度上受技术影响，而且皮片厚度和宽度不规则的情况时有发生。Zimmer 取皮刀最初用压缩水泵送氮气驱动，随后改为电力驱动型，可获得预先设定宽度及厚度均匀的皮片，从而使得皮片质量不太依赖于操作者的技术。现在采用的多功能电机系统包括控制箱、脚踏开关和高压马达，不仅可用于取皮，还可用于钻石磨削术、可调节皮片打孔器和其他类型的外科手术器械，采用单一设备即可完成一系列操作。

准备好取皮刀后，供皮区及受皮区麻醉，术区常规消毒铺巾。若使用氯己定消毒术区，可用盐水冲洗残余消毒剂。供皮区预先用无菌矿物油或其他润滑剂润滑，有利于取皮刀在皮肤上推进。机头与供皮区呈 30°～45° 角。开启节流控制按钮开始切割，轻压向前推进以确保切割边缘与供皮区一直接触。助手将皮肤朝远离供皮区方向牵拉，以保证皮肤表面平坦。当取皮刀滑过供皮区时，皮片从取皮刀口袋中出来，可用组织钳或止血钳从机器中取出（图 148.6A）。一旦获得了足够大的皮片，可将取皮刀从供皮区拿开，并将皮片置于无菌盐水或无菌盐水浸泡的纱布中（图 148.6B）。

固定皮片

与 FTSGs 一样，应该固定 STSGs 以防感染、血肿或血清肿形成及机械剪切力损伤。皮片边缘和中央部分都必须固定，以获得营养供应并确保皮片存活。STSGs 的边缘不需要像 FTSGs 移植那样近乎准确，因为重叠的皮肤会脱落而不影响最终的美观。皮片移植后将真皮侧贴敷于受植床，皮片外缘可用缝线或订皮钉固定。中央部位的几针疏松缝合对确保皮片与受植床的良好对合很有帮助。一旦皮片固定及其压力垫缝合到位，可使用非黏性敷料或加压敷料作为额外预防措施。7～10 天后拆除缝线或订皮钉。

供皮区的护理

获取 STSGs 产生第二个创面，供皮区缺损通常比受皮区本身引起更多不适感。STSGs 遗留的创面需二期愈合。以前 STSGs 供皮区一旦采用大块闭合性敷料处理，需保留 10～14 天。现在，透明透气敷料，例

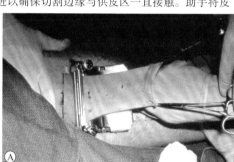

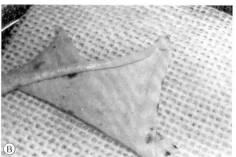

图 148.6　电动取皮刀获取大的中厚皮片。A. Zimmer 取皮刀在供皮区滑动时，皮片从取皮刀口袋区出来，用无菌止血钳取出。B. 将中厚皮片放在无菌盐水纱布上。可见皮片边缘向真皮表面卷曲。C. 获取皮片后立即用 Opsite® 敷料覆盖大腿前方供皮区

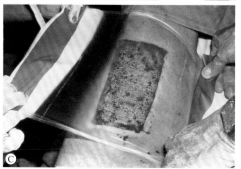

如 Opsite®（Allerderm Laboratories，Petaluma，CA）使术后变得舒适且易于护理（图 148.6C）[36]。这些敷料的优点在于能使意料之中的血清渗出物聚集于供皮区，保持创面湿润，从而缩短愈合时间。在创面愈合过程中，这些透明的敷料便于观察并发症。一篇综述报道这些敷料与其他敷料相比，创面愈合速率最快、感染率低、疼痛最轻且花费更低[37]。

清洁干燥供皮区周围皮肤后，在创面周边薄涂一层黏合剂（如 Mastisol®）并使其干燥。然后在创面上覆盖 Opsite® 敷料。纸胶带固定于 Opsite® 周围，然后覆盖纱布敷料和 Ace™ 包裹。

技术变化 / 特殊情况

受皮区内血液或血清物质的聚积不利于皮片与受植床的贴合，用手术刀对皮片进行网格状切割，以便引流上述液体。网格状皮片也可扩展 STSGs 的表面积。使用皮片制网机可进一步扩大皮片的表面积，从 3:1 到 9:1。网状皮片有助于应用小片供皮区覆盖大片受皮区。实验表明，与非网状供体皮片相比，扩展的网状皮片覆盖污染的受植床，皮片存活率较高[38]。

图 148.7　皮片的晚期并发症。A. 原位肢端黑素瘤切除术后整个 STSGs 区域色素沉着；缝合区域也有色素沉着。对比周围皮肤，鳞屑增多很常见。B. 1 年前手臂先天性色素痣部分切除，STSGs 皮片的增生性瘢痕；肘部的皮肤没有切除，以预防关节挛缩的发生。C. 面部先天性黑素细胞痣切除后腹部皮片修复，皮片与周围皮肤颜色、质地、毛发密度不匹配。D. 足内侧皮肤黑素瘤切除术后皮片的毛发生长（Courtesy，Jean L Bolognia，MD.. ）

术后护理

皮片移植后最初 24 h 内，大量血清液可能积聚在供皮区敷料下。应事先告知患者这种情况，以免患者担心。如果出现这种情况，可用针头和注射器排出液体，并使用 Opsite® 补片或新型 Opsite® 敷料替代。可将这种敷料留在移植部位，直至创面完全愈合。根据 STSGs 的厚度，供皮区在 7 ～ 21 天完全再上皮化。通常经过数月瘢痕颜色由粉红色变为白色。

并发症

STSGs 的并发症可分为起源皮片移植失败的早期并发症和晚期并发症[2-3]。皮片移植可能由血肿、血清肿形成，感染和剪切力所致。晚期并发症可分为美观问题和功能问题（图 148.7）。

STSGs 实施后肤色及质地与周围皮肤不匹配可以预见。皮片移植后数月至数年仍可见红斑，更重要的是，皮片区可能呈现色素沉着或色素减退。尽管采取预防措施，但深肤色的患者很容易出现皮片色素沉着。在 6 个月内，患者未用防晒霜的情况下应尽可能减少皮片日晒，术后穿着防晒服。皮肤附属器的缺如易让

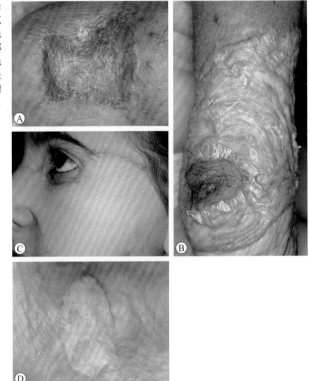

植皮部位皮肤干燥、角质堆积。令人生厌的鳞屑、瘙痒和干燥可外用润肤剂改善。

功能方面的考虑最为重要，因为 STSGs 较 FTSGs 的挛缩更明显，如在关节或其附近部位植皮，皮片挛缩的力量可致关节挛缩。面部皮片挛缩，特别是鼻翼、眼睑、耳轮边缘以及唇红游离缘附近的皮片挛缩可以产生明显的畸形，包括鼻翼退缩、外翻、耳轮边缘畸形和唇红缘畸形。皮片和供皮区也可发生增生性瘢痕，可以外用皮质激素浸透的胶带或局部封闭治疗或脉冲染料激光治疗。对于下肢或皮下软组织很少部位（如软骨膜或骨膜）的皮片，外伤可能导致皮片脆化和损坏。这些并发症无法完全避免，应提前告知患者减少这些部位不必要的创伤。最后，皮片处可以出现水疱，可能与基底膜区锚定能力下降有关（见第 33 章）。

未来趋势

近年来，生物合成和组织工程活性皮肤替代物已成为皮肤移植研究的焦点[39-41]。培养的人类角质形成细胞已经被接种到 I 型胶原膜上来构建表皮，使具有增生活性的角质形成细胞能够转移到中厚创面上。还可通过在含有胶原凝胶的真皮成纤维细胞上培养人角质形成细胞，于体外建立仿人皮肤生化和形态特征的人表皮组织，这种相当于皮肤的培养物可用于全层烧伤创面和慢性溃疡创面的表皮重建（见第 145 章）。

在 FTSGs 移植术前，可以使用人工真皮，无细胞同种异体移植真皮基质已经被证明可以为全厚和中厚深度烧伤的 STSGs 患者提供良好的受植床。作为组织工程人类皮肤等效物，含有活性人成纤维细胞、角质形成细胞和牛胶原蛋白的双层产品在市场上可用于修复外科缺损和覆盖小腿溃疡创面，而这些小腿溃疡以前是用 STSGs 修复。将来可能采用自体角质形成细胞和人同种异体真皮的皮肤–表皮复合物，用于烧伤、腿部溃疡或外科创伤患者的全厚创面移植。

复合皮片

适应证 / 禁忌证

复合皮片是改良后的 FTSGs，包括两层或两层以上的组织。在皮肤外科，这类皮片通常由皮肤和软骨组成，尽管它们可能包含了皮肤和脂肪或者皮肤和软骨膜[3, 26, 42-49]。复合皮片移植尤其适用于修复全层鼻翼缺损及伴有软骨缺损的鼻尖部缺损[47-48]。全层鼻黏膜缺损可用复合皮片移植以提供黏膜内层及支撑结构，然后再采用鼻唇沟皮瓣或前额皮瓣修复软组织缺

损（见图 147.29）。如前所述，包含皮肤和软骨膜的耳后窝复合皮片或 PCCGs 皮片（带或不带其下的软骨片）可以用于重建需要皮肤覆盖的深部鼻缺损，特别是显露软骨的缺损[49]。

术前病史评估

复合皮片移植术需要达到快速的血运重建以保证其存活。早期皮片循环重建通过皮片和伤口周围的真皮下血管网直接吻合得以实现。复合皮片通过这种桥接现象得以存活，因此需要限制其大小，且距血管来源不应超过 1cm。直径大于 2 cm 的皮片中央坏死的危险明显增加[3, 48]。鼻翼和耳部重建修复可以选择复合皮片，因为鼻部和耳部的血液供应丰富且表面积小。复合皮片同 FTSGs 一样，也会受到过大剪切力的威胁，剪切力妨碍血运重建，进而影响血管床上皮片的存活。

在愈合过程中，复合皮片需要经历四个阶段[3, 48]。皮片移植后，组织完全变白；6 h 后皮片变为淡粉色，预示皮片血管与受植床血管吻合；12 ～ 24 h 皮片呈暗蓝色，反映静脉充血；3 ～ 7 天时呈粉红色提示皮片存活。

复合皮片移植供皮区的选择

鼻翼解剖的复杂性使得这一区域全层缺损的重建很困难。鼻部没有足够的皮肤进行局部皮瓣修复，鼻唇沟皮瓣能够提供合理的缺损覆盖，却造成其他的外观畸形。鼻翼组织支撑的缺失可能造成功能缺陷，因为鼻翼皮肤在呼气或吸气时一直受到"气流"影响。用复合皮片修复直径小于 2 cm 的鼻翼全层缺损能够获得很好的外观和功能。尽管取自耳软骨的皮片更常用，但耳垂部位的复合皮片也可成功修复鼻翼部位缺损[43, 46-47]。

耳部复合皮片的可选择供区包括耳的耳轮脚、耳轮和耳后窝（见第 142 章）[46-49]。包括软骨缺失在内的较小鼻翼缺损，通过将耳轮脚作为供区可以获得很好的修复，而更大的缺损需要使用耳轮边缘和耳后窝来进行修复，因为耳轮脚不能为皮片提供足够的衬里。涉及耳轮脚的供区缺损可以通过小瘢痕形成来修复，而对于耳轮供区缺损常常需要楔形切除来修复。耳后窝供区缺损一般需要二期愈合。

耳部复合皮片在鼻翼缘全层缺损修复中的优势主要与保留软骨相关。软骨可提供结构性支撑和稳定性，防止鼻翼在吸气和静息状态下变形[47, 49]。缺点包括组织层次增多导致皮片移植失败的风险更高，皮片尺寸受限，供区组织选择有限。尽管如此，恰当应用此类皮片仍可产生出色的效果。

修复全层鼻黏膜使用的复合皮片通常来源于三角窝、耳舟、外耳腔、耳甲艇或耳轮脚（见图 142.13）。恰当的供区是与手术缺损周围皮肤匹配最佳的部位。这些供区通常需二期愈合获得良好的美容效果。

技术描述

用来修复鼻翼的复合皮片移植操作如下（图 148.8）[42, 47, 49]。供皮区和受皮区都采用局部麻醉，用氯己定常规消毒。对于鼻翼组织出现瘢痕及挛缩的病例，该区域必须严格清创确保皮片获得最佳血供。如前所述测量缺损并制模，然后描记及麻醉供皮区并获取皮片。轻柔处理组织，放置于无菌盐水中植备用。

由于复合皮片很脆弱，推荐应用舌槽技术以便皮片获得最大的稳定性并提高皮片存活率[47, 49]。在获取皮片前将两片软骨翼标记好，然后选择一侧供区进行麻醉。获取皮片后，去除覆盖于两侧软骨翼的皮肤，保留软骨及其下方的软骨膜（图 148.8B）。然后将这些软骨翼插入到预先准备的双侧鼻翼组织缺损的口袋内（图 148.8C），以使皮片与受植床紧密连接（图 148.8D）。皮片与受植床的紧密连接有助于剪切力最小化，并为血供重建提供更大的表面积。

皮片分两层缝合到位。用 6-0 可吸收线首先固定

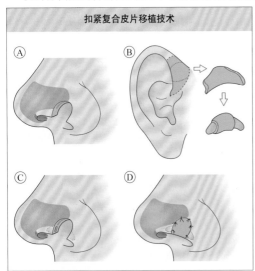

图 148.8　扣紧复合皮片移植技术。A. 需要修复的贯穿皮肤和软骨的全厚鼻翼缺损。B. 耳轮脚供皮区。标记出比实际缺损大 5% ～ 10% 的皮肤区域，并标记任意一侧的软骨翼。获取皮片后，切除两侧皮肤以暴露皮片的软骨，然后利用软骨楔子及其上的软骨膜支架支撑皮片的侧面。C. 在受皮区两侧分别游离出一个口袋，供软骨楔子置入。D. 将软骨楔子插入制备的鼻翼组织缺损两侧的孔内，然后缝合皮片

皮片的下表面，以取代鼻子的内衬。然后用 6-0 非吸收线闭合皮肤创面，连带很少的组织，以尽量减少血管绞窄，并最大限度增加可用于再吻合的潜在血管数量。缝针首先应穿过皮片黏膜部分，然后穿过皮片上皮边缘，以便将线结打在皮片外侧，而不是埋在皮片与受植床之间。不需要缝合软骨，因其可以自愈。将 Vaseline® 纱布或 Xeroform™ 敷料放在鼻前庭起支撑作用。缝合后可以使用凡士林，然后覆盖非黏性敷料以保护皮片免受外界损伤。

与耳轮脚复合皮片方式相同，耳后窝复合皮片可用于鼻翼深部缺损的重建修复[48]。耳后窝复合皮片的优点包括体积较大，具有填补深层鼻翼缺损的优势，并可在皮脂腺缺失的鼻部皮肤获得很好的美容外观匹配。

闭合供皮区[49]

耳轮脚缺损常可用边对边吻合来闭合。一个简单的推进、旋转或易位皮瓣可以充分利用耳前松弛的皮肤。耳轮缺损常用耳部楔形切除术闭合。从三角窝、耳舟、耳后窝或耳甲艇获得耳部皮片后可进行二期愈合，效果良好。若使用 2 mm 环钻术去除耳郭软骨，耳后窝缺损愈合更快，因为这样可以使软骨背面的软组织进行二期愈合。

技术变化 / 特殊情况

固定鼻翼部位复合皮片时，很多作者推荐延迟鼻内打结，这样便于观察，且有助于对组织进行轻柔的操作，还有利于在有限的空间内精确缝合，帮助伤口闭合[50]。进行鼻内缝合时，6-0 快吸收铬肠线首先从鼻黏膜穿过，然后穿过皮片"黏膜"面的相对应部位。缝线沿缺损和皮片以 1 ～ 2 mm 的间距进行缝合，其游离端分别用止血钳分开固定，以防缠结。将所有鼻内缝合完成后，可将复合皮片放入鼻翼缺损处，插入软骨翼，其后将最内部的鼻内缝线首先打结，剩余便是更易操作的外部缝合了。

术后护理

为减轻皮片水肿，在术后数天内应尽可能多地在皮片区域敷上冰袋。由于鼻孔周围有很高的细菌定植，同时考虑到复合皮片移植失败的高风险，所以一般建议口服抗生素。通常 1 周后拆线。

并发症

如其他皮片一样，愈合早期阶段有坏死、挛缩、质地改变、萎缩以及之后出现轮廓不规则的风险。若皮片存活但美容效果欠佳，可在术后 6 周至 6 个月进

行皮肤磨削术或激光治疗，以纠正皮片与周围皮肤质地的差异，改善其颜色匹配性。对整个美容单元进行表面重建可以获得很好的美容效果。对于复合皮片移植失败的病例，可采用面颊内插皮瓣进行两阶段修复或进行二次复合皮片移植术。

耳后窝供区如选择二期愈合，会比其他部位更容易出现术后出血。要对耳前、耳后都进行加压包扎，于耳郭软骨和供区放置止血海绵形成"三明治"样结构以降低出血发生率。耳郭供体部位其他并发症罕见[51]。

耳部也易发生定植于外耳道的假单胞菌属感染。用稀释醋液清洗耳部，局部使用庆大霉素软膏，口服喹诺酮类抗生素都是有效的预防措施，在获取耳郭软骨后都应考虑应用。若出现可疑感染，应立即口服喹诺酮类抗生素，并根据细菌培养和药敏实验结果及时指导治疗。若合理的抗生素未能控制感染，应排除真菌感染的可能，常见念珠菌属的继发感染。

游离软骨皮片

适应证 / 禁忌证

游离软骨皮片在皮肤外科手术中常用于鼻翼、鼻尖、鼻外侧壁、耳及眼睑的成形修复[42, 44, 51-53]。这类皮片可用于修复或重建有显著软骨缺损的解剖部位。游离软骨移植对抵抗伤口愈合期的挛缩力进而保持游离缘的位置和形状很有帮助。

鼻翼

延伸至深部软组织或接近鼻翼缘的鼻翼部分厚度缺损常导致鼻翼缘塌陷，导致功能和美观缺陷。移植包括软骨和软骨膜的游离软骨能防止上述问题出现[51-53]。移植的软骨提供坚硬但柔韧的软骨支架，防止鼻翼缘在呼吸时塌陷。软骨皮片可与皮瓣和FTSGs联合应用，以保持气道通畅，并在伤口愈合过程中尽可能降低鼻翼回缩的风险（图148.9）[44, 51-53]。

游离软骨的作用体现在能防止鼻翼回缩，软骨自身的长期存活最终并不是最重要的，主要意义在于伤口愈合的最初阶段作为皮片坚硬的支架以抑制鼻翼收缩。

鼻侧壁和鼻尖

有时鼻侧壁的深部缺损涉及上外侧鼻软骨缺损，导致鼻阀阻塞，吸气时明显而呼气时缓解。如无阻力瘢痕挛缩使鼻腔侧壁剩余的软骨结构塌陷，也可发生迟发性鼻阀阻塞。在成形时恢复缺失的软骨可避免这些潜在问题的发生。同样，远端鼻尖部的软骨缺失也

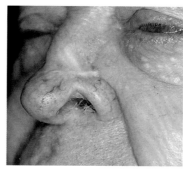

图 148.9　基底细胞癌切除术后二期愈合的瘢痕挛缩所致鼻翼缘变形。游离软骨皮片或包含皮肤及软骨的复合皮片能够有助于预防此类并发症（Courtesy, Jean L Bolognia, MD.）

需要恢复结构支持，以获得良好的功能及美观效果。

耳部

涉及软骨缺失的耳郭缺损通常因美容而非功能性原因而修复。软骨皮片可作为沿耳轮边缘的支架而尽量减少挛缩的风险，也可用于耳后窝，以辅助放置助听器[42]。

术前病史评估和供皮区的选择

游离软骨潜在的供区包括耳后窝、耳轮、对耳轮、鼻中隔和肋骨[42]。耳后窝是皮肤外科手术最常用的供区部位[44, 48, 53]。耳郭软骨有弹性及高度记忆性，具有可与所需鼻翼轮廓匹配的各式外形。尽管可以采用前入路方法至耳后窝，但后入路方法可更好地隐藏供体部位瘢痕并保留耳朵的形状。若将对耳轮作为供区，推荐进行对耳轮软骨次全切除，留下完整的软骨边缘防止变形。

技术描述

鼻翼

鼻翼板软骨皮片技术已有详细描述[42, 44, 48, 51]。鼻翼板提供坚硬但柔韧的软骨支架来支撑鼻翼，防止塌陷。软骨皮片的长度是通过测量鼻翼缘缺损的外侧边界和内侧边界间的距离来确定，并额外增加 4 ~ 5 mm。耳后窝供区采用前路或后路方式切开，然后用剪刀钝性分离覆盖软骨的皮肤，以暴露软骨膜表面。用手术刀切下所需长度的软骨（图148.10A），第二条切口与第一条切口平行，依据所需皮片的宽度形成一个宽 3 ~ 6 mm 的软骨条。根据情况，也可切取圆形或长方形来精确匹配缺损基底部。使用锐性剪刀可以轻松地分离软骨，然后将皮片置于无菌生理盐水中，并用不可吸收缝线将供区重新缝合。

使用止血钳或钝性剪刀解剖，从中部和侧面破坏受植床的软组织来固定软骨条状皮片，皮片末端插

入到破坏形成的口袋内，使皮片与其受植床扣紧（图148.10B）。用1-2根5-0可吸收缝线对皮片与受植床缝合进行附加固定。圆形或长方形皮片也需要缝合以固定位置。

皮片固定后，缝入鼻唇沟皮瓣或FTSGs以关闭切口（图148.10C和D）。标准缝线压力垫放置于FTSGs上，并用5-0不可吸收缝线固定位置。1周后拆线。

鼻侧壁和鼻尖

重建鼻侧壁和鼻尖的游离软骨皮片的取材方法与游离软骨皮片重建鼻翼相同[42]。由于鼻侧壁需要支撑更宽的表面区域来对抗吸气的力量，鼻侧壁皮片较鼻翼皮片更宽大。相应地，多个软骨条可垂直于鼻侧壁放置，然后用可吸收或不可吸收缝线固定，以支撑鼻边缘，防止塌陷。软骨结构放置就位后，采用皮瓣或FTSGs移植覆盖剩余皮肤缺损。

重建鼻远端的鼻尖皮片可提供鼻近端和远端的结构性支撑，从而优化美学及功能效果[42, 51-52]。用5-0或6-0不可吸收缝线将包含双侧板条皮片的近端皮片固定于侧软骨。其上可缝合鼻软骨背侧皮片。软骨的鼻小柱通常提供远端支撑，其顶部可缝合为额外的尖端皮片。固定于鼻小柱和侧鼻翼软组织上的鼻翼板皮片可提供鼻翼边缘支撑。最后可转移旁正中前额皮瓣或颊唇易位皮瓣覆盖皮肤缺损。

耳部

若使用耳郭软骨修复大的耳轮缺损，软骨皮片应在大小和形状上尽可能与缺损匹配[42]。获取或移植仅与耳轮缺损匹配的窄条状软骨可能会导致伤口收缩造成的耳轮脚塌陷。软骨的鼻小柱通常提供远端支撑，其顶部可缝合为额外的尖端皮片。固定于鼻小柱和侧鼻翼软组织上的鼻翼板条皮片可提供鼻翼边缘支撑。使用6-0可吸收或不可吸收缝线将软骨皮片缝到完整的软骨支架上进行固定。然后皮片通常用一个带蒂的耳后推进皮瓣覆盖。

眼睑

带有睑板缺失的下眼睑部分厚度缺损以及全层下眼睑缺损可用软骨皮片进行修复。软骨皮片可以为稳定眼睑提供结构支持，降低睑外翻的危险，进而防止角膜干燥。Otley和Sherris很好地描述了使用游离软骨皮片移植术进行全厚及部分厚度下眼睑缺损修补，但这不是本章讨论的内容[42]。

术后护理

不论在任何部位进行游离软骨皮片移植，术后必须要小心，尽量减少软骨皮片的移动。对覆盖在游离软骨表面的皮瓣或皮片进行常规伤口护理。尽量减少该区域的外伤。

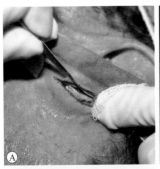
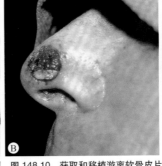
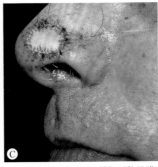
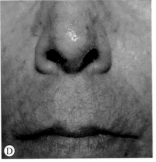

图148.10 获取和移植游离软骨皮片。 A.耳后窝后的供区已被切至软骨膜。用手术刀切割所需软骨的长度，第二刀与第一刀平行来分离软骨带及软骨膜。B.软骨带末端及软骨膜已被插入受植床任一侧事先剥离的袋子中，由此皮片与其左侧鼻翼的受植床紧扣。用5-0可吸收缝线将皮片与其真皮缝合，进行额外的固定。C.将全厚皮片缝合在游离软骨皮片上方。D.手术后8周左侧鼻翼全厚皮片及其下的游离软骨皮片。鼻翼边缘保持完美的线条

并发症

游离软骨移植术后并发症罕见。在耳后窝供皮区有出现术后感染的可能，特别是寄生在外耳道的革兰氏阴性杆菌感染。若怀疑感染，应收集组织渗出物进行适当的细菌和真菌培养。首先使用喹诺酮类药物进行经验性治疗，再根据药物敏感实验结果调整用药。当预防性使用抗生素和保证正确手术操作技术的情况下，发生化脓性软骨炎的风险极低[54]。

术后触痛、水肿和红斑可能预示发生感染性软骨炎或软骨膜炎，术后数周甚至数月可行冷敷及非甾体抗炎药治疗。

较晚期的并发症可能包括皮片吸收、皮片移植后移位、畸形和挛缩。若发生这些并发症，需要进行手术修复。耳部、鼻部容易受到外伤并因此增加皮片移位和吸收的发生风险。因此，术中应尽一切可能使用具有足够厚度和稳定性的皮片来抵抗外伤和伤口收缩产生的力量，同时固定皮片，以最大限度地增加其稳定性。

未来趋势

虽然自体软骨因其柔顺性、方便性以及易于在局部麻醉条件下获取而被认为是理想的皮片材料，但这类材料供应有限，获取皮片需要患者承担额外的发病风险。已有研究使用其他植入性材料进行鼻部重建，包括多孔、高密度聚乙烯植入物[55]。这些聚乙烯植入物在进行兔耳软骨重建时证明能够二期愈合并营养皮片[55]。对需要进行鼻成形或鼻重建的患者，这类代替

天然软骨的材料的耐受度也是很好的[56]。

最近组织工程学已生产自体软骨移植物来填充鼻部或外耳的缺损[57]。生长因子可刺激软骨细胞增殖和细胞外基质的产生。这类软骨细胞被植入后，在吸收性合成支架上可诱导形成三维软骨交联聚合。一项研究显示，将含培养软骨细胞的胶原晶格植入兔耳软骨5周内产生新软骨[58]。体外重构的人类软骨或许是理想的软骨移植材料，因为它没有感染的风险并可使用不同构型的材料完成大型缺损的重建[57]。这些材料以及更新的植入物材料随时间推移，应用越来越多，并且对皮肤外科的鼻部重建术一定很有用。

结论

进行软组织重建需要了解各类皮片移植术的适应证、操作技术、供皮区的选择及术后并发症。随着皮肤肿瘤的发病率持续升高，越来越多的人需要接受重建手术以修复缺损。更重要的是，对于难治性小腿溃疡患者而言，STSGs移植术对下肢溃疡是一种有效、合理的治疗方法。正确的缺损评估和重建计划，以及术前、术中、术后对细节的专注可使皮片移植获得良好的美容和功能效果。对于进行重建手术的医生而言，充分了解皮片至关重要。

〔高嘉雯译　万学峰（新疆医科大学附属第一医院）校　李　航审〕

参考文献

1. Hauben DJ, Baruchin A, Mahler A. On the history of the free skin graft. Ann Plast Surg 1982;9:242–5.
2. Ratner D. Skin grafting. Semin Cutan Med Surg 2003;22:295–305.
3. Adams DC, Ramsey ML. Grafts in dermatologic surgery: review and update on full- and split-thickness grafts, free cartilage grafts and composite grafts. Dermatol Surg 2005;31:1055–67.
4. Smahel J. The healing of skin grafts. Clin Plast Surg 1977;4:409–24.
5. Goldminz D, Bennett RG. Cigarette smoking and flap and full-thickness graft necrosis. Arch Dermatol 1991;127:1012–15.
6. Walden JL, Garcia H, Hawkins H, et al. Both dermal matrix and epidermis contribute to an inhibition of wound contraction. Ann Plast Surg 2000;45:162–6.
7. Gloster HM Jr. The use of full-thickness skin grafts to repair nonperforating nasal defects. J Am Acad Dermatol 2000;42:1041–50.
8. Rohrer TE, Dzubow LM. Conchal bowl skin grafting in nasal tip reconstruction: clinical and histologic evaluation. J Am Acad Dermatol 1995;33:476–81.
9. Zitelli JA. Burow's grafts. J Am Acad Dermatol 1987;17:271–9.
10. Krishnan R, Hwang L, Orengo I. Dog-ear graft technique. Dermatol Surg 2001;27:312–14.
11. Kaufman AJ. Adjacent-tissue skin grafts for reconstruction. Dermatol Surg 2004;30:1349–53.
12. Wang Q, Cai M, Wu YL, Zhang GC. Mathematical guide to minimize donor site in full-thickness skin grafting. Dermatol Surg 2009;35:1364–7.
13. Hill TG. Contouring of donor skin in full-thickness skin grafting. J Dermatol Surg Oncol 1987;13:883–8.
14. Larson PO, Ragi G, Mohs FE, Snow SN. Excision of exposed cartilage for management of Mohs surgery defects of the ear. J Dermatol Surg Oncol 1991;17:749–52.
15. Craven NM, Telfer NR. An open study of tissue adhesive in full-thickness skin grafting. J Am Acad Dermatol 1999;40:607–11.
16. Nakamura M, Ito E, Kato H, et al. a multilayered polyurethane foam technique for skin graft immobilization. Dermatol Surg 2012;38:224–9.
17. Orengo I, Lee MW. Surgical pearl: the "unsuture" technique for skin grafts. J Am Acad Dermatol 1998;38:758–9.
18. Langtry JA, Kirkham P, Martin IC, Fordyce A. Tie-over bolster dressings may not be necessary to secure small full thickness skin grafts. Dermatol Surg 1998;24:1533–5.
19. Adams DC, Ramsey ML, Marks VJ. The running bolster suture for full-thickness skin grafts. Dermatol Surg 2004;30:92–4.
20. Srivastava D, Kouba DJ. A "Lilliputian" technique for rapid and efficient securing of bolster dressings over full-thickness skin grafts. Dermatol Surg 2009;35:1280–1.
21. Brady JG, Grande DJ, Katz AE. The purse-string suture in facial reconstruction. J Dermatol Surg Oncol 1992;18:812–16.
22. Halpern ME, Adams C, Ratner D. Galeal hinge flaps: a useful technique for immediate repair of scalp defects extending to periosteum. Dermatol Surg 2009;35:1127–30.
23. Robinson JK, Dillig G. The advantages of delayed nasal full-thickness skin grafting after Mohs micrographic surgery. Dermatol Surg 2002;28:845–51.
24. Meyers S, Rohrer T, Grande D. Use of dermal grafts in reconstructing deep nasal defects and shaping the ala nasi. Dermatol Surg 2001;27:300–5.
25. Draper BL, Wentzell JM. The "drumhead" graft repair of deep nasal alar defects. Dermatol Surg 2007;33:17–22.
26. Gloster HM Jr, Brodland DG. The use of perichondrial cutaneous grafts to repair defects of the lower third of the nose. Br J Dermatol 1997;136:43–6.
27. Thibault MJ, Bennett RG. Success of delayed full-thickness skin grafts after Mohs micrographic surgery. J Am Acad Dermatol 1995;32:1004–9.
28. Callahan S, Goldsberry A, Kim G, Yoo S. The management of antithrombotic medication in skin surgery. Dermatol Surg 2012;38:1417–26.
29. Nehal KS, Levine VJ, Ross B, Ashinoff R. Comparison of high-energy pulsed carbon dioxide laser resurfacing and dermabrasion in the revision of surgical scars. Dermatol Surg 1998;24:647–50.
30. Leventhal D, Furr M, Reiter D. Treatment of keloids and hypertrophic scars: a meta-analysis and review of the literature. Arch Facial Plast Surg 2006;8:362–8.
31. Stephenson AJ, Griffiths RW, La Hausse-Brown TP. Patterns of contraction in human full thickness skin grafts. Br J Plast Surg 2000;53:397–402.
32. Michelotti B, Mathis R, Roberts J, et al. Periorbital Mohs reconstruction: characterization of tumor histology, anatomic location, and factors influencing postoperative complications. Dermatol Surg 2014;40:1084–93.
33. Can Z, Ercocen AR, Apaydin I, et al. Tissue engineering of high density porous polyethylene implant for three-dimensional reconstruction: an experimental

study. Scand J Plast Reconstr Surg Hand Surg 2000;34:9–14.

34. Michael S, Sorg H, Peck CT, et al. Tissue engineered skin substitutes created by laser-assisted bioprinting form skin-like structures in the dorsal skin fold chamber in mice. PLoS ONE 2013;8:e57741.

35. Glogau RG, Stegman SJ, Tromovitch TA. Refinements in split-thickness skin grafting technique. J Dermatol Surg Oncol 1987;13:853–8.

36. Field LM. Harvesting split-thickness grafts in direct continuity with "op-site" membrane biologic dressings [letter]. Dermatol Surg 1995;21:357–9.

37. Rakel BA, Bermel MA, Abbott LI, et al. Split-thickness skin graft donor site care: a quantitative synthesis of the research. Appl Nurs Res 1998;11:174–82.

38. Nappi JF, Falcone RE, Ruberg RL. Meshed skin grafts versus sheet skin grafts on a contaminated bed. J Dermatol Surg Oncol 1984;10:380–1.

39. Horch RE, Debus M, Wagner G, Stark GB. Cultured human keratinocytes on type I collagen membranes to reconstitute the epidermis. Tissue Eng 2000;6:53–67.

40. Suzuki S, Shin-ya K, Kawai K, Nishimura Y. Application of artificial dermis prior to full-thickness skin grafting for resurfacing the nose. Ann Plast Surg 1999;43:439–42.

41. Metcalfe AD, Ferguson MW. Bioengineering skin using mechanisms of regeneration and repair. Biomaterials 2007;28:5100–3.

42. Otley CC, Sherris DA. Spectrum of cartilage grafting in cutaneous reconstructive surgery. J Am Acad Dermatol 1998;39:982–92.

43. Haas AF, Glogau RG. A variation of composite grafting for reconstruction of full-thickness nasal alar defects. Arch Dermatol 1994;130:978–80.

44. Adams C, Ratner D. Composite and free cartilage grafting. Dermatol Clin 2005;23:129–40, vii.

45. Geyer AS, Pasternack F, Adams C, Ratner D. Use of a skin-fat composite graft to prevent alar notching: an alternative to the delayed postoperative repair. Dermatol Surg 2005;31:602–7.

46. Field LM. Nasal alar rim reconstruction utilizing the crus of the helix, with several alternatives for donor site closure. J Dermatol Surg Oncol 1986;12:253–8.

47. Ratner D, Katz A, Grande DJ. An interlocking auricular composite graft. Dermatol Surg 1995;21:789–92.

48. Weisberg NK, Becker DS. Repair of nasal ala defects with conchal bowl composite grafts. Dermatol Surg 2000;26:1047–51.

49. Haug MD, Rieger UM, Gubisch W. Managing the ear as a donor site for composite graft in nasal reconstruction: update on technical refinements and donor site management in 110 cases. Ann Plast Surg 2009;63:171–5.

50. Albertini JG, Ramsey ML. Surgical pearl: delayed intranasal knot tying for composite grafts of the ala. J Am Acad Dermatol 1998;39:787–8.

51. Otley CC. Alar batten cartilage grafting. Dermatol Surg 2000;26:969–72.

52. Byrd DR, Otley CC, Nguyen TH. Alar batten cartilage grafting in nasal reconstruction: functional and cosmetic results. J Am Acad Dermatol 2000;43:833–6.

53. Boccieri A, Marano A. The conchal cartilage graft in nasal reconstruction. J Plast Reconstr Aesthet Surg 2007;60:188–94.

54. Kaplan AL, Cook JL. The incidences of chondritis and perichondritis associated with the surgical manipulation of auricular cartilage. Dermatol Surg 2004;30:58–62, discussion 62.

55. Williams JD, Romo T III, Sclafani AP, Cho H. Porous high-density polyethylene implants in auricular reconstruction. Arch Otolaryngol Head Neck Surg 1997;123:578–83.

56. Naumann A, Rotter N, Bujia J, Aigner J. Tissue engineering of autologous cartilage transplants for rhinology. Am J Rhinol 1998;12:59–63.

57. Sterodimas A, DeFaria J, Correa WE, Pitangiy I. Tissue engineering in plastic surgery: an up-to-date review of the current literature. Ann Plast Surg 2009;62:97–103.

58. Sanz E, Penas L, Lequerica JL. Formation of cartilage in vivo with immobilized autologous rabbit auricular cultured chondrocytes in collagen matrices. Plast Reconstr Surg 2007;119:1707–13.

第 149 章　甲外科手术

Bertrand Richert、Phoebe Rich

要点

- 对甲解剖结构和生理功能的完全掌握和了解是成功实施甲外科手术的关键。
- 甲母质生成甲板，对甲母质的任何损伤（包括手术源性）可引起永久性甲营养不良。
- 甲单位没有皮下组织，所以甲床的真皮位于末节指骨的骨膜上。
- 甲外科手术前的术前评估是必要的，并且应当包括适当的影像学检查。

引言

甲疾病的准确诊断常需要结合临床和病理。当进行甲单位活检时，以下几点非常重要：①正确执行最合适的外科手术；②在组织病理学实验室精确处理标本；③由精通甲病理学知识且能够察觉细微差别的皮肤病理学专家检查组织[1-2]。从甲肿瘤到嵌甲，一系列甲疾病需要进行甲外科手术。与在其他部位进行的外科手术一样，甲外科的主要目标包括建立诊断和（或）提供安全的治疗，并使疼痛或瘢痕最小化[3]。皮肤科医生是最了解和最懂得如何处置甲疾病的医生，故而他们最适合开展甲外科手术。牢固掌握甲单位的解剖结构和生理功能是成功进行甲外科手术的先决条件。成功开展甲外科手术的其他要求包括准备充分的患者、满意的麻醉、正确的手术技巧和有效止血（表 149.1）。

甲单位的解剖

甲单位的基本解剖结构

甲单位的构成包括甲板、甲母质、甲床、甲下皮及近端和外侧甲襞。

甲母质位于远端指骨的中间，呈宽新月形（图 149.1），大部分被近端甲襞覆盖。在姆趾上，甲母质的外侧角可以延伸到足趾侧面的中线甚至更远（图 149.2）。这是一个重要的概念，尤其是当处理主要局限于远端甲母质的纵向黑甲，或用苯酚对嵌甲进行甲母质切除时。甲母质的远端部分有时可通过近端甲板看

表 149.1　甲外科手术成功的前提条件
1. 理解甲的解剖和生理
2. 选择合适的患者及合理进行术前准备
3. 充分麻醉
4. 止血
5. 仅通过常规的临床观察、病史、影像学检查和（或）微生物学检测难以诊断
6. 有精通甲单位组织病理学特点的皮肤病理学专家

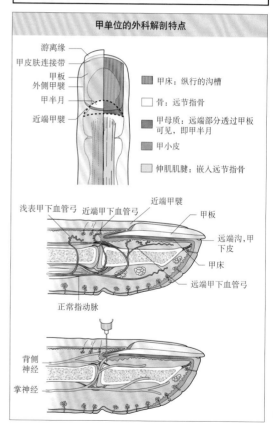

图 149.1　甲单位的外科解剖特点。甲单位有三个血管弓及背侧神经和掌神经。远端指（趾）阻滞麻醉（翼状阻滞麻醉）时，在背侧神经分支局部麻醉后，针头垂直向手掌表面推进，于掌神经周围行麻醉注射

到，其为白色半月形结构，称为甲半月。近端甲母质生成甲板的上 1/3，而远端甲母质生成甲板的下 2/3（见图

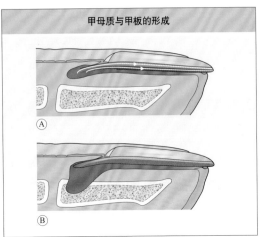

甲母质与甲板的形成

(A)

(B)

图 149.2 甲母质与甲板的形成。A. 近端甲母质形成甲板的上 1/3（浅灰色），远端甲母质形成甲板的下 2/3（深灰色）。B. 在跗趾，甲母质的外侧角可以延伸至足趾侧面的中线甚至更远

149.2）。因此，涉及远端甲母质的外科手术产生甲营养不良的风险非常低，因为上层甲板将会覆盖缺损[4-5]。

甲床有时称为非生长性基质，从甲半月末端延伸至甲下皮，丰富的血管供应使得可通过半透明的甲板看到甲床呈粉红色。甲床由纵向嵴和凹槽组成，具有相反结构的二者在甲板下相互交锁。这解释了甲板与甲床紧密黏附的原因。甲床的外科手术很少会导致永久性甲营养不良，但可能会造成轻度甲剥离。甲床的另一个重要特征是其下无皮下组织。甲床的真皮直接位于末节指（趾）骨的骨膜上。由于甲单位缺乏皮下组织，甲外科手术取标本时应达到骨膜水平。

甲下皮始于甲床的最末梢部分，即甲板分离形成游离缘及邻近远端凹槽的部位，然后延伸渐变为指（趾）骨外表面的皮肤。甲下皮密封并保护甲单位不受环境因素的侵害。外伤或疾病所致的甲下皮破坏会导致甲剥离及接踵而至的细菌和真菌感染。

近端甲襞覆盖和保护大部分的甲母质和新生甲板。近端甲襞的末梢部分生成甲小皮，甲小皮紧密黏附于近端甲板，从而密封和保护甲组织免受环境中的病原体和刺激物作用。

外侧甲襞覆盖甲板的侧面，其近端与近端甲襞融合，远端与甲下皮融合。近端甲襞和外侧甲襞合称为甲周表皮。术语甲周膜包括甲周表皮、甲下皮和甲床[5]。

伸肌肌腱嵌入指（趾）骨的位置刚好靠近甲母质的最近端。在成年人中，该位置位于甲小皮近端约 12 mm处。除了在最广泛的甲外科手术，如甲单位消融术，

该肌腱在术野内不可见。

甲单位的神经分布

成对的掌神经和背侧神经沿着指（趾）的侧面走行，与指（趾）动脉非常接近（见图 149.1）。一般来说，示指、中指和环指的神经支配来自掌神经，而拇指和小（第五）指的神经支配来自背侧神经[6]。在行指（趾）阻滞麻醉时，需审慎考虑该因素。

甲单位的血管供应

流经指（趾）侧面和掌面成对的指（趾）动脉构成了甲单位的主要血液供应（图 149.1）。它们相互吻合形成三个血管弓：①浅表血管弓供应远端指（趾）间关节（distal interphalan-geal，DIP）上方的区域；②近端血管弓供应近端甲襞和甲母质；③远端血管弓供应甲床和甲下皮。

术前评估和患者准备

在进行甲外科手术之前，需要进行全面有效的术前评估。除了对药物、过敏史（如聚维酮碘、抗生素、麻醉剂、镇静剂、乳胶）、吸烟史和既往外科手术史（特别是人工心脏瓣膜和关节置换术）进行回顾外，还应对潜在疾病，特别是易导致外周血管病变（如糖尿病、雷诺现象、动脉粥样硬化）的疾病进行筛查（表151.2）。体格检查应该包括对 20 个甲的检查并触诊外周血管搏动。如果存在感染可能，需进行恰当的细菌、真菌和（或）病毒的实验室检查。诊断性影像学检查可在甲外科手术前检测潜在的骨缺损，并明确占位性病变及其解剖关系。对"手术过程、候选方案和风险"（procedure，alternatives and risks，PAR）的完整讨论应该包括可能出现的出血、疼痛、感染和永久性甲营养不良，以及手术对患者工作影响的相关信息。除应对异常焦虑的患者，术前给药并非特别有用。不需要停用任何系统性药物，包括抗凝剂和抗血小板药物[7]。预防性抗生素仅适用于高危心脏病患者或人工关节置换术后存在高感染风险的患者（见表 151.2 和 151.3）。虽然不是强制性的，但术前对甲进行临床拍摄被认为很有价值。术用乙醇、氯己定或聚维酮碘对甲进行消毒，并行无菌覆盖。

甲单位的麻醉

麻醉的选择取决于术后预期的疼痛。普通的 1%

或 2% 利多卡因和罗哌卡因（2 mg/ml）起效更快，而 0.5% 布比卡因在 15 min 后提供充分的麻醉；后两种局部麻醉剂的麻醉持续时间更长（见第 143 章）。尽管过去教条地认为在指（趾）阻滞中应避免应用肾上腺素，但数千名患者参与的多项研究支持这样一个前提，即只要患者没有外周血管受损病史，且注射量为推荐量，利多卡因和肾上腺素可以安全地用于指（趾）阻滞麻醉中（见下文）[8]。但由于甲手术通常在止血带下进行，几乎不需要肾上腺素的血管收缩作用。

麻醉过程中的疼痛来自几个因素：针刺、快速注射和麻醉剂的酸性。为了减少这些副作用，手术医生应使用细针（30 号针），缓慢注射，以及缓冲利多卡因（见第 143 章）。

麻醉可以采用近端指（趾）阻滞（环状阻滞）或远端指（趾）阻滞（翼状阻滞）。对于环状阻滞，将 2～3 ml 1% 或 2% 的普通利多卡因浅表地注射到指（趾）根部的两侧（图 149.3）。为防止血管痉挛和血管阻塞，指（趾）单侧的局部麻醉药剂量应小于 1～1.5 ml。阻滞在 15～20 min 内获得效果。这种操作可能会损伤手指根部的神经血管束，因此作者更喜欢使用远端阻滞。在远端指（趾）阻滞中，针头垂直插入，在近端甲襞和外侧甲襞连接处外侧近端 1 cm 处注射 0.5 ml 局部麻醉药以麻醉背侧神经分支（见图 149.3）。然后，针头垂直向掌面推进，在掌神经分支周围再注射 0.5 ml 局部麻醉药（见图 149.1）。其后在对侧重复该过程以获得甲单位的完全麻醉。与近端阻滞相比，翼状阻滞具有以下优点：①起效更快；②所需麻醉剂量更小；③注射更舒适。在翼状阻滞中注射长效麻醉剂（如布比卡因）可延长麻醉时间，减少去除止血带后由双侧指（趾）动脉的额外液体压力导致的出血[9]。

甲外科手术使用的器械

甲外科手术使用的大部分器械都是皮肤外科手术中的标准器械。为了使甲外科手术更易于实施，有时需要一些特殊的器械。甲分离器可从甲床上无损伤地分离甲板，有几种类型可供选择，如间隔游离分离器、Locke 分离器（图 149.4）。指甲钳是切割甲板的必备工具。当剪切厚指甲时，双功能指甲钳是必不可少的。英式甲分离器很受欢迎，但有一个明显的缺点：其较厚的下咬合常在切割线之前引起侧方甲分离。指甲直钳拥有锋利、较薄的斜角咬合，创伤更小（图 149.5）。

由于甲外科手术需要一个无血的手术野，止血带非常有用，但最多只可使用 30 min。有几种方式可供选择。Penrose 引流管外夹一个坚固的止血钳很常用，但研究表明，其所传递的高却不可靠的压力有可能造成侧方神经的损伤，因此不建议用于指（趾）。最好的止血带是比合适尺寸小半号的无菌手套，手套的一个指套被剪刀刺破，并卷回到近端指（趾）骨的跟部（图 149.6）。这项技术可排空指（趾）部血液，并提供一个可靠的低于 500 mmHg 的压力。手套的其余部分可用作无菌区[10]。

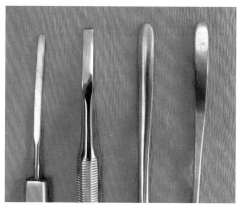

图 149.4 不同类型的甲分离器。从左至右为 McKenty 骨膜剥离器、牙科调拌刀、游离甲分离器和硬脑膜分离器

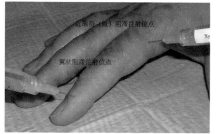

图 149.3 近端和远端指（趾）阻滞——麻醉阻滞位点

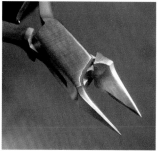

图 149.5 尖头斜角指甲钳

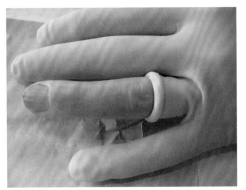

图 149.6　无菌手套作为止血带及无菌术野。手套的一个指套用剪刀刺破，并卷回至近端指（趾）骨的跟部

甲板撕脱

甲板撕脱是甲外科手术的最基本步骤，也是大多数其他甲单位操作的序幕。它使甲床和甲母质可视化，从而为活检或切除提供良好的暴露（图 149.7）。应谨慎实施全甲撕脱，当甲板施加的反压力消失时，远端壁和下方软组织上升，同时甲床收缩，会导致指（趾）末端

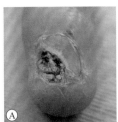 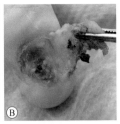

图 149.7　侧向甲板撕脱暴露甲床。A. 怀疑为鳞状细胞癌的角化性病变从甲板下延伸出来。B. 侧向甲板撕脱后可行甲床检查及肿瘤活检

软组织体积更大，增加再生甲发生远端嵌入的风险。因此，要首选部分甲板撕脱[11]，优点是大部分正常甲板被完整保留，减少远端嵌甲的风险[1]。部分甲板撕脱可作为甲真菌病的辅助治疗，因为其可减少真菌尤其是皮肤癣菌的数量（图 149.8）。此外，甲板撕脱是化学甲床切除术的早期步骤（见下文），可用于引流急性甲沟炎；在探查甲母质内的色素性病变时是必需的。甲板撕脱有两种方法：远端和近端撕脱，但后者很少使用。

对于远端甲板撕脱，首先将分离器推至近端甲襞下方，从一侧到另一侧来回滑动，以使甲襞从甲板上分离（图 149.9A）。然后将分离器插入甲板的游离缘下，从远端向近端方向使甲板从甲床分离（图 149.9B）。当分离器到达甲母质区域时，甲板已开始从附着处松脱，可感觉到阻力减小。为使整个甲板松动，分离器可从甲板下多个部位插入，从甲下皮向甲母质推进。不要通过甲床的侧向移动来松脱甲板，因为这样易损坏脆弱的甲床纵嵴。然后用止血钳或拔甲器抓住甲板一侧边缘并旋转将其拉出甲床（图 149.9C）。

如果甲板撕脱是为了探索整个甲母质区域，单独的甲板撕脱是不够的。在近端和外侧甲襞的结合处，向外侧及近端以一定角度做出大约 1 cm 长的两个切口

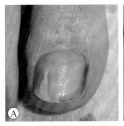 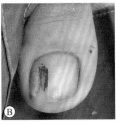

图 149.8　皮肤癣菌的治疗。A. 皮肤癣菌感染所致黄色条纹。B. 部分甲板撕脱去除真菌病灶

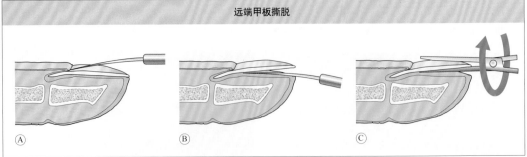

图 149.9　远端甲板撕脱。A. 首先，将分离器推至近端甲襞下方，从一侧到另一侧来回滑动，以使甲襞从甲板上分离。B. 然后将分离器插入甲板的游离缘下，从远端向近端方向使甲板从甲床分离。C. 用止血钳或拔甲器抓住甲板一侧边缘并旋转将其拉出甲床（图 149.9C）

（图 149.10），这样可以翻起甲襞，以便检查甲母质。当进行活检或切除手术时，皮肤拉钩或缝线有助于维持近端甲襞的翻起。在手术结束时，将甲襞的位置复原，并用简单间断缝合或黏合剂固定。如果无需进行甲板病理检查或培养，甲板应重新归位，以便在早期愈合阶段覆盖和保护伤口。甲板可通过缝合或黏合剂固定。尽管甲板不会重新黏附于甲床且最终会脱落，但它可在术后立即提供保护并减少不适。

甲活检技术

为了减少瘢痕并达到最佳的功能和美容效果，甲外科手术应遵循一些规则。在甲床内，应采用纵向切口，而在甲母质内，理想情况下应行水平切口（图 149.11）。手术方法取决于病损在甲单位内的位置。

甲床活检

甲床活检是一项简单且安全的技术，有助于诊断

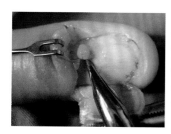

图 149.10 从近端甲母质中切除血管球瘤。 在外侧甲襞和近端甲襞结合处做两条斜切口后，翻起近端甲襞，侧向撕脱甲板，暴露位于甲母质的肿瘤并切除

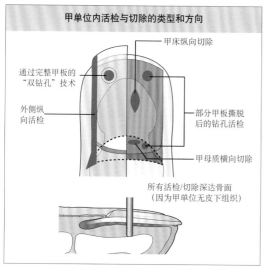

图 149.11 甲单位内活检与切除的类型和方向。 参见正文对"双钻孔"技术的描述

从甲分离至甲肿瘤等多种甲床疾病（见表 149.2）。甲床活检前通常需要行甲板部分撕脱（图 149.12A）。偶尔会通过甲板进行活检。在后一种情况下，"双钻孔"技术，即使用较大直径的环钻活检器械在甲板上形成圆形缺损，然后使用较小直径的活检器械获得甲床活检样本，可以使甲床组织的切除更加容易。环钻应深

表 149.2 活检有利于诊断和后续治疗的甲床疾病的临床特征	
诊断	**临床特征**
甲板恶性肿瘤	
鳞状细胞癌，Bowen 病	角化过度，异色，甲分离，甲板破坏
角化棘皮瘤	单发或多发，甲板破坏，肿物，糜烂，肉芽组织，可伴疼痛
黑色素瘤	甲板色素沉着，糜烂，甲板破坏，25% 为无色素型
转移癌	肿物，假杵状变，甲营养不良，暗红色，可伴疼痛
Kaposi 肉瘤	色素沉着，隆起，甲板破坏
基底细胞癌	少见，临床表现多变
甲板良性肿瘤	
化脓性肉芽肿	过度生长的易破肿物，需与无色素型黑色素瘤鉴别
血管球瘤	自发性疼痛，蓝红色肿物
表皮样囊肿	肿物，甲板变形
纤维瘤	肿物，隆起，甲板变形（如压迫甲母质，形成远端沟；如在甲板下，甲板隆起）
外生骨疣	肿物，甲板隆起，压痛，可能继发感染
骨软骨瘤	指（趾）增大，甲板隆起或被破坏
内生软骨瘤	肿物，甲板改变，疼痛
甲床感染	
甲真菌病	角化过度，异色，甲营养不良，甲分离
疣	疣状肿块，偶伴疼痛，甲板变形或破坏，必须与疣状癌或鳞状细胞癌鉴别
甲下疣疽	甲下皮角化过度
累及甲床的炎症性疾病	
银屑病	甲分离，角化过度，裂片状出血，油滴样变色
扁平苔藓	紫罗兰色改变，甲床萎缩；如累及甲母质，则出现糙甲症、软甲、翼状胬肉
其他甲床情况	
出血，创伤	甲板呈红色-紫罗兰色至黑色改变，持续不变的色素改变需与黑色素瘤鉴别

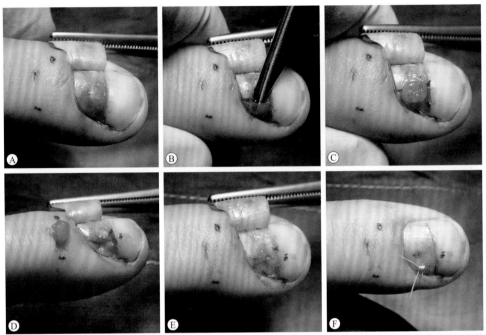

图 149.12 甲床血管球瘤切除。A. 部分甲板撕脱暴露甲床内肿瘤。B. 纵向切口以对肿瘤进行精细解剖。C 和 D. 解剖并切除肿瘤。E. 缝合甲床。F. 甲板复位并固定于外侧甲襞

达骨面（见图 149.11）。如果需行 > 4 mm 的环钻活检，则应将缺损缝合以避免继发性甲分裂。甲床非常脆弱，切缘的重新闭合可能很困难。尽管如此，令人惊讶的是，甲床的巨大缺损（例如 Mohs 术后）可以通过二期愈合完全再生[1]。

当切除较大的标本，如小肿瘤时，建议对甲床行椭圆形切除活检。如前所述，应沿纵轴方向进行切除（图 149.12B ～ D）。为了便于伤口边缘的再闭合，应在骨膜水平进行广泛的侧向游离，并用可吸收缝线（如 Vicryl®）缝合（图 149.12E 和 F）。

甲母质活检

甲母质活检的主要指征是确定纵向黑甲的原因（见第 71 章）。活检必须从甲母质上取材，因为这是色素产生的地方。幸运的是，约 95% 的患者中，色素来源于远端甲母质[12]。由于后者合成甲板的腹侧部分（见图 149.2），术后最主要的后遗症是甲板下面变薄。如果色素来源于近端甲母质，将会导致甲板营养不良，通常表现为纵向裂隙，这是因为近端甲母质产生甲板背侧（上部）1/3。

为了暴露整个甲母质区域，需同时行近端甲板撕脱和两个外侧切口（见上文）。一旦甲母质暴露，应

根据色素带的宽度和形状选择适当的手术技术（图 149.13）。可能的话，切除整个色素区域，因为这可以提高组织病理学诊断的准确性。

- 如果色素来源是圆形的，并且适合 3 mm 环钻活检，则可用该器械去除病灶。但是，需注意两点：①环钻应深达骨面，在骨膜水平切断标本；②应使用精巧的弧形细尖刀来获取标本。用镊子处理脆弱的甲母质组织可压碎组织，造成人为影响[13]。缺损无需缝合。
- 如果色素来源为纵行走向，建议行深达骨面的扁椭圆形切除。小心行侧面游离后可用 5-0 缝线闭合缺损。
- 如果色素来源涉及甲母质的广泛区域，则建议行削除术（图 149.13）。这项技术实际上是"削刮"甲母质，去除甲母质表皮和一小部分真皮。它使病理学专家能够检查整个病变，但边缘通常难以评估。这些标本已显示能够为准确的组织病理诊断提供足够的组织。一般来说，即使几乎整个远端甲母质都被移除，也不会出现术后甲板营养不良。相反，削除近端甲母质会导致大多数患者甲变薄和变脆，但很少出现翼状

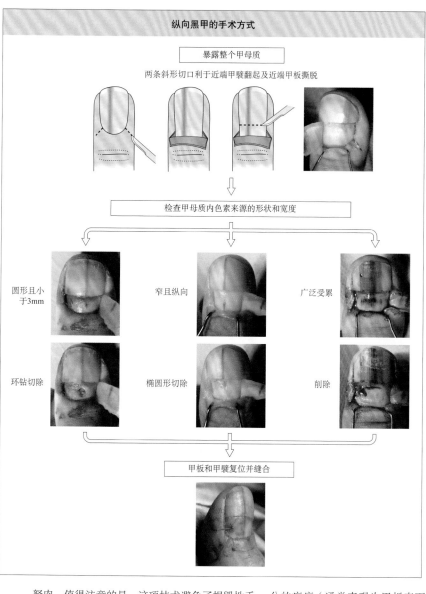

纵向黑甲的手术方式

暴露整个甲母质

两条斜形切口利于近端甲襞翻起及近端甲板撕脱

⬇

检查甲母质内色素来源的形状和宽度

圆形且小于3mm　　　　窄且纵向　　　　广泛受累

环钻切除　　　　椭圆形切除　　　　削除

⬇

甲板和甲襞复位并缝合

图 149.13　纵向黑甲的手术方式。在外侧甲襞和近端甲襞结合处做两条斜切口后,翻起近端甲襞,侧向撕脱甲板,即可见整个甲母质,包括色素带来源。活检方式取决于色素来源的大小和形状。在操作最后,将甲板和近端甲襞复位并固定

胬肉。值得注意的是,这项技术避免了损毁性手术,特别在纵向黑甲是良性病变的情况下[14]。最后,将甲板复位并固定于外侧甲襞。

- 当色素条纹位于甲板外侧 1/3 时,宜行外侧纵向甲活检(见下一部分)。

外侧纵向甲活检

此活检技术可检查整个甲单位,包括近端甲襞、甲母质、甲床、甲板和甲下皮,对累及甲单位近端部分的疾病(通常表现为甲板表面的改变)和所有上述结构同时受累的炎症性疾病尤其有用。外侧纵向甲活检至少需要一个指甲的侧面有明显的临床受累。必须告知患者,由于甲母质侧角被部分切除,这种活检技术将永久性地使甲板变窄。为了避免术后甲板侧偏,标本宽度应大于 3 mm[15]。

切口从甲小皮和远端指间关节横纹的中间开始,并通过近端甲襞,然后是甲板及甲床向远端延伸,直到甲下皮。第二个平行切口在外侧甲襞处,与初始切

口在指尖部汇合（图 149.14A）。在近端，切口侧向弯曲以去除甲母质的侧角[16]。后者对于姆趾甲的处理尤其重要。然后用精细的剪刀小心地将标本从骨上取下。从活检标本近端的骨上分离甲母质是关键步骤，应注意避免剪刀过早向上弯曲及缩短标本[17]。残留的外侧甲母质组织会导致针状甲生成（图 149.15）。用水平褥式缝合法闭合缺损，以重建外侧甲襞（图 149.14B）。这项技术适用于各种肿瘤，包括累及甲板外侧 1/3 的纵向黑甲。

近端甲襞活检

　　甲襞病变可以通过削刮、环钻、切开或整块切除进行活检。在近端甲襞下插入分离器可以保护甲母质免受手术刀造成的意外伤害（图 149.16）。对于整块切除活检术，宽 2 ~ 3 mm 的新月形切口从一侧甲襞至另一侧延伸至整个近端甲襞（图 149.17）[18]。二期愈合非常迅速（＜4 周）。术后美观效果很好，仅可

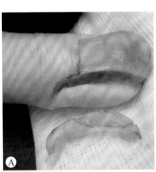

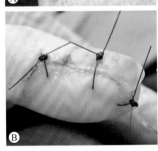

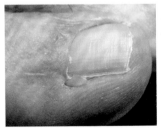

图 149.14　外侧纵向活检。A. 切口近端部分向下弯曲以去除甲母质侧角。B. 缝合以闭合缺损并重建外侧甲襞（Courtesy, Marie Caucanas，MD.）

图 149.15　甲母质侧角的不完整切除所致外侧针状甲。注意直线切口，并与图 149.14 对比

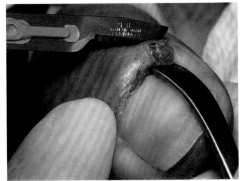

图 149.16　通过新月形切口行近端甲襞活检。插入分离器以保护下方甲母质

见更大面积的甲板和甲半月。该活检技术可用于顽固性慢性甲沟炎（见下文）[19]和位于近端甲襞远端的肿瘤切除。

甲单位疾病的手术治疗

急性甲沟炎

　　除非存在自然引流，急性甲沟炎需要及时手术干预。除了疼痛，因脓液聚集而产生的对甲母质的长期压力可能损害甲板的正常再生，尤其在儿童患者。不提倡行近端甲襞切开，因为其可引起甲襞收缩和变形。如果脓肿位于近端甲襞下或甲根部周围，撕脱近端 1/3 甲板即可实现即刻引流，可用无菌溶液冲洗。如果脓肿在外侧甲襞内，可行外侧甲板撕脱。在培养结果出来前可经验性给予系统性抗生素治疗。

慢性甲沟炎

　　当慢性甲沟炎药物治疗失败时（见第 71 章），可以考虑外科手术治疗（见图 149.17A）。为了保护甲母质，在近端甲襞下插入分离器，然后用 15 号手术刀片沿一侧外侧甲襞延伸至另一侧，切除一块最大宽度为 4 mm 的新月形全厚皮肤（见图 149.17B）。呈 45° 角的斜形切口可防止近端甲襞产生指甲并维持甲板正常光泽的组织被切除[20]。通过二期愈合，近端甲襞及甲小皮可在 3 周内完全恢复（见图 149.17C）。然而，正常甲板生长需要更长的时间。

嵌甲

　　关于嵌甲的治疗和原因，目前仍有争论，例如，到底是甲本身还是其周围组织存在问题？目前主要有两种手术方法：①缩小甲板；②去除周围软组织。手

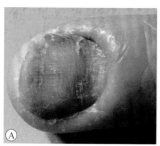
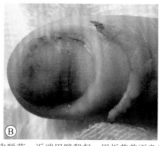
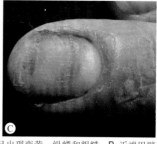

图 149.17　慢性甲沟炎的手术治疗。A. 甲小皮脱落，近端甲襞翻起，甲板营养不良且出现变黄、纵嵴和粗糙。B. 近端甲襞新月形切除，从一侧外侧甲襞至另一侧，注意行斜 45° 切口。C. 术后 10 天外观

术医生必须根据患者个人情况选择最合适的方法[21]。

　　通过化学腐蚀进行外侧甲母质切除术是针对侧面嵌甲最简单和最有用的方法。其关键是破坏与嵌甲相关的甲母质部分。最近一项 Cochrane 系统综述发现，在发病率和成功率（基于 6 个月以上的复发率）方面，与手术切除相比，使用苯酚（88%）是最有效的治疗方法[22]。在大多数大型研究中，成功率可达 95% 或更高[23-25]。苯酚有三个相关特性：其同时为坏死剂、消毒剂和麻醉剂。由于苯酚可诱导末梢神经脱髓鞘数周，其可同时完成甲母质组织的破坏、手术野的消毒以及营造非常舒适的术后感受[26]。

　　麻醉建立后，放置止血带以确保完全无血手术野。如果存在肉芽组织，则对其进行刮除，以便更好地观察甲板的外侧部分，避免过度去除甲板。将单侧或双侧（如果影响到两侧）宽 3 ～ 5 mm 的甲板剥离至其起始处，即近端甲襞下（图 149.18）。用一缕棉花、尿道拭子或分离器本身将苯酚（88%）涂在暴露的甲母质侧角和甲床上[27]。棉签不应过度浸泡，因为这可能导致苯酚溢出到甲周围组织或渗透至剩余的甲板下（并导致不必要的破坏）。值得注意的是，苯酚通过凝固组织蛋白起作用，此时必须有一个无血术野，否则苯酚

会凝固血液蛋白而不是甲母质上皮。这也是复发的最常见原因。

　　根据尸体的组织学研究，理想的作用时间是 2 ～ 3 min[28]。此外，在使用腐蚀剂之前对甲母质进行搔刮不会增加成功率[29]，用乙醇冲洗只会稀释苯酚，而不是中和苯酚[30]。然而，止血带去除后的出血会使腐蚀剂失效。苯酚在糖尿病患者[31]、儿童[32] 及源于表皮生长因子受体（EGFR）抑制剂的难治性嵌甲患者中[33] 均是安全的。这种技术的主要缺点是渗出会持续 3 ～ 6 周。这可能会促进感染，尤其是在卫生状况不佳的患者中[34]。即便如此，在施行的大量苯酚甲母质切除术中，感染仍然非常罕见。以两侧甲过度弯曲为特点的钳形甲也可以用双侧苯酚甲母质切除术进行处理。

　　氢氧化钠（10%）也被用作选择性甲母质切除术的腐蚀剂。成功率与苯酚相似[35]，但术后引流时间更短。作用时间为 1 min[36]。也适用于糖尿病患者[37] 和儿童[38]。迄今为止，三氯乙酸（100%）被用于甲母质腐蚀仅见于一个研究系列中，成功率（95%）与苯酚相似[39]。

　　对于远端嵌入以及非常肥厚和富余的外侧甲襞，广泛减容后二期愈合不仅易于执行而且非常有效，具

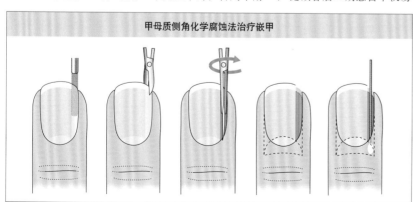

甲母质侧角化学腐蚀法治疗嵌甲

图 149.18　甲母质侧角化学腐蚀法治疗嵌甲。宽 3 ～ 5 mm 的甲板剥离至近端甲襞下起始处，然后将腐蚀剂（通常为 88% 的苯酚）通过一缕棉花涂在暴露的甲母质侧角和甲床上

有良好的美容效果[40]。其主要缺点是愈合时间延长。

肿瘤和囊肿

以下肿瘤和囊肿的临床特征在第 71 章中进行了讨论。

纤维角皮瘤

两侧斜切口后翻起近端甲襞暴露出其尽头。在大多数情况下，纤维角皮瘤起源于其最近端。应该用精细剪刀小心解剖肿瘤，直到到达其基底，将其切断。由于甲板仍在原位，不太可能对甲母质造成伤害。然后将近端甲襞复位，并用 5-0 缝线缝合固定。不完全切除会导致复发。

甲下外生骨疣

无论是甲板撕脱后切除，还是用咬骨钳进行整体肿瘤切除后二期愈合，效果都很好。两种手术都应暴露出海绵状骨[41]。

血管球瘤

甲板撕脱后，用细弯剪刀经纵向或横向切口将肿瘤轻轻切除（见图 149.10 和 149.12）。切口方向取决于肿瘤是在甲床内还是在甲母质内（见图 149.11）。切口用可吸收缝线间断缝合，甲板复位并固定于外侧甲襞。

甲母质瘤

小心撕脱甲板，暴露出位于甲母质上的绒毛状肿瘤，注意不要撕裂指（趾）。然后将近端甲襞翻起，用 Teflon 涂层刀片从甲母质上削除肿瘤[42-43]。最后，将近端甲襞复位，并缝合切口。

指（趾）黏液样囊肿（假性囊肿）

亚甲蓝引导下的关节漏液结扎手术是一种优雅、舒适、高效的技术。其成功率非常高，手指约 95%，足趾略低。后者反映了由于站立姿势的重量导致足趾内的流体压力增加[44]。亚甲蓝（0.1 ml）通过背侧弯曲皮褶注射到远端指间关节。然后将宽大的 U 形皮瓣翻起至关节背侧上方，可见一个或多个蓝色通道小管样的渗漏（图 149.19）。后者用 5-0 可吸收缝线结扎后，将皮瓣复位并缝合。

鳞状细胞癌

目标是保留指（趾）及其功能[45]。建议行边缘由组织学确认的手术切除，包括 Mohs 手术。可以通过皮瓣、移植或二期愈合完成切口闭合。复发率从 0[46] 到 56%[47] 不等，0 的复发率可出现于 Mohs 手术。在某些患者中，人乳头瘤病毒感染可能是一个促进因素。如果

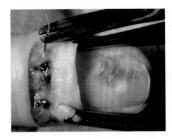

图 149.19 指（趾）黏液样囊肿（假性囊肿）手术。亚甲蓝注射入远端指间关节后，将指背宽大的 U 形皮瓣翻起以暴露关节背侧面。本图显示 2 个较大的蒂已结扎。然后将皮瓣复原并缝合。无需切除皮肤

放射学或组织学显示有骨受累，则需行远端指骨截肢。

黑色素瘤

对于原位或薄黑色素瘤患者（Breslow 深度 ≤ 0.5 mm），建议行切缘大于 6 mm 的甲单位切除[48-51]。在一些研究系列中，包括进行长期随访的研究，这种手术方法显示出较高生存率（100%）[52-54]。因为甲母质和甲床的真皮直接位于骨骼上，确保深部边缘没有肿瘤需要更加谨慎。一些手术医生会用摆动锯锯下远端指骨 1 mm 水平切片[55]。全厚皮片移植最适于伤口闭合。也许在将来，围术期共聚焦显微镜可以协助手术[56]。对于浸润较深的黑色素瘤，没有足够的证据推荐截肢或指（趾）保留手术[57]。

术后护理

合适的敷料可以减轻术后疼痛，减少并发症。敷料应防粘连，吸水性好，贴合性好，可固定在位。伤口处涂抹大量的药膏（可能含有抗生素）、用防粘连敷料，如凡士林纱布（如 Vaseline™ 纱布，Tulle gras®，Adaptic®），或使用抗菌敷料（如 Xeroform™ 纱布，Bactigras®，Betadine Tulle®）覆盖伤口，可防止伤口干燥，并可轻易无痛去除敷料。如果发现术后出血，用 2 或 3 层疏松网状纱布构成的厚实敷料吸收出血并保护伤口防止外伤，用绷带或管型纱布（如 Xspan®）将敷料固定到位。考虑到术后可能出现水肿，敷料不能太紧。

术后疼痛管理依赖两种主要干预措施：抬高患肢 48 h 和止痛药。后者适用于手术带来的预期性疼痛。对乙酰氨基酚和（或）非甾体抗炎药（NSAIDs）通常足够。但对于一些疼痛显著的手术，有时需要麻醉性镇痛药。抬高患肢可减少疼痛。敷料内出血会导致绷带黏附于手术部位。如果发生这种情况，在取下绷带前可浸湿绷带，使其松动。强烈建议书面说明如何在家里进行术后护理。患者还应被告知甲外科手术后的长期感觉异常，尤其是指尖的感觉异常，可持续至术后 6 个月[58]。

甲外科的并发症

甲外科手术安全有效。然而，与任何外科手术一样，甲外科手术也可能会出现并发症。一般并发症与在其他解剖部位观察到的并发症类似，如血肿、感染、坏死、出血、角蛋白植入性囊肿、肿瘤复发和增生性瘢痕或瘢痕疙瘩。甲外科手术特有的并发症包括甲单位部分消融后的甲板侧偏、甲营养不良、甲板的远端嵌入和针形甲的形成（见图149.15）。此外，甲外科手术可导致化脓性肉芽肿形成、反射性交感神经营养不良和深部感染，如骨髓炎和败血症性关节炎（表149.3）。当手术医生严格遵循甲外科手术的原则，且患者遵守医生关于伤口护理和术后治疗方案的具体指示时，严重的并发症罕见[59-60]。如有必要，皮肤科医师还应咨询同事，包括上级皮肤科医师、手外科医师或传染病学专家，他们可能能够在疑难病例中提供帮助和专业判断。

表149.3 甲外科的并发症
短期并发症（术后14天内）
● 出血，疼痛，感染（包括败血症性关节炎、骨髓炎），化脓性肉芽肿
长期并发症（术后>3个月）
● 神经性：
感觉异常（常见）
反射性交感神经营养不良（非常罕见）
● 营养不良性：
甲板侧偏（如果侧方切除>3 mm）
甲板营养不良，如甲母质瘢痕所致甲板分裂、嵴、沟、变薄
近端甲襞和甲母质瘢痕所致的翼状胬肉
甲床瘢痕所致的甲分离
甲小皮瘢痕所致的甲小皮收缩
● 甲板脱落和背侧软组织变形所致的甲板远端嵌入
● 甲母质甲角不完全切除所致的针形甲
● 不完整切除所致的肿瘤复发
● 植入性囊肿（常见于全厚皮片移植后）
● 增生性瘢痕和瘢痕疙瘩（后者即使在高危人群中也很少见）

（赵春霞译 林萍萍校 李 航审）

参考文献

1. Richert B. Basic nail surgery. Dermatol Clin 2006;24:313–22.
2. André J, Sass U, Richert B, Theunis A. Nail pathology. Clin Dermatol 2013;31:526–39.
3. Rich P. Nail biopsy: indications and methods. Dermatol Surg 2001;27:229–34.
4. Fleckman P, Allan C. Surgical anatomy of the nail unit. Dermatol Surg 2001;27:257–60.
5. Haneke E. Surgical anatomy of the nail apparatus. Dermatol Clin 2006;24:291–6.
6. Haneke E. Surgical anatomy of the nail apparatus. In: Richert B, di Chiacchio N, Haneke E, editors. Nail Surgery. London: Informa; 2010. p. 1–15.
7. Alcalay J, Alkalay R. Controversies in perioperative management of blood thinners in dermatologic surgery: continue or discontinue? Dermatol Surg 2004;30:1091–4, discussion 1094.
8. Thomson CJ, Lalonde DH, Denkler KA, Feicht AJ. A critical look at the evidence for and against elective epinephrine use in the finger. Plast Reconstr Surg 2007;119:260–6.
9. Richert B. Anesthesia of the nail apparatus. In: Richert B, di Chiacchio N, Haneke E, editors. Nail Surgery. London: Informa; 2010. p. 24–30.
10. McGinness JL, Parlette HL 3rd. Versatile sterile field for nail surgery using a sterile glove. Dermatol Online J 2005;11:10.
11. Collins SC, Cordova K, Jellinek NJ. Alternatives to complete nail plate avulsion. J Am Acad Dermatol 2008;59:619–26.
12. Baran R, Kechijian P. Longitudinal melanonychia (melanonychia striata): diagnosis and management. J Am Acad Dermatol 1989;21:1165–75.
13. Jellinek N. Nail matrix biopsy of longitudinal melanonychia: diagnostic algorithm including the matrix shave biopsy. J Am Acad Dermatol 2007;56:803–10.
14. Richert B, Theunis A, Norrenberg S, André J. Tangential excision of pigmented nail matrix lesions responsible for longitudinal melanonychia: evaluation of the technique on a series of 30 patients. J Am Acad Dermatol 2013;69:96–104.
15. De Berker DA, Baran R. Acquired malalignment: a complication of lateral longitudinal nail biopsy. Acta Derm Venereol 1998;78:468–70.
16. Krull E. Biopsy techniques. In: Krull E, Zook E, Baran R, Haneke E, editors. Nail Surgery: A text and Atlas. Philadelphia: Lippincott Williams & Wilkin; 2001. p. 55–81.
17. de Berker DA. Lateral longitudinal nail biopsy. Australas J Dermatol 2001;42:142–4.
18. Schnitzler L, Baran R, Civatte J, et al. Biopsy of the proximal nail fold in collagen diseases. J Dermatol Surg 1976;2:313–15.
19. Grover C, Bansal S, Nanda S, et al. En bloc excision of proximal nail fold for treatment of chronic paronychia. Dermatol Surg 2006;32:393–8.
20. Baran R, Bureau H. Surgical treatment of recalcitrant chronic paronychias of the fingers. J Dermatol Surg Oncol 1981;7:106–7.
21. Richert B. Surgical management of ingrown toenails – an update overdue. Dermatol Ther 2012;25: 498–509.
22. Rounding C, Bloomfield S. Surgical treatments for ingrowing toenails. Cochrane Database Syst Rev 2005;(2):CD001541.
23. Bostanci S, Ekmekçi P, Gürgey E. Chemical matricectomy with phenol for the treatment of ingrowing toenail: a review of the literature and follow-up of 172 treated patients. Acta Derm Venereol 2001;81:181–3.
24. Di Chiacchio N, Belda W Jr, Di Chiacchio NG, et al. Nail matrix phenolization for treatment of ingrowing nail: technique report and recurrence rate of 267 surgeries. Dermatol Surg 2010;36:534–7.
25. Vaccari S, Dika E, Balestri R, et al. Partial excision of matrix and phenolic ablation for the treatment of ingrowing toenail: a 36-month follow-up of 197 treated patients. Dermatol Surg 2010;36:1288–93.
26. Boberg JS, Frederiksen MS, Harton FM. Scientific analysis of phenol nail surgery. J Am Podiatr Med Assoc 2002;92:575–9.
27. Abimelec P. Tips and tricks in nail surgery. Semin Cutan Med Surg 2009;28:55–60.
28. Tatlican S, Yamangöktürk B, Eren C, et al. Comparison of phenol applications of different durations for the cauterization of the germinal matrix: an efficacy and safety study. Acta Orthop Traumatol Turc 2009;43:298–302.
29. Tassara G, Machado MA, Gouthier MAD. Treatment of ingrown nail: comparison of recurrence rates between the nail matrix phenolization classical technique and phenolization associated with nail matrix curettage – is the association necessary? An Bras Dermatol 2011;86:1046–8.
30. Cordoba Diaz D, Losa Iglesias ME, Cordoba Diaz M, Becerro de Bengoa Vallejo R. Evidence of the efficacy of alcohol lavage in the phenolization treatment of ingrown toenails. J Eur Acad Dermatol Venereol 2011;25:794–8.
31. Felton PM, Weaver TD. Phenol and alcohol chemical matrixectomy in diabetic versus nondiabetic patients. A retrospective study. J Am Podiatr Med Assoc 1999;89:410–12.
32. Islam S, Lin EM, Drongowski R, et al. The effect of phenol on ingrown toenail excision in children. J Pediatr Surg 2005;40:290–2.
33. Dika E, Balestri R, Vaccari S, et al. Successful treatment of pyogenic granulomas following gefitinib therapy with partial matricectomy and phenolization. J Dermatol Treat 2009;20:374–5.
34. Gilles GA, Dennis KJ, Harkless LB. Periostitis associated with phenol matricectomies. J Am Podiatr Med Assoc 1986;76:469–72.
35. Bostanci S, Kocyigit P, Gürgey E. Comparison of phenol and sodium hydroxide chemical matricectomies for the treatment of ingrowing toenails. Dermatol Surg 2007;33:680–5.
36. Ozdemir E, Bostanci S, Ekmekci P, Gurgey E. Chemical matricectomy with 10% sodium hydroxide for the treatment of ingrowing toenails. Dermatol Surg 2004;30:26–31.
37. Tatlican S, Eren C, Yamangokturk B, et al. Chemical matricectomy with 10% sodium hydroxide for the treatment of ingrown toenails in people with diabetes. Dermatol Surg 2010;36:219–22.
38. Yang G, Yanchar NL, Lo AYS, Jones SA. Treatment of ingrown toenails in the pediatric population. J Pediatr Surg 2008;43:931–5.
39. Kim S-H, Ko H-C, Oh C-K, et al. Trichloroacetic acid matricectomy in the treatment of ingrowing toenails. Dermatol Surg 2009;35:973–9.
40. Chapeskie H, Kovac JR. Case series: soft-tissue nail-fold excision: a definitive treatment for ingrown toenails. Can J Surg 2010;53:282–6.
41. Haneke E, Di Chiacchio N, Richert B. Surgery of the bony phalanx. In: Richert B, di Chiacchio N, Haneke E, editors. Nail Surgery. London: Informa; 2010. p. 149–64.
42. Di Chiacchio N, Richert B, Haneke E. Surgery of the matrix. In: Richert B, di Chiacchio N, Haneke E, editors. Nail Surgery. London: Informa; 2010. p. 103–32.
43. Cogrel O. Shave biopsy for a digital onychomatricoma. Ann Dermatol Venereol 2014;141:634–5.
44. de Berker D, Lawrence C. Ganglion of the distal interphalangeal joint (myxoid cyst): therapy by identification and repair of the leak of joint fluid. Arch Dermatol 2001;137:607–10.
45. Lecerf P, Richert B, Theunis A, André J. A retrospective study of squamous cell carcinoma of the nail unit

diagnosed in a Belgian general hospital over a 15-year period. J Am Acad Dermatol 2013;69:253–61.

46. Dika E, Piraccini BM, Balestri R, et al. Mohs surgery for squamous cell carcinoma of the nail: report of 15 cases. Our experience and a long-term follow up. Br J Dermatol 2012;167:1310–14.

47. Dalle S, Depape L, Phan A, et al. Squamous cell carcinoma of the nail apparatus: clinicopathological study of 35 cases. Br J Dermatol 2007;156:871–4.

48. Moehrle M, Metzger S, Schippert W, et al. "Functional" surgery in subungual melanoma. Dermatol Surg 2003;29:366–74.

49. Duarte AF, Correia O, Barros AM, et al. Nail matrix melanoma in situ: conservative surgical management. Dermatology 2010;220:173–5.

50. Rayatt SS, Dancey AL, Davison PM. Thumb subungual melanoma: is amputation necessary? J Plast Reconstr Aesthet Surg 2007;60:635–8.

51. Nakamura Y, Ohara K, Kishi A, et al. Effects of non-amputative wide local excision on the local control and prognosis of in situ and invasive subungual melanoma. J Dermatol 2015;42:861–6.

52. Neczyporenko F, André J, Torosian K, et al. Management of in situ melanoma of the nail apparatus with functional surgery: report of 11 cases and review of the literature. J Eur Acad Dermatol Venereol 2014;28:550–7.

53. Sureda N, Phan A, Poulalhon N, et al. Conservative surgical management of subungual (matrix derived) melanoma: report of seven cases and literature review. Br J Dermatol 2011;165:852–8.

54. Hayashi K, Uhara H, Koga H, et al. Surgical treatment of nail apparatus melanoma in situ: the use of artificial dermis in reconstruction. Dermatol Surg 2012;38:692–4.

55. Chow WTH, Bhat W, Magdub S, Orlando A. In situ subungual melanoma: digit salvaging clearance. J Plast Reconstr Aesthet Surg 2013;66:274–6.

56. Debarbieux S, Hospod V, Depaepe L, et al. Perioperative confocal microscopy of the nail matrix in the management of in situ or minimally invasive subungual melanomas. Br J Dermatol 2012;167:828–36.

57. Cochran AM, Buchanan PJ, Bueno RA Jr, Neumeister MW. Subungual melanoma: a review of current treatment. Plast Reconstr Surg 2014;134:259–73.

58. Walsh ML, Shipley DV, de Berker DA. Survey of patients' experiences after nail surgery. Clin Exp Dermatol 2009;34:e154–6.

59. Richert B, Dahdah M. Complications of nail surgery. In: Nouri K, editor. Complications in Dermatologic Surgery. Philadelphia: Mosby; 2008. p. 137–58.

60. Moossavi M, Scher RK. Complications of nail surgery: a review of the literature. Dermatol Surg 2001;27:225–8.

第 150 章　莫氏显微描记手术

Charlene Lam，Allison T. Vidimos

同义名： ■ 莫氏手术（Mohs surgery）■ 化学外科（chemosurgery）■ 莫氏化学外科（新鲜组织技术和组织固定技术）[Mohschemosurgery（fresh tissue technique and fixed tissue technique）]

要点

- 基于肿瘤单一病灶连续向外周扩散的理念。
- 100% 显微镜下检查组织边缘。
- 依据循证医学，对皮肤恶性肿瘤有最高的治愈率，但成功还要取决于手术医生和组织学技师的能力。
- 一位医生需要同时担任手术医生和病理科医生。
- 精确切除肿瘤组织。
- 最大程度保留正常组织。
- 全面检测组织和准确标记。
- 根据病理提示及时切除残留肿瘤组织。
- 由莫氏外科医生进行重建修复。
- 并发症发生率非常低。

引言

莫氏显微描记手术（Mohs micrographic surgery，MMS）是一种结合手术和病理学的用于切除皮肤肿瘤的专业技术。一项基于循证医学的统计表明，该术式治疗基底细胞癌（BCC）[1-2] 的 5 年治愈率为 99%，皮肤鳞状细胞癌（SCC）[3-4] 5 年治愈率为 94%。该术式的目标是全面检测肿瘤边缘，恰当进行边缘处理，仅切除肿瘤组织，最大程度保留正常组织。从功能、美学和重建修复角度看，保留尽量多的正常组织在眶周、鼻部、耳部、口周、手指、肛门和生殖器区域皮肤肿瘤治疗中尤为重要。莫氏显微描记手术对于临床诊断不明、反复发生和（或）由于肿瘤组织学特点或解剖位置而有复发高风险的皮肤肿瘤也是很好的治疗方法（表 150.1）。

莫氏显微描记手术有四个主要组成部分：手术切除、组织病理学检查、精确定位与伤口处理。手术包括实施碟形切除，并使边缘形成碟底样斜面切面（图 150.1A）。这个碟形或层状的组织要确保肿瘤边缘 360° 完全切除并得以检查。有角度的碟形切除有助于组织标本侧面和底部平铺于一个平面。组织病理学步骤包括从冰冻组织标本底部取材切一薄片，将其铺于载玻片上，染色后在显微镜下检查是否有肿瘤残余。这一技术与传统的福尔马林（甲醛）固定石蜡包埋（formalin-fixed，paraffin-embedded，FFPE）和"面包片"法检查标本边缘有所区别（图 150.1B）。精确定位需要在示意图中标记肿瘤残余部位，然后再次切除。反复重复这三个步骤，直到显微镜下不再发现残余肿瘤。在整个手术过程中，手术医生完全掌控被切除的组织，包括实验室处理、阅片诊断切片和精确定

表 150.1　非黑色素瘤性皮肤癌的莫氏显微描记手术适应证

肿瘤特征 [10]
- 复发性
- 高风险 * 的解剖部位（H 区）：面部"面具区"（面中部、眼睑、眉毛、鼻部、唇部、下巴、耳郭和耳郭周围皮肤 / 沟、颞部），肛门生殖器区、手、足、甲、足踝和乳头 / 乳晕（见图 150.2）
- 侵袭性组织学亚型：
- 基底细胞癌：硬斑病样型（硬化型）、微小结节型、基底鳞状（异型）、浸润型
- 鳞状细胞癌：Breslow 深度 > 2 mm/ 侵袭深、低分化或未分化 **、梭形细胞、棘层松解、硬化、小细胞、透明细胞、淋巴上皮瘤样、肉瘤样
- 侵犯周围神经
- 皮损大（直径 > 2 cm）
- 皮损边界不清 [侧面和（或）底部]
- 生长快
- 近期行手术边界未切净

皮肤背景的特征
- 先前暴露于电离辐射
- 慢性瘢痕（Marjolin 溃疡）

患者特征
- 免疫抑制：实体器官移植受者、慢性淋巴细胞白血病、HIV 感染、药物引起的免疫抑制
- 有遗传综合征的基础，例如着色性干皮病、基底细胞癌痣样综合征、Bazex-Dupré-Christol 综合征
- 患者有肿瘤高发风险而无其他健康风险

* 有复发高风险。
** 高度核异型性、高有丝分裂率或低角化程度

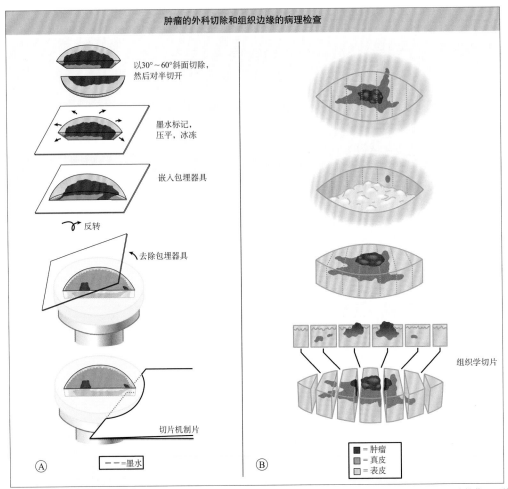

图 150.1　肿瘤的手术切除和组织边缘的病理检查。A. 莫氏显微描记手术保证了皮损边缘 100% 被检查到。标本边缘较薄，可使标本边缘侧壁压平至标本基底平面，这就使得标本侧壁与底面处于同一个平面。B. 标准椭圆切除与垂直组织切片（"面包片"）只能检测到 0.01% 的皮损边缘，故而组织学上边缘可能显示切净，但仍有肿瘤残留

位。第四个步骤是伤口处理，针对无残余肿瘤的伤口可手术缝合或二期愈合。

历史

　　莫氏显微描记手术起初称为化学手术，由 Frederic E Mohs 医生发明，Mohs 医生在美国威斯康辛州大学创新完成研究工作，并于 1941 年发表[5]。其最初的临床技术是在肿瘤手术切除 24 h 前将氯化锌糊涂在肿瘤组织上，氯化锌糊可在体内固定并分离肿瘤。足够时间后，切除肿瘤并以类似于今天的技术进行标本处理。

如果边缘有残余肿瘤，可在肿瘤组织边缘涂抹氯化锌糊 24 h 后再次进行深切。反复重复这些步骤，直到肿瘤组织完全被切除。

　　最初的组织固定技术花费时间长，且氯化锌糊会导致组织坏死，使伤口不利于成形修复。由于受此限制，Mohs 医生开始第二次创新：客观分析伤口二期愈合的可行性。当时，外科界认为伤口二期愈合的美容效果要比手术成形修复的一期愈合差。然而 Mohs 医生发现，伤口二期愈合也能获得令人满意的、甚至非常好的美容效果，尤其是凹面皮肤的伤口，他最终证明二期愈合也是有效的外科成形修复技术之一。

40 余年前，莫氏外科的组织处理方法从氯化锌组织固定发展为新鲜组织冰冻技术[6]，并由 Tromovitch 和 Stegman[7] 普及。组织冰冻切片不需要使用腐蚀性氯化锌糊，并且可在一天之内对肿瘤组织进行多次切除，以完全切除肿瘤组织。此外，没有了氯化锌引起的组织坏死，手术中可立即实施成形修复。新鲜组织技术已成为现代莫氏手术的标准。

莫氏显微描记手术培训

莫氏外科培训包括皮肤肿瘤学、肿瘤切除技术、组织制片、组织病理阅片和成形修复。在皮肤科接受大量临床、外科和病理学培训是莫氏显微描记手术专业培训的基础。莫氏手术培训的独特优势之一是通过培训医生对肿瘤进行临床和病理双重评估的能力，提高医生将临床和病理联系的专业水平。皮肤科医生还必须掌握皮肤和软组织解剖以及修复重建，重点是从功能和美观角度恢复手术创伤。莫氏显微描记手术的培训项目因国家而异，其中在美国有为期 1 年的专培项目。

适应证

大多数皮肤肿瘤都是局部侵袭的，根据肿瘤部位，可累及眼、鼻、唇和耳等重要结构，造成严重破坏。随着时间的推移和患者的忽视，肿瘤也可能会发生转移。大多数非恶性黑色素瘤皮肤癌属于低风险肿瘤，不符合表 150.1 中所列标准。对于这类肿瘤，可采用经济有效的表面消融技术（如电干燥和刮除）或简单切除。目前在美国，约 25% 的皮肤肿瘤采用莫氏显微描记手术治疗[9]。如前所述，莫氏显微描记手术非常适合于复发风险高的皮肤肿瘤、位于需要尽可能保留正常组织区域的肿瘤，以及需要完全切净边缘的肿瘤[9]。

皮肤肿瘤"高风险"的定义取决于多种因素，包括肿瘤的临床和组织病理学特征、解剖部位和既往治疗史（见表 150.1）。由于能够对组织边缘进行全面仔细的组织病理检查，莫氏显微描记手术可用于追踪无法预测的肿瘤表面或深部侵袭（见图 150.1A），对于侵犯面部胚胎期融合位置（embryonic fusion planes）、眶周区域、神经和骨的肿瘤，这种"追踪"非常有意义。深在、不规则的肿瘤延伸是导致其他治疗方法治疗后复发率高的原因。本章将逐一介绍莫氏显微描记手术在常见肿瘤中的治疗情况（表 150.2）。莫氏显微描记手术的适应证并不绝对，任何治疗决策都需要尊

表 150.2　莫氏显微描记手术治疗的皮肤肿瘤以及治愈率报告。对于小汗腺汗孔癌、血管肉瘤和淋巴上皮样癌，疗效仅以病例报告为依据。对于黏液性小汗腺癌，尚未有广泛切除使疗效增加证明。一些外科医生也使用莫氏手术治疗侵袭性皮肤恶性黑色素瘤

皮肤肿瘤	治愈率（5 年）
基底细胞癌	99%（原发肿瘤）[1]
	90%～93%（复发肿瘤）[2]
鳞状细胞癌	92%～99%（原发肿瘤）[3]
	90%（局部复发肿瘤）[4]
增殖性红斑	90%[23]
角化棘皮瘤	97.5%[24] *
原位皮肤恶性黑色素瘤，包括恶性雀斑样痣	98%[70]
非典型纤维黄色瘤	93%～100%[31]
隆凸性皮肤纤维肉瘤	97%～100%[34a, 35, 71-72]
Merkel 细胞癌	84%[73]
微囊肿性附件癌	90%[39-40, 74]
皮脂腺癌	89%[41]
乳房外 Paget 病	92%[42]
平滑肌肉瘤（浅表）	87%[43]

* 只有 2 年治愈率

重患者意愿、基于现实情况，以及充分比较其他可行的治疗方法及相关治愈率。

适用标准

2012 年，多个学会合作制定了一个莫氏显微描记手术适用标准（appropriate use criteria，AUC）[10]，由莫氏外科医生和皮肤科医生组成的一个小组分析了 270 个临床场景，其中肿瘤位置（图 150.2）、大小和组织学特征各不相同，肿瘤是否复发也不相同。制定莫氏显微描记手术 AUC 的目的是为莫氏显微描记手术的合理使用提供指导，并识别无需莫氏显微描记手术治疗的肿瘤（如日光性角化病、躯干浅表基底细胞癌）[10-11]。莫氏显微描记手术的合理使用可通过特定网站查询（www.aad. org/education/appropriate-use-criteria/mohs-surgery-auc），也可见于 Mohs AUC app。此外，还可参考 NCCN 指南治疗皮肤恶性肿瘤[12]。

成本效益关注

随着医疗费用的不断增加，适当使用治疗方法并了解其适应证很重要。关于莫氏显微描记手术成本效益的研究根据研究地点和方法产生了不同的结果和结

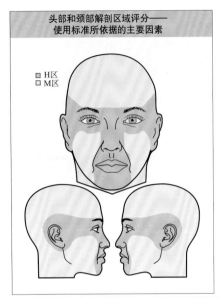

图 150.2　头部和颈部解剖区域评分——使用标准所依据的主要因素。 H 区是复发风险最高、需要尽可能保留正常组织的解剖部位，其次是 M 区。大部分躯干和四肢被标记为 L 区（对保留正常组织需求低且复发风险最低），手、足、足踝、甲、乳头／乳晕和肛门生殖器区域也为 H 区，胫骨为 M 区[10]。详见 www.aad.org/education/appropriate-use-criteria/mohs-surgery-auc 和 Mohs AUC app

论[13-14]。根据莫氏显微描记手术 AUC[10] 应用手术应该能够获得高成本效益。将标准切除联合 FFPE 切片、即刻修复与莫氏显微描记手术进行比较，两者的成本很难比较，或者前者略低。然而，考虑到以下因素，莫氏显微描记手术被认为是一种经济的皮肤肿瘤治疗方法：手术场所（一般诊室类似环境与门诊手术中心），标本处理方法（冰冻与永久），尽可能保留正常组织与简单扩大切除所导致的不同的缺损大小会直接影响成形修复方法的选择（单纯闭合／二期愈合与皮瓣／植皮相比较），以及肿瘤复发需要额外的手术治疗[9, 13-16]。

基底细胞癌

　　浅表腐蚀技术或切除术治疗原发基底细胞癌的治愈率为 87%～95%，尤其是发生于躯干和四肢者。Rowe 等[1] 的荟萃分析显示，莫氏显微描记手术治疗原发基底细胞癌的 5 年治愈率为 99%，而采用标准治疗的 5 年治愈率为 90%～93%（表 150.3）。莫氏显微描记手术治疗复发性基底细胞癌的 5 年治愈率为 90%～94%，而标准治疗（手术切除、放疗、冷冻治

表 150.3　原发基底细胞癌和鳞状细胞癌不同治疗方式的 5 年治愈率。 这些数据中存在一些固有偏倚，因为本表中引用的研究并没有使用相同的患者选择标准。例如，电干燥和刮除似乎较脂肪层切除术对于鳞状细胞癌有更高的治愈率，但有可能选择刮除术作为最终治疗方案的患者的肿瘤为浅表型

治疗方法	5 年治愈率	
	基底细胞癌（%）	鳞状细胞癌（%）
外科切除	90	92
电干燥术和刮除术	92	96
放射治疗	91	90
冷冻治疗	93	N/A
所有非莫氏显微描记手术方式	91	92
莫氏显微描记手术	99	97
N/A，未获得		

疗、电干燥和刮除）[2] 为 80%。

　　此外，莫氏显微描记手术对高危的基底细胞癌具有较高的治愈率，包括体积较大（>2 cm）或具有侵袭性组织学亚型或神经周围侵袭的基底细胞癌[17-18]。较大的基底细胞癌通常存在时间较长，当使用标准方法治疗时，复发风险更高。当较大的皮损出现在重要的美容区域，莫氏显微描记手术的一个关键优势——可保留尽量多的正常组织——得以充分体现。基底鳞状细胞癌是一种介于基底细胞癌和鳞状细胞癌之间的混合型肿瘤，其复发率更高，同样可用莫氏显微描记手术治愈[19]。

鳞状细胞癌

　　与其他治疗方法相比，莫氏显微描记手术治疗原发性或复发性鳞状细胞癌的治愈率最高。根据莫氏显微描记手术与非莫氏显微描记手术治疗原发鳞状细胞癌的回顾性分析，所得复发率列于表 150.3[4]。

　　莫氏显微描记手术适用于有一个或多个复发或转移危险因素的鳞状细胞癌（见表 150.1）。这些适应证包括较大的鳞状细胞癌（>2 cm）、复发性肿瘤、未完全切除的鳞状细胞癌、皮损边界不清除、生长迅速、具有侵袭性组织学亚型和（或）神经周围浸润的肿瘤（图 150.3），以及在慢性溃疡基础上出现的鳞状细胞癌[20]。后者，又称为 Marjolin 溃疡，生物学行为具有侵袭性，需要对这些患者的局部淋巴结进行多方面评估和检查。实体器官移植术后、造血干细胞移植受者或慢性淋巴细胞白血病患者可能出现多发的快速生长的鳞状细胞癌，莫氏显微描记手术非常适用于这些肿瘤的治疗。

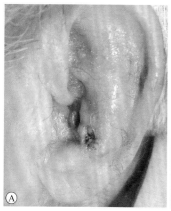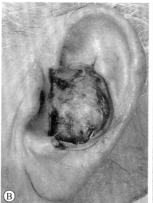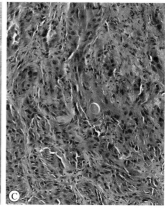

图 150.3　复发肿瘤，活检证实的左耳郭软骨中分化鳞状细胞癌。A. 在莫氏显微描记手术之前。B. 肿瘤切除导致了耳朵的彻底缺损。C. 这种侵袭性鳞状细胞癌的组织学特征包括排列成巢状和索状的多角形细胞，有大且多形性的细胞核，还有小的角化灶

发生在高危或敏感解剖部位的鳞状细胞癌也可用莫氏显微描记手术治疗。例如，唇部肿瘤具有很高的复发率和转移倾向，莫氏显微描记手术的治愈率高达92%[21]。肛门生殖器区域和指（趾）端的鳞状细胞癌需要尽量保留正常组织，也可使用莫氏显微描记手术。莫氏显微描记手术治疗阴茎鳞状细胞癌的存活率与传统方法相当。在莫氏显微描记手术出现以前，大多数甲部鳞状细胞癌需要进行截肢或放射治疗。莫氏显微描记手术是治疗甲周和甲下但未累及骨质的鳞状细胞癌的理想选择，其治愈率高达96%[22]。

增殖性红斑

增殖性红斑（erythroplasia of Queyrat，EQ）是指局限于黏膜上皮的原位鳞状细胞癌。在男性中，典型的红斑样薄斑块出现在包皮、阴茎头和（或）冠状沟的内表面（见第73章和第108章）。值得注意的是，增殖性红斑主要发生于未切包皮的男性。在女性中，原位黏膜鳞状细胞癌好发于小阴唇和阴道前庭。致癌性人乳头瘤病毒常可导致此病，免疫抑制的个体（如HIV 感染者）在肛门生殖器发生原位鳞状细胞癌的风险更大。

莫氏显微描记手术是治疗增殖性红斑的有效方法，5 年治愈率为90%[23]。切除阴茎头的增殖性红斑时，为了尽量减少尿道海绵体和阴茎海绵体的损伤，切除时每层应非常薄。若损伤海绵体，止血会较困难。增殖性红斑常可延伸至尿道，在冰冻切片上鉴别原位鳞状细胞癌与移行上皮往往比较困难。若侵犯尿道，建议与泌尿科医生合作并在全身麻醉下完成手术。

角化棘皮瘤

角化棘皮瘤（keratoacanthoma，KA）被认为是一种分化良好的鳞状细胞癌，具有特殊的组织学特征。典型的角化棘皮瘤生长迅速，可自行消退。据报道也有例外和转移，这意味着角化棘皮瘤实际上是一种鳞状细胞癌，而且在显微镜下有些角化棘皮瘤很难与鳞状细胞癌区分。因此，目前大多数角化棘皮瘤被认为是高分化的鳞状细胞癌，通过外科手术或莫氏显微描记手术治疗。莫氏显微描记手术特别适用于较大及发生在解剖敏感部位的皮损。在一项研究中，经莫氏显微描记手术治疗的角化棘皮瘤的 2 年治愈率为97.5%（见表 150.2）[24]。

疣状癌

疣状癌（verrucous carcinoma）被认为是鳞状细胞癌的一种变异型，可由人乳头瘤病毒诱发，最常见于口腔、足跖或者阴茎（见第108章）。虽然该肿瘤被认为是一种低度恶性肿瘤，但也有一些转移的报道。由于该肿瘤通常局限，莫氏显微描记手术是一个很好的治疗选择。冰冻切片的组织病理学检查往往较困难，因为肿瘤细胞分化很好，缺少核异型性，很难与上皮增生、寻常疣或尖锐湿疣进行鉴别。

恶性雀斑样痣

恶性雀斑样痣（lentigo maligna）（发生在光损害部位的原位黑色素瘤）临床和病理上界限不清，标准扩大切除手术后仍具有较高的局部复发率。尽管恶性雀斑样痣的组织冰冻切片检查具有一定的挑战性，但莫氏显微描记手术有利于完整检查边缘组织并

可能保留尽量多的正常组织。冰冻切片免疫组织化学（immunohistochemical，IHC）染色（见下文）可提高诊断准确性[25]。由于在冰冻切片中检测非典型黑色素细胞较困难，一些手术医生采用了扩大切除莫氏显微描记手术、慢莫氏分期切除术（利用 FFPE 切片）和几何分期切除等技术[25-26]。

恶性雀斑样痣以外的恶性黑色素瘤

基于冰冻切片技术的莫氏显微描记手术治疗皮肤黑色素瘤存在争议，原因有以下几点：在冰冻切片发现非典型细胞较困难，扩大切除的安全距离常常比指南中的小，黑色素瘤的转移风险更高。在莫氏显微描记手术中使用特殊染色，如 Melan-A/MART-1、HMB45、Mel-5 和 S100，可增加组织病理的敏感性（表 150.4）[25]。因为这些染色中有一些针对黑素体蛋白，也有针对角质形成细胞的染色，使用黑色素细胞特异性核染色（例如 MITF）是有用的。尽管如此，一些皮肤外科医生还是主张对组织边缘进行 FFPE 检查，以确认最终的莫氏显微描记手术边缘是阴性的。

尽管没有对比观察，Zitelli 等用莫氏显微描记手术治疗黑色素瘤的丰富经验显示，莫氏显微描记手术与标准安全距离扩大切除的治疗效果相当[27-28]。虽然很多临床医生认为将莫氏显微描记手术作为黑色素瘤的常规治疗方案没有太大意义（大多数肿瘤的界限很清楚），但有一些特殊的临床情况特别适合应用莫氏显微描记手术，包括局部复发性黑色素瘤、肿瘤直径较大、边界不清或无黑色素性黑色素瘤；重要的解剖结构，如生殖器、指（趾）、眼睑、鼻子和耳朵附近的黑色素瘤。手术医生可选择使用前文列出的技术治疗恶性雀斑样痣，这些技术的组织学原则与基于 FFPE 的病理学原则相似，以尽可能实现完全的边缘清净[29-30]。

非典型纤维黄瘤

非典型纤维黄瘤（atypical fibroxanthoma，AFX）的典型表现是老年人头、颈部光损伤皮肤的溃疡性结节。其通常以连续侵袭方式生长。组织学上由梭形细胞和独特的多核巨细胞组成，在冰冻切片中有较好的识别度。莫氏显微描记手术在非典型纤维黄瘤中有应用价值，特别是在影响美观的重要区域[31]。

隆凸性皮肤纤维肉瘤

隆凸性皮肤纤维肉瘤（dermatofibrosarcoma protuberans，DFSP）是一种少见的、生长缓慢、呈局部侵袭性的软组织肉瘤，好发于中青年人躯干部。DFSP 侵袭范围往往会超过临床上可见的肿瘤组织边缘，呈不规则延伸。根据过去 20 年的原始数据，广泛局部切除后的复发率为 6% ~ 60%，而使用莫氏显微描记手术的复发率为 1% ~ 3%[32-34a]。造成这一差异的原因包括 DFSP 的广泛持续亚临床扩展、远处转移风险低、生长缓慢以及冰冻切片中可识别的组织学特征[34-36]。由于肿瘤通常体积较大，使用莫氏显微描记手术切除 DFSP 可能很费时。可采用"慢"莫氏分期切除技术与"快"FFPE 切片，尤其是对那些在冰冻切片上难以观察的 DFSP 肿瘤而言。永久性切片的 CD34 染色可更好地发现肿瘤细胞[36-37]。

Merkel 细胞癌

Merkel 细胞癌（Merkel cell carcinoma，MCC）是一种罕见但侵袭性强的皮肤癌，通常发生在老年患者（见第 115 章）[38]。患者通常有明显的日晒累积史或免疫抑制。临床表现为珍珠色至红蓝色的丘疹结节，常发生于头颈部。显微镜下，肿瘤细胞呈深蓝色，多边形，大片状聚集，在冰冻切片中易于识别。治疗包

表 150.4　应用于莫氏显微描记手术的特殊染色和免疫组织化学染色

	SCC*	BCC	DFSP	EMPD	皮脂腺癌	黑色素瘤**	MAC
特殊染色	—	甲苯胺蓝	—	PAS	油红染色§	—	甲苯胺蓝
免疫组织化学染色	AE1/AE3	AE1/AE3, Ber-EP4	CD34	CK7, CEA	脂肪分化相关蛋白，CK（如 AE1/AE3）	MITF, Melan-A/MART-1（见图 150.6）, Mel-5, SOX10, HMB45	CK（如 AE1/AE3）

* 目的为检测神经浸润和高危组织学亚型，如浸润细胞、梭形细胞、单细胞。
** 包括恶性雀斑样痣和其他类型的原位黑色素瘤。
§ 被脂素染色取代。
AE1/AE3，广谱角蛋白标记；Ber-EP4，针对基底细胞癌、汗腺和一些毛囊中的细胞糖蛋白染色；BCC，基底细胞癌；CEA，癌胚抗原；CK7，细胞角蛋白 7；DFSP，隆凸性皮肤纤维肉瘤；EMPD，乳房外 Paget 病；MAC，微囊肿性附件癌；MART-1，由 T 细胞识别的黑色素瘤抗原；MITF，小眼畸形相关转录因子（核着色）；PAS，过碘酸希夫反应；SCC，鳞状细胞癌（Photomicrograph, courtesy, Luis Requena, MD.）

括通过莫氏显微描记手术或广泛切除切除肿瘤加前哨淋巴结活检[38a]，然后放射治疗原发部位和区域淋巴结（除非病变风险低，见图115.19）。

微囊肿性附件癌

微囊肿性附件癌（microcystic adnexal carcinoma, MAC）是一种少见、好发于老年人面部的局部侵袭性肿瘤（图150.4）。组织学上呈浸润性生长且常侵犯神经（图150.5）。文献报道MAC总体复发率接近40%。目前莫氏显微描记手术的治愈率最高（见表150.2）[39]。Chiller等[40]的一项研究表明，莫氏显微描记手术切除的组织面积比临床预估的大4倍。作者认为一般术前边界预估很难准确，建议进行完全的组织病理学检查来证实肿瘤边缘切净与否。

皮脂腺癌

莫氏显微描记手术在皮脂腺癌（sebaceous carcinoma）的治疗中也存在争议，主要是由于有报道称皮脂腺癌以不连续的方式生长，限制了针对皮损边缘组织进行病理评估的治疗方法。眼睑处（皮脂腺癌的好发部位）的皮损需要尽量保留组织，故而莫氏显微描记手术是一个合理的选择。对这种肿瘤来说，沿肿瘤边缘扩大切除一定距离后做常规病理切片或许是一种合理的方法。在一篇最近的文献综述中，广泛局部切除皮脂腺癌的局部复发率为4%～37%，淋巴结转移率为3%～28%[40a]。相比之下，莫氏显微描记手术的局部复发率为11%～12%，局部转移率为6%～8%[41]。在最近另一项对接受莫氏显微描记手术

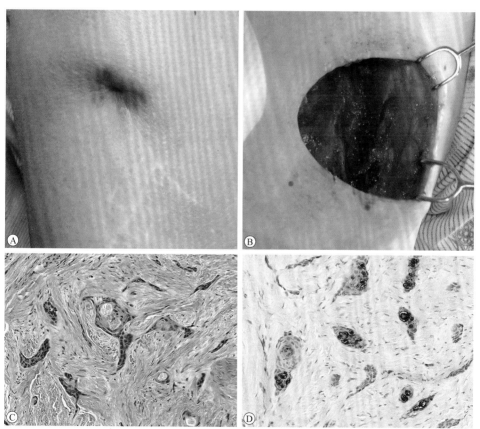

图 150.4　复发性基底细胞癌（BCC）并发微囊肿性附件癌（MAC）。A. 右上臂外侧复发性基底细胞癌，活检证实。病史20余年，曾接受过四次治疗（电干燥法和刮除，切除，莫氏显微外科手术两次）。瘢痕部位可见硬结节。B. 莫氏显微描记手术两次切除后的伤口，浸润深达皮下组织、肌肉和肱骨骨膜。C. 组织学上，可见间质内基底细胞样肿瘤团灶带状浸润，可见导管分化。由于同时存在MAC的可能性较高，组织解冻并进行福尔马林固定石蜡包埋（FFPE）切片。D. FFPE切片的免疫组织化学染色显示导管细胞CEA阳性，支持MAC诊断

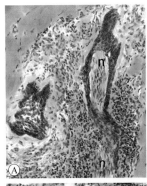
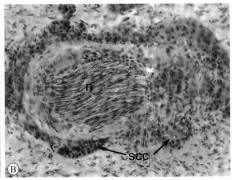
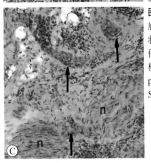

图 150.5　各种皮肤肿瘤（冰冻切片）累及会阴。A. 基底细胞癌，可见神经（n）周围基底样细胞环绕。B. 鳞状细胞癌（SCC）环绕神经纤维（n）。C. 微囊肿性附件癌，在肿瘤深层皮下组织部分形成显著的毛发样结构（箭头所指）侵犯神经。n，神经（Reproduced with permission from Snow S. Atlas of Mohs Surgery Frozen Sections. Madison，WI：Scope Publishing，2010.）

治疗的 45 例皮脂腺癌患者的回顾性研究中，没有出现局部复发、转移或疾病引起的死亡，平均随访时间为 3.6 年[41a]。

其他附属器肿瘤

该组疾病是一些具有汗腺［外泌汗腺（小汗腺）、顶泌汗腺］、皮脂腺或滤泡分化的少见肿瘤，包括黏液性小汗腺癌、小汗腺汗孔癌、腺样囊性癌、乳头状外分泌癌和乳房外 Paget 病（extramammary Paget disease，EMPD）。除腹股沟的 EMPD 和眼睑皮脂腺癌外，很少可通过临床表现诊断这些疾病[42]。作为一个整体，这些肿瘤具有局部破坏性，有广泛且不可预测的局部组织浸润，广泛切除治疗后局部复发率高，并在疾病的晚期转移。通常，其病理特征在冰冻切片中很容易辨认，因此可用莫氏显微描记手术治疗。快速免疫组织化学有助于诊断（见表 150.4）。FFPE 切片的免疫组织化学染色也可用于初步诊断和切除边界控制。

其他肿瘤及应用

莫氏显微描记手术已广泛用于许多其他恶性肿瘤的治疗，包括血管肉瘤、淋巴上皮瘤样癌、平滑肌肉瘤和乳腺癌皮肤转移[43-45]，也可用于容易复发的良性肿瘤的治疗，如婴儿指状纤维瘤、促结缔组织增生性毛发上皮瘤和颗粒细胞瘤。莫氏显微描记手术的完整边缘检查可提高肿瘤清除率。莫氏显微描记手术也被用于切除难治性皮肤真菌感染。

禁忌证

不连续生长的肿瘤可造成边缘检查呈假阴性，但这一问题同样存在于其他使用组织病理学进行边缘鉴定的方法，因此不是绝对禁忌证。如果肿瘤不易通过组织病理学鉴定，尤其是冰冻切片，则属于相对禁忌证。例如，一些恶性雀斑样痣与光损伤部位的非典型黑色素细胞（恶性肿瘤并未累及此处）很难鉴别（图 150.6）。对于那些不愿意或不能够耐受手术的患者，标准切除或非手术治疗方法（如放射治疗）或许是更好的选择。不过，对某些有严重伴随疾病的患者，局部麻醉下行莫氏显微描记手术比在医院手术室中行全身麻醉外科切除更安全[46-48]。

术前病史和注意事项

就诊时应询问相关病史并进行皮肤科检查，可在手术当天进行。应回顾患者的病理报告，如果诊断有疑问，应重新检查组织学切片。评价有无预防性应用抗生素的指征，必要时与患者的主管医生探讨（表

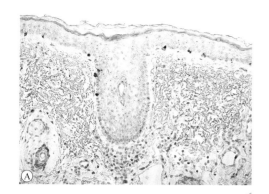

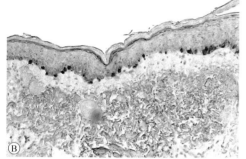

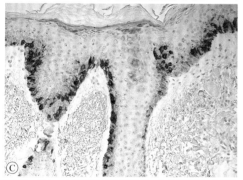

图 150.6　Melan-A/MART-1 **免疫染色**。A. 正常黑色素细胞密度。B. 黑色素细胞增生，在晒伤的皮肤上有散在的非典型黑色素细胞。C. 恶性雀斑样痣伴有非典型黑色素细胞增生，部分 Paget 样散布，侵犯附属器（Courtesy, Clark C Otley, MD and Randall K Roenigk, MD.）

151.2）[49]。同样，对于任何有植入性心脏起搏器和除颤器的患者应该考虑适当处理，必要时可咨询心内科医生。还应讨论抗凝药物的使用，包括华法林、新型抗凝血剂、阿司匹林、氯吡格雷和非甾体抗炎药（NSAIDs）（见第 151 章）。

全面回顾过敏史，包括过去对抗生素、局部麻醉剂、聚维酮碘、乳胶和黏合剂的反应。利多卡因过敏

很少见，但如果需要，手术医生应该做好紧急处理的准备。莫氏显微描记手术最常在局部麻醉下进行（见第 143 章）。对于有多个肿瘤并希望在一次手术中切除的患者可使用清醒状态下的镇静麻醉。

完成医学评估后，皮肤外科医生应向患者解释肿瘤性质和可选择的治疗方案，并获取知情同意。为了防止手术部位错误，强烈建议对活检部位进行拍照和检查。此外，在手术前需有一个标准化的准备时间，患者可看到活检部位以进行确认[50]。应简单描述可供选择的成形修复术。鼓励患者继续规则用药，手术当天早晨可少量进食，除非计划进行非清醒状态下的麻醉。

如果罹患特大、复发、固定和（或）侵袭性肿瘤，术前需进行术前影像学评估[51, 51a]。如果临床有神经周围侵犯的迹象，也需要进行影像学评估，最好使用 MRI，尽管早期发现神经侵犯较困难，肿瘤较大时才可发现。MRI 也推荐用于检测颅内扩散（包括脑膜），而 CT 扫描对细微骨侵蚀、淋巴结内坏死及囊外扩散更为敏感。

非常复杂的病例需要多学科联合，必要时要请其他专科（如眼整形外科、耳鼻喉科、神经外科、整形外科）进行协同术前评估。肿瘤切除后，在莫氏手术医生的帮助下，让最合适的专家进行成形修复。对于大面积肿瘤，尤其是头颈部肿瘤患者，需要多学科团队参与和大面积的成形修复，这时全身麻醉是一种选择。

技术

表 150.5 提供了莫氏显微描记手术的流程图，图 150.7 描述了该过程。

异常 / 改良 / 特殊情况

为提高治愈率，有几种莫氏显微描记手术的改良变化：组织处理的速度[52]、肿瘤切除效果以及识别单个肿瘤细胞。手术的改良包括：①单次切除法；②慢莫氏分期切除；③几何分期切除；④无斜面 90° 切除；⑤广泛切除莫氏显微描记手术。为了更好地识别肿瘤细胞，改良包括：①冰冻切片免疫染色（见表 150.4）；②组织标本进行常规组织学检查（"快" FFPE 切片）和免疫组织化学。

单次切除法

单次切除法（single section method）可用于较小肿瘤[53]。该法切除的标本侧缘高度倾斜，切除肿瘤生长

表 150.5　莫氏显微描记手术流程图。图 150.7 描述了该过程

术前评估

- 到达后，确认患者信息，记录过敏反应、相关药物和生命体征，并回顾术前活检结果。
- 根据具体情况执行预防性使用抗生素、抗焦虑药物或监护心脏设备。
- 仔细检查肿瘤（图 150.7A）并标记出临床边界（如用甲紫）。
- 参考图表、标志和照片以确定正确的位置，并要求每位患者用镜子确认肿瘤位置[50]。
- 对计划的程序和可能的成形修复进行评估并获得知情同意。

手术部位和第一次莫氏手术切除准备

- 用乙醇擦拭手术部位，局部麻醉浸润（见第 143 章），并用氯己定或聚维酮碘对该部位进行消毒。
- 用刮匙等工具去除肿瘤中心部分，以进一步确定亚临床肿瘤的扩展（图 150.7B）。
- 莫氏手术第一次切除应包括所有临床明显的肿瘤和少量正常组织边缘（图 150.7C）。
  - 根据组织学亚型和亚临床肿瘤扩展的预判，正常皮肤安全距离从 1 mm 到 10 mm 不等。
  - 对于浅表肿瘤或有利于二期愈合的部位，第一次仅进行浅层切除。
  - 对于侵袭较深的肿瘤或不适合二期愈合的部位，应全层切除达到皮下脂肪。
- 对于复发性肿瘤，最彻底的方法是切除以往治疗所涉及的所有组织，包括原发部位和修复后的瘢痕，如果复发明显局限于一个部位且（或）完全切除有困难，则可考虑对临床复发区域进行局部切除。
- 实施莫氏切除时，将手术刀与皮肤表面以夹角 30～60° 切除，形成一个斜面切口（图 150.7C）。
- 在完成第一次切除之前，用手术刀刻痕或记号笔标记被切除组织与邻近周围组织的位置关系，以帮助将标本的每个方位与缺损切缘对应定位（图 150.7D）。
- 将第一次切除的组织移除并放置在传送卡片或标记的纱布上，标本摆放要保持相对于缺损的正确方向（图 150.7E）。
- 采用电凝或热烧灼止血。
- 在伤口上用无菌敷料加压包扎，患者在处理组织的过程中在候诊室等候 1～2h。

处理组织标本

- 根据解剖标志绘制标本示意图，包括皮肤切口（图 150.7H）。
- 分割标本，组织大小要适用于显微镜载玻片（图 150.7F）。
- 特别要注意对标本进行适当编号、墨水标记和绘制位置示意图。
- 除表皮边缘外，所有的切缘都用不同颜色的涂料标记，并记录在标本位置示意图上（图 150.7G 和 H）。
- 技术人员使用几种可用技术中的一种，将组织切片切平，使表皮与真皮层和深层底部位于同一平面，从而为冷冻做好准备；如果标本的任何边缘或部分向上弯曲，则在标本的顶部表面进行切口松弛。
- 技术人员将组织块（深面朝上）放入有包埋盒中，在低温恒温器中进行冷冻。
- 利用冰冻切片机切片，将切片平铺于载玻片上，进行苏木精和伊红（H&E）染色。
  - 也可使用甲苯胺蓝染色，特点是速度快，而且不同组织间差异性的紫色染色有助于区分基底细胞癌和附属器结构。

组织病理学评估和进一步切除

- 手术医生阅读冰冻切片，并在标本示意图上标记残留肿瘤病灶（图 150.7J）。
- 如需进一步切除，手术医生使用标本示意图就皮肤切口进行定位，精确切除残留肿瘤区域的组织（图 150.7K）。
- 重复这一过程，直到所有组织边缘在显微镜下没有肿瘤。
- 一旦肿瘤被完全切除，测量并拍照最终的切口，讨论和实施伤口后续处理方案

中心部位以松解组织，使周缘都能向下压平呈一个平面。单次切除法特别适合仅需浅层切除且允许伤口二期愈合的肿瘤。此外，对深部切缘原生态状态的完整检查减少了由于多次组织切片而忽略部分区域的风险。

慢莫氏分期切除和几何分期切除（适用于黑色素瘤）

慢莫氏分期切除（"slow" Mohs staged excision）技术类似于标准莫氏显微描记手术，除了组织标本送"快" FFPE 切片，切片将在第二天由皮肤病理学专家检查。如果有残留的肿瘤细胞，需继续扩大切除，直到边缘呈阴性（无肿瘤）。与皮肤病理学专家保持密切的工作关系至关重要[54]。

几何分期切除（geometric staged excision，GSE）是一种拥有垂直切缘的肿瘤切除技术。一些手术医生使用两个间隔很小的平行刀片来制造方形缺损（窄边框样），切下足够的边缘。如果切除的外周组织中没有发现肿瘤细胞，再手术切除中央组织。还有人发现，几何分期切除更容易的方法是先在边缘涂上墨水，沿边缘切下条状组织，然后垂直切割下中央组织，再进

行定向、涂墨、组织处理和切割，以确定肿瘤的厚度。几何分期切除的缺点是为了使组织成直线形状多切除了几毫米的皮肤。对于小肿瘤，多切除的部分基本可忽略不计。然而，当需要多次切除和（或）肿瘤形状不规则时，几何分期切除则失去优势，因为成形修复会更加复杂。一些皮肤病理学专家更喜欢几何分期切除，因为其可能更容易垂直检查表皮边缘全部组织[54]。

无斜面 90° 切除

无斜面 90° 切除（non-beveled 90° incision）可用于四肢的莫氏显微描记手术。这种方法的优点是切除边缘垂直切割，有利于成形修复。虽然传统的倾斜边可修剪，但很难获得真正锐利的 90° 直角。该方法的缺点包括需要切除较多组织且切除后须处理切片，将组织压平。

广泛切除莫氏显微描记手术

在广泛切除莫氏显微描记手术（wide excision MMS）［"广泛莫氏手术（wide Mohs）"］中，在莫氏组织边缘评估之前或之后，根据临床无肿瘤为标准，实

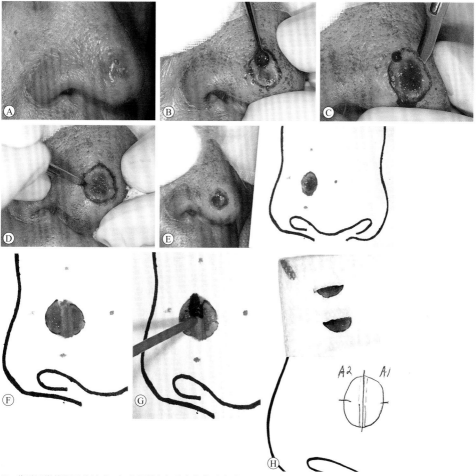

图 150.7 莫氏显微描记手术技术。A. 鼻部基底细胞癌的术前表现。B. 刮除肿瘤进行组织松解。C. 以 45° 角斜切临床上可见的肿瘤，连带较窄的正常组织边缘。D. 在周边 3、6、9、12 点做标记。E. 将切除标本按正确方向置于标本处置区域。F. 将标本切成两块并压平。G. 用红蓝染料标记标本侧缘。H. 将莫氏模式图与组织标本匹配好，准备组织处理；纱布上标记红色斜线者为第一块组织，其下方为第二块组织。可使用不同的标记方式，但必须保证精准。I. 组织、病理切片中见到的肿瘤组织（箭头所指）。J. 莫氏模式图中紫色标记为边缘中肿瘤组织呈阳性的位置。K. 扩大切除残余基底细胞癌区域。L. 第二次切除的莫氏模式图及其组织。M 和 N. 肿瘤切除后的组织缺损及成形修复（Courtesy，Clark C Otley，MD and Randall K Roenigk，MD.）

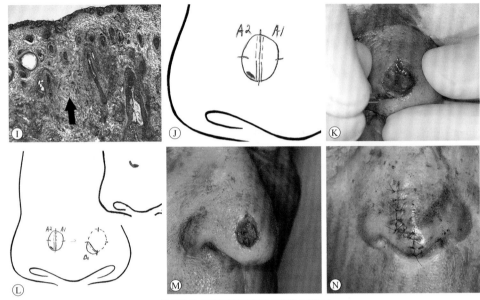

图 150.7　莫氏显微描记手术技术（续图）

施较大安全距离的扩大切除（5～20 mm）。该法适用于有高复发风险或高转移倾向的肿瘤（包括卫星转移），特别是恶性黑色素瘤、Merkel 细胞癌和皮肤肉瘤[23]，当保留正常组织不是特别重要时也适用该方法[8]。在运用广泛莫氏切除时，手术医生往往优先考虑更快速地切除肿瘤，而不是高风险肿瘤切除后能保留更多的正常组织。

快速免疫组织化学染色

在莫氏显微描记手术过程中，快速免疫组织化学染色可用于非黑色素瘤皮肤肿瘤以及恶性黑色素瘤、DFSP、附属器癌和 EMPD 的组织学评估（见表 150.4）[55]。一些手术医生发现，快速免疫组织化学染色对这些具有挑战性和高风险的肿瘤特别有帮助[25, 56-57]。

常规病理切片对莫氏手术的补充

在莫氏显微描记手术冰冻切片组织学检查之中，发现第二种肿瘤或组织学证据表明肿瘤的类型与术前诊断不同的情况并不少见（图 150.8，见图 150.4）。对常规病理切片的重新评估和检查可明确诊断。

制作 FFPE 适用于以下几种临床情况：①在切除皮肤黑色素瘤时需要二次评估；②需要对有侵袭性、深在或组织学异常的肿瘤进行进一步评估；（3）证实存在不同于术前诊断的肿瘤；④原发肿瘤的完整分期需要大量组织；⑤冰冻切片中发现不常见的组织学表现，

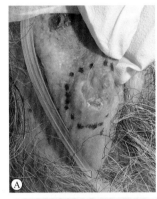

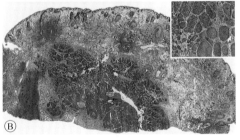

图 150.8　并发肿瘤——基底细胞癌与鳞状细胞癌。A. 耳朵上的小结节/结节性基底细胞癌，经病理证实。B. 冰冻切片显示均匀的基底样细胞的明显聚集，以及大小不一、不规则的多角形细胞，后者具有嗜酸性细胞质和增大的、部分多形性的细胞核（插图）

需要二次检查；⑥冰冻切片检查无法可靠地评估组织边缘；⑦术前单纯靠冰冻切片诊断的肿瘤，即术前未做活检进行常规组织学检查；⑧需要特殊染色，但无法在冰冻切片上进行（见图 150.4D）。

骨侵犯

肿瘤侵袭骨质的常见原因包括之前治疗不足、特定解剖部位、特定肿瘤类型与生物学行为，以及患者有某些合并症。例如，放射治疗可造成骨损害，皮肤覆盖较薄的部位易发生骨侵犯（例如头皮、鼻窦、胸骨、远端指骨）。骨受累也见于一些特殊部位的肿瘤，如头皮的促结缔组织增生性鳞状细胞癌、前胸的侵袭性 DFSP 或上颌窦上方的基底鳞状（非典型）细胞癌。此外，伴有神经浸润的鳞状细胞癌或基底细胞癌可通过骨小孔进入骨内。

虽然这种情况并不常见，但当肿瘤侵入骨骼时，可采用以下策略来控制其生长，或有可能治愈肿瘤：①明确肿瘤的组织学诊断及浸润模式；②进行影像学检查，以确定骨受累的程度和区域淋巴结的状态（见上文）；③如需广泛切除，请咨询相关的专科医生。治疗困难的肿瘤或有神经浸润的肿瘤可采用多次莫氏切除，以确保无肿瘤。

侵袭鼻窦、鼻骨或颅骨的病灶可用骨钳、凿和槌局部切除。即使术后骨暴露，二期愈合也是可行的。如果能刺激足够的肉芽组织相对快速地覆盖暴露的面部骨骼或颅骨，很少会发生蜂窝组织炎和骨髓炎[59]。

其他选择包括覆盖无细胞的真皮基质或刃厚皮片移植。皮瓣成形不仅复杂，而且有可能会延迟发现复发肿瘤，故而与皮瓣成形相比，往往优先考虑上述三种方法。无论如何，密切的临床监测是必要的。

挑战和不足

虽然不常见，但莫氏显微描记手术后，肿瘤仍有可能复发，这与肿瘤的固有特征（如形态学、大小或位置）以及手术中的失误有关[60]。手术的成功取决于每一步的精准和细致。莫氏显微描记手术过程中的挑战和不足可分为技术性因素（如在莫氏切除的标本处置中，将中心多余的表皮组织向下推至边缘，并将其检查为肿瘤；不正确的倾斜角或松弛的肿瘤内切除）和病理检查因素（图 150.9）[61-62]。

成形修复

肿瘤清除后组织缺损的治疗有多种选择。处理方式需考虑解剖位置、患者的合并症、肿瘤的严重程度和患者的美观需要程度。在莫氏手术医生的指导下，

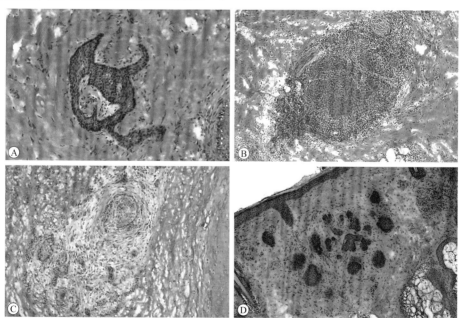

图 150.9　莫氏手术的组织学挑战。 A. 滤泡中心性基底样细胞增生可模拟 BCC 表现，但前者缺乏收缩间隙、凋亡及有丝分裂象，也不存在纤维鞘膜，通过这几点可鉴别。B. 致密的炎症浸润可使肿瘤细胞显示不清，如图所示为一例慢性淋巴细胞性白血病患者的 SCC 表现。C. 需要仔细检查，以发现侵犯神经周围的 SCC 微小病灶。D. 滤泡残余可模仿基底样细胞岛（A-C，Courtesy，Clark C Otley，MD and Randall K Roenigk，MD.）

患者能够选择最佳的成形修复方案。

手术切口进行二期愈合可能获得较好的美容效果，特别是在凹区。二期愈合也可用于复发性肿瘤，皮瓣或植皮修复可能阻碍对治疗部位的监测。患者应在2~8周的康复期内护理该区域。通常，伤口护理方案包括每天用盐水或肥皂水清洗伤口，涂上一层药膏，然后用防粘连敷料覆盖。皮肤成形修复后的创面护理与二期愈合创面护理相似，但只需1~2周。创面成形修复的讨论可见第146~148章。

术后护理

如果手术范围很广，术后可使用抗生素预防伤口感染，如果患者身体虚弱，需要适当的伤口护理，也可使用抗生素[49]。此外，皮脂腺分泌旺盛的鼻部、下肢远端（膝盖以下）以及靠近鼻孔和嘴的部位的成形修复可能需要预防性应用抗生素。疼痛控制是在个例的基础上进行评估。莫氏显微描记手术术后持续性疼痛不常见，通常对乙酰氨基酚用于术后不适，特别是较小的缺损和简单的修复是足够的。口服麻醉性镇痛药可用于低痛阈、肿瘤大、成形复杂、高张力或敏感解剖部位的伤口（例如唇、鼻、耳）[63]。一项随机对照试验发现，对乙酰氨基酚和布洛芬联合应用在控制术后疼痛方面优于对乙酰氨基酚和可待因联合应用或单独应用对乙酰氨基酚[63]。

鉴于50%的非黑色素瘤皮肤癌患者会在将来5年内再发皮肤恶性肿瘤，建议所有患者至少每年对新的原发性和复发性肿瘤进行持续监测。

并发症

莫氏显微描记手术的并发症不常见，未发现死亡率统计报道[64-65]，因此其被认为是一种非常安全的手术。一项大型多中心前瞻性莫氏显微描记手术不良事件队列研究发现，不良事件发生率小于1%，大多数很轻[64]。

术中应注意焦虑、疼痛（局部麻醉注射）、出血、神经损伤和过敏反应。健康成人必要时可口服咪达唑仑5~15 mg。熟练掌握血管、肌肉和神经的解剖学知识，特别是面部的"危险区域"（见第142章），有助于避免和预测并发症。出血是手术潜在的危险，精确止血和加压包扎可减少其发生。颞浅动脉是最常见的可能被切断的中等动脉，其横断通常需要缝合结扎。局部麻醉药物中的肾上腺素也可增强止血效果。迄今没有证据证明因治疗疾病服用阿司匹林或华法林会增加出凝血并发症的风险。虽然服用噻吩并吡啶（如氯吡格雷、噻氯匹定）的手术患者发生出血并发症的风险显著增加，但由于停用可能会增加血栓并发症风险，这些药物通常会继续使用[66-67]。

皮肤感觉神经损伤可发生在所有皮肤手术中。切断重要的运动神经有时对于切除侵袭性强的肿瘤是必要的，尤其是在颞区。在可能的情况下，手术医生应在手术前告知患者任何可能的功能或感觉丧失。

术后其他并发症包括感染、伤口开裂、部分或全层坏死和血肿形成（见第151章）。根据几项研究，莫氏手术后的感染率非常低（0.7%）[65, 68-69]。

趋势展望

莫氏显微描记手术的发展历史是一个持续创新和改进的过程。未来可能的发展包括通过共聚焦扫描激光显微镜定义围术期肿瘤[69]，使用快速免疫染色提高诊断灵敏度和特异度，基于循证医学发现新的手术适应证，并进一步细化实践指南[10]。随着皮肤肿瘤发病率的增加，莫氏显微描记手术的需求量也在不断增多。鉴于有莫氏显微描记手术过度使用的风险，注意其适应证、了解其他可行的治疗方案并与患者共同决策很重要[8, 10]。目前正在进行的大型多中心数据库研究旨在进一步将莫氏显微描记手术确立为高风险皮肤肿瘤的治疗选择，因为其具有治愈率高、正常组织保留多、安全性好、并发症发生率低、门诊操作方便和成本效益高的特点[70-74]。

（王向熙译　王澍校　李航审）

参考文献

1. Rowe DE, Carroll RJ, Day CL Jr. Long-term recurrence rates in previously untreated (primary) basal cell carcinoma: implications for patient follow-up. J Dermatol Surg Oncol 1989;15:315–28.

2. Rowe DE, Carroll RJ, Day CL. Mohs surgery is the treatment of choice for recurrent (previously treated) basal cell carcinoma. J Dermatol Surg Oncol 1989;15:424–31.

3. Roenigk RK, Roenigk HH. Current surgical management of skin cancer in dermatology. J Dermatol Surg Oncol 1990;16:136–51.

4. Rowe DE, Carroll RJ, Day CL. Prognostic factors for local recurrence, metastasis, and survival rates in squamous cell carcinoma of the skin, ear, and lip. Implications for treatment modality selection. J Am Acad Dermatol 1992;26:976–90.

5. Mohs FE. Chemosurgery: A microscopically controlled method of cancer excision. Arch Surg 1941;42:279–95.

6. Trost LB, Bailin PL. History of Mohs surgery. Dermatol Clin 2011;29:135–9.

7. Tromovitch TA, Stegeman SJ. Microscopically controlled excision of skin tumors: chemosurgery (Mohs): fresh tissue technique. Arch Dermatol 1974;110:231–2.

8. Hanke CW, Moy RL, Roenigk RK, et al. Current status of surgery in dermatology. J Am Acad Dermatol 2013;69:972–1001.

9. Rogers HW, Coldiron BM. Analysis of skin cancer treatment and costs in the United States Medicare population, 1996–2008. Dermatol Surg 2013;39:35–42.

10. Connolly SM, Baker DR, Coldiron BM, et al. AAD/ACMS/

ASDSA/ASMS 2012 appropriate use criteria for Mohs micrographic surgery: a report of the American Academy of Dermatology, American College of Mohs Surgery, American Society for Dermatologic Surgery Association, and the American Society for Mohs Surgery. J Am Acad Dermatol 2012;67:531–50.
11. Coldiron B. Commentary: Implementation of the appropriate-use criteria will not increase Mohs micrographic surgery utilization. J Am Acad Dermatol 2014;71:36–7.
12. National Comprehensive Cancer Network. Non-melanoma skin cancers. <https://www.nccn.org/professionals/physician_gls/f_guidelines.asp#site> [accessed 24.05.17].
13. Tierney EP, Hanke CW. Cost effectiveness of Mohs micrographic surgery: review of the literature. J Drugs Dermatol 2009;8:914–22.
14. Seidler AM, Bramlette TB, Washington CV, et al. Mohs versus traditional surgical excision for facial and auricular nonmelanoma skin cancer: an analysis of cost-effectiveness. Dermatol Surg 2009;35:1776–87.
15. Cook J, Zitelli JA. Mohs micrographic surgery: a cost analysis. J Am Acad Dermatol 1998;39:698–703.
16. Ravitskiy L, Brodland DG, Zitelli JA. Cost analysis: Mohs micrographic surgery. Dermatol Surg 2012;38:585–94.
17. Paoli J, Daryoni D, Wennberg AM, et al. 5-year recurrence rates of Mohs micrographic surgery for aggressive and recurrent facial basal cell carcinoma. Acta Derm Venereol 2011;91:689–93.
18. Ratner D, Lowe L, Johnson TM, Fader DJ. Perineural spread of basal cell carcinomas treated with Mohs micrographic surgery. Cancer 2000;88:1605–13.
19. Leibovitch I, Huilgol SC, Selva D, et al. Basosquamous carcinoma: treatment with Mohs micrographic surgery. Cancer 2005;104:170–5.
20. Leibovitch I, Huilgol SC, Selva D, et al. Cutaneous squamous carcinoma in situ (Bowen's disease): treatment with Mohs micrographic surgery. J Am Acad Dermatol 2005;52:253–60.
21. Holmkvist KA, Roenigk RK. Squamous cell carcinoma of the lip treated with Mohs micrographic surgery: outcome at 5 years. J Am Acad Dermatol 1998;38:960–6.
22. Zaiac MN, Weiss E. Mohs micrographic surgery of the nail unit and squamous cell carcinoma. Dermatol Surg 2001;27:246–51.
23. Mikhail GR. Cancers, precancers, and pseudocancers on the male genitalia. A review of clinical appearances, histopathology, and management. J Dermatol Surg Oncol 1980;6:1027–35.
24. Larson PO. Keratoacanthomas treated with Mohs' micrographic surgery (chemosurgery). A review of forty-three cases. J Am Acad Dermatol 1987;16:1040–4.
25. Zalla MJ, Lim KK, Dicaudo DJ, Gagnot MM. Mohs micrographic excision of melanoma using immunostains. Dermatol Surg 2000;26:771–84.
26. Cohen LM, McCall MW, Zax RH. Mohs micrographic surgery for lentigo maligna and lentigo maligna melanoma. A follow-up study. Dermatol Surg 1998;24:673–7.
27. Zitelli JA, Brown C, Hanusa BH. Mohs micrographic surgery for the treatment of primary cutaneous melanoma. J Am Acad Dermatol 1997;37:236–45.
28. Bricca GM, Brodland DG, Ren D, Zitelli JA. Cutaneous head and neck melanoma treated with Mohs micrographic surgery. J Am Acad Dermatol 2005;52:92–100.
29. Huilgol SC, Selva D, Chen C, et al. Surgical margins for lentigo maligna and lentigo maligna melanoma: the technique of mapped serial excision. Arch Dermatol 2004;140:1087–92.
30. Johnson TM, Headington JT, Baker SR, Lowe L. Usefulness of the staged excision for lentigo maligna and lentigo maligna melanoma: the "square" procedure. J Am Acad Dermatol 1997;37:758–64.
31. Davis JL, Randle HW, Zalla MJ, et al. A comparison of Mohs micrographic surgery and wide excision for the treatment of atypical fibroxanthoma. Dermatol Surg 1997;23:105–10.
32. Foroozan M, Sei JF, Amini M, et al. Efficacy of Mohs micrographic surgery for the treatment of dermatofibrosarcoma protuberans: systematic review. Arch Dermatol 2012;148:1055–63.
33. Bogucki B, Neuhaus I, Hurst EA. Dermatofibrosarcoma protuberans: a review of the literature. Dermatol Surg 2012;38:537–51.
34. Loghdey MS, Varma S, Rajpara SM, et al. Mohs micrographic surgery for dermatofibrosarcoma protuberans (DFSP): A single-centre series of 76 patients treated by frozen-section Mohs micrographic surgery with a review of the literature. J Plast Reconstr Aesthet Surg 2014;67:1315–21.
34a. Lowe GC, Onajin O, Baum CL, et al. A comparison of Mohs micrographic surgery and wide local excision for treatment of dermatofibrosarcoma protuberans with long-term follow-up: the Mayo Clinic experience. Dermatol Surg 2017;43:98–106.
35. Ratner D, Thomas CO, Johnson TM, et al. Mohs micrographic surgery for the treatment of dermatofibrosarcoma protuberans. Results of a multiinstitutional series with an analysis of the extent of microscopic spread. J Am Acad Dermatol 1997;37:600–13.
36. Tan WP, Barlow RJ, Robson A, et al. Dermatofibrosarcoma protuberans: 35 patients treated with Mohs micrographic surgery using paraffin sections. Br J Dermatol 2011;164:363–6.
37. Chaput B, Filleron T, Le Guellec S, et al. Dermatofibrosarcoma protuberans: margins reduction using slow-Mohs micrographic surgery. Experience with 35 patients. Ann Chir Plast Esthet 2014;59:219–25.
38. O'Connor WJ, Roenigk RK, Brodland DG. Merkel cell carcinoma. Comparison of Mohs micrographic surgery and wide excision in eighty-six patients. Dermatol Surg 1997;23:929–33.
38a. National Comprehensive Cancer Network. Merkel cell carcinoma (Version 1.2017). <https://www.nccn.org/professionals/physician_gls/pdf/mcc/pdf> [accessed 24.05.17].
39. Leibovitch I, Huilgol SC, Selva D, et al. Microcystic adnexal carcinoma: treatment with Mohs micrographic surgery. J Am Acad Dermatol 2005;52:295–300.
40. Chiller K, Passaro D, Scheuller M, et al. Microcystic adnexal carcinoma: forty-eight cases, their treatment, and their outcome. Arch Dermatol 2000;136:1355–9.
40a. Kyllo RL, Brady KL, Hurst EA. Sebaceous carcinoma: review of the literature. Dermatol Surg 2015;41:1–15.
41. Spencer JM, Nossa R, Tse DT, Sequeira M. Sebaceous carcinoma of the eyelid treated with Mohs micrographic surgery. J Am Acad Dermatol 2001;44:1004–9.
41a. Brady KL, Hurst EA. Sebaceous carcinoma treated with Mohs micrographic surgery. Dermatol Surg 2017;43:281–6.
42. O'Connor WJ, Lim KK, Zalla MJ, et al. Comparison of Mohs micrographic surgery and wide excision for extramammary Paget's disease. Dermatol Surg 2003;29:723–7.
43. Humphreys TR, Finkelstein DH, Lee JB. Superficial leiomyosarcoma treated with Mohs micrographic surgery. Dermatol Surg 2004;30:108–12.
44. Bernstein SC, Roenigk RK. Leiomyosarcoma of the skin: treatment of 34 cases. Dermatol Surg 1996;22:631–5.
45. Lam C, Wilkinson M, Billingsley E. Mohs micrographic surgery for cutaneous metastasis of breast cancer. Dermatol Surg 2013;39:1537–9.
46. Alam M, Ricci D, Havey J, et al. Safety of peak serum lidocaine concentration after Mohs micrographic surgery: a prospective cohort study. J Am Acad Dermatol 2010;63:87–92.
47. Mason SE, Noel-Storr A, Ritchie CW. The impact of general and regional anesthesia on the incidence of post-operative cognitive dysfunction and post-operative delirium: a systematic review with meta-analysis. J Alzheimers Dis 2010;22(Suppl. 3):67–79.
48. Pedersen T, Eliasen K, Henriksen E. A prospective study of mortality associated with anaesthesia and surgery: risk indicators of mortality in hospital. Acta Anaesthesiol Scand 1990;34:176–82.
49. Maragh SL, Otley CC, Roenigk RK, Phillips PK. Antibiotic prophylaxis in dermatologic surgery: updated guidelines. Dermatol Surg 2005;31:83–91.
50. Alam M, Lee A, Ibrahimi OA, et al. A multistep approach to improving biopsy site identification in dermatology: physician, staff, and patient roles based on a Delphi consensus. JAMA Dermatol 2014;150:550–8.
51. Vidimos AT, Stultz TW. Imaging in cutaneous oncology: radiology for dermies. Dermatol Clin 2011;29:243–60.
51a. Humphreys TR, Shah K, Wysong A, et al. The role of imaging in the management of patients with nonmelanoma skin cancer: When is imaging necessary? J Am Acad Dermatol 2017;76:591–607.
52. Todd MM, Lee JW, Marks VJ. Rapid toluidine blue stain for Mohs' micrographic surgery. Dermatol Surg 2005;31:244–5.
53. Randle HW, Zitelli J, Brodland DG, Roenigk RK. Histologic preparation for Mohs micrographic surgery. The single section method. J Dermatol Surg Oncol 1993;19:522–4.
54. Whalen J, Leone D. Mohs micrographic surgery for the treatment of malignant melanoma. Clin Dermatol 2009;27:597–602.
55. Trimble JS, Cherpelis BS. Rapid immunostaining in Mohs: current applications and attitudes. Dermatol Surg 2013;39:56–63.
56. El Tal AK, Abrou AE, Stiff MA, Mehregan DA. Immunostaining in Mohs micrographic surgery: a review. Dermatol Surg 2010;36:275–90.
57. Miller CJ, Sobanko JF, Zhu X, et al. Special stains in Mohs surgery. Dermatol Clin 2011;29:273–86.
58. American Academy of Dermatology. Position statement on appropriate uses of paraffin sections in association with Mohs micrographic surgery 2011 [October 12, 2014]. <http://www.aad.org/forms/policies/Uploads/PS/PS-Appropriate Uses of Paraffin Sections in Association with Mohs Mircographic Surgery.pdf>.
59. Snow SN, Stiff MA, Bullen R, et al. Second-intention healing of exposed facial-scalp bone after Mohs surgery for skin cancer: review of ninety-one cases. J Am Acad Dermatol 1994;31:450–4.
60. Campbell T, Armstrong AW, Schupp CW, et al. Surgeon error and slide quality during Mohs micrographic surgery: is there a relationship with tumor recurrence? J Am Acad Dermatol 2013;69:105–11.
61. Bouzari N, Olbricht S. Histologic pitfalls in the Mohs technique. Dermatol Clin 2011;29:261–72.
62. Mehrany K, Weenig RH, Pittelkow MR, et al. High recurrence rates of squamous cell carcinoma after Mohs' surgery in patients with chronic lymphocytic leukemia. Dermatol Surg 2005;31:38–42.
63. Sniezek PJ, Brodland DG, Zitelli JA. A randomized controlled trial comparing acetaminophen, acetaminophen and ibuprofen, and acetaminophen and codeine for postoperative pain relief after Mohs surgery and cutaneous reconstruction. Dermatol Surg 2011;37:1007–13.
64. Alam M, Ibrahim O, Nodzenski M, et al. Adverse events associated with Mohs micrographic surgery: multicenter prospective cohort study of 20,821 cases at 23 centers. JAMA Dermatol 2013;149:1378–85.
65. Merritt BG, Lee NY, Brodland DG, et al. The safety of Mohs surgery: a prospective multicenter cohort study. J Am Acad Dermatol 2012;67:1302–9.
66. Cook-Norris RH, Michaels JD, Weaver AL, et al. Complications of cutaneous surgery in patients taking clopidogrel-containing anticoagulation. J Am Acad Dermatol 2011;65:584–91.
67. Bordeaux JS, Martires KJ, Goldberg D, et al. Prospective evaluation of dermatologic surgery complications including patients on multiple antiplatelet and anticoagulant medications. J Am Acad Dermatol 2011;65:576–83.
68. Whitaker DC, Grande DJ, Johnson SS. Wound infection rate in dermatologic surgery. J Dermatol Surg Oncol 1988;14:525–8.
69. Busam KJ, Hester K, Charles C, et al. Detection of clinically amelanotic malignant melanoma and assessment of its margins by in vivo confocal scanning laser microscopy. Arch Dermatol 2001;137:923–9.
70. Bene NI, Healy C, Coldiron BM. Mohs micrographic surgery is accurate 95.1% of the time for melanoma in situ: a prospective study of 167 cases. Dermatol Surg 2008;34:660–4.
71. Gloster HM, Harris KR, Roenigk RK. A comparison between Mohs micrographic surgery and wide surgical excision for the treatment of dermatofibrosarcoma protuberans. J Am Acad Dermatol 1996;35:82–7.
72. Snow SN, Gordon EM, Larson PO, et al. Dermatofibrosarcoma protuberans: a report on 29 patients treated by Mohs micrographic surgery with long-term follow-up and review of the literature. Cancer 2004;101:28–38.
73. Boyer JD, Zitelli JA, Brodland DG, D'Angelo G. Local control of primary Merkel cell carcinoma: review of 45 cases treated with Mohs micrographic surgery with and without adjuvant radiation. J Am Acad Dermatol 2002;47:885–92.
74. Snow S, Madjar DD, Hardy S, et al. Microcystic adnexal carcinoma: report of 13 cases and review of the literature. Dermatol Surg 2001;27:401–8.

第 151 章　手术并发症及优化结果

Eric A. Millican，Jennifer Divine，Anna S. Clayton

要点

- 为提高手术成功率，所有手术都需要对患者进行全面的术前评估。
- 注重细节，选用能得到满意结果的最简单术式，精确的手术技术可避免许多并发症。
- 预防可避免的并发症，谨慎处理不可避免的并发症以优化结果。
- 患者和手术医生应在术前、术中及术后，包括恢复和治愈阶段充分交流。
- 许多并发症在术后数天至数月才出现，因此必须定期随访患者，以确保各方对最终结果满意。

引言

"to complicate" 意味着制造困难和（或）增加复杂性。手术并发症与原计划结果的偏差通常是由多个相互关联的事件引起（图 151.1）[1]。皮肤科手术中的并发症并不常见[2-3]，但确实可发生。通过精心规划和对技术的细致关注，许多潜在的并发症可得以避免或最小化。

并发症轻重程度存在不同，从威胁患者的生命到影响美观均可发生。皮肤手术中危及生命的紧急情况很少见，但手术医生必须做好应对心律失常、过敏反应等问题的准备。必须随时能够提供恰当且维护良好的复苏设备，并且医护人员应接受基本生命支持培训，包括使用自动体外除颤器（automated external defibrillator，AED）。可进行复杂多样皮肤手术的皮肤科医生也应该接受高级心脏生命支持培训[4-5]。

手术医生应进行全面的术前评估，包括病史和体格检查，还要掌握可能影响患者愈合能力的既往史。需要签署知情同意书，并在术前再次确认，确保患者对疗效具有符合现实的预期。术前教育可最大程度避免由已知的手术风险导致的误解。

预防不满意结果的发生应从手术规划阶段开始，此后给予细致的手术操作和精心的术后护理。对可避免的并发症的预期和对不可避免的并发症的管理可优化手术结果。在整个过程中，让患者参与其自身的护理至关重要。

讨论

术前评估

全面的术前评估是发现可能导致手术并发症的情况的重要方法。在初步评估时，患者可根据需要在医务人员的帮助下完成简单的术前问卷调查。针对特定问题 "是" 或 "否" 的答案，可能需要进一步评估或改变手术计划（图 151.2）。

出血的可能性

在任何手术过程中都会出现或多或少的出血，大量出血也是一种常见并发症。手术前若发现可控的出血倾向，必须先予以控制，如果是不可控的出血问题，就改变手术计划。出血性疾病可能是由于凝血功能异常（凝血因子的遗传缺陷，如血友病）、血小板功能异常或两者均有[6]。血小板的异常可分为血小板生成异常（白血病、骨髓抑制药物）、数量异常（特发性血小板减少性紫癜、弥散性血管内凝血）或功能异常（药物、Hermansky-Pudlak 综合征）。

实验室检查

如果病史没有显示出血性疾病，并且患者情况良好，通常不需要进行实验室检查。如果怀疑有遗传性或后天性出血性疾病，应进行适当的筛查。血小板计数仅能说明血小板数量的问题。出血时间测定可检测血小板的功能，但确定前臂小切口停止出血所需的时间取决于操作者的主观评估。体外出血时间测定——血小板功能分析仪 100（PFA-100）——提供了一种快速评估血小板功能的简便方法。与出血时间测定不同，PFA-100 可在收集的血液样本上进行检测。其可用于检测血小板缺陷、大多数血管性血友病，以及阿司匹林和其他抗血小板药物的作用[7-8]。其他筛查测试包括 PT（凝血酶原时间）测试，其可确定外源性凝血途径中的缺陷，以及 aPTT（活化部分促凝血酶原激酶时间）测试，其可确定内在途径中的缺陷[9]。国际标准化比率（international normalization ratio，INR）将在下一部分讨论。

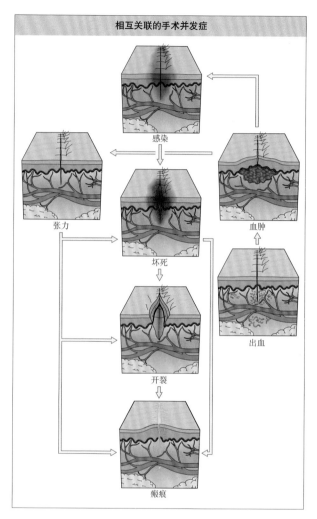

图 151.1　相互关联的手术并发症

相互关联的手术并发症

感染

张力

血肿

坏死

出血

开裂

瘢痕

药物和补充剂

药物和营养补充剂的评估应是术前评估的一部分。其中，抗血小板和抗凝血药物尤为重要。当其用于心脏或神经系统适应证时，停药可能会导致严重事件（例如冠状动脉支架血栓形成）。一般来说，手术医生不应该停止使用这些药物，而应该专注于术中预防措施，例如细致地止血和创伤最小化[10-11]。对于复杂的病例，可请开处方的医生和（或）血液科医生会诊，特别是当患者正在服用可获得信息较少的较新药物时。

阿司匹林和含阿司匹林的药物是有充分记录的可导致出血的原因。当阿司匹林乙酰化环加氧酶时，血小板聚集将受到不可逆转的影响。阿司匹林在其 6 ～ 10 天的代谢期间能够影响血小板。如果患者服用

阿司匹林以获得一般预防疗效，而不是特定的医学适应证，那么应在手术前 ≥ 10 天至手术后 5 ～ 7 天停用阿司匹林。**非甾体抗炎药**也会影响同一种酶，尽管这种作用并不严重或不可逆[12]。如果可能，患者应在手术前 1 ～ 4 天停止使用这些药物，具体时间取决于药物的半衰期。

双嘧达莫通过抑制磷酸二酯酶和增加血小板内的环腺苷一磷酸（cAMP）水平来抑制血小板聚集。其与阿司匹林联合用于二级预防血栓事件。双嘧达莫的抗血小板作用小于阿司匹林，并且似乎不会增加出血并发症[13]。

噻吩并吡啶类药物（例如**氯吡格雷**、**噻氯匹定**、**普拉格雷**）通过抑制血小板 ADP 受体 $P2Y_{12}$，不可逆

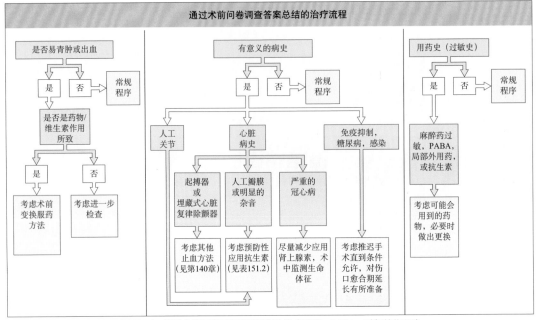

图 151.2　通过术前问卷调查答案总结的治疗流程。PABA，对氨基苯甲酸

地抑制血小板聚集。**西洛他唑**是一种选择性Ⅲ型磷酸二酯酶抑制剂，具有较弱的 $P2Y_{12}$ 抑制作用，通常用于跛行（动脉闭塞性）。正常血小板功能通常在停止使用这些药物后 5～7 天后恢复。虽然接受 $P2Y_{12}$ 抑制剂治疗的患者出现并发症的风险略有增加，但这些药物通常可继续使用，没有明显问题[14-15]。

　　华法林是一种常用的抗凝药物。很多针对血管、口腔、整形外科和皮肤科手术发表的研究证实，可在不停用华法林的情况下进行手术。在手术前应检查 INR。大多数研究者主张 INR 的上限为 3 或 3.5[15-19]。INR > 3.5 的皮肤科手术的安全性尚未得到很好的研究，一项研究发现，出血并发症与 INR 水平之间的相关性较差，INR 在低风险范围内也会出现并发症[20]。如果需要停止使用华法林，经处方医生会诊后，应在术前 4～5 天停用。可考虑使用低分子量肝素进行替代。如果服用华法林的患者出现明显的术后出血，可通过以下一种或多种方法逆转抗凝：口服或静脉应用维生素 K、新鲜冰冻血浆和Ⅳ因子凝血酶原复合物浓缩液。

　　直接口服凝血酶抑制剂**达比加群**以及 X a 因子抑制剂**阿哌沙班**和**利伐沙班**越来越多地被用作华法林的替代品，它们被称为 NOAC（新型口服抗凝剂，见表 22.8）[21]。在皮肤科手术领域，关于这些药物的文献仍然较少。一项大规模的创伤性治疗（非皮肤科手术）随机试验发现，术前应用华法林与达比加群，出血并发症发生率相近[22]。作者建议对这些药物采取类似的术中预防措施（见上文）。Idarucizumab 是一种已被批准的用于逆转达比加群的药物，而 andexanet 是阿哌沙班和利伐沙班的特效解毒剂，但上述药物不足以成为皮肤科手术的问题，因为其半衰期≤ 12 h。

　　肝素是一种抗凝血酶因子，通过肠胃外给药。当静脉给药时，未分级的肝素有约 1 h 的短半衰期并且可通过静脉内鱼精蛋白硫酸盐迅速逆转。低分子量肝素（low-molecular-weight heparin，LMWH）具有 3～5 h 的半衰期，通常在门诊环境中皮下注射。任何一种形式都可用于术前停用华法林的患者。LMWH 在手术前 24 h 停用，而普通肝素在术前 5 h 停药。然后在手术后 24 h 重新开始使用肝素和华法林，在达到治疗性 INR 后停用肝素[23-24]。

　　研究表明，每天使用**维生素 E** 200～400 IU 有降低血小板黏附的作用。血小板异常的患者，如糖尿病患者和肾透析患者，接受维生素 E 治疗后血小板聚集减少。当维生素 E 与其他抗血小板药物一起服用时，能产生协同效果。**大蒜素**（garlic）降低血小板聚集，当剂量达到 900 mg/d 时，可显著增加纤维蛋白溶解活性。**二十碳五烯酸**（鱼油）可降低血小板聚集和黏附，并延长出血时间。许多其他**膳食补充剂**，如当归、甘草、魔鬼爪和丹参对凝血有影响（见表 133.3）[25]。患者应在手术前停用这些营养补充剂。

乙醇是一种有效的血管扩张剂。其可抑制血小板聚集和血小板颗粒释放，进而加重阿司匹林引起的出血时间延长[26]。此外，过量饮酒可能会降低患者对伤口保护的注意力。应建议患者在围术期避免饮酒。

伤口愈合

第 141 章已详细介绍了伤口愈合的原理。为了预防伤口愈合不良引起的并发症，应密切关注既往病史和影响伤口愈合的药物。如果患者患有脆性糖尿病、严重的充血性心力衰竭、不受控制的高血压或其他严重疾病，应考虑推迟手术。如果不能推迟手术，应提前告知患者术后恢复期可能会延长。此外，任何慢性消耗性疾病都可能诱发继发性感染。

系统使用**糖皮质激素**等药物也可能延缓愈合并诱发继发性感染。其他免疫抑制药物，如服用环孢素也容易诱发继发感染和延缓愈合。**血管内皮生长因子（VEGF）**抑制剂，包括单克隆抗体（例如**贝伐珠单抗**），以及口服酪氨酸激酶抑制剂（例如**索拉非尼**）已经证明与伤口延迟愈合和伤口裂开相关。这些药物应在手术前至少停用 4 ～ 6 周[27-28]。

吸烟会干扰伤口愈合，导致皮瓣或植皮受到影响。这种影响是剂量依赖性的，与少量吸烟和非吸烟者相比，重度吸烟者术后手术区域坏死的风险增加[29-30, 30a]。理想情况下，患者应在手术前至少 3 周完全戒烟。一项研究发现，尽管有戒烟的指示，超过 85% 的吸烟者仍在术前继续吸烟，所以至少应强烈建议患者每天吸烟量少于半包，或术前至少 2 周和术后至少 1 周内改用尼古丁替代贴片[31-32]。与香烟相比，贴片不会导致血液尼古丁水平峰值，从而避免外周血管收缩和伤口组织氧含量的减少。

有文献支持正在接受或刚刚完成**异维 A 酸**治疗的患者延迟手术，因为异维 A 酸会导致伤口愈合不良和形成过多的肉芽组织。在对瘢痕疙瘩成纤维细胞的培养中，观察到维 A 酸可调节结缔组织代谢。大多数报道是针对异维 A 酸类药物治疗痤疮后进行表面重建手术的病例的个例报道。对于这类患者，应将手术延迟至停止异维 A 酸治疗 1 年后[33-35]。然而，来自大型队列研究的最新数据表明，在异维 A 酸治疗过程中或之后不久，包括激光脱毛、皮肤磨削和痤疮瘢痕激光修复术在内的手术可能是安全的[36-40]。

单纯疱疹病毒（herpes simplex virus，HSV）感染的复发可显著干扰术后过程。有唇部疱疹或其他面部疱疹感染病史的患者应在皮肤磨削、激光治疗、化学焕肤或涉及曾发病区域的手术前接受预防性抗病毒治疗。抗病毒治疗应在手术前 2 ～ 5 天开始，术后持续 5 天或直至皮肤再次上皮化[41]。可口服阿昔洛韦，每次 200 mg。也可使用口服泛昔洛韦 250 mg 每日 3 次或口服伐昔洛韦 1 g 每日 2 次，由于用药简便，患者依从性可提高。

肩部、前胸、上臂和上背部更容易发生肥厚性瘢痕、瘢痕疙瘩和伸展性瘢痕。应向在这些部位接受手术的患者告知瘢痕发生的风险。

预防性抗生素

预防性使用抗生素以预防手术伤口感染、细菌性心内膜炎或植入假体装置的感染。必须权衡感染的风险和后果与使用抗生素的风险和成本。

伤口分为四类（表 151.1）。大多数皮肤科手术是清洁或清洁-污染伤口，不需要预防性使用抗生素。但预防性抗生素可能对某些清洁-污染类伤口有帮助。例如，对于涉及口鼻黏膜、腋窝或泌尿生殖系统和胃肠道组织的手术，应考虑使用抗生素。此外，接近耳道的手术可能具有更高的革兰氏阴性细菌感染风险。长时间手术也更容易发生伤口感染：手术每增加 1 h，伤口感染的发生率就增加 1 倍。对于涉及下肢的手术以及更复杂的手术，例如唇或耳部的楔形切除、鼻部的皮瓣和所有植皮，应考虑预防性使用抗生素[42]。对于受污染和感染的伤口，抗生素是治疗性的，而非预防性，在这种情况下，细菌培养有助于指导选择抗生素治疗方案。

在考虑预防性使用抗生素时，应注意两个特殊的患者群体：①有感染性心内膜炎风险的人群；②有血源性感染风险的全关节置换患者（表 151.2）[42]。对于

表 151.1	**伤口分类**[1]。表中的技术是指无菌手术技术	
分类	**可能原因**	**发生感染的概率**
清洁	洁净技术 无炎症	1% ～ 4%
清洁-污染	技术上有小的违规 从胃肠道、呼吸道或泌尿生殖道进入，无明显污染	5% ～ 15%
污染	技术上有大的违规 从胃肠道、呼吸道或泌尿生殖道进入，有明显污染	6% ～ 25%
污染和（或）感染	伤口有急性细菌感染 ± 脓	> 25%

表 151.2　用于皮肤科手术的抗生素预防——存在感染性心内膜炎和全关节置换感染风险的患者群体

高危心脏疾病（皮肤感染或口腔黏膜破损）

- 瓣膜修复中使用的人工心脏瓣膜或假体材料
- 感染性心内膜炎病史
- 未修复的发绀型先天性心脏病（包括姑息性分流和导管）
- 使用修复材料或设备完全修复先天性心脏缺陷 *
- 修复先天性心脏病，在假体贴片或假体装置部位或附近有残留缺陷
- 发生心脏瓣膜病的心脏移植受者

假体关节置换（皮肤感染，口腔黏膜破损 **，手术位置感染风险高的非感染部位 **）

- 关节置换后 2 年内
- 既往假体关节感染
- 1 型糖尿病
- 免疫抑制（HIV 感染、药物治疗、潜在恶性肿瘤）
- 营养不良
- 血友病

* 手术后 6 个月（手术或导管介入）。

** 美国骨科医师学会（AAOS）和美国牙科协会不再建议在接受牙科手术的假体关节患者中普遍使用预防性抗生素，但对于有关节置换术并发症史且正在接受牙髓手术或黏膜切口手术的患者，可考虑预防性使用抗生素 [43-44]。但是，到目前为止，还没有针对非感染的高风险部位的 AAOS 建议。

HIV，人类免疫缺陷病毒。

Adapted from the American Heart Association, the American Dental Association, the American Academy of Orthopedic Surgeons, and Ref 42.

全关节置换或特定心脏疾病患者，如果手术在非感染的皮肤部位且无并发症，则不需要预防性使用抗生素。一般情况下，美国骨科医师学会和美国牙科协会不再推荐接受牙科手术的假体关节置换患者预防性使用抗生素。表 151.2 概述了可能的例外情况，包括有关节手术并发症史的患者的黏膜切口 [43-44]。然而目前仍然缺乏针对皮肤手术的建议。表 151.3 总结了预防性使用抗生素方案的建议。如果出现任何问题，咨询患者的心内科医生、内科医生或骨科医生可能会有所帮助。

除颤器和心脏起搏器

尽管现代装置的抗干扰能力很强（见第 140 章）[45]，经常用于皮肤手术的电外科器械也有可能干扰起搏器和植入式心律转复器（implantable cardioverter-defibrillators, ICD）的功能。对于使用这些装置的患者，可考虑使用电外科手术的替代方案。电池供电和交流供电的电凝工具已成功用于皮肤科手术。它们不会产生高频电磁干扰或穿过身体的电流。双极电凝仪器将电流集中在尖端上，从而最大限度地减少干扰的可能性。如果使用传统的电外科手术，活性电极应尽可能不在距植入性设备 15 cm 的范围内使用。电凝尽可能设置在低档，每次使用时间应 < 5 s，以尽量降低延长性抑制的概率 [46]。

与患者的心内科医生协商后，可在手术期间停用 ICD。起搏器也可采用固定速率而不是感应模式，以最大限度地减少干扰的可能性。在手术过程中，如果使用传统的电外科手术，可考虑使用 ECG 和脉搏血氧仪进行连续心脏监测。应制订应急计划以应对发生心律失常的情况，并且 AED 应立即可用。如果患者的起搏器或除颤仪被停用或功能因手术而改变，则术者有责任确保患者及时就诊心内科医生进行重新调整和评估。手术过程中，电器械应正确接地。如果使用双极钳或电烙术，大多数患者不需要术中监测、心内科会诊和术后评估 [45]。

过敏

对局部麻醉药的真正过敏反应可能是 I 型（速发型超敏反应）或 Ⅳ 型（迟发型超敏反应）（见第 143 章）。对某一类局部麻醉药（酯类或酰胺类）具有 Ⅳ 型敏感性的患者通常不会对其他类型局部麻醉药过敏。I 型反应更常见于酯类麻醉剂及其对氨基苯甲酸（PABA）代谢产物。尽管酯类和酰胺类麻醉剂之间少见交叉 Ⅳ 型超敏反应，但尚未进行充分研究。当可能有对酰胺类麻醉药发生 I 型过敏反应的病史，应考虑请变态反应科会诊，采用激发试验来选用一种合适的酰胺类麻醉药 [47]。同时应考虑过敏反应是由防腐剂（例如对羟基苯甲酸甲酯、偏亚硫酸氢盐）引起的可能性，使用不含防腐剂的麻醉剂可解决这一问题。

肾上腺素是一种血管收缩剂，因为其可减少出血并延长麻醉的持续时间，通常添加到局部麻醉药中。

表 151.3　对存在感染性心内膜炎和全关节置换感染风险的患者的抗生素预防建议

手术部位／术式	过敏	抗生素	剂量[†]
非口腔的唇部、耳部楔形切除，鼻部皮瓣，所有植皮	无	头孢氨苄[*]或双氯西林[*]或	2 g PO
		头孢唑啉／头孢曲松[*]	1 g IM/IV
非口腔的唇部、耳部楔形切除，鼻部皮瓣，所有植皮	青霉素	克林霉素或阿奇霉素／克拉霉素[*]或	600 mg PO500 mg PO
		克林霉素	600 mg IM/IV
口腔黏膜破损	无	阿莫西林或	2 g PO
		头孢唑啉／头孢曲松／氨苄西林	1 g IV/IM2 g IV/IM
口腔黏膜破损	青霉素	克林霉素或阿奇霉素／克拉霉素或	600 mg PO500 mg PO
		克林霉素	600 mg IM/IV
腹股沟或腿部的皮损	无	头孢氨苄[*]或TMP-SMX DS或	2 g PO1 片 PO
		头孢曲松[*]	1～2 g IV
腹股沟或腿部的皮损	青霉素	TMP-SMX DS或	1 片 PO
		左氧氟沙星[*]或	500 mg PO
		克林霉素和庆大霉素	600 mg 和2 mg/kg IV

[*] 在耐甲氧西林金黄色葡萄球菌风险增加的社区，考虑使用 TMP-SMX DS（1 片 PO）或克林霉素（600 mg PO）进行预防。
[†] 在手术前 30～60 min 给予单剂量（PO、IM 或 IV）。
IM，肌内注射；IV，静脉应用；PO，口服；TMP-SMX DS，甲氧苄啶-磺胺甲噁唑

患者偶尔会报告局部麻醉药的"过敏"史，描述他们的心悸、头痛、心动过速、呼吸急促或震颤症状（见第 143 章）。这些报告可能是给予肾上腺素剂量过高或血管内注射的不良反应。由于血清中肾上腺素的半衰期很短，通常不需要对这些反应进行特殊治疗。为避免该反应发生，应使用最低剂量和浓度的肾上腺素（＜1：100 000），并应采用适当的注射技术避免将大量肾上腺素注入血管[48]。

另一种常被误认为过敏反应的全身性副作用是血管迷走神经反应。患者出现脸色苍白、大汗和头晕，甚至晕厥。患者可能出现低血压，但与真正的毒性或过敏反应不同，患者的脉搏缓慢且规律（表 143.2）。

除非患者在血管迷走神经反应期间发生继发于脑缺氧的癫痫发作，否则不会出现大小便失禁或长时间强直痉挛。治疗包括让患者保持仰卧或处于头低足高位，并给予患者安慰。当患者恢复，可逐渐坐起并走动[49]。

葡萄糖酸氯己定常用于手术备皮消毒（见表 146.6）。其为卤代苯酚类的广谱抗菌剂。虽然致敏潜力非常弱，但据报道其会引起变应性接触性皮炎[44, 50]。聚维酮碘（Betadine®）[51]也发生过类似的反应。这两种化合物也可能是皮肤刺激物，尤其是在封包时。在使用敷料之前必须确保已经去除全部皮肤清洁剂。

外用抗生素可引起变应性接触性皮炎。新霉素是最常见的致敏物，而杆菌肽同样会引起过敏。新霉素和杆菌肽的相互反应很常见。新霉素与庆大霉素、卡那霉素、链霉素和妥布霉素之间也存在交叉反应。如果患者对新霉素和杆菌肽都过敏，则可使用莫匹罗星或红霉素软膏替代。由于没有确切的证据证明局部抗生素软膏可预防感染，普通的凡士林软膏可能是最佳的伤口敷料。

知情同意

在手术开始之前，手术医生和患者应充分沟通。医生应该让患者了解其病情，包括是否影响整体健康、是否需要紧急治疗，以及可用的治疗方案。应该用患者容易理解的措辞讨论手术和替代疗法的利弊。为了评估患者理解的程度，有必要让患者用自己的话来复述。还应告知患者手术的风险和合理预期的结果。应列出常见并发症（如出血、感染、过敏反应、瘢痕形成），并讨论处理这些并发症的策略。反之，患者必须承担术前准备和术后伤口护理的责任。

手术医生有责任提供口头和书面的清楚、详细的信息，描述手术的适应证、手术的过程、所涉及的风险以及确保最佳结果所需的术后护理。如果会出现不可避免的并发症，手术医生应诚实地向患者介绍治疗方法的选择及结果。

术中注意事项

污染

皮肤手术感染的风险非常低。两项经常被引用的研究估计风险为 2.3%～2.4%[52-53]，但最近的数据显示该比例可能＜1%[54-55]。之前讨论了预防性抗生素的适应证。尽管伤口感染通常在术后 4～8 天才会变得明显，但在大多数情况下，感染常发生在手术期间。手术团队应备皮和清理术野，准备器械，并佩戴正确的防护设备，以减少感染的发生率，从而保护患者和护理人员。

皮肤不能灭菌消毒，但大多数常驻菌群和病原菌可通过机械清洁和抗菌剂去除。备皮的程度因有创操作的复杂性不同而异。使用 70% 异丙醇进行 2 s 擦拭或使用聚维酮碘进行 10 s 擦拭足以进行浅表活检术[56]。氯己定是皮肤手术最常用的术前准备药物。其可快速消灭细菌，广谱对抗革兰氏阳性和革兰氏阴性细菌，并能与角质层的蛋白质结合，提供持续作用。但氯己定对结膜有刺激性，可能对角膜或鼓膜和鼓室有毒性，在这些部位消毒时应谨慎。聚维酮碘是另一种有效的杀菌剂，一大优点是由于呈棕橙色，消毒过的区域很容易辨认。聚维酮碘对革兰氏阳性和革兰氏阴性细菌以及一些真菌孢子有效，但聚维酮碘与氯己定相比，起效更慢且作用时间更短。此外，如前所述，聚维酮碘具有刺激性，也可引起变应性接触性皮炎。

手术器械的准备和消毒在第 144 章中介绍。使用手术口罩可帮助保护患者免受活动性上呼吸道感染的手术人员的影响。口罩也能保护手术团队免受唾液液滴或患者血液的污染，对保护眼睛免受意外溅出的体液的伤害也很重要。作为常规预防措施的一部分，所有手术都提倡正确穿着手术服和手套。如果手术过程不需完全无菌，例如浅表活检术、电灼和刮除术，可使用非无菌的检查手套。最近数据表明，Mohs 手术可作为一种清洁手术进行，感染率低[57]。

对于所有手术，必须正确处理锐器。不可重复使用针头，不可用手更换刀片。尽管医务人员已经注意，但仍可能发生针刺伤，手术医生必须制定适当的检测和治疗计划（表 151.4）。目前治疗针刺伤的建议可从美国国家职业安全与健康研究所和临床医生暴露后预防热线（PEPline）在线获取，电话号码是 1-888-448-4911。

出血和止血

手术中可根据出血量来进行止血（图 151.3）。在刮除活检期间发生的出血（浅表皮肤渗出）可通过机械压迫、局部止血剂（如氯化铝）或电干燥来控制[58]。在更大面积的手术中出血，如切除术或 Mohs 手术，即血管出血或肌肉渗出，可能需要缝合、使用其他止血剂（表 151.5）、电凝术或多种技术组合进行处理。

表 151.4 通过针刺伤传播的病毒感染

病毒感染	传播风险	暴露后预防（PEP）	内容	后续实验室检查
人类免疫缺陷病毒（HIV）	0.3%	• 3 种（或更多种）抗逆转录病毒药物 ^ • 最好在接触后数小时内开始 • 如果耐受，则为期 4 周 • 如果来源患者确定为 HIV 阴性，则停止使用	• HIV 检测：HIV 抗体快速检测或 p24 抗原/HIV 抗体检测 • 专家会诊，特别是如果来源患者有抗药性疾病，暴露者怀孕或哺乳 • 咨询，包括预防二次传播药物毒性	HIV 检测： • 起点、6 周、12 周和 6 个月，若使用第 4 代 p24 抗原/HIV 抗体检测，则为起点、6 周和 4 个月（见图 78.3） • 怀疑急性逆转录病毒综合征时
乙型肝炎病毒（HB，Hep B） 来源患者：HBsAg +，HBeAg − 来源患者：HBsAg +，HBeAg +	1%～6% 20%～30%	• 如果是未接种、不完整系列 *，或已知疫苗无应答者，HBIG×1 和第一剂乙肝疫苗系列，均在 24h 内注射 • 如果已知乙肝疫苗接种 **，无需治疗	• 如果暴露者的抗体反应未知，则检测抗 HBs 抗体 • 如果暴露者怀孕或哺乳，也应采用类似方案 • 避免捐献血液、血浆、器官、组织或精液	完成疫苗系列 2 个月后检测抗 HBs 抗体滴度（如果接受 HBIG，则为 4 个月）
丙型肝炎病毒（Hep C，HCV）	1.8%	不推荐	• 风险可能仅限于空心针刺伤 • 测试来源患者的抗 HCV 抗体 ^^	抗 HCV 抗体滴度 ^^ 和血清 ALT 水平： • 起点和 4～6 个月 HCV RNA 水平：4～6 周

^ 目前推荐的 3 种药物治疗方案（2016 年）：拉替拉韦 400 mg 每日 2 次（或每天 50 mg 多替拉韦）加用 Truvada®，每日 1 次，1 片口服（含有替诺福韦 300 mg 和恩曲他滨 200 mg）。
* 完整系列 = 3 剂。
** 血清 HBs 抗体 ≥ 10 mIU/ml。
^^ 通过补充试验确认阳性 ELISA 结果，例如重组免疫印迹试验。
HBIG，乙型肝炎免疫球蛋白；s，表面。
Adapted from Updated U.S. Public Health Service Guidelines for the Management of Occupational Exposures to HBV, HCV, and HIV and Recommendations for Postexposure Prophylaxis. MMWR. 2001；50（RR-11）：1-52；Kuhar DT, Henderson DK, Struble KA, et al. Updated US Public Health Service guidelines for the management of occupational exposures to human immunodeficiency virus and recommendations for postexposure prophylaxis. Infect Control Hosp Epidemiol. 2013；34；875-92.

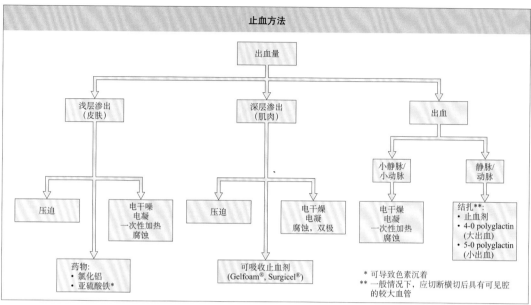

图 151.3 止血方法（Courtesy，Glenn Goldman，MD.）

表 151.5 止血剂

通用名	商品名®、™	优势	劣势
骨蜡	骨蜡	有效控制骨表面出血（头骨）	阻止细菌清除，滋生感染
明胶泡沫、明胶海绵	Gelfoam，Gelfilm，Surgifoam	非抗原性，在 4～6 周内吸收，控制小血管和骨性出血	发生明显水肿
氧化纤维素	Surgicel，Oxycel	低 pH 值具有抗菌作用，在 2～6 周内溶解	可能引起异物反应，可能不与凝血酶结合
微原纤维胶原蛋白	Avitene，Helistat，Instat，Collastat	水肿不明显，8 周内吸收	血小板减少症患者效果较差
凝血酶	Thrombin-JMI，Evithrom，Recothrom	快速，控制小毛细血管和小静脉出血	不应用于对人体血液产品有反应的个体
含明胶的凝血酶	Floseal	控制中动脉出血	可膨胀 20%，需要接触血液作为纤维蛋白原来源
纤维蛋白密封剂	Tisseel，Evicel	控制创面的静脉渗出	含有乙醇、碘或重金属离子的抗菌剂可导致其变性
亚硫酸铁（20% 溶液）	Monsel 溶液	价格低廉，低 pH 值可抵抗细菌污染	可能导致色素沉着/色素减退，用于浅表渗出
硝酸银（涂药棒）		易于存储，具有一定抑菌特性	有色素沉着风险，用于浅表渗出
氯化铝（20%～40% 溶液）	Drysol（20%）	价格低廉	有些配方易燃，可能会延迟伤口愈合；用于浅表渗出
由亲水聚合物和钾盐组成的粉剂	QR 粉	快速，价格低廉	只能用于伤口二期愈合
微孔多聚糖止血球	Arista AH	可被身体吸收，因此可用于将被关闭的伤口	

术中出血可能会遮挡术野，影响术者和患者。如果在关闭切口后继续出血，可能引起血肿并导致感染、伤口边缘张力增加、开裂、坏死和植皮受损（见图 151.1）。仔细询问病史可确认患者是否有出血倾向，以便在术前采取措施，减少术中出血。如果没有禁忌证（例如外周血管疾病患者的脚趾或手指手术），可在麻醉药中加入肾上腺素（见第 143 章）。使用吸引器可保持术野清洁。助手可在伤口表面牵引或在外周压迫止血。经常用海绵或棉签擦拭伤口也可助于保持术野的清洁。

术中应尽快控制出血，单独的小血管可分离后精确烧灼（避免过度烧灼）或结扎。应谨慎结扎创面周围可见的血管，术中可能仅将其划伤或部分切断。

如果术者确信该区域有足够的侧支循环，则应分别对伤口周围大血管的两个可见端进行结扎或烧灼。使用可吸收缝线的 8 字缝合技术将可见血管末端系紧，有可靠的止血效果（见图 146.2）。值得注意的是，有时出血在关闭切口时并不明显，而是发生在肾上腺素作用消失后。术者必须确保术野在关闭前尽可能干燥。应特别注意能够持续发生渗出的血管顶端或切断的肌肉。

如果在手术开始时出血就比平常多，则应尽量减少对组织的破坏，并考虑进行线状闭合而不是皮瓣或植皮。血液很容易蓄积在"死腔"内而被忽视。对于较大的皮瓣或复杂的多层线状闭合，应考虑放置引流，以避免血肿形成。引流可为开放式或封闭式系统。开放系统，例如 Penrose 引流条，缺少封闭的网络或收集系统。其为一种被动引流，可使液体通过重力流入纱布。对于皮肤科手术而言，有孔的小 Penrose 引流条通常就足够了（图 151.4）。一旦血肿形成的可能性消失，就应尽快移除引流条，通常在术后 24 ～ 48 h 后。封闭式系统，例如 Mini-Flap 伤口抽吸引流和 Jackson-Pratt 引流，都是密封的，引流管连接到容器上，可主动将组织腔内的液体吸入容器[59]。对于在充分采取止血措施后仍出血的开放性伤口，可在伤口局部使用止血剂，如明胶泡沫（Gelfoam®）、氧化纤维素（Oxycel®、Surgicel®）、微支气管胶原蛋白（Avitene®、Collastat®）或局部凝血酶。这些药物提供了加速凝血的基质（见表 151.5）[60-61]。使用氧化纤维素时应谨慎，因为过量使用会导致异物反应[62]。

组织损伤

在有创操作过程中，组织损伤是不可避免的。对伤口边缘的细心处置可让创伤最小化，使活组织更快地愈合。应使用皮镊或单齿钳，不要弄碎组织。应避

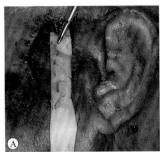

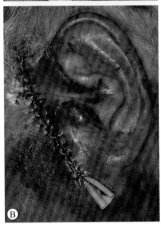

图 151.4　因出血过多放置 Penrose 引流条（Courtesy, Thomas Stasko, MD.）

免滥用和过度电凝。伤口内大面积烧焦和坏死组织增加了愈合不良和感染的风险[55]。

表面张力

闭合部位过度的张力可导致组织坏死和开裂（见图 151.1）。术后，当局部麻醉消退后，表面张力可能导致患者不适感增加。对于裂缝的伤口，术者常会有收紧表面缝线的操作，但这样可导致"火车轨道"样瘢痕的形成。手术时，应对手术部位进行评估，以规划闭合方式，尽量减少伤口张力。应对伤口周围皮肤进行充分的皮下游离。内缝的可吸收缝线应承受张力的负荷，最大限度地减少表面缝合张力。设计切口闭合方法时应充分利用最大的组织活动度。可使用皮瓣或植皮来代替线性缝合，以减少周围组织的张力。可在距伤口边缘 2 ～ 3 cm 处平行于切口位置行松解切开术，以分散大片区域内的张力。若由于张力过大而不能完全关闭缺损，可行部分关闭，让伤口二期愈合。若伤口关闭良好（通常在凹陷部位），则可产生良好的美容效果。术中或术前可行组织扩张术，以安全闭合大的组织缺损[63]。如果伤口在闭合时张力过大，则可能出现并发症（图 151.5）。

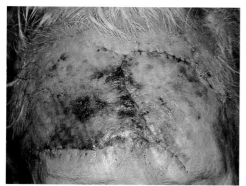

图 151.5　伤口闭合因张力过大导致坏死的术后表现
（Courtesy，Thomas Stasko，MD.）

坏死

坏死通常是血肿、感染或伤口张力导致伤口边缘血流不足的结果（见图 151.1）。尽管皮瓣或伤口边缘的苍白改变可能是灌注不足的警告，但真正的坏死直到在术后才会明显表现出来。然而，导致坏死的因素在术前就已出现。前文已讨论过吸烟对伤口的影响，但并没有引起重视。吸烟会减少灌注并增加坏死的风险。应反复劝告患者戒烟或至少减少吸烟的数量。

皮肤的血液供应源自皮下血管网。大量破坏浅表组织可能损伤血管网和局部动脉供应。血肿形成可压迫血管网，进而影响该区域的血流量。正常的术后水肿也可能影响局部血流量。过紧的缝合也可降低灌注而导致坏死。缝线打结时，在第一结和第二结之间应留有空间，以允许组织在手术后水肿扩张，从而降低组织坏死的风险。

通常认为，肾上腺素禁用于肢端和其他侧支循环有限的区域。但一些综述以及一项纳入 3110 份病例的大样本研究表明，在肢端应用麻醉药混合肾上腺素是安全的[64-67]。在这些区域使用浓度更低的肾上腺素（例如 1∶500 000 而不是 1∶100 000）是合理的，但不是必需的。对于患有雷诺现象或其他外周血管疾病的患者，仍应谨慎。

由于血液供应不足，皮瓣可能会坏死。若长度与基底之比超过 3∶1，皮瓣远端的血液循环可能会较差。在处理由皮瓣底部旋转导致的多余皮肤时，术者必须确保皮瓣蒂部不会过于狭窄。必要时可延迟修整皮瓣的多余部分，以保证皮瓣的血液供应。

如果来自受区基底的血液供应不足，皮片可能会坏死。一般来说，全厚皮片相比断层皮片需要更多的营养（见第 148 章）。血供应不足或缺乏的区域，例

如暴露的骨、软骨或先前接受过放疗的部位，通常无法支持全厚皮片，甚至可能无法完全提供断层皮片需要的营养，特别是暴露的骨或软骨大于 1 cm^2 的区域，移植失败的发生率更高。延迟约 10 天植皮可改善皮片的营养摄取。

皮片必须良好地贴合于创面。严格的止血是必要的，以防止血液在皮片和受区基底之间的空隙内积聚。但也应避免过度电凝，其可导致坏死碎屑形成。可吸收止血剂也可能干扰移植。缝合及放置敷料可能有助于确保皮片与受区基底之间的充分接触（见第 148 章）。

神经损伤

术前评估应包括对手术可能影响到的区域进行快速神经功能检查（例如抬眉、闭眼、微笑）。皮肤手术可能损伤或切断感觉和运动神经（见第 142 章）。清楚记录并让患者在麻醉药渗透前确认已经存在的神经损伤很有必要（见第 143 章）。局部麻醉或神经阻滞可导致 6～12 h 的暂时性神经损伤，故而，直到手术后数周内才可能对神经损伤进行全面评估。

皮肤手术可能会切断皮神经。患者常在闭合原位或皮瓣处有感觉减退，几乎所有患者都会感觉到植皮部位的感觉减退。大多数区域都有多重感觉神经支配，除非主要神经受损，否则很少有明显的永久性损伤。感觉神经一般可再生，但通常需要几个月的时间。应让患者在术前了解到植皮区域在恢复期可能会出现麻木，少数情况下植皮区域的感觉会丧失。最容易出现明显感觉减退的区域是手指、前额和头皮。

运动神经损伤更危险，因为这会导致其所支配的肌肉瘫痪。损伤部位越接近神经根，引起的后果越严重。值得庆幸的是，大部分面神经的主干都位于肌筋膜的深面并得到很好的保护。因此，在皮肤手术中很少发生面神经（或其颧骨和颊支）主干的损伤。这些神经受伤会导致明显的后遗症，包括眼睑无法闭合、口腔周围的括约肌丧失控制力以及面部扭曲变形。

面部神经损伤最严重的区域位于眼角旁至嘴角之间的连线上，此处有 5 个神经分支走行于腮腺表面（图 151.6）。在这一区域的内侧，神经支配通常是多种多样的，因此单个神经被横断的后果较为轻微。在该区域的外侧，神经主干位于腮腺深处，因此受到相对良好的保护[68]。除非手术是浸润性皮肤癌的深度切除，否则大多数皮肤手术不太可能引起严重的运动神经损伤。但以下几个重要的危险区域除外：

- 面神经颞支在穿过颧骨弓时走行很表浅，仅由浅表的颞筋膜及很少的皮下脂肪包被。神经位

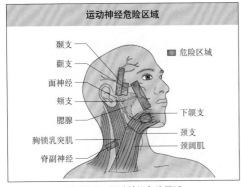

运动神经危险区域

颞支
颧支
面神经
颊支
腮腺
胸锁乳突肌
脊副神经

危险区域

下颌支
颈支
颈阔肌

图 151.6　运动神经危险区域

于颞浅动脉深处。该位置的神经横断导致额肌的瘫痪，表现为无法抬高前额（图 151.7A）。这种运动障碍往往只是影响外观，然而，如果术前存在眉毛下垂，额肌瘫痪可能导致严重的上睑下垂，干扰视力，因此需要手术矫正。

- 面神经的颧骨分支损伤虽然不如颞支的损伤常见，但这种神经的损伤会损害眼轮匝肌的功能。这可能引起上下睑无法完全闭合，导致角膜干燥。
- 面神经的下颌分支在面动脉和静脉附近，越过下颌骨时易受到损伤。在此处其仅由皮肤和颈阔肌覆盖。该神经支配下唇，若出现损伤，则患者微笑或做其他表情时，面部会出现不对称。此外，口腔功能亦可受损，导致流涎。
- 脊副神经在颈后三角区的 Erb 点从胸锁乳突肌

后面发出，也容易受到损伤。损伤后可导致斜方肌肌肉瘫痪，出现翼状肩，并且上臂难以外展。疼痛为脊髓副神经损伤常见的伴发症状。

手术医生必须了解这些危险区域并注意保护这些神经（见图 151.6）。神经损伤有时是不可避免的，特别是当肿瘤累及神经时。在术前建议与相应的专科医生会诊（神经内科、神经外科、放射肿瘤科），以选择最佳的解决方法。运动神经的再生是可能的，但不可预知。当主要的运动神经分支被切断时，可能需要手术重建或神经移植。刺激肌肉可在等待功能恢复期间防止萎缩。有时，可仅解决手术所产生的功能性问题，例如放置重物以使眼睑闭合（图 151.7B）。

不满意的瘢痕形成

尽管瘢痕的最终表现在术后几个月才能形成，但手术技术却极大地影响着瘢痕的外观。尽管在某些解剖部位（例如上躯干、肩部）会不可避免地形成瘢痕，但手术医生可通过在切口深层使用慢吸收缝线或不可吸收缝线减少早期发生伸展性瘢痕的风险[69]。

转换皮瓣区域可出现活盖或针垫样外观（图 151.8）。在手术中采取较宽的潜行分离，将皮瓣的拐角修剪成方形，尽量减少圆形拐角可降低并发症的发生率[70]。去除皮瓣下过多的皮下组织并将皮瓣修剪至刚好遮盖住皮肤缺损而没有多余的部分也可能有所帮助。

术后注意事项

手术完成且患者离开手术室后，并发症仍然可能发生。在患者离开前，应向患者及其护理人员交代伤口护理的细节。手术医生还必须为患者提供易于理解的书面的术后伤口护理说明。这些说明应包括最常见问题的答案，例如，"我怎么知道伤口是否感染？""出血多少算出血多？""我什么时候可洗

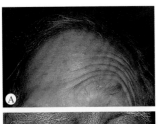
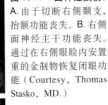

图 151.7　面神经损伤。A. 由于切断右侧颞支，抬额功能丧失。B. 右侧面神经主干功能丧失。通过在右侧眼睑内安置重的金制物恢复闭眼功能（Courtesy，Thomas Stasko，MD.）

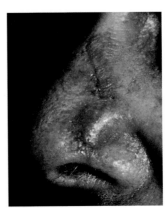

图 151.8　皮瓣重建后"活盖"或"针垫"样外观（Courtesy，Thomas Stasko，MD.）

澡？""我什么时候可打高尔夫/网球？"如果出现问题或疑虑，患者还应该有直接联系医护人员的方法。提前预见一些情况并对患者进行教育能够在很大程度上减少半夜来电，并可让医生迅速判断并处理并发症。患者能够及时与医生取得联系是非常必要的。医生或其他医护人员在术后通过电话联系每位患者并回答患者疑问是有很帮助的。

出血/血肿/瘀斑

即使进行了详尽的术前评估和准备以及术中止血，仍会出现一些术后出血的病例。大多数术后出血发生在术后24 h内，其中大部分发生在术后6 h内。在此期间，血凝块很不牢固，运动很容易使它们脱落。由于局部麻醉中的肾上腺素失效，术后小血管出血可能会增加。在手术后立即使用敷料压迫有助于解决这一问题。医生应指导患者将敷料放置至少24 h。如果手术比浅表削除或环钻活检更复杂，敷料应由多层组成：首先是凡士林，然后是非黏附的接触层（例如Telfa®、Release®），接着是蓬松的吸收层（例如纱布、棉、海绵、眼垫），最外层用胶带或可拉伸的纱布（例如AceWrap®、Coban®）覆盖。可使用绷带压迫，但要防止缺血。

少量出血是正常的，但若出血浸透敷料，则需引起注意。应指示患者取出旧敷料，因为浸透的敷料不再提供有效的压迫。这时应及时牢固压迫手术区域15～20 min。如果通过压迫使出血停止，那么换用额外的纱布和胶带加固敷料。如果出血持续减少，则应再继续压迫15～20 min。如果出血仍然存在，那么患者需要由医生进行深入评估。

针对上述情况医生可再次直接压迫伤口。若仍然失败，应暴露伤口，重新麻醉并进行探查。如果找到单个出血的血管，则进行电凝或结扎，但通常很难证实存在单一的出血部位。出血可发生在多个区域，此时每个区域都应进行处理。若无法获得干燥的术野，放置引流条可能会有所帮助。如果可能，应在当天早些时候安排手术，以防止深夜出血事件。

如果血液聚集在伤口内的空腔而不是通过伤口边缘渗出，则会形成血肿。血肿可能由于压力而导致伤口开裂或坏死，并且可能导致感染（见图151.1）。血肿由明胶样凝块组成，这些凝块通常很坚固，难以在不拆除缝线的情况下去除。如果血肿很大，表现的症状可能是急性的搏动性疼痛。较小的血肿会引起压迫感。早期，可在重新麻醉该部位后去除扩张的血肿。去除血肿后（图151.9），应该控制局部出血并保证灌

注。要将伤口重新闭合，特别注意关闭死腔。通常可放置引流。由于感染风险增加，许多医生在血肿清除后提倡经验性使用抗生素。

如果血肿在术后数日都没有被发现及治疗，血块则开始机化（图151.10）。其逐渐增厚、纤维化，并与周围组织粘连。若血肿很大或仍在活动性增大，仍然需要将其取出。在大多数情况下，由此形成的伤口需要二期愈合，且愈合时间可能会延长（图151.11）。

小的机化性血肿可重新吸收而无需取出。若在术后1～2周出现明显的液化并有波动感，可用一个大号（16～18号）针头将液体抽吸出来。每日热敷伤口

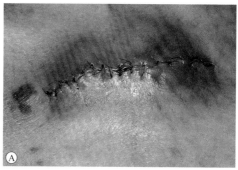

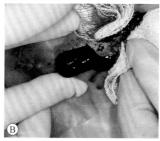

图151.9 血肿。A.术后血肿形成。B.去除血肿（Courtesy, Thomas Stasko, MD.）

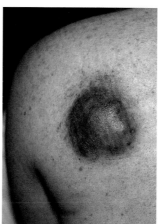

图151.10 上背部血肿机化（Courtesy, Thomas Stasko, MD.）

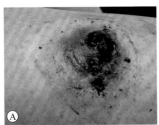

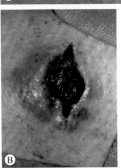

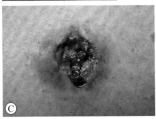

图 151.11 取出机化血肿。 A. 术前。B. 取出血肿后。C. 二期愈合 2 周后

30 ～ 60 min 可加快血肿吸收。

在菠萝植物中发现的菠萝蛋白酶长期以来被用作药物。一项安慰剂对照研究发现，口服菠萝蛋白酶减少了手术相关血肿吸收所需的时间。推荐剂量为 500 mg，空腹口服，每天 3 或 4 次，直至血肿消退。据报道，对菠萝不过敏的患者没有副作用[25]。

当少量血液渗入伤口空隙时会发生瘀斑。在疏松的可扩张的组织区域（例如老年人的眶周区域、颈部或上胸部）进行手术之后，常见瘀斑。若没有告知患者术后可能会发生瘀斑，会引起患者焦虑。随着血红蛋白降解为胆红素，受累区域从深紫色、黑色和蓝色变为绿色，然后变为黄色。瘀斑可广泛扩展，通常扩散至邻近区域。对于瘀斑，患者一般仅有暂时的外观方面的顾虑，因为大多数瘀斑都会随着时间的推移而消散。

感染

尽管大多数感染病例发生在手术时，但如果没有对伤口进行良好护理，也会出现术后感染。血液浸透的敷料是细菌良好的滋生地。在更换任何敷料或清洁

伤口部位之前，应指示患者或护理人员仔细洗手。应避免在手术后的 24 ～ 48 h 内过度暴露或清洗伤口部位。

感染通常在手术后 4 ～ 8 天才会有明显表现。患者可能会注意到红斑增加（图 151.12）。同时，疼痛和压痛可能会增加，而不是逐渐减轻。此外，也可能会出现向上发展的红色条纹（淋巴管炎），伴随肿胀并排出脓液。如有发热和寒战等全身症状，表明感染扩散。

感染部位应静置、抬高并保温。如果感染严重，应拆除缝线并将缺损打开。若存在脓肿，应进行引流。深部空腔应用碘仿纱布轻轻填充。填充物需要每天更换，直到排脓停止。应对排出物或渗出物进行革兰氏染色和培养，并根据最可能的致病微生物和革兰氏染色结果开始使用抗生素。一旦知道培养结果，应根据需要调整抗生素。

金黄色葡萄球菌是皮肤中最常见的病原体，可选择第一代头孢菌素，抗 β- 内酰胺酶青霉素或青霉素/β- 内酰胺酶抑制剂合用（见第 127 章）。如果怀疑有铜绿假单胞菌，如外耳术后的软骨炎，可选用喹诺酮类药物。如果出现快速进展的全身症状或广泛的淋巴管炎，患者可能需要非口服抗生素以及更积极的伤口护理，并有可能需要住院治疗。

耐甲氧西林金黄色葡萄球菌（methicillin-resistant S. aureus，MRSA）的发病率上升需引起重视。手术医生应熟悉当地社区的 MRSA 发病率。虽然皮肤科手术中术区感染 MRSA 的发生率尚不清楚，但重要的是要考虑到存在这种可能性。若培养后高度怀疑 MRSA 感染，应考虑口服甲氧苄啶-磺胺甲噁唑或克林霉素[42]。

接触性皮炎、念珠菌或皮肤癣菌感染的临床表现可类似于细菌感染。由局部抗生素引起的接触性皮炎经常出现瘙痒而不是疼痛，并且在软膏应用的所有区域都有红斑，而不是仅在伤口的区域（图 151.13）。胶带引起的接触性皮炎通常会明显局限于接触区域。此外，术区可能会发生炎症性缝线反应而没有感染（图 151.14）。

坏死

坏死的早期表现可为苍白。在皮瓣或植皮的外周

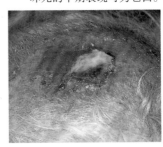

图 151.12 全厚皮片植皮部位伤口感染坏死（Courtesy, Thomas Stasko, MD.）

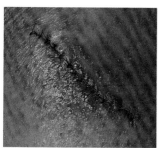

图 151.13　抗生素软膏导致的接触性皮炎（Courtesy, Thomas Stasko, MD.）

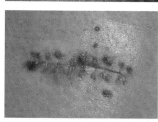

图 151.14　炎症性缝线反应（Courtesy, Thomas Stasko, MD.）

可有发绀。早期干预包括及时拆除或更换缝线以减少张力，抬高患处以减少水肿，改善血液循环。对该区域进行热敷可改善血液循环。高压氧治疗可能适用于面部大面积或重要重建的早期坏死[71]。

坏死一旦形成，在明确坏死的全部范围之前，应尽量少地进行清洁和清创。过于彻底的清创可导致坏死进一步进展。二期愈合时坏死最终会形成结痂并与创面基底分离开（图 151.15）。如果存在感染，应该进行适当的治疗。若坏死部位愈合外观不可接受，可行延期瘢痕修复。

伤口裂开

由于张力过大、感染或坏死，伤口边缘可能裂开（见图 151.1）。伤口裂开最常发生在拆线时，尽管在拆线之前或之后也可发生。瘢痕抗张力强度绝不会超过正常皮肤强度的 80%，并且在术后数月才达到最大。术后 2 周，伤口的抗张力强度小于正常值的 10%（图 151.16）[1]。应向患者反复强调伤口处的抗张力强度会降低，并且明确告诉他们哪些活动可进行，哪些不能进行（即不超过"x"磅的举重、不能跑步、不能慢跑、不能仰卧起坐等）。

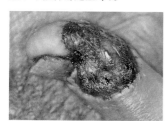

图 151.15　全厚皮片植皮的坏死。植皮术后 2 周（Courtesy, Thomas Stasko, MD.）

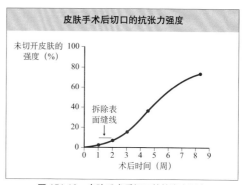

图 151.16　皮肤手术后切口的抗张力强度

如果需要长时间的缝线支持，缝合线可分阶段拆除。黏合带可在缝合线移除后 1～2 天内提供一定程度的短暂支持。如果由于张力过大或过度活动导致伤口裂开（图 151.17），并且没有感染、血肿或坏死，手术医生可考虑重新缝合。如果伤口裂开是由于其他潜在的并发症，如感染或血肿等所致，应该首先治疗这些并发症。

伤口外观

术后伤口外观是患者和手术医生共同关注的问题。这些问题从简单（例如皮下缝合松开）到复杂都有（例如活盖畸形或伸展性瘢痕）。处理这些问题的关键是患者和手术医生之间持续和开放的沟通。当患者不能在手术室里自由表达担忧时，便会在其他地方表达，但此时医生已无法采取措施来纠正本可解决的问题。

埋藏的内缝线应在制造商标注的时间内被身体完全吸收。然而，真实情况并不总是与说明书一致。随着缝合线的吸收，沿着缝线轨迹可能出现由于肉芽肿性炎症而出现的无菌脓肿或脓疱（图 151.18 和 151.19）。此外，缝线可从皮肤中完整地挤出或"吐出"（图 151.20）。有些学者认为，如果缝线包埋较浅，更靠近真皮层，则更有可能发生上述情况，当然在某些患者中，深层缝合线也可被排出。缝线外排可能发生在术后 1～4 个月，最常见于 6 周左右。可用无菌针挑开脓疱并轻轻地移除缝线残端。有时，丘疹很深在。总之，如果皮肤的异常表现很像缝线反应，可让

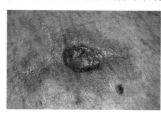

图 151.17　拆线后伤口裂开

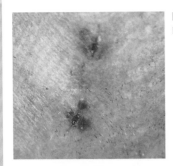

图 151.18　缝线部位的肉芽肿反应

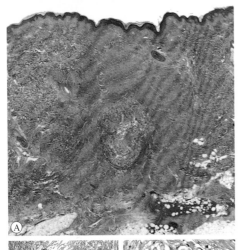

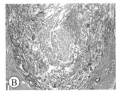
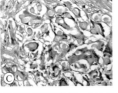

图 151.19　对缝线材料的肉芽肿反应的组织学特征。A 和 B. 真皮内存在的缝线从正面和纵向切片。在更高的分辨率下，组织细胞和多核巨细胞围绕缝线（B）并且巨细胞吞噬缝线材料（C）（Courtesy, Lorenzo Cerroni, MD.）

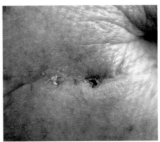

图 151.20　切口"吐出"可吸收缝线

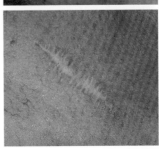

图 151.21　伸展性瘢痕的缝线"轨道"（Courtesy, Thomas Stasko, MD.）

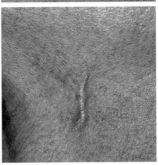

图 151.22　增生性瘢痕。切除术后 1 个月（Courtesy, Thomas Stasko, MD.）

患者放心，然后指示患者轻轻按摩该部位。当原发肿瘤是鳞状细胞癌或角化棘皮瘤时，必要时可进行组织活检。当缝线高出皮肤表面，可小心地将其拆除。瘢痕的最终外观通常不受此过程的影响。

　　形成缝线轨道或火车轨样痕迹是由缝合线停留时间过长导致的（图 151.21）。避免这种外观的最佳方法是尽量减少伤口张力并尽可能早期拆线。另外，正确埋藏缝线也有助于减少伤口边缘的张力。

　　某些解剖部位更容易发生瘢痕疙瘩和增生性瘢痕（图 151.22），并且一些个体可能具有瘢痕疙瘩发展的

遗传倾向。瘢痕疙瘩与增生性瘢痕的区别在于其是否超过原始伤口的边缘（见第 98 章）。在增生性瘢痕的早期阶段进行干预可产生更为满意的效果。局部使用强效糖皮质激素或皮损内注射糖皮质激素可减少瘢痕增厚，减轻疼痛和瘙痒。然而，这种治疗方法存在毛细血管扩张、皮肤萎缩或瘢痕扩大的风险[72]。对较小的肥厚性瘢痕，简单的按摩可能有效，但尚未确定理想的持续时间和频率[73]。现已证明，在瘢痕处每天使用硅凝胶片 12 ～ 24 h，至少维持 2 个月的时间可改善增生性瘢痕和瘢痕疙瘩的外观[74]。作用机制可能在于封闭及水合的效果[75]。一项研究发现，外用洋葱提取物对术后瘢痕的红斑或瘙痒无明显改善，而单独使用凡士林软膏有效[76]。

　　通过皮肤磨削或激光也可改善瘢痕外观。在损伤后最初的 4 ～ 8 周内进行治疗，可把二期愈合机制与原发瘢痕塑形相叠加。这可让表皮从原发瘢痕的边缘攀爬覆盖，以获得正常的外观[77]。单独应用二氧化

碳（CO_2）脉冲激光、分次烧蚀和非烧蚀激光，以及585 nm脉冲染料激光，或联用这些激光也用于治疗增生性瘢痕和瘢痕疙瘩[78]。

瘢痕疙瘩在耳垂、颈部和躯干的发生率更高。在易感个体中，尤其对于那些具有瘢痕疙瘩病史或家族史的患者，即使是浅表刮片活检也可能导致瘢痕疙瘩。在手术前应对这类患者交代风险。关于瘢痕疙瘩，治疗方案不同，治疗效果也不同（见第98章）。

即使是对合良好的伤口，其边缘也可出现伸展性瘢痕。像增生性瘢痕和瘢痕疙瘩一样，它们在某些解剖学部位更为常见，例如背部、胸部和肩部。应在术前向患者说明，这些部位进行手术后可能会产生瘢痕并且瘢痕可能会随着时间的延长而增厚、拉宽。这种情况通常发生在术后6个月内。

如果在皮瓣区域形成活盖畸形，局部注射糖皮质激素可改善外观，并且还应指导患者按摩该区域。如果这些干预措施不能产生满意的美容效果，则可考虑进行手术修复。沿着瘢痕进行多次Z字成形术以及外周松解术也可改善外观[79]。而耐心等待组织的自我修复通常会产生最好的结果。

只要表皮受伤，就可能会导致色素沉着或色素减退。这在肤色较深的个体中更为明显。同样，应该在术前和术后告知患者这种可能性。应严格保护伤口部位免受紫外线照射。局部用氢醌可改善早期皮肤色素沉着，但与紫外线防护相结合才会有效。

总结

为避免并发症，需在手术的每个阶段（术前、术中和术后）进行规划和仔细评估。即使有最好的态度、最精心的计划和最专业的技术，并发症依然会发生。手术医生必须从自身和他人的经验中学习，以提升对患者的医治水平。最后，医生必须始终记住治疗的对象是患者，而不仅仅是疾病。医生必须解决患者的期望和担忧，而不仅仅是解决医生关注的疾病。就像人们关注美貌一样，并发症也同样会被人们注意。无论技术如何完美，感觉到被医生抛弃的患者对任何结果都不会满意。

〔王 澍译　李艳玲（河北医科大学附属第二医院）
许雪珠（大连医科大学附属第二医院）校　李 航审〕

参考文献

1. Stasko T. Complications of cutaneous procedures. In: Roenigk RK, Roenigk HHJ, editors. Dermatologic Surgery Principles and Practice. 2nd ed. New York: Marcel Dekker; 1996. p. 149–75.
2. Cook JL, Perone JB. A prospective evaluation of the incidence of complications associated with Mohs micrographic surgery. Arch Dermatol 2003;139:143–52.
3. Starling J, Thosani MK, Coldiron BM. Determining the safety of office-based surgery: what 10 years of Florida data and 6 years of Alabama data reveal. Dermatol Surg 2012;38:171–7.
4. Fader DJ, Johnson TM. Medical issues and emergencies in the dermatology office. J Am Acad Dermatol 1997;36:1–16, quiz 16–8.
5. Bennett RG. Fundamentals of Cutaneous Surgery. St Louis: Mosby; 1988.
6. Peterson SR, Joseph AK. Inherited bleeding disorders in dermatologic surgery. Dermatol Surg 2001;27:885–9.
7. Harrison P. Progress in the assessment of platelet function. Br J Haematol 2000;111:733–44.
8. Vora A, Makris M. Personal practice: an approach to investigation of easy bruising. Arch Dis Child 2001;84:488–91.
9. Maloney ME. Management of surgical complications and suboptimal results. In: Wheeland RG, editor. Cutaneous Surgery. Philadelphia: WB Saunders; 1994. p. 921–34.
10. Callahan S, Goldsberry A, Kim G, Yoo S. The management of antithrombotic medication in skin surgery. Dermatol Surg 2012;38:1417–26.
11. Lewis KG, Dufresne RG Jr. A meta-analysis of complications attributed to anticoagulation among patients following cutaneous surgery. Dermatol Surg 2008;34:160–4, discussion 4–5.
12. Salasche SJ. Acute surgical complications: cause, prevention, and treatment. J Am Acad Dermatol 1986;15:1163–85.
13. Di Vincenzo V, Cappelletti L, Acciai N, et al. The effect of dipyridamole and aspirin on postoperative blood loss after myocardial revascularization. J Cardiothorac Anesth 1989;3:88.
14. Cook-Norris RH, Michaels JD, Weaver AL, et al.

Complications of cutaneous surgery in patients taking clopidogrel-containing anticoagulation. J Am Acad Dermatol 2011;65:584–91.
15. Bordeaux JS, Martires KJ, Goldberg D, et al. Prospective evaluation of dermatologic surgery complications including patients on multiple antiplatelet and anticoagulant medications. J Am Acad Dermatol 2011;65:576–83.
16. Ah-Weng A, Natarajan S, Velangi S, Langtry JAA. Preoperative monitoring of warfarin in cutaneous surgery. Br J Dermatol 2003;149:386–9.
17. Alcalay J. Cutaneous surgery in patients receiving warfarin therapy. Dermatol Surg 2001;27:756–8.
18. Alcalay J, Alkalay R. Controversies in perioperative management of blood thinners in dermatologic surgery: continue or discontinue? Dermatol Surg 2004;30:1091–4.
19. Caliendo FJ, Halpern VJ, Marini CP, et al. Warfarin anticoagulation in the perioperative period: is it safe? Ann Vasc Surg 1999;13:11–16.
20. Blasdale C, Lawrence CM. Perioperative international normalized ratio level is a poor predictor of postoperative bleeding complications in dermatological surgery patients taking warfarin. Br J Dermatol 2008;158:522–6.
21. Tran A, Cheng-Lai A. Dabigatran etexilate: the first oral anticoagulant available in the United States since warfarin. Cardiol Rev 2011;19:154–61.
22. Healey JS, Eikelboom J, Douketis J, et al. Periprocedural bleeding and thromboembolic events with dabigatran compared with warfarin: results from the Randomized Evaluation of Long-Term Anticoagulation Therapy (RE-LY) randomized trial. Circulation 2012;126:343–8.
23. Brummel-Ziedins K, Orfeo T, Everse S, Mann K. Blood coagulation and fibrinolysis. In: Greer J, Arber D, Glader B, et al., editors. Wintrobe's Clinical Hematology. 13th ed. Philadelphia, PA: Lippincott Williams & Wilkins; 2013. p. 677–794.
24. Douketis JD, Spyropoulos AC, Spencer FA, et al. Perioperative management of antithrombotic therapy: Antithrombotic Therapy and Prevention of Thrombosis, 9th ed: American College of Chest Physicians

Evidence-Based Clinical Practice Guidelines. Chest 2012;141:e326S–50S.
25. Dinehart SM, Henry L. Dietary supplements: altered coagulation and effects on bruising. Dermatol Surg 2005;31:819–26, discussion 26.
26. Deykin D, Janson P, McMahon L. Ethanol potentiation of aspirin-induced prolongation of the bleeding time. N Engl J Med 1982;306:852–4.
27. Scappaticci FA, Fehrenbacher L, Cartwright T, et al. Surgical wound healing complications in metastatic colorectal cancer patients treated with bevacizumab. J Surg Oncol 2005;91:173–80.
28. Erinjeri JP, Fong AJ, Kemeny NE, et al. Timing of administration of bevacizumab chemotherapy affects wound healing after chest wall port placement. Cancer 2011;117:1296–301.
29. Smith JB, Fenske NA. Cutaneous manifestations and consequences of smoking. J Am Acad Dermatol 1996;34:717–32.
30. Goldminz D, Bennett RG. Cigarette smoking and flap and full-thickness graft necrosis. Arch Dermatol 1991;127:1012–15.
30a. Jensen JA, Goodson WH, Hopf HW, Hunt TK. Cigarette smoking decreases tissue oxygen. Arch Surg 1991;126:1131–4.
31. Gill JF, Yu SS, Neuhaus IM. Tobacco smoking and dermatologic surgery. J Am Acad Dermatol 2013;68:167–72.
32. Sørensen LT. Wound healing and infection in surgery: the pathophysiological impact of smoking, smoking cessation, and nicotine replacement therapy: a systematic review. Ann Surg 2012;255:1069–79.
33. Rubenstein R, Roenigk HH, Stegman SJ, Hanke CW. Atypical keloids after dermabrasion of patients taking isotretinoin. J Am Acad Dermatol 1986;15:280–5.
34. Zachariae H. Delayed wound healing and keloid formation following argon laser treatment or dermabrasion during isotretinoin treatment. Br J Dermatol 1988;118:703–6.
35. Bernstein LJ, Geronemus RG. Keloid formation with the 585-nm pulsed dye laser during isotretinoin treatment. Arch Dermatol 1997;133:111–12.

36. Bagatin E, dos Santos Guadanhim LR, Yarak S, et al. Dermabrasion for acne scars during treatment with oral isotretinoin. Dermatol Surg 2010;36:483–9.

37. Picosse FR, Yarak S, Cabral NC, Bagatin E. Early chemabrasion for acne scars after treatment with oral isotretinoin. Dermatol Surg 2012;38:1521–6.

38. Chandrashekar BS, Varsha DV, Vasanth V, et al. Safety of performing invasive acne scar treatment and laser hair removal in patients on oral isotretinoin: a retrospective study of 110 patients. Int J Dermatol 2014;53:1281–5.

39. Moradi A, Aghaei S, Safaee-Ardekani G, Moradi M. Co-administration of NLite and Er:YAG laser with isotretinoin. Lasers Surg Med 2009;41:34–5.

40. Yoon JH, Park EJ, Kwon IH, et al. Concomitant use of an infrared fractional laser with low-dose isotretinoin for the treatment of acne and acne scars. J Dermatolog Treat 2014;25:142–6.

41. Roenigk RK. Chemical peel with trichloroaceitc acid. In: Roenigk RK, Roenigk HHJ, editors. Dermatologic Surgery Principles and Practice. 2nd ed. New York: Marcel Dekker; 1996. p. 1121–35.

42. Wright TI, Baddour LM, Berbari EF, et al. Antibiotic prophylaxis in dermatologic surgery: advisory statement 2008. J Am Acad Dermatol 2008;59:464–73.

43. Rethman MP, Watters W 3rd, Abt E, et al. The American Academy of Orthopaedic Surgeons and the American Dental Association clinical practice guideline on the prevention of orthopaedic implant infection in patients undergoing dental procedures. J Bone Joint Surg Am 2013;95:745–7.

44. Sollecito TP, Abt E, Lockhart PB, et al. The use of prophylactic antibiotics prior to dental procedures in patients with prosthetic joints: evidence-based clinical practice guideline for dental practitioners – a report of the American Dental Association Council on Scientific Affairs. J Am Dent Assoc 2015;146:11–16.e8.

45. El-Gamal HM, Dufresne RG, Saddler K. Electrosurgery, pacemakers and ICDs: a survey of precautions and complications experienced by cutaneous surgeons. Dermatol Surg 2001;27:385–90.

46. LeVasseur JG, Kennard CD, Finley EM, Muse RK. Dermatologic electrosurgery in patients with implantable cardioverter-defibrillators and pacemakers. Dermatol Surg 1998;24:233–40.

47. Skidmore RA, Patterson JD, Tomsick RS. Local anesthetics. Dermatol Surg 1996;22:511–22.

48. Thomas RM, Amonette RA. Emergencies in skin surgery. In: Roenigk RK, Roenigk HHJ, editors. Dermatologic Surgery Principles and Practice. 2nd ed. New York: Marcel Dekker; 1996. p. 77–89.

49. Vance JW. Anesthesia. In: Roenigk RK, Roenigk HHJ, editors. Dermatologic Surgery Principles and Practice. 2nd ed. New York: Marcel Dekker; 1996. p. 31–9.

50. Ljunggren B, Moller H. Eczematous contact allergy to chlorhexidine. Acta Derm Venereol 1972;52:308–10.

51. Marks JG Jr. Allergic contact dermatitis to povidone-iodine. J Am Acad Dermatol 1982;6:473–5.

52. Futoryan T, Grande D. Postoperative wound infection rates in dermatologic surgery. Dermatol Surg 1995;21:509–14.

53. Whitaker DC, Grande DJ, Johnson SS. Wound infection rate in dermatologic surgery. J Dermatol Surg Oncol 1988;14:525–8.

54. Maragh SLH, Brown MD. Prospective evaluation of surgical site infection rate among patients with Mohs micrographic surgery without the use of prophylactic antibiotics. J Am Acad Dermatol 2008;59:275–8.

55. Alam M, Ibrahim O, Nodzenski M, et al. Adverse events associated with mohs micrographic surgery: multicenter prospective cohort study of 20,821 cases at 23 centers. JAMA Dermatol 2013;149:1378–85.

56. Takegami KT, Siegle RJ, Ayers LW. Microbiologic counts during outpatient office-based cutaneous surgery. J Am Acad Dermatol 1990;23:1149–52.

57. Rogers HD, Desciak EB, Marcus RP, et al. Prospective study of wound infections in Mohs micrographic surgery using clean surgical technique in the absence of prophylactic antibiotics. J Am Acad Dermatol 2010;63:842–51.

58. Palm MD, Altman JS. Topical hemostatic agents: a review. Dermatol Surg 2008;34:431–45.

59. Nasser NA. The use of the Mini-Flap wound suction drain in maxillofacial surgery. Ann R Coll Surg Engl 1986;68:151–3.

60. Achneck HE, Sileshi B, Jamiolkowski RM, et al. A comprehensive review of topical hemostatic agents: efficacy and recommendations for use. Ann Surg 2010;251:217–28.

61. Ho J, Hruza G. Hydrophilic polymers with potassium salt and microporous polysaccharides for use as hemostatic agents. Dermatol Surg 2007;33:1430–3.

62. Billingsley EM, Maloney ME. Considerations in achieving hemostasis. In: Robinson JK, Arndt KA, Leboit PE, Wintroub BU, editors. Atlas of Cutaneous Surgery. Philadelphia: WB Saunders; 1996. p. 67–73.

63. Greenbaum SS, Greenbaum CH. Intraoperative tissue expansion using a Foley catheter following excision of a basal cell carcinoma. J Dermatol Surg Oncol 1990;16:45–8.

64. Denkler K. A comprehensive review of epinephrine in the finger: to do or not to do. Plast Reconstr Surg 2001;108:114–24.

65. Krunic AL, Wang LC, Soltani K, et al. Digital anesthesia with epinephrine: an old myth revisited. J Am Acad Dermatol 2004;51:755–9.

66. Thomson CJ, Lalonde DH, Denkler KA, Feicht AJ. A critical look at the evidence for and against elective epinephrine use in the finger. Plast Reconstr Surg 2007;119:260–6.

67. Lalonde D, Bell M, Benoit P, et al. A multicenter prospective study of 3,110 consecutive cases of elective epinephrine use in the fingers and hand: the Dalhousie Project clinical phase. J Hand Surg Am 2005;30:1061–7.

68. Salasche SJ, Bernstein G. Senkarik M. Surgical Anatomy of the Skin. Norwalk: Appleton & Lange; 1988.

69. McDonald M, Stasko T. Prevention of unsatisfactory scarring. In: Harahap M, editor. Surgical Techniques for Cutaneous Scar Revision. New York: Marcel Dekker; 2000. p. 53–80.

70. Kaufman AJ, Kiene KL, Moy RL. Role of tissue undermining in the trapdoor effect of transposition flaps. J Dermatol Surg Oncol 1993;19:128–32.

71. Pellitteri PK, Kennedy TL, Youn BA. The influence of intensive hyperbaric oxygen therapy on skin flap survival in a swine model. Arch Otolaryngol Head Neck Surg 1992;118:1050–4.

72. Ketchum LD, Smith J, Robinson DW, Masters FW. The treatment of hypertrophic scar, keloid and scar contracture by triamcinolone acetonide. Plast Reconstr Surg 1966;38:209–18.

73. Shin TM, Bordeaux JS. The role of massage in scar management: a literature review. Dermatol Surg 2012;38:414–23.

74. Berman B, Flores F. Comparison of a silicone gel-filled cushion and silicon gel sheeting for the treatment of hypertrophic or keloid scars. Dermatol Surg 1999;25:484–6.

75. Ricketts CH, Martin L, Faria DT, et al. Cytokine mRNA changes during the treatment of hypertrophic scars with silicone and nonsilicone gel dressings. Dermatol Surg 1996;22:955–9.

76. Jackson BA, Shelton AJ. Pilot study evaluating topical onion extract as treatment for postsurgical scars. Dermatol Surg 1999;25:267–9.

77. Harmon CB, Yarborough JM. Scar revision by dermabrasion. In: Roenigk RK, Roenigk HHJ, editors. Dermatologic Surgery Principles and Practice. 2nd ed. New York: Marcel Dekker; 1996. p. 911–21.

78. Alster T, Zaulyanov L. Laser scar revision: a review. Dermatol Surg 2007;33:131–40.

79. Koranda FC, Webster RC. Trapdoor effect in nasolabial flaps. Causes and corrections. Arch Otolaryngol 1985;111:421–4.

第152章　美丽与面部衰老的评估

Naissan O. Wesley，Thomas E. Rohrer

引言

"人们将美误认为善这一错觉如此根深蒂固，真是令人吃惊。"

——列夫·托尔斯泰

Nancy Etcoff 在《最美的生存：美的科学》一书中解释说，美是人类经验的一个普遍组成部分，它使人快乐，吸引人的注意力，对生息繁衍有推动作用[1]。

努力变得更美是一个永恒的命题。自有历史记载以来，人类对美丽和青春外表的关注就源源不绝。人类学家已经确定，4万多年前，红色赭石颜料在南非被用于装饰面部和身体[2]。公元前5年，罗马作家 Ovid 写了第一本关于美容和化妆品的书——《美的艺术》，详细介绍了用木灰制成黑眼影和藏红花制成金眼影。

很少有哪个特征像美那样根深蒂固植入每个人心中。它植根于我们的脑中，甚至在婴儿期就已经具备。研究表明，3个月大的婴儿眼盯着有吸引力脸的时间比那些不那么有吸引力的长。1岁的幼儿玩漂亮娃娃的时间比玩普通娃娃的时间长[3]。在功能性磁共振成像研究中，研究对象被要求观看有吸引力的男人和女人的照片，看到漂亮的脸能激活大脑的奖励通路和多巴胺通路[4]。

如果从进化的角度审视，这种对美的天生吸引力是有道理的。美丽被解释为生殖潜力，在选择或被选为配偶繁衍后代时，美提供了一个优势。从疾病角度看，对美的吸引力也是有意义的。"美丽是只有健康人所能承受的负担"，换句话说，病态的人天生就不那么有吸引力。那些体型理想、身材匀称的年轻人可能更健康，生育力更强。通过选择一位有吸引力的健康伴侣，增加了其基因被遗传的概率。

在一项研究中，要求20名受试者为20世纪20年代高中年鉴上毕业生的吸引力评分。之后揭晓毕业生的实际寿命，研究发现，面部吸引力与寿命的延长相关。美与健康间的关系有助于解释为什么从进化的角度来看，美的概念可能成为一个物种内固有的概念[5]。

除了在选择一位理想伴侣时的考虑，外貌的吸引力也可能有许多其他的好处。Nancy Etcoff 认为，人们往往对长相英俊的人做出更积极的反应，不管是否得到回报，而且，容貌姣好的人更能逃避惩罚，从商店行窃到考试作弊都是如此[1]。在同一个工作场所，与长相一般的同事相比，有魅力人的工资高出12%[2]。此外，已有研究证实，Likert 吸引力指数每增加一个单位，医药代表的销售额就增加1.9%。美国男性的平均身高是5英尺7英寸（170.2 cm），而《财富》500强CEO的平均身高是6英尺1英寸（185.4 cm）。从统计上看，美国总统的身高也明显高于选民的平均身高。即使是在西点军校，也有类似的现象，毕业生在吸引力上得分更高，他们的军衔也更高。

美丽的评估

认识到美和理解其重要性可能比实际定义它容易得多[6]。人体测量学包括面部特征的定量和比例的测量。其以面部的比例关系为基础，被称为新古典美学（the neoclassical canons），已经研究和修订了几个世纪。正如达芬奇最初提出的那样，理想的面部可以水平分成三等份，这三部分的组成如下：①额部发际线至额骨下缘；②眶上缘至鼻底；③鼻底至下巴（图152.1A）[7]。一般来说，数学上理想化的面部比例转化为对称的椭圆形或心形面部，具有突出的颧骨、锥形下颌线、狭窄的鼻底和薄唇。然而，这些比例主要基于高加索女性的面部特征，并且存在这些"理想"比例的种族差异。

通过数学对美进行定量的另一种方法是引入"Phi"的概念，也就是黄金比例。古希腊人认为1：1.618是自然界中所有结构的最佳比例（图152.1B）。事实上，有些学者认为新古典美学（见上文）是对 Phi 的修改。Phi 是线段上的一个点，它将线段分为两部分，较短部分与较长部分的比例，与较长部分与整条线段的比例相同（图152.2）。该比率是一个四舍五入到1：1.618的无限小数。值得注意的是，在自然界和艺术界有无数使用该比例的例子，包括帕台农神庙、维纳斯米洛雕塑、鹦鹉螺的外壳和太阳花瓣。

边长符合黄金比例的三角形称为黄金三角形。以此类推，还有黄金五边形和黄金十边形。Stephen Marquardt 注册了"Phi 面具"，这是一种符合1：1.618比例的面具，代表数学意义上理想的有吸引力的面孔。

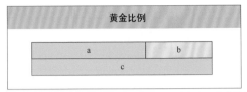

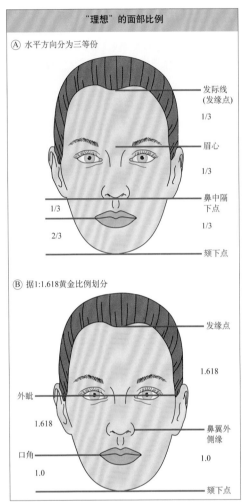

"理想"的面部比例

(A) 水平方向分为三等份

- 发际线（发缘点）
- 1/3
- 眉心
- 1/3
- 鼻中隔下点
- 1/3
- 1/3
- 2/3
- 颏下点

(B) 据1:1.618黄金比例划分

- 发缘点
- 1.618
- 外眦
- 1.618
- 鼻翼外侧缘
- 口角
- 1.0
- 1.0
- 颏下点

图152.1 **"理想"的脸**。A.一张"理想"的脸水平方向分为三等份。这三部分的组成如下：（1）额部发际线至额骨下缘；（2）眶上缘至鼻底；（3）鼻底至下巴。这些分区最初是由达芬奇提出。B.符合 1：1.618 黄金比例的理想面部比例（Adapted from Milutinovic J, Zelic K, Nedeljkovic N. Evaluation of facial beauty using anthropometric proportions. Scientific World J. 2014; 2014; 428250.）

尽管 Phi 面具已经应用于所有种族和民族的人，但 Marquardt 认识到这当中可能存在种族差异，已经将其中三个种族的模型进行了修改，包括高加索人、亚洲人和非洲人。

脸部衰老的解剖基础

了解面部解剖学及随年龄增长而发生的解剖学变

黄金比例

图152.2 **Phi 黄金比例**。Phi 是线段上的一个定点，它将线段分为两部分，较短部分（b）与较长部分（a）的比例，与较长部分（a）与整条线段（c）的比例相同。换言之，b 比 a 等于 a 比 c。这一比例是一个重复数，接近 1：1.618。边长符合黄金比例的三角形称为黄金三角形。

化是正确评估和治疗有美容需求者所必需的。随着年龄的增长，黄金比例（Phi）和新古典美学准则开始发生改变。面部上 1/3 由于额部发际线的后退和眉毛下垂而变长；面部中 1/3 则保持相对稳定（但可能随着鼻尖下垂而变长），然而，由于脂肪再分布和骨骼的改变，中面部的体积会减少；而面部下 1/3 由于口周脂肪的再分布和下颌骨显著吸收而变短。

脸部衰老是多因素共同作用的结果，不仅由于多年的地心引力将脸部皮肤向下拉而下垂，而且随着年龄增长，复杂的改变随之发生。值得注意的是，Rohrich 和 Pessa[8]的研究表明，面部没有一层大的皮肤脂肪汇合层，而是存在多个相互独立的分隔区（见下文，体积变化）。例如，面颊中部的颧脂肪垫由三个分隔区组成，随着这些分隔区体积的变化，分隔区之间的韧带变得更加突出，导致原本光滑、圆润、年轻的外观变成了棱角突出的衰老外观。

在观察了大量随着年龄增长患者面部发生变化的照片后，Lambros[9]得出结论，实际上，中面部区域几乎没有发生位置变化。尽管人们普遍认为脸部会随着年龄而下垂，但他指出，眼睑-脸颊的界限不会随着年龄的增长而改变，同样，面中部的痣也不会随着年龄的增长而下移。就像海里的单个水分子只能简单地上下移动而不是在海上随波逐流，在衰老的脸上"看见"的下行运动波可能仅仅代表皮下组织的位移。

皱纹是脸部衰老表现的重要标志。产生皱纹的原因是多方面的，包括紫外线辐射引起的损伤、皮肤弹性丧失、面部肌肉的重复运动、脂肪再分布引起的体积变化、骨骼和软骨吸收（图 152.3）。

光老化

日积月累暴露于紫外线是导致皮肤衰老最重要的因素。皮肤光老化的体征包括皱纹、色斑、角化病、毛

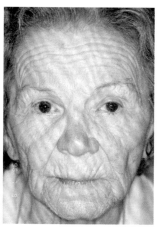

图 152.3　衰老脸部的皱纹。皱纹的成因包括紫外线辐射引起的损伤、皮肤弹性丧失、面部肌肉的重复运动、脂肪再分布引起的体积变化以及骨骼和软骨吸收

Richard Glogau 博士对皮肤的光老化做了一个简单的系统分类（Ⅰ～Ⅳ型）（见表 152.1）[12]。光老化程度与光暴露累积量有关。肤色较深者出现光老化的年龄相对较晚，程度较轻。Ⅰ型指的是即使在说话或者做表情时也没有皱纹的年轻者。Ⅱ型指的是出现"动态皱纹"，这与面部肌肉有关。

随着光老化的进展，胶原蛋白和弹性纤维受到更大的损伤。值得注意的是，胶原蛋白的产生是由完整的胶原纤维在成纤维细胞上施加动态机械张力来维持的。随着年龄的增长，特别是光老化的加重，Ⅰ型胶原（最主要的类型，半衰期为 15 年）出现越来越多的断裂。随着更多的胶原蛋白出现断裂，成纤维细胞受到的拉伸张力也越来越小，导致金属蛋白酶增多及胶原减少。胶原蛋白丧失增加，继之皮肤变薄，这成为一种恶性循环[13]。最终，随着胶原蛋白和弹性纤维大量断裂，皱纹在面部动态活动时将持续存在，甚至在

细血管扩张、弹性和透明度下降，皮肤呈灰黄色[10-11]。皮肤光型的 Fitzpatrick 量表（见表 0.6）是预测皮肤光老化的一个很好的指标。

表 152.1　Glogau 皱纹分级

Ⅰ型——"无皱纹"	Ⅲ型——"静息皱纹"
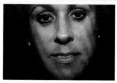	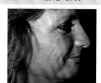
● 早期光老化 　－ 肤色均匀或仅有轻度色素改变 　－ 无角化病 ● 皱纹 　－ 即使是在眼角和嘴角，也没有皱纹 ● 年龄：20 多岁或 30 多岁 ● 没有化妆或淡妆	● 光老化进展 　－ 皮肤明显色素不均和毛细血管扩张 　－ 肉眼可见的角化病 ● 皱纹 　－ 即使面部肌肉保持不动，也能看到皱纹 ● 年龄：50 岁及以上 ● 需厚重底妆
Ⅱ型——"动态皱纹"	**Ⅳ型——"满布皱纹"**
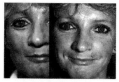	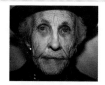
● 早期到中度光老化 　－ 可见到早期日光性雀斑样痣 　－ 可摸到角化病，但看不到 ● 皱纹 　－ 面部处于静息状态时，皱纹与Ⅰ型相同 　－ 患者做表情时，面部出现许多平行线，最开始出现在嘴角，平行于鼻唇沟，然后出现在眼角，最后发展至面颊及颧部 ● 年龄：35 岁后或 40 多岁 ● 常常需要化底妆	● 严重的光老化 　－ 皮肤呈现黄-灰色 　－ 先前的皮肤癌 ● 皱纹 　－ 满布皱纹，看不到正常皮肤 　－ 皮肤全部被细小长斜方形和几何形的皱纹覆盖，口周最为明显 ● 年龄：60 多岁到 70 多岁 ● 无法化妆——卡妆

Adapted from Glogau RG. Chemical peeling and aging skin. J Geriatr Dermatol. 1994；2；30-5. Photographs，Courtesy，Richard Glogau.

面部处于静息状态时仍存在。

一般到 60 岁后，面部会出现平行的皱纹，见于眼角外侧缘（"鱼尾纹"）和嘴角，从下眼睑向下辐射到颧弓，还可见到横贯上唇和下唇的皱纹。这些患者面部即使处于静息状态，也会显现出皱纹，故分类为Ⅲ型"静息皱纹"。其下方表情肌肉反复收缩的效应此时在皮肤中"根深蒂固"，也就是说，即使没有活跃的肌肉收缩，皱纹也容易被看到。

随着持续的光老化，皱纹逐渐增多，覆盖绝大部分面部皮肤，而真皮则充斥着大量淡染的基质，使皮肤变得厚实、粗糙。这归类为光老化Ⅳ型——"满布皱纹"。

色素系统

Fitzpatrick 的皮肤光型分类是基于皮肤对紫外线的反应（见表 0.6）[14]。患者的皮肤光型也可用来预测表皮／真皮乳头层受到光损害后是否容易出现色素异常。

容积改变——皮下脂肪丢失

衰老脸部容貌失调的一个主要原因是皮下脂肪的丢失或重新分布。借助尸解和染色技术，Rohrich 和 Pessa[8] 的研究已详细阐明，面部脂肪（不同于身体其他部位的脂肪）被分割成独立的隔室，这些隔室可以彼此独立地老化（图 152.4）。这些脂肪垫的重新分布和丢失导致面部出现鼻颧皱褶、颧皱褶、鼻唇沟、下颌前沟和木偶纹，颞部、上额和面颊部脂肪的减少也与这些皱褶的形成有关（图 152.5）。

在某些区域（例如颌下区），多余的脂肪可以通过吸脂去除。当前的观点普遍认为吸脂一定要慎重，因为可能导致面部轮廓扁平或凹陷，进而使得面部衰老感更加明显。由于皮下脂肪的丢失，衰老面部呈现出颧骨变平、唇周凹陷、眼睛下方脂肪垫凸出的特征，失去了年轻面容的饱满与圆润。有经验的整形医生已经意识到了这一点，他们将脂肪过多部位的脂肪移植填充到脂肪较少的部位。Steven Hoefflin 医生写道"脸部衰老不是因为 SMAS（浅表肌腱膜系统）或皮肤的紧致度下降，而是由皮下脂肪的数量和位置变化造成的"[15]。

例如，眼睑成形术常规去除眶下脂肪，而这常会使下眼睑和面颊之间的沟纹更加明显，现在这种术式已经过时了。手术医生更愿意实施弓状缘松弛，并动员前方和中央的脂肪填充萎缩沟，通过恢复下眼睑的轮廓复原患者的年轻外貌。同样，恢复颧弓前脂肪已

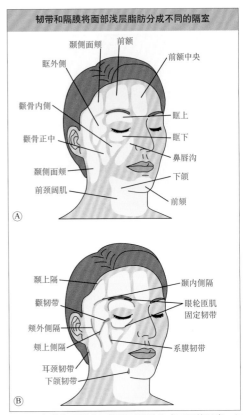

图 152.4 韧带和隔膜将面部浅层脂肪分成不同的隔室。A. 面部的浅表脂肪隔室由精细的筋膜组织和隔膜隔开。随着年龄的增长，容积损失和容积移动似乎以不同的速度出现在不同的隔室中，导致面部轮廓的不规则；年轻美丽的脸部也会有凹凸起伏，但起伏间过渡平稳，区别于衰老面部的不规则外观。B. 在相邻的隔室之间，隔膜汇聚形成固定韧带。此外，面部肌肉，如颧大肌，也是借由这些纤维隔膜附着在浅表的脂肪隔室上（Adapted from Shiffman MA，Di Giuseppe A，Cosmetic Surgery：Art and Techniques. Springer，2013.）

经成为常规面部提升术的一部分，使衰老面部扁平的下颊轮廓显得更为年轻化。

在 20 世纪 50 年代，整形外科医生 Ulrich Hinderer 博士设计了面部线条，帮助优化面颊植入物的放置。除了面颊植入物，Hinderer 线可以用来指导软组织填充物和脂肪转移的最佳位置，以便使得中面部的容积增加。这些线是：①从外眦到外侧连合；②从中耳屏到中鼻翼（图 152.6）。这些线划定了中面部的三个不同区域——颧颊部、前内部和颧下部。颧颊部直线相交处正上方的区域正是面部折光最明显的地方，也正是面颊最尖端的部位，在女性中尤为明显。

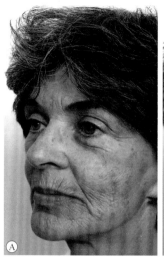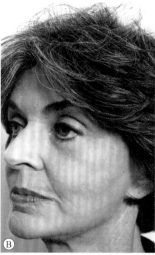

图 152.5　激光重塑术。A. 接受全脸激光重塑术前。B。术后她看起来显得"更好"而不是"更年轻"，因为没有纠正面部容积的改变

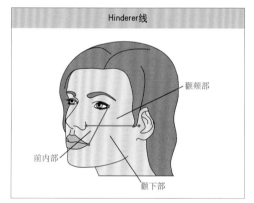

图 152.6　Hinderer 线。分别是：（1）从外眦到外侧连合；（2）从中耳屏到中鼻翼。它们可以用来指导软组织填充物和脂肪转移（以及面颊植入物）的最佳放置，以使得中面部的容积增加

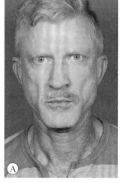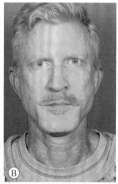

图 152.7　中面部容积丢失，利用软组织填充物来修复。A. 软组织填充物注射前。B. 注射后。即使中面部的容积仅稍有增加，也能使患者看起来更自然和更年轻

通过将软组织填充物注射到中面部[16]，可以达到面部最佳 S 曲线，使面部年轻化。这种通过填充物使中面部容积增加，患者自觉面部外貌的吸引力增加（图 152.7，见第 158 章）[17]。

面部肌肉的改变

面部出现衰老时，大概没有什么比注射 A 型肉毒毒素（BoNT-A）更能影响面部肌肉运动状态了。A 型肉毒毒素的作用是对面部肌肉选择性地化学去神经支配。眉间皱眉肌 / 降眉间肌群、前额肌群及眶周肌群的麻痹或部分减弱已经使衰老面部上 1/3 的治疗产生了革命性的变化。此外，在口轮匝肌、降口角肌和

颈阔肌中合理且小心使用神经调节剂，可有助于减轻下面部和颈部的皱纹和褶皱，使皮肤紧致（见第 159 章）。

眉毛位置与人的情绪有关，从这一角度看，中央和侧面眉毛的功能是相互独立的。外科医生必须清醒地意识到眉毛的形状和位置对一个人的外貌和人际关系的重要影响。例如，若一个人不是眉间满布愁容，眉毛的弧线恰到好处（指女性），眉毛中央和侧面的弧度平缓，则别人对待他 / 她的态度常常更加和善。

在年轻女性，眉弓位于外侧边缘上方时最具吸引力（图 152.8）。40 名受试者对同一名患者注射 A 型肉毒毒素前后的照片进行评价，生气、恐惧、悲伤的评价分别减少了 40%、49% 和 10%，而快乐的评价多了 71%。在 10 名患有抑郁症的患者中，9 名患者在注射肉毒毒

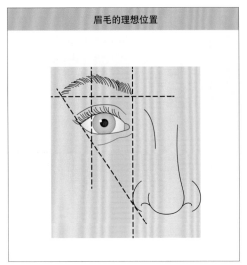

图152.8 眉毛的理想位置。 对年轻女性，眉峰高于侧缘，这样的眉毛弧线是最理想的

素 2 个月后症状明显改善，甚至不再感到抑郁[19]。可能是因为当觉得自己更有吸引力时，会更有自信，与他人有更积极的互动。Alam 等假设，面部肌肉多做些积极的表情，可以使情绪更加正面积极[20]。同样，避免做出愤怒、恐惧和悲伤的面部表情，也可以减少内在的负面情绪。

皮下软骨及骨的改变

随着皮肤下方软骨的改变，衰老面部出现鼻子变长及鼻尖下垂。嘴巴部分受上颌骨骨性重塑的影响，下巴变尖并向前突出。耳朵由于耳垂下垂而变长。睑板则变软，不能将下眼睑缘托至合适的位置。

有各种手术来处理这些问题，包括鼻尖成形术、睑板收紧术、眦成形术和下巴植入术。在鼻中隔下压肌和鼻窦扩张肌内注射 BoNT-A 可以暂时改善鼻尖下垂，而牙种植手术和颌面部手术都可以解决影响下面部的内在骨性改变。此外，软组织填充物可用于矫正与骨吸收相关的老化，而且可能带来比植入物填充更自然的外观。这些填充物可以放置在鼻背、下颌线、木偶线、下颌前沟、耳垂、泪槽和中面部（见上文）。

美容医生在诊断时不应忽略面部骨性组织的作用，尤其是评估面部对称与否（常常是缺失）的问题时。患者经常要求处理面部问题，但常忽视皮下骨结构在其面部不对称中所起的作用。拍照留存，与患者沟通，

认识到皮下骨性或软骨结构的差异导致了面部不对称，使患者有一个现实的期望值是很重要的。

固有弹性的丧失

随着面部软组织逐渐老化，皮肤及其下方的支撑结构在重力的作用下逐渐下垂，失去固有的回弹性或抗拉伸的能力。皮肤下方网架的减少、真皮变薄及受损、弹性纤维和胶原纤维断裂使皮肤松弛[13]。

面部下 1/3 若想取得理想的美容效果，面部提升术常常是必需的。重新抽取、重新定位或适当去除已经丧失弹性的皮肤和软组织能够使面部恢复年轻外观，这种效果有时即使联合使用面部重塑、填充剂、脂肪移植和（或）注射 A 型肉毒毒素也不能达到。有研究显示，面部提升术可将患者的估计年龄平均降低 3.1 岁（范围为 − 4.0 ～ 9.4 岁），但另一项研究表明，当手术 6 个月后再次评估时，患者面部的吸引力并不总是提高的。对个人来说，重要的是需认识到，采用多种面部矫正方法才能达到理想中的美丽。

性别差异

理想化的女性面孔倾向于展现出几个特征，这些特征在不同文化之间和各个时代都可以复制。有吸引力的男性面孔还没有像女性那样被广泛地研究，但倾向于具有非常不同的一组特征（表 152.2）。

与女性相比，男性的皮肤趋向于具有更高的皮脂含量、更少的透皮水分损失（transepidermal water loss，TEWL）和更低的 pH 值[22]。在两性中，水合作用随着年龄的增长而减少，pH 值增加，但男性与女性的程度不同。与年龄相关的皮脂含量在女性中也会下降，而在男性中变化很轻微[23]。

表 152.2 漂亮面容特征的性别差异。上述特征适用于不同种族	
理想的女性脸孔特征	**理想的男性脸孔特征**
大而平滑的前额和一个较小的鼻子	眉位置较高，略带弧形
眉毛形成一道弧线或鸟翼状	眼眶较深，两眼看来距离较近
眼距较宽，眼睛看起来比较大	比较大的鼻子
颧骨突出	嘴宽
一张心形向下逐渐成锥形的脸，下面部与上面部之比较小	一张方形的脸，上下面部比例接近
红唇，唇形丰满	面部下有胡须或纹理较粗

种族差异

根据美国整形外科医生协会的统计，2010 年有超过 320 万的少数种族患者接受了整容手术，比 2000 年增加了 243%。根据美国人口普查局的预测，到 2056 年，美国将有超过 50% 的人口是非高加索人后裔。虽然已经确定了理想面部结构的数学模型，但这些测量大多基于高加索人的面部。未来的面部人体测量分析不仅需要考虑面部结构的种族变化和老化的影响，还需要考虑不同种族间对美的认知的差异。少数种族患者并不一定希望看到西方化的外表，因为构成美的因素会受到种族、文化和环境因素的影响。不同种族间对美的认知标准有差异，已在皮肤科文献中有表述[24]。

由于皮肤结构和生理上的固有差异（表 152.3），以及衰老机制和面部解剖的差异（图 152.9）[25]，少数种族患者的美容问题也有所不同。在深肤色的个体中，衰老的最初迹象可能表现在中面部容积的变化，而在浅肤色的个体中，最早出现的是晒斑和皱纹。由于黑色素的保护作用，深肤色的个体出现晒斑和面部皱纹可能会晚十几年。然而，对于这一群体来说，色素异常可能是一个重要的美容问题。

联合治疗

联合治疗更能使外观改善达到最佳效果。作为治疗方法谱的一端，外用制剂，例如维 A 酸、α- 羟酸、皮肤提亮剂（例如氢醌）和抗氧化剂，以及光线性角化病的治疗（如氟尿嘧啶、咪喹莫德、丁烯英酯、光动力治疗）能抑制或逆转紫外线辐射所致的皮肤衰老。

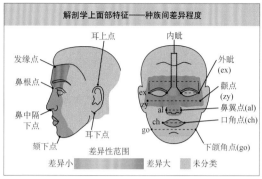

图 152.9 解剖学上面部特征——种族间差异程度。这些测量来自新古典美学（Adapted from Fang F，Clapham PJ，Chung KC. A systematic review of interethnic variability in facial dimensions. Plast Reconstr Surg. 2011；127：874-81.）

在治疗方法谱的另一端，除皱术、眼睑成形术、眉毛提拉术、吸脂术通常对于面部美容能起到非常好的效果。选择特殊治疗需要手术医生对衰老面部进行系统评估，分析面部的解剖结构，选择手术的先后顺序，并对每项手术的收益与风险进行评估。患者的主要问题是光老化、动态皱纹、下垂还是面部容积的损失或转移？通常还有一些重要的限制因素，例如 "停机时间"、手术风险、费用、受益的可能性等会影响治疗方法的选择。然而，所有这些选择的基础必须是对构成老化面孔的各种元素的理性分析。美容外科医生能够为个体患者量身定制的治疗方法越多，在美学上效果就可能更佳，患者满意度会更高。

（夏 悦译 赖 维校 朱学骏审）

表 152.3 种族间的皮肤结构和生理学的客观差异

有证据支持：	证据不足 *：	不确定的：
● 黑皮肤黑色素含量更多，黑素小体分布更广 ● 与白皮肤相比，黑皮肤成纤维细胞的细胞核更多，体积更大 ● 黑皮肤 pH ＜白皮肤 pH ● 与白皮肤相比，黑皮肤中肥大细胞颗粒较大，PLS 较多，局限于 PLS 的类胰蛋白酶较多 ● 血管反应性多变	种族差异： ● 皮肤弹性恢复 / 可延展性 ● 皮肤的微生物菌群 ● 面部毛孔大小 †	种族差异： ● 透皮水分损失 ● 含水量 ● 角质细胞脱落 ● 脂肪含量

* 相关研究不超过 2 项，故归于此标题下。
† Sugiyama-Nakagiri Y，Sugata K，Hachiya A，et al. Ethnic differences in the structural properties of facial skin. J Dermatol Sci. 2009；53：135-9.
PLS，平行线性条纹（通过电镜在肥大细胞内看到）。
Adapted from Wesley NO，Maibach HI. Racial（ethnic）differences in skin properties：the objective data. Am J Clin Dermatol. 2003；4：843-60.

参考文献

1. Etcoff N. Survival of the Prettiest: the Science of Beauty. New York: Doubleday; 1999.
2. Luftman D, Ritvo E. The Beauty Prescription: The Complete Formula For Looking and Feeling Beautiful. McGraw-Hill; 2008. p. 8.
3. Langlois JH, Roggman LA, Casey RJ, et al. Infant preferences for attractive faces: rudiments of a stereotype. Dev Psychol 1987;23:363–9.
4. Aharon I, Etcoff N, Ariely D, et al. Beautiful faces have variable reward value: fMRI and behavioral evidence. Neuron 2001;32:537–51.
5. Henderson JJA. Facial attractiveness predicts longevity. Evol Hum Behav 2003;24:351–6.
6. Alam M, Dover JS. On beauty: evolution, psychosocial considerations, and surgical enhancement. Arch Dermatol 2001;137:795–807.
7. Milutinovic J, Zelic K, Nedeljkovic N. Evaluation of facial beauty using anthropometric proportions. Scientific World J 2014;2014:428250.
8. Rohrich R, Pessa J. The fat compartments of the face: anatomy and clinical implications for cosmetic surgery. J Plast Reconstr Surg 2007;119:2219–27.
9. Lambros V. Observations on periorbital and midface aging. Plast Reconstr Surg 2007;120:1367–76.
10. Balin A, Pratt L. Physiological consequences of human skin aging. Cutis 1989;43:431–6.

11. Montagna W, Carlisle K, Kirchner S. Epidermal and Dermal Histological Markers of Photodamaged Human Facial Skin. Shelton, CT: Richardson-Vicks; 1988.
12. Glogau RG. Chemical peeling and aging skin. J Geriatr Dermatol 1994;2:30–5.
13. Fisher GJ, Varani J, Voorhees JJ. Looking older: fibroblast collapse and therapeutic implications. Arch Dermatol 2008;144:666–72.
14. Fitzpatrick T. The validity and practicality of sun-reactive skin types I through VI. Arch Dermatol 1988;124:869–71.
15. Hoefflin SM. The youthful face: tight is not right, repositioning is right. Plast Reconstr Surg 1998;101:1417.
16. Glogau RG, Tan SR. Filler esthetics. In: Carruthers J, Carruthers A, editors. Soft Tissue Augmentation. In: Dover JS, Alam M, series editors. Procedures in Cosmetic Dermatology. Edinburgh: Elsevier Saunders; 2005. p. 11–18.
17. Taub AF. Cheek augmentation improves feelings of facial attractiveness. J Drugs Dermatol 2012;11:1077–80.
18. Heckmann M, Teichmann B, Schröder U, et al. Pharmacologic denervation of frown muscles enhances baseline expression of happiness and decreases baseline expression of anger, sadness, and fear. J Am Acad Dermatol 2003;49:213–16.

19. Finzi E, Wasserman E. Treatment of depression with botulinum toxin A: a case series. Dermatol Surg 2006;32:645–9.
20. Alam M, Barrett KC, Hodapp RM, Arndt KA. Botulinum toxin and the facial feedback hypothesis: can looking better make you feel happier? J Am Acad Dermatol 2008;58:1061–72.
21. Zimm AJ, Modabber M, Fernandes V, et al. Objective assessment of perceived age reversal and improvement in attractiveness after aging face surgery. JAMA Facial Plast Surg 2013;15:405–10.
22. Luebbberding S, Krueger N, Kerscher M. Skin physiology in men and women: in vivo evaluation of 300 people including TEWL, SC hydration, sebum content and skin surface pH. Int J Cosmet Sci 2013;35:477–83.
23. Luebbberding S, Krueger N, Kerscher M. Age-related changes in male skin: quantitative evaluation of one hundred and fifty male subjects. Skin Pharmacol Physiol 2014;27:9–17.
24. Talakoub L, Wesley NO. Differences in perceptions of beauty and cosmetic procedures performed in ethnic patients. Semin Cutan Med Surg 2009;28:115–29.
25. Fang F, Clapham PJ, Chung KC. A systematic review of interethnic variability in facial dimensions. Plast Reconstr Surg 2011;127:874–81.

第153章　化妆品和药妆品

Zoe Diana Draelos

同义名： ■ 化妆品（cosmetics）■ 护肤品（skin care products）■ 药妆品（cosmeceuticals）■ 生物活性化妆品（bioactive cosmetics）■ 美甲产品（nail products）■ 护发产品（hair care products）■ 剥脱剂（exfoliants）■ 保湿剂（moisturizers）■ 清洁剂（cleansers）

要点

- 彩妆和护肤品在预防皮肤病和维持皮肤健康中起着重要作用。
- 头发是无生命结构，通过使用香波和护发素可改善其质地和外观。
- 美甲产品主要用来装饰甲，但使用不恰当可导致甲病。
- 药妆品可改善皮肤功能，主要是针对皮肤老化过程，不需要处方。
- 皮肤、头发和甲护理产品对相应结构有很大影响，它们应该是皮肤科医生知识库的一部分。

引言

化妆品和护肤品在皮肤病学中的作用日益增加。原材料的开发、使用以及配方的改进推动新产品不断问世，从而影响着皮肤的功能。传统上认为化妆品及护肤品所影响的角质层是一层无生命的、生物学上呈惰性的结构。有人也认为角质层具有完整的屏障功能，应用非处方的局部剂制不会影响其功能。通过无创生物工程技术，我们对角质层功能目前有了更深入的了解，事实证明，非处方局部制剂可极大地影响角质层的功能，这些制剂能够穿透角质层，并影响皮肤功能。

认识到角质层对皮肤健康生物学的重要性，使得一类称为药妆品（cosmeceutical）的护肤品应运而生[1]。药妆品应经过科学设计，外用于人体，有一定功效，不仅能产生预期的美容效果，而且满足严格的化学、物理和药物标准[2]。目前虽然有许多针对皮肤、毛发和指（趾）甲的药妆品，但没有法规条文承认这些配方的科学先进性。1938年，《美国联邦食品、药品和化妆品法案》对化妆品的定义是：以搽、灌、洒、喷涂或其他方式，导入或作用于人体或人体某一部分的物质，发挥清洗、美化、增加吸引力或改变外观的作用，对结构或功能没有影响[3]。

由于皮肤病学知识库的拓展，药妆品现在已经成为现实，其使得化妆品和药品之间原本清晰的区别变得模糊[4]。水也是药妆品的概念有点令人困惑。水对有活力的表皮结构和功能可产生很大影响。许多物质借助渗透促进剂（例如丙二醇、十四烷酸异丙酯、吡咯烷酮衍生物）能进入和通过角质层，进而作为药妆品发挥作用。丙二醇能在很大程度上改变角质层的屏障特性。十四烷酸异丙酯能够穿透细胞膜的脂质双层。吡咯烷酮衍生物既能与角蛋白、也能与角质层的脂质相互作用，促使物质进入皮肤。在化妆品配方中常可发现这些促进剂。随着对皮肤生理的深入认识，这些此前不被人知的物质对皮肤的深远影响渐渐得到公认。

讨论

护肤品

护肤品有三个基本类别，分别为清洁剂（cleansers）、保湿剂（moisturizers）和化妆水（astringents）。清洁剂用来去除面部和身体的皮脂、脱落的角质细胞、细菌、真菌和环境污垢，对细胞间的脂质屏障不受损害。化妆水实际上是清洁剂的一个亚型，用来补充清洁剂不能够实现的预期功能。保湿剂可把皮肤清洁造成的屏障损害最小化。总之，这三种护肤品联合使用，在满足皮肤卫生需要的同时，又保持皮肤屏障功能这一重要使命。

清洁剂

洁肤肥皂的发明对于在全世界范围减少疾病具有里程碑式的意义。虽然在发达国家肥皂无处不在，但世界卫生组织的主要目标之一就是把肥皂清洁的概念推广到全球接触性传染病泛滥的地区。用基本的化学术语描述，肥皂就是脂与碱反应生成的脂肪酸盐[5]。肥皂可溶解皮脂和环境污垢，用水可将这些污物冲洗掉。用手或其他洗浴用品将肥皂在皮肤上反复摩擦，可物理去除皮肤表面的鳞屑、细菌和真菌。在发达国家，洗澡已经成了日常生活的一部分，过度使用肥皂可导致皮肤病，如干性湿疹。这就促使清洁剂不断发展，使其更加适合应用于皮肤，其在化学上已不是真正的肥皂，而是称为洗涤剂（detergents）。

清洁剂，无论是条块状还是液体，可分成三个基本类型——肥皂、合成清洁剂和混合型皂（表153.1）。真正的肥皂由长链脂肪酸碱盐组成，pH为9～10。这种碱性pH在清洗后可升高皮肤的pH值，导致角质层屏障破坏，洗澡后皮肤有紧绷感。皮肤的碱化作用破坏了天然酸性外膜，这在皮炎的发生中很重要。对皮肤pH值需要保持在5.4的认知推动了合成洗涤剂（例

如酰基磺酸钠）的发展。合成洗涤剂类的清洁剂也称为美化清洁剂，肥皂含量不到10%，pH为5.5～7.0，目的是将皮肤的碱化最小化[6]。第三类清洁剂，即混合型皂，是由碱性肥皂组成，添加了pH为9～10的表面活性剂。混合型皂与真正的肥皂相比，属于温和的清洁剂，但比合成洗涤剂清洁去污能力强。真正的肥皂对于过于油腻或脏的皮肤是一个很好的清洁选择，而混合型皂适用于正常但有中等程度污物的皮肤，合成洗涤剂对干性皮肤或任何形式皮炎患者的皮肤屏障损害最小。

目前市场上的许多清洁剂都可归入上述三类，出于营销目的，每种清洁剂一定有自己独特的作用。每种清洁剂的独特性是通过加入特别的添加剂来实现的

表 153.1 清洁剂产品分类

产品类型	成分	产品举例®, TM
条形肥皂	条块状真正肥皂，pH 9～10	Ivory Bar Soap（Procter & Gamble）
		CashmereBouquet（Colgate-Palmolive）
合成条状清洁剂	合成洗涤剂（没有肥皂），条形，pH 5.5～7	Cetaphil Bar（Galderma）
		Dove Bar（Unilever）
		Olay Quench Moisturizing Bar（Procter & Gamble）
合成液体清洁剂	合成洗涤剂，液体形式，pH 5.5～7	Dove Liquid Soap（Unilever）
		Olay Foaming Face Wash（Procter & Gamble）
混合型皂	真正肥皂和合成洗涤剂的混合，pH 9～10	Dial Bar Soap（Dial Corporation）
		Irish Spring Bar Soap（Colgate-Palmolive）
浴液	乳液中混合发泡剂，合成洗涤剂与保湿剂、柔顺剂的混合	Aveeno Daily Moisturizing Body Wash（Johnson & Johnson）
		Cetaphil Skin Restoring Body Wash（Unilever）
		Dove Deep Moisture Body Wash（Unilever）
		Olay Sensitive Body Wash（Procter & Gamble）
无油脂清洁剂	没有脂肪的清洁剂，可含有甘油、鲸蜡醇、硬脂酸、十二烷硫酸钠，偶尔含有丙二醇	Aquanil Cleanser（Person & Covey）
		CeraVe Cleanser（Valeant Consumer Products）
		Cetaphil Gentle Skin Cleanser（Galderma）
清洁霜	蜡和矿物油成分，利用硼砂的去污作用	Noxzema Original Deep Cleansing Cream（Unilever）*
		Pond's Cold Cream*
化妆水/爽肤水	以乙醇为基质的产品，可含有北美金缕梅、水杨酸或羟基乙酸	Clarifying Lotion 2，3，4（Clinique）
保湿的化妆水/爽肤水	以甘油为基质的保湿剂	Clarifying Lotion 1（Clinique）
剥脱型清洁剂	含有羟基乙酸或水杨酸的清洁剂	Oil-Free Acne Wash（Neutrogena）
磨砂型清洁剂	在合成清洁剂中有聚乙烯珠或其他小颗粒	Clinique 7 Day Scrub Cream
		Olay Age Defying Daily Renewal Skin Cleanser（Procter & Gamble）

*不含硼砂

（表 153.2）。常见清洁剂的添加剂包括不同香料和与美观相关的发泡剂，但与皮肤科最相关的添加剂是抗菌剂。在条状和液体清洁剂中广泛使用的抗菌剂是三氯生[7]，现在称为苯扎氯铵。三氯生通过阻断细菌细胞壁的脂质合成而发挥作用，其可减少皮肤生物膜的细菌数和气味。然而，在 2016 年，三氯生在美国被禁止作为消费者防腐洗涤剂的成分。

皮肤科对皮肤清洁的另一个重要诉求是最大程度地减少对皮肤屏障功能的破坏。不幸的是，表面活性剂不能区分不想要的皮脂、油溶性污物和细胞间的脂质，因此清洁剂的清洗能力与经表皮水分丢失的程度呈正相关。在同一个产品中，同时实现清洁和屏障功能恢复的目标使浴液诞生。浴液是混合有亲水和亲脂成分并被乳化成单一相的液体，当冲洗掉表面活性剂时，可同时具有清洁和保湿的作用。浴液一定要用发泡剂使足够量的水和空气进入清洁剂乳液中，使清洁和保湿作用同时发生。在清洁阶段，浴液的浓度高于水，这时合成洗涤剂主要是聚乙二醇单十二醚硫酸铵盐，可把溶于油的污物溶解到水中冲洗去除，而在冲洗阶段，浴液的浓度低于水，封包（occlusive）保湿剂（如凡士林）和润肤剂（如豆油）被留了下来，

阻止经表皮水分丢失和提高皮肤的光滑度。

针对干性皮肤及皮炎的清洁剂包括无脂、非成型的清洁剂和冷霜。这些产品对去除化妆品和少量环境污物效果很好。无脂清洁剂是指非成形型、无肥皂的液体产品，用在干燥或湿润的皮肤上，摩擦产生很少的泡沫，然后冲洗掉。其表面活性剂能力低，只能通过机械方式去除细菌，这对于皮肤屏障破坏的患者来说很有意义[8]。冷霜是干性及患有皮炎的皮肤经典的清洁剂，其融合了油脂（如蜂蜡或矿物油）的溶解功能和硼砂的去污作用[9]。然而，不是所有冷霜的配方中都含有硼砂。

有时候，皮肤病需要特殊的清洁剂，其对皮肤的益处不只局限于去除皮脂和环境污垢。如老年患者需要使用具有角质剥脱作用的清洁剂，这可通过添加化学剥脱剂（如水杨酸或羟基乙酸）到前面提到的清洁剂配方中来实现。添加过氧苯甲酰和水杨酸的剥脱性清洁剂有时可作为痤疮的外用辅助制剂。剥脱剂还可通过在液态合成洗涤剂内掺入细小的摩擦微粒，例如聚乙烯珠、氧化铝、果核粉或四硼酸钠，机械去除皮肤鳞屑。最后，鼓励使用一种特殊的针织洁面巾去除皮肤鳞屑，这种机械剥脱作用不会损伤表皮。

各种新的洗涤剂和清洁添加剂不断开发，这可能创造了众多容易混淆的消费产品。然而万变不离其宗，清洁剂的最终目标没有变：清洁皮肤的同时避免损害皮肤屏障。我们接下来要讨论的是保湿剂。过度清洗会造成角质层屏障的损害，保湿剂可替代皮肤脂质和天然保湿因子。

保湿剂

"保湿剂"（moisturizers）这一术语有点误导消费者，很多消费者认为乳膏或洗液可给皮肤补水，使外界湿气或水进入皮肤[10]。实际上，保湿剂不能使水从外界补回到皮肤表层，也不能结合到细胞内的脂质。保湿剂只能阻止经表皮水分丢失和为恢复角质层的屏障功能创造最好的环境[11]。角质层最佳含水量是 10% ～ 30%（这取决于应用的测量技术），保湿剂的功能是通过多种活性成分的封包或保湿效应来提高皮肤的含水量（表 153.3）[12]。

封包保湿剂通过在皮肤表面放置一层水分不能透过的油性膜，防止水分挥发到外界环境中，水分进而从低活性的表皮或真皮向上移动，最终补充了角质层的水分[13]。有许多不同种类的化学物质可作为封包保湿剂[14]，例如碳氢油和蜡类（凡士林、矿物油、石蜡、角鲨烯）、硅酮（环甲硅油、二甲基硅油）、植物油（蓖

表 153.2	不同特性的肥皂配方
肥皂类型	**独特成分**
多脂皂	增加了油和脂，比例达到 10%
橄榄油皂	橄榄油为主要脂类
除臭皂	抗菌剂
法国研压块皂	添加剂降低了碱性
漂浮皂	合成过程中加入了额外的气体
燕麦片皂	添加研磨了的燕麦（粗研磨产生研磨皂，细研磨产生温和清洁剂）
痤疮皂	加入了硫、间苯二酚、过氧苯甲酰或水杨酸
面部皂	更小的条状，无特殊成分
浴皂	大的条块状，无特殊成分
芦荟汁皂	将芦荟汁添加到肥皂中，对皮肤无额外功效
维生素 E 皂	添加有维生素 E，对皮肤无额外功效
可可脂皂	可可脂作为主要的脂类
坚果或水果油皂	坚果或水果油作为主要的脂类
透明皂	添加有甘油和蔗糖
磨砂皂	添加有浮石粉、粗燕麦片、玉米面、坚果核碎、干草药或花
加强皂	洗后皮肤有强烈高浓度香气
非皂类肥皂	含有合成洗涤剂

膨胀并使角质细胞剥落后细胞间隙最小化，湿润剂还有助于改善干燥皮肤的质地，使其平滑[24]。

总之，只有采取了以下四个步骤，皮肤的再湿润才能得以实现：

- 启动屏障修复（见第 124 章）[25]。
- 改变皮肤表面的水分分配系数。
- 开始真表皮间的水分扩散。
- 细胞内脂质合成[26]。

保湿剂试图通过封包和湿润的原理增加角质层含水量。已发现皮肤中的水通道蛋白 3 可对甘油和尿素进行调节，这促进了对另一种保湿机制——细胞渗透压平衡的研究。

化妆水

有时候，患者为了弥补清洁剂的缺陷或补充保湿剂的效果而使用某些护肤品，这些产品称为化妆水（astringents）或爽肤水（toners）（见表 153.1），用在清洁剂之后、保湿剂之前。使用后会留在皮肤上。化妆水通常是用化妆棉擦拭在面部。最初，化妆水用来去除使用以碱液为基质的肥皂和硬水后留在脸上的皂垢。如果这些皂垢留下来，会引起刺激性接触性皮炎。早期的化妆水是具有芳香气味的异丙醇或丙二醇溶液，以去除油溶性残余物。合成洗涤剂和纯净水的出现让使用化妆水的初衷不存在了，但化妆水仍受到人们喜爱。

就像前面讨论过的，化妆水现在用来去除无脂清洁乳或清洁霜清洁面部后遗留的含油残渣。针对多油的面部，为了在应用合成洗涤剂后彻底去除残留的皮脂或使角质松解，化妆水配方通常包括水杨酸、羟基乙酸或金缕梅。用于干性皮肤的化妆水含有保湿的液体湿润剂，例如丙二醇或甘油，还有皮肤安抚剂，例如尿囊素、愈创蓝油烃或聚硅氧烷季铵盐[27]。化妆品柜台的全套面部治疗流程为使用清洁剂，随后是化妆水，最后是保湿剂。皮肤按这套程序准备完毕，接下来就可选用彩妆。

面部彩妆

彩妆是指用颜色来装饰眼睛、口唇和面颊，以形成时髦外观，突出光彩耀人的外观特点，并掩盖面部瑕疵。对皮肤科医生来说，了解彩妆很重要，因为其与皮肤的健康息息相关，可诱发皮炎，掩盖美观上的缺陷。

面部底霜

配方

面部底霜是使用保湿剂后首先用在面部的化妆品，

表 153.3　保湿剂的不同类型。还可使用其他处方保湿剂，例如以甘草次酸和牛油果（Atopiclair® 乳膏），或蓖麻油（Promiseb™ 乳膏）为基质的保湿剂。完整清单见表 129.13

保湿剂类型	组成	产品举例®, ™
只有油	凡士林	Vaseline petroleum jelly（Unilever）
水包油乳剂	水、凡士林	Eucerin Cream（Biersdorf）
聚合体基质	水、异丁烯烯酸甘油酯聚合体、凡士林	Cetaphil Cream（Galderma）
植物油和蜡	蓖麻油、玉米油、石蜡、蜂蜡、石蜡油、巴西棕榈蜡	Lip Moisturizer（Neutrogena）
富含甘油	水、甘油、凡士林	Norwegian Formula Hand Cream（Neutrogena） Curél Daily Moisture Original Lotion（Kao Brands Company）
二甲基硅油和神经酰胺	水、凡士林、二甲基硅油、神经酰胺	CeraVe（Valeant） EpiCeram（PuraCap Pharmaceutical）

麻油、玉米油、葡萄籽油、豆油）、动物油（貂油、鸸鹋油）、脂肪酸（羊毛脂酸、硬脂酸）、脂肪醇（羊毛脂醇、鲸蜡醇）、多元醇（丙二醇）、蜡酯（羊毛脂、蜂蜡、硬脂酰）、植物蜡类（巴西棕榈蜡、小烛树蜡）、磷脂类（卵磷脂）及固醇类（胆固醇、神经酰胺）[15]。

最有效的封包保湿剂是凡士林，因为其能减少99% 的经表皮水分丢失[16]。经表皮水分丢失作为细胞信号，能够启动角质层屏障的修复和细胞内脂质的合成，所以将角质层完全封包并不可取[17-18]。完全阻断经表皮水分丢失就不会有屏障修复，当去除了封包剂，经表皮水分丢失又会恢复到治疗前的水平[17-19]。凡士林能渗透到整个角质层间隙内，同时使屏障修复[20]。

角质层补充水分的另一个方法是利用湿润剂（humectants）。湿润剂是吸收水分的物质，包括甘油、蜂蜜、乳酸钠、尿素、丙烯乙二醇、山梨醇、吡咯烷酮羧酸、明胶、透明质酸和一些维生素、蛋白质[14, 21]。机体利用真皮的透明质酸和其他的糖胺聚糖作为生物湿润剂，防止皮肤干燥。只有当环境湿度超过 70%时，湿润剂才能从环境中水化皮肤，故而补充角质层的水分通常是从表皮深层和真皮组织中吸引来的。绝大多数保湿剂是封包剂和湿润剂的混合，因为如果没有封包剂固定住湿润剂吸收到受损角质层的水分，这些水分将很快丢失到空气中[22-23]。通过诱导角质细胞基本上面部底霜是含色素的保湿剂，使用后可维持 8 h 或更长时间。因此，其为彩妆中对面部整体性影响最大的类别。面部底霜适用于每一种皮肤类型和肤色，能满足表 153.4 所列的需求。

有四种基本的面部底霜配方——油基配方、水基配方、无油配方和无水配方[28]。油基产品适用于干性皮肤，而水基产品适用于所有皮肤类型。无油配方是用在油性皮肤的面部底霜，而无水配方持续的时间特别长，可满足遮盖瑕疵或演员化妆需要。

油基底霜是指油（例如矿物油）中悬浮有颜料或羊毛脂醇的油包水乳液。其中还可加入植物油（葡萄籽、椰子、芝麻、红花）和合成酯类（肉豆蔻酸盐、棕榈酸辛酯、棕榈酸乙丙酯）。使用这种底霜后，水分从底霜里挥发，在面部留下油中的色素。这一过程产生了皮肤湿润的感觉，特别适于干性皮肤者。由于颜色已完全融入底霜中的油相，当油基底霜与皮脂混合后，不会发生颜色的变化。这种底霜使用方便，应用后色素在 5 min 内均匀弥散于面部。

水基面部底霜是水包油乳剂，含有少量油，颜料被乳化，含水量多。主要的乳化剂通常是肥皂，例如，三乙醇胺或非离子型表面活性剂。第二种乳化剂通常是硬脂酸甘油酯或 1,2-丙二醇单硬脂酸酯，一般用量较小。这些流行的底霜适用于稍干到正常皮肤。由于色素已经在油中，这类底霜也不会产生颜色的漂移。产品在脸上停留的时间（在化妆品领域称为上妆时间）比油基底霜短。

无油面部底霜不含动物油、植物油或矿物油。其含有其他类型油类物质，例如二甲基硅油/环甲硅油。因为这类底霜使皮肤有干燥的感觉，所以通常是为油性肤质的人设计的。聚二甲基硅氧烷不会引起粉刺，也不导致痤疮，是低致敏物质，这种面部底霜很受大众喜爱。水基底霜和无油底霜通常都是装在瓶子里的。

无水底霜能防水，是把植物油、矿物油、羊毛脂和从油相中合成的酯类用蜡混合，形成乳剂。其中可混入高浓度颜料，形成不透光的面部底霜。颜料以二氧化钛与氧化铁为基质，偶尔混合有群青（蓝）。二氧化钛既可用做面部遮盖剂，也可用做防晒剂。这些产

表 153.4   面部底霜的功能
增加面部颜色
协调面部颜色
掩盖不规则色素
使面部皮肤颜色正常化
防晒
作为治疗产品

品的保存形式多样，可保存在瓶子里蘸取，可保存在管中挤出使用，还可以固态形式擦拭使用。这些配方适用于需要面部掩饰者。联合使用遮瑕力高的粉底可增加化妆品的不透光度。

应用和皮肤效果

面部底霜必须涂抹均匀才能产生最佳的美容效果，并间接取得防晒效果。氧化铁颜料和其他遮盖剂，例如二氧化钛、氧化锌和高岭土（白陶土），是能阻断 UVA 和 UVB 的物理微粒（见第 132 章）。没有添加任何化学防晒成分的面部底霜，例如依坎舒、甲氧基肉桂酸辛酯、羟苯甲酮或阿伏苯宗，通常 SPF 至少为 4。为了遮盖潜在的色素缺陷，广泛覆盖的面部底霜的 SPF 值一般至少是 8。面部底霜中所包含的其他防晒剂可使 SPF 值提高到 15。因此，面部底霜是很好的面部光老化防护剂。

为达到理想的美容效果，面部底霜的颜色应该与下颌皮肤颜色匹配，用指尖涂抹均匀。在前额、鼻、面颊和下颏涂抹少量底霜，轻轻地往复涂抹，直至均匀涂满整个面部，包括口唇。然后应该用粉扑或海绵从上往下轻轻擦拭，使底霜分布更为均匀，并抚平面部毫毛。还要注意应把底霜涂到发际线、耳屏和下颏下面，以及眼周。如果需要，可涂在整个上眼睑上。应该稍等片刻，使得底霜固定或干燥，直到轻触后不会脱落。如果希望有额外的遮瑕效果，可再涂一层底霜。

面部底霜最多见的副作用是患者所谓的"爆痘"。典型表现是患者在用了新的面部底霜后 48 h，出现小的毛囊周围丘疹，类似于痤疮，但 48 h 的病程与痤疮的诊断相矛盾。这种皮损可为毛囊周围刺激性接触性皮炎，因为当面部底霜与外泌汗腺分泌物及皮脂混合时，破坏了化妆品形成的保护膜，使底霜趋向于迁移到毛囊口（图 153.1）。该结果可能解释了为什么临床测试中未发现面部底霜会导致粉刺和痤疮，但当其被自认为是敏感性皮肤的患者使用后，却引起了痤疮样皮疹。总体说来，面部底霜不常引起皮肤问题。

粉

底霜上涂粉可阻止面部底霜脱落、增强防晒能力和帮助吸油。面部用粉主要含有滑石粉（含水硅酸镁）和大量遮盖颜料。粉中含有的遮盖颜料按不透明度递增顺序列在表 153.5 中。普遍认为用 0.2 μg 大小的粒子能取得最佳不透明度。耳环和戒指上的黑色印迹可能是因为粉中含有比铂、银或金更硬的成分，如氧化锌。

面部的粉通常也含有碳酸镁和（或）高岭土（含水的硅酸铝），用来吸油和吸汗。粉中含有颜料和有反

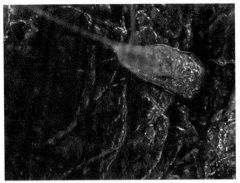

图 153.1　面部底霜的氧化铁颗粒扩散到毛囊口。400 倍放大显微图片显示，当皮脂和外泌汗腺分泌物与化妆品膜混合时，面部底霜的氧化铁颗粒扩散到毛囊口

表 153.5　扑面粉成分的遮盖能力排序。按不透明度递增顺序列出
1. 二氧化钛 *
2. 高岭土（含水的硅酸铝）
3. 碳酸镁
4. 硬脂酸镁
5. 硬脂酸锌
6. 沉降白垩
7. 氧化锌 *
8. 米淀粉
9. 碳酸钙
10. 滑石粉
* 硬度高于铂、金和银，因此能够产生黑色印迹

光性的颗粒，可压缩成饼状，通过粉扑涂在脸上，也可松散地存储在罐子中，用刷子撒在脸上，或者通过自动粉刷涂抹在脸上。这些含有颜料的粉可用作面部粉底，称为矿物质化妆品。建议皮肤敏感和酒渣鼻患者使用，因为其不含液体，防腐剂较少，成分更简单。因此，出现变应性和刺激性接触性皮炎的可能性低。特殊颜料的粉用于使面颊变红者称为腮红，用于使眼睑着色者称为眼影。

腮红

　　腮红是用来模拟红润面颊（偶尔玫瑰痤疮患者厌烦这种红润）的代表性粉剂。腮红与扑面粉的配方基本相同，只是随社会流行趋势变化增加了一些功能，如使无光泽的黯淡皮肤表面显得有光泽，甚至呈金属光泽[29]。值得注意的是，一些用来产生光反射的边缘粗糙的颗粒能引起敏感皮肤的刺激反应。在下颏中央、面、鼻尖、前额涂腮红可吸收面部油脂，与颊部玫瑰痤疮的红斑交融，并可为暗黄的脸增加色彩。

眼影

　　眼影在配方和表面特征上与腮红相似，但颜色种类更广泛。其所含色素受到美国食品药品管理局（FDA）限制，只允许使用纯天然色或在表 153.6 中列出的无机色素[30]。眼影可用来遮盖不理想的眼周皮肤，并对上眼睑提供防晒保护，其将患者希望去掉的眼眶周围色素沉着最小化。眼影可能引起眼睑皮炎，故常为皮肤科医生关注。眼影含有与腮红同样的反光颗粒，通过刺激性接触性皮炎引起眼睑发痒，停止使用后可消失（图 153.2）。

　　北美接触性皮炎小组（North American Contact Dermatitis Group）已经发现有 12% 的化妆品不良反应出现在眼睑，但只有 4% 与使用眼部化妆品有关[31]。当眼影导致了变应性接触性皮炎，最常见的罪魁祸首是粉红色眼影中使用的红色色素。不幸的是，用常规的斑贴试验很难发现变应性接触性眼睑皮炎的病因[32]，因为许多物质可通过手带到眼周围，使皮肤病因评估复杂化[33]。眼影很少引起眼部感染，因为干粉不利于细菌的生长。

睫毛膏

　　睫毛膏是睫毛化妆品，与眼影是眼睑化妆品不

表 153.6　美国 FDA 批准在眼影类化妆品中使用的色素
氧化铁
二氧化钛（单独，或与云母混合）
铜、铝和银粉
天青石蓝、紫罗兰色和粉红色
锰紫
胭脂红
氧化铬及其水合物
普鲁士蓝
香粉铋（单独，或在云母或滑石粉中）
滑石粉

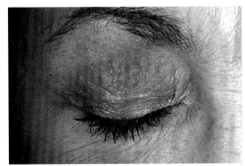

图 153.2　上眼睑皮炎。上眼睑皮炎可能因使用有深色色素并反光的眼影而加重

同。睫毛是眼睛的框架，睫毛膏用来给睫毛着色和修饰，并使睫毛延长和变浓。考虑到使用方便，应用后不产生污迹、无刺激性或毒性，睫毛膏的配方必须谨慎。目前用的着色剂包括氧化铁（产生黑色）、天青石蓝（产生蓝色）、棕土、富铁锻黄土或合成的棕色氧化物（产生棕色）[34]。

大多数现代睫毛膏的配方都是液体，储存在管中，配备有多头的涂抹刷或梳。使用时需将刷子插到管中，这为细菌进入化妆品提供了许多机会。最危险的细菌感染是铜绿假单胞菌（绿脓杆菌）引起的角膜感染，可能导致永久性的视力受损[35-36]。表皮葡萄球菌、金黄色葡萄球菌和真菌也能在污染的睫毛膏中增殖[37-38]。如果污染的睫毛棒不慎戳伤眼球，通常会发生眼内感染。因此，即使睫毛膏含有抗菌剂，也应该在3个月后丢弃所用的睫毛膏，并且不要多人共用一支睫毛膏[39]。

有几个细菌和真菌不易生长的睫毛膏配方（表153.7）。睫毛膏有水基型、溶剂型和水/溶剂混合型。水基型睫毛膏很容易被水洗掉，而且很少引起眼部刺激，但水为细菌生长提供了培养基。溶剂型睫毛膏产品不含水，必须用特定的清洁剂才能去除，刺激性更强，但是不利于细菌生长，这类睫毛膏是葡萄球菌或链球菌携带者的优选配方[40]。水/溶剂混合型睫毛膏是同时具有上述两类产品优点的抗水化妆品。

使用睫毛膏的另一个皮肤副作用是结膜色素沉着，这是清洗时睫毛膏通过泪液进入结膜囊造成的[41]。可在睑结膜的上缘观察到这种有色的颗粒物质。组织学表现为巨噬细胞内可见色素，细胞外有一定量的淋巴细胞浸润。电子显微镜提示铁蛋白、碳和氧化铁出现在组织中[42]。不幸的是，对于这种状况没有治疗方法，好在通常患者没有症状。

专业睫毛膏可用于卷曲和拉长睫毛。这些睫毛膏含有着色聚合物，当其干燥时会在睫毛上聚合。然后聚合物收缩，卷曲睫毛并在睫毛周围留置一层薄的、长期着色的有色薄膜，使睫毛变厚并拉长。此外，含有贝美前列素0.03%的处方药妆品（Latisse®，最初用于治疗青光眼）通过调节前列腺素来拉长睫毛（见第129章）[43]。副作用包括虹膜和眼睑色素沉着，可能是永久性的。

口红

口红是一种唇部化妆品，用来装饰牙齿的周围结构。传统的口红是蜡、油和色素不同浓度的混合物，不同浓度形成了最终产品的不同特点。例如，可长时间保留在唇部的口红是由高浓度蜡、低浓度油和高浓度色素组成的，而使口唇有光滑感觉的产品是由低浓度蜡、高浓度油组成的[44]。通常掺入口红配方的蜡包括白蜂蜡、小烛树蜡、巴西棕榈蜡、地蜡、羊毛脂蜡、微晶蜡与其他物质的合成蜡。通常精心挑选并混合上述蜡质用于口红，混合蜡具有预先设计的熔点。其后选择具有分散色素作用并可用于唇部的油，如蓖麻油、白矿物油、羊毛脂油、氢化植物油或油醇，形成一层膜[45-46]。

较新的口红配方含有长效聚合物，可形成防水纤维，从而一直停留在嘴唇上，直到说话或吃饭时被擦去。由于配方中不含保湿成分，这些长时间停留在唇部的产品会引起唇炎。另外，唇部产品进入市场时号称有丰唇效果。这些产品含有刺激物，如辣椒碱，会产生轻度刺激性接触性皮炎，从而导致短暂的唇部水肿。

某些常用的口红成分会给一些敏感患者带来麻烦[47]。由于蓖麻油能很好地溶解溴基酸染料，大多数口红里都添加有蓖麻油，但其能引起变应性接触性皮炎[48-50]。即使在擦不掉的口红中存在的溴基酸染料，例如伊红（D&C Red NO.21），仍能引起变应性接触性皮炎[51]。据报道，其他引起变应性接触性皮炎的口红成分包括蜡（如蜂胶[52]）、防腐剂（如没食子酸丙酯[53]、苯甲酸[54]）、防晒剂（如羟苯甲酮[55]、苯甲酮-3[56]）、颜色［如litholrubineBCA（Pigment Red 57-1）[57]］、香料（如薄荷油）、维生素E和蓖麻油酸[58]。

遮瑕类面部化妆品

以上讨论的所有彩妆品，联合使用是为了遮盖面部的瑕疵，减小面部的缺陷，同时增加面部吸引力。医学美容师、皮肤科医生、整形科医生和化妆品咨询师还会使用遮瑕化妆[59]。这些产品的完美效果不仅基于好的产品配方和质量，还基于对皮肤化妆技术和绘画艺术的熟练掌握[60]。遮瑕主要针对面部色素和（或）轮廓缺陷[61]。

色素缺陷是指局限性皮肤颜色的异常，而轮廓缺陷定义为面部皮肤的增生或萎缩和由于缺乏附属器结

表 153.7	不同类型的睫毛膏配方	
睫毛膏配方	**成分**	**益处/弊端**
水基型	蜡类、色素、树脂	容易用水去除，随着泪水流出，利于细菌生长
溶剂型，防水	石油馏出物、色素、蜡类	用溶剂才能去除，防水，不利于细菌生长
抗水，水/溶剂混合型	水包油乳剂、色素	用水或清洁剂去除，不能随着泪水流出，不利于细菌生长
压缩饼	色素、滑石	用水去除，随着泪水流出，极少过敏，不利于细菌生长

构而发生的质地改变。表153.8列出了皮肤科医生常见的因炎症性疾病、系统性疾病或外部因素（如日晒）所致色素异常的例子。遮瑕时可通过应用不透光的化妆品（从而看不到真正的异常皮肤色调）或应用补充颜色的底霜来弥补色素缺陷。例如，红斑缺陷可用绿色底霜化妆，因为绿色为红色的互补色，从而产生棕色色调，这样使用一种常规的面部底霜就能容易地遮瑕了。另外，黄皮肤色调可用一个互补色——紫色底霜来调和，也产生棕色色调。

面部轮廓缺陷的修饰是基于这样一个原则：深色使突起看起来后退，浅色使表面凹陷看起来更浅。通过艺术阴影在有瘢痕的脸上创造出均匀的表面。粉剂的腮红产品最适合这一用途。需要变浅的面部区域应刷上浅粉或桃红色珠光腮红或缓冲液。需要变黑的面部区域应刷上深红或青铜哑光腮红或高光。

某些化妆品是用作遮瑕。附录中列出了推荐的遮瑕化妆品公司的网站，以供参考。

护发产品

上面所讨论的一些理念同样适用于护发产品，因为洗发香波与皮肤清洁剂相关，护发素与皮肤保湿剂类似。

洗发香波

洗发香波主要用来清洁头发，考虑到女性平均有 $4 \sim 8 \ m^2$ 的头发表面需要清洁，这显然是一个复杂的任务[62]。洗发香波用来去除头发和头皮的皮脂、汗液、脱落的角质层、定形产品和环境污物[63]。其含有洗涤剂、起泡剂、调理剂、浓缩剂、遮光剂、软化剂、多价螯合剂、芳香剂、防腐剂和特别添加剂[64]。合成洗涤剂可去除皮脂和污物，但是过多去除皮脂使头发黯淡，易产生静电，难以梳理，这时就需要护发素了[65]。

洗发香波的洗涤剂从化学上可分成阴离子性、阳离子性、非离子性、两性表面活性剂和自然表面活性剂（表153.9）[66]。条形肥皂和洗发香波之间的基本区别是后者添加了高浓度的多价螯合剂，螯合了镁和钙离子，阻止其他盐或不溶性肥皂（即皂垢）的形成。如果没有螯合剂，洗发香波会使头发黯淡，并引起头皮瘙痒。有多种不同类型的洗发香波用来满足不同头发的清洗需要。表153.10对此进行了总结。

表 153.8 面部异常色素的遮盖

面部颜色	疾病	互补色
红色	玫瑰痤疮，银屑病，红斑狼疮	绿色
黄色	日光性弹力纤维变性，化疗，透析	紫色
棕色色素沉着	黄褐斑，雀斑样痣，色素痣	白色
色素沉着和色素减退	炎症后色素沉着，先天性，白癜风	棕色

表 153.9 香波的洗涤剂

表面活性剂类型	化学分类	特性
阳离子性	硫酸月桂基酯、硫酸聚乙二醇单十二醚、甲甘氨酸、磺基丁二酸盐	深层清洁，可能使头发粗糙
阴离子性	长链氨基酯类，铵酯类	清洁能力弱，起泡少，使头发柔软，易打理
非离子性	聚氧乙烯脂肪醇聚氧乙烯、山梨醇酯、聚氧乙烯	最温和的清洁剂，易于打理
两性表面活性剂	甜菜碱、二甲基磺基甜菜碱、咪唑啉衍生物	对眼无刺激性，温和清洁，易于打理
天然活性剂	洋菝葜、石碱草、皂树皮、常春藤，龙舌兰	清洁能力弱，易于起泡

表 153.10 不同特性的洗发香波

洗发香波类型	功能	独特配方
针对油性头发	提供了很好的皮脂清洁功效，有最小程度的调理作用	强效表面活性剂（例如月桂硫酸钠或磺基丁二酸盐）
针对干性头发	提供温和的清洁和很好的调理作用	温和的表面活性剂（例如聚乙二醇单十二醚硫酸钠）
护发	含有额外的护发素，增强光泽并使静电最小化	用来穿透发干的水解蛋白
婴儿	利用温和的洗涤剂麻痹结膜，以防止产生刺痛、烧灼感和刺激性	两性组的洗涤剂，如甜菜碱
含药物	通过使用角质松解剂、抗增殖剂和抗炎剂来治疗头皮屑和脂溢性皮炎	焦油、水杨酸、硫、二硫化硒、酮康唑和吡硫翁锌
专业	在染发后使用，降低发干的膨胀	阴离子酸性洗发香波中和永久染发后残留的发干的碱性
干性	吸附油而不接触水，延长染发效果	吸收性粉剂

干性洗发香波是近期的一种新产品，由某种粉末组成，粉末洒在头皮和头发上，然后再被刷掉。粉末吸收油，不与水接触就被抹掉。干性洗发香波的优点是，由于避免了与水接触，可延长人工染发剂的效果。

护发素

对护发素的需要是由于洗发香波不只是去除了皮脂而使头发干净，还因去除了太多的皮脂，会使头发干燥，不易梳理和黯淡[67]。另外，由于持久烫发、染发和其他的化学处理使头发损失了毛小皮，头发变得粗糙、易断、难以散开（表153.11，图153.3）[68]。护发素通过改善光泽、降低脆性、降低多孔性、增加强度和恢复头发蛋白的降解而逆转上述头发的各种损害[69-70]。

表 153.11 化学性头发处理：染发、永久烫发和拉直。参见正文了解巴西和日本头发矫直技术				
处理	定义	所用化学药物	过程	副作用
永久染发	颜色长久存在（直到长出新的头发）	• 过氧化氢（称为显色剂或氧化剂） • 氨水 • 染料［例如对苯二胺（PPD）、氨基苯酚］	• 通过氧化黑色素，过氧化氢减轻了以前的颜色，这使染料显色并使颜色沉积 • 碱性 pH 值导致了外皮的膨胀和破坏，允许染料穿透到皮质 • 把黑色头发染成金色，头发必须先漂白（例如用过硫酸铵和过氧化氢的混合物）	• 使头发黯淡（尤其是永久染发） • 变应性接触性皮炎，尤其是对 PPD • 对 PPD 过敏的患者，有对纺织染料、磺胺类药物、苯佐卡因、普鲁卡因和对氨基苯甲酸出现交叉过敏的潜在风险 • 使皮肤染色和出现脂溢性角化
半永久染发	颜色保持 2～3 个月（12～24 次洗头可将颜色洗掉）	• 低浓度的过氧化氢 • 非碱性氨水（例如乙醇胺） • 染料（例如 PPD、氨基苯酚）	• 与永久染发剂相同（但有一定程度减轻）	
不完全永久染发	颜色保持 4～6 周（6～12 次洗头可将颜色洗掉）	• 没有过氧化氢 • 温和的非碱性氨水 • 偶氮染料、指甲花、聚合染料、氨基苯酚 ±PPD	• 小染料颗粒既覆盖在表皮又能穿透到皮质，或染料聚合体覆盖在表皮 • 头发没有变白	
逐渐染发	随着时间逐渐染色	• 金属染料（例如铅盐、铋盐或银盐）	• 染料颗粒在表皮慢慢蓄积，在有限范围内（褐色到黑色）使头发变深	
暂时染发	1 或 2 次洗头就可将颜色去掉	• 偶氮和其他 FD&C 染料	• 染料覆盖在发干的外皮（颗粒太大，不能穿透外皮）	
永久烫发 *	永久卷发的化学处理（直到长出新头发）	• 巯基乙酸铵盐或钠盐（pH 值为 9～10，"碱性烫发"） -或- • 甘油单巯基乙酸盐（pH 值为 6.5～8，"酸性烫发"，需要加热） -或- • 重亚硫酸盐或巯乙胺（低 / 中 pH 值，"无巯基乙酸盐烫发"）	• 将头发绕在卷发棒上，用化学溶液去破坏角蛋白多肽键之间的二硫键 • 然后用中性溶液改造二硫键，头发呈现出柱状卷曲	• 头发黯淡、脆性增加（特别是碱性烫发） • 刺激性接触性皮炎 • 变应性接触性皮炎，特别是对甘油单巯基乙酸盐 • 甘油单巯基乙酸盐可在头发中最多保留 3 个月
化学拉直（羊毛硫氨酸）*	永久性拉直卷曲或扭结头发的化学处理（直到长出新头发）	• 氢氧化钠（碱液） -或- • 氢氧化胍（氢氧化钙膏＋碳酸胍活性溶液，"非碱性"拉直剂） -或- • 巯基乙酸铵（"含硫"拉直剂）	• 与永久性卷发剂的方式相同，破坏角蛋白多肽链的二硫键 • 在头发上梳上拉直膏，一部分一部分地用机械法使头发变平，接着用中性洗发香波洗发	• 使头发黯淡、易断裂（断裂是主要的，尤其用氢氧化钠时） • 刺激性接触性皮炎 • 氢氧化钠化学烧伤留下的瘢痕 • 变应性接触性皮炎

* 永久烫发或拉直应在染发前进行，因为前者能产生不可逆的颜色丢失。为了使表皮损伤最小化，最好等 2～4 周再染发。
FD&C，《美国联邦食品、药物和化妆品法案》

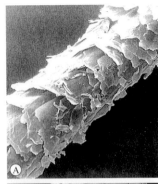

图 153.3 电子显微照片显示化学损伤的发干。A. 毛小皮松动，而正常毛发的毛小皮紧密重叠（见 图 153.5）。B. 毛小皮缺失，暴露皮质

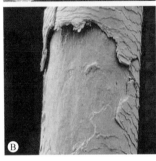

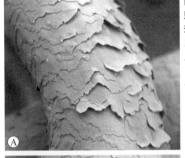

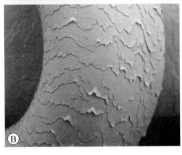

图 153.4 电子显微照片显示护发素的效果。A. 未使用护发素的毛干，毛小皮被掀起。B. 使用了护发素的毛发，毛小皮紧紧黏附

护发素通过减少静电使头发易于梳理。梳理头发后，发干携带负电荷，导致头发相互排斥。护发素使阳性电荷离子沉积于发干，中和了负电荷。护发素可降低高达 50% 的发干梳理摩擦系数，使头发更易于梳理，让纠结的头发散开。护发素还能使毛小皮鳞屑平滑，增加头发的光泽（图 153.4）[71-72]。最佳的头发光泽是由具有相当大髓质的大直径椭圆形发干及完整而相互重叠的毛小皮产生的[73]。头发缺乏光泽主要是因为缺少毛小皮，如图 153.5 所示。

特殊的护发素配方可通过暂时对接残余破损的毛发髓质和皮质，修复分叉发梢。水解动物蛋白可用于

此，其能最小程度穿透发干，提高 5% 的头发张力强度，直到下次洗头前。有多种护发素配方满足不同的需求（表 153.12）。免洗护发素是专门为非裔美国人设计的，目的是在头发拉直后不可避免要丧失水分的情况下维持头发的含水量。

安全问题

护发产品通常是安全的，其会被水从头发和皮肤上冲洗掉。但仍有可能发生变应性接触性皮炎，特别是永久染发剂中含有的对苯二胺（PPD）。对 PPD 过敏的患者可选用金属染料逐渐染发和暂时染发，但需警告他们可能会对化学结构相关的局部或系统性药物产生交叉反应（见表 153.11）[74]。

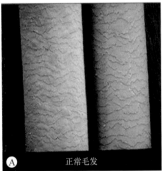

正常毛发

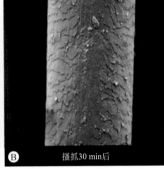

搔抓30 min后

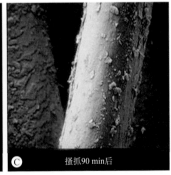

搔抓90 min后

图 153.5 电子显微照片显示搔抓逐渐去除了毛小皮。毛小皮脱落最常见的原因是搔抓，导致头发色泽黯淡且脆性增加。注意正常毛发有紧密重叠的毛小皮

表 153.12　护发素

类型	使用方法	说明
速效	在洗发香波后使用，冲洗	对头发的损害最小，有助于湿性梳理
深层	用 20 ～ 30 min，用洗发香波冲洗	对头发会造成化学损伤
免洗	毛巾擦过头发后应用，用于维持发型	阻止头发干燥或头发拉直损害，有助于梳理和发型维持
冲洗	用完洗发香波后使用，冲洗	冲洗时有助于发结松解及去除皂垢

除了使用化学松弛剂"永久"拉直卷曲或扭结的头发外，还可采用半永久性技术，包括巴西头发拉直、角蛋白井喷和巴西角蛋白治疗，矫直效果持续 10 ～ 16 周。将含角蛋白和甲醛的溶液施用于头发，然后使用加热的矫直熨斗。过程中会释放有毒的甲醛气体，可能带来健康问题。在溶液中，甲醛可以与亚甲基二醇平衡。它有多个化学名称。因此，头发产品标记"不含 formaldehyde（甲醛）"但含有 methylene glycol（亚甲基二醇）、formalin（福尔马林）、methanal（甲醛）、methyl aldehyde（甲醛）、methylene oxide（甲醛）、oxomethane（氧甲烷）、oxymethylene（甲醛）、oxymethyline（甲醛）、formic aldehyde（甲醛）或 formol（甲醛溶液）仍然是个问题。相比之下，日本人头发拉直（也称为热修复）使用巯基乙酸铵与加热的矫直熨斗相结合，效果是永久性的。

美甲产品

有许多种美甲产品，表 153.13 对此进行了总结。本节的重点是甲油和甲塑形的应用，表 71.10 概述了与修指甲或修脚有关的变化。

甲油

甲油作为化妆品用来在甲板上形成一层暂时的颜色。其由颜料组成，颜料混悬在一种挥发性溶剂中，其中添加有薄膜形成剂[75]。在甲油中，硝基纤维素是最常用的基本薄膜形成剂。其形成的膜有光泽且强韧，很容易黏附到甲板上。这层膜允许一些氧气穿透，因此外界与甲板有气体交换，这对维持甲的强度是必需的。这层膜还减少了甲水分的丢失，可从 1.6 mg/（cm² · h）减少到 0.4 mg/（cm² · h），防止了甲板脱水[76]。

为了降低硬度，在硝基纤维素中必须添加像甲苯磺酰胺甲醛（也称甲苯磺酰胺-甲醛树脂）这样的树脂。在皮肤斑贴试验中，发现一些人会对这种物质过敏。因此，在低致敏性的甲油中已不再应用，而是改用聚酯型树脂或醋酸丁酸纤维素，但变应性接触性皮炎仍有可能发生，并且这种甲油不太耐用[77]。

一次专业美甲要求涂上三层油——基本层、色素甲油和最外层。基本层甲油确保材能很好地黏附到甲板上，防止碎片产生。第二层是真正的色素甲油，而第三层（即最外层）提供了光泽并抵抗碎屑产生。一种新的专业甲油应用技术称为甲虫胶（nail shellacs）。甲虫胶利用一种紫外线固化的色素聚合物，与甲塑形（见下文讨论）中使用的聚合物相同，在天然甲板上形成一层薄薄的、坚硬的色素层。

与美甲有关的问题包括甲板褪色和变应性接触性皮炎。用深红色甲油（包含 D&C Reds No.6、7、34 或 5 Lake）后常出现甲染色[78]。连续用甲油 7 天，甲板将染成黄色，一旦去除甲油形成的釉质，大约 14 天后甲板将会褪色（图 153.6）[79]。在对甲苯磺酰胺甲醛过敏的人群中，可见到变应性接触性皮炎，甚至发展为

表 153.13　甲化妆品

甲化妆品	主要成分	功能	副作用
甲油	硝基纤维素、甲苯磺酰胺甲醛树脂、增塑剂、溶剂、着色剂	给甲板增加颜色和光泽	对甲苯磺酰胺甲醛树脂的急性过敏反应，甲板染色
甲硬化剂	甲醛、醋酸盐、丙烯酸酯类或其他树脂	增加了甲强度，阻止断裂	对甲醛的变应性接触性皮炎
甲油去除剂	丙酮、乙醇、醋酸乙酯或丁基醋酸盐	去除甲油	刺激性接触性皮炎
角质层去除剂	氢氧化钠或氢氧化钾	破坏在甲板上形成过多角质层组织的角蛋白	刺激性接触性皮炎
甲涂白剂	白色色素	游离的甲缘变白	几乎没有
甲漂白剂	过氧化氢	去除甲板染色	刺激性接触性皮炎
甲油干燥剂	植物油、乙醇或硅酮衍生物	使甲油的干燥时间加快	几乎没有
甲磨光膏	浮石、滑石粉或高岭土	甲崎抛光	几乎没有
甲湿润剂	封包剂、湿润剂、乳酸	增加甲的水分	几乎没有

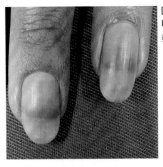

图 153.6　深红色和橙色甲油导致甲黄染。这种染色较为普遍，可恢复

近端甲皱襞红斑水肿、指尖触痛、肿胀和（或）眼睑皮炎[80]。北美接触性皮炎小组发现，4% 的斑贴试验阳性是因为对甲苯磺酰胺甲醛树脂过敏[32]。

甲塑形（人造甲）

甲油只是使甲板着色，由于有树脂层，其能使甲增加一点坚韧度，但不能延长指甲。一些女性认为长指甲有吸引力，因而促进了甲修复术产业的发展。甲修复术也就是甲塑形，针对自然指甲和趾甲，如表 153.14 中描述。

将液态乙基或异丁基甲基丙烯酸异丁酯单体与粉剂的聚甲基丙烯酸甲酯混合，形成甲塑形剂。混合物在过氧苯甲酰促进剂的作用下形成丙烯酸树脂，其在 7 ～ 9 min 内变硬[81]。常常会加入对苯二酚、氢醌、甲基醚或联苯三酚，以减慢聚合反应[82]。

许多人没有意识到甲塑形后比自然甲需要更多护理。甲塑形后随着时间的延长，自然甲上的丙烯酸树脂会松动，尤其是边缘。为了防止感染和甲分离，约每 3 周应进行修剪并再次应用新的丙烯酸树脂[83-84]。但是，随着塑形甲的连续使用，自然甲板的损害不可避免（图 153.7），2 ～ 4 个月后，自然甲板变黄、变干、

变薄和弯曲，这是由于甲板的正常水分交换受到影响，以及修剪过程中损伤了甲板和甲床[85]。出于这一原因，连续甲塑形不应超过 3 个月，进行下一次甲塑形前应有 1 个月的间歇（图 153.8）。通常，塑形甲上会再涂抹甲油，以取得特定的视觉效果（表 153.15）。

变应性接触性皮炎是一个重要的皮肤问题，因为异丁基、乙基和 2- 四氢呋喃异丁烯酸都是强致敏剂[86-87]。

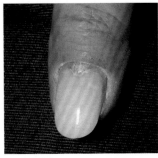

图 153.7　指甲假体导致的甲中心营养不良。指甲假体覆盖在甲板外面，必须在邻近的甲皱襞使用新的多聚体。多聚体已经损伤了中央甲床的细胞

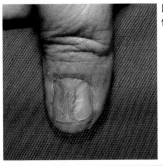

图 153.8　连续使用指甲假体导致甲板明显受损

表 153.14　甲塑形的实施

甲塑形是一个费时的过程，塑形 10 个指甲大约需要 2 h。基本过程如下：

1. 从指甲上去除所有的指甲膏和油。
2. 用粗糙的金刚砂板使甲表面变得不平，用浮石或磨钻磨出一个塑形甲黏附的最佳表面。
3. 将抗真菌、抗细菌的液体，如去色的碘，涂在整个甲板上，使甲癣和甲沟炎的发生率降到最低。
4. 修剪、去除或回推疏松边缘的甲小皮，这取决于技术人员。
5. 以自然的甲板为母模，制作一个柔韧的模板，在这一模板上放置塑形甲或人造甲尖。
6. 混合丙烯酸树脂，用刷子涂到整个自然甲板和延长的甲板或形成的甲尖上，获得想要的甲长度。
7. 最后的塑形是使甲有高度光泽。
8. 应用甲油、宝石、贴纸、装饰的金属贴或喷枪设计

表 153.15　甲油——特殊效果

特殊甲油类别	技术	优点 / 缺点
条状甲油	甲油通过黏合层贴在可拆卸的背衬上	整洁，必须切割以适应指甲并按压到位
变色甲油	甲油中的颗粒可随温度或紫外线强度改变，由非共聚状态变为共聚状态	可用于确定是否发生紫外线照射 / 无法完全控制颜色变化
纹理甲油	聚对苯二甲酸乙二醇酯纤维可呈现出 3D 编织纤维效果或玻璃珠呈现出鱼子酱的效果	可创造出独特的时尚效果
磁性甲油	含有磁性粒子，如氧化铁，当暴露在磁场中时按极性排列	可创造出独一无二的指甲效果 / 有金属过敏的可能性
裂纹甲油	最上面的甲油含有乙醇，乙醇会迅速蒸发，产生表面张力变化和裂纹效应	可产生双色调甲油效果 / 甲油不太耐用

而聚酯固化丙烯酸不易引起过敏，液态单体才会致敏[88]。因此，细心的操作者通过避免皮肤接触到未固化的丙烯酸树脂可避免患者过敏。作为筛查，应使用甲基丙烯酸甲酯（凡士林中浓度为2%）和丙烯酸乙酯（凡士林中浓度为0.1%）对疑似过敏个体进行斑贴试验，之后如果还需进一步了解，则应进行甲基（丙烯酸酯）系列的斑贴试验，包括2-羟乙基甲基丙烯酸酯（2-HEMA）、2-羟丙基甲基丙烯酸酯（2-HPMA）以及三甘醇二丙烯酸酯（TREGDA）。应避免使用由单体组成的斑贴试验，因为其可能致敏[89]。

羟基酸类药妆品

到目前为止，所论述的都是一些在化妆品领域发挥功能作用的产品，但目前市场上还有一类称为羟基酸的药妆品。这些羟基酸能去除老化皮肤的鳞屑，并改善非固有角质层含水量降低造成的皮肤粗糙[90]。与成熟皮肤相关的皮肤粗糙可能是源于细胞间信号传递障碍导致的异常脱屑[91]。此研究结果已经使 α-羟基酸和 β-羟基酸得到了广泛应用。

α-羟基酸

该组有机羧酸的特点是羟基替代性地共价结合到羧酸的 α 碳上。α-羟基酸（alpha-hydroxy acid，AHA）（果酸）的线性和脂质结构解释了其水溶性或亲水性（图153.9）。α-羟基酸由三个亚类组成：①单羧酸——羟基乙酸（2-羟基乙酸）、乳（2-羟基-乳酸）和扁桃酸（2-羟基-2苯基乙醇）；②二羧酸——苹果酸（12-羟基-1,4-丁二酸）和酒石酸（2,3-二羟基-1,4-丁二酸）；③三羧酸——柠檬酸（二水合柠檬酸三钠盐）。配方的复杂性比 α-羟基酸的性质更重要，因为剥离效果是相似的[92]。

α-羟基酸能够解除角质细胞的黏附作用，诱导即刻的表皮效应，实现这一点一般认为需要打破离子键[93-94]。角质细胞失去黏附最初出现在颗粒层，一旦皮肤屏障被破坏，紧接着会发生真皮渗透[95]。α-羟基酸在表皮层的作用是使表皮棘层变薄，黑色素生成减少。α-羟基酸在真皮层的作用是延迟和增加糖胺聚糖的合成，进而预防局部的激素性萎缩，并增加真皮厚度，原因可能是通过成纤维细胞的增殖，以剂量依赖性方式促

进了胶原的产生[96-97]。

破坏角质细胞的黏附在许多皮肤病的治疗中有一定价值（表153.16）[98]。例如，α-羟基酸可用于痤疮的治疗，可诱导表皮松解并排出粉刺，但其不能进入毛孔[99]。每月进行羟基乙酸剥脱治疗对玫瑰痤疮有疗效[100]。其还可剥脱角质细胞，有报道称其可用来治疗脂溢性角化病、疣和胼胝[101-102]。羟基乙酸制剂可配成局部制剂或短期接触性剥脱剂，对浅色和深色皮肤的人都适用[103]。近来认为 α-羟基酸有抗炎和抗氧化的功能，能减轻与皮肤紫外线暴露相关的红斑[104]。对皮肤来说，羟基乙酸产品可提供2.4的SPF[105]。

β-羟基酸

另一种作用类似但化学结构不同的羟基酸是水杨酸（正氢酸），即 β-羟基酸（Beta-hydroxyacid，BHA）。水杨酸是有机芳香族羧酸，在 β 位有一个羟基（图153.10）。

在羟基酸中，水杨酸很独特，因为其能进入皮脂腺单位，诱导面部多油部位发生皮肤剥脱[106]。由于这一原因，其多年来作为一种粉刺去除剂用于非处方

表153.16 羟基酸类作为局部制剂和剥脱剂在皮肤科的应用
皮肤问题
光老化皮肤
鱼鳞病
干性湿疹
痤疮
玫瑰痤疮
脂溢性角化病（改善外观）
光线性角化病
雀斑样痣（改善外观）
疣
皮肤效应
湿润性剥脱
皮肤剥脱剂
渗透促进剂
预防糖皮质激素诱导的萎缩

羟基乙酸的化学结构

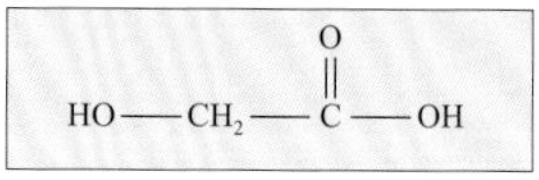

图153.9 羟基乙酸的化学结构解释了其亲水性

$$HO—CH_2—\overset{\displaystyle O}{\overset{\displaystyle \|}{C}}—OH$$

水杨酸的化学结构

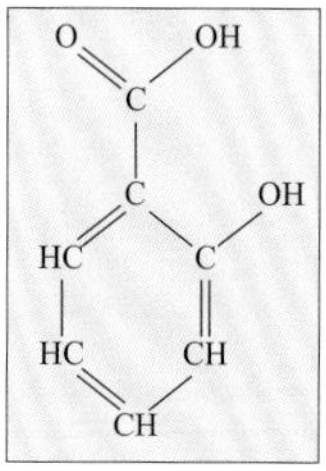

图153.10 水杨酸的化学结构解释了其亲脂性

制剂，以改善黑头粉刺性痤疮[107-108]。FDA 批准浓度小于 2% 的水杨酸作为 OTC 药物成分治疗痤疮。它也是一个很好的角质溶解药，可促使胼胝、鸡眼和疣的剥脱[109]。水杨酸被掺入许多洗发香波中，用来去除脂溢性皮炎和银屑病患者头皮脱落的角质细胞[110]。

水杨酸的功能是通过溶解细胞间的黏合质，降低角质细胞的粘连。它是从最外层向下一层一层地去除角质层[111]。这与 α - 羟基酸（是在角质层的最底层减少角质细胞间的聚合）作用相反。这种差异可能部分是由于 α - 羟基酸溶于水的特性，这使得它很容易穿透角质层，而水杨酸溶于油的特性使其停留在角质层。

局部应用水杨酸还可采取短期接触性皮肤剥脱的形式。可单独应用浓度为 10% ～ 50% 的水杨酸，也可与 α - 羟基酸乳酸在 Jessner 溶液中联合应用（表 154.4）。在 95% 的乙醇中，水杨酸溶解浓度为 20% 或更少，达到 30% 或更高的浓度时会发生沉淀，使用前必须摇匀。

与羟基乙酸剥脱相反，水杨酸是一个自身中和的剥脱剂，最终在皮肤上会形成白色水杨酸结晶[112]。用水很容易把结晶从皮肤上冲掉，但可能会残留在毛囊口，这种残留可延长角质溶解作用。

其他药妆品

药妆品包括一大类产品，除在羟基酸中论述的外，药妆品还可为皮肤带来其他好处（表 153.17，图 153.11）。

未来方向

对角质层生理的新认识促进了皮肤化妆品和护肤品在皮肤领域的新发展，促使旨在改善皮肤功能和改善外观的药妆品的快速增长。另外，最初为皮肤角蛋白开发的技术可直接转化到毛发和甲角蛋白领域。毫

表 153.17 药妆品配方中的主流成分。表中是除羟基乙酸之外的成分		
药妆品类别	**成分**	**评价**
抗氧化剂 类胡萝卜素	视黄醇	氧化成视黄醛，然后氧化成有活性的视黄酸
	叶黄素	三文鱼中浓度很高
	虾青素	多烯侧链中广泛的共轭双键
抗氧化剂 黄酮类化合物	黄豆	含有染料木黄酮和大豆苷元，含植物雌激素，并防止脂质过氧化
	姜黄素	有效成分是四氢姜黄素——杀灭氧自由基并抑制 NF-κB
	水飞蓟素	牛奶蓟植物提取物，含有抗氧化剂水飞蓟宾、水飞蓟宁、水飞蓟亭
	Pycnogenol®	法国海洋树皮提取物，含有抗氧化剂紫杉叶素、儿茶素、原花青素
抗氧化剂 多酚	绿茶	含有抗氧化多酚：表儿茶素、表儿茶素 -3- 没食子酸酯、没食子儿茶素、没食子儿茶素 -3- 没食子酸酯
	石榴	提取物含有泛酸、多酚
内源性抗氧化物	维生素 E	皮肤中的主要抗氧化剂
	维生素 C	皮肤中的次要抗氧化剂
	辅酶（辅酶 Q10）	皮肤中排第三位的抗氧化剂
抗炎	芦荟	黏液含有胆碱、胆碱水杨酸
	银杏	含有白果内酯、银杏内酯、银杏酸
淡化色素 美白	维生素 C	与铜离子相互作用，可能会中断黑素生成
	甘草提取物	含有甘草素和异甘草素，分散黑色素，抑制酪氨酸酶
	曲酸	亲水性真菌衍生物，在体外抑制酪氨酸酶活性
	aleosin	天然存在的羟甲基酮，通过竞争性抑制来抑制酪氨酸酶
	熊果苷	天然存在的葡萄糖吡喃糖苷；降低酪氨酸酶活性，可能抑制黑色素瘤的成熟
多肽		与棕榈酸（渗透增强剂）连接的肽（例如赖氨酸、苏氨酸），模仿蛋白质（例如胶原 1 和胶原 3）

NF-κB，核因子活化 B 细胞 κ 轻链增强子。
Adapted from refs 113-117

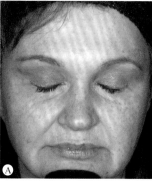

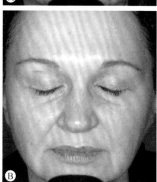

图153.11 改善面部色素斑。A.光老化导致面部出现大量色素斑。B.治疗后色素斑减少,配方包括曲酸、油柑子提取物和羟基乙酸

附录

彩妆制造商

Ben Nye Company, Inc., Coverette

www.bennye.com

Dermablend Professional

www.dermablend.com

Dermacolor

https://us.kryolan.com/product-lines/dermacolor

Fashion Fair Cosmetics, Cover Tone

www.fashionfair.com

Keromask Camouflage Cream

www.beautycafe.com

Joe Blasco Cosmetics, Inc., Dermaceal

http://www.megamakeupstore.com/makeup-concealer.htm

Lydia O'Leary, Covermark

www.cm-beauty.com/covermark_problem_solution.htm

Veil Cover Creams, Tattoo Camoufl age

www.veilcovercream.com

化妆品成分

www.fda.gov/cosmetics/productsingredients

无疑问,未来的研究将探索预防皮肤炎症的方法,这与研究皮肤病和化妆品潜在不良反应的思路是相同的。

(夏 悦译 赖 维校 朱学骏审)

参考文献

1. Vermeer BJ, Gilchrest BA. Cosmeceuticals. Arch Dermatol 1996;132:337–40.
2. Epstein H. Factors in formulating cosmeceutical vehicles. Cosmet Toilet 1997;112:91–9.
3. Federal Food, Drug, and Cosmetic Act (sections [21 USC 301–392]).
4. Lavrijsen APM, Vermeer BJ. Cosmetics and drugs: is there a need for a third group: cosmeceutics. Br J Dermatol 1991;124:503–4.
5. Willcox MJ, Crichton WP. The soap market. Cosmet Toilet 1989;104:61–3.
6. Wortzman MS, Scott RA, Wong PS, et al. Soap and detergent bar rinsability. J Soc Cosmet Chem 1986;37:89–97.
7. Schreiber J. Antiperspirants. In: Barel AO, Paye M, Maibach HI, editors. Handbook of Cosmetic Science and Technology. New York, NY: Marcel Dekker; 2001. p. 689–701.
8. Mills OH, Berger RS, Baker MD. A controlled comparison of skin cleansers in photoaged skin. J Geriatric Dermatol 1993;1:173–9.
9. Jass HE. Cold creams. In: deNaarre MG, editor. The Chemistry and Manufacture of Cosmetics, vol. III. 2nd ed. Wheaton, IL: Allured Publishing; 1975. p. 237–49.
10. Baker CG. Moisturization: new methods to support time proven ingredients. Cosmet Toilet 1987;102:99–102.
11. Lynde CW. Moisturizers: what they are and how they work. Skin Therapy Lett 2001;6:3–5.
12. Ghali FE. Improved clinical outcomes with moisturization in dermatologic disease. Cutis 2005;76(6 Suppl.):13–18.
13. Wilhelm KP, Cua AB, Maibach HI. Skin aging. Effect on transepidermal water loss, stratum corneum hydration, skin surface pH, and casual sebum content. Arch Dermatol 1991;127:1806–9.
14. Lodén M. Role of topical emollients and moisturizers in the treatment of dry skin barrier disorders. Am J Clin Dermatol 2003;4:771–88.
15. de Jager MW, Gooris GS, Ponec M, Bouwstra JA. Lipid mixtures prepared with well-defined synthetic ceramides closely mimic the unique stratum corneum lipid phase behavior. J Lipid Res 2005;46:2649–56.
16. Friberg SE, Ma Z. Stratum corneum lipids, petrolatum and white oils. Cosmet Toilet 1993;107:55–9.
17. Jass HE, Elias PM. The living stratum corneum: implications for cosmetic formulation. Cosmet Toilet 1991;106:47–53.
18. Holleran W, Feingold K, Man MQ, et al. Regulation of epidermal sphingolipid synthesis by permeability barrier function. J Lipid Res 1991;32:1151–8.
19. Buraczewska I, Berne B, Lindberg M, et al. Changes in skin barrier function following long-term treatment with moisturizers, a randomized controlled trial. Br J Dermatol 2007;156:492–8.
20. Ghadially R, Halkier-Sorensen L, Elias PM. Effects of petrolatum on stratum corneum structure and function. J Am Acad Dermatol 1992;26:387–96.
21. Spencer TS. Dry skin and skin moisturizers. Clin Dermatol 1988;6:24–8.
22. Rieger MM, Deem DE. Skin moisturizers II. The effects of cosmetic ingredients on human stratum corneum. J Soc Cosmet Chem 1974;25:253–62.
23. Idson B. Dry skin: moisturizing and emolliency. Cosmet Toilet 1992;107:69–78.
24. Robbins CR, Fernee KM. Some observations on the swelling of human epidermal membrane. JSCC 1983;37:21–34.
25. Bouwstra J, Pilgram G, Gooris G, et al. New aspects of the skin barrier organization. Skin Pharmacol Appl Skin Physiol 2001;14(Suppl.1):52–62.
26. Jackson EM. Moisturizers: What's in them? How do they work? Am J Contact Dermatitis 1992;3: 162–8.
27. Wilkinson JB, Moore RJ. Astringents and skin toners. In: Harry's Cosmeticology. 7th ed. New York: Chemical Publishing; 1982. p. 74–81.
28. Draelos ZK. Cosmetics in Dermatology. Edinburgh: Churchill Livingstone; 1995. p. 1–14.
29. Schlossman ML, Feldman AJ. Fluid foundation and blush make-up. In: deNavarre MG, editor. The Chemistry and Manufacture of Cosmetics. Wheaton, IL: Allured Publishing; 1988. p. 748–51.
30. Lanzet M. Modern formulations of coloring agents: facial and eye. In: Frost P, Horowitz SN, editors. Principles of Cosmetics for the Dermatologist. St Louis: Mosby; 1982. p. 138–9.
31. Adams RM, Maibach HI. A five-year study of cosmetic reactions. J Am Acad Dermatol 1985;13:1062–9.
32. Wolf R, Perluk H. Failure of routine patch test results to detect eyelid dermatitis. Cutis 1992;49:133–4.
33. Nethercott JR, Nield G, Linn Holness D. A review of 79 cases of eyelid dermatitis. J Am Acad Dermatol 1989;21:223–30.
34. Wilkinson JB, Moore RJ. Coloured make-up preparations. In: Harry's Cosmetology. 7th ed. New York: Chemical Publishing; 1982. p. 341–7.
35. Wilson LA, Ahearn DG. Pseudomonas-induced corneal ulcer associated with contaminated eye mascaras. Am J Ophthalmol 1977;84:112–19.
36. MMWR Reports. Pseudomonas aeruginosa corneal infection related to mascara applicator trauma. Arch Dermatol 1990;126:734.
37. Ahearn DG, Wilson LA. Microflora of the outer eye and eye area cosmetics. Develop Ind Microbiol 1976;17:23–8.
38. Kuehne JW, Ahearn DG. Incidence and characterization of fungi in eye cosmetics. Develop Ind Microbiol 1971;12:1973–7.
39. Bhadauria B, Ahearn DG. Loss of effectiveness of preservative systems of mascaras with age. Appl Environ Microbiol 1980;39:665–7.
40. Ahern DG, Wilson LA, Julian AJ, et al. Microbial growth in eye cosmetics: contamination during use. Develop

Ind Microbiol 1974;15:211–16.

41. Jervey JH. Mascara pigmentation of the conjunctiva. Arch Opthalmol 1969;81:124–5.

42. Platia EV, Michels RG, Green WR. Eye-cosmetic-induced conjunctival pigmentation. Ann Ophthalmol 1978;10:501–4.

43. Tosti A, Pazzaglia M, Voudouris S, Tosti G. Hypertrichosis of the eyelashes caused by bimatoprost. J Am Acad Dermatol 2004;51(5 Suppl.):S149–50.

44. Cunningham J. Color cosmetics. In: Williams DF, Schmitt WH, editors. Chemistry and Technology of the Cosmetics and Toiletries Industry. London: Blackie; 1992. p. 143–9.

45. deNavarre MG. Lipstick. In: deNavarre MG, editor. The Chemistry and Manufacture of Cosmetics. 2nd ed. Wheaton, IL: Allured Publishing; 1975. p. 778.

46. Boelcke U. Requirements for lipstick colors. J Soc Cosmet Chem 1961;12:468.

47. Sulzberger MD, Boodman J, Byrne LA, Mallozzi ED. Acquired specific hypersensitivity to simple chemicals. Cheilitis with special reference to sensitivity to lipsticks. Arch Dermatol 1938;37:597–615.

48. Sai S. Lipstick dermatitis caused by castor oil. Contact Dermatitis 1983;9:75.

49. Brandle I, Boujnah-Khouadja A, Foussereau J. Allergy to castor oil. Contact Dermatitis 1983;9:424–5.

50. Andersen KE, Neilsen R. Lipstick dermatitis related to castor oil. Contact Dermatitis 1984;11:253–4.

51. Calnan CD. Allergic sensitivity to eosin. Acta Allergol 1959;13:493–9.

52. Walgrave SE, Warshaw EM, Glesne LA. Allergic contact dermatitis from propolis. Dermatitis 2005;16:209–15.

53. Cronin E. Lipstick dermatitis due to propyl gallate. Contact Dermatitis 1980;6:213–14.

54. Calnan CD. Amyldimethylamino benzoic acid causing lipstick dermatitis. Contact Dermatitis 1980;6:233.

55. Aguirre A, Izu R, Gardeazabal J, et al. Allergic contact cheilitis from a lipstick containing oxybenzone. Contact Dermatitis 1992;27:267–8.

56. Schram SE, Glesne LA, Warshaw EM. Allergic contact cheilitis from benzophenone-3 in lip balm and fragrance/flavorings. Dermatitis 2007;18:221–4.

57. Hayakawa R, Fujimoto Y, Kaniwa M. Allergic pigmented lip dermatitis from lithol rubine BCA. Am J Contact Dermatitis 1994;5:34–7.

58. Sai S. Lipstick dermatitis caused by ricinoleic acid. Contact Dermatitis 1983;9:524.

59. Rayner V Clinical Cosmetology: A Medical Approach to Esthetics Procedures. Albany, NY: Milady Publishing, 1993:116–22.

60. Buchman H. Stage Makeup. New York: Watson-Guptill; 1979. p. 15–18.

61. Draelos ZK. Cosmetic camouflaging techniques. Cutis 1993;52:362–4.

62. Bouillon C. Shampoos and hair conditioners. Clin Dermatol 1988;6:83–92.

63. Robbins CR. Interaction of shampoo and creme rinse ingredients with human hair. In: Chemical and Physical Behavior of Human Hair. 2nd ed. New York: Springer-Verlag; 1988. p. 122–67.

64. Fox C. An introduction to the formulation of shampoos. Cosmet Toilet 1988;103:25–58.

65. Zviak C, Vanlerberghe G. Scalp and hair hygiene. In: Zviak C, editor. The Science of Hair Care. New York: Marcel Dekker; 1986. p. 49–86.

66. Rieger M. Surfactants in shampoos. Cosmet Toilet 1988;103:59–72.

67. Garcia ML, Epps JA, Yare RS, Hunter LD. Normal cuticle-wear patterns in human hair. J Soc Cosmet Chem 1978;29:155–75.

68. Corbett JF. Hair conditioning. Cutis 1979;23:405–13.

69. Zviak C, Bouillon C. Hair treatment and hair care products. In: Zviak C, editor. The Science of Hair Care. New York: Marcel Dekker; 1986. p. 115–16.

70. Rook A. The clinical importance of 'weathering' in human hair. Br J Dermatol 1976;95:111–12.

71. Price VH. The role of hair care products. In: Orfanos CE, Montagna W, Stuttgen G, editors. Hair Research. Berlin: Springer-Verlag; 1981. p. 501–6.

72. Robinson VNE. A study of damaged hair. J Soc Cosmet Chem 1976;27:155–61.

73. Zviak C, Bouillon C. Hair treatment and hair care products. In: Zviak C, editor. The Science of Hair Care. New York: Marcel Dekker; 1986. p. 134–7.

74. LaBerge L, Pratt M, Fong B, et al. A 10-year review of p-phenylenediamine and related para-amino compounds at the Ottawa Patch Test Clinic. Dermatitis 2011;22:332–4.

75. Wing HJ. Nail preparations. In: deNavarre MG, editor. The Chemistry and Manufacture of Cosmetics. Wheaton, IL: Allured Publishing; 1988. p. 983–1005.

76. Mast R. Nail products. In: Whittam JH, editor. Cosmetic Safety: A Primer for Cosmetic Scientists. New York: Marcel Dekker; 1987. p. 265–313.

77. Schlossman ML. Nail-enamel resins. Cosmetic Technol 1979;1:53.

78. Samman PD. Nail disorders caused by external influences. J Soc Cosmet Chem 1977;28:351.

79. Daniel DR, Osmet LS. Nail pigmentation abnormalities. Cutis 1980;25:595–607.

80. Scher RK. Cosmetics and ancillary preparations for the care of the nails. J Am Acad Dermatol 1982;6:523–8.

81. Barnett JM, Scher RK, Taylor SC. Nail cosmetics. Dermatol Clin 1991;9:9–17.

82. Viola LJ. Fingernail elongators and accessory nail preparations. In: Balsam MS, Sagarin E, editors. Cosmetics, Science and Technology. 2nd ed. New York: Wiley-Interscience; 1972. p. 543–52.

83. Goodwin P. Onycholysis due to acrylic nail applications. J Exp Dermatol 1976;1:191–2.

84. Lane CW, Kost LB. Sensitivity to artificial nails. Arch Dermatol 1956;74:671–2.

85. Baden H. Cosmetics and the nail. In: Diseases of the Hair and Nails. Chicago: Yearbook Publishers; 1987. p. 99–102.

86. Marks JG, Bishop ME, Willis WF. Allergic contact dermatitis to sculptured nails. Arch Dermatol 1979;115:100.

87. Fisher AA. Cross reactions between methyl methacrylate monomer and acrylic monomers presently used in acrylic nail preparations. Contact Dermatitis 1980;6:345–7.

88. Fisher AA, Franks A, Glick H. Allergic sensitization of the skin and nails to acrylic plastic nails. J Allergy 1957;28:84.

89. Sasseville D. Acrylates. Contact allergen of the year. Dermatitis 2012;23:3–5.

90. Potts RO, Buras EM, Chrisman DA. Changes with age in the moisture content of human skin. J Invest Dermatol 1984;82:97–100.

91. Wepierre J, Marty JP. Percutaneous absorption and lipids in elderly skin. J Appl Cosmetol 1988;6:79–92.

92. Stiller MJ, Bartolone J, Stern R, et al. Topical 8% glycolic acid and 8% l-lactic acid creams for the treatment of photodamaged skin. Arch Dermatol 1996;132:631–6.

93. Dietre CM, Griffin TD, Murphy GF, et al. Effects of alpha-hydroxy acids on photoaged skin. J Am Acad Dermatol 1996;34:187–95.

94. Berardesca E, Maibach H. AHA mechanism of action. Cosmet Toilet 1995;110:30–1.

95. Van Scott EJ, Yu RJ. Hyperkeratinization, corneocyte cohesion and alpha hydroxy acids. J Am Acad Dermatol 1984;11:867–79.

96. Bernstein EF, Uitto J. Connective tissue alterations in photoaged skin and the effects of alpha hydroxy acids. J Geriatric Dermatol 1995;3(Suppl.):7A–18A.

97. Lavker RM, Kaidbey K, Leyden JJ. Effects of topical ammonium lactate on cutaneous atrophy from a potent topical corticosteroid. J Am Acad Dermatol 1992;26:535–44.

98. Van Scott EJ, Yu RJ. Alpha hydroxy acids: procedures for use in clinical practice. Cutis 1989;43:222–8.

99. Van Scott EJ, Yu RJ. Alpha hydroxy acids: therapeutic potentials. Can J Dermatol 1989;1:108–12.

100. Briden ME, Rendon-Pellerano MI. Treatment of rosacea with glycolic acid. J Geriatric Dermatol 1996;4(Suppl.):17B–21B.

101. Klaus MV. Evaluation of ammonium lactate in the treatment of seborrheic keratoses. J Am Acad Dermatol 1977;32:199–203.

102. Siskin SB. The effects of ammonium lactate 12% lotion versus no therapy in the treatment of dry skin of the heels. Int J Dermatol 1993;32:905–7.

103. Kakita LS, Petratos MA. The use of glycolic acid in Asian and darker skin types. J Geriatric Dermatol 1996;4(Suppl.):8B–11B.

104. Perricone NV. An alpha hydroxy acid acts as an antioxidant. J Geriatric Dermatol 1993;1:101–4.

105. Perricone NV, DiNardo JC. Photoprotective and antiinflammatory effects of topical glycolic acid. Dermatol Surg 1996;22:435–7.

106. Davies M, Marks R. Studies on the effect of salicylic acid on the normal stratum corneum. Br J Dermatol 1980;103:191–6.

107. DiNardo JC. A comparison of salicylic acid, salicylic acid with glycolic acid and benzoyl peroxide in the treatment of acne. Cosmet Dermatol 1995;8:12.

108. Kligman A, Kligman AM. Salicylic acid as a peeling agent for the treatment of acne. Cosmet Dermatol 1997;10:44–7.

109. Huber C, Christopher E. Keratolytic effect of salicylic acid. Arch Dermatol Res 1977;257:293–7.

110. Draelos ZD. Salicylic acid in the dermatologic armamentarium. Cosmet Dermatol 1997;10(Suppl. 4):7–8.

111. Roberts DL, Marshall R, Marks R. Detection of the action of salicylic acid on the normal stratum corneum. Br J Dermatol 1980;103:191–6.

112. Kligman D, Kligman AM. Salicylic acid peels for the treatment of photoaging. Dermatol Surg 1998;24:325–8.

113. Singh M, Griffiths CE. The use of retinoids in the treatment of photoaging. Dermatol Ther 2006;19:297–305.

114. Serri R, Iorizzo M. Cosmeceuticals: focus on topical retinoids in photoaging. Clin Dermatol 2008;26:633–5.

115. Mehta RC, Fitzpatrick RE. Endogenous growth factors as cosmeceuticals. Dermatol Ther 2007;20:350–9.

116. Leonard SS, Cutler D, Ding M, et al. Antioxidant properties of fruit and vegetable juices: more to the story than ascorbic acid. Ann Clin Lab Sci 2002;32:193–200.

117. Ortonne JP, Passeron T. Melanin pigmentary disorders: treatment update. Dermatol Clin 2005;23:209–26.

第 154 章　化学及机械性皮肤重建术

Gary D. Monheit, Mark A. Chastain

同义名： ■ 化学重建术（chemical resurfacing）：化学剥脱术（chemical peeling，chemexfoliation）■ 机械重建术（mechanical resurfacing）：皮肤磨削术（dermabrasion）[包括皮肤磨砂术（dermasanding）] ■ 药妆品（cosmeceutical）：具有药理学和生理学作用的外用制剂，但在某种程度上还是作为化妆品 ■ Jessner 剥脱术（Jessner's peel）：深层剥脱 ■ Baker-Goiden 剥脱术（Baker-Gordonpeel）：苯酚深层剥脱

要点

■ 化学剥脱术、皮肤磨削术和激光消蚀术是三种主要的皮肤重建方法。

■ 长期实践证明，化学和机械性重建方法用于改善多种皮肤状况和光老化是安全和有效的。

■ 皮肤重建法是包括防晒措施、外用药物和（或）药妆品在内的皮肤综合护理程序的一个部分。

■ 每一种重建术均可使皮肤发生某一特定深度的损伤，促进新皮肤的再生，改善皮肤表面状况。

■ 临床改善的程度、恢复所需要的时间以及并发症的风险都和所选择组织受损的深度及皮肤类型成正比。

■ 选择合适的患者及正确的重建方法是成功的关键。

■ 皮肤磨削术和"TCA CROSS（三氯乙酸皮肤瘢痕化学重建）"技术均为治疗痤疮瘢痕的方法。

■ 红斑期延长、色素或质地不匀、感染、愈合延迟及瘢痕是重建术的潜在并发症。

■ 重建术无论对医生还是患者，都是一种有益的皮肤科学实践。

引言与历史

　　人类利用皮肤重建术来改善皮肤健康及外观已有数千年的历史。古埃及人通过在皮肤上涂抹多种化学物质，甚至使用砂纸，来获得更加光滑的皮肤[1-2]。重建应用于皮肤科学实践最早记载于 100 多年前。先驱者 Hebra 和 Jessner 发现了酸性和碱性化合物对皮肤剥脱的作用，在早期，化学腐蚀剂主要用于增生性病变和皮肤病。在过去的几十年里，化学剥脱术已经广泛应用于皮肤质地和美容修整。现今社会越来越注重年轻的外表和美观，使得人们对商业化护肤品、医生或非医生的专业指导（以确保皮肤得到恰当的药物和药妆品治疗），以及手术治疗的需求急剧增加。

　　所有剥蚀性重建方法均以可控制的方式使皮肤损伤至某一特定深度，进而刺激新皮肤的生长，改善皮肤外观。化学重建术（化学剥脱术）、机械性重建术（电动皮肤磨削术或手工皮肤磨砂术）以及激光重建术（见第 137 章）是用来造成可控损伤的三种基本方法。化学重建术需要使用酸性或碱性的剥蚀性化学物质选择性损伤表皮或真皮，机械性重建术需要让皮肤和研磨头表面进行接触，物理去除表皮或真皮部分。

　　大体上，皮肤重建术可按照损伤的程度分为浅层、中层和深层重建（表 154.1）。皮肤重建常仅用于头颈部，部分是因为该区域具有重要的美观价值。因颈部更容易出现并发症，操作时务必小心，颈部的下 1/3 和其他非面部区域只能行表浅的操作。其他部位，包括手和手臂的重建术，结果难以预料，令人不甚满意，同时更易形成瘢痕。

　　与其他使皮肤年轻化的重建术相比，化学重建术历史最悠久，记载最完善[1]。19 世纪末 20 世纪初出现了不同剥脱性化合物的试验方法，并有医学文献描述了其应用。人们最初持着怀疑态度，但皮肤科医生和整形外科医生经过深入研究证实了它们在面部皮肤年轻化和皮肤病治疗中的作用。在过去的几十年里，化学剥脱法受到了大众的普遍欢迎，已成为处理多种美容以及非美容皮肤问题的一种重要医疗手段。目前，继神经毒素注射和软组织填充，化学剥脱法已成为第三种最常用的美容手段。

　　自 1905 年 Kromayer 首次报道电动皮肤磨削术以来，不仅化学重建术，机械性重建术也得到了长足进步。机械性重建术包括所有使用磨削使皮肤表面变平的外科操作，以皮肤磨削术最著名。皮肤磨削术早期仅用于瘢痕的治疗，自 20 世纪后半叶，其治疗范围扩大，包含了多种适应证[2]。近期，传统皮肤磨削技术的改良产生了损伤较轻的技术——微晶皮肤磨削术[3]。已应用几个世纪的磨砂技术，即用砂纸进行手工皮肤

表 154.1　剥蚀性皮肤重建术的分类. 本分类可能过于简单，因为不同类型的重建术所造成的损害深度不同，但当讨论某一患者选择何种方式时仍然有所帮助。浅色阴影代表化学重建方法，深色阴影代表机械性重建方法

浅层-极轻度

- 羟基乙酸或其他 α - 羟酸的低效制剂
- 10% ～ 20%TCA（质量体积比配制）
- 维 A 酸
- 20% 水杨酸
- Jessner 溶液（见表 154.4）

- 微晶皮肤磨削术

浅层-轻度

- 50% ～ 70% 羟基乙酸
- Jessner 溶液（比极轻度剥脱涂抹层数多）
- 25% ～ 30%TCA
- 固体 CO_2 雪泥
- 30% 水杨酸

- 微晶皮肤磨削术

中层

- Jessner 溶液 -35%TCA（最常用的组合）
- 70% 羟基乙酸 -35%TCA
- 固体 CO_2-35%TCA（最有效组合）
- 40%TCA（不推荐）
- 88% 苯酚（很少使用）

- 传统的手工磨砂术
- 铒：钇铝石榴石激光
- 传统点阵 CO_2 激光重建术
- 剥脱性点阵铒：钇铝石榴石激光

深层

- 不封包或封包的 Baker-Gordon 苯酚剥脱（见表 154.6）
- TCA 浓度＞ 50%（不推荐）

- 金属刷或钻石头皮肤磨削术
- 侵袭性手工磨砂术
- 中层剥脱术后行侵袭性手工磨砂术或电动磨削术
- 侵袭性铒：钇铝石榴石激光重建术
- CO_2 激光重建术
- 联合铒：钇铝石榴石 CO_2 激光重建术
- 剥脱性点阵 CO_2 激光重建术

TCA，三氯乙酸

磨削最近再次引起人们的注意[4-5]。尽管不如剥脱和非剥脱激光重建术（见第 137 章），但机械性重建术仍是一种较受患者和医生欢迎的选择。

术前病史与注意事项

适应证

　　术前问诊非常重要，其有助于认识到哪些有风险的患者最好规避、哪些患者需要格外谨慎处理，以及选择理想的适合干预的患者。在进行化学或机械性重建术前，皮肤科医生必须仔细评估患者术前情况及其皮肤状况。如果认为适合进行重建术，则应针对每名患者选择恰当的重建方式，这是确保安全有效地达到预期效果的关键。大体上，为了得到显著的改善，重建术所需造成的损伤深度与皮肤表面不规则程度成比例。重建术主要有 6 种指征（表 154.2）。

　　癌前或肿瘤性皮损经重建后肯定会得到改善。表皮来源的皮损，如光线性角化病或雀斑样痣，比真皮来源的皮损更容易治疗。虽然一些皮肤病会因为重建术而加重，但痤疮、色素异常（如黄褐斑）对浅层化学剥脱术及微晶皮肤磨削术治疗反应很好，尤其是配合合适的药妆品和遮光剂时。化学和机械性皮肤重建术的另一个适应证是通过预防或消除分界线来调和其他治疗方法的效果。

　　光老化很可能是最常应用皮肤重建术的疾病。对光老化的患者，Glogau 系统（见第 152 章）有助于决定最合适的皮肤重建方法。该系统将患者按严重程度分为 4 类。第 I 类患者常是光老化极轻微的年轻人，此类患者适合采用浅层化学剥脱术或微晶皮肤磨削术，结合外用药物或药妆品（例如维 A 酸类、羟基乙酸、抗氧化剂、维生素 C、维生素 E）的联合治疗。第 II 类患者采用中层化学剥脱术，并长期使用含维 A 酸和（或）α - 羟酸的药物治疗。第 III 类患者常需要延长药物治疗疗程，并联合以下一种方法：中层化学剥脱（结合或不结合皮肤磨砂）、深层化学剥脱、皮肤磨削术或激光重建术。对于第 IV 类光老化患者，应用于第 III 类患者的治疗对其也适用，但为了达到预期效果，除了重建术外通常还需要侵袭性外科手术，如除皱术、眼睑成形或瘢痕修整术。如今，通过注射神经毒素和软组织填充进行脸型重塑和深皱纹去除代表了面部年轻化联合治疗的最终阶段（见第 158 章和第 159 章）。

禁忌证和患者选择

　　对将接受化学或机械性重建术的患者进行评估时，详细采集病史并行体格检查，对评估促使患者就诊的

表 154.2　化学和机械性皮肤重建术的主要适应证

- 光化性皮肤损害和皱纹
- 瘢痕
- 多种癌前病变或肿瘤性表皮病变（如光线性角化病、雀斑样痣）
- 痤疮、鼻赘
- 色素异常（包括文身）
- 其他重建术产生的界线

皮肤问题是很重要的，这有助于发现任何可能引起术中或术后问题的因素（表 154.3）。应该询问患者之前是否做过重建术、除皱术（除褶整容术），以及近 6 周有无口服维 A 酸治疗，因为这些可增加中层及深层重建术并发症的风险[6-7]。在考虑是否对患者进行重建术时，任何既往瘢痕形成史或治疗性放射线暴露史都应该引起高度重视。对有放射线接触史的患者，应仔细检查其面部毛发是否完整，确保有足够毛囊皮脂腺单元促进表皮细胞再生[8]。另一个重要的病史是患者是否有单纯疱疹病毒感染史。重建可诱导口部单纯疱疹复发，尤其是口周和眶周部位。对于即将接受电动皮肤磨削术的患者，应确认是否存在感染 HIV 或病毒性肝炎的危险因素，推荐进行常规实验室筛查。外伤或既往操作后存在伤口愈合异常，例如增生性瘢痕、皮肤变色，可能是皮肤剥脱或磨削的禁忌证。患者的总体健康和营养状况同样很重要，特别是即将进行中层及深层重建术时，以确保及时完全恢复。

某些皮肤病，如酒渣鼻、脂溢性皮炎、特应性皮炎、银屑病、白癜风患者，术后发生并发症的风险可能增加，包括疾病恶化、红斑期延长、接触性皮炎，甚至愈合延迟。尤其酒渣鼻患者，因存在血管舒缩不良，重建术后可能出现严重的炎症反应。对于有自身结缔组织病（如皮肤狼疮、系统性硬化病）的患者应谨慎，化学剥脱引起的损伤可能加重原发病。评估患者的 Fitzpatrick 皮肤类型（见第 0 章）有助于预测术后出现色素异常的可能性。Fitzpatrick Ⅰ 或 Ⅱ 型皮肤患者中层

表 154.3 化学和机械性皮肤重建术的禁忌证

绝对禁忌证

- 医患关系差
- 心理不稳定或精神上准备不充分
- 不切实际的预期
- 一般情况及营养状况差
- 过去 6 个月内接受过异维 A 酸治疗 *
- 面部毛囊皮脂腺单位完全缺如
- 活动性感染或开放性伤口（如单纯疱疹、抓痕或开放性痤疮囊肿）

相对禁忌证

- 过去 3 ～ 12 个月内接受过中层或深层重建术 *
- 近期接受过涉及广泛皮下游离的面部手术，如除皱术 *
- 有异常瘢痕形成或伤口延迟愈合史
- 有治疗性放射线暴露史
- 明确的皮肤病史（如酒渣鼻、脂溢性皮炎、特应性皮炎、银屑病和白癜风）或活动性维 A 酸类药物皮炎
- Fitzpatrick 皮肤类型Ⅳ、Ⅴ和Ⅵ型 *

* 这些禁忌证仅针对中层和深层重建术者

或深层重建术后发生术后色素沉着或减退的风险较小，而 Fitzpatrick Ⅲ ～ Ⅵ 型皮肤患者风险则较高[9]。

患者应该明白化学和机械性重建不能缩小毛孔，而且在改善皮肤松弛、较深的皱纹和瘢痕问题方面能力有限，这取决于所采用的治疗形式。皮肤磨削术有时可消除毛细血管扩张，但化学剥脱不能，后者甚至可能因去除了色素异常而使毛细血管扩张暴露出来。患者必须完全理解治疗的潜在益处、局限性及风险，并签署知情同意书。

试验性小面积治疗（如侧面发际线）有助于评价一部分患者是否适合重建术，特别适用于对术后色素异常存在很大顾虑的患者[10]；Ⅲ ～ Ⅵ 型皮肤患者明确推荐进行试验性小面积治疗。虽然试验性小面积治疗取得满意效果并不能保证全面部施术后也得到同样肯定的效果，但试验性治疗不满意却有助于排除高风险患者。后者包括有炎症后色素沉着、斑点、肤色不均和色素减退风险的患者。如果皮肤科医生认为患者的选择不恰当，或不确定术后能否得到满意效果，那就不应再继续此治疗。

术前和术中准备

术前问诊的另一个目的是确保患者已做好充分准备。几乎每一名希望通过皮肤重建改善皮肤光老化的患者都可通过注射肉毒素减轻表情性皱纹（见第 159 章）。注射后能够在术后胶原重塑的关键时期麻痹皱纹形成所涉及的肌肉群，从而加强深层重建术的效果。对于光老化患者，推荐肉毒素注射作为中层或深层化学剥脱术、皮肤磨削术或者激光重建术的辅助治疗，至少术前 3 天应用。

由于术后恢复期疱疹病毒感染率很高，中层或深层重建术（见表 154.1）后的患者，不论是否有单纯疱疹病毒感染史，都必须进行预防性抗病毒治疗[11]。浅层化学剥脱术或微晶磨削术后则不需常规使用，因为这两种治疗的损伤不足以激活病毒。当然，如果患者有明确反复发作的单纯疱疹病毒感染史，那么浅层重建术后也应考虑行抗病毒治疗。推荐重建术当天起预防性使用阿昔洛韦 400 mg 每天 3 次，或伐昔洛韦 500 mg 每天 2 次，或泛昔洛韦 250 mg 每天 2 次，疗程至少 10 ～ 14 天[12]。疗程这么长的原因是病毒可能仅能在完整的表皮细胞中复制，术后前几天不太可能发生临床感染，其发病的风险在表皮细胞开始再生时显著增加，并持续到表皮再生结束。

患者术前至术后坚持严格的皮肤护理程序对取得最佳治疗效果很重要。笔者将夜间维 A 酸外用治疗作

为术前基础准备。维A酸类可促进表皮增生，可能使化学剥脱术后表皮加速新生。由于在治疗开始的1～2周维A酸有产生刺激（即维A酸类药物皮炎）的可能，敏感性皮肤患者应该使用更弱、更温和的维A酸类药物。如果患者的维A酸类药物皮炎正在发作，应该延迟重建术，因为这样的皮肤条件将导致术后恢复期的延长。减少维A酸治疗的频率或换用其他的维A酸类药物以减轻炎症的发生，可使重建术得以进行[13]。

全反式维A酸（或称维A酸）被归类为浅层化学剥脱剂，但最好将其看作完整皮肤重建程序的一个部分。已证明长期使用可从临床和组织学上[14]改善光化性损伤的皮肤。在化学剥脱术、皮肤磨削术或激光重建术前使用维A酸可加速上皮恢复，增强治疗效果[13-14]，尤其对于化学剥脱术，术前外用维A酸可通过减少角化过度区域和角质层厚度来促进化学剥脱剂的渗透。但在术后恢复期，表皮完全再生及红斑炎症消失之前，不应使用维A酸。

氢醌可阻断酪氨酸酶作用，减少恢复期表皮色素的产生。皮肤类型为Ⅲ型或更高的患者，即使没有色素异常病史，术前术后（恢复期后）每天2次外用2%～4%氢醌也是有益的[9]。使用剥脱法治疗色素异常性皮肤病（如黄褐斑、炎症后色素沉着）时，任何类型的皮肤都应使用氢醌[9]。以往曾使用Wood灯来定位色素在表皮还是在真皮（表皮黄褐斑或真皮黄褐斑），然而，组织病理学和共聚焦显微镜表明，在同一患者通常这两种形式是混合存在的。尽管如此，在黄褐斑和炎症后色素沉着患者，表皮内色素对浅层剥脱术的治疗反应优于真皮内色素。非炎性化学剥脱剂（如水杨酸），由于不易引起炎症后色素沉着，更适用于治疗黄褐斑类疾病（图154.1）。

任何皮肤重建术后，患者均必须采取严格的光保护措施。这对于Fitzpatrick皮肤Ⅲ型及以上类型患者、色素障碍患者、接受外源性雌激素治疗患者以及接受中层或深层重建术的患者尤为重要。应考虑采用特异

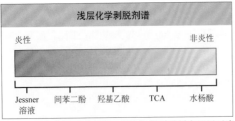

图154.1 浅层化学剥脱剂谱。炎性化学剥脱剂主要用于光老化，而非炎性化学剥脱剂最适合Fitzpatric皮肤类型Ⅲ～Ⅵ型、黄褐斑和炎症后色素沉着。TCA，三氯乙酸

性方法减少日光暴露及使用合适的防晒剂。建议患者避免使用烟草，因为术后吸烟影响皮肤愈合过程，从而减弱重建术的疗效并增加伤口愈合不良的风险。

有必要与患者讨论术中镇静及止痛，以便制订相应的计划。浅层重建术一般仅需要"谈话止痛"，这是对清醒状态下进行手术的患者十分有用的方法（即在手术过程中通过平静的谈话鼓励患者）。中层化学或机械性重建术常需要一定程度的围术期镇静及止痛，可能措施包括局部外用酰胺类麻醉剂，眶上、眶下和颏神经局部阻滞（见第143章），以及口服地西泮、肌内注射盐酸哌替啶或盐酸羟嗪。虽然深层重建术可在神经阻滞、局部注射利多卡因以及小量镇静剂的条件下顺利完成，但某些患者仍需要静脉或全身（气管插管）麻醉。肿胀麻醉技术的应用（见第156章）使接受深层重建术的患者避免了静脉或全身（气管插管）麻醉的风险[15]。患者本身的疼痛耐受力、焦虑程度、医疗条件以及是否愿意为深度镇静支付额外费用都是术讨论的重要事项，以便制订合适的麻醉计划。

手术前必须对患者进行专门的指导，包括手术当天及术后的护理。术前除详细的口头指导外，还应提供书面形式。手术当天，患者用温和清洁剂清洗面部，最好避免使用化妆品。对于术中仅需轻微镇静或不需要镇静的患者，应鼓励其进食少量早餐，而预期行深度麻醉的患者除常规药物外，应禁食。对将行中层或深层重建术的患者，皮肤科医生术前应再次和患者及其家属见面、沟通，回答问题，讨论围术期和术后预期情况并进行相关指导，确保必要时预防性抗病毒治疗的依从性。

化学重建术

目前虽然有很多皮肤重建术，化学剥脱术仍是患者和医生最常用的选择。和其他新的方法相比，化学剥脱术有安全及有效的长期效果，操作简单，费用低廉，恢复期可预估并相对较短。使用不同的酸性和碱性化合物达到可控的人为损伤，并根据其穿透力、破坏性及炎症程度分为浅层、中层或深层剥脱剂（见表154.1）。一般来说，浅层剥脱仅及表皮层，偶尔达到真皮乳突层，中层剥脱穿透真皮乳头层至网状层上部，而深层剥脱的损伤可达真皮网状层中部。

涂抹剥脱剂之前应该严格清洁皮肤表面，去除多余油脂、皮屑和角质层。笔者使用含0.25%三氯生（某些除臭肥皂里含有的一种成分）的纱垫进行清洁，

然后清水冲洗并干燥。由于丙酮具有除脂去油的功效，用丙酮浸湿的纱垫进一步清洁皮肤。最后涂抹剥脱剂前应再次触摸皮肤，确认是否存在残留油脂，如有，则重复以上过程。剥脱术前进行皮肤清洁至关重要，怎么强调都不过分。彻底且均匀地清洁和去脂才能保证剥脱剂均匀渗透而没有遗漏区域（图 154.2）。

化学剥脱的效果取决于剥脱剂的种类、浓度、操作前及操作中所使用的技术。剥脱术中使用的每种剥脱剂都有其独特的化学性质，引起特异的皮肤损伤模式[15-20]。使用这些溶液剂的医生应熟悉它们所引起的皮肤效应及适当的使用方法，以确保损伤达到正确的深度。现在市场上充斥着各种剥脱剂的专利配方，都宣称各自的产品能达到独特的效果。这些产品优点在于分装和使用方便，但通常昂贵，且安全性或有效性并不优于传统溶液。下面在浅层、中层及深层剥脱术中将重点讲述能够产生不同损伤模式的特异性化学制剂。

浅层化学剥脱

浅层化学剥脱适用于痤疮及痤疮炎症后红斑、轻度光老化（Glogau Ⅰ型和Ⅱ型）、表皮损害（如雀斑样痣和角化病）、黄褐斑和其他色素异常性皮肤病[21]。为了获得最佳效果，通常需要进行一系列剥脱[22]。剥脱的频率及深度可根据需要逐渐增加。联合药物或药妆品治疗可增强效果，如维 A 酸、抗氧化剂，必要时还可使用漂白剂。浅层化学剥脱的共同优点是操作时仅有轻度刺痛和烧灼感，恢复时间短（数天）。

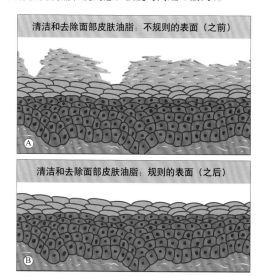

图 154.2　清洁和去除面部皮肤油脂。A. 不规则的表面（之前）。B. 清洁，规则的表面（之后）

浅层化学剥脱分为极轻度和轻度剥脱两类（见表 154.1）。极轻度剥脱损伤局限于角质层，仅产生角层剥脱，偶尔可累及颗粒层。使用的试剂包括低效羟基乙酸、10% ～ 20% 三氯乙酸（trichloroacetic acid，TCA）、维 A 酸、20% 水杨酸和 Jessner 溶液（表 154.4）[23-25]。轻度剥脱损伤包括整个表皮，直至基底细胞层，刺激新生上皮细胞再生。用于轻度剥脱的试剂有 50% ～ 70% 羟基乙酸、25% ～ 35% TCA、Jessner 溶液（比极轻度剥脱涂抹层数更多）、30% 水杨酸和固体 CO_2 雪泥[23-24]。浅层化学剥脱过程中出现Ⅰ度结霜，即皮肤表面出现红斑及斑状白点（图 154.3），可引起轻度刺痛感。

a- 羟酸（alpha-hydroxy acids，AHA）存在于多种食物中，20 世纪 90 年代早期即被广泛用于皮肤重建术，其引起的损伤深度取决于 AHA 的种类、pH 值、游离酸的浓度、使用剂量以及接触时间。低浓度的 AHA 可降低角质层和颗粒层交界处角质细胞的黏附作用[26]。较高浓度的 AHA 可引起表皮松解。长期每天使用含 AHA 的产品可增加皮肤厚度及酸性黏多糖含量，提高胶原密度，改善弹力纤维质地[19]。最常用的 AHA 是**羟基乙酸**，很多非处方制剂中都含有这一成分，医生可购买稀释或未稀释羟基乙酸用于化学剥脱，浓度可高达 70%。每周或每两周使用 40% ～ 70% 羟基乙酸[用棉签、黑貂毫笔或 5.08 cm×5.08 cm（2 英寸 ×2 英寸）纱垫]最常用于痤疮、轻度光老化及黄褐斑的治疗[27]。羟基乙酸的使用时间非常关键，2 ～ 4 min 后必须用清水冲洗或以 5% 碳酸氢钠液中和。它是唯一具有时间依赖性、需要中和终止反应的剥脱剂。

用 10% ～ 20% TCA 浸湿的纱垫或黑貂毫笔涂抹后 15 ～ 45 s 内可出现红斑和极轻度结霜。剥脱剂穿透的深度和涂抹的层数有关。表皮蛋白变性导致表皮脱落，但不形成水疱。浓度达 25% 的 TCA 也可单独用于浅层剥脱，损伤可部分达到真皮上层。**Jessner 溶液**是一种含有多种角质剥脱成分的复合溶液，用于治疗炎性和粉刺性痤疮以及角化过度性皮肤病已有 100 多年的历史（见表 154.4）。Jessner 溶液具有较强的角质松解活性，涂抹后首先使角质层中的角质细胞之间失去黏附力，继续使用可引起表皮上部发生细胞间及细

表 154.4　Jessner 溶液（Combes 配方）	
间苯二酚	14 g
水杨酸	14 g
85% 乳酸	14 g
95% 乙醇（加至足量）	100 ml

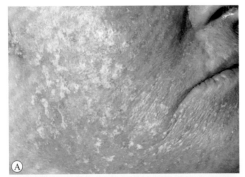

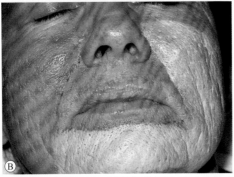

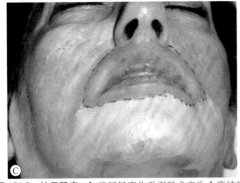

图 154.3　结霜程度。A. 浅层轻度化学剥脱术产生 Ⅰ 度结霜：红斑上有斑点状结霜。B. Ⅱ 度结霜：红斑上弥漫的白色结霜。C. Ⅲ 度结霜：白瓷样固态结霜

胞内水肿[28]。Jessner 溶液使用方法和 10% ~ 20% 的 TCA 剥脱相似。提示治疗终点的临床表现为红斑斑点状结霜（中度剥脱，先于 TCA 使用时）或更均匀的结霜（浅层剥脱单独使用时）。Jessner 溶液可用于面部以外部位，应注意限制溶液的用量，因为水杨酸可被系统吸收。

　　水杨酸（也称为 β - 羟酸）是 Jessner 溶液中的成分之一。其可单独用于浅层化学剥脱，由于具有亲脂性，集中分布于毛囊皮脂腺，推荐用于痤疮粉刺和炎

症性酒渣鼻的治疗（图 154.4）[25]。水杨酸辅助治疗开放性、闭合性粉刺以及痤疮后遗红斑也十分有效。与其他浅层剥脱剂相比，水杨酸产生的炎症反应更小（见图 154.1），因不容易引起炎症性色素沉着，水杨酸更适合作为去除黄褐斑和炎症后色素沉着的剥脱剂。水杨酸减轻表皮色素效果更好，尤其联合漂白剂（如氢醌）及遮光剂使用时。

　　首次治疗前，患者应了解多次浅层剥脱的总体效果不及单次中层或深层剥脱。浅层剥脱对于皮肤光老化的作用很小，因为其对真皮影响很小，甚至没有影响。因此，这类剥脱对源于真皮的皮肤纹理改变（如深的皱纹沟壑）的治疗不能取得满意的效果。尽管如此，本法简便易行，恢复期短，使得这种快餐式的剥脱术仍能够为抱有正确期望值的患者带来益处，受工作繁忙者的青睐。浅层剥脱最适合联合药妆品和没有恢复期或恢复期很短的操作，如注射 A 型肉毒毒素和强脉冲激光治疗，以预期获得更加均匀、光滑的亮白皮肤。

中层化学剥脱

　　中层化学剥脱是指穿透表皮和真皮乳头层，甚至可达真皮网状层上部的可控性损伤。中层和深层化学剥脱后最初几天均产生表皮坏死、真皮乳头水肿和均质化，伴散在淋巴细胞浸润[15]。术后 3 个月内，胶原生成增多，伴真皮乳头扩大，真皮中部出现带状粗纤维。这些变化与临床上皮肤质地、纹理与肤色的持续性改善有关。

　　多年来，40% ~ 50%TCA 因能改善细微皱纹、光化性病变及肿瘤前期病变而被当作经典的中层化学剥脱剂。但 TCA 单独用于中层剥脱已不再受人们欢迎，因为发生并发症的风险很大，特别是当浓度达到 50% 甚

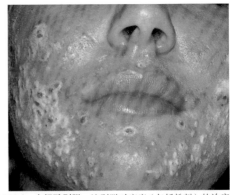

图 154.4　水杨酸剥脱。该剥脱对痤疮（包括粉刺）的治疗很有效。重复剥脱超过 6 周，并配合药物治疗痤疮会加快解决问题。注意使用水杨酸（一种亲脂性化学物质）后的毛囊周围结霜

至更高时，可产生瘢痕、色素改变[29]。现在最常使用35%TCA联合"打底液"，如Jessner溶液、70%羟基乙酸或固态CO_2进行中层化学剥脱。这种联合方式的效果可与单独使用50%TCA相媲美，而风险较小[30]。联合剥脱更容易控制穿透的深度，因此能预防使用高浓度TCA时的皮肤色素异常和瘢痕。

Brody和Hailey[31]提出使用35%TCA前先用固态CO_2冻结皮肤。这可使表皮完全坏死、真皮明显水肿，使TCA在特定区域能渗透更深。这一方法对消除轻微痤疮瘢痕边缘、破坏过度表皮增生特别有效。随后Monheit[28]描述了先用Jessner溶液、再用35%TCA联合进行中层化学剥脱。同样，Coleman和Futrell[32]也证实使用35%TCA前，先用70%羟基乙酸进行中层化学剥脱很有效。Jessner溶液和羟基乙酸都能有效地削弱表皮屏障，使35%TCA穿透更深、更均匀、更容易控制。

目前，中层化学剥脱术的适应证包括Glogau Ⅱ型光老化、表皮损害（如光线性角化病、色素斑、轻度痤疮瘢痕）以及协调深层重建术的效果。最受欢迎的面部中层剥脱皮肤重建法是Jessner溶液-35%TCA法。此法因适用范围广、适用人群大、可变性强且安全性高而被广泛接受。

Jessner溶液-35%TCA剥脱法特别适用于改善轻中度光老化皮肤（图154.5）。其能使暗黄萎缩的皮肤重新焕发光彩，抚平细小皱纹，而发生皮肤质地或色素相关并发症的风险很小。术后胶原重塑可持续3～4个月，皮肤质地和皱纹得到持续改善。但这种剥脱方法不能消除深皱纹，不能获得剥脱性点阵激光重建术和深层化学剥脱术紧致皮肤的效果。与维A酸、漂白剂及遮光剂合用时，单次Jessner溶液-35%TCA法比多次浅层剥脱能更有效地减轻色素斑和雀斑样痣。表皮过度增生（如光线性角化病）对这种疗法的反应也很好。事实上，Jessner溶液-35%TCA剥脱法对肉眼可见及临床未察觉的光线性角化病与外用氟尿嘧啶化学疗法同样有效，且还有并发症少、能更好地改善光老化的优势[33-34]。

Jessner溶液-35%TCA法的另一个适应证是协调其他重建法与周围皮肤[35]。患者局部区域（如眼周或口周）接受剥脱性点阵CO_2激光重建、深层化学剥脱或皮肤磨削术后常在治疗区和未治疗区皮肤之间形成明显的分界线。与未治疗区皮肤相比，治疗区皮肤可表现为色素减退（即假性色素减退），这种不规则的改

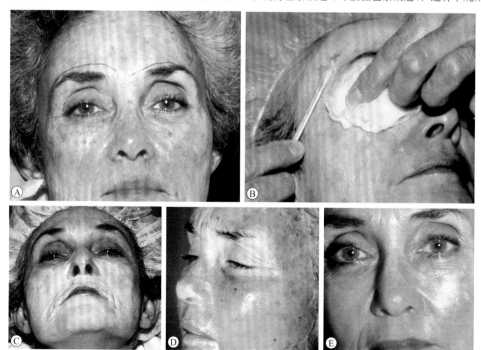

图154.5　中层化学剥脱治疗中等程度的皮肤光老化。A.治疗前，显示有光线性角化病及老化性结构改变。B. Jessner溶液处理后直接应用35%TCA。C. 35%TCA形成的白霜改变（Ⅲ度）。D.剥脱4天后的脱屑和炎症反应。E. 6个月后的最终效果

变常常很明显，并困扰患者。Jessner 溶液 -35%TCA 法用于邻近未治疗的皮肤可使治疗过的皮肤与周围皮肤融为一体。例如，一名患者眶周皮肤高度光老化，而面部其他部位皮肤中度光老化时，可能只需要在眼周行 CO₂ 激光重建术。对于这名患者，使用中层化学剥脱处理未经激光治疗的皮肤可改善这些区域的光老化，并避免出现分界线[36]（图154.6）。同样，痤疮或手术瘢痕患者如使用点状磨削或剥脱性点阵激光重建术处理面部美容单位，该美容单位残余部分或面部其他区域可使用 Jessner 溶液 -35%TCA 剥脱术。需要着重指出的是，和其他重建术（如激光或皮肤磨削术）联合

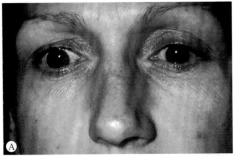

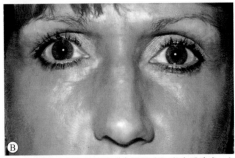

图 154.6　面部中层化学剥脱联合眶周 CO₂ 激光重建术。A. 治疗前。B. 治疗后

应用时，宜首先行剥脱术，以防将剥脱剂涂抹于已磨削或激光治疗的皮肤而产生瘢痕（图154.7）。

使用棉签或纱垫均匀涂抹单层 Jessner 溶液，首先涂前额，然后是面颊、鼻、颏部，最后是眼睑。恰当使用 Jessner 溶液可使不适感降至最轻，并形成轻度红斑伴轻微结霜（Ⅰ度，图154.8A）[37]。等待 1～2 min 使 Jessner 溶液完全干燥，接着使用 1～4 根棉签均匀涂抹 35%TCA（图154.8B）。最终效果直接取决于剥脱液穿透的深度，而该深度是充分除脂和两种溶液使用量的作用结果。使用棉签有很多好处，特别是使用 TCA 时，可使手术医生能够更容易地根据患者的个体需要掌握溶液的使用剂量。**TCA 分布到皮肤表面的量取决于棉签的数量、饱和度、施于皮肤表面的压力以及和皮肤接触的时间。**前额以及面颊中部的广泛部位用 4 根浸湿的棉签。从唇部到下颏需要 2 根浸湿的棉签。眼睑处需要 1 根浸湿的棉签（图154.8C）。除了部位，这些参数还随皮肤厚度、光损伤程度而变化。

TCA 用于面部剥脱的解剖区顺序为前额、颞部到面颊，最后到唇部和眼睑。涂抹至发际处、下颌边缘和眉毛周围时要小心地以羽状涂抹，以隐藏剥脱处和未剥脱处的分界线。让助手将皱纹处皮肤拉紧，使之平整，以便将溶液均匀地涂抹到皮肤的皱褶中，这一方法特别适用于上下唇周的皮肤。针对口周皱纹，可应用棉签的木质部分涂抹，并涂至唇红缘（图154.8D）。

眼睑皮肤要巧妙和仔细地处理，避免使用过多溶液，防止 TCA 溶液误入眼睛。患者采取头高 30° 体位，挤去棉签上过多的液体，使之呈半干状态。让患者闭眼，用一根棉签从眶周到上眼睑轻轻滚动涂抹，避免超出睑板。然后让患者向上看，用另一根半干棉签滚动涂抹下眼睑距离睑缘 2～3 mm 内的皮肤。多余的溶液不能留在眼睑上，因为可能会流到眼睛里。眼泪要

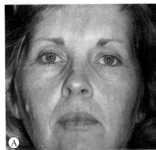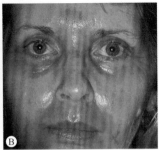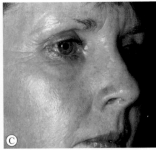

图 154.7　应用 Jessner 溶液 -35%TCA 剥脱术补充治疗口周–眼周 CO₂ 激光重建术后遗留的问题。剥脱术能够融合激光治疗区域的色泽和结构。A. 治疗前。眼睑和唇部比颊部需要更深程度的皮肤重建，通常颊部只需要中等深度损伤。B. 治疗 4 天以后。注意激光治疗区域和剥脱术治疗区域愈合速度的差异。C. 治疗 1 年以后

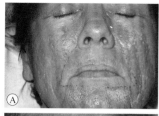
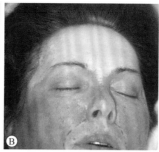
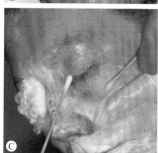
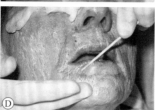

图 154.8 Jessner 溶液 -35%TGA 剥脱术的技术。 A. 应用 Jessner 溶液后表现出 Ⅰ 度白霜——红斑基础上的斑点状白霜。B. Jessner 溶液干后用棉签均匀外涂 35%TCA，共 4 遍。此时可见到广泛的白霜表现，为 Ⅲ 度白霜。C. 眼睑用 35%TCA 浸湿的棉签处理。眼睑部剥脱时用干棉签擦拭眼泪。D. 唇部皱纹剥脱是用沾有饱和试剂的棉签。棉签的木杆用来涂抹皱纹处，使药物更易于深入其中

立刻用棉签擦干，因为虹吸作用可能会使 TCA 溶液进入眼睛（见图 154.8C），且眼泪还可能沿着面颊流下，将 TCA 带至颈部，形成线状条纹。

TCA 涂抹处在 30 s 到 2 min 内可出现白色结霜，这代表角蛋白凝固，提示 TCA 引起的生理反应已完成。Jessner 溶液 -35%TCA 结霜时间较苯酚制剂长，但比浅层剥脱剂短。中层剥脱的预期终点是 Ⅱ ～ Ⅲ 度结霜。Ⅱ 度结霜是指红斑基础上的白色层状结霜（见图 154.3B）。Ⅲ 度结霜与剥脱剂穿透至真皮网状层有关，表现为白瓷样固态结霜，但没有红斑（见图 154.3C）。更深的 Ⅲ 度结霜应该严格限于增厚皮肤以及严重的光化性损害处。大多数中层剥脱达到 Ⅱ 度结霜即可，这对于眼睑和敏感处皮肤特别重要。较易形成瘢痕的区域，如颧弓、下颌和下颏的骨突部位，不应该超过 Ⅱ 度结霜。

重复治疗同一个部位之前，手术医生涂抹 TCA 后应等待至少 3 ～ 4 min，以确保结霜达到顶峰。接着应该评估每一个美容单位，在结霜不完全或不均匀的地方再次小心地使用薄层 TCA。加大 TCA 剂量在增加穿透深度的同时也增加了并发症的风险，所以只能用于未结霜的区域。换句话说，不要在完全结霜区域应用 35%TCA，以避免产生预期外的炎症及瘢痕。较厚的角化病结霜不如其周围皮肤，此时需要有力摩擦皮损，促使 TCA 充分穿透。必要时，较厚的表皮皮损可先用液氮冷冻几秒钟，然后再使用 TCA。正如后面要讨论的，完成 Jessner 溶液 -35%TCA 剥脱术后，局部区域可选择性使用机械性磨削法以增强效果。

虽然患者在开始使用剥脱剂后即刻会出现烧灼感，但结霜时这种不适感就开始消退，剥脱术结束前可完全缓解。必要时，在中层剥脱术前使用酰胺类麻醉剂局部封包，可减轻疼痛[38]。剥脱术后以盐水冷敷可缓解症状。与羟基乙酸剥脱术利用盐水湿敷不同，TCA 剥脱后盐水湿敷仅用于缓解症状，而不中和酸。

TCA CROSS

"TCA CROSS" 技术是针对较深的冰锥样和纤维性痤疮瘢痕的新型疗法（图 154.9A）。此法并非脱皮或表皮剥脱，而是利用 90%TCA 引起全层皮肤破坏。应用于冰锥样瘢痕后，TCA 破坏表皮和深部真皮的隧道，引起皮肤全层损伤，通过胶原新生填充凹陷性瘢痕而取得愈合。这种方法为全层凹陷性皮损提供了一种新型的更简单的治疗方法，而其他手段（钻孔移植皮片、切除和瘢痕成形）为外科方法。此项技术不和其他重建术，如剥脱、激光重建或皮肤磨削术合用。

首先用丙酮进行面部清洁和去脂，用笔标记需要治疗的冰锥样和凹陷性纤维性痤疮瘢痕并拍照，用以指导随后的治疗。用牙签将 90%TCA 涂于冰锥样瘢痕内面，注意不要将溶液滴落在正常皮肤上。这是一种皮肤全层损伤而不是化学剥脱，所以 TCA 应该仅应用于瘢痕内面。每一处瘢痕的治疗都要以形成明显白色结霜为终点（图 154.9B）。然后在每个治疗部位外用抗生素。这一操作不需要麻醉或镇静处理，因为其产生的轻微刺痛感与冷冻术相当。

愈合需要 2 ～ 3 周，肉芽组织、纤维增生以及

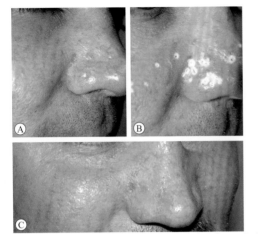

图 154.9 "TCA CROSS"技术用于冰锥样瘢痕重建。A. 术前鼻部和面颊冰锥样瘢痕。B. 结痂局限于冰锥样瘢痕。C. 术后

新生胶原重塑使原来凹陷的瘢痕底部升高软化（图154.9C）。每隔 6 周重复一次，需 2～6 次，直至局部与周围皮肤基本平齐。然后可选择较浅的重建术，如中层剥脱术、激光重建术或皮肤磨削术治疗较为表浅的瘢痕，使其平滑，并使治疗区之间相互融合。

临床医生必须提醒患者存在潜在色素异常的风险，特别是 Fitzpatrick Ⅲ～Ⅵ型皮肤患者，因为这类深度的皮肤损伤可导致治疗区脱色素。多次治疗不一定能使瘢痕抬高到正常皮肤表面，但的确能够改善状况。其出现确实为瘢痕治疗和面部重建增加了一种简单的治疗方式。

深层化学剥脱

Glogau Ⅲ型和Ⅳ型患者可能需要深层化学剥脱、电动皮肤磨削术或激光重建术来改善较严重的皮损。深层化学剥脱可在剥脱的深度范围内产生新的胶原和基质成分。深层化学剥脱损伤穿透表皮乳突，到达真皮网状层浅部，并可能延伸至真皮网状层中部。深层剥脱使用浓度 50% 以上 TCA 或含苯酚的制剂。由于50% 以上高浓度的 TCA 具有瘢痕形成以及其他并发症风险，不推荐用于深层化学剥脱。因此，深层化学剥脱一般选择含苯酚的制剂（表 154.5）[40-46]。

机械性重建术

近 50 年来，使用连接旋转研磨面的电动手持器械进行皮肤磨削术被认为是面部瘢痕首选的皮肤重建方法。根据其损伤深度和较长的愈合时间，皮肤磨削术常被认为是一种深层重建术。现代皮肤磨削术最初的记载中包括了今天仍使用的金属刷，但人们渐渐倾向于使用更表浅的机械性重建术。1957 年引入钻石头，因较金属刷侵袭性小且作用温和，其成为一些手术医生首选的皮肤磨削工具[47]。近期，手工磨砂术因能够进行更加仔细和可控的皮肤治疗计划而再次受到人们的关注[4-5]。而最新发展的微晶皮肤磨削术和微针则是所有机械性重建术中最保守的方法[3]。

微晶皮肤磨削术

微晶皮肤磨削术去除角质层和浅表棘层，损伤很少超过基底层，因此认为是浅层损伤。但和其他浅层重建法相比是属于极轻度还是轻度则取决于操作者的技术和侵袭性。微晶皮肤磨削机的手持件是一个真空密闭系统，可将氧化铝晶体高速喷于皮肤表面，并同时抽吸回收（图 154.12）。20 世纪 90 年代中期，这类设备取得商业上发展，目前在医生诊室和非医疗美容院广泛使用。

微晶皮肤磨削术适用于痤疮样损害、色素斑及任何皮肤类型的快餐式皮肤重建治疗[48]，但其在改善皱纹外观的效果方面并没有得到广泛认可[49-50]。这种方法是否能改善瘢痕外观仍有争议，但有正面结果报道[3]。患者和医生都必须认识到微晶皮肤磨削术的客观改善程度是有限的。其最适合与外用"药妆品"，包括维 A 酸类、美白剂、抗氧化物和防晒剂联合使用，反复微晶磨削的浅层剥脱可全面增强这些治疗的效果。

对渴望换肤却没有"假期"的人，微晶皮肤磨削是理想的方法。恰当选择的患者主观感受到的改善度常超过照片所记录的客观表现。患者常反馈说他们的皮肤质地变得更光滑，化妆品更容易涂抹，更容易与皮肤融为一体。微晶磨削已成功与强脉冲光（intense pulsed light, IPL）联合应用，以增强光的穿透力。

虽然这种仪器出现后微晶皮肤磨削术在面部皮肤重建中的作用显著增加，但直到近期才有证实其疗效的科学数据。观察到的表现包括表皮和真皮厚度增加、表皮突变平、血管扩张及血管周围炎症、真皮乳头透明样变以及新生胶原和弹力纤维沉淀[51]。微晶皮肤磨削术后表皮屏障功能也发生了显著的改变[52]。其他研究者发现，微晶皮肤磨削术后转录因子、细胞因子和基质金属蛋白酶水平有所提高[53]，可增强外用药物的疗效。

微晶磨削联合极轻度化学剥脱是概念性仪器Dermasweep 的基础。利用吸力和一个不同强度的去角质刷进行治疗，然后涂抹轻度化学剥脱剂（如 20% 水

表 154.5　使用 Baker-Gordon 苯酚制剂的深层化学剥脱。From references 40-46
<ul><li>该制剂较全效苯酚具有更深的穿透能力 *（配方见表 154.6）</li><li>用于严重光老化皮肤（Glogau Ⅲ 和 Ⅳ 型）的年轻化，显著改善甚至消除深度皱纹以及皮肤质地和色素异常（图 154.10）</li></ul>

两种主要方式	
封包	<ul><li>涂抹剥脱剂后，每一个美容单位均用胶带（如防水性氧化锌胶带）封包，术后 1 天揭去</li><li>封包可增加剥脱剂穿透力并使损伤延伸至真皮网状层中部</li><li>多用于改善深皱纹、"饱经风霜"的面孔</li><li>由于并发症风险更高（见下文），只能由有经验的医生来完成</li></ul>
不封包 ^	<ul><li>更深度的皮肤清洁并加大剥脱剂用量，以增强疗效</li><li>不如封包治疗穿透深</li></ul>

潜在的并发症和禁忌证	
皮肤	<ul><li>瘢痕（图 154.11）；正常质地消失，出现塑料或硬石膏样皮肤；色素异常（男性患者及深肤色多见）；持续数月的术后红斑</li></ul>
系统性	<ul><li>心脏毒性</li></ul>
禁忌证	<ul><li>有心律失常病史或服用可引发心律失常的药物</li></ul>
相对禁忌证	<ul><li>肝肾疾病史（苯酚通过肝肾清除）</li></ul>

术前评估和操作	
术前评估	<ul><li>全血细胞计数、肝功能、血尿素氮、肌酐及基础心电图检查</li></ul>
操作	<ul><li>麻醉前（全麻或深度镇静），患者端坐位进行检查并适当标记</li><li>彻底清洁和去脂后，按顺序在 6 个美容单位涂抹化学试剂：前额、口周、右侧脸颊、左侧脸颊、鼻和眶周</li><li>剥脱轻微超出下颌骨缘，以隐藏治疗与非治疗区的皮肤界限，但不应超过垂直颈，以避免出现瘢痕</li><li>眶周皮肤治疗时应仔细而保守，以免穿透过深而引起眼睑外翻或瘢痕。尤其需注意，用水稀释苯酚可增加其穿透力。若不慎接触到眼，应使用矿物油而不是水冲洗</li><li>操作与 Jessner 溶液 -35%TCA 剥脱相同（见正文），使用棉签涂抹，但使用的量少，因为结霜十分迅速</li><li>使用后会出现灼烧感，持续 15～20 s，约 20 min 消退，6～8 h 后可再次出现</li><li>每个美容区域的治疗间隔建议 15 min，整个过程需要 60～90 min</li></ul>

注意事项	
术前	<ul><li>手术当日清晨，患者需剃须 **、洁面、空腹，并且不要使用化妆品</li></ul>
术中	<ul><li>术前和术中静脉注射水化（1 L 乳酸林格液）</li><li>应持续监测心电图、脉搏氧饱和度和血压，同时予吸氧</li><li>如发生室性期前收缩、房性期前收缩或其他心律失常，都必须立即终止手术，并评估病情</li><li>每个美容区域治疗后需要等待一定时间，以限制系统吸收，因此手术过程费时</li></ul>
术后	<ul><li>对非封包剥脱，可使用凡士林和（或）生物合成材料，并每日更换</li><li>必要时可用冰袋缓解患者的不适感</li><li>常使用麻醉药，以控制疼痛</li><li>有些手术医生使用系统性糖皮质激素，以减轻炎症反应</li><li>其他建议见正文中术后护理部分</li></ul>

* 纯的、未稀释的 88% 苯酚液由于使表皮角蛋白快速完全凝固，阻断其进一步渗透，所以很少使用。 ^ 根据 McCollough [46] 的修改。 ** 男性

杨酸、15%TCA）。随着多次反复操作，其可明显提亮肤色，使患者自觉皮肤外观改善（图 154.13）。当仪器抽吸配合不同强度的刷头清扫，可产生极轻度至轻度的角质剥脱效果，更硬的刷头可使表皮穿透更深，专门用于治疗痤疮瘢痕。已报道可用于改善寻常性痤疮、轻度痤疮瘢痕、黄褐斑、肤色改变和细纹。

手工皮肤磨砂术

手工皮肤磨砂术使用所有五金商店都能买到的碳化硅砂纸或幕布研磨皮肤，和电动皮肤削术相比，其具备一些优点（表 154.7），因此在皮肤重建领域越来越受欢迎。其作为损伤手段的分类完全取决于磨削纸的类型、医生使用的力度以及与皮肤接触的时间。

表 154.6 BAKER—GORDON 配方。其成分的混合液或悬浮液需新鲜配置，由于互溶性较差，使用前需大力搅拌		
成分	含量	备注
88% 液体苯酚，USP	3 ml	苯酚最终浓度为 50%～55%
自来水	2 ml	稀释，以增加穿透力
Seplisol® 液体肥皂（0.25% 六氯酚）	8 滴	一种降低皮肤张力的表面活化剂，使渗透更加均匀
巴豆油	3 滴*	发疱性表皮松解剂，促进苯酚吸收。相比苯酚含量，有效性与巴豆油含量关系更大[40, 42]

* Baker-Gordon 制剂中加入 1 或 2 滴而非 3 滴巴豆油，可减少苯酚并发症（如纹理消失、色素减退）的风险。

USP，美国药典

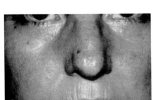

图 154.10 用 Bake-Gordon 苯酚剥脱治疗表现为口周皱纹的进展性光老化。A. 治疗前，表现为口周皱纹、质地和色素改变及角化症。B. 治疗后 2 年。注意苯酚剥脱的效果能够维持多年

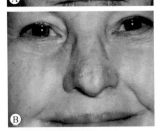

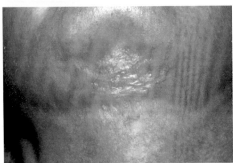

图 154.11 Baker-Gordon 苯酚剥脱的并发症。愈合延迟、色素减退以及大理石纹样瘢痕

虽然其可造成与金属刷皮肤磨削术或数种脉冲 CO_2 激光相同深度的损伤，但手工皮肤磨砂术最常作为中层或"最浅的深层"重建方式。

手工皮肤磨砂术可用于整个面部的皮肤重建，但因其耗费体力，通常用于缩小瘢痕的局部重建[54]、增

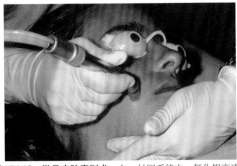

图 154.12 微晶皮肤磨削术。在一封闭系统中，氧化铝高速螺旋式喷出，后又通过吸引被去除干净

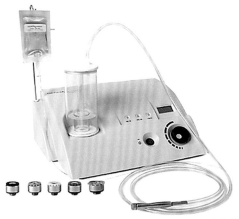

图 154.13 DermaSweep。利用吸力和一个不同强度的去角质刷进行治疗，然后涂抹轻度化学剥脱剂（如 20% 水杨酸、15%TCA）（Courtesy，DermaSweep，Inc.）

表 154.7 手工皮肤磨砂术较电动磨削的优势
• 能够更好地控制损伤深度，尤其是唇部和眶部部位
• 更容易融合磨削部位与未磨削部位的边界，且效果更好
• 设备更简单，且价格较低廉
• 感染颗粒的飞沫传播风险更低
• 炎症后色素沉着风险较低

强中层化学剥脱或联合治疗的效果[55]。CO_2 或点阵激光重建术后可通过本操作使治疗过渡到毛发覆盖区，而这些地方是激光无法到达的。眉毛和发际处的手工皮肤磨砂以及对激光辐射区下方的上颈部轻柔研磨，可有效地最小化治疗和未治疗区域的皮肤界线（图154.14）。激光治疗顽固性皱纹后立即进行手工皮肤磨砂也是有用的，特别是口周。当进一步的热损伤存在风险时，手工皮肤磨砂可通过轻微增加可控性损伤的深度而提高疗效，同时还可去除激光重建术后附着的坏死碎屑和热损伤，促进愈合。同样，中层化学剥脱

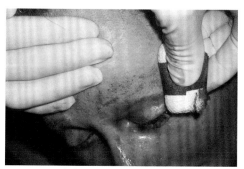

图 154.14　**手工皮肤磨砂术**。利用含 #320 砂砾的砂纸进行的手工皮肤磨砂术，将 CO₂ 激光皮肤重建治疗的区域融合入眉毛区域。灭菌后的砂纸裹住纱布卷，用盐水或非皂类清洁剂浸湿润滑

术后也可立即进行手工皮肤磨砂，以加强难治部位的疗效，并使剥脱区边界协调融合。

我们的临床经验提示，Jessner 溶液 -35%TCA 剥脱后，行皮肤磨砂治疗皮肤光老化，可获得与电动磨削或 CO₂ 激光重建术相媲美的显著效果（图 154.15）。这种联合方法尤其适用于不能耐受 CO₂ 激光重建术所

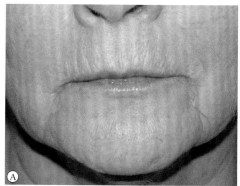

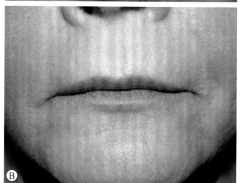

图 154.15　**中层化学剥脱术联合手工皮肤磨砂术**。应用 Jessner 溶液 -35%TCA 后立即对唇部和下巴进行手工皮肤磨砂术。A. 术前有明显口周皱纹。B. 术后显著改善

需的镇静程度或无力支付麻醉相关费用的患者。

手工皮肤磨砂术必需的材料包括碳化硅砂纸或幕布。有不同型号可供选择：细颗粒型（#400）、中等颗粒型（#220 ～ #320）和粗颗粒型（#180）。砂纸较柔软，容易剪成小片以蒸汽灭菌，使用较简便。将灭菌后的 4 cm×8 cm 砂纸裹住 3 ml 注射器筒或纱布卷，用盐水或非皂类清洁剂浸湿润滑。如需麻醉，可用 1% 利多卡因混合肾上腺素。操作时，绷紧皮肤，来回或转动逐层研磨皮肤，直至表面凹凸不平的部分被磨平或边界已融合到预期程度。可先用中等颗粒型（#320）进行压实松解，接着再用细颗粒型（#400），后者用于调和细致部位皮肤，如眼睑周围。操作完成后，应冲洗掉皮肤表面残留的暗色碳化硅颗粒，不然有植入皮肤形成色素性文身的风险。

电动皮肤磨削术

一直以来，机械性重建术通过使用多种研磨材料实施，而电动设备的发展使该项技术发生了革命性变化。目前较常用的设备包括：Bell Handengine（Bell Handengine®，Inc.）、AEV-12 手持器械（Ellis International）和 Osada 外科手持件（Osada, Inc.）。表面冷冻喷雾剂用于麻醉，并使皮肤在研磨时变硬（图 154.16）。喷雾剂使皮肤表面特征固定，在研磨器压力下不会变形。由于人们担心冷冻喷雾剂对环境存在潜在伤害，在一些国家，包括美国，外用冷冻喷雾剂的购买受到限制，不推荐利用液氮和其他冷冻剂，因为其使组织温度过低而可能导致色素减退和（或）瘢痕，可选择肿胀麻醉硬化组织或利用不含冷冻剂的钻石头。

最常和这些电动器械共同使用的两种研磨器是金属刷和钻石头。金属刷由许多小口径不锈钢丝环状分布于圆柱形凸起上组成。钻石头是把工业用钻石镶于不锈钢圆柱上，形成研磨面。和金属刷比较，钻石头

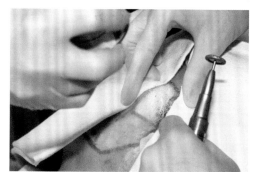

图 154.16　**机械性磨削**。针对较硬的皮肤利用钻石磨削头处理，需用冷冻剂喷洒

有更多形状不同、宽度不一的研磨面，不同直径大小的齿轮，以及粗细不同的研磨颗粒。这些设备中的哪一种更好仍存在争议[47]，但手术医生大多认为金属刷侵袭性更强。金属刷对皮肤表面磨得更快更深，因此损伤风险更大，操作技术性更强。虽然钻石头更安全、更温和，但可能达不到金属刷的改善效果，特别是对于棘手的疾患，如痤疮瘢痕。

由于使用这两种设备进行皮肤磨削都需要较高的技术水平，且不易掌握，不同操作者的临床效果可能有一定差异。初学者在经验丰富者手把手的指导下充分培训是很重要的。有以电动皮肤磨削主要技术为主题的综述发表[47]。仔细评估整个手术过程中的损伤深度对于保证足够深度、满意的效果而又不超过理想穿透水平形成瘢痕是非常关键的。皮肤磨削术中可能形成传染性气雾颗粒，因此手术室人员应采取适当防护措施（见第136章）。

所有适用手工皮肤磨砂的情况也适用于电动皮肤磨削术。虽然手工磨砂非常适合于联合重建以强化和协调效果，但这种概念的普及源于电动磨削术的使用[56]。后者可能比手工皮肤磨砂术更适合全面部重建，因为其所需的时间和消耗的体能均较少。电动皮肤磨削术仍广泛用于局部重建，即所谓的点磨削术。点磨削术也可手工完成，最适于改善手术或外伤性瘢痕[57]。在损伤或手术6周后行点磨削术可得到最大程度的改善，此后可对该美容单位剩余部位或面部剩余部位行中层剥脱，以确保区域之间的融合协调。

手工磨砂术的"复活"以及激光技术的发展使电动磨削术的使用有所减少。虽然所有皮肤重建术的主要适应证都适用于皮肤磨削术，但许多皮肤外科医生仅在皮肤磨削术能获得更好效果的情况下才采用这种方法。表154.8列出了笔者们根据自己的经验总结的适用情况。值得注意的是，类似的表格需谨慎诠释，因为目前比较电动皮肤磨削术与点阵CO_2激光重建或手工磨砂术安全性和有效性的对照研究还很少[58-62]。

中重度痤疮瘢痕是最值得注意的，其使用激光治

表154.8　优选电动皮肤磨削术的皮肤重建适应证
● 痤疮瘢痕
● 手术或创伤瘢痕
● 良性肿物（多发性毛发上皮瘤、汗管瘤、血管纤维瘤）
● 恶性肿物及癌前病变（基底细胞综合征和着色干皮病的治疗和预防，广泛原位癌的治疗）
● 广泛表皮病变，如表皮痣
● 激光治疗无效的美容性或创伤性文身
● 肥大性酒渣鼻

疗效果不一，而化学剥脱法效果大多让人失望。皮肤磨削术能够选择性地削平萎缩性"凹陷"周围隆起的"小山顶"，而化学剥脱和激光在这两个区域引起损伤的深度是相当的（图154.17）。虽然CO_2激光或固态CO_2-35%TCA剥脱也可消除萎缩性瘢痕的边缘[31]，但与皮肤磨削术相比，这些方法较困难，且不易预测效果。笔者认为传统的手工皮肤磨砂仍是适用于萎缩性或车厢样痤疮瘢痕的标准方法。最近发展的点阵CO_2

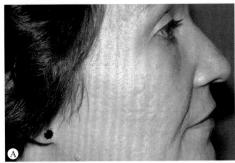

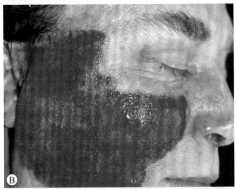

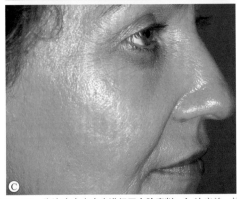

图154.13　为治疗痤疮瘢痕进行了全脸磨削。A.治疗前：较浅及萎缩性瘢痕适于磨削治疗。B.治疗后：外敷生物合成敷料之前的磨削创面。C.治疗后3个月

激光重建术有利于产生更好的皮肤收缩（由于低温区域穿透更深），并能明显改善痤疮瘢痕，在某些病例中效果与磨削术相当。

医生应选择最适合单独使用皮肤磨削的瘢痕，除了萎缩性和车厢样瘢痕，还包括浅表纤维性瘢痕、肥厚性瘢痕和凹凸不平的卷曲状瘢痕。较深在的纤维性瘢痕、冰锥样瘢痕以及伴有明显组织缺损的瘢痕进行皮肤磨削术前需要进行提升或填充治疗。为提高这类患者的治疗效果，术前 4 ~ 6 周可使用下列辅助技术中的一项或多项：环钻或手术切除、TCACROSS、环钻移植术、皮肤移植术、脂肪移植或瘢痕皮下剥离（皮下分离术）[63]。

微针术

微针术是利用有多个微针的仪器微创损伤皮肤，使皮肤年轻化[64]。细针刺入真皮至均一深度，产生可控性皮肤损伤，间隔均匀促使皮肤愈合、胶原和弹力纤维新生。可改善皮肤质地、状态、饱满度，同时减少可见的瘢痕。微针术还用于改善毛孔、皮下脂肪团（女性臀部和大腿）和妊娠纹，但对照研究资料较少。

仪器包括手持滚轮式和电动式微针，微针大小0.5 ~ 3 mm。微针术耐受性较好，不需要使用麻醉，但为达到理想效果常需要多个疗程。该治疗方式还用于促进外用药妆品的透皮吸收。

术后护理

浅层重建术基本上不穿透表皮，因此并不激活真皮伤口愈合机制。相反，中层和深层重建术激发了真皮伤口愈合的四个步骤，顺序如下（见第 141 章）：①炎症和凝固；②表皮细胞再生；③纤维增生和基质形成；④胶原重塑。

中层和深层重建术后产生的明显水肿，会使瘢痕、皱纹和其他不规则的外观最小化，因此会加强患者最初感觉到的改善程度。术后炎症消退过程中，应再次告知患者胶原重建会持续数月，从而获得更好的临床改善效果，消除患者疑虑。术后的某些时候，患者常会问如果需要，什么时候可再行重建。术后红斑持续存在提示胶原在持续重建，也警示过早再次重建会导致瘢痕形成。为确保安全，接受中层重建术者3 ~ 9 个月内不宜再行中层或深层重建。接受深层重建术者在术后至少 12 个月内不宜再次接受重建治疗。即使效果欠佳，这段时间内也最好避免相关的改进操作，愈合时间长短大致和损伤深度成比例。浅层重建术恢复时间最短，几乎不需要术后护理。这类治疗常引起轻度红斑和脱屑，根据致伤制剂和技术不同持续 1 ~ 4天，恢复期内规律使用温和清洁剂清洗，配合常规保湿和防晒剂即可。

中层重建术后恢复期较长，也需要更多的术后护理。要制订规律的随访日程，以便监测患者术后情况。中层化学剥脱术后没有必要封闭包扎，因为术中并未直接去除的表皮在剥脱术后可发挥生物敷料的作用，直到发生剥脱为止。中层剥脱术后再行手工皮肤磨削术的区域表皮缺失，术前 3 天局部可用敷料包扎。

指导患者每天轻柔地湿敷伤口 4 次，湿敷后以及间隔期间使用保湿剂是有必要的。较常用 0.25% 乙酸溶液 [1 汤匙白醋加入 473 ml（1 品脱）水] 进行湿敷，因为弱酸条件是肉芽组织修复的生理条件。同时，这也是一种弱效清创剂，有抗感染的作用，特别是对假单胞菌属和其他革兰氏阴性微生物。外涂保湿剂，如凡士林、Aquaphor® 或 Eucerin® 霜，可加速表皮细胞再生，减少愈合延迟的可能性[65]。这些保湿剂有助于伤口的清创及预防结痂形成和感染。

中层重建术后几乎即刻出现水肿并在 48 h 内迅速加重，甚至可导致患者眼睑闭合、视野减小。如果可耐受阿司匹林或其他非甾体抗炎药（NSAIDs），术前和术后 24 h 使用可缓解不适，减轻水肿。中层化学剥脱术（如 Jessner 溶液 -35%TCA 剥脱）后，最开始出现的是坚实的暗红斑，接着形成褐色痂皮，术后第4 ~ 8 天褐色痂皮脱离皮肤表面，其下新生上皮呈鲜红色，然后减退，呈晒伤样粉红色（见图 154.5D）。术后 7 ~ 10 天表皮细胞再生，可用化妆品遮掩红斑。红斑通常在术后 2 ~ 4 周消除，如果此时能够耐受，就可使用维 A 酸类和防晒剂。

深层重建术，如 Baker-Gordon 苯酚剥脱或皮肤磨削术后，第 2 天要随访，第 1 周内要多次复诊，此后需密切监测。每次复诊均应指导患者进行伤口护理，并解答患者的问题。深层重建术后急性反应过程与中层重建术相似，但水肿和红斑更重，持续时间更长。NSAIDs 可适度缓解反应，手术当天常需肌内注射糖皮质激素，虽然其在伤口愈合中的作用还未完全清楚。任何重建术恢复期都可能出现瘙痒，尤其多见于深层重建术。保湿剂、冰袋、NSAIDs 及抗组胺药可缓解，直到症状自然消失。深层化学剥脱或机械性重建术后3 ~ 4 周常出现粟丘疹，可针挑去除。

经电动皮肤磨削或手工皮肤磨砂行深层重建的患者，术后需要马上使用封包式生物合成敷料（如

Vigilon®，2nd Skin®）。Baker-Gordon 苯酚剥脱术后常使用封包式胶带或生物合成敷料。封包式胶带必须在术后第 1 天揭下，而这项操作需要镇静止痛。因此，笔者更喜欢采用非封包苯酚剥脱配合使用软膏或生物封包敷料。不论使用哪种生物合成敷料，术后 2 或 3 天内必须每天更换新的敷料，并用盐水浸湿的棉签轻轻清创。指导患者在口周、眼周或发际线边缘规律涂匀封包性药膏，因为敷料无法充分覆盖这些区域。封包式生物合成敷料可增强浅表伤口胶原合成，加速表皮细胞再生；术后前几天还可减轻患者不适感，不必反复湿敷。

深层机械性或化学重建术后第 3 天起，患者开始使用 0.25% 乙酸溶液湿敷，每日 4～6 次，并规律涂抹封包性软膏。术后第 7～14 天，表皮细胞再生完成，此时换用高效保湿剂。皮肤磨削术或皮肤磨砂术后常见显著水肿和红斑，数周后可基本消退。深层剥脱后的红斑持续时间稍长，但很少超过 2～4 个月。皮肤磨削术和深层化学剥脱术后 3～6 个月内要严格防晒。如果可耐受，表皮细胞再生后的 2 周内即可开始使用防晒剂和维 A 酸类治疗。

并发症

所有类型、任何深度的皮肤重建都可出现并发症，但最常见于中层和深层重建。并发症的预防较发生后的处理要简单得多。恰当选择合适的患者、正确的重建方式、精准的手术技术以及术前术后正确处理都可预防并发症的发生（见表 154.3）。即使美容效果令人满意，患者也会因并发症而不满。不恰当的伤口护理、过度清创导致愈合处创伤、过度搔抓、过早使用刺激物质（如用脱发剂或发蜡）去除毛发，都可使损伤深度延伸并超出安全范围，如下面讨论的，术后感染同样可使损伤加深，增加永久性后遗症的风险。

对于化学剥脱术，涂抹技术差以及所使用的化学制剂有问题也可导致皮肤过度损伤。严格控制结霜程度，以确保制剂均匀渗透、损伤深度合适（表 154.9）。虽然结霜程度并不完全和损伤深度相关，但为判断合适治疗终点的一个有用指标（见图 154.3）。化学剥脱术中结霜过度提示皮肤损伤过深，可因涂抹过度造成，还可因剥脱剂浓度过高引起。后者可因为外科医生选择错误试剂（如 50%TCA）或与溶液混合后发生意外的药理作用失衡有关。每次行 Baker-Gordon 剥脱术前手术医生应配制新的溶液，并确保制剂准确配制。其他各种配方和效能的剥脱溶液可直接从医药供应商处购买。信誉好的商家严格根据质量-体积配方配制溶液并贴上标签。选用合适的容器储存剥脱液、避免阳光照射、及时处理过期溶液是确保制剂化学稳定性的重要措施[66]。剥脱术前应从储存容器中倒出足量体积的液体于较小的备用杯中。杯子中的剥脱剂直接用于涂抹皮肤，多余溶液应丢弃，以免污染储存容器，也可避免意外将储存容器颈部的浓缩结晶接触到患者皮肤上。

机械性重建中的失误也可导致损伤过深并增加不良后遗症的风险。设备使用技术水平差或不能正确识别治疗终点可造成失误，初学者应该保守地从小面积皮肤磨砂开始，体会此类创伤的皮肤反应。随着知识和经验的积累，可进一步使用钻石头皮肤磨削术，继而使用金属刷。观察有经验的手术医生的操作以及手把手的训练都非常有用。在可获得满意效果的前提下，初学者宁可保守些，以避免因过度组织创伤而产生长期并发症。

化学剥脱术或机械性重建术中，重要组织结构暴露于重建制剂可能会引起严重的不良后果。使用动力旋转设备进行皮肤磨削术时必须特别小心，确保使用优势手持续地完全控制设备，并避开皮缘部位（如眼睑、嘴唇）。化学剥脱时不要从面部中央传递湿润的棉签，以免不慎使敏感组织（如眼睛）暴露于溶液。应备有合适溶液，在意外暴露时进行冲洗，尤其是应用盐水稀释 TCA、用矿物油稀释 Baker-Gordon 苯酚溶液及用碳酸氢钠中和羟基乙酸。

重建术很少发生系统性不良反应，如果发生，常可找到围术期中具体的诱发因素。使用苯酚溶液剥脱可产生系统性毒性反应，因此必须缓慢操作，并选择处于合适临床状况的健康患者。Jessner 溶液理论上可引起水杨酸盐或间苯二酚的系统性毒性反应，但溶液外搽仅限于面颈部，因而是不会发生的。毋庸置疑，重建术最常见的系统性问题是麻醉药物引起的过敏反应或不良的生理反应。除非有麻醉医生参与且负责，否则手术医生必须知道每种系统性用药的所有生理效应和可能的不良反应。幸运的是，常用的化学和机械性重建术很少或不需要使用麻醉药物。

表 154.9 　反映损伤深度的临床征象
• 结霜的程度（见图 154.3）
• 结霜出现的时间
• 结霜消失的时间
• 皮肤弹性
• 表皮滑动 *
* 表皮从真皮滑落是由于二者的分离

区分重建术中真正的并发症和预期的副作用非常重要。暂时性红斑、潮红、皮温升高、瘙痒，水肿、粟丘疹形成及轻度情绪变化是中层和深层重建后预期的副作用，并不是并发症。需要抚慰患者，使之安心，这些都可自行缓解。治疗区真正的并发症包括感染、创伤愈合延迟、持续性红斑、瘢痕以及色素或皮肤质地异常[67-68]。即使选择了正确的患者和手术方法、进行了完美的手术操作以及恰当的术前术后处理，仍可能发生这些并发症。

术后**感染**并不常见。可能由细菌、病毒、真菌等微生物引起。重要的预防措施是保持湿洗以清洁创面。术后频繁随访有助于早期识别和治疗感染，防止瘢痕形成。感染可表现为伤口愈合延迟、溃疡、过度组织坏死和结痂、化脓性分泌物或臭味。感染还可表现为痤疮样皮损或脓疱性毛囊炎，应早期治疗。链球菌和葡萄球菌感染可发生于生物合成膜下或厚的封包性软膏下，因此除了术后早期，应避免使用此类材料／软膏。如果伤口护理不恰当，也可发生其他微生物感染，如大肠埃希菌或假单胞菌属感染。念珠菌感染时有发生，有时与预防性使用抗生素或封包式伤口护理有关。临床发现可疑伤口感染时，须马上采用经验性抗感染治疗，行实验室培养以明确病原体以及进行创口清创[69]。

中层和深层重建后愈合期可发生单纯疱疹感染，并可能导致破坏性后遗症。即便是接受了预防性抗病毒治疗10～14天的患者，也可能发生感染。避免瘢痕形成的关键是早期诊断和早期治疗。有活动性疱疹病毒感染的患者，抗病毒药物剂量应增至推荐的最大剂量。

中层重建术后，超过2个月的**持续性红斑**可能是由局部或系统应用维A酸类药物治疗、接触多种变应原或刺激物、原发皮肤疾病、遗传易感性或活动性感染引起[67,70]。持续性红斑提示可能形成瘢痕，尤其有浸润时，应及时有力地治疗。处理方法包括按摩、表面或皮损内甚至系统使用皮质激素、硅胶膜以及脉冲染料激光治疗。多数情况下可预防瘢痕，轻度瘢痕可能自行消退。激进的重建术可使易感者眶周皮肤出现瘢痕或过度紧绷而导致睑外翻，但很少发生。

中层和深层重建术后还可能出现**皮肤质地异常**、**皮肤萎缩和色素沉着**。Fitzpatrick Ⅳ型及以上类型的患者较难恢复正常皮肤颜色，所以操作时务必格外谨慎。术后色素沉着可通过局部外用维A酸、4%～8%氢醌及严格防晒来预防和（或）治疗，但较深层重建术后出现的色素减退一般是永久性的。较深层重建术后另一个色素相关问题是在未治疗和治疗区之间形成显著的皮肤分界线。这一问题可通过充分详细的计划和适当的技术加以避免，但治疗应着重于淡化邻近未治疗区边界的色素。

结论和未来趋势

需要通过医学治疗或手术干预以更新皮肤的患者数量正在急剧增加，皮肤科医生应该熟悉这一领域。随着新技术和操作的发展以及患者要求和期望的明显增加，皮肤重建领域也在不断变化。目前美容外科所有领域都倾向于侵袭性较小的操作。许多皮肤科医生仅选择学习和应用一部分重建方法，这些方法最适合其临床实践的需要，并能满足患者的需求。

（张 杰译　赖 维校　朱学骏审）

参考文献

1. Brody HJ, Monheit GD, Resnik SS, Alt TH. A history of chemical peeling. Dermatol Surg 2000;26:405–9.
2. Lawrence N, Mandy S, Yarborough J, Alt T. History of dermabrasion. Dermatol Surg 2000;26:95–101.
3. Tsai RY, Wang CN, Chan HL. Aluminum oxide crystal microdermabrasion. A new technique for treating facial scarring. Dermatol Surg 1995;21:539–42.
4. Harris DR, Noodleman FR. Combining manual dermasanding with low strength trichloroacetic acid to improve actinically injured skin. J Dermatol Surg Oncol 1994;20:436–42.
5. Chiarello SE. Tumescent dermasanding with cryospraying. A new wrinkle on the treatment of rhytids. Dermatol Surg 1996;22:601–10.
6. Dingman DL, Hartog J, Siemionow M. Simultaneous deep-plane face lift and trichloroacetic acid peel. Plast Reconstr Surg 1994;93:86–93, discussion 94.
7. Rubenstein R, Roenigk HH, Stegman SJ, Hanke CW. Atypical keloids after dermabrasion of patients taking isotretinoin. J Am Acad Dermatol 1986;15:280–5.
8. Wolfe SA. Chemical face peeling following therapeutic irradiation. Plast Reconstr Surg 1982;69:859–62.
9. Monheit GD. Chemical peeling for pigmentary dyschromias. Cosmet Dermatol 1995;8:10–15.
10. Swinehart JM. Test spots in dermabrasion and chemical peeling. J Dermatol Surg Oncol 1990;16:557–63.
11. Gilbert S, McBurney E. Use of valacyclovir for herpes simplex virus-1 (HSV-1) prophylaxis after facial resurfacing: a randomized clinical trial of dosing regimens. Dermatol Surg 2000;26:50–4.
12. Monheit GD. Facial resurfacing may trigger the herpes simplex virus. Cosmet Dermatol 1995;8:9–16.
13. Monheit GD. Skin preparation: an essential step before chemical peeling or laser resurfacing. Cosmet Dermatol 1996;9:13–14.
14. Yamamoto O, Bhawan J, Hara M, Gilchrest BA. Keratinocyte degeneration in human facial skin: documentation of new ultrastructural markers for photodamage and their improvement during topical tretinoin therapy. Exp Dermatol 1995;4: 9–19.
15. Goodman G. Dermabrasion using tumescent anesthesia. J Dermatol Surg Oncol 1994;20:802–7.
16. Stegman SJ. A comparative histologic study of the effects of three peeling agents and dermabrasion on normal and sun-damaged skin. Aesthetic Plast Surg 1982;6:123–5.
17. Stegman SJ. A study of dermabrasion and chemical peels in an animal model. J Dermatol Surg Oncol 1980;6:490–7.
18. Nelson BR, Fader DJ, Gillard M, et al. Pilot histologic and ultrastructural study of the effects of medium-depth chemical facial peels on dermal collagen in patients with actinically damaged skin. J Am Acad Dermatol 1995;32:472–8.
19. Ditre CM, Griffin TD, Murphy GF, et al. Effects of alpha-hydroxy acids on photoaged skin: a pilot clinical, histologic, and ultrastructural study. J Am Acad Dermatol 1996;34:187–95.
20. Fitzpatrick RE, Tope WD, Goldman MP, Satur NM. Pulsed carbon dioxide laser, trichloroacetic acid, Baker-Gordon phenol, and dermabrasion: a comparative clinical and histologic study of cutaneous resurfacing in a porcine model. Arch Dermatol 1996; 132:469–71.
21. Lee H, Kim IH. Salicylic acid peels for the treatment of acne vulgaris in Asian patients. Dermatol Surg 2003;29:1196–9.
22. Bauman L. Chemical peeling. In: Bauman L, editor. Cosmetic Dermatology: Principles and Practice. 1st ed. New York: McGraw-Hill; 2002. p. 173–86.
23. Rubin M, Tung R. Procedures in Cosmetic Dermatology

Series: Chemical Peels. Philadelphia: Saunders; 2010.

24. Clark CP. Office-based skin care and superficial peels: the scientific rationale. Plast Reconstr Surg 1999;104:854–64, discussion 65–6.

25. Kligman D, Kligman AM. Salicylic acid peels for the treatment of photoaging. Dermatol Surg 1998;24:325–8.

26. Van Scott EJ, Yu RJ. Hyperkeratinization, corneocyte cohesion, and alpha hydroxy acids. J Am Acad Dermatol 1984;11:867–79.

27. Slavin JW. Considerations in alpha hydroxy acid peels. Clin Plast Surg 1998;25:45–52.

28. Monheit GD. The Jessner's + TCA peel: a medium depth chemical peel. J Dermatol Surg Oncol 1989;15:945–50.

29. Brody HJ. Trichloroacetic acid application in chemical peeling, operative techniques. Plast Reconstr Surg 1995;2:127–8.

30. Leonhardt JM, Rossy K, Lawrence N. Trichloroacetic acid (TCA peels). In: Rubin MG, Tung R, editors. Chemical Peels. Philadelphia: Saunders; 2010.

31. Brody HJ, Hailey CW. Medium-depth chemical peeling of the skin: a variation of superficial chemosurgery. J Dermatol Surg Oncol 1986;12:1268–75.

32. Coleman WP, Futrell JM. The glycolic acid trichloroacetic acid peel. J Dermatol Surg Oncol 1994;20:76–80.

33. Witheiler DD, Lawrence N, Cox SE, et al. Long-term efficacy and safety of Jessner's solution and 35% trichloroacetic acid vs 5% fluorouracil in the treatment of widespread facial actinic keratoses. Dermatol Surg 1997;23:191–6.

34. Spira M, Freeman R, Arfai P, et al. Clinical comparison of chemical peeling dermabrasion, and 5-fu for senile keratoses. Plast Reconstr Surg 1970;46:61–6.

35. Monheit GD. Combinations of therapy. In: Tung R, Rubin M, editors. Chemical Peels. 2nd ed. Philadelphia: Elsevier; 2011. p. 133–50.

36. Monheit GD, Zeitouni NC. Skin resurfacing for photoaging: laser resurfacing versus chemical peeling. Cosmet Dermatol 1997;10:11–22.

37. Monheit GD, Prather CL. Chemical peels for precancerous skin lesions. In: Macfarlane D, editor. Skin Cancer Management: A Practical Approach. New York: Springer; 2010. p. 27–39.

38. Koppel RA, Coleman KM, Coleman WP. The efficacy of EMLA versus ELA-Max for pain relief in medium-depth chemical peeling: a clinical and histopathologic evaluation. Dermatol Surg 2000;26:61–4.

39. Lee JB, Chung WG, Kwahck H, Lee KH. Focal treatment of acne scars with trichloroacetic acid: Chemical reconstruction of skin scars method. Dermatol Surg 2002;28:1017–21.

40. Hetter GP. An examination of the phenol-croton oil peel: Part I. Dissecting the formula. Plast Reconstr Surg 2000;105:227–39, discussion 49–51.

41. Baker TJ, Gordon HL. The ablation of rhytides by chemical means: a preliminary report. J Fla Med Assoc 1961;48:451–4.

42. Hetter GP. An examination of the phenol-croton oil peel: Part IV. Face peel results with different concentrations of phenol and croton oil. Plast Reconstr Surg 2000;105:1061–83, discussion 84–7.

43. Alt T. Occluded Baker/Gordon chemical peel. Review and update. J Dermatol Surg Oncol 1989;15:980–93.

44. Wexler MR, Halon DA, Teitelbaum A, et al. The prevention of cardiac arrhythmias produced in an animal model by the topical application of a phenol preparation in common use for face peeling. Plast Reconstr Surg 1984;73:595–8.

45. Beeson WH. The importance of cardiac monitoring in superficial and deep chemical peeling. J Dermatol Surg Oncol 1987;13:949–50.

46. Beeson WH, McCollough EG. Chemical face peeling without taping. J Derm Surg 1985;11:985–90.

47. Alt TH. Facial dermabrasion: advantages of the diamond fraise technique. J Dermatol Surg Oncol 1987;13:618–24.

48. Bernard RW, Beran SJ, Rusin L. Microdermabrasion in clinical practice. Clin Plast Surg 2000;27:571–7.

49. Shim EK, Barnette D, Hughes K, Greenway HT. Microdermabrasion: a clinical and histopathologic study. J Dermatol Surg 2001;27:524–30.

50. Coimbra M, Rohrich RJ, Chao J, Brown SA. A prospective controlled assessment of microdermabrasion for damaged skin and fine rhytides. Plast Reconstr Surg 2004;113:1438–43, discussion 1444.

51. Freedman BM, Rueda-Pedraza E, Waddell SP. The epidermal and dermal changes associated with microdermabrasion. J Dermatol Surg 2001;27:1031–3, discussion 1033–4.

52. Rajan P, Grimes PE. Skin barrier changes induced by aluminum oxide and sodium chloride microdermabrasion. J Dermatol Surg 2002;28:390–3.

53. Karimipour DJ, Kang S, Johnson TM, et al. Microdermabrasion: a molecular analysis following a single treatment. J Am Acad Dermatol 2005;52:215–23.

54. Zisser M, Kaplan B, Moy RL. Surgical pearl: manual dermabrasion. J Am Acad Dermatol 1995;33:105–6.

55. Lusthaus S, Benmeir P, Neuman A, et al. The use of sandpaper in chemical peeling combined with dermabrasion of the face. Ann Plast Surg 1993;31:281–2.

56. Ayhan S, Baran CN, Yavuzer R, et al. Combined chemical peeling and dermabrasion for deep acne and posttraumatic scars as well as aging face. Plast Reconstr

Surg 1998;102:1238–46.

57. Katz BE, Oca AG. A controlled study of the effectiveness of spot dermabrasion ("scarabrasion") on the appearance of surgical scars. J Am Acad Dermatol 1991;24:462–6.

58. Nehal KS, Levine VJ, Ross B, Ashinoff R. Comparison of high-energy pulsed carbon dioxide laser resurfacing and dermabrasion in the revision of surgical scars. Dermatol Surg 1998;24:647–50.

59. Kitzmiller WJ, Visscher M, Page DA, et al. A controlled evaluation of dermabrasion versus CO_2 laser resurfacing for the treatment of perioral wrinkles. Plast Reconstr Surg 2000;106:1366–72, discussion 73–4.

60. Holmkvist KA, Rogers GS. Treatment of perioral rhytides: a comparison of dermabrasion and superpulsed carbon dioxide laser. Arch Dermatol 2000;136:725–31.

61. Gin I, Chew J, Rau KA, et al. Treatment of upper lip wrinkles: a comparison of the 950 microsec dwell time carbon dioxide laser to manual tumescent dermabrasion. Dermatol Surg 1999;25:468–73, discussion 73–4.

62. Chew J, Gin I, Rau KA, et al. Treatment of upper lip wrinkles: a comparison of 950 microsec dwell time carbon dioxide laser with unoccluded Baker's phenol chemical peel. Dermatol Surg 1999;25:262–6.

63. Goodman GJ. Postacne scarring: a review of its pathophysiology and treatment. Dermatol Surg 2000;26:857–71.

64. Lewis W. Is microneedling really the next big thing? Wendy Lewis explores the buzz surrounding skin needling. Plastic Surgery Practice 2014;7:24–8.

65. Collawn SS, Boissy RE, Gamboa M, Vasconez LO. Ultrastructural study of the skin after facial chemical peels and the effect of moisturization on wound healing. Plast Reconstr Surg 1998;101:1374–9, discussion 80.

66. Spinowitz AL, Rumsfield J. Stability-time profile of trichloroacetic acid at various concentrations and storage conditions. J Dermatol Surg Oncol 1989;15:974–5.

67. Brody HJ. Complications of chemical peeling. J Dermatol Surg Oncol 1989;15:1010–19.

68. Demas PN, Bridenstine JB. Diagnosis and treatment of postoperative complications after skin resurfacing. J Oral Maxillofac Surg 1999;57:837–41.

69. Giandoni MB, Grabski WJ. Cutaneous candidiasis as a cause of delayed surgical wound healing. J Am Acad Dermatol 1994;30:981–4.

70. Maloney BP, Millman B, Monheit G, McCollough EG. The etiology of prolonged erythema after chemical peel. Dermatol Surg 1998;24:337–41.

第 **155** 章　　**静脉学和小腿静脉的治疗**

Mitchel P. Goldman、*Robert A. Weiss*

要点

- 下肢浅表毛细血管扩张、网状静脉和下肢静脉曲张三者之间相互联系，出现静脉回流受损后发生。
- 静脉回流不畅由静脉瓣功能不全及原发性肌肉泵衰退引起。
- 治疗前应对患者进行站立位体格检查，以评估病变范围并寻找病因。
- 当怀疑隐静脉反流，双超声扫描可作为体格检查的辅助手段。
- 术前及术后加压对静脉功能不全的治疗有重要意义。
- 硬化剂可完全破坏血管壁，造成永久性血管纤维化。
- 应使用最低浓度和剂量的硬化剂以获得理想的结果。
- 从最近端开始，对所有受累的浅表静脉系统都应进行治疗。
- 治疗顺序为先大血管后小血管，先近端血管后远端血管。
- FDA 批准使用的硬化剂是液体和微泡剂型的十四烷硫酸钠和聚乙二醇单十二醚。
- 高渗盐水（11.7% ～ 23.4%）与甘油（72% 甘油与 1% 利多卡因以 2：1 混合，加或不加肾上腺素）并未获 FDA 批准，为超适应证使用。
- 注射硬化剂最常见的局部副作用为色素沉着、草席状毛细血管扩张和皮肤溃疡。
- 患者通常在 6 ～ 8 周内需要接受 1 ～ 3 次硬化剂注射治疗。
- 肿胀麻醉下，通过门诊静脉切除术、超声射频或激光热消融、氰基丙烯酸酯黏合剂封闭术可有效治疗功能不全的隐静脉和直径 > 4 mm 的分支。

引言

　　腿部静脉曲张和毛细血管扩张的范围和严重程度随着年龄增长而增加。随着安全、有效治疗方法的发展，硬化治疗、静脉曲张显微手术、静脉内热消融术和射频消融术拓展了皮肤外科手术的范围。使用改进后的诊断方法、更有效的硬化剂和简化的外科技术使静脉疾病的治疗变得安全、有效，医患双方均能得到很高的满意度。本章将就硬化治疗、静脉曲张显微手术、静脉内热消融术和射频消融术以及氰基丙烯酸酯黏合剂封闭术（cyanoacrylate adhesive closure，CAC）的最新进展进行介绍，这些进展与包括隐静脉及非隐静脉在内的毛细血管扩张、网状静脉和静脉曲张治疗相关。

静脉解剖、生理和病理生理

　　周围静脉系统既是一个储存额外血流（如妊娠期）的蓄积库，也是将血液从外周循环运回心脏和肺的导管。静脉系统的正常功能依靠一系列复杂的泵和一个个柔软的瓣膜来维持，整个系统在极端不利的情况下也可正常运行[1]（图 155.1）。浅表静脉系统容纳不到 5% 的静脉血，而深静脉系统可容纳 95% 的血液。

　　浅表静脉系统是一个复杂多变、相互交联的静脉

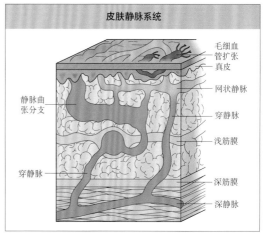

图 155.1　**皮肤静脉系统**。深静脉系统由浅表静脉系统供应。浅表静脉系统由真皮扩张的毛细血管交替供应，后者经过网状静脉到达位于真皮和皮下组织中更大的脉管（Redrawn from：Somjen GM，Ziegenbein R，Johnston AH，Royle JP. Anatomical examination of leg telangiectases with duplex scanning. J Dermatol Surg Oncol. 1993；19：940.）

网，绝大部分为无名静脉[2]。一些较大的浅表静脉分支位置常固定。浅表静脉分支作为导管将血液向心性地运送到深静脉。两大主要浅表静脉分别是穿行于踝关节与膝盖间的小隐静脉（small saphenous vein，SSV）和穿行于踝关节与腹股沟间的大隐静脉（great saphenous vein，GSV）（图155.2）。

相互交联的**交通**静脉系统穿过深筋膜将浅表静脉与小腿屈侧（腓肠）或大腿的深静脉连接（图155.1和155.3）。所有静脉血最终通过深静脉系统回到右心房。

足部和小腿肌群通过肌肉收缩（肌肉泵）增加肌肉筋膜室内压力，将血液通过单向静脉瓣挤出静脉节段，推进其回流到心脏（图155.4）。静脉病变可由静脉阻塞（血栓性或非血栓性）引起的原发性肌肉泵衰退或静脉瓣功能不全导致[4]。

静脉曲张的遗传倾向早已证实，有常染色体显性和隐性两种遗传方式。近70%的患者有浅表静脉疾病家族史。妊娠期间激素水平的影响或者补充雌激素和孕酮也均为易感因素[5]。

综上所述，毛细血管扩张、网状静脉及下肢静脉曲张是由遗传、激素因素，以及静态的重力作用和动态的通过功能不全静脉瓣传输的肌肉力量而引起。遗传素质不可改变，但硬化治疗和外科技术可以改变血流动力学及静水压对静脉疾病的影响。

静脉疾病患者的体格检查

临床体格检查的目的是检查主要静脉干以定位静脉反流的原点或最高点。体格检查时，患者应取站立位，而不是平卧位。判定静脉功能不全的程度很重要[6]。推荐使用的CEAP分级系统是根据临床表现（C）、病因（E）、疾病解剖分布（A）和潜在病理生理因素（P）制定的（表155.1）[7]。静脉严重程度评分（venous severity scoring，VSS）基于三个要素：受累解剖部位数目、症状体征分级和伤残分级。这一临床评估方法的共识在25本杂志和书籍中翻译成8种语言，在全球范围内发行。

对执业医师而言，CEAP是帮助正确诊断、指导治疗及评估静脉疾病预后的工具。值得强调的是，CEAP是一种描述性分级，而VSS和生活质量（quality-of-life，QoL）评分适用于纵向临床研究，以评估结果。现代静脉疾病治疗过程中，绝大部分患者都会进行下肢静脉系统的双重扫描，可以提供关于E、A和P的数据。在基础CEAP分级中，临床分级应使用最高级别的单一描述，如静脉曲张、肿胀、脂性皮肤硬化病

图155.2　浅表静脉系统。浅表静脉系统主干、大隐静脉、小隐静脉及相关分支分布情况的外侧及内侧观。大腿前外侧静脉之前称为旋股外侧静脉

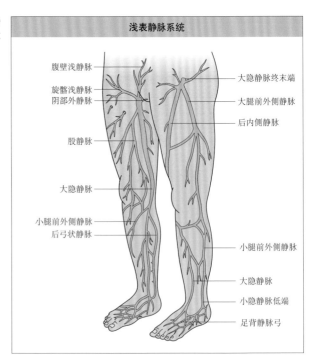

浅表静脉系统

腹壁浅静脉
旋髂浅静脉
阴部外静脉
股静脉
大隐静脉
小腿前外侧静脉
后弓状静脉

大隐静脉终末端
大腿前外侧静脉
后内侧静脉
小腿前外侧静脉
大隐静脉
小隐静脉低端
足背静脉弓

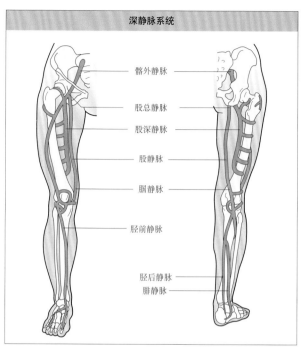

图 155.3 深静脉系统。膝以下的反流血管主要为胫静脉，股静脉是腹股沟区血管（大隐静脉）的主要入口

深静脉系统

髂外静脉

股总静脉

股深静脉

股静脉

腘静脉

胫前静脉

胫后静脉

腓静脉

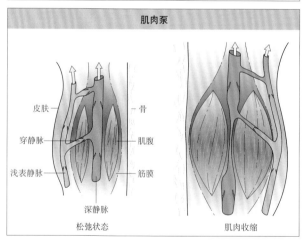

图 155.4 肌肉泵或"周围心脏"。主要位于腓肠。肌肉收缩时，通过深静脉系统将静脉血挤压回流至心脏（Adapted from Goldman MP, et al. Sclerotherapy, 5th edn. London：Mosby，2011.）

肌肉泵

皮肤

穿静脉

浅表静脉

深静脉

骨

肌腹

筋膜

松弛状态　　肌肉收缩

患者的分级为 C4b（表 155.1）。但仅用 C 分级相较于之前仅凭临床表现的分级方式并无优势。即使在做了复式扫描的基础 CEAP 分级中，多重描述的 E、A 及 P 分级仍推荐使用。对于 A（解剖分级），应使用 s、p 和 d 进行描述，例如，一名有淤积性皮炎、主要为浅表和深静脉病变、有反流症状的患者，可分级为 C4aS，Ep，As，d，Pr。静脉疾病虽然复杂，但可以用 CEAP 评分系统将其描述清楚，应鼓励临床医生使用 CEAP 的所有 4 个指标进行综合评分。

一次性硬化治疗外衣是一种极好的方法，既能保护患者隐私，又可看到整个下肢。两步检查凳对于临床评估也有帮助。应检查内踝及踝部有无特殊皮肤改变，包括丛集性毛细血管静脉扩张（称为"冠状静脉扩张"）、含铁血黄素沉积、青斑样血管病（白色萎缩）、脂性皮肤硬化病和（或）活动性或愈合性溃疡（见第 105 章）。这些病变是隐静脉或深静脉慢性静脉功能不全的表现。侧后踝区域的检查与之相似，该区域的皮肤改变常提示小隐静脉功能不全。

表 155.1　慢性静脉疾病 CEAP 分级
临床表现分级（C）
C0：无可见或可触及的静脉疾病体征
C1：毛细血管扩张及网状静脉
C2：静脉曲张
C3：水肿
C4a：含铁血黄素性色素沉着、湿疹样皮炎
C4b：脂性皮肤硬化病、青斑样血管病（白色萎缩）
C5：愈合性静脉溃疡
C6：活动性静脉溃疡
S：钝痛、疼痛、紧绷感、皮肤刺激症状、沉重感、肌肉痉挛以及其他静脉功能不全导致的症状
A：无症状
病因分级（E）
Ec：先天性
Ep：原发性
Es：继发性（血栓后）
En：无静脉病因可查证
解剖分级（A）
As：浅表静脉
Ap：穿静脉（交通支）
Ad：深静脉
An：无明确的静脉部位
病理生理分级（P）
Pr：反流因素
Po：阻塞因素
Pr, o：反流及阻塞因素
Pn：无静脉病理生理因素可查证

表 155.2　血管检查的适应证
1. 伸直小腿或大腿时，有直径＞2 mm 的静脉曲张
2. 在穿静脉（交通支）区域"星暴"簇毛细血管扩张（腓肠中远端、腓肠中后部、膝中部、股中部）
3. 有穿静脉（交通支）（连接浅表静脉和深静脉系统）功能不全的证据
4. 躯干或隐静脉的静脉曲张
5. 有静脉功能不全的临床体征
6. 任何直径的静脉出现症状
7. 有深静脉血栓和（或）血栓性静脉炎病史
8. 有先前静脉手术或硬化治疗不成功史，或复发性静脉曲张

有三条静脉分支对评估隐股接点（saphenofemoral junction，SFJ）[8] 有重要作用。首先应注意前腹壁静脉，这一区域的静脉曲张（"水母头"）提示上腹壁浅静脉功能不全（见图 155.2）。对于腹部血管病变，应请血管科医生检查有无潜在的深部静脉阻塞，通常位于髂股段（见图 155.3）。大隐静脉功能不全患者常同时伴有大腿后内侧及前外侧静脉功能不全，常表现为相应解剖区域内扩张的网状静脉和毛细血管扩张 [7]。

浅表静脉系统的实验室评估

血管检查适用于体格检查不能确定血液反流来源以及一些有其他临床情况的有症状患者（表 155.2）。过去，手持多普勒超声是重要的检查工具，通过反射的超声波升高或降低的频率转换，判断血细胞流动方向是在朝向还是在离开多普勒超声探头 [9]。手持多普勒超声有穿透能力更深（＞8 cm）的 4 MHz 探头和穿透能力更表浅（0.5～2 cm）的 8 MHz 探头。

使用多普勒时，操作者将探头置于待查血管上，然后朝探头方向按压远端血管形成血流声像（图 155.5A）[10]。因为静脉只有单向静脉瓣，若静脉正常，则放开远端压迫后没有反流血流。若放开远端压迫后检测到反流声像，则是不正常的（图 155.5B），可以诊断为静脉瓣功能不全。最好将探头置于 30°～45° 角处 [11]，当患者用 Valsalva 操作法（堵鼻鼓气法）增高腹压时，如果血流反向，则提示从隐股接点至探头最远端区域的瓣膜无力。将探头置于距隐股接点几厘米处的大腿中上部大隐静脉处，血液反流时间大于 0.5 s 提示隐股接点功能不全。这类患者在接受任何远端静脉曲张、网状静脉和（或）腿部毛细血管扩张治疗前均需要接受大隐静脉血管腔内射频治疗或激光封闭术。

如今，大多数静脉专家利用双超声扫描，其为一项更快速、高度精确、非侵入性的检查技术，可提供所观察静脉系统的解剖和生理学信息 [12]（表 155.3）。该工具不仅可以进行静脉曲张治疗前评估，还可以指导血管内射频、激光治疗及随访研究。正常静脉的多普勒检查使用 7.5～12 MHz 灰度、高分辨 B 模式扫描。在 B 模式（亮度模式）超声中，线性排列的传感器同时穿过身体扫描一个平面，在屏幕上创建二维图像（图 155.6）。该扫描类型称为二维模式，速度信息以叠加颜色编码的 B 模式图像形式呈现出来，也称作彩色多普勒。

硬化治疗和静脉疾病中的加压

渐进性加压对静脉疾病患者很有益处，可以改善症状，促进静脉溃疡愈合，减小静脉溃疡复发率 [13-14]。通过减少静脉直径，加压治疗可以加快血流速度并减少血栓形成概率。进行硬化治疗（本质上为控制血栓静脉炎性反应）后，加压可使血栓的直径减小，减少

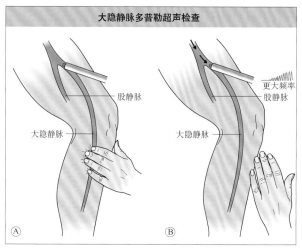

图 155.5　**大隐静脉多普勒超声检查**。A.多普勒探头置于 30°～45°角，检查者压迫静脉远端。B.松开静脉远端压迫，检测到反流提示静脉瓣功能不全（Courtesy, Neil Sadick, MD.）

表 155.3	多普勒超声和双超声扫描用于硬化治疗前评估的比较	
	多普勒超声	双超声扫描
便携性	可以	可以
实用性	实用	实用
价格（2017）	单向型：150～750美元	彩色：20 000～50 000美元
已知信息	1. 通畅程度，静脉瓣的功能 2. 检查大腿深静脉血栓	1. 通畅程度，静脉瓣的功能 2. 深静脉血栓检测精度更高（大腿＞小腿） 3. 反流速度 4. 静脉系统的解剖和畸形（如大隐静脉的数量） 5. 小隐静脉终点 6. 血栓 vs. 硬化
可靠性	较低：不可见、非实时，脉冲声束	较高：静脉解剖结构图像可视化

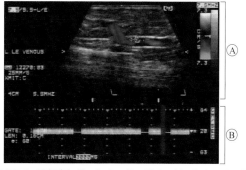

图 155.6　**双超声扫描**。A.在二维 B 模式双幅图像中，反流静脉血（蓝色）来自大隐静脉的一个分支（大腿静脉），该分支在大隐静脉上方。B.多普勒显示的反流

炎症反应，从而降低术后色素沉着、静脉再通及草席状毛细血管扩张的范围及发病率。加压还可增加硬化剂与血管壁内皮细胞的接触，强化全脉管阻塞。目前主要有三种渐进性加压方法——渐进性弹性加压袜或绷带、非弹性压力衣或绷带以及气动加压泵[15]。不推荐使用加压绷带，因其在渐进性加压过程中不易使用，且仅能在应用几小时内保持压力。

硬化治疗后最常用的是渐进性弹性加压袜。这种袜子根据在踝关节水平产生压力的大小分为四个等级，从 20～30 mmHg（Ⅰ级）到 50～60 mmHg（Ⅳ级）（见第 105 章）[16]。大部分接受硬化治疗的患者穿长筒袜或连袜裤。除此之外，目前大多数生产商提供一种称为"时尚软管"的袜子，压力接近 18 mmHg，被越来

越多的患者接受。一项由 Weiss 等[17]组织的多中心研究显示，20～30 mmHg 的压力能提高硬化治疗的效率，并减少手术后色素沉着。产生这一效果至少需要术后 3 天持续穿着弹性加压袜，持续 3 周白天穿弹力袜认为是取得最佳效果的理想时间[17]。

我们建议所有患者在接受治疗后 1 周内（"24/7"）都穿渐进性弹性加压袜。全天 24 h，甚至在洗澡和睡觉时都穿弹力袜十分重要。如果洗澡时脱掉弹力袜，静脉会扩张。如果夜间脱去弹力袜，浅表静脉系统也会扩张。因此，建议所有患者穿比连袜裤（长及腰部）更卫生且方便的长筒袜。

硬化溶液

理想的硬化剂能导致内皮全层破坏或去除[18]。孤

立性血栓不会阻塞脉管，因为完整的内膜包含能溶解血栓的组织纤溶酶原激活剂，使血管再通。理想的硬化剂应该没有系统毒性，能产生深入到动脉外膜的局部内皮损伤，并将血栓形成概率降到最低[19]。血管损伤的结果是引起炎症反应，导致脉管纤维化并最终闭塞。

在选择某种硬化溶液并决定适当的血管硬化剂浓度时，必须记住以下几个要点（表155.4）[20]。

1. 如果硬化剂作用太弱，将会发生不足量的内皮破坏，导致曲张静脉管壁破坏而继发血栓形成，但没有纤维化，将会发生血管再通。

2. 硬化剂作用太强可能引起血管内皮和血管其他层不受控制地被破坏，导致色素沉着、新生血管形成（草席状毛细血管）和硬化剂外渗所致的溃疡。

3. 选择最小硬化剂浓度（minimal sclerosant concentration，MSC），其可引起异常血管壁的细胞内壁产生不可逆的破坏。

根据其作用机制以及对血管内皮的损伤，硬化剂可分为以下三类（表155.5）：

1. 高渗物质——渗透性物质包括高渗盐水、高渗性糖–盐水和非铬酸盐性甘油。其作用的主要机制为脱水引起的内皮细胞损伤（图155.7A）。

2. 化学刺激物——化学刺激物包括铬酸盐性甘油（甘油加铬酸钾）及多碘离子碘化物。这些物质通过腐蚀作用损伤细胞，其腐蚀效果与其中的重金属相关（图155.7B）。

3. 清洁硬化剂——清洁硬化剂包括十四烷硫酸钠、聚乙二醇单十二醚及鱼肝油酸钠。这类物质通过改变内皮细胞表面张力导致血管损伤（图155.7C）。

美国食品药品管理局（FDA）认证的硬化治疗制剂是十四烷硫酸钠、鱼肝油酸钠（鱼肝油中的脂肪酸）和聚乙二醇单十二醚[21]，包括1%微泡剂型（Varigloban®）。高渗盐水更常用作堕胎药，而非静脉曲张的治疗。甘油为治疗急性脑水肿和急性青光眼的高渗物质。化学刺激物——多碘离子碘化物尚未被FDA批准用作硬化剂。在美国，目前可选择甘油、高渗盐水（11.7%～23.4%）、聚乙二醇单十二醚（0.25%～5%）和十四烷硫酸钠（0.1%～3%）作为硬化剂。

选择最适合的硬化剂，确定其最小用量及最低浓度对得到有效的硬化治疗结果至关重要。这一概念称为最小硬化剂浓度（MSC），这可以让硬化治疗师取得最佳疗效的同时出现最少的并发症[22-23]。根据血管类型和直径，硬化剂初始浓度和用量的推荐指南见表155.4。

表155.4　根据血管类型选择硬化溶液浓度和体积的指南。硬化剂按优先推荐顺序列出		
血管	**溶液浓度**	**用量（每一部位）**
草席状毛细血管扩张（先前治疗后）	72%甘油与1%利多卡因2∶1稀释加肾上腺素	0.1～0.2 ml
毛细血管扩张（达1 mm）	72%甘油与1%利多卡因2∶1稀释加肾上腺素 0.1%～0.25%十四烷硫酸钠 0.25%～0.5%聚乙二醇单十二醚 11.7%高渗盐水 10%高渗盐水加25%葡萄糖	0.1～0.3 ml
小静脉扩张（1～2 mm）	0.25%～0.5%十四烷硫酸钠 72%甘油 0.5%～0.75%聚乙二醇单十二醚 11.7%～23.4%高渗盐水 10%高渗盐水加25%葡萄糖	0.2～0.5 ml
网状静脉（皮下2～4 mm的蓝色静脉）	0.1%～0.25%十四烷硫酸钠泡沫 0.25%～0.5%聚乙二醇单十二醚泡沫	0.5 ml（若网状静脉填充物为泡沫，可加至1～3 ml）
非隐静脉的静脉曲张（3～8 mm）	0.5%～1.0%十四烷硫酸钠泡沫 1%～3%聚乙二醇单十二醚*	大容量静脉，每个部位注射0.5 ml液体，3 ml泡沫
大隐静脉曲张主干（通常＞5 mm）	1%聚乙二醇单十二醚泡沫（Varithena®）， 1%～3%十四烷硫酸钠泡沫 3%～5%聚乙二醇单十二醚**	0.5 ml液体（高浓度小量注射标准），3 ml泡沫
*美国可购买的最高浓度为1%。		
**美国无法购买		

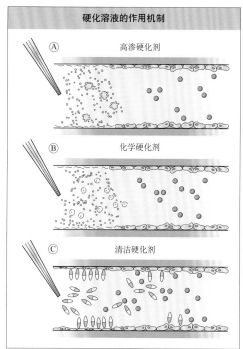

图 155.7　硬化溶液的作用机制。 A. 高渗液，通过浓度差脱水效应诱导血管内皮的破坏。B. 化学制剂，利用化学药物的腐蚀作用破坏细胞。C. 清洁剂，清洁剂分子的疏水键（蓝色）吸附在内皮细胞壁上，同时其亲水键（黄色）将水引入内皮细胞，导致水分过多的浸渍效应（Adapted from Goldman MP, et al. Sclerotherapy, 5th edn. London：Mosby, 2011. ）

充分认识每种硬化剂的并发症很重要（见表155.5）。渗透性硬化剂，如高渗盐水，在注射时常伴烧灼感和痉挛性疼痛，并且因外渗引起的继发性溃疡性坏死发生率更高。

十四烷硫酸钠和聚乙二醇单十二醚发生变态反应的概率很低，变态反应从荨麻疹到过敏反应（anaphylaxis）（＜0.01%）均可见[5]。然而，随着使用的增多，目前认为发生 I 型反应（速发型超敏反应）的可能性极小。事实上，过去30年里使用该药的60 000多例患者中，除1例患者发生荨麻疹外，作者没有见过变态反应发生。据报道，除了接受甘油治疗的患者色素沉着发病率小于1%外，接受其他硬化剂治疗的患者有5%～30%出现色素沉着。然而，以作者的经验，色素沉着的发病率更多与药物浓度及患者皮肤类型、血管类型和其他血管脆性因素相关[24-26]。

与空气或 CO_2 混合制造的泡沫清洁溶液（通常是1 ml 溶液混合4 ml 空气或 CO_2）已证明能将硬化溶液

的作用提高2倍，且不良反应减少4倍。泡沫取代血液，并能在靶血管中保留更长时间，从而可使治疗采用更低浓度。使用 CO_2 而非空气可以使气体-硬化剂气泡更快破裂，减少通过开放的卵圆孔发生动脉循环气体栓塞的可能性。应注意，泡沫中清洁剂部分在数秒内和（或）在注射周围数厘米范围内分解，所以到达心脏的泡沫气泡为纯气体，不具有毒性。

毛细血管扩张和网状静脉的治疗技术

对毛细血管扩张和网状静脉进行治疗，常常是出于美容目的，但据报道，有高达50%的患者治疗前后出现各种症状，从腿部钝痛到毛细血管扩张处的波动性疼痛均可见[27]。毛细血管扩张最显著的特征为表面平坦、红色到蓝色、直径0.1～1 mm 的血管（表155.6）。静脉扩张表现为略带蓝紫色的血管，有时扩大突出皮肤表面，直径1～2 mm。网状静脉颜色青紫，直径2～4 mm。当大腿侧面出现网状静脉复合体时，感觉就像胚胎发育遗留的外侧皮下神经丛的痕迹[28-29]。

只有把所有反流来源都弄清楚，才可以实施毛细血管扩张和网状静脉的治疗，同样重要的是首先治疗近端的反流点和大血管，然后才是小静脉。从事硬化治疗的皮肤外科医生最常面临的挑战是单独或联合使用激光和强脉冲激光技术对小直径血管实施硬化治疗。手术前必须收集影像学资料，并签署完整的知情同意书，包括告知患者所有可能存在的手术风险、并发症和治疗的预期效果[30-31]。

治疗毛细血管扩张和网状静脉使用的器具相对简单，包括：

- 70% 异丙基醇浸泡的棉球
- 无菌手套
- 3 ml 和 5 ml 一次性注射器
- 30 号一次性 1/2 英寸（1.27 cm）透明针筒
- 放大镜（2～3 倍）
- 硝酸甘油糊剂，以延长变白的时间
- 支气管扩张药吸入器，支气管痉挛时使用
- 肾上腺素，发生过敏反应时应用

腿部节段数量区分流程图对每一时期内治疗区域的记录很有帮助。成功的硬化治疗引起的全腔内纤维化可持续6周，在此期间内不进行重复治疗。

四种技术可用于治疗毛细血管扩张和网状静脉[32-34]，包括：

1. 抽吸。 抽吸针管见少量血液可使皮肤科医生确定

表 155.5　硬化溶液的重要特性. 硬化剂分为三类：高渗物质、清洁剂和化学刺激物[1]

硬化溶液（商品名）	分级	过敏反应	危险	FDA 认证	剂量限制
高渗盐水（11.7% ～ 23.4%）	高渗液	无	疼痛 * 和痉挛 皮肤坏死 色素沉着	是，作为堕胎药 （18% ～ 30%）	6 ～ 10 ml
高渗盐水（10%）加葡萄糖水（25%）（Sclerodex®）	高渗液	较少过敏（仅加入苯乙醇时）	疼痛 *（较单独使用高渗盐水时轻微）	否（仅在加拿大出售）	10 ml 来稀释溶液
十四烷硫酸钠 [Sotradecol®（US），Fibrovein®，Thromboject®]	清洁剂	极少过敏	血管周围注射时疼痛 * 皮肤坏死（更高浓度时） 色素沉着	是	3%10 ml
聚乙二醇单十二醚 [Asclera®（US），Asklerol®，Aethoxysklerol®，Aetoxisclerol®，Scierovein®，Varithena®（US）]	清洁剂	极少过敏	疼痛风险最低 坏死常见于小动脉注射 色素沉着（更高浓度时） 双硫仑样反应	是	3%5 ml（依据体重，见参考文献 [5]）
鱼肝油酸钠（Scleromate®）	清洁剂	过敏，风险最高	疼痛 * 皮肤坏死 色素沉着	是	10 ml
乙醇胺油酸酯	清洁剂	荨麻疹 过敏	疼痛 * 皮肤坏死 色素沉着 黏性，难以注射 急性肾衰竭 溶血反应	是（最初用于食管静脉曲张）	10 ml
多碘离子碘化物（Varigloban®，Variglobin®，Sclerodine®）	化学刺激物	过敏 碘过敏反应	疼痛 * 皮肤坏死 深棕色液体使血管内放置更难以确定	否	3%5 ml
甘油（72%）加硫酸铬钾（8%）（Chromex®，Scleremo®）；72% 甘油与 1% 利多卡因 2：1 稀释，加或不加肾上腺素	化学刺激物（纯甘油也是一种渗透剂）	极少过敏（单独使用甘油时无过敏）	疼痛 * 和痉挛 色素沉着风险低 黏性，难以注射 注射 > 10 ml 出现血尿	是（用于治疗急性脑水肿和急性青光眼）	10 ml

* 包括灼烧感

套管已插入静脉，如抽吸力度过大，可造成血管塌陷。

2. **不伴抽吸直接穿刺.** 该项技术依靠穿刺静脉壁时的感觉。尽管初学者不易掌握，但经过一段时间的练习可掌握。

3. **空气栓子**（图 155.8A）。注射硬化剂前先注射 < 0.5 ml 空气取代静脉中的血液。一旦确定建立起静脉通道，便可安全注入硬化剂。空气误入组织没有硬化剂进入组织引起的危害大。推注时用力过猛可能引起血管扩张甚至破裂。很少量硬化溶液外渗便可引起表皮溃疡，故相较高渗盐水而言，少量空气栓子技术是个理想的选择。

4. **排空静脉.** 注射硬化剂前，尝试尽可能将血管中血液排空，抬高并用适当力度捏住下肢。治疗后静脉曲张持续，常是由于治疗后肌内血栓的再通，排空静脉技术可以减少血栓。这一观点在治疗更大血管时尤为重要。此项技术的其他优点是被排空静脉的血管容量小，可使内皮细胞显露在与注射液浓度相近的溶液中。并且，有必要使用较小剂量的硬化剂，以保证其与内皮细胞表面充分接触；同时血管内稀释硬化剂的血液较少，故可使用较低浓度的硬化溶液[35]，下文讨论的泡沫型硬化剂同样能替代血管中的血液，因此，它事实上是一种可以产生更强功效的排空静脉技术。

注射技术

在上文，注射技法不只一次被提到和运用。与皮肤呈 30° 角进针。术者或其助手手动牵拉，以保持皮肤

表 155.6 静脉分级和静脉病理的临床治疗方法

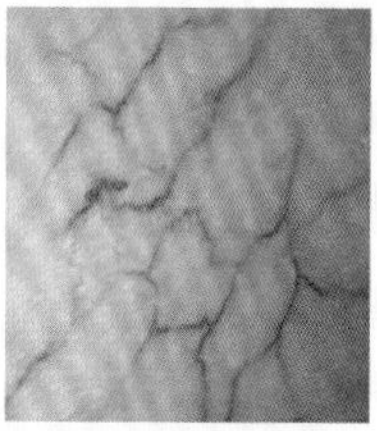

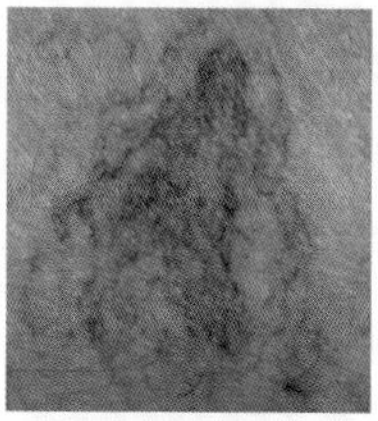

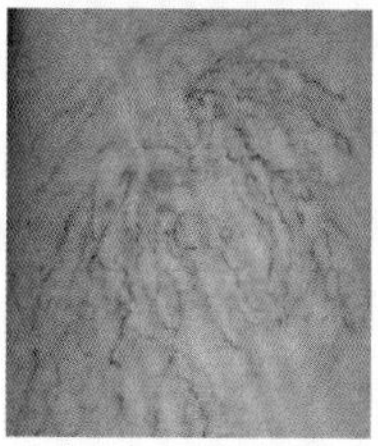

	类型	描述	直径（mm）	颜色	治疗	
	Ⅰ	毛细血管扩张（蜘蛛痣）草席状毛细血管扩张	0.1～1	通常为红色网状	• 微硬化治疗 • 强脉冲激光 • 激光（如染料激光、1064 nm Nd：YAG）	
	Ⅱ	静脉曲张	1～2	青紫色	• 硬化治疗 • 激光（如 1064 nm Nd：YAG）	
	Ⅲ	网状静脉曲张	2～4	蓝紫色至蓝绿色	• 硬化治疗 • 静脉曲张显微手术 • 激光（如 1064 nm Nd：YAG）	
	Ⅳ	静脉曲张（隐静脉次级支或穿静脉相关支）	3～8	蓝色至蓝绿色	• 静脉曲张显微手术 • 硬化治疗	
	Ⅴ	隐静脉曲张（驱干或轴向的静脉曲张包括隐静脉主干及一级支静脉曲张）	≥5	蓝色至蓝绿色可能可触及，但不可见	• 静脉曲张显微术 • 管内射频闭塞术 • 硬化治疗 • 血管内激光消融（EVLA）	

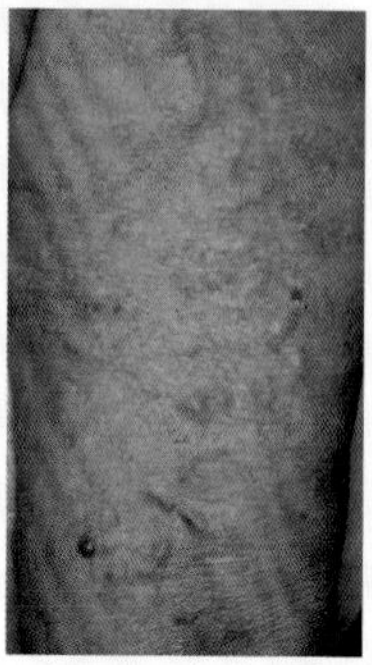

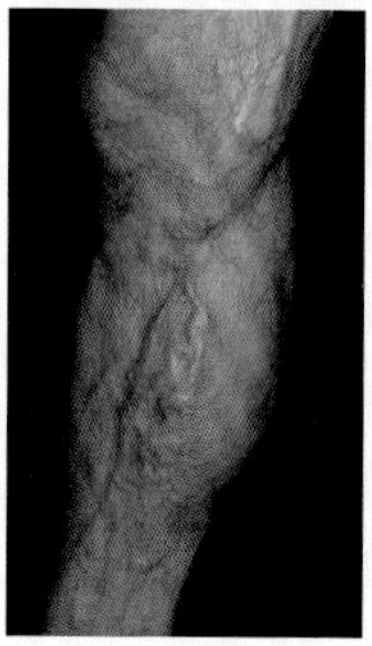

Nd：YAG，掺铒钇铝石榴石。
照片，courtesy，Jean L Bolognia，MD。

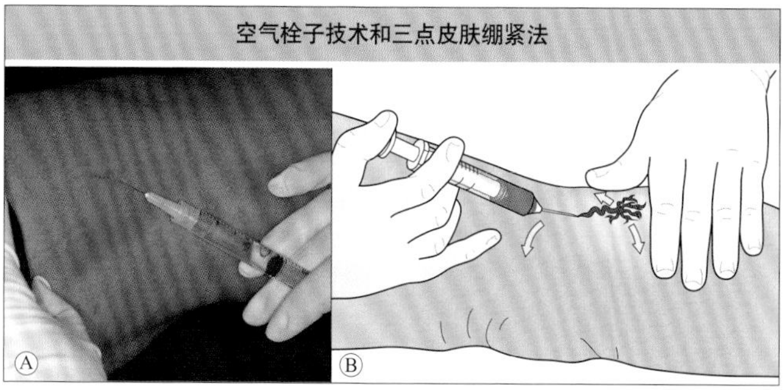

空气栓子技术和三点皮肤绷紧法

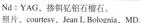

图 155.8 空气栓子技术和三点皮肤绷紧法。A. 在注射硬化剂之前向血管内注射空气栓子（＜5 ml）以代替血管内血液，并能确定针尖进入血管内。空气误入组织引起的危害并没有硬化剂误入组织引起的危害大。B. 从三个点绷紧皮肤使穿刺置入更准确（B，Redrawn from Goldman MP，et al. Sclerotherapy，5th edn. London：Mosby，2011.）

呈紧绷状态（图 155.8B）。先注射大血管，再治疗小血管。首先注射网状静脉就可以消除其供应的毛细血管或小静脉，并能将色素沉着等副作用降到最低。首先应治疗血管网状分布区域（图 155.9），再注射单根直线形血管[36]。

注射前用乙醇擦拭皮肤可以增加光线折射指数，这样有助于在皮肤表面更清楚地看见皮下血管。或者可在注射前将硬化剂滴在皮肤上，这样可避免由乙醇蒸发引起的受冷和血管收缩。锐利的套管针可使血管损伤、血管收缩和血液外渗的发生率降到最低。要缓慢推注，保持最小的推注压力，以防止血管膨胀，应给予充足的时间使硬化剂和血管内皮发生反应。每个注射点注射小剂量硬化剂（0.1～0.4 ml）可将草席状毛细血管扩张、硬化治疗后色素沉着和注射液外渗引起的溃疡、坏死等副作用降到最低。硬化剂注满靶血管时应停止注射。每个注射点间距 3～6 cm，直到注

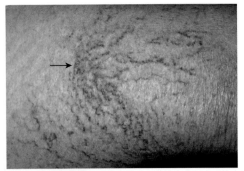

图 155.9　树枝状静脉曲张的治疗。 这种治疗注射点（箭头所示）减少了在有限的硬化治疗期内的注射次数，因此将潜在副作用最小化（Courtesy，Jean L Bolognia，MD.）

射完整条血管。

治疗方案

每个疗程需要间隔 6 ～ 8 周，以确保有足够的时间使内皮硬化和炎症反应消退，并能够对上一疗程的疗效进行评估。大多数患者会接受 1 ～ 3 个疗程的治疗，以消除腿部毛细血管扩张和网状静脉。若在治疗疗程结束后没有达到理想疗效，皮肤科医生可以进行如下操作：

- 增加硬化剂浓度。
- 改用另一种硬化剂。
- 重新检查患者过去可能被遗漏的反流点。

激光和强脉冲光治疗毛细血管扩张

当激光和强脉冲光（intense pulsed light，IPL）与硬化剂联合治疗下肢血管时，具有协同效应（见第 137 章）。

较大的静脉曲张

治疗大直径血管时要求更加留心考虑血管解剖结构和反流点的细节[37]。大直径血管治疗的禁忌证包括妊娠、哺乳期、对硬化剂敏感、血栓形成或血液呈高凝状态（见表 105.9）、不能活动和不合作者[38]。目前推荐泡沫型清洁硬化剂作为硬化剂（见下文），浓度由注射静脉的大小决定（见表 155.4）。

治疗大直径血管的重要因素包括：

1. 应熟悉拟治疗曲张静脉的精确解剖结构。

2. 坚持合理的治疗计划，总是从反流点的最高点注射，从近端开始向远端静脉注射。

3. 确定最重要的反流点[39-40]。

皮肤科医生必须首先确定反流是否来源于深静脉

系统，是大隐静脉还是小隐静脉，或是穿静脉（交通支）（见图 155.2 和 155.3）。必须先治疗主要反流点的静脉，再治疗次级反流点静脉。双超声扫描引导下（见表 155.3）对治疗大血管很有帮助，尤其在那些解剖结构非常复杂而导致反流点很难发现的病例。

大血管硬化剂治疗的许多技术和（或）体位的细微改进已有描述。治疗大直径血管有三种技术：①站立后仰卧上抬直接插管技术；②复合式插管前定位（multiple precannulation sites，MPS）技术；③仰卧位插管（supine cannulation，SC）[5, 40-41]。

在站立后仰卧上抬直接插管技术中，首先让患者站立，以使曲张静脉凸出而更加清晰可见（图 155.10）[29]。在反流回浅表静脉系统的初始位置标记注射点，沿着血管每隔 3 ～ 4 cm 标记一个地方。然后让患者呈仰卧或俯卧位，血管抽空，以便最大程度地让硬化剂与内皮细胞接触，沿着血管标记的每个注射点只注射少量硬化剂。这一技术经常使用 3 ml 注射器配一个 27 ～ 30 号针头。将针头向前推进时抽吸注射器，直至看到深色静脉血进入针管，提示已穿刺进入脉管内。每个点注射 0.5 ～ 1.5 ml 浓缩硬化剂，随时通过反馈信息再次确保硬化剂与内皮细胞充分接触。治疗后可见血管收缩。注射泡沫剂后抬高下肢 1 min，使大血管收缩，如此可以扩大治疗面积，并使硬化剂与血管内皮更充分接触，提高疗效。

在复合式插管前定位（MPS）技术中，首先让患者站立，使曲张静脉凸出并更加清晰易见。沿着扩张的静脉在近端和远端标记注射点。然后，用 23 号蝶形针头及套管或者塑料静脉内套管及加长套管，相继在

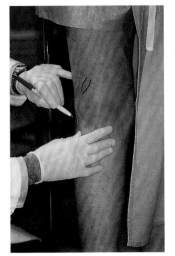

图 155.10　大静脉硬化治疗前初始步骤。 患者取站立位，用记号笔标记治疗注射点（Courtesy，Neil Sadick，MD.）

近端和远端进行穿刺[42]。

蝶形针或套管必须牢牢固定以保证安全，因为患者将移动到治疗台上并抬高下肢进行治疗。确定血管内位置后，将 2 ～ 3 ml 硬化剂注入套管，然后进入血管，同时观察周围组织有无肿胀或其他外渗的迹象。对绝大部分病例，仅从近端或远端注射一次就足够硬化较大的扭曲的血管[43]。

作者常规使用的是仰卧位插管（SC）体位，与垂直立位相比，这样操作更快，且发生血管迷走神经反应的风险更小。治疗大血管时选用适合浓度的硬化剂（见表 155.4），由近端向远端进行治疗。泡沫型清洁硬化剂推荐用于较大曲张静脉的硬化治疗，如果选用空气或 CO_2（见下一部分），在注射前进行泡沫制备[44]。

泡沫型清洁硬化剂

1% 聚乙二醇单十二醚可注射型泡沫（Varithena®）

FDA 批准 1% 聚乙二醇单十二醚可注射型泡沫（Varithena®）用于大隐静脉、副隐静脉功能不全及膝关节上下大隐静脉系统可见性静脉曲张，可改善浅表静脉功能不全的症状及可见静脉曲张的体征。使用 1% 聚乙二醇单十二醚泡沫（Varithena®）时，临床医生必须熟练掌握静脉手术操作，熟知静脉双超声扫描的理论知识并训练有素。该配方基于一项专利技术，该技术可生产黏性低氮微泡，并与微泡生成装置相结合，该装置可注入含氮量小于 0.8% 的 $O_2 : CO_2$（65：35）气体混合物，从而产生小气泡（直径中位数 < 100 μm）。极低浓度 1% 聚乙二醇单十二醚按液气比 1：7 形成的微泡可引起内皮损伤，这些黏着性的微泡取代血液充满管腔，使静脉硬化更有效。

与室内空气混合的自发性泡沫形成

1% 聚乙二醇单十二醚泡沫（Varithena®）批准使用前，清洁硬化剂（如十四烷硫酸钠、聚乙二醇单十二醚）与室内空气按 1：4 震荡发泡以增稠。如前所述，泡沫状更适合较大血管的硬化治疗。例如，更多量的溶液可注射入更长的血管节段。另外，每个微泡中硬化剂达到饱和浓度，因此泡沫剂型有更好的功效。由于持续性及功效增强，泡沫型硬化剂可减少治疗次数，并用于治疗较大血管。

相对而言，较小的血管可使用非泡沫型甘油和高渗盐水，其被快速稀释，仅在浓度梯度内发挥作用，因而硬化作用的强度和程度受限。使用甘油和高渗盐水治疗大血管并不现实，由于血药浓度被快速稀释，疗效迅速减弱，治疗次数增加。

双超声扫描

除了显示血管解剖结构，双超声扫描（见图 155.6）可用于评估硬化治疗的血管反应，包括大的非连接静脉曲张。血管内不完全硬化表现为血管内血栓形成（多个回声）和血管腔部分未闭。若治疗成功，则血管壁增厚且不可压缩（无回声）[37, 45]。双超声扫描还可对泡沫型硬化剂治疗提供指导，可容易观察到泡沫型硬化剂在靶静脉中的分布，减小了不经意注射入动脉的机会。现已不推荐使用多普勒彩超。

硬化治疗后的加压

治疗过程中血管需要一直使用棉垫或海绵垫，通过具有压迫作用的覆盖物将其固定在患处。推荐所有接受硬化治疗的毛细血管扩张和网状静脉患者都使用 I 级（20 ～ 30 mmHg），最好是 II 级（30 ～ 40 mmHg）渐进性加压袜[17]。鼓励患者每次术后活动 30 min，以减少血栓栓塞的发生率，同时减小浅表静脉直径。虽然加压包扎 3 天的结果比不包扎要好，但最近研究显示，最佳的时间至少为 3 周[17]。大血管硬化治疗后，我们推荐 7 天不间断加压（24/7），在此期间，患者洗澡或淋浴时可以用塑料袋将弹力绷带或弹力袜包好，或者干脆任弹力袜淋湿，然后用吹风机吹干。经过最初的 7 天后，患者可将加压棉垫或棉卷取下，根据需要可以在洗澡和睡觉时脱去弹力袜。术后需立即开始活动。

并发症

预测和管理硬化治疗的并发症需要从三个主要方面考虑（表 155.7）。第一，精确的操作技术可将手术副作用降到最低；第二，发现问题时需制订正确的策略；最后，选择正确的处理方式，使后遗症的影响降到最低[46]。

硬化治疗后色素沉着

硬化治疗后色素沉着（图 155.11）的发生率从 5% 到 30% 不等[26, 44, 47-48]。紫褐色色素沉着是血管外含铁血黄素沉积造成的[49]。高凝状态综合征，如抗凝血酶Ⅲ、蛋白 C 或蛋白 S 缺乏，使用非甾体抗炎药，体内高铁储存量，服用米诺环素或在老年人中普遍发生的血管脆性增加，均使患者容易留下此后遗症[50]。降低治疗后色素沉着发生率的方法见表 155.8。尽管尝试过各种治疗方法，但只有 Q 开关红宝石激光对任何程度病变都能取得可重复的治疗效果[51-53]。色素沉着常

表 155.7　硬化治疗的并发症	
皮肤并发症	**皮外并发症**
早期	**早期**
<li>局限性荨麻疹<li>荨麻疹样或麻疹样皮损<li>瘀青<li>水肿<li>局部缺血/坏死（如注入动脉、血管痉挛、外渗）	<li>系统性变态反应（过敏反应）<li>暗点（使用泡沫硬化剂）<li>血管迷走神经性晕厥
晚期	**晚期**
<li>浅表血栓性静脉炎<li>溃疡（继发于缺血/坏死）<li>色素沉着<li>草席状毛细血管扩张（新血管生成）<li>多毛症<li>压迫相关问题（毛囊炎、刺激性接触性皮炎）	<li>深静脉血栓/肺栓塞<li>神经损伤

表 155.8　减少硬化治疗后色素沉着的方法
治疗前计划
<li>评估有静脉血栓史患者的血液高凝状况（见表 105.9）<li>避免治疗已知有铁转运缺陷（如血色素沉着症）的患者<li>避免伴随使用米诺环素、阿司匹林和非甾体抗炎药
治疗技术
<li>治疗小血管前，排除存在的高压反流点<li>选择炎性反应最小的硬化剂<li>使用适合血管大小的硬化剂浓度（见表 155.4）<li>治疗时抬高下肢，以降低血管内压力<li>直接治疗最深处的毛细血管扩张丛<li>降低血管破裂的风险（如缓慢注射）<li>避免注射压力过高
治疗后护理
<li>注射后立即用弹力绷带加压<li>尽快清除硬化治疗后形成的血栓

持续 6～12 个月。若色素沉着持续不退，皮肤科医生应该检查是否仍有持续反流血管进入此区域，或是存在潜在的易感因素。

草席状毛细血管扩张

　　潮红或网状细小毛细血管扩张可能发生在之前注射过的静脉周围或外科手术（如结扎缝合或静脉曲张显微术）干预部位（图 155.12）。其可能发生在治疗后几天或几个月内，在患者中的发生率高达 5%～15%[26, 44, 54]。好发部位包括大腿、内踝，以及小腿内侧和外侧。危险因素包括肥胖、使用含雌激素药物、妊娠和有毛细血管扩张家族史。由于包扎压迫不充分，或者硬化液使用量超过最小硬化剂浓度（MSC），硬化治疗后发生过度炎症反应的患者同样易于发生此并发症。

　　一般来说，草席状毛细血管扩张 3～12 个月可消退，因此无需特殊处理。虽然草席状毛细血管扩张持续存在可能预示有潜在的隐静脉功能不全，但皮肤科医生应该尝试定位该区域反流点所在位置（经常是网状静脉）。以最小浓度低压力注射硬化剂是减少此并发症最有效的方法。其他方法包括每个注射点处硬化剂注射量小于 1 ml、将注射变白区域限制在 1～2 cm 内、鼓励保持正常体重以及在硬化治疗前 1 个月和治疗后 2 个月停止服用避孕药。短波长激光（595～600 nm）、强脉冲激光及反复注射甘油溶液都是处理这种问题最有效的方法（见表 155.4）[55]。

溃疡

　　任何硬化剂都有可能引起皮肤坏死（虽然作者从

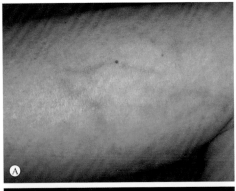

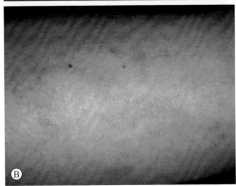

图 155.11　硬化治疗引起的色素沉着。 A. 经 0.5% 十四烷硫酸钠泡沫治疗网状静脉 3 个月后，出现直径为 3～4 mm 的色素沉着。B. 经 Q 开关红宝石激光以 6 J/cm²、5 mm 直径范围治疗 6 个月后，色素沉着完全消退

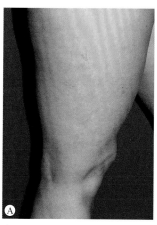
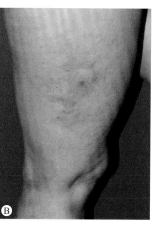

图 155.12　草席状毛细血管扩张（血管新生）。A. 静脉手术前。B. 静脉手术后，瘢痕处出现草席状毛细血管扩张

未见到甘油发生此现象）。有可能是因为硬化剂外渗入血管周围组织，尤其常见于使用高渗盐水或浓度 > 1% 的非泡沫状十四烷硫酸钠、注入皮肤小动脉或动静脉吻合支、血管反应性痉挛或加压包扎使皮肤压力过大时[56]。如果高渗盐水外渗到血管周围组织，该区域用生理盐水浸润可以将硬化剂稀释。此区域 12 ～ 24 h 内可能出现一个血泡，之后可发展成溃疡。若注射后皮肤立即出现瓷白色区域，提示硬化剂注入动脉或发生了动脉痉挛。为减少形成溃疡的可能性，医生可以涂抹少量 2% 硝酸甘油软膏在此区域，并轻轻搓揉，直到出现充血反应。由于大多数溃疡直径小于 4 mm，所以愈合后留下的瘢痕常不明显。大的溃疡应尽早去除或使其闭合，以便更快愈合，并留下尽可能小的瘢痕。局部使用抗生素软膏（如莫匹罗星）和胶体或亲水性敷料可以减轻溃疡引起的疼痛，并加快溃疡愈合[57]。

系统性变态反应

真正由硬化治疗引起的变态反应极为罕见。迟发型超敏反应，如荨麻疹样或麻疹样损，可能在治疗后 8 ～ 16 h 发生。Ⅰ 型（速发型）反应从荨麻疹到支气管痉挛，到过敏性休克，最终导致心血管性衰竭，都极少有报道。从本质上来讲，仅高渗盐水不可能成为过敏源。添加剂，如苯酸盐或利多卡因都可能导致超敏反应的发生。

十四烷硫酸钠发生变态反应的可能性极小（< 0.01%）。最常见报道的过敏反应是在注射后 30 ～ 90 min 出现的麻疹样发疹[58]。聚乙二醇单十二醚发生反应也很少见（< 0.01%）。曾有报道荨麻疹和麻疹反应，与过敏相关的死亡罕见[58]。

抗组胺药和口服糖皮质激素（如泼尼松 40 ～ 60 mg/d，服用 7 ～ 10 天）可用于治疗轻微的过敏反应，静脉滴注糖皮质激素或皮下注射肾上腺素常用于治疗严重的过敏反应。

注入动脉

硬化治疗最可怕的并发症是误将硬化剂注入动脉内。动脉内注射硬化剂可产生泥沙样栓子，堵塞小动脉和微循环。最常发生动脉内注射的部位是腘窝，可在试图注射小隐静脉时发生。发生动脉内注射后，患者一般可立即感觉到疼痛（但也可无疼痛），几分钟内注射部位会出现暗紫色发绀或苍白，胫后和足背动脉搏动通常不会受到影响。浅表组织塌陷也许会引起明显的瘢痕，甚至需要截肢[59]。

注入动脉是真正的硬化治疗急症。推荐立即进行介入治疗，但尚未证明有效。1% 普鲁卡因经动脉周围渗入血液后与十四烷硫酸钠形成复合物，使其失去活性，但是对聚乙二醇单十二醚无效。冷冻患肢可以减少组织缺氧，推荐立即肝素化，并维持 7 ～ 10 天及静脉注射葡萄糖（10%，500 mg/d）3 天。应考虑使用血栓溶解药物和长效血管舒张药物（如钙通道阻滞剂）。

其他并发症

注射后局部荨麻疹很常见，常与肥大细胞脱颗粒和释放细胞因子有关。尽管对患者有影响，且提前使用 H_1 受体阻滞剂或立即使用 Ⅰ 类超强效糖皮质激素可以改善红斑，但通常无需治疗。坚持适当的加压原则可以最大程度减少与加压相关的问题，包括溃疡、压力性大疱、接触性皮炎和毛囊炎[46]。

硬化剂直接注射至神经或由注射导致的神经鞘周围炎都可能引起继发性神经损害。大腿内侧的隐静脉及足部的腓肠静脉是继发性神经损害的高发部位，在这些部位注射时应格外注意。使用非甾体抗炎药能缩短神经损害症状的持续时间[60]。

　　浅表血栓性静脉炎可能发生于注射后 1 ～ 3 周，常表现为注射部位疼痛性红斑硬结。若硬化治疗后进行充分的持续性加压，这一并发症将很少出现。发生浅表血栓性静脉炎时，血栓应被清除，并给予适当的加压治疗，经常走动，同时应服用阿司匹林或非甾体抗炎药。要考虑到伴随的深静脉血栓[46]。除警惕由硬化治疗引起外，同时还应该寻找血栓性静脉炎的潜在因素。

门诊静脉切除术

　　门诊静脉切除术于 20 世纪 50 年代由瑞士皮肤科医生 Robert Mueller[61] 发明，这是一种利用拉钩撕脱靶血管来完全移除病变血管的室内外科操作。除大隐静脉腹股沟终末部分的血管外，使用这项操作很容易撕脱所有浅表血管。大血管，尤其是大隐静脉、小隐静脉或穿静脉（交通支）的主要分支，可通过小切口撕脱[61-62]。

术前考虑

　　需进行多普勒和双超声扫描，以确定隐股接点、隐腘接点及深静脉系统的功能[63]。患者取站立位时用记号笔标出待剥除的曲张静脉。标记适当的血管范围是操作中最重要的步骤，因为这可以帮助我们快速分离出待切除的血管，由于从站立位到平卧位时血管的位置可能有达 1 ～ 2 cm 的改变，患者应该以手术体位行多普勒检查或经皮照明技术确定血管位置（Vein-Lite® 或 Venoscope®）。目前认为双重标记技术对确定体位变换很有帮助[64-65]（图 155.13）。

门诊静脉切除术的麻醉和手术材料

　　肿胀麻醉法在静脉曲张显微手术中具有很多优势。

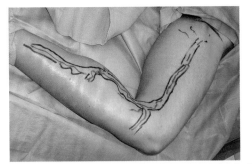

图 155.13　门诊静脉切除术的双重标记技术。患者取立位时用黑色记号笔标出曲张静脉，手术卧位时利用透射式照明技术，用绿色记号笔标出曲张静脉

包括病变血管延伸部位的快速麻醉；压迫静脉，能在 2 ～ 3 mm 切口内切除病变血管；暂时性的肿胀更容易定位血管，然后压迫血管至皮肤以固定软组织。另外，肿胀麻醉法能减少失血和瘀青，减少扎针次数，增加术后舒适感。最常用的肿胀麻醉由 0.05% 利多卡因加 1∶1 000 000 的肾上腺素组成（见表 156.3）[66-67]。

　　该手术使用的器械包括不同厂商的小号、中号和大号（2 ～ 4 号）的拉钩。理想的拉钩应该有一个能防止疲劳的舒适把手和一个能钳住静脉外膜的叉[61, 68]（图 155.14）。

门诊静脉切除术

　　用 18 或 16 号皮下针头或 11 号刀片在与下肢长轴平行的位置切开 1 ～ 3 mm 小口。做小切口时必须垂直入刀并与松弛张力线方向一致。根据不同患者和切除血管的类型，切口间距为 3 ～ 5 cm，沿着 Langer 分裂线，使用虹膜剪或钝头探针将病变血管与周围血管鞘分离[65]。

　　其后用静脉切除术拉钩钩住静脉。接着，依据术者的习惯，钳夹钩出静脉的近端和远端，并从相反方向反复牵拉，直至血管被撕脱（图 155.15）。同向或反向轻微旋转或转动钳子和外扭可将血管从次级结缔组织鞘中分离。在整段标记的静脉上，这一过程每隔 3 ～ 5 cm 重复一次，直至病变血管完全被移除或受到充分阻断[69-70]。

　　一些特殊解剖区域，如膝部、踝部和双足应该特别小心。"钩"的动作应轻柔缓慢。一旦钩住了血管，是很容易被钩出来的。如果很难操作或需要很大的牵引力，很可能是由于也钩住了筋膜结构。此时应该取出拉钩，重新定位后再进行操作。踝关节和足部应该避免野蛮操作，以减少肿胀、血肿及神经损伤等并发症。在胫前实施该手术也应十分小心，因为正常情况下这一区域有很多淋巴管分布。过多破坏淋巴管可引起囊性淋巴管瘤。在腘窝部实施该手术要格外轻柔，因为膝关节后的皮肤很薄嫩，过度地"钩拉"很容易

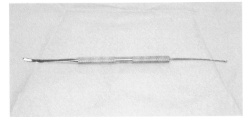

图 155.14　静脉切除手术钩。一端是经典的 Mueller 式钩，另一端是 Varady 解剖器（"Goldman 钩"）

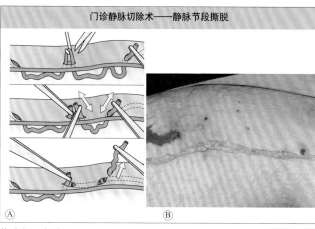

图 155.15 门诊静脉切除术——静脉节段撕脱。A. 确定切口后，多处钩住扩大的静脉并切开；夹住各静脉段的远端和近端，转动抽拉，将其从周围血管鞘中分离出来。B. 切口旁撕脱后的曲张静脉节段（A, Redrawn from Ricci S, Georgiev M, Goldman MP. Ambulatory Phlebectomy：A Practical Guide to Stab Avulsion Variectomey, 2nd edn. London：Taylor & Francis, 2005.）

将小切口扩大。

门诊静脉切除术的术后处理

术后应进行局部清洁，并在注射部位使用抗生素软膏。先使用棉纱布，然后用弹性加压敷料从足背至腹股沟包扎下肢。弹性加压敷料能够促进止血，以减少足部和腿的肿胀，加快伤口愈合。24 h 后可以解除绷带，其后 1 周（24/7）穿 II 级（30 ～ 40 mmHg）渐进性压力袜，之后 2 ～ 4 周在工作时穿渐进性压力袜。

应鼓励患者多在室内走动，以帮助压力包裹带塑型，并可发现持续性出血。这能让患者快速恢复正常步态，继而恢复腓肠肌泵的正常功能，将血栓性并发症的发生率降到最低。

门诊静脉切除术的并发症

门诊静脉切除术能够满意地将不同大小的曲张静脉移除，仅留一些患者和皮肤外科医生都满意的微小瘢痕。除最严重和复杂的病例外，手术全过程完全可以在门诊、局部麻醉条件下进行[71-72]。并发症可根据累及系统不同而分类（表 155.9）。最常见的并发症是囊状淋巴管瘤，表现为一个固定的皮下结节，应该每隔几天用 22 号针头抽吸黄色透明淋巴液，然后立即在抽吸部位加压。典型的囊状淋巴管瘤在进行 2 或 3 次抽吸治疗后会消除。

以隐股接点为靶点

之前隐股静脉结扎和剥离是解决隐股接点功能不全的唯一可靠方法，但随着微创技术的演变发展，外科手术操作已逐渐被替代。其中最重要的是血管内激光消融术和射频消融术，与传统手术治疗相比，疗效

表 155.9　门诊静脉切除术的并发症
麻醉并发症
过敏反应
注射口紫癜
血管并发症
出血、血清肿
浅表血栓性静脉炎
深静脉血栓 / 肺栓塞
草席状毛细血管扩张
囊状淋巴管瘤
持续性水肿
神经并发症
踝关节周围神经损害
感觉减退（暂时性）
感觉异常（暂时性或持久性）
创伤性神经瘤
皮肤并发症（除血管后遗症）
手术及绷带压迫造成的皮肤坏死（水疱、溃疡）
术后感染（蜂窝织炎）
小切口色素沉着或色素减退斑
凹陷性瘢痕
记号笔留下的文身
滑石粉肉芽肿

相当但并发症方面更有优势[73]。辅助技术，如血管内蒸汽消融术、经导管或超声引导的泡沫型硬化剂治疗术和血管内机械化学消融术，以及新产品，如 1% 聚乙二醇单十二醚泡沫（Varithena®）、氰基丙烯酸盐黏合剂（VenaSeal™）同样可用。

血管内激光消融术

血管内激光消融术（endovenous laser ablation, EVLA）的作用机制有赖于激光的波长（表 155.10）。

研究证实，波长主要作用于组织内水分的激光（例如 1320 nm Nd：YAG 激光）优于波长主要作用于血红蛋白的激光（810 ～ 1064 nm）[74-75]。EVLA 之前，与门诊静脉切除术（见上文）一样，在站立位和仰卧位对患者进行临床评估并双重标记。沿需要治疗的静脉实施肿胀麻醉，在双超声扫描辅助下可注入筋膜鞘中。

将直径 600 μm 的激光光纤插入静脉（图 155.16A），开启激光，氦氖（He：Ne）指示光持续点亮，以确保激光光纤位于浅表静脉系统内。将激光光纤尖端正确置入距隐股接点约 2 cm 处，可以通过双超声扫描直接观察到，其次可测量激光光纤，观察氦氖指示光以确认。利用导管自动后退系统，以 1 mm/s 的速度，使血管均匀受热（图 155.16B）。

当光纤尖端距静脉入口 1 ～ 3 cm，停止血管内激光治疗。同样可以透过皮肤观察光纤指示光或更常用双超声扫描以确认位置，然后记录激光使用时间。反复进行隐静脉双超声扫描以确保治疗成功，如果不成功，通常很难在同一位置再次治疗，需考虑下游节段。静脉终端（紧邻入口处）进行热凝固术，如果已经进行静脉切除术，则 3-0 可吸收缝线缝合，如果有临床指征，则可行附属支门诊静脉切除术或硬化治疗。

血管内射频闭塞术（消融术）

采用基于静脉导管的方法，其中一个长度为 7 cm

表155.10	血管内激光消融术（EVLA）的作用机制。EVLA 的作用机制依赖于激光的波长及随后的选择目标	
波长（nm）	靶点	作用机制
810 ～ 1064	血红蛋白	● 加热血液，引起热损伤和管壁萎缩
1320、1440、1550	水	● 直接作用于组织内水分，产生更均匀、可控的管壁受热，不要求血管内存在红细胞

图 155.16　血管内激光消融术. A. 将激光光纤插入静脉，开启后氦氖指示灯持续点亮，以确保光纤位于浅表静脉系统内。可通过双超声扫描，其次可测量光纤以及观察氦氖指示光，以确认光纤尖端的正确位置。B. 利用导管自动后退系统使血管均匀受热

的专门设计的绝缘电极将射频能量产生的热量直接传递到静脉壁[ClosureFast™ 导管（Covidien），图 155.17]。电极位置固定后，能量将其加热至 120℃，温度升高局限于电极周围小范围内，射频设备的合理使用需要电极和血管壁紧密、稳定的接触，肿胀麻醉可使血管壁和中央 7 cm 金属核接触。通过严格控制温度避免组织的沸腾、蒸发和碳化。15 年临床经验表明，血管内射频消融术可有效闭塞隐静脉并消除反流。该治疗可以快速改善下肢疼痛、乏力和 CEAP 临床分级。

全身麻醉是产生深静脉血栓最主要的危险因素，肿胀麻醉失败是形成皮肤灼烧的主要危险因素。在临床实践中，肿胀麻醉通常用于非镇静患者，没有观察到皮肤损伤或血栓。肿胀麻醉可能产生瘀青，治疗部位的麻醉效果可维持 8 ～ 24 h。建议限制膝关节以上大隐静脉节段的静脉内射频消融治疗，以减小隐神经损伤导致感觉异常的风险，作者的患者中共有 2 例在小腿内侧出现局部麻木（直径 4 cm），在 6 个月内缓解。

与门诊静脉切除术联合

基于 1000 多例患者的经验总结，血管内消融技术联合门诊静脉切除术可有效消除隐静脉反流及附属支静脉曲张。单独的静脉切除治疗有助于减轻隐静脉功能不全，而两项操作联合应用则可能产生协同作用[76]。如前所述，双重标记曲张静脉后，对需治疗的大隐静脉及附属支周围组织进行肿胀麻醉。通常在隐股接点下方 20 cm 处（大腿中内侧）做 2 ～ 3 mm 切口进入大隐静脉，进行静脉内消融（射频或激光），并通过标准门诊静脉切除术消除曲张的附属支，大隐静脉暴露部位用止血带包扎。

手术结束时，在曲张静脉切除处放上足够衬垫，

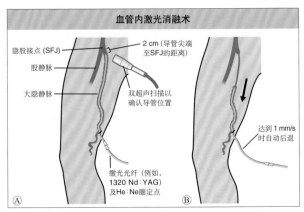

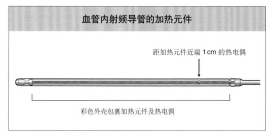

血管内射频导管的加热元件

距加热元件近端 1 cm 的热电偶

彩色外壳包裹加热元件及热电偶

图 155.17　血管内射频导管的加热元件（ClosureFast™ 导管）。加热至 120℃后，可治疗 7 cm 的曲张静脉节段

再用拉伸的压缩绷带缠绕整条腿。在接下来 24 h 内，2 mm 的微小切口可不予缝合，有助于麻醉剂从中排出，以减轻水肿和瘀青。第 2 天查看患者，去除绷带，检查患肢有无形成血肿或其他不良后果。所有切口使用抗生素软膏、创可贴（Band-Aid®）以及 II 级（30～40 mmHg）渐进性加压袜，加压袜 24 h 使用持续 1 周（如果仅射频消融治疗，则使用 3 天）。

血管内激光或射频治疗联合门诊静脉切除术的主要并发症是静脉处暂时性色素沉着、暂时性神经损伤、血肿、局部浅表血栓静脉炎和暂时性淋巴囊肿，其他并发症较为罕见（完整讨论见参考文献［77］）。

对照性临床试验

多中心随机对照临床试验显示，静脉内激光消融和射频消融与传统手术相比疗效相当［73、78］，治疗费用相近［79］，但在并发症方面更有优势［80］。因此，血管内激光和射频消融术逐渐成为一线治疗方案。

隐股接点功能不全的其他静脉内治疗操作

超声引导下泡沫型硬化治疗术（ultrasound-guidedfoamsclerotherapy，UGFS）是利用泡沫型硬化剂（如十四烷硫酸钠和聚乙二醇单十二醚）在超声引导下对大隐静脉进行硬化治疗的一种手段。该操作可有效消除隐股接点功能不全，并改善静脉疾病患者的临床转归［81-82］。UGFS 与传统手术在消除静脉反流方面疗效相当，但可能需要多个疗程治疗［73、82］。静脉内蒸汽热消融术作为一项新技术，可在放射学和临床疗效方面改善隐股接点功能不全［83］，初步报道提示其疗效并不劣于 EVLA［84］。

现已出现许多用于闭塞大隐静脉的新兴技术，且不需要进行肿胀麻醉。**1% 聚乙二醇单十二醚微泡**（Varithena®，详见上一部分）静脉注射可改善大隐静脉功能不全的临床症状和外观［85］。**氰基丙烯酸酯黏合剂**［VenaSeal™ Sapheon Closure System（Sapheon Inc.）］可用于腿部功能不全浅表静脉的永久性封闭，黏合剂由疏水性的导管送至隐股接点下方 5 cm 处，该产品2015 年获得 FDA 批准，在欧洲可购买。血管内机械化学消融术是一项通过旋转导丝和注入液态硬化剂同时诱导内皮损伤的技术，目前正与射频消融术进行对照试验中［86］。

总结

硬化治疗、门诊静脉切除术和静脉内血管剥脱术均为改善静脉疾病症状和美化外观的有效手段［87］。尽管需要一些辅助治疗及浅表静脉解剖学和生理学知识，但腿部感觉和外观均能获得医学和美容层面的显著改善。现在，皮肤外科医生已有能力治疗所有类型的静脉曲张和各种大小的腿部毛细管扩张。

（张　杰译　赖　维校　朱学骏审）

参考文献

1. Boisseau MR. Venous valves in the legs: hemodynamic and biological problems and relationship to physiopathology. J Mal Vasc 1997;22:122–7.
2. Griton P, Vanet P, Cloarec M. Anatomic and functional features of venous valves. J Mal Vasc 1997;22:97–100.
3. Labropoulos N, Giannoukas AD, Nicolaides AN, et al. The role of venous reflux and calf muscle pump function in nonthrombotic chronic venous insufficiency. Correlation with severity of signs and symptoms. Arch Surg 1996;131:403–6.
4. Labropoulos N, Delis K, Mansour MA, et al. Prevalence and clinical significance of posterolateral thigh perforator vein incompetence. J Vasc Surg 1997;26:743–8.
5. Goldman MP, Bergan J, Guex J-J. Sclerotherapy. St. Louis: Mosby; 2006.
6. Butie A. Clinical examination of varicose veins. Dermatol Surg 1995;21:52–6.
7. Kistner RL, Eklof B, Masuda EM. Diagnosis of chronic venous disease of the lower extremities: the "CEAP" classification. Mayo Clin Proc 1996;71:338–45.
8. Furderer CR, Marescaux J, Pavis d'Escurac X, Stemmer R. Junctions of the saphenous vein. Anatomy and treatment concepts. Phlebologie 1986;39:3–14.
9. Weiss RA. Evaluation of the venous system by Doppler ultrasound and photoplethysmography or light reflection rheography before sclerotherapy. Semin Dermatol 1993;12:78–87.
10. Weiss RA. Vascular studies of the legs for venous or arterial disease. Dermatol Clin 1994;12:175–90.
11. Weiss RA, Weiss MA. Continuous wave venous Doppler examination for pretreatment diagnosis of varicose and telangiectatic veins. Dermatol Surg 1995;21:58–62.
12. Thibault PK. Duplex examination. Dermatol Surg 1995;21:77–82.
13. Nelson EA, Bell-Syer SE. Compression for preventing recurrence of venous ulcers. Cochrane Database Syst Rev 2012;(8):CD002303.
14. O'Meara S, Cullum N, Nelson EA, Dumville JC. Compression for venous leg ulcers. Cochrane Database Syst Rev 2012;(11):CD000265.
15. Veraart JC, Neumann H. Interface pressure measurements underneath elastic and non-elastic bandages. Phlebologie 1996;1(Suppl.):56–9.
16. Veraart JC, Koster D, Neumann H. Compression therapy and the pressure in the deep venous system. Phlebologie 1996;1(Suppl.):68–73.
17. Weiss RA, Sadick NS, Goldman MP, Weiss MA. Post-sclerotherapy compression: controlled comparative study of duration of compression and its effects on clinical outcome. Dermatol Surg 1999;25:105–8.
18. Carlin MC, Ratz JL. Treatment of telangiectasia: comparison of sclerosing agents. J Dermatol Surg Oncol 1987;13:1181–4.
19. Sadick NS. Advances in sclerosing solutions. Cosmet Dermatol 1996;20:313–16.
20. Sadick NS. Hyperosmolar versus detergent sclerosing

agents in sclerotherapy. Effect on distal vessel obliteration. J Dermatol Surg Oncol 1994;20:313–16.

21. Goldman MP. A comparison of sclerosing agents. Clinical and histologic effects of intravascular sodium morrhuate, ethanolamine oleate, hypertonic saline (11.7%), and sclerodex in the dorsal rabbit ear vein. J Dermatol Surg Oncol 1991;17:354–62.

22. Sadick NS. Sclerotherapy of varicose and telangiectatic leg veins. Minimal sclerosant concentration of hypertonic saline and its relationship to vessel diameter. J Dermatol Surg Oncol 1991;17:65–70.

23. Weiss RA, Goldman MP. Advances in sclerotherapy. Dermatol Clin 1995;13:431–45.

24. Sadick NS. Treatment of varicose and telangiectatic leg veins with hypertonic saline: a comparative study of heparin and saline. J Dermatol Surg Oncol 1990;16:24–8.

25. Sadick NS, Farber B. A microbiologic study of diluted sclerotherapy solutions. J Dermatol Surg Oncol 1993;19:450–4.

26. Leach BC, Goldman MP. Comparative trial between sodium tetradecyl sulfate and glycerin in the treatment of telangiectatic leg veins. Dermatol Surg 2003;29:612–14, discussion 615.

27. Weiss MA, Weiss RA, Goldman MP. Sclerotherapy: how minor varicosities cause leg pain. Contemp Ob Gyn 1991;36:113–25.

28. Weiss MA, Weiss RA. Sclerotherapy. Curr Opin Dermatol 1997;4:167–74.

29. Goldman MP, Weiss RA, Bergan JJ. Diagnosis and treatment of varicose veins: a review. J Am Acad Dermatol 1994;31:393–413, quiz 4–6.

30. Goldman MP, Bennett RG. Treatment of telangiectasia: a review. J Am Acad Dermatol 1987;17:167–82.

31. Baccaglini H, Spreafico G, Castro C, Sorrentino P. Consensus conference on sclerotherapy of varicose veins of the lower limbs. Phlebologie 1997;12:2–16.

32. Guex JJ. Microsclerotherapy. Semin Dermatol 1993;12:129–34.

33. Duffy DM. Sclerotherapy. Clin Dermatol 1992;10:373–80.

34. Bodian EL. Techniques of sclerotherapy for sunburst venous blemishes. J Dermatol Surg Oncol 1985;11:696–704.

35. Duffy DM. Small vessel sclerotherapy: an overview. Adv Dermatol 1988;3:221–42.

36. Goldman MP. Advances in sclerotherapy treatment of varicose and telangiectatic leg vein. Am J Cosmet Surg 1992;9:235–40.

37. Zummo M, Forrestal M. Sclerotherapy of the long saphenous vein – a prospective Duplex controlled comparative study. Phlebologie 1995;1(Suppl.):571–3.

38. Baccaglini U, Spreafico G, Castoro C, Sorrentino P. Sclerotherapy of varicose veins of the lower limbs. Consensus paper. North American Society of Phlebology. Dermatol Surg 1996;22:883–9.

39. Cornu-Thenard A, de Cottreau H, Weiss RA. Sclerotherapy. Continuous wave Doppler-guided injections. Dermatol Surg 1995;21:867–70.

40. de Groot WP. Practical phlebology. Sclerotherapy of large veins. J Dermatol Surg Oncol 1991;17:589–95.

41. Gallagher PG. Varicose veins–primary treatment with sclerotherapy. A personal appraisal. J Dermatol Surg Oncol 1992;18:39–42.

42. Marley WM, Marley NF. Sclerotherapy treatment of varicose veins. Semin Dermatol 1993;12:98–101.

43. Orbach EJ. Sclerotherapy of varicose veins. Utilization of intravenous air-block technique. Am J Surg 1944;66:362–6.

44. Barrett JM, Allen B, Ockelford A, Goldman MP. Microfoam ultrasound-guided sclerotherapy of varicose veins in 100 legs. Dermatol Surg 2004;30:6–12.

45. Raymond-Martimbeau P. Advanced sclerotherapy treatment of varicose veins with duplex ultrasonographic guidance. Semin Dermatol 1993;12:123–8.

46. Leibaschoff G, Brizzio E, Ferreira J, Banf J. Prevention of iatrogenic complications in the treatment of varicosities. Am J Cosmet Surg 1994;11:51–3.

47. Georgiev M. Postsclerotherapy hyperpigmentations: a one-year follow-up. J Dermatol Surg Oncol 1990;16:608–10.

48. Georgiev M. Postsclerotherapy hyperpigmentations. Chromated glycerin as a screen for patients at risk (a retrospective study). J Dermatol Surg Oncol 1993;19:649–52.

49. Thibault P, Wlodarczyk J. Postsclerotherapy hyperpigmentation. The role of serum ferritin levels and the effectiveness of treatment with the copper vapor laser. J Dermatol Surg Oncol 1992;18:47–52.

50. Goldman MP. Postsclerotherapy hyperpigmentation. Treatment with a flashlamp-excited pulsed dye laser. J Dermatol Surg Oncol 1992;18:417–22.

51. Goldman MP, Kaplan RP, Duffy DM. Postsclerotherapy hyperpigmentation: a histologic evaluation. J Dermatol Surg Oncol 1987;13:547–50.

52. Scott C, Seiger E. Postsclerotherapy pigmentation. Is serum ferritin level an accurate indicator? Dermatol Surg 1997;23:281–2, discussion 3.

53. Tafazzoli A, Rostan EF, Goldman MP. Q-switched ruby laser treatment for postsclerotherapy hyperpigmentation. Dermatol Surg 2000;26:653–6.

54. Goldman MP, Sadick NS, Weiss RA. Cutaneous necrosis, telangiectatic matting, and hyperpigmentation following sclerotherapy. Etiology, prevention, and treatment. Dermatol Surg 1995;21:19–29, quiz 31–2.

55. Davis LT, Duffy DM. Determination of incidence and risk factors for postsclerotherapy telangiectatic matting of the lower extremity: a retrospective analysis. J Dermatol Surg Oncol 1990;16:327–30.

56. Zimmet SE. The prevention of cutaneous necrosis following extravasation of hypertonic saline and sodium tetradecyl sulfate. J Dermatol Surg Oncol 1993;19:641–6.

57. Zimmet SE. Hyaluronidase in the prevention of sclerotherapy-induced extravasation necrosis. A dose-response study. Dermatol Surg 1996;22:73–6.

58. Weiss RA, Weiss MA. Incidence of side effects in the treatment of telangiectasias by compression sclerotherapy: hypertonic saline vs. polidocanol. J Dermatol Surg Oncol 1990;16:800–4.

59. Biegeleisen K, Neilsen RD, O'Shaughnessy A. Inadvertent intra-arterial injection complicating ordinary and ultrasound-guided sclerotherapy. J Dermatol Surg Oncol 1993;19:953–8.

60. Thibault PK, Wlodarczyk J. Correlation of serum ferritin levels and postsclerotherapy pigmentation. A prospective study. J Dermatol Surg Oncol 1994;20:684–6.

61. Goldman MP, Georgiev M, Ricci S. Ambulatory Phlebectomy: A Practical Guide for Treating Varicose Veins. 2nd ed. New York: Taylor Francis; 2005.

62. Garde C. Cryosurgery of varicose veins. J Dermatol Surg Oncol 1994;20:56–8.

63. Georgiev M, Ricci S, Carbone D, et al. Stab avulsion of the short saphenous vein. Technique and duplex evaluation. J Dermatol Surg Oncol 1993;19:456–64.

64. Neumann HA. Ambulant minisurgical phlebectomy. J Dermatol Surg Oncol 1992;18:53–4.

65. Weiss RA, Goldman MP. Transillumination mapping prior to ambulatory phlebectomy. Dermatol Surg 1998;24:447–50.

66. Olivencia JA. Maneuver to facilitate ambulatory phlebectomy. Dermatol Surg 1996;22:654–5.

67. Smith SR, Goldman MP. Tumescent anesthesia in ambulatory phlebectomy. Dermatol Surg 1998;24:453–6.

68. Ramelet AA. Muller phlebectomy. A new phlebectomy hook. J Dermatol Surg Oncol 1991;17:814–16.

69. Sadick NS, Schanzer H. Combined high ligation and stab avulsion for varicose veins in an outpatient setting. Dermatol Surg 1998;24:475–9.

70. Sadick NS. Multifocal pull-through endovascular cannulation technique of ambulatory phlebectomy. Dermatol Surg 2002;28:32–7.

71. Ramelet AA. Complications of ambulatory phlebectomy. Dermatol Surg 1997;23:947–54.

72. Olivencia JA. Complications of ambulatory phlebectomy. Review of 1000 consecutive cases. Dermatol Surg 1997;23:51–4.

73. Nesbitt C, Bedenis R, Bhattacharya V, Stansby G. Endovenous ablation (radiofrequency and laser) and foam sclerotherapy versus open surgery for great saphenous vein varices. Cochrane Database Syst Rev 2014;(7):CD005624.

74. Goldman MP, Mauricio M, Rao J. Intravascular 1320-nm laser closure of the great saphenous vein: a 6- to 12-month follow-up study. Dermatol Surg 2004;30:1380–5.

75. Weiss RA, Munavalli G, Bellew SG, Beasley K. Comparison of endovenous saphenous vein obliteration techniques: 810 nm versus 1320 nm versus radiofrequency. Lasers Surg Med 2005;S17:34.

76. Pittaluga P, Chastanet S, Locret T, Barbe R. The effect of isolated phlebectomy on reflux and diameter of the great saphenous vein: a prospective study. Eur J Vasc Endovasc Surg 2010;40:122–8.

77. Goldman MP, Weiss RA. Ambulatory phlebectomy and endoluminal closure of varicose veins. In: Robinson JK, Hanke CW, Siegel DM, Fratila A, editors. Surgery of the Skin: Procedural Dermatology. 2nd ed. Philadelphia: Elsevier Mosby; 2010. p. 589–600.

78. Rasmussen LH, Lawaetz M, Bjoern L, et al. Randomized clinical trial comparing endovenous laser ablation, radiofrequency ablation, foam sclerotherapy and surgical stripping for great saphenous varicose veins. Br J Surg 2011;98:1079–87.

79. Carroll C, Hummel S, Leaviss J, et al. Clinical effectiveness and cost-effectiveness of minimally invasive techniques to manage varicose veins: a systematic review and economic evaluation. Health Technol Assess 2013;17:i–xvi, 1–141.

80. Dzieciuchowicz L, Espinosa G, Paramo JA. Haemostatic activation and inflammatory response after three methods of treatment of great saphenous vein incompetence. Phlebology 2014;29:154–63.

81. Chen CH, Chiu CS, Yang CH. Ultrasound-guided foam sclerotherapy for treating incompetent great saphenous veins–results of 5 years of analysis and morphologic evolvement study. Dermatol Surg 2012;38:851–7.

82. Shadid N, Ceulen R, Nelemans P, et al. Randomized clinical trial of ultrasound-guided foam sclerotherapy versus surgery for the incompetent great saphenous vein. Br J Surg 2012;99:1062–70.

83. Mlosek RK, Wozniak W, Gruszecki L, Stapa RZ. The use of a novel method of endovenous steam ablation in treatment of great saphenous vein insufficiency: own experiences. Phlebology 2014;29:58–65.

84. van den Bos RR, Malskat WS, De Maeseneer MG, et al. Randomized clinical trial of endovenous laser ablation versus steam ablation (LAST trial) of the great saphenous varicose veins. Br J Surg 2014;101:1077–83.

85. Todd KL 3rd, Wright D, VANISH-2 Investigator Group. The VANISH-2 study: a randomized, blinded, multicenter study to evaluate the efficacy and safety of polidocanol endovenous microfoam 0.5% and 1.0% compared with placebo for the treatment of saphenofemoral junction incompetence. Phlebology 2014;29:608–18.

86. van Eekeren RR, Boersma D, Holewijn S, et al. Mechanochemical endovenous Ablation versus RADiOfrequeNcy Ablation in the treatment of primary great saphenous vein incompetence (MARADONA): study protocol for a randomized controlled trial. Trials 2014;15:121.

87. Alam M, Nguyen T. Treatment of Leg Veins. Philadelphia: Saunders; 2006.

第156章　脂肪抽吸术

Kyle M. Coleman，William P. Coleman III，Timothy C. Flynn

同义名： ■脂肪塑形（liposculpture）■肿胀脂肪抽吸术（tumescent liposuction）■脂肪成形（lipoplasty）■溶脂术（lipolysis）

要点

- 脂肪抽吸术用于治疗局部肥胖症。
- 脂肪抽吸术最适合用于接近理想体重的健康者。
- 局部肿胀麻醉技术是脂肪抽吸术中最安全的麻醉方式。
- 与脂肪抽吸术相比，非侵入模式具有误工期更短、效果更温和的优点。
- 为每位个体选择最适当的治疗方式对获得最佳美容效果至关重要。

引言与背景

脂肪抽吸术（liposuction）是一种有效改善局部多余皮下脂肪的手术方法。20世纪70年代后期和80年代早期最早被描述，这项手术操作已经过多次创新性改良[1-3]。现代脂肪抽吸术是利用局部肿胀麻醉技术及连接于真空抽吸器的小抽吸管进行。正确使用肿胀麻醉技术，脂肪抽吸术可以在门诊手术室安全进行，很少发生并发症。可在少量出血的情况下抽吸出大量脂肪组织，获得较好的美容效果。选择合适的患者对达到预期治疗效果至为重要。

虽然脂肪抽吸术是相当普遍的美容技术，但调查数据显示其手术量有所下降。这可能是由于非侵入技术，包括许多获FDA批准的局部肥胖症治疗技术应用增多的结果。总而言之，与肿胀脂肪抽吸术相比，非侵入模式的不良反应更少，效果更温和。当在脂肪抽吸术和非侵入治疗两者中选择时，患者实际合理的期望十分重要。

塑形咨询

同任何内科或外科的诊查一样，有关患者既往史、用药史以及过敏史的适当询问十分必要。系统回顾要足够全面，以排除所有可能妨碍或限制外科手术的异常情况[4]。社交史和精神病史特别重要，其中包含的细节可能揭示患者是否适合接受美容外科手术。

体格检查时，患者应完全脱去治疗部位的衣物。紧身衣会使脂肪变形而改变身体轮廓，掩盖不对称或畸形。患者应保持站立位接受检查，这样能充分发现重力作用的影响。体检包括视诊和触诊。用捏握检查法抓握皮肤和脂肪组织，以评估肥胖部位的厚度和皮下脂肪的坚实程度。检测皮肤松弛度，了解是否存在不对称、凹痕、瘢痕、疝气、肌肉骨骼异常和皮肤病均至关重要。告知患者检查结果以及发现的异常对疗效的影响同样重要。用患者可以理解的语言准确表述解剖部位也是非常有帮助的，并可以利用示意图来帮助理解（图156.1）。因为患者和医生有不同的视角，拍照和（或）全身镜在咨询期间会有所帮助。

建议与患者坦诚沟通目标和期望，以及目前可用的塑形手段的利弊。例如，患者必须了解选择非侵入性治疗的效果不如肿胀脂肪抽吸术，并且很有可能需要多次治疗。接受脂肪抽吸术的患者必须明白除了需要加压外衣外，还存在手术风险。

肥胖和（或）肌张力差都提示患者可能不适合进行身体塑形手术。肥胖患者往往患有潜在的疾病（例如糖尿病），手术风险更高。此外，肥胖者鉴于其体重，治疗改善效果往往很微小。

一些患者（主要是男性）的脂肪多积聚在内脏周围。用捏握检查法触诊腹壁，可以发现坚实的肌肉组织仅有很少的皮下脂肪。这些患者不仅不适合脂肪抽吸术，而且罹患代谢综合征和心血管疾病的风险更高。应建议患者向内科医生和营养学专家咨询。

如果对患者的健康状况存在任何疑虑，治疗前应先咨询相应的专家，以避免潜在的并发症。在某些情况下，可能需要进行精神评估或与患者当前的精神科医生协商，以判断患者是否适合手术。

脂肪抽吸术

适应证和禁忌证

肿胀脂肪抽吸术适用于局部肥胖症。单纯饮食和锻炼疗法对于皮下脂肪的某些区域经常没有作用，并

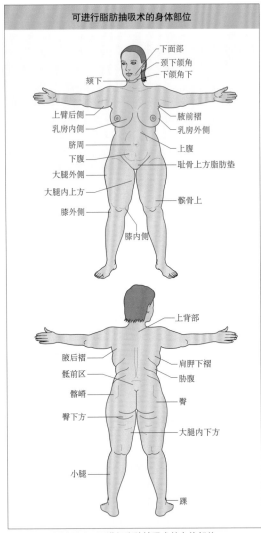

可进行脂肪抽吸术的身体部位

下面部
颈下颌角
下颌角下
颏下
上臂后侧
乳房内侧
脐周
下腹
大腿外侧
大腿内上方
膝外侧
膝内侧
腋前褶
乳房外侧
上腹
耻骨上方脂肪垫
髌骨上

上背部
腋后褶
骶前区
髂嵴
臀下方
小腿
肩胛下褶
肋腹
臀
大腿内下方
踝

图 156.1　可进行脂肪抽吸术的身体部位

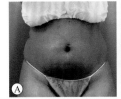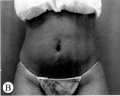

图 156.2　上腹和下腹部的脂肪抽吸术。A. 术前。B. 术后，轮廓明显改善

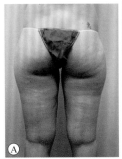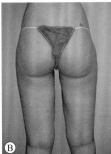

图 156.3　大腿内侧和外侧及髋部的脂肪抽吸术。A. 术前。B. 术后，轮廓明显改善

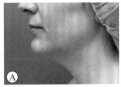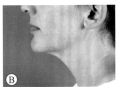

图 156.4　面颊和下颌的脂肪抽吸术。A. 术前。B. 术后，轮廓明显改善

不存在能够精准减少局部脂肪的运动。

多数进行脂肪抽吸术的患者会抱怨特定部位有着令人厌恶的多余脂肪。而且，这些多余的皮下脂肪经热量限制或锻炼并不减少或者消除，肿胀脂肪抽吸术可以特别针对这些局部区域多余的皮下脂肪进行塑形。因此，这是对食疗和运动的补充，而不是替代。

脂肪抽吸术可以用于许多解剖部位局部肥胖症的治疗。经常采用脂肪抽吸术的部位包括腹部（图 156.2）及大腿内侧和外侧（图 156.3）。其他部位包括颈部和面颊部（图 156.4）、男性和女性的乳房、背部、躯干侧部（图 156.5）、髋部（见图 156.3）、臀部、上臂、膝盖（图 156.6）、小腿和足踝。遗传因素决定了个体多余脂肪的存储部位。总体来说，对 10% 以上的身体部位进行脂肪抽吸术将增加手术风险。

皮肤病学组织发布的护理指南推荐脂肪抽吸量小于 4500 ～ 5000 ml [5-6]。这应被视为上限。超量可能会发生明显的液体转移，导致心血管系统损害。有经验的脂肪抽吸术手术医生极少在单次治疗中对任何一个部位

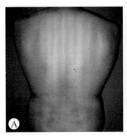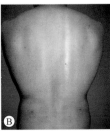

图 156.5　男性背部的脂肪抽吸术。A. 术前。B. 术后，轮廓明显改善

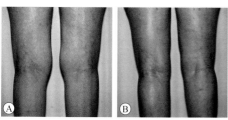

图 156.6 膝盖内侧的脂肪抽吸术。A. 术前。B. 术后，可见更加平坦

抽吸量接近 5000 ml。更多的抽吸也需要更多的局部麻醉浸润。采用肿胀麻醉技术时，护理指南建议利多卡因的使用剂量不要超过 55 mg/kg[7-10]。对于苗条的患者，剂量可能应该调整至 45 mg/kg。这些剂量的限制决定了单次脂肪抽吸术中，治疗部位的数量需严格控制。

如果医生判断一次性治疗所有相关部位对于患者存在风险，应推荐分次进行脂肪抽吸术。这一系列的分次手术可以根据患者的意愿，间隔数天或数月进行。

脂肪抽吸术的非美容性适应证包括吸除脂肪瘤[11-13]（表 156.1）。脂肪抽吸术可以有效压实较大的脂肪瘤，产生最小的瘢痕。通过破坏外泌汗腺和顶泌汗腺，脂肪抽吸术也可以作为腋窝多汗症的替代疗法（图 156.7）[13]。

禁忌证见表 156.2。

表 156.1 脂肪抽吸术的非美容性适应证

脂肪瘤
家族性多发性脂肪瘤
痛性肥胖症（Dercum 病）
男性乳腺发育
假性女性型乳房
胰岛素导致的脂肪大
库欣综合征导致的 "Buffalo 驼峰"
HIV/ART 相关的脂肪营养不良
腋窝多汗症（图 156.7）
皮下剥离皮瓣
腋窝淋巴结清扫术后的淋巴水肿
ART，抗逆转录病毒药治疗

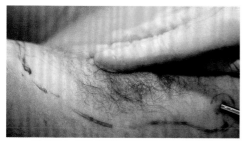

图 156.7 行浅表脂肪抽吸术改善腋窝多汗症

表 156.2 肿胀脂肪抽吸术的禁忌证

绝对禁忌证
严重肥胖
寻求吸脂作为减肥手段的个人
躯体变形障碍
未经治疗的精神疾病
需要改善的区域过多瘢痕

相对禁忌证
中度肥胖
伤口愈合不良（包括 Ehlers-Danlos 综合征）
肥厚性瘢痕或瘢痕疙瘩
凝血或出血性疾病
利多卡因过敏
肾上腺素不良反应（例如心动过速）
重大内科疾病
不稳定的精神疾病

术前探访

仔细的术前访视是脂肪抽吸术风险管理的重要组成部分，通常安排在预定手术日期前至少 2 周。一般来说，这次访视应进行术前血液检查，获得患者全血细胞计数和生化指标；基于病史，可能还需要测定凝血酶原时间和部分凝血活酶时间。一些医生也进行尿液分析以及传染病（如病毒性肝炎和 HIV 感染）检测。将术前访视定于手术前 2 周的理由是预留时间让实验室完成检验，以便医生处理异常情况。

访视中应对患者进行详细的术前和术后指导。术前指导应包括避免使用的非处方药物名单。阿司匹林、非甾体抗炎药（如布洛芬）、维生素 E、鱼油和酒精是常见抗凝剂，术前患者应避免使用。许多草药也有抗凝作用（见第 133 章）。确保术前 2 周停止使用各种草药并尽可能停用影响肝细胞色素 P450 酶系的药物（见下文）。患者也应得到合理的营养指导，不提倡减重过快或多度饮食，许多患者得益于术前和术后的营养建议。

技术描述

肿胀麻醉技术

进行脂肪抽吸术所使用的肿胀局部麻醉技术是由皮肤科医生 Jeffrey Klein 提出的，1987 年，Klein 详细记述了用利多卡因加肾上腺素的稀释液在脂肪中进行浸润麻醉的方法[7]。这项技术使脂肪抽吸术可以完全只在局部麻醉下进行。通过明显减少出血，之前的常见并发症，包括血清肿和血肿已不再常见[14]。瘀斑出现也明显减少。这项技术被证实有很好的安全性。

Klein 报道，即使使用的利多卡因剂量完全相同，加上肾上腺素之后利多卡因的吸收量也不会达到利多卡因商品原溶液的吸收量。他证实，使用利多卡因加肾上腺素稀释液的肿胀脂肪抽吸术，其利多卡因的安全剂量可达到 35 mg/kg[8]。这一进步使得局部麻醉下去除更多的脂肪成为可能。

肿胀麻醉经典配方见表156.3。利多卡因加肾上腺素稀释液用于局部麻醉时可引起明显的血管收缩。可加入碳酸氢钠，使利多卡因溶液更接近生理 pH 值。利多卡因加肾上腺素稀释液利用了肾上腺素的血管收缩作用，确保了利多卡因系统性吸收量最小[15]。

肿胀技术有很多优势（表156.4）。肿胀脂肪抽吸术后局部麻醉效果可以持续 24 h。减少了术后止痛的需要。肾上腺素显著的血管收缩作用将脂肪抽吸过程中去除每升脂肪组织的失血量减少至不足 12 ml[14, 16]。因此，患者经过短暂的术后恢复就可以很快回归正常生活。肿胀脂肪抽吸术中使用较小的管套，减少了皮肤改变，因而可以取得更好的美容效果[17]。

和静脉内麻醉或全身麻醉相比，采用肿胀麻醉的脂肪抽吸术一个重要的优势在于降低麻醉风险[18-21]。全身麻醉有很高的严重并发症发生风险[22]。目前更多的研究结果表明，肿胀脂肪抽吸术中使用的利多卡因最大安全剂量为 55 mg/Kg[9-10]。Klein 建议较瘦的患者使用上限为 45 mg/Kg[17]。

手术前应由培训过的护理专业人员正确而仔细地现场配置肿胀麻醉溶液。工作人员一定要悉知详细记录和药物准备的重要性。进行肿胀麻醉时标准化非常重要，即应使用同一厂家生产的利多卡因溶液和规格为 1 ml 安瓿的 1：1000 肾上腺素。这样可以使差异最小化，限制风险的发生。

利多卡因和肾上腺的浓度取决于解剖位置。0.05%

表 156.3　肿胀麻醉经典配方：利多卡因 0.05%，肾上腺素 1：1 000 000
50 ml 1% 普通利多卡因（500 mg） 1 ml 安瓿的 1：1000 肾上腺素（1 mg） 10 ml 碳酸氢钠（8.4%NaHCO₃ 溶液） 1L 生理盐水（0.9%NaCl 溶液）

表 156.4　肿胀脂肪抽吸术的优势
完全的局部麻醉，不需要神经阻滞 局部麻醉效果可以持续 24 h，减少了术后止痛的需要 失血量最少 术后瘀斑轻微 术后快速恢复 使用较小的抽吸管，减少了皮肤异常 与静脉内麻醉或全身麻醉相比，降低麻醉的风险

利多卡因加 1：1 000 000 肾上腺素加碳酸氢钠组成的标准配方可以很好地作用于身体绝大多数部位（见表156.3）。偶尔在个别"热点"部位，如脐周或胸部需要增加肿胀麻醉液中利多卡因的浓度。

肿胀麻醉术中正确穿刺非常重要。开始时用抗生素溶液清洁皮肤。把 1% 利多卡因加肾上腺素注入穿刺针头，使进针部位形成小皮丘，以进行皮肤麻醉。将备好的装有肿胀麻醉液的袋子用静脉输液杆悬挂起来。将穿刺用输液管连接到肿胀麻醉剂包，并将管子正确连接到输液泵上。排除输液管内的空气，将管子接上钝头穿刺套管或脊髓穿刺针。加热麻醉溶液至体温可减少麻醉注射时的疼痛。

开始麻醉时可以用 20 号脊髓穿刺针穿入皮下脂肪层。接下来用 16～18 号钝端穿刺套管进行更深的穿刺（图 156.8）。这类小口径的穿刺套管可以通过 15 号或 11 号刀片或 1～2 mm 穿刺活检器创建的小切口。输液泵将麻醉液注入皮下脂肪。必须反复变换套管在组织中的位置，以使肿胀麻醉液均匀渗透。穿刺时移动针头可能会增加疼痛，所以操作时要缓慢轻柔。有些部位的脂肪组织较敏感，操作应更缓慢。注射速度在 100 ml/min 下通常可以耐受。

注入足够的肿胀麻醉液后，至少等待 15 min 再开始手术，以使肾上腺素发挥最大的血管收缩作用。注意上层皮肤逐渐变白且触之冰冷，此时患者达到"肿胀"状态，为抽吸脂肪组织做好了准备。甚至可待浸润完毕 1 h 后再开始操作，这可能减少抽脂使用的麻醉剂用量。

采用任何形式的麻醉时都必须考虑药物的相互作用[23]。必须注意使用 β 受体阻滞剂（尤其是非选择性）的患者。虽然对于这类患者，肾上腺素的过快吸收可以引起高血压和心动过缓，但是在肿胀麻醉中，肾上腺素吸收慢，风险最小。使用普萘洛尔的患者用浓缩肾上腺素局部皮下注射后有发生胸痛的情况。

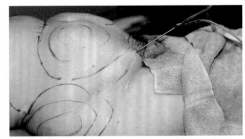

图 156.8　肿胀麻醉术中对预先标记的患者进行麻醉药渗入。同心圆标记出有增多脂肪的区域。无菌毛巾用来吸附渗漏的液体

肿胀麻醉剂和某些镇静剂可能有显著的相互作用[23]。例如，一些镇静剂（例如地西泮）能够降低脂肪抽吸术后利多卡因的代谢速度。因为利多卡因可以被肝快速代谢而排出，而一些药物可以抑制代谢，可能导致利多卡因毒性风险增加。表 156.5 中列出了会增加利多卡因毒性的药物[17]。在脂肪抽吸术前应避免或停止使用这类药物，或减少利多卡因的用量。

进行肿胀麻醉手术前需要了解利多卡因中毒症状和对应治疗，利多卡因在发生危险的心脏毒性作用前常先出现中枢神经系统的警告信号（见第 143 章）。另一方面，由于布比卡因相关心脏毒性作用难以发现，发生前不出现惊厥并通常对复苏手段没有反应[24]，因此不宜应用布比卡因替代利多卡因。欧洲使用丙胺卡因代替利多卡因进行肿胀麻醉[25]。然而，由于缺乏严格的对照性研究，丙胺卡因尚未获得美国食品药物管理局（FDA）批准用于皮肤外科手术局部麻醉。而且丙胺卡因还可能引起高铁血红蛋白血症[25]。

手术技术

接下来让患者进入准备间，换上手术服。监测生命体征，包括血压和心率。如果术前没有照相，这时应该拍照。还应进行手术部位的多项视诊，手术部位要完全去除衣物，以免手术部位变形。

接着让患者站立，使其处于重力作用下，并对患者进行标记。标记可以按手术医生的习惯进行，但要进行设计，使局部麻醉浸润不至于掩盖肥胖处的不同厚度。同心圆是一种标记方法，就像地图（见图

156.8），浅凹和凹痕也同样要标记出来，以便手术中避开这些地方。

标记后，将患者安置于手术台上。如果需要中强效镇静，应使用静脉通路和监护设备，如脉搏氧饱和度仪和心电监护仪。但许多进行肿胀麻醉的患者只需要轻微辅助镇静。大多数患者术前口服弱效镇静剂，如劳拉西泮。对那些仍然焦虑的患者，可以给予少量的额外镇静，如肌内注射 25 mg 哌替啶，用量不至于损伤防御反射。

一旦患者放松，就可以开始进行肿胀浸润麻醉（见图 156.8）。输液泵可调节至舒适的浸润速度，如100 ml/min。应注意过强效的全身麻醉剂和快速浸润会增加腹部穿孔的风险。深度镇静的患者甚至可能无法主诉肌肉穿孔时出现的不适，中强效镇静的另外一个缺点是由于担心麻醉总时间，肿胀液体浸润和开始操作的时间间隔常很短或无间隔。而我们知道，肿胀液体引起的血管收缩在浸润后至少10 ~ 15 min 才出现。

仪器设备

脂肪抽吸术所需的基本设备包括抽吸管、输液管和一个吸引器[26]。脂肪抽吸术需要用到多种不同型号的抽吸管和吸引器。虽然 2 个及以上的漏孔可以增加抽吸管脂肪流量，但抽吸管上漏孔的数目可能不重要。选择抽吸管最重要的参数是尺寸大小，尽可能选择最小的抽吸管进行手术。直径较小的抽吸管（3 mm 或更小）可在脂肪中产生较小的隧道，使组织更平滑（图156.9）；而且直径较小的抽吸管更易穿透脂肪，产生的组织损伤更轻微。较长的抽吸管允许医生从较少的插入部位进行操作，产生较少瘢痕。相对而言，较短的抽吸管穿过皮下组织时比较容易控制。插入 3 mm 直径的抽吸管仅需要微小的切口，多数患者术后几乎看不到瘢痕，但对于瘢痕疙瘩或色素沉着体质的患者仍

表 156.5	与利多卡因的药物相互作用举例
药物	注释
麻醉药	布比卡因可竞争性结合血浆中利
● 布比卡因	多卡因的结合蛋白，从而增加血浆中游离利多卡因的浓度（降低最大安全剂量）
● 氟烷加氧化亚氮	
胺碘酮	窦性心动过缓，癫痫发作；与利多卡因竞争性结合 CYP3A4
曲马多	降低癫痫发作的阈值
苯妥英	增加心功能抑制作用
苯二氮卓类，如阿普唑仑、地西泮	抑制利多卡因代谢
唑类和三唑类抗真菌药，如伊曲康唑、酮康唑、氟康唑	抑制利多卡因代谢

Adapted from Klein JA. Lidocaine toxicity and drug interactions. In：Tumescent Technique. Tumescent Anesthesia and Microcannular Liposuction. St. Louis：Mosby, 2000.

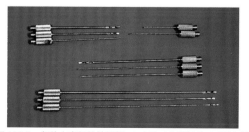

图 156.9 多种小直径的抽吸管。 2 个及以上的漏孔可以增加抽吸管脂肪流量，较长的抽吸管可使医生从较少的插入部位操作，较短的抽吸管更容易控制

然是个问题。

脂肪抽吸术的基础是皮下组织交叉隧道技术（来自多个插入部位）。抽吸的每一个部位都应该产生至少2个不同方向的隧道，但通常是3个或4个方向效果更好。很多小隧道最终使上层皮肤产生最平滑的收缩效果，彻底清除脂肪。接下来发生的脂肪层收缩更像湿海绵变干的过程（图156.10）。

吸出的物质应该是黄色或淡红色的（图156.11）。抽吸容器中的红色吸出物提示存在过度出血，手术医生应该马上采用另一个隧道继续治疗。手术医生惯用手像活塞一样推动设备在组织里来回移动，同时另一只手对皮肤进行不明显的推、捏和挤压，可以使抽吸管穿透推进顺利，并通过触觉感知皮下脂肪的厚度。手术结束指

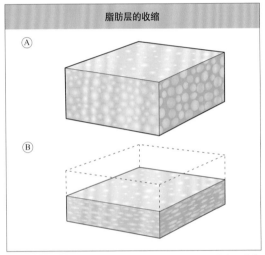

脂肪层的收缩

(A)

(B)

图156.10　脂肪层的收缩。A.脂肪抽吸术后即刻，脂肪层就像湿海绵。随着接下来脂肪细胞减少，皮肤脂肪的厚度减小。B.如同干海绵一般，皮下组织变得紧密结实了

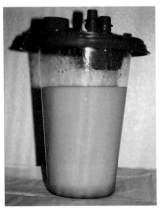

图156.11　无血的脂肪抽吸术吸出物。用肿胀麻醉技术吸出的典型的、无血的吸出物

征是抽吸部位的皮肤厚度与周围未治疗区的皮肤相近。

抽吸管插入部位常规开放，不做缝合，研究表明，缝合切口部位明显增加术后水肿的风险，以及术后引流减少导致瘀斑加重。为了使瘢痕不明显，作者一般会使用15号刀片制造切口，Klein[17]主张用钻孔活检工具形成1～2 mm开口。后者更有可能在术后初期保持开放，但容易留下较明显的瘢痕。

脂肪抽吸术设备

超声辅助设备

体外超声包括术前用超声探针作用于待抽吸部位，尝试溶解或松解脂肪组织。但双盲研究发现此项技术不存在益处[27]。**体内**超声脂肪抽吸术可以使用尖端具有超声震动的探针或抽吸管。上述设备可以在抽吸前使脂肪溶解液化。尽管这样可以使接下来的脂肪抽吸更容易，但研究表明这会增加发生血肿和灼伤的概率[28]。超声探针穿过组织就像"热刀穿过黄油"，不像手持抽吸管那样有来自组织的反馈性触感。这增加了手术医生判断抽吸管在脂肪组织中确切位置的难度，也增加了腹内穿孔或穿透至对面真皮的可能性，这些设备很适合纤维组织过多的患者。

动力辅助设备

这些设备装有来回运动和旋涡运动的自动化抽吸管，短促的自动击打每分钟重复多次，可以根据特定的设备而变化，可使医生精确地对小区域多余脂肪进行塑形（图156.12）。电动脂肪抽吸术设备与手动抽吸管相比，更容易穿透脂肪进行抽吸，也保留了对组织抵抗的感觉[29]。正确使用该技术的关键在于缓慢移动抽吸管，使机械运动充分运行。研究显示，电动脂肪抽吸术增加了30%甚至更多的脂肪抽吸量（每分钟）[29]。

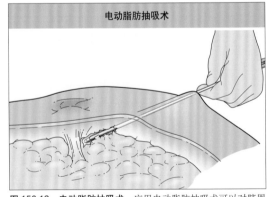

电动脂肪抽吸术

图156.12　电动脂肪抽吸术。应用电动脂肪抽吸可以对脐周小范围的脂肪进行精准塑形

虽然一些早期使用者指出其增加了血肿的发生率，但还没有关于使用这种技术引起明显并发症的报道。这类设备的运动比相同直径的手动抽吸管形成更大的皮下隧道，选择合适型号抽吸管时应该将其考虑在内。

激光辅助设备

激光辅助设备通过光纤将红外激光能量传输到皮下脂肪中，以产生热量。与手动脂肪抽吸术相比，早期迭代的设备功率低并且效果差异较小[30]。如今，多家制造厂商生产的二极管和 Nd：YAG 激光脂肪抽吸术设备可选择各种波长，这些新型设备功率更高，因而可能提高疗效。截止本文撰写时，激光脂肪抽吸术的理想波长尚未达成共识。值得注意的是，激光辅助脂肪抽吸术确实需要花费更多的时间并增加成本。其好处在于乳化脂肪组织，以便更容易吸入并且可能促进皮肤紧致。然而，如果激光使用不正确会导致热灼伤，但较新的设备具有实时温度反馈机制以降低这种风险。尽管可以减少出血[31]，但肿胀技术仅引起极少的出血，所以该优势并不重要。皮肤紧致似乎是该类设备的主要优势，但难以量化。此外，单独使用皮下激光的研究显示可以明显改善皮肤松弛[23]，外部的能量依赖性紧肤设备也可能提供相同的疗效。与这些设备进一步相比，单独手动脂肪抽吸术同样会产生明显的紧肤作用。

水辅助设备

这些装置是利用强力液流进入脂肪层，形成通道并促进脂肪去除。该方法的支持者声称其减少了所需的麻醉剂用量。但这几乎没有意义，因为麻醉剂需要数分钟才能生效，这时通道已经被麻醉液流打开很久了。然而，也有人猜测这项技术的潜在优势在于可以更好地保存用于脂肪移植的细胞。

手动脂肪抽吸术与设备辅助脂肪抽吸术

所有这些可选择的吸脂设备均声称节省体力并且减少出血。实际上，手动脂肪抽吸术仅需要非常小的体力并且通常出血很少。这些设备的一些优点不仅被夸大或未经证实，还增加了相关成本，包括一次性耗材。虽然每种设备都有陡峭的学习曲线，但关键是由手术医生决定使用哪种设备最自如并采用最成功的方法。使用何种设备都有可能获得很好的吸脂效果，前提是手术医生经验丰富且训练有素。

脂肪抽吸术变异 / 不常见的情况

皮肤病学组织发布的护理指南推荐脂肪抽吸术应

单独进行而不和其他技术联合使用[5-6]。然而，有时脂肪抽吸术会作为联合外科手术的基础。比如在面部除皱术中，颈部脂肪抽吸术和面颊部预制通道常在剥离和更进一步操作前进行。对于仅治疗颈部的患者，脂肪抽吸术可以联合颏下切除术和颈阔肌折叠缩短术，每一个手术步骤都对最后的结果有协同作用。外部依赖光源的设备或射频设备也可能与颈部脂肪抽吸术联用，以促进皮肤紧致。

在其他解剖部位，脂肪抽吸术可能会与皮肤切除联合使用。比如腹壁脂膜明显的部位，可以在进行脂肪抽吸术同时常规联合耻骨上切口移除多余皮肤。然而，对于多数患者而言，即使是存在过多脂膜，也没有必要这样做，因为下腹部脂肪抽吸术后会发生明显的皮肤收缩。经验显示，大多数考虑进行腹部成形术的患者可以通过单一脂肪抽吸术获得满意的效果，腹壁成形术是一个更有创伤的操作，发病率和死亡率明显更高。最终的瘢痕也很明显，常常破坏美观。

脂肪抽吸术对男性的假性女性型乳房是一种很好的选择。这类患者乳房增大的主要原因是存在多余脂肪，而很少是因为真性男性乳腺发育而出现多余腺体组织。脂肪抽吸术常用于去除较厚或有明显纤维化的脂肪。电动或超声脂肪抽吸术有时用于对这类纤维化更明显的脂肪组织进行隧道贯穿。真性男性乳腺发育患者则常通过乳下或乳晕周围切口切除腺体组织，以使胸部更加平坦。脂肪抽吸术还可用于温和的女性乳房缩小术，在乳房柔软的女性中效果最好，对乳房腺体坚实的较年轻患者疗效不佳，对乳房下垂患者也是，术后下垂可能更严重。这类患者最好进行切除性乳房缩小术。

非美容性脂肪抽吸术

脂肪抽吸术也可以用于非美容性适应证（见表156.1）。其中主要是多汗症和脂肪瘤去除[11]。当止汗药和电离子透入疗法无效时，可以进行肉毒毒素注射、交感神经切除、外部微波能量和（或）脂肪抽吸术。对于**腋窝多汗症**，皮下脂肪抽吸术用来尽可能去除腋窝皮下脂肪（见图156.7）。因为上层脂肪里存在许多外泌汗腺和顶泌汗腺，所以术后出汗减少。其目的是使患者正常出汗，而不是制止出汗。术前可以用淀粉碘试验辨别出汗最多的区域（见第39章）。从下方和上方选择插入位点是接近腋窝最有效的方法。脂肪抽吸术应足够激进，以便产生一定的皮下纤维化，目的是尽可能地消除皮下外泌汗腺和顶泌汗腺腺体结构。患者常在 24 h 内恢复舒适感，2～3 天内即可正常活动。经常在术后 2～3 周出现已减轻的多汗症的反跳现象，之后由于皮下组织纤维化，出汗会逐渐减少。

对于巨大**脂肪瘤**，脂肪抽吸术同样有效。手术目的是使脂肪瘤平坦，而不是去除整个损害。去除的部分应该送病理检查。比起标准手术切除术，脂肪抽吸术引起的瘢痕很小。就像对肥胖症的做法，要在脂肪瘤中沿交叉方向进行抽吸，直至使之变平。之后愈合和纤维化常进一步使余下的脂肪瘤变得平坦，变成正常轮廓。抽吸较小的脂肪瘤比较困难，这时最好直接切除。而高尔夫球大小或更大的脂肪瘤最适合进行脂肪抽吸术。由于整块瘤体并非手术去除，这种方式处理的脂肪瘤还有可能复发，患者应明确这一点。脂肪抽吸术不适用于在有美容要求的部位或体积较大、不可避免会造成较大切口的瘤体。

术后护理

脂肪抽吸术后，初期通常比较舒服。在操作开始前，需提醒患者脂肪抽吸术后第 1 天进行充分引流，同时要遮挡保护好车座、家具以及床上用品等。可以套上大号塑料污物袋或塑料衬里吸收袋。

可在患者的吸脂口先涂抹凡士林之后再外敷吸收材料。有很多新型的吸收垫可以充分吸收吸脂口的大量引流液。嘱咐患者第二天早上更换吸收垫和绷带。大多数患者在脂肪抽吸术后持续性引流 24～48 h。建议患者在第一次淋浴时不要去除可吸收绷带和胶布，因为洗澡有可能引起胶带脱落。

使用足够层数的吸收垫后，还要加上加压外衣或加压绷带，可以买到多种型号的脂肪抽吸术后加压外衣（图 156.13）。术后加压可以减少皮下瘀斑的发生，并有助于引流。促进引流可以最大限度减少术后水肿的发生。在肿胀脂肪抽吸术后立即使用加压十分重要[33]。事实上，很多患者都喜欢加压衣的舒适和感觉，因为术后初期的酸痛常与活动有关。长时间的压迫有利于原本就松弛或去除了大量脂肪的患者的恢复。

偶尔有报道脂肪抽吸术可以引起感染，口服抗生素可以预防多种严重感染。利多卡因有杀菌作用[34]，这可以部分解释肿胀脂肪抽吸术后感染相对少见的原因。为了产生良好的吸脂效果，仔细的局部伤口护理和清洁也是必要的。

大多数患者在脂肪抽吸术后 48 h 就可以工作。重

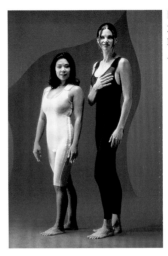

图 156.13 脂肪抽吸术后加压外衣举例（Courtesy, Miller Medical, Tucson, AZ.）

要的是让患者在脂肪抽吸术后 1 天即开始规律活动。这些活动有利于进一步引流以及皮下组织塑形。活动的另外一个好处是通过骨骼肌的间断性泵作用增加淋巴引流。术后 24～48 h 后可以开始轻微锻炼，建议从常规活动量的 25% 开始。一般来说，患者可以在术后 1 周左右恢复常规活动量。

给所有患者一份脂肪抽吸术术后书面指导意见，包括电话号码，以便患者联系医生。术后指导应提醒患者皮肤下肿胀、变硬以及触觉减退是常见的。这常在术后的头 3～4 周消退，术后指导还应提醒患者脂肪抽吸术 6～12 个月后可见最佳效果。

术后 1 天患者返回医院进行第一次术后复诊。这次诊视对于查找问题并使患者安心是很重要的。下一次访视通常在术后 3 周内进行。手术医生对手术部位进行检查和触诊，评估患者的进展情况。有必要提醒患者脂肪抽吸术的改善过程是循序渐进的。这次术后访视是鼓励患者锻炼、坚持健康有活力的生活方式以及合理饮食的一个好机会。许多手术医生认识到，脂肪抽吸术常可使患者开始健康生活方式，改善饮食习惯。接下来 3 个月和 6 个月分别要对患者进行一次访视。如果需要继续治疗，明智的选择是等待 1 年后再进行手术，以保证获得最终效果。二次手术如果在术后太早进行，可能引起皮肤外观不规整。

并发症

脂肪抽吸术并发症必须同普通后遗症区分（表 156.6）。脂肪抽吸术后普遍出现长时间的肿胀、局部

表 156.6　脂肪抽吸术可能的并发症
感染（如细菌、非典型分枝杆菌）
血肿
血清肿
皮肤凹陷
糜烂、溃疡
血栓性静脉炎（非败血症性、败血症性）
肺栓塞
脂肪栓塞
腹膜穿孔

麻木、瘀斑和切口发红。感染、血肿和皮下积液是较少见的并发症，需要引起医生重视，但常可以很快解决。

脂肪抽吸术后严重并发症和镇静形式密切相关。一些脂肪抽吸术死亡病例发生在中度或深度镇静的患者中[18-19, 35]。然而，作者未发现采用真性肿胀局部麻醉进行手术的患者因为脂肪抽吸术发生死亡[36]。

术后深静脉血栓和肺栓塞与卧床以及全身麻醉下长时间手术有关。肿胀局部麻醉的优势在于术后患者马上可以活动，因此最大程度降低了这类潜在问题的发生风险。不活动或肥胖的患者更可能出现这类并发症，这应该纳入术后评估的考虑中。

腹部穿孔是另一个引起脂肪抽吸术死亡的原因[37]，这是全身麻醉脂肪抽吸术的特有并发症[20]。深度镇静的患者肌张力降低，不能对医生使用抽吸管引起穿孔时产生的疼痛发出警觉。隐匿性腹部疝气可能导致这种并发症。手术医生在术前访视时应了解所有腹部瘢痕并进行疝气触诊。

全身麻醉也增加了呼吸衰竭和心脏病死亡的风险[22]，除了全身麻醉的直接作用，液体过剩也会导致这类问题。不习惯采用肿胀麻醉浸润的麻醉科医生和麻醉师可能不经意地对患者进行额外的静脉补液。注入皮下的盐水可明显被系统吸收，自动纠正术中的液体丢失，通常不需要额外静脉输液。目前发现静脉输液袋一般情况下会多装 10% 的液体，导致脂肪抽吸术中补液量计算错误这一问题更为严重[38]。

脂肪抽吸术中避免并发症的关键在于选择恰当的患者、充分评估患者、检查镇静程度、良好的手术技术、避免过度吸脂或过分热心地同时进行额外操作，以及充分的术后护理。

非侵入性塑形

脂肪抽吸术现在是一项成熟的技术，大多数患者的疗效可预测[39-40]。然而，与所有整形美容手术一样，利用微创技术实现相似疗效是普遍的趋势。目前有几种非侵入性方式已经获批用于治疗局部皮下脂肪过多（表 156.7）。其中一些治疗（如注射溶脂术）是很老的技术，最近又成为热点；其他技术，如外部超声技术、外部冷冻溶脂术、外部射频和低能量光疗等，都是该领域的新技术。

注射溶脂术

始于 20 世纪 50 年代的中胚层疗法作为治疗局部肥胖症的方法再次出现。该技术通过皮下注射含有磷脂酰胆碱和肥皂成分的复方制剂促使脂肪细胞溶解[41]。最近研究表明，肥皂成分通常为去氧胆酸，可能是该配方的活性成分[42]。注射后 1 ~ 2 个月后引起脂膜炎，可能出现明显的水肿和不适。通常每月进行一次治疗，颏下区等小范围肥胖症对注射溶脂术反应最好（图 156.14）。如果治疗部位仍有明显的水肿，最好延迟注射，直至其消退。中胚层疗法可能出现瘢痕、溃疡和分枝杆菌感染等并发症，通常是由非正规配方和非医生操作所致[43]。2015 年，FDA 批准了去氧胆酸（Kybella®）注射颏下区域[44]。使用规范的配方和注射技术有望带来可靠疗效并减少之前提到的并发症。

低能量光疗

外源性 635 nm 二极管激光器［Zerona®（Erchonia）］已获 FDA 批准用于减少腰部脂肪。理论上，该装置通过诱导光化学反应，使脂肪细胞膜产生小气孔，以

表 156.7　非侵入性塑形模式	
非侵入性方式	作用机制
注射溶脂术（去氧胆酸，磷脂酰胆碱 / 去氧胆酸）	脂肪细胞膜破裂
高强度聚焦超声	脂肪细胞的热破坏
非热聚焦超声	脂肪细胞的空化破坏
冷冻溶脂术（外部）	冷冻诱导的细胞凋亡和脂膜炎
射频（单极、双极、三极）	脂肪细胞的热破坏
低能量光疗	光化学膜孔隙产生（理论上）

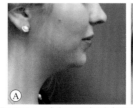
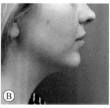

图 156.14　磷脂酰胆碱 / 去氧胆酸颏下区域注射。A. 治疗前。B. 术后 1 个月颈部轮廓明显改善

减少皮下脂肪体积[45]。然而，初步的报告结果是基于短暂的随访并且没有控制体重。此外，一些研究表明，疗效似乎随着时间减弱。因此，长期疗效仍不明确。

高强度聚焦超声

高频超声［high-frequency ultrasound, HIFU; Liposonix®（Solta）］依赖于超声诱导的脂肪细胞损伤。该技术目前用于治疗恶性肿瘤，特别是前列腺癌。超声能量聚焦深度为 1.3 cm，可使组织温度高达 70℃。该深度的脂肪细胞受热导致组织收缩，8 ～ 12 周后脂肪减少[46]。该技术 2011 年获 FDA 批准用于非侵入性治疗缩小腰围。据报道，单次治疗腰围可减少 2 ～ 3 cm。患者在治疗期间可能感到不适，一些患者反应较明显。高频超声最常见的后遗症包括术后疼痛、麻木、水肿和瘀斑。

非热聚焦超声

非热聚焦外部超声［UltraShape™（Syneron Candela）］使靶脂肪细胞空化而不产生明显热量，这使得该设备溶脂的同时不对血管和神经造成损伤[47-48]。脂肪细胞破坏导致脂肪酸释放。该设备已获 FDA 批准用于减少腹围。通常建议是每 2 周一次，共进行 3 次治疗。每次治疗时，只有极少数患者会感到不适。超声能量的聚焦深度为 1.5 cm；应注意骨性突出部位，以避免声波反射。术后遗症很少见，可能与技术有关，例如，由于接触不充分或在骨性突出部位治疗导致起疱。患者每次治疗后可正常活动，一般无疼痛、水肿或瘀斑。明显的治疗效果在 6 ～ 8 周内逐渐显现。研究报道 3 次治疗后，腰围平均减少 3 ～ 5 cm（图 156.15）。

冷冻溶脂术

冷冻溶脂术［CoolSculpting®（Zeltiq）］通过获取热能诱导靶组织脂肪细胞凋亡（不损伤表皮）。猪和人体试验显示皮下脂肪显著减少。该装置利用真空负压吸引组织与装置内的冷却板接触[49-50]。现在有几种不同的敷贴器可以用于不同身体类型和解剖部位。将合适的敷贴器放置在选定部位后开始真空抽吸并进行冷却，敷贴器应保持原位 1 h。可以在多个不同部位同时

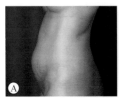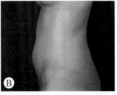

图 156.15　腹部非热聚焦超声治疗（UltraShape™）。A. 治疗前。B. 治疗后 42 天

或按顺序治疗。目前建议在 1 个月内对该区域再次治疗，疗效一般在 2 ～ 3 个月内逐渐显现。一项随机试验表明，大力按摩治疗部位组织可提高肥胖症的治疗效果。

治疗时会有一些轻微的不适。治疗后即刻在治疗区域出现冰冷和变硬，但在 30 min 内可缓解（图 156.16）。此外，术后几个小时内通常会观察到一些红斑。患者还会经历短暂的疼痛、麻木、瘀斑和水肿，一般 2 周内可缓解。极少数患者会出现长时间疼痛，通常口服抗炎药物可缓解。有报道称出现脂肪增生[51]，可以通过手动脂肪抽吸术处理。该治疗效果高度依赖于选择合适的患者并合理使用设备。通常需要使用多个敷贴器以充分治疗某个区域。

射频技术

射频设备利用振荡电场在靶组织内产生热量，较低频率能够更深地穿透组织。目前几种射频设备可用于多种美容用途。这些设备可以是单极（一个电极）、双极或多极。这些设备减脂的效果好坏参半，一些更新型设备疗效可能较好。

一种选择性非接触式射频设备［Vanquish™（BTLAesthetics）］对治疗区域采用聚焦射频。最近一项前瞻性试验（35 名患者）观察到，每 4 周一次治疗后腹围平均减少 4.93 cm（3 名患者完全没有减少）[52]。最近一项关于真空辅助双极装置［BodyFX（InMode Aesthetic Solutions）］的研究表明，每 6 周一次治疗后腹围平均减少 2.7 cm[53]。

脂肪团

脂肪团是一个困扰大多数青春期后女性的问题。从轻微的纹理异常到明显不规则和皮肤凹陷均可出现，长久以来难以治疗。多年来，脂肪抽吸术、皮下切除

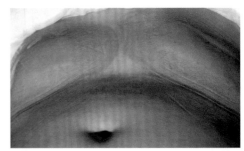

图 156.16　冷冻溶脂术——治疗后的即刻反应。治疗后局部皮肤肿胀，皮温降低，变硬，可见红斑

术和外部紧致设备联合应用是唯一的选择。目前，两种设备已获 FDA 批准用于治疗脂肪团。一种 1440 nm 皮下侧射激光［Cellulaze™（Cynosure）］作用于真皮组织，利用热效应促进胶原新生和脂肪分解来治疗脂肪团[54]。治疗在肿胀麻醉下进行，术后护理与肿胀麻醉脂肪抽吸术相似。最近，一款装置［Cellfina™（Merz）］已获得 FDA 批准，其原理是在真空辅助下，通过往复式显微刀片松解结缔组织。该手术在局部麻醉下进行，作用于皮肤凹窝或脂肪团凹陷处。疗效较持久，可以持续 12 个月以上[55]。

总结

技术在不断发展，为医生提供治疗局部肥胖症的新方法。无论使用何种仪器，脂肪抽吸术很可能仍是未来最受欢迎的美容手术之一。随着更多的非侵入性治疗方法的出现，了解每种设备的优缺点十分重要。无论选择哪种治疗方法，最重要的一点始终都是选择合适的患者。

（张 杰译 赖 维校 王宝玺审）

参考文献

1. Fischer A, Fischer G. First surgical treatment for molding body's cellulite with three 5 mm incisions. Bull Int Acad Cosmet Surg 1976;3:35.
2. Illouz YG. Body contouring by lipolysis: a 5-year experience with over 3000 cases. Plast Reconstr Surg 1983;72:591–7.
3. Fournier PF, Otteni FM. Lipodissection in body sculpturing: the dry procedure. Plast Reconstr Surg 1983;72:598–609.
4. Flynn TC, Narins RS. Preoperative evaluation of the liposuction patient. Dermatol Clin 1999;17:729–34.
5. Coleman WP III, Glogau RG, Klein JA, et al. Guidelines of care of liposuction. J Am Acad Dermatol 2001;45:438–47.
6. Lawrence N, Clark RE, Flynn TC, Coleman WP III. American Society for Dermatologic Surgery Guidelines of Care for Liposuction. Dermatol Surg 2000; 26:265–9.
7. Klein JA. Tumescent technique for liposuction surgery. Am J Cosmet Surg 1987;4:263–7.
8. Klein JA. Tumescent technique for regional anesthesia permits lidocaine doses of 35 mg/kg for liposuction. J Dermatol Surg Oncol 1990;16:248–63.
9. Ostad A, Kageyama N, Moy RL. Tumescent anesthesia with a lidocaine dose of 55 mg/kg is safe for liposuction. Dermatol Surg 1996;22:921–7.
10. Coleman WP III. Tumescent anesthesia with a lidocaine dose of 55 mg/kg is safe for liposuction (editorial). Dermatol Surg 1996;22:919.
11. Coleman WP III. Noncosmetic applications of liposuction. J Dermatol Surg Oncol 1988;14:1085–90.
12. Chastain MA, Chastain JB, Coleman WP III. HIV lipodystrophy: review of the syndrome and report of a case treated with liposuction. Dermatol Surg 2001;27:497–500.
13. Coleman WP III, Letessier S, Hanke CW. Liposuction. In: Coleman WP III, Hanke CW, Alt TH, Asken S, editors. Cosmetic Surgery of the Skin. St Louis: Mosby; 1997. p. 178–205.
14. Lillis PJ. Liposuction surgery under local anesthesia: limited blood loss and minimal lidocaine absorption. J Dermatol Surg Oncol 1988;14:1145–8.
15. Klein JA. Anesthetic formulation of tumescent solutions. Dermatol Clin 1999;17:751–9.
16. Klein JA. Tumescent technique for local anesthesia improves safety in large-volume liposuction. Plast Reconstr Surg 1993;92:1085–98, discussion 99–100.
17. Klein JA. Tumescent Technique. Tumescent Anesthesia and Microcannular Liposuction. St Louis: Mosby; 2000.
18. Coleman WP III, Hanke CW, Glogau RG. Does the specialty of the physician affect fatality rates in liposuction? A comparison of specialty specific data. Dermatol Surg 2000;26:611–15.
19. Rao RB, Ely SF, Hoffman RS. Deaths related to liposuction. N Engl J Med 1999;340:1471–5.
20. Coleman WP III, Hanke CW, Lillis P, et al. Does the location of the surgery or the specialty of the physician affect malpractice claims in liposuction? Dermatol Surg 1999;25:343–7.
21. Hanke CW, Bernstein G, Bullock S. Safety of tumescent liposuction in 15,336 patients. National survey results. Dermatol Surg 1995;21:459–62.
22. Forrest JB, Rehder K, Cahalan MK, Goldsmith CH. Multicenter study of general anesthesia. III. Predictors of severe perioperative adverse outcomes. Anesthesiology 1992;76:3–15.
23. Klein JA, Kassarjdian N. Lidocaine toxicity with tumescent liposuction. A case report of probable drug interactions. Dermatol Surg 1997;23:1169–74.
24. Klein JA. Intravenous fluids and bupivacaine are contraindicated in tumescent liposuction. Plast Reconstr Surg 1998;102:2516–19.
25. Breuninger H, Wehner-Caroli J. Subcutaneous infusion anesthesia with prilocaine diluted with Ringer's lactate. Hautarzt 1998;49:709–13.
26. Bernstein G. Instrumentation for liposuction. Dermatol Clin 1999;17:735–49.
27. Lawrence N, Coleman WP III. Ultrasonic-assisted liposuction. Internal and external. Dermatol Clin 1999;17:761–71.
28. Lawrence N, Coleman WP III. The biologic basis of ultrasonic liposuction. Dermatol Surg 1997;23:1197–200.
29. Coleman WP III, Katz B, Bruck M, et al. The efficacy of powered liposuction. Dermatol Surg 2001;27:735–8.
30. Prado A, Andrades P, Danilla S, et al. A prospective, randomized, double-blind, controlled clinical trial comparing laser-assisted lipoplasty with suction-assisted lipoplasty. Plast Reconstr Surg 2006;118:1032–45.
31. Abdelaal MM, Aboelatta YA. Comparison of blood loss in laser lipolysis vs traditional liposuction. Aesthet Surg J 2014;34:907–12.
32. Sarnoff DS. Evaluation of the safety and efficacy of a novel 1440 nm Nd:YAG laser for neck contouring and skin tightening with liposuction. J Drugs Dermatol 2013;12:1382–8.
33. Klein JA. Post-tumescent liposuction care. Open drainage and bimodal compression. Dermatol Clin 1999;17:881–9.
34. Klein JA. Antibacterial effects of tumescent lidocaine. Plast Reconstr Surg 1999;104:1934–6.
35. Grazer FM, de Jong RH. Fatal outcomes from liposuction: census survey of cosmetic surgeons. Plast Reconstr Surg 2000;105:436–46, discussion 447–8.
36. Hanke W, Cox SE, Kuznets N, Coleman WP 3rd. Tumescent liposuction report performance measurement initiative: national survey results. Dermatol Surg 2004;7:967–77.
37. Talmor M, Hoffman LA, Lieberman M. Intestinal perforation after suction lipoplasty: a case report and review of the literature. Ann Plast Surg 1997;38:169–72.
38. Coleman WP IV, Flynn TC, Coleman KL. When one liter does not equal 1000 milliliters: implications for the tumescent technique. Dermatol Surg 2000;26:1024–8.
39. Yoho RA, Romaine JJ, O'Neil D. Review of the liposuction, abdominoplasty, and face-lift mortality and morbidity risk literature. Dermatol Surg 2005;31:733–43.
40. Shiffman MA, Di Giuseppe A. Liposuction: Principles and Practice. Berlin: Springer-Verlag; 2006.
41. Rotunda AM, Kolodney MS. Mesotherapy and phosphatidylcholine injections: historical clarification and review. Dermatol Surg 2006;32:465–80.
42. Rotunda AM, Weiss SR, Rivkin LS. Randomized double-blind clinical trial of subcutaneously injected deoxycholate versus a phosphatidylcholine-deoxycholate combination for the reduction of submental fat. Dermatol Surg 2009;35:792–803.
43. Sañudo A, Vallejo F, Sierra M, et al. Nontuberculous mycobacteria infection after mesotherapy: preliminary report of 15 cases. Int J Dermatol 2007;46:649–53.
44. Rzany B, Griffiths T, Walker P, et al. Reduction of unwanted submental fat with ATX-101 (deoxycholic acid), an adipocytolytic injectable treatment: results from a phase III, randomized, placebo-controlled study. Br J Dermatol 2014;170:445–53.
45. Neira R, Arroyave J, Ramirez H, et al. Fat liquefaction: effect of low-level laser energy on adipose tissue. Plast Reconstr Surg 2002;110:912–22.
46. Jewell ML, Weiss RA, Baxter RA, et al. Safety and tolerability of high-intensity focused ultrasonography for noninvasive body sculpting: 24-week data from a randomized, sham-controlled study. Aesthet Surg J 2012;32:868–76.
47. Teitelbaum SA, Burns JL, Kubota J, et al. Noninvasive body contouring by focused ultrasound: safety and efficacy of the Contour I device in a multicenter, controlled, clinical study. Plast Reconstr Surg 2007;120:779–89.
48. Moreno-Moraga J, Valero-Altés T, Riquelme AM, et al. Body contouring by non-invasive transdermal focused ultrasound. Lasers Surg Med 2007;39:315–23.
49. Manstein D, Laubach H, Watanabe K, et al. Selective cryolysis: a novel method of non-invasive fat removal. Lasers Surg Med 2008;40:595–604.
50. Zelickson B, Egbert BM, Preciado J, et al. Cryolipolysis for noninvasive fat cell destruction: initial results from a pig model. Dermatol Surg 2009;35:1462–70.
51. Jalian HR, Avram MM, Garibyan L, et al. Paradoxical adipose hyperplasia after cryolipolysis. JAMA Dermatol 2014;150:317–19.
52. Fajkošová K, Machovcová A, Onder M, et al. Selective radiofrequency therapy as a non-invasive approach for contactless body contouring and circumferential reduction. J Drugs Dermatol 2014;13:291–6.
53. Boisnic S, Divaris M, Nelson AA, et al. A clinical and biological evaluation of a novel, noninvasive radiofrequency device for the long-term reduction of adipose tissue. Lasers Surg Med 2014;46:94–103.
54. DiBernardo BE. Treatment of cellulite using a 1440-nm pulsed laser with one-year follow-up. Aesthet Surg J 2011;3:328–41.
55. Kaminer M, Coleman WP III, Weiss RA, et al. Multicenter pivotal study of vacuum-assisted precise tissue release for the treatment of cellulite. Dermatol Surg 2015;41:336–47.

第157章　毛发重建

Marc R. Avram, Sharon A. Keene, Dowling B. Stough, Nicole E. Rogers, John P. Cole

引言

发型塑造了我们的脸型，头发的长度、颜色和风格反映了人的个性以及我们对自身的认识。发型缩短了颜面的长度，从而保持年轻的外观，还让别人的视线集注于颜面中部。另外，头发是全身仅有的几个人们可以轻松改变的身体特征之一。无法纠正头发脱落会带来不少外形和心理的压力。对雄激素性脱发造成的头发变薄减少，一部分人会接受，认为这是不可避免的老化现象；而另外一部分人会主动寻找医学和（或）外科手段来改变这种状况。

历史回顾

20 世纪 50 年代，第一例男性型脱发的毛发移植手术取得成功，采用的是大环钻制作自体皮片的方法。其他手术方法，如带毛发皮瓣、头皮缩减术等都曾用于毛发重建或减少秃发的面积。但以上方法由于瘢痕明显，常继发瘢痕性脱发以及毛发走向不自然，在毛囊单位移植出现后大部分都淘汰了。后者是将毛发分离后植入直径 0.5 ～ 1.0 mm 的"容纳器"，一般用刀片或者针头来完成。毛囊单位移植可通过人工或机械操作。

男性型和女性型脱发（雄激素性脱发）

病因学

终末色素性生长期毛发退变成细小无色素的毳毛是雄激素性脱发（androgenetic alopecia，AGA）的特点（图 157.1）。雄激素，尤其是睾酮和双氢睾酮（dihydrotestosterone，DHT），是导致毛囊体积逐渐变小、毛发生长周期缩短的重要原因。5α-还原酶将睾酮转化为 DHT，这个过程可以被非那雄胺抑制（见图 69.10）。除 5α-还原酶的同工酶（见图 69.3），多种雄激素的代谢产物聚集在毛囊里，解释了终末器官（end-organ）的敏感性（见图 69.4）。

位于毛囊隆突部的干细胞是毛囊生长周期的关键

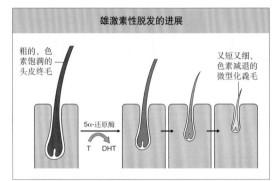

图 157.1　**雄激素性脱发的进展**。睾酮（T）通过 5α-还原酶作用代谢成二氢睾酮（DHT），并且这种转化可以在毛囊内发生

所在，当这些干细胞被破坏后，毛囊就会减少。在小鼠实验中，混合了隆突细胞和新生小鼠真皮细胞后，可观察到毛囊、皮脂腺和表皮的增生[1]。在毛囊里，干细胞促进了生长周期中的细胞分裂增殖，增殖细胞的数目往往就是毛发生长期中祖细胞和毛干的数目（但其在生长期的末期会凋亡）[2]。有研究对比了男性的脱发头皮和带毛发头皮，发现干细胞数目是一样的，但在脱发头皮中，祖细胞的数目明显下降，提示了关于祖细胞的研究可能会有助于进一步了解男性型脱发的病因[3]。

AGA 男性患者中，基因芯片研究发现，编码前列腺素 D_2 合成酶的基因在脱发区明显比带毛发区表达增加[4]，促使前列腺素 H_2（PGH_2）转化为 PGD_2。脱发区也同样发现 PGD_2 水平增加，而在人类毛囊移植研究中，PGD_2 被认为会抑制毛发生长。该抑制反应有赖于 PGD_2 和它的受体之一间的相互作用，提示了这个可能是潜在的治疗靶点。

人类学研究揭示了脱发具有多基因遗传模式，分别受母系和父系基因的影响。在迄今为止的相关基因研究中，位于 X 染色体长臂（Xq11 ～ 12）的雄激素受体（androgen receptor，AR）基因，证实是男性头发减少的一个主要决定因素[5-7]。AR 基因的外显子 1 具有 AR-CAG 多态性，即胞嘧啶-腺嘌呤-鸟嘌呤（CAG）的重复序列在 13 ～ 40 次的重复范围之间。而 CAG 的重复次数似乎与雄激素敏感性的程度呈负相关。拥有比较少 CAG 重复序列的男性对雄激素具有更高的细胞敏感性，更容易发展成 AGA，同样，他们对非那雄胺治疗有更好的反应[8]。相反，大于 40 个 CAG 重复序列的男性表现出对雄激素的低敏感性而被保护[9]。AR 基因的差异性同样会对女性脱发产生影响[10]。

AR 基因同时具有单核苷酸基因多态性（rs6152，见第 54 章），具有 A（腺嘌呤）等位基因的白人男性发生 AGA 的可能性较低[11]，而具有 G（鸟嘌呤）等位基因的人有 70% 的风险发生 AGA，如果父系家族史阳性，则增加至 > 80%。其他牵连基因包括编码外异蛋白（ectodysplasin）A2 受体的 *EDA2R*［也在 X 染色体上发现（见第 63 章）］[12]，以及位于 20p1111 和 3q2612 的基因[13-14]。随着对这些基因相互作用的更多了解，有可能在早期诊断 AGA 并预测哪些患者可以从治疗中获益。值得注意的是，对于患者来说，重要的是要认识到虽然 AGA 的家族史提供了有用的信息，但并不能预测特定个体头发脱落的概率和程度。

临床特征

AGA 的诊断通常容易，特别是男性。这是基于其特征性模式、毛发的微型化和缺乏临床炎症（见第 69 章）。偶尔，临床表现特别，此时需要临床和病理相联系来确定，如果毛囊周围可见红肿，则要排除扁平苔藓的可能性[15]。在女性中，特征性脱发可能由于叠加了休止期脱发而在临床上显现出来，可能是伴随发热性疾病或分娩。这些患者需要评估表 69.3 中列出的休止期脱发和可能的高雄激素血症（例如无血清睾酮，DHEA-S），特别是有多毛症和（或）顽固性寻常痤疮或任何男性化表现时。女性型脱发必须与其他引起脱发的原因区别开来，包括中央离心性瘢痕性脱发、早期扁平苔藓或前额纤维性脱发和弥漫性斑秃。因此，可能需要活检进行组织学评估。

AGA 有一整套的分级系统，可以用来评估其严重程度、进展和治疗反应。在男性中，Norwood 分类（图 157.2）比 Hamilton 分类系统更常用。女性型脱发则采用经典的 Ludwig 分级（Ⅰ、Ⅱ或Ⅲ，图 157.3），即使脱发常具有圣诞树图案。偶尔，也使用男性的分类方案。

治疗（除了毛发移植）

药物治疗

局部用米诺地尔（5% 溶液或泡沫）已经获 FDA 批准用于男性[16]，而 2% 溶液则同时适用于男性和女性。总体说来，治疗效果一般，但作为毛发移植的辅助手段证明是有帮助的[17]。而关于围术期外用米诺地尔是否会稳定已有的毛发且缩短移植毛发生长的时间，毛发移植外科医生观点不一。关于米诺地尔的确切作用机制一直存在争议，但认为其与血管扩张或血管生成特性有关，也可能是影响了钾离子通道[18]。使用后观察到毛囊真皮乳头细胞的增殖增加[19]，毛发直径增大，毛囊生发中心的细胞凋亡率降低，同时毛囊的生长期也得到延长[20]。

对个体间治疗反应差异性的可能解释是，其毛囊中磺基转移酶活性（催化米诺地尔硫酸盐）的水平不同[21]。外用米诺地尔的副作用包括面颊或前臂并不希望的多毛、头痛、踝水肿和过敏性或刺激性接触性皮炎。关于后者，溶媒中的丙二醇常是罪魁祸首，其已经从 5% 泡沫产品（Rogaine®）中除去了。面部多毛症的风险在有遗传倾向的面部黑毛症者中较高。胎儿多毛症的报道使得外用米诺地尔不建议用于妊娠期及哺乳期妇女。

非那雄胺抑制Ⅱ型 5α- 还原酶，其将睾酮转化为 DHT（见图 69.10 和 69.4）并存在于毛囊中。口服非那雄胺（每日 1 mg）经 FDA 批准用于男性 AGA 患者。在一项随机试验中，1553 名患者给予非那雄胺 1 mg 或安慰剂治疗 1 年（第 2 年盲法延长），接受非那雄胺治疗的患者脱发区的毛发数量显著增加[22]。同一项研究的 5 年结果表明，头发生长在 1～2 年达到顶峰，90% 的患者头发数量远高于基线[23]。虽然非那雄胺是 FDA 批准用于促进顶区头发生长的药物，其同时也能促进前额头发的生长[24]。与对照组 / 安慰剂组相比，其与毛发移植联合使用，在手术后 48 周产生了统计学上更大的毛发增长数量[25]。最近的证据表明，非那雄胺可能对 DHT 水平较高男性（如 25 岁左右）的效果更好[26]。

应告知患者需至少服用 6 个月才能看到预期的治疗效果。如果中途停止使用非那雄胺，则会恢复治疗前的外观。非那雄胺在肝中广泛代谢，已知肝病患者应谨慎使用[27]。非那雄胺可人为降低血清前列腺特异性抗原（prostate-specificantigen，PSA）水平约 50%[28]，需要让初级保健医生和患者都意识到这种效果。尽管来自前列腺癌试验的早期数据表明，非那雄胺可能会增加前列腺癌的组织学分级（即严重程度）[29]，但随后的分析提示检测有偏倚[30]。

总体而言，该药物耐受性良好。服用非那雄胺的男性中小于 2% 会发生副作用，包括性欲减退、勃起功能障碍和射精障碍，安慰剂组的发生率为 1%。少见的副作用包括男性女型乳房、乳房疼痛和抑郁[31]。在

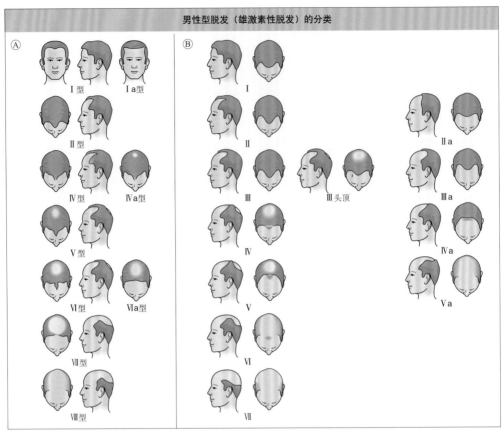

男性型脱发（雄激素性脱发）的分类

图 157.2　男性型脱发（雄激素性脱发）的分类。A. Hamilton 分级标准。B. Norwood 分级标准（Adapted from Hamilton JB. Male hormone stimulation is prerequisite and incitant in common baldness. Am J Anat. 1942；71：451-80 and Norwood OT. Male pattern baldness：classification and incidence. South Med J. 1975；68：1359-65.）

一项针对年轻男性的双盲安慰剂对照的多中心试验中，没有观察到精子发生或精液生成的变化[32]。然而，有两篇严重无精子症导致生育能力受损的报道[33]。虽然作者对有生育计划的男性开具非那雄胺表示支持，但如果出现生育问题，在开始进行更多的创伤性不育症治疗之前，应立即停止服用。最后，有停药之后发生性功能障碍的报道，其有时被称为后非那雄胺综合征，但这一副作用的正确性是有质疑的。不管怎样，都需要与患者多沟通。

笔者建议手术患者在毛发移植前服用非那雄胺 6 ~ 12 个月来稳定脱发。如前所述，大多数男性受益于联合治疗（图 157.4）。出现性功能障碍副作用的患者应停止服药，间隔 1 ~ 2 周后，每隔 1 天或者 2 天服用一次。

对患有 AGA 的女性，FDA 并没有批准服用非那雄胺，在临床试验中，每日 1 mg 并没有观察到症状的改善[34]。值得注意的是，非那雄胺可导致男性胎儿女性化。在没有对照的试验中，正常雄激素性（normoandrogenic）脱发的女性患者，较高治疗剂量，如每天 2.5 mg 和每天 5 mg 可导致头发密度的改善分别为 62% 和 81%[35-36]。如果决定在女性型脱发的女性中尝试服用较高剂量的非那雄胺，那么就必须与患者就胎儿风险及适应证外（off-label）的使用进行讨论、咨询。

度他雄胺与非那雄胺略有不同，因为它可以同时阻断 I 型和 II 型 5α- 还原酶同工酶（见图 69.3）。对于对非那雄胺治疗没有反应的男性，其已作为适应证外应用，每天 0.5 mg 用于 AGA，并且在随机安慰剂对照试验中观察到头发数量的增加[37]。然而，该药物的半衰期为 5 周，而非那雄胺仅为 6 ~ 8 h。因此，其副作用更持久（几个月），且更难逆转。在一项双盲安慰

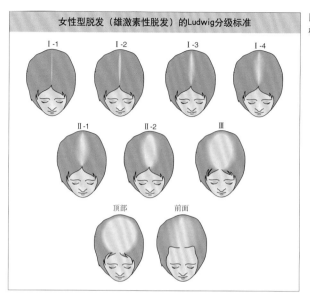

图 157.3　女性型脱发（雄激素性脱发）的 Ludwig 分级标准

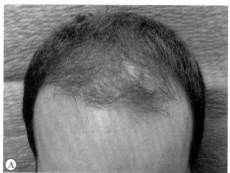

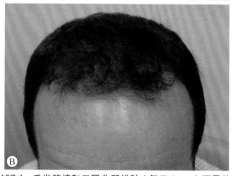

图 157.4　毛发移植和口服非那雄胺（每日 1 mg）联用效果。
A. 一名 38 岁的雄激素性脱发患者（治疗前）。B. 非那雄胺加毛发移植 1 年后的效果（500 个移植物）

剂对照试验中，接受口服度他雄胺（每天 0.5 mg）治疗 1 年的男性与安慰剂治疗 1 年相比，精子数量从基线开始显著下降：26 周时是 28.6%，52 周时为 25%，试验结束后 24 周为 23%[38]。精子活力也在后一时间点减少。对于仍然希望生育孩子的男性来说，精子数量和运动能力的这种潜在不可逆下降是一个重要问题。

低能量光疗

使用低能量光疗（low-level light therapy，LLLT）促进毛发生长的这一光生物调节作用已经引起了人们的兴趣。其最初是基于观察到激光脱毛的同时会引发周围皮肤的反常性毛发生长[39]。FDA 已批准其作为医疗器械（而非药物），多种 LLLT 产品可商购获得。患者通过对头发梳光（650 ~ 700 nm）每周 2 或 3 次，或每天戴激光帽一段规定的时间，可以获得一定预期的头发生长。然而，仅有少数发表的研究检验 LLLT 对头发生长的影响[40-41]。LLLT 是否会引起临床上显著的毛发生长还有待探究[41a]。

毛发移植

毛发移植是在门诊局部麻醉下即可进行的手术。它是基于供体优势理论，即来自未受影响的枕部头皮的终毛，即使移植到脱发的前额头皮仍可继续其生长模式[42]。不幸的是，直到 20 世纪 90 年代，毛发移植由于难看且明显的"插头样"外观，经常显得很不自然，有时被比喻成"芭比娃娃"式外观。在过去 20 年中，从含有 15 ~ 30 个毛囊的 3 ~ 4 mm 移植物减少到仅含有 1 ~ 4 个毛囊的移植物，后者被称为单个毛囊单位（图 157.5）。这项革命性的变化使得移植的毛发具有更自然的外观（图 157.6 和 157.7）。

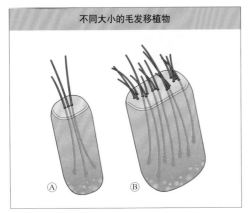

图 157.5　**不同大小的毛发移植物**。A. 较新的技术使用 1～4 根毛囊的毛发移植物。B. 较旧的技术使用较大的 10～15 根毛囊的毛发移植物

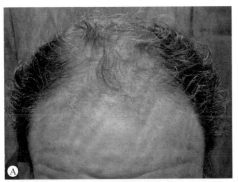

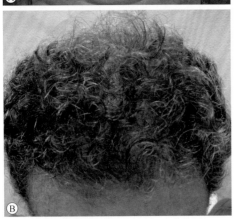

图 157.6　**男性型脱发的毛发移植**。A. Norwood Ⅳ 级（治疗前）。B. 移植 900 个毛发移植物后的外观，每个毛发移植物包括 1～3 根毛囊

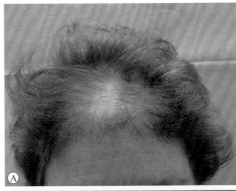

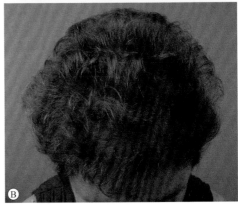

图 157.7　**女性型脱发的毛发移植**。A. Ludwig Ⅱ 级（治疗前）。B. 移植 750 个毛发移植物后的外观，每个毛发移植物包括 1～3 根毛囊

　　毛发移植的净感知密度等于成功移植的毛囊减去持续脱发的数量。为了使长期结果最大化，建议所有接受该手术的患者继续局部用米诺地尔和（或）口服非那雄胺（见上文）。停止或至少减缓毛囊微型化的过程可以让人感觉到头发密度更大。

毛发移植候选者的选择

　　与所有外科手术一样，术前咨询是手术成功的关键。咨询以确定患者是否适合进行头发移植，无论是从医学角度还是心理学角度。此外，还需评估最受患者关注的领域及患者对毛发移植达到的效果是否有现实的期望。

　　术前需要获得患者完整的医疗、手术及脱发病史，包括既往头发移植史、头皮手术史、瘢痕形成情况等信息。脱发的病因主要通过对头皮的检查来确定，偶尔，需要检查其他部位和（或）需要临床与病理学结合检查。同时还需要建立脱发程度的分级标准（见图

157.2 和 157.3）。所有的药物、处方药、非处方药和草药对毛发生长及凝血功能的影响都需要做出评估（见第 21 章和第 133 章）。

表 157.1 概述了评估适合行毛发移植的候选者的基本标准。特别需要评估枕部头皮中供体毛发的密度和头发的口径，因为两者都会影响移植物的感知密度（表 157.2）。显然，更大的供体密度和更多的移植物以

及更厚的毛发能够完成具有更丰满外观的移植。

关键概念

男性和女性都应该意识到 AGA 是一个持续发展的过程，即尽管进行了头发移植，其仍会进展。药物（例如口服非那雄胺）可以通过减缓持续的脱发来帮助增加来自移植物的头发密度。然而，在规划移植手术时，外科医生应该考虑到将来可能停用这些药物（见表 157.2）。此外，AGA 的进展特性意味着可能在 5 年或 10 年后，需要额外的毛发移植。因此，医生应该在手术前强调持续脱发将如何影响移植物的密度和外观，以及如何影响移植物的放置，以确保长期的自然外观。

应评估实现短期和长期目标预期的手术量，以及可用供体毛发的数量。需要解释主要植发于前额头皮而不是顶部，原因是顶部即便植发，仍会持续脱发，这可能导致头顶脱发，周边有环状的发，并且这一区域由于中心重力拉动，头皮仍然可见。集中在前额头皮的移植将产生最大的长期密度和最小的长期美容风险。

患者必须意识到椭圆形供体会导致枕部头皮的永久性瘢痕（图 157.8）。除非患者将头发剪得很短，否则瘢痕没有实际的影响。如果患者有兴趣推该平头，应考虑毛囊单位提取（follicular unit extraction，FUE）（见下文）。但是，应该考虑到 FUE 之后小"白点"的可能性。最后，患者须意识到采用保守的方法来设置前发际线，以使其在一生中具有自然的外观。

人工毛发移植人员培训

现代毛发移植是一个团队操作，高效、高质量的移植需要一支训练有素的外科团队。助理技术人员应该有动力，并且有兴趣学习和掌握操作程序。此外，他们需要能够执行重复性任务，而不会感到疲倦、注意力不集中或变得沮丧。技术人员主要任务是切割、

表 157.1	评估毛发移植候选者的五个基本标准
年龄	25 岁以上的患者优选。虽然年龄小于 25 岁的患者经常寻求咨询，但谈及手术时却犹豫不决。对于年龄在 15～25 岁的人来说，未来脱发的预测价值要低得多。即使有非那雄胺的理论安全网，医生也应该仔细选择 25 岁以下的移植者。这一年龄组也倾向于希望恢复到完整的头发，而不是在较老年龄组中常规进行的成熟恢复模式
毛干口径	毛干的口径至关重要。具有大口径毛干（大于 70 μm）的个体比具有玉米丝质毛发的个体获得更密集的覆盖。这可以在数学上证明，因为小直径毛干的增加导致表面积覆盖的指数增加
供区毛发	有多种仪器可用于测量供体毛发密度。测量 0.25 cm² 的区域并乘以 4 是优选的方法。寻求毛发移植的具有 > 80 个毛囊单位 /cm² 的患者是优秀的候选者。供体毛发密度 < 40 个毛囊单位 /cm² 被认为是不良候选者
脱发程度	脱发程度可能是候选人选择中最重要的标准。那些具有前额完全脱发而不是仅限于顶区的脱发患者是优秀的候选者。当前额脱发得到纠正时，会在外观上产生最显著的积极变化
毛发颜色	与使用钻孔移植相比，毛囊单位移植减少因头发颜色产生的问题。如果不仔细移植，头发和皮肤之间的颜色对比可以使移植物变得明显。黑白夹杂型头发、红头发或金色头发的个体较黑头发的个体优先。黑头发个体不能排除成为头发移植候选者，但在正面发际线应该接受具有一根毛囊的毛囊单位，以获得最自然的结果。适当的技术消除了黑头发候选人的大多数问题

表 157.2　毛发移植——临床发现和现实的期望。移植的净密度＝移植的毛囊数－持续的脱发数

临床发现	现实的期望	评价
● 高密度供区 ● 大口径毛发 ● 稳定期脱发［经外用米诺地尔和（或）口服非那雄胺］	1000～1500 个移植体将产生增加头发密度的感觉	需要制定备用方案，假设患者可能中途停药或重新开始脱发
● 低密度供区 ● 小口径毛发 ● 进展期脱发	1000～1500 个移植体使感知密度几乎没有增加	虽然移植会产生更多的头发，但由于持续的脱发和稀薄的头发，结果可能不明显

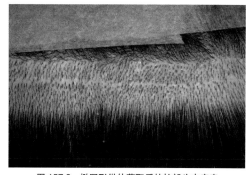

图 157.8　椭圆形供体获取后的枕部头皮瘢痕

分离和种植。第一项任务包括将供体条带切成粗胚，然后进一步细致地切成细胚到毛囊单位，并迅速放入冰盐水中（图157.9）。第二项任务是创建受区，并正确插入毛囊单位移植物。即使是训练有素且效率很高的工作人员，将移植物放入预制的密度为35～40个毛囊单位/cm² 的受体孔中较松散地放置相同数量的移植物（即20～25个毛囊单位/cm²），也要花2倍的时间。

在手术过程中，医生要密切监测移植物提取和放置的质量。建议医生学习该程序时有一名工作人员陪同。为了避免重复性劳损综合征，技术人员应将肘部或前臂放在坚固的支撑面上，同时使用手腕和手指植入移植物。职责轮换同样证明是有帮助的。

供区

可用供体毛发的量是毛发移植的主要限制因素。一般来说，枕骨供体头皮中有65～85个毛囊单位/cm²[43]。如果小于40个毛囊单位/cm²，则认为该患者是不良候选者（见表157.1）。考虑到毛发的密度和AGA不发生在该部位而能够掩盖供体瘢痕，上枕骨突起和下枕骨突起之间的枕中头皮是推荐的供体部位。如果在枕骨上进行过度提取，则AGA进展后可能会露出手术部位。值得注意的是，供体密度与前额头皮或顶部头皮当前或未来的脱发程度无关。

有两种提取供区毛囊的方法：① 椭圆形供体头皮切取；② FUE（表157.3）。

图157.9　毛囊分离技术。A. 将供体切成数个2 mm宽、10 mm长的细胚。B. 细胚被分成数个毛囊单位。C. 将毛囊单位置于含有盐水的培养皿中，并分成单根、双根和三根毛发的不同毛囊单位。D. 分离前的供体条带。E. 细胚的外观。F. 通过显微镜解剖细胚得到的单个毛囊单位。G. 毛囊单位储存在等渗盐水中以维持其活力

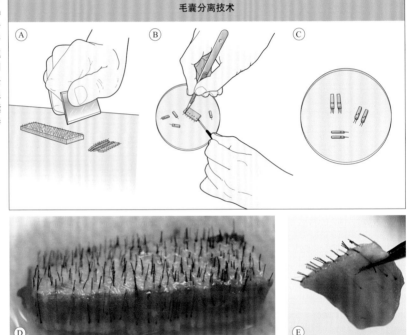

毛囊分离技术

表 157.3　椭圆形供体头皮切取与毛囊单位提取的比较		
	椭圆形供体头皮切取	毛囊单位提取
剪短发时可视的瘢痕	有	无
毛囊横断面	少	多少不等
提取时间	10～20 min	30～90 min
创建移植物所需时间	长	短
移植的质量	好	好

椭圆形供体头皮切取

　　目前仍在多数患者中使用椭圆形供体头皮切取，这是因为其可以安全快速地获取大量毛囊，毛发横断最少[44]。椭圆形供体的长度和宽度取决于患者所需的毛囊单位组数。例如，如果正面头皮需要 1000 个毛囊单位，并且患者的平均供体密度为 75 个毛囊单位 /cm²，则 13.5 cm×1 cm 的条带应包含大约 1000 个毛囊单位移植物。重要的是，如果需要更多的移植物，椭圆应该加长而不是加宽，因为增加供体椭圆的宽度会产生更大的伤口张力，这可能导致局部肥厚或广泛的瘢痕形成。

　　通过将 1% 利多卡因与肾上腺素局部浸润到真皮中获得理想的麻醉效果。一旦麻醉完毕，就可以注射抑菌生理盐水，以提供进一步的麻醉、止血和皮肤肿胀；后者有助于减少毛囊的横切。刀片应该平行于毛囊的出口方向，以避免横切毛囊。切口进入皮下脂肪即可，而不是更深，以避免横切枕骨动脉（图157.10）。使用细皮钩在椭圆周围进行横向缩回，为外科医生收获椭圆形供区[45] 提供了良好的可视性（图157.11）。可以用剪刀或手术刀切取椭圆形供体，小心避免损伤皮下组织中的任何毛囊。

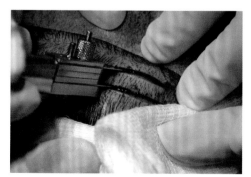

图 157.10　**椭圆形供体的获取**。为避免横断毛囊，双刀片应平行于毛囊出口方向。切口应延伸到皮下脂肪，但不要过深（约5 mm）。一些外科医生更喜欢使用单个刀片来进行供体获取

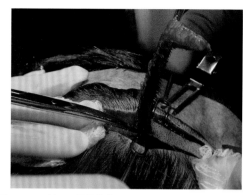

图 157.11　**椭圆形供体的获取**。使用细皮钩进行侧向牵拉会使切取部分两侧产生张力并获得良好的视野。可以用剪刀或手术刀去除椭圆形供体，小心避免损伤皮下组织中的毛囊

　　如果切口没有超过皮下脂肪层，则可以在不使用电凝或热凝固的情况下切取椭圆形供体。此外，如果供体椭圆的宽度 < 1 cm，通常可以在不破坏的情况下进行修复。一些外科医生使用具有可吸收缝线的双层闭合，另一些医生进行单层闭合。可以使用钉或缝合线，然后在术后 7～10 天取出。在一些具有良好手术技术和最佳伤口愈合的患者中，来自单一剥离手术的供体区域可能比 FUE 更自然。然而，人们无法预测条带切取后的供体部位愈合情况。

毛囊移植物

　　头发自然生长在具有 1～4 个毛囊的集合中，称为毛囊单位（见图 157.5）[46]。在 20 世纪 60 至 90 年代，使用包含多个毛囊单位的 3～4 mm 的移植物，导致明显成束的不自然的头发外观。如今，每个移植物含有一个毛囊单位，即 1～4 个毛囊。因此，这些移植物模仿头皮的正常分组，产生了更自然的外观。

　　当切取头皮条带后，手术团队可以在 1～3 h 内小心地将 500～2000 个毛囊单位与供体条带分开（见图157.9）。切割工具各不相同，包括 11 号和 15 号刀片以及 10 号备用刀片。良好的照明、舒适的椅子和精心设计的仪器是分离毛囊单位的先决条件，使得毛囊横断面最小。大多数外科医生认为，显微分离可以减少分离过程中毛囊的横切（图 157.12）[47]。

　　重要的是要创建完整、创伤程度最小的毛囊单位，并尽可能快速有效地将移植的毛发放入受区。一旦毛囊单位移植物与供体头皮分离，就必须将它们放入冰盐水或等效培养基中，直到其被放入受区。如果移植物干燥几分钟，它们将死亡而不会生长。FUE 技术的一个优点

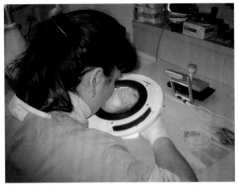

图 157.12　使用放大镜将毛囊单位从供体条带上分离

是通过目视检查，可以立即移植分离的移植物。

每次手术所需毛囊单位的数量取决于脱发的程度、可用的供体毛发和受区中预先存在的毛囊的密度。每次移植手术可以有 100 ~ 2500 个毛囊单位。

毛囊单位提取（FUE）

在 FUE 技术中，由 1 ~ 4 个毛囊组成的单个毛囊单位最常取自后枕部头皮。两个圆柱形冲孔装置（直径 0.75 ~ 1.2 mm）和提取针用于提取移植物[48-49]。切口很小，通常在愈合后不会留下明显的瘢痕，但有时会看到小的"白点"。如前所述，对于喜欢剪平头者，通常采用 FUE。对因以前移植手术而有广泛瘢痕的患者，FUE 也是一种选择。

大约 30% 的医生对几乎所有患者施行 FUE。尽管手动 FUE 比切取椭圆形供体需要更多时间，但随着自动化机械仪器和机器人技术的出现，提取时间也减少了。表 157.4 列出了执行手动 FUE 时的重要注意事项。FUE 的一个潜在缺点是与条带提取相比，毛囊单位的横断率更高。

FUE 的优势

在毛发移植中，一个主要目标是保留足够的供体区域，以使手术部位得以隐藏。因为只需较少的供区毛囊来隐藏 FUE 位点（与条带切取相比），可以提取相同数量、甚至更多的毛囊组。FUE 还可以减少瘢痕形成，减少供区自然几何形状的变形，减少毛发质量指数的降低，所有这些都会随着多次手术而增加。然而，特别在施行较小手术时，应该从整个安全供体区域（safe donor area，SDA）不规则地提取，而不是仅从一个小的区域收集，以便最小化对比度。

使用 FUE 时，外科医生可以针对特定大小的毛囊组或具有特定直径或颜色的毛发，例如，SDA 的下部毛发较细，而 SDA 的上缘毛发较粗。如前所述，FUE

表 157.4　人工毛囊单位提取（FUE）过程中的注意事项

- 切口应顺着头皮的**毛囊出口角度**，考虑个体毛囊特征，观察毛囊在锐角侧的凹陷处生长的曲线
- 因为修剪过的头发的长度决定了**头发生长的角度**，所以必须将毛囊修剪到小于 1 mm 的优选长度，以确定真正的角度。如果将毛囊修剪得太长，则表观角度比真实角度更尖锐；如果毛囊修剪得太短，则肿胀可以隐藏毛囊及其毛发生长角度。交叉极化可以帮助观察毛发生长角度
- 为了使初始**伤口尺寸**最小化，可以首先垂直于皮肤表面较浅地切开，然后沿着毛发生长角度做更深的切口。如果带有圆柱形钻头的切口跟随毛发生长的角度，则伤口将是椭圆形
- 最理想的是，目标毛囊应位于打孔器或针的中心，并且由于头发以锐角生长，打孔器的下侧将首先接触皮肤
- 如果打孔器下侧产生的**轴向力**太大，则毛球部会向下移位并被截断。主要是切向力、旋转或振荡使毛囊移位最小化，同时通过肿胀或皮肤牵引施加皮肤张力
- 为了避免移植物扭曲，必须使用非常锋利、设计良好的薄壁仪器并通过最小化切口深度，使得穿孔器械和皮肤间的**摩擦力**最小
- 为了释放完整的毛囊，如果外毛根鞘与周围的脂肪组织强烈附着，并且外毛根鞘弱附着于内毛根鞘，则需要更深的切口
- 由于每个毛囊单位中的**毛囊分散**，可能需要使用直径较大的打孔器来提取完整的移植物并使毛囊横切率最小化。手动提取时，可以预期平均 2.10 ~ 2.25 个毛囊或移植物需要与一个 0.8 ~ 0.9 mm 的打孔器相配套

技术的另一个优点是，在目视检查后，可以立即移植获得的移植物。

由于使瘢痕最小化，FUE 还允许从"不可预测的区域"获得较低风险的提取。后者为 SDA 之外的部位，由枕部头皮加上沿着下顶叶头皮前方的狭窄延伸部分组成。那些在 SDA 之外行 FUE 的人认为，只有 < 5% 的男性进展到最严重的 AGA 阶段（Norwood Ⅶ），并且从这些区域提取产生更均匀的头发密度。换句话说，其避免了稀疏的受体区域、浓密不可预测的区域和稀疏的 SDA。此外，其为年轻患者提供了更多的移植毛发[49a]。

机器人系统毛囊单位提取

ARTAS® 等机器人系统可用于执行 FUE，从而最大限度地减少医生的疲劳，并免除了获得解剖移植物所需所有手术技能的需要[49b]。潜在的缺点包括明显高的毛囊横切率、大的伤口、难以在侧向供体区域和较差的 SDA 中提取移植物及移植物缺失率高。尽管如此，机器人系统仍代表了一种有前途的供体获取新技术，需要通过进一步的发展和随后的临床试验来改进。

发际线设计和受区创建

在男性中，发际线决定了毛发移植的美容效果。大多数女性都有稳定的正面、颞部和枕部发际线，不需要重新设计发际线。与毛发移植一样，发际线设计应尽可能地自然。患者和医生经常试图模仿患者在男性型脱发开始之前的头发线条。即使使用毛囊单位移植，这种发际线设计方法也常常导致整容失败。这是由于没有考虑到除了前额发际线之外，颞部和枕部发际线缓慢稳定的衰退。

正面发际线的设计应该随着时间的推移与颞部和枕部的发际线保持平衡。这需要重建正面发际线，该正面发际线比在该过程开始之前存在的发际线更高且更后移。最初，一些患者会抵触更高、更后移的发际线的想法，但用镜子解释和展示他们颞部和枕部发际线如何阻碍较低的正面发际线通常会改变他们的观点。

不应将发际线视为固定边界，而应将其视为从皮肤到终端毛发皮肤逐渐增加密度的自然过渡。这个定义不明确的"羽状区域"是通过沿着新创建的发际线（图 157.13）[50] 以不规则的方式放置毛囊单位移植物（具有 1～4 个毛囊）而产生的。不应沿着正面发际线进行密集的移植物植入，因为密集的发际线外观不自然。发际线的放置水平因人而异，在确定发际线位置之前，360° 全方位检视每位患者是很重要的。

虽然男性型脱发是渐进性的，但移植的头发会长期生长。因此，在评估患者时，外科医生必须假设所有患者都将进展到最高级别的脱发，即最坏情况。如前所述，由于多种原因，包括 AGA 的渐进性导致不自然的外观，在头顶部进行头发移植应谨慎。

麻醉和受区创建

可以进行眶上／上耳蜗神经阻滞、区域阻滞和 1% 利多卡因与肾上腺素局部浸润的组合。在创建受区和移植物放置时，止血对于良好的可视性至关重要。局部麻醉剂中的肾上腺素（注入真皮，而不是皮下）可产生极好的止血效果。虽然大多数外科医生使用"现成的" 1% 利多卡因和 1：200 000 肾上腺素，但后者的浓度可以在 1：10 000 到 1：500 000 之间变化。

受区应模仿头皮上自然的 30～45° 毛发生长角度（图 157.14）。有多种针，特别是 19 号针、20 号针和 21 号针，用于制作足够大的受区，以放置由 1～4 个毛囊组成的单个毛囊单位。在创建受区时，外科医生必须小心不要横切现有的毛囊。大多数人主张使用放大镜来创建受区，以限制手术过程中现有毛发的损失[51]。成功的关键是根据头皮上现有毛发的密度，以 10～30 个孔 /cm² 的随机、不规则形状创建受区。在描画正面发际线的位置时，不应该设计成在前额的一条直线。

移植物放置和术后过程

手术助手使用显微镊来放置移植物。这些镊子通过毛囊周围组织轻轻地抓住毛囊单位，而避免对毛囊的创伤。无论是新手还是经验丰富的毛发移植团队，将移植物放置到受区常是毛发移植过程中最具挑战性的部分。主要挑战包括止血和移植物放置后在受区"爆裂"。然而，很难预测哪位患者移植物会"爆裂"。通过在放置下一个移植物之前，用浸有盐水的棉签（例如 Q-tip®）放置在移植物上，施加轻微压力 5～15 s 来克服这种现象。

手术后，敷料放置过夜以保护移植物。整个敷料

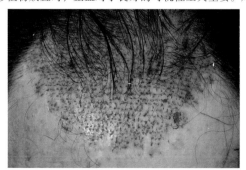

图 157.13　术后即刻的移植物位置和发际线设计外观

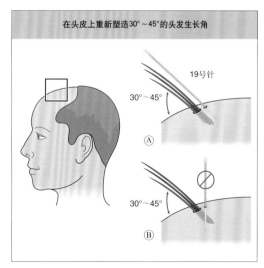

图 157.14　在头皮上重新塑造 30°～45° 的头发生长角。正确（A）与不正确（B）的技术。移植物不应垂直于头皮表面

应该是非黏性的,第二天早晨由患者去除(表157.5)。在 7～10 天的术后访视期间移除皮肤钉或缝合线。移植的头发在手术后 3～6 个月开始出现,并在 9～14 个月内完全生长。必须告知患者移植后休止期脱发的可能性。

并发症

毛发移植手术的手术并发症并不常见。头皮的广泛血管供应使伤口愈合迅速,且降低感染风险。除对药物的反应和血管迷走神经激活的反应外,并发症还包括过度肿胀(约5%)、术后出血(<0.5%)、毛囊

表 157.5	**毛发移植术后注意事项**。患者在术后至少 2 周内不能戴假发
手术当天	• 使用非黏性敷料过夜 • 口服对乙酰氨基酚 300 mg/ 可待因 30 mg(Tylenol #3®)每 4～6 h 一次,与进食一起* • 每日口服泼尼松 40 mg,连续 3 天,减少额部头皮水肿 • 恢复规律活动,但避免繁重的工作或剧烈运动,直到拆线 • 头抬高睡觉
术后 1～3 天	• 第一天——去除敷料 • 每天淋浴,让水流过移植物 • 梳理头发,不要让梳齿刮伤毛囊周围痂皮 • 不要挑破或者划伤毛囊周围痂皮 • 每天在供体部位涂抹润肤剂 • 第 1、2 天——继续泼尼松(见上文)
术后 4～7 天	• 恢复轻度运动 • 按照上述说明进行淋浴,梳理和润肤
术后 7～10 天	• 皮肤钉 / 缝合线被移除 • 恢复定期锻炼方案 • 毛囊周围痂皮逐渐消失

*一般情况下,只有手术当天需要

炎、暂时性头痛及头皮暂时性瘙痒或麻木。持续性不良反应包括供体或受体部位永久性麻木、移植物周围异常瘢痕形成、供体部位肥厚性瘢痕形成及毛发移植物生长不良。通过保持移植物持续湿润可以使后者最小化。

色素沉着常发生在 SDA 内的提取位点,其发生是不可预测的。色沉直径常大于用于获得移植物的钻孔器械。头皮微量注射已成功用于掩盖这种色素减退。非替代头发的休止期脱发也称为"休克型"脱发,是一种罕见的并发症,笔者的经验认为该并发症可自行缓解。其源于特定区域移植物的过度提取。一般而言,单次手术中的最大提取量应为毛囊单位总数的 25%。安全获得移植物的数量取决于毛囊组密度和头发口径,在头发较细和年长的个体(毛囊组的数量随着年龄增长而降低),提取毛囊数量的越多,发生此种并发症的概率就高。最后,有报道一例毛发移植引发扁平苔藓发作。

毛发移植矫正手术

当患者因先前使用 3～4 mm 钻取移植物而导致不自然的大"塞子"(plug),即"堵塞"移植,需要进行矫正手术时,存在三种主要选择:①在较大的"塞子"之间添加大量毛囊单位移植物,即包含 1～4 根头发的移植物;②手术切除大块移植物;和(或)③进行激光辅助脱毛。选择哪种手术方式取决于进一步的咨询。

添加毛囊单位移植物

在大的移植物之前、之间和之后移植大量包含 1～4 个毛囊的毛囊单位移植物,将使"塞子"外观变得柔和(图 157.15)。这个选择对许多患者很有吸引力,因为它可以改善美观和提高密度(图 157.16)。

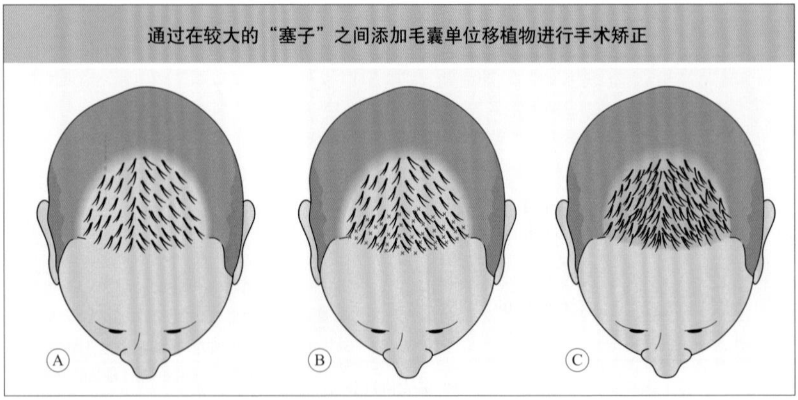

图 157.15 通过在较大的"塞子"之间添加毛囊单位移植物进行手术矫正。A. 之前移植的 3～4 mm 钻取移植物会导致头发不自然的"塞子"产生。B 和 C. 在先前较大的移植物之间加入毛囊单位移植物使发际线和整体外观更加柔和

通过在较大的"塞子"之间添加毛囊单位移植物进行手术矫正

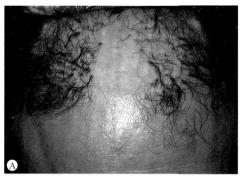

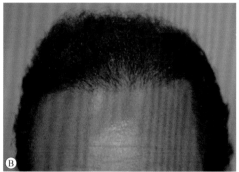

图 157.16　毛发移植矫正手术。A. 一种广泛分布的大 "塞子" 在轻微着色的头皮和黑色毛发之间具有明显的对比度。B. 移植 1000 个含有 1～3 根毛囊的毛囊单位移植物后，外观柔和并改善

不幸的是，一些有非自然发际线的患者先前已做了移植手术，而使手术所需的毛囊供应不足，而其他一些患者因最初移植后的情绪创伤，不愿再进行另一次手术。

手术去除移植物

一些在美容效果上不合适的发际线，除了通过手术去除移植物之外，没有其他更好的选择。手术也适于在毛囊周围有白色瘢痕组织的移植物，可通过 2～4 mm 环钻或椭圆形切除器移除移植物。另一种选择是通过 1 mm 打孔仪从较大的移植物中进行 FUE。后一种方法减少了较大移植物中的 "塞子"，同时保留外观较自然的移植物。

通常，头皮上的瘢痕愈合良好，手术的痕迹很小。但应该提醒所有患者，少数病例会出现明显的瘢痕。如果出现不可接受的瘢痕，可以使用脉冲染料、消融、非消融或剥脱性点阵激光来帮助改善美容外观。

激光辅助去除大块移植物

与身体的其他部位一样，激光只能去除色素性终末毛囊（见第 137 章）[52]。通常需要 5～10 次治疗以永久性地去除大部分毛囊。类似于较大移植物的 FUE，激光辅助去除消除了大部分但不是全部的毛发，因此对非自然的 "塞子" 提供了整形改善，同时保留了一些移植的头发，以求更自然的外观。对想以安全、无创的方式改善其美容外观的患者而言，激光治疗是一种极好的选择。

供区肥厚或明显的瘢痕

所有患者都会在椭圆形供体采集后产生永久性瘢痕，但大多数瘢痕宽 1～2 mm，并没有实际影响（见图 157.8）。患者在移植前应该了解这种永久性供体瘢痕。如果患者表示有意留短发时，应考虑 FUE（见上文）。

当出现明显的供体瘢痕，这可能是一个重要的美容问题而没有简单的修复解决方案。瘢痕修复可达到程度不等的改善。脉冲染料、非消融或剥脱性点阵激光可用于减少肥厚性瘢痕的厚度和红斑。减少瘢痕宽度风险的最佳方法是将供体条带的宽度保持在 ≤ 1 cm。虽然这不能保证缩小的瘢痕，但确实可以减少瘢痕发生的风险。另一种选择是将大量毛囊组移植到瘢痕中以试图提供伪装。

瘢痕性脱发的毛发移植

可以在瘢痕皮肤中成功地进行毛发移植。重要的是，任何炎症，无论是来自原发性头皮皮肤病、感染还是手术，都应在移植毛发之前完全解决。在患有炎症性头皮疾病的情况下，患者在移植手术前 6 个月内应该保证没有炎症发作。如果怀疑有活动性炎症，应做活检。因为，若有活动性炎症，移植的头发可能不会生长。所有患者在第一次移植前也应该被告知，任何未来的头皮炎症都会影响移植头发的生长。与没有瘢痕的部位相比，当头发移植到瘢痕组织中时存活率较低。患者之间的个体差异很大。一般而言，瘢痕性脱发患者需要更多次的移植手术。虽然需要多次手术来达到相同甚或较低的密度，但患者满意度是高的。

非洲裔美国人的头发移植

除了非洲血统男性和女性的脱发模式外，牵引性脱发和中央离心性瘢痕性脱发（central centrifugal cicatricial alopecia，CCCA）也常见于女性（见第 69 章）[53]。对于 CCCA，在进行移植手术前 6 个月，应确信无炎症。虽然患者可以戴假发或发片，但毛发移植是永久性填充脱发区域的唯一方法（图 157.17A）。

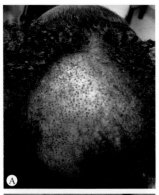

图 157.17 中央离心性瘢痕性脱发的毛发移植。 A. 非裔美国女性，移植 1200 个毛囊单位移植物后 1 周的外观。B. 非裔美国人毛囊的横截面显示出其特有的 C 形曲线

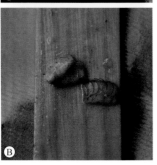

当为非洲裔美国人行头发移植时，重要的是要注意毛囊的卷曲和头发的 C 形曲线，使得毛囊的分离稍显困难（图 157.17B）。刀片必须弯曲，而不是使用直刀片，以免横切毛囊。此外，在供区而非受区，瘢痕疙瘩形成的风险增加。

未来发展趋势

毛囊的再生和克隆代表了毛发移植革命的下一步。通过无限量供应毛发，将不再受供区中的毛发密度约束。培养的真皮乳头细胞可诱导角质形成细胞生成[54]，骨髓和脐间充质干细胞证明是毛囊再生的储库[55]，以及表皮创伤、Wnt 蛋白的上调，可使成年小鼠皮肤的毛囊再生[56]。此外，已发现促红细胞生成素促进真皮乳头细胞的生长以及延长培养人毛囊的生长期[57]。最后，正在进行的利用 AGA 小鼠模型的研究为疾病的机制和治疗带来了新的见解[58]。

（韩 乐 谢 阳译 赖 维校 朱学骏审）

参考文献

1. Blanpain C, Lowry WE, Geoghegan A, et al. Self-renewal, multipotency, and the existence of two cell populations within an epithelial stem cell niche. Cell 2004;118:635–48.
2. Ito M, Kizawa K, Hamada K, Cotsarelis G. Hair follicle stem cells in the lower bulge form the secondary germ, a biochemically distinct but functionally equivalent progenitor cell population, at the termination of catagen. Differentiation 2004;72:548–57.
3. Garza LA, Yang C-C, Zhao T, et al. Bald scalp in men with androgenetic alopecia retains hair follicle stem cells but lacks CD200-rich and CD34-positive hair follicle progenitor cells. J Clin Invest 2011;121:613–22.
4. Garza LA, Liu Y, Yang Z, et al. Prostaglandin D2 inhibits hair growth and is elevated in bald scalp of men with androgenetic alopecia. Sci Transl Med 2012;4:126ra34.
5. Ellis J, Stebbing M, Harrap S. Polymorphism of the androgen receptor gene is associated with male pattern baldness. J Invest Dermatol 2001;116:452–5.
6. Hillmer A, Hanneken S, Tirzmann S, et al. Genetic variation in the human androgen gene is the major determinant of common early onset androgenetic alopecia. Am J Hum Genet 2005;77:140–8.
7. Levy-Nissenbaum E, Bar-Natan M, Frydman M, Pras E. Confirmation of the association between male pattern baldness and the androgen receptor gene. Eur J Dermatol 2005;15:339–40.
8. Wakisaka N, Taira Y, Ishikawa M, et al. Effectiveness of finasteride on patients with male pattern baldness who have different androgen receptor gene polymorphisms. J Investig Dermatol Symp Proc 2005;10:293–4.
9. Sinclair R, Greenland KJ, Egmond S, et al. Men with Kennedy disease have a reduced risk of androgenetic alopecia. Br J Dermatol 2007;157:290–4.
10. Sawaya ME, Shalita AR. Androgen receptor polymorphisms (CAG repeat lengths) in androgenetic alopecia, hirsutism and acne. J Cutan Med Surg 1998;3:9–15.
11. Hayes V, Severi G, Eggleton S, et al. The E211 G>A androgen receptor polymorphism is associated with a decreased risk of metastatic prostate cancer and androgenetic alopecia. Cancer Epidemiol Biomarkers Prev 2005;14:993–6.
12. Prodi DA, Pirastu N, Maninchedda G, et al. EDA2R is associated with androgenetic alopecia. J Invest Dermatol 2008;128:2268–70.
13. Hillmer AM, Brockschmidt FF, Hanneken S, et al. Susceptibility variants for male-pattern baldness on chromosome 20p11. Nat Genet 2008;40:1279–81.
14. Hillmer AM, Flaquer A, Hanneken S, et al. Genome-wide scan and fine-mapping linkage study of androgenetic alopecia reveals a locus on chromosome 3q26. Am J Hum Genet 2008;82:737–43.
15. Chiang YZ, Tosti A, Chaudry IH, et al. Lichen planopilaris following hair transplantation and face lift surgery. Br J Dermatol 2012;166:666–70.
16. Olsen EA, Whiting D, Bergfeld W, et al. A multicenter, randomized, placebo-controlled double-blind clinical trial of a novel formulation of 5% topical minoxidil topical foam vs. placebo in the treatment of androgenetic alopecia in men. J Am Acad Dermatol 2007;57:767–74.
17. Avram MR, Cole JP, Gandelman M, et al. The potential role of minoxidil in the hair transplantation setting. Dermatol Surg 2002;28:894–900.
18. Messenger AG, Rundegren J. Minoxidil: mechanisms of action on hair growth. Br J Dermatol 2004;150:186–94.
19. Han JH, Kwon OS, Chung JH, et al. Effect of minoxidil on proliferation and apoptosis in dermal papilla cells of human hair follicle. J Dermatol Sci 2004;34:91–8.
20. Abell E. Histologic response to topically applied minoxidil. Curr Ther Res 1984;36:1098–106.
21. Buhl AE, Baker CA, Cietz AJ. Minoxidil sulphotransferase activity influences the efficacy of Rogaine topical solution (TS): enzyme studies using scalp and platelets. J Invest Dermatol 1994;102:534.
22. Kaufman KD, Olsen EA, Whiting D, et al. Finasteride in the treatment of men with androgenetic alopecia. J Am Acad Dermatol 1998;39:578–89.
23. Finasteride Male Pattern Hair Loss Study Group. Long-term (5-year) multinational experience with finasteride 1 mg in the treatment of men with androgenetic alopecia. Eur J Dermatol 2002;12:

38–49.
24. Leyden J, Dunlap F, Miller B, et al. Finasteride in the treatment of men with frontal male pattern hair loss. J Am Acad Dermatol 1999;40:930–7.
25. Leavitt M, Perez-Meza D, Rao NA, et al. Effects of finasteride (1 mg) on hair transplant. J Dermatol Surg 2005;31:1268–76.
26. Camacho FM, Garcia-Hernandez MJ, Fernandez-Crehuet JL. Value of hormonal levels in patients with male androgenetic alopecia treated with finasteride: better response in patients under 26 years old. Br J Dermatol 2008;158:1121–4.
27. McClellan KJ, Markham A. Finasteride: a review of its use in male pattern hair loss. Drugs 1999;57:111–26.
28. D'Amico AV, Roehrborn CH. Effect of 1 mg/day finasteride on concentrations of serum prostate-specific antigen in men with androgenetic alopecia: a randomized controlled trial. Lancet Oncol 2007;8:21–5.
29. Thompson IM, Goodman PJ, Tangen CM, et al. The influence of finasteride on the development of prostate cancer. N Engl J Med 2003;349:215–24.
30. Cohen YC, Liu KS, Heyden NL, et al. Detection bias due to the effect of finasteride on prostate volume: a modeling approach for analysis of the Prostate Cancer Prevention Trial. J Natl Cancer Inst 2007;99:1366–74.
31. Propecia (package insert). Whitehouse Station, NJ: Merck & Co; 2004.
32. Overstreet JS, Fug VL, Gould J, et al. Chronic treatment with finasteride daily does not affect spermatogenesis or semen production in young men. J Urol 1999;162:1295–300.
33. Liu KE, Binsaleh S, Lo KC, Jarvi K. Propecia-induced spermatogenic failure: a report of two cases. Fertil Steril 2008;90:849.
34. Price VH, Roberts JL, Hordinsky M, et al. Lack of efficacy of finasteride in postmenopausal women with androgenetic alopecia. J Am Acad Dermatol 2000;43:768–76.
35. Iorizzo M, Vincenzi C, Voudouris S, et al. Finasteride treatment of female pattern hair loss. Arch Dermatol 2006;142:298–302.

36. Yo JH, Jung JY, Choi JW, et al. 5 mg/day finasteride treatment for normoandrogenic Asian women with female pattern hair loss. J Eur Acad Dermatol Venereol 2011;25:211–14.

37. Eun HC, Kwon OS, Yeon JH, et al. Efficacy, safety, and tolerability of dutasteride 0.5 mg once daily in male patients with male pattern hair loss: a randomized, double-blind, placebo-controlled phase III study. J Am Acad Dermatol 2010;63:252–8.

38. Amory JK, Wang C, Swerdloff RS, et al. The effect of 5-alpha-reductase on semen parameters and serum hormones in healthy men. J Clin Endocrinol Metab 2007;92:1659–65.

39. Desai S, Mahmoud BH, Bhatia AC, Hamzavi IH. Paradoxical hypertrichosis after laser therapy: a review. Dermatol Surg 2010;36:291–8.

40. Avram MR, Rogers NE. The use of low-level light for hair growth: part I. J Cosmet Laser Ther 2009;11:110–17.

41. Leavitt M, Charles G, Heyman E, Michaels D. HairMax LaserComb laser phototherapy device in the treatment of male androgenetic alopecia: a randomized, double-blind, sham device-controlled, multicentre trial. Clin Drug Invest 2009;29:283–92.

41a. Keene SA. Illuminating current pitfalls in optimal photobiomodulation device development and assessment for treating hair loss. Exp Dermatol 2016;25:758–9.

42. Orentreich N. Autografts in alopecias and other selected dermatological conditions. Ann N Y Acad Sci 1959;83:463–79.

43. Jimenez F, Ruifernández JM. Distribution of human hair in follicular units. A mathematical model for estimating the donor size in follicular unit transplantation. Dermatol Surg 1999;25:294–8.

44. Avram M, Rogers N. Contemporary hair transplantation. Dermatol Surg 2009;35:1705–19.

45. Pathomvanich D. Donor harvesting: a new approach to minimize transection of hair follicles. Dermatol Surg 2000;26:345–8.

46. Sinclair R, Jolley D, Mallari R, Magee J. The reliability of horizontally sectioned scalp biopsies in the diagnosis of chronic diffuse telogen hair loss in women. J Am Acad Dermatol 2004;51:189–99.

47. Limmer BL. Elliptical donor stereoscopically assisted micrografting as an approach to further refinement in hair transplantation. J Dermatol Surg Oncol 1994;20:789–93.

48. Harris JA. Follicular unit extraction. Facial Plast Surg 2008;24:404–13.

49. Onda M, Igawa HH, Inoue K, Tanino R. Novel technique of follicular unit extraction with a powered punching device. Dermatol Surg 2008;34:1683–8.

49a. Avram MR, Rogers N, Watkins S. Side-effects from follicular unit extraction in hair transplantation. J Cutan Aesthet Surg 2014;7:177–9.

49b. Avram MR, Watkins SA. Robotic follicular unit extraction in hair transplantation. Dermatol Surg 2014;40:1319–27.

50. Stough DB, Schell BJ, Weyrich R. The role of facial proportion in hair restoration surgery. Ann Plast Surg 1997;38:129–36.

51. Avram MR. Polarized light-emitting diode magnification for optimal recipient site creation during hair transplant. Dermatol Surg 2005;31:1124–7.

52. Grossman MC, Dierickx C, Farinelli W, et al. Damage to hair follicles by normal mode ruby laser pulses. J Am Acad Dermatol 1996;35:889–94.

53. Callender VD, McMichael AJ, Cohen GF. Medical and surgical therapies for alopecias in black women. Dermatol Ther 2004;17:164–76.

54. Chermnykh ES, Vorotelyak EA, Gnedeva KY, et al. Dermal papilla cells induce keratinocyte tubulogenesis in culture. Histochem Cell Biol 2010;133:567–76.

55. Yoo BY, Shin YH, Yoon HH, et al. Application of mesenchymal stem cells derived from bone marrow and umbilical cord in human hair transplantation. J Dermatol Sci 2010;60:74–83.

56. Ito M, Yang Z, Andl T, et al. Wnt-dependent de novo hair follicle regeneration in adult mouse skin after wounding. Nature 2007;447:316–20.

57. Kang BM, Shin SH, Kwack MH, et al. Erythropoietin promotes hair shaft growth in cultured human hair follicles and modulates hair growth in mice. J Dermatol Sci 2010;59:86–90.

58. Crabtree JS, Kilbourne EJ, Peano BJ, et al. A mouse model of androgenetic alopecia. Endocrinology 2010;151:2373–80.

第 158 章　软组织填充术

Derek H. Jones、*Robert Bacigalupi*、*Katie Beleznay*

要点

- 利用填充剂舒缓浅表皱纹，抚平面部的深层皱褶。
- 其他适应证包括减少萎缩性、创伤性和痤疮瘢痕的出现，丰盈嘴唇，在脂肪萎缩或衰老相关的脂肪减少区域中帮助恢复面部容积。
- 填充剂包括透明质酸衍生物、合成材料和自体脂肪。
- 填充剂的选择取决于凹陷的大小、深度和位置，以及产品的成本和维持时间。
- 将填充剂注射于真皮、皮下脂肪或骨膜上，可采用各种注射技术，如连续穿刺、线样退针、扇形注射、交叉注射或团块堆积注射。
- 填充剂可用作单一疗法或作为其他年轻化注射技术或外科手术的辅助手段，以最大限度地延长维持时间和提升效果。
- 并发症与注射技术和填充剂材料有关，包括过敏反应、肉芽肿、细菌生物膜形成、轮廓不平整和血管闭塞，以及常见的注射相关现象，如疼痛、水肿和紫癜。

面部年轻化干预可大致用四个"r"开头的英文单词概括：表面重建（resurfacing）（化学换肤、皮肤磨削、剥脱和非剥脱激光）、重新提拉（redraping）（各种提拉和面部提升手术）、放松（relaxing）（用麻痹剂进行化学去神经作用）和重建/轮廓重塑（replacement/recontouring）（使用填充剂进行浅表和深层软组织填充）。随着患者对安全有效的微创美容技术的需求增加，重建/轮廓重塑最近有了显著的发展。与之呼应的用于软组织填充的皮肤填充剂和材料的数量近来呈指数增长。近来，已经完成从皱纹填充到替代与脂肪和骨萎缩相关的容量缺失的转换[1]。

患者通常不了解容量缺失的程度和重要性，必须首先给予教育，让患者了解"皱纹"产生的根本解剖学基础。除了解释与患者主要关注区域相邻的位置容量缺陷的重要性之外，还必须区分动态纹与静态纹之间的差异，以及光老化和内源性老化皮肤改变的差异（表 158.1）。虽然这些问题经常同时出现，但必须单独评估。应让患者了解市面上可用的最新注射产品，以便医生能够根据他们面部的细微差别进行个性化的治疗。许多新的产品具有独特的特征和适应证，使其更适合某些患者（表 158.2）。

了解皮肤缺陷的类型非常重要，其大小、深度和位置也同样重要。除了了解其外观特点，还要知道其与相邻组织的整体关系。关于治疗选择的讨论应该包括替代方案，如手术（例如除皱术、切除术、环钻移植术）、表面重建（见第 137 章）和化学去神经剂（见第 159 章），以及根本不进行干预。患者应了解每种治疗选择的适应证、技术、优点，缺点和固有风险，并被告知所需的费用以及可能的"误工时间"。与任何治

表 158.1　可用填充剂纠正的皮肤缺陷及轮廓变化的原因

生理性衰老

- 皮下脂肪减少
- 重力原因
- 骨吸收（例如下颌骨、上颌骨、颧骨）

光损伤

- 胶原蛋白、弹性蛋白、透明质酸和细胞外基质其他成分的降解导致皮肤萎缩和皱纹

其他原因

- 运动相关性脂肪萎缩
- 瘢痕（例如由于痤疮、水痘、创伤、手术）
- 炎症（例如由狼疮性脂膜炎或其他脂膜炎引起的脂肪萎缩，见第 100 章）
- 脂肪营养不良（遗传、获得性、药物诱导，见第 101 章）

表 158.2　软组织填充适应证

FDA 批准（特定产品适应证见表 158.4）

- 中度至重度面部皱纹和皱褶，如鼻唇沟
- 唇部黏膜下注射，用于丰唇
- 面颊部深层注射填充，以恢复中面部年龄相关的容量缺失
- HIV 相关的脂肪营养不良
- 痤疮瘢痕

超适应证应用

- 非动态皱纹——鼻颊沟（泪沟）、口角囊袋、木偶纹和眉间纹
- 容量缺失——脂肪萎缩、萎缩的脸颊、凹陷的太阳穴、泪沟畸形、萎缩性手背、萎缩性耳垂
- 结构突出——颧骨/颞骨、下巴、鼻梁、眉骨外侧
- 扩张性瘢痕——创伤、手术
- 口周——垂直唇线、口角下垂、人中扁平、填充唇部外露粉红色黏膜部分、加强唇红缘的界线和丘比特弓的结构

疗一样，总体成功的程度在很大程度上与医生和患者理性的合理预期及实际的创造力（改变）成正比。使用可注射填充剂进行皱纹消除的患者必须意识到，这种补充丢失或萎缩的皮下组织的治疗方式的效果通常是暂时的。使用一种填充剂进行治疗可能不够，可能需要多种填充剂联合治疗。每条皱纹的成因都不一样，它们有不同的形状和尺寸，没有一种填充剂适合所有的皮肤缺陷。选择合适的皮肤填充剂需要了解市面上可用的填充剂及其特性。

历史角度

追溯到 1893 年，Neuber 使用从手臂收集的自体脂肪块来填充面部缺陷的组织。1899 年，Gersvny 将石蜡注射阴囊，作为晚期结核病患者的睾丸假体。12 年后，Brunings 首先描述了使用注射技术移植游离脂肪。1953 年，Baronders 发表了一篇关于液体硅油永久性软组织填充的综述。最后，在 1981 年，牛胶原蛋白成为美国食品药品管理局（FDA）批准的第一种用于软组织填充的异体填充剂，并且其作为填充剂的金标准保持了 20 余年。

1981 年，Zyderm® Ⅰ 成为获 FDA 批准的第一种牛胶原蛋白填充剂，其次是 Zyderm® Ⅱ 和 Zyplast®。作为一组填充剂，它们拥有长期的安全记录，已被超过 100 万患者使用[2]。这三种产品都来自封闭的美国牛群，牛群被仔细监测，以防止牛海绵状脑病（疯牛病）的感染，后者是一种朊病毒介导的疾病。3% 的患者对牛胶原蛋白填充剂会产生皮肤过敏反应，因此，治疗前需要进行皮试[3]。随着其他填充剂的引入，特别是透明质酸衍生物出现后，牛胶原填充剂由于效果持续时间有限（2～3 个月）、制造和饲养成本高以及过敏反应的风险，应用逐渐减少。虽然在美国不再使用牛胶原蛋白填充剂（表 158.3），但牛胶原填充剂仍然很重要，因为常常会将其作为对照标准用于与其他暂时性填充剂的比较。

为了降低胶原填充剂过敏反应的风险，出现了一种来自单一人成纤维细胞系的生物工程人胶原填充剂。CosmoDerm®/CosmoPlast® 皮肤填充剂系列与牛胶原填充剂产品非常相似，只是不需要进行皮试。但由于制造成本高和需求低，其已不再销售。

2008 年，推出了一种猪 Ⅰ 型胶原蛋白填充剂 Evolence®，用于矫正中度至重度面部皱纹和皱褶。其优点包括过敏反应罕见，从而可以不用皮试，且维持时间更长（长达 1 年）[4]。建议不要将 Evolence® 用于唇部填充，因为有后续形成结节的风险[5]。截至 2009 年，由于市场需求低，Evolence® 已停产。

表 158.3　美国不再提供的临时软组织填充剂。这是由于制造商停止生产或由于其他产品的普及而导致需求减少
牛源胶原蛋白
● Zyderm®Ⅰ, Zyderm®Ⅱ, Zyplast®
猪源胶原蛋白
● Evolence®
非尸体人体胶原蛋白
● CosmoDerm®Ⅰ, CosmoDerm®2, CosmoPlast®
自体人体胶原蛋白
● Autologen®
尸体人体胶原蛋白
● Dermalogen®, Cymetra®
尸体阔筋膜
● Fascian®
猪源明胶
● Fibrel®
禽源透明质酸
● Hylaform®, HylaformPlus®
非动物稳定透明质酸
● Captique®, Elevess®, PrevelleSilk®
自体成纤维细胞疗法
● Isolagen®

在 20 世纪 80 年代后期，开始研究使用来自人尸体的结缔组织，包括真皮和阔筋膜，处理过的颗粒作为同种异体移植材料进行真皮填充。Dermalogen®、Cymetra® 和 Fascian® 的适应证与牛胶原蛋白相似，用于面部皱纹、萎缩性瘢痕和唇部填充。随着新型软组织填充剂的推出，其使用也有所下降。

2003 年，Restylane® 获 FDA 批准，其预示着由透明质酸（hyaluronic acid, HA）制成的填充剂的新时代。与之前的胶原蛋白填充剂相比，许多 HA 填充剂维持时间更长。在全球范围内，HA 迅速成为最受欢迎的软组织填充剂。目前可用的获 FDA 批准的 HA 填充剂列于表 158.4。历史上，HA 填充剂包括 Hylaform®（来自公鸡鸡冠）和 Captique®（一种类似但源自细菌的 HA 填充剂）。在美国市场上，Elevess® 和 PrevelleSilk® 等 HA 填充剂已不再销售（见表 158.3）。

目前，市面上长效的软组织填充剂包括羟基磷灰石钙（Radiesse®）、聚 L- 乳酸（Sculptra®）和永久性聚甲基丙烯酸甲酯微球（Bellafill®）[2]。

普遍的注射技术

用于软组织填充的材料和器械数量不断增加（见表 158.4），表 158.5 列出了理想填充剂的特性。软组织填充剂可以按照来源、皮肤注射深度或效果持续时间来分类，大多数医生根据期望填充的部位来选择软

表 158.4　FDA 批准的目前在美国使用的软组织填充剂的适应证。通常，软组织填充剂被批准用于成人而不是儿科人群

商品名 (®、™)	FDA 批准的适应证
透明质酸	
Restylane，Restylane-L*，Restylane Refyne*，Restylane Defyne*	• 中度至重度面部皱纹和皱褶 • 唇部填充
Restylane Silk*	• 唇部填充 • 矫正口周皱纹
Restylane Lyft*	• 中度至重度面部皱纹和皱褶 • 年龄相关的容量缺失
Perlane，Perlane-L*	• 中度至重度面部皱纹和皱褶
Belotero Balance	• 中度至重度面部皱纹和皱褶
Juvéderm Ultra，Juvéderm Ultra XC*	• 中度至重度面部皱纹和皱褶 • 唇部填充
Juvéderm Ultra Plus，Juvéderm Ultra Plus XC*	• 中度至重度面部皱纹和皱褶
Juvéderm Voluma XC*	• 年龄相关的脂肪（容量）缺失
Juvéderm Vobella XC*	• 唇部填充 • 矫正口周皱纹
Juvéderm Vollure XC*	• 中度至重度面部皱纹和皱褶
合成物**	
聚甲基丙烯酸甲酯微球加牛胶原蛋白（Bellafill）*	• 矫正鼻唇沟 • 痤疮瘢痕
聚 L- 乳酸 ^（Sculptra）	• HIV 相关脂肪萎缩 • 浅至深的微笑线（鼻唇沟）、轮廓不足和其他面部皱纹
羟基磷灰石钙 ^（Radiesse）	• HIV 相关脂肪萎缩 • 中度至重度面部皱纹和皱褶 • 手背填充
羟基磷灰石钙加利多卡因（Radiesse ＋）*	• 中度至重度面部皱纹和皱褶
硅油	• 无 ^^
自体物质	
自体脂肪	• 只要不以任何方式修改，就不受监管
Azficel-T（LAVIV）	• 成人中度至重度鼻唇沟皱纹

* 含有 0.3% 利多卡因。
**Bellafill® 含有牛胶原蛋白。
^ 加羧甲基纤维素。
^^Silikon 1000 经 FDA 批准用于眼内使用。
FDA，美国食品药品管理局。
有关更新，请参阅 www.fda.gov

表 158.5　理想填充剂特性的部分列举

FDA 批准	经济实惠
不致过敏（过敏风险最小，没有预先测试必要）	持久
非致癌 / 非致畸	可预测的矫正程度
用户友好型产品（例如易流动，符合人体工学的注射器）	无痛
	最短的恢复期
	最小的不良后遗症（例如感染、瘀斑）
多功能注射器容量（即可修补注射器）	没有移位
易于存放（无需冷藏）	没有明显的皮肤变化（检测不到）
保质期长	注射后可纠正（例如用透明质酸酶）

FDA，美国食品药品管理局

表 158.6　软组织填充：注射前注意事项

医学背景
药物（抗凝血剂、抗血小板药）
既往病史
　自身免疫性疾病（例如系统性硬化病）
　肉芽肿性疾病（例如结节病）
　瘢痕体质（例如瘢痕疙瘩）或形成肥厚瘢痕的倾向
　既往面部单纯疱疹病毒感染
　既往超敏反应
　妊娠和哺乳期
手术史，包括美容手术
　去皱手术，眼睑成形术
　重建手术
　面部植入
　既往软组织填充剂和神经毒素注射

缺陷参数
位置
需要的容积
替代和同步治疗

患者预期
缺陷关注
期望关注点
　修正程度
　产品寿命
恢复时间（"停机时间"）
风险 / 收益

组织填充剂。

　　在初次咨询期间，应与患者讨论基线时就存在的不对称、主观认为的缺陷和现实的期望值（表 158.6）。为充分了解缺陷的深度和范围，患者保持坐姿，充分发挥出重力的作用，检查环境光线应充足。检查光线应该与皮肤呈锐角，可以更好地显示皮肤表面的不平

整和凹陷。仔细的患者选择过程将有助于确定患者是否是软组织填充的理想候选者。禁忌证包括先前对填充材料或其成分（例如利多卡因）过敏。计划治疗区域中存在皮肤病，如皮炎、疱疹或脓疱疮时，需要推迟手术。在初次咨询期间，还需要与患者讨论预期的改善水平和维持时间。

　　在手术之前，应指导患者停用可抑制凝血和血小板聚集的所有非必需药物。例如，可能会要求患者在 10 ～ 14 天内避免服用阿司匹林，在 5 ～ 7 天内避免服用 NSAID，以降低出血和瘀斑的风险。此外，应停

止使用 ω-3 脂肪酸、鱼油和一些非处方营养品（见表133.3）。在治疗之前患者需签署书面知情同意，并且卸妆清洁皮肤[6]。强烈建议留取治疗前和治疗后的照片。

在抽取、混合和注射过程中的无菌操作对于防止填充剂的污染至关重要。建议用乙醇或氯己定清洁皮肤，并在口内操作后更换手套。经皮注射填充剂可能会导致不同程度的疼痛，可以考虑在填充剂中加入麻醉剂。部分医生将填充剂与利多卡因混合以减少注射时的疼痛，现在许多市售产品已经将填充剂与利多卡因进行预混合（见表 158.4）。一些注射填充剂可能需要神经阻滞和（或）局部麻醉（见第 143 章）。但更常用的方法是冰敷，或在待注射的区域外用含有利多卡因、丙胺卡因、丁卡因和（或）苯佐卡因的局部麻醉剂。

正确注射填充材料至关重要。常用的注射技术包括连续穿刺、线样退针、扇形注射、交叉注射或团块堆积注射[7]。在**连续穿刺技术**中，沿着皱纹或皱褶依次注射少量填充剂。每个注射点彼此靠近，使得填充剂可以以相对连续的方式注射。注射后按摩可帮助填充剂更好地融合，使其分布均匀。使用**线样退针技术**时，先将针的全长插入适当的真皮内或皮下平面，在退出针的同时注射填充剂。相反，也可以在针前进的同时注射材料（线样进针技术），好处是利用填充剂在组织空间内产生钝性分离。**扇形注射技术**是指不把针拔出皮肤，从同一个进针点沿着不同方向、呈扇形分布的多次注射。**交叉注射**或称**放射状注射技术**是像网格状图案那样均匀地进行多线注射，该技术用于填充大面积和口角[8]。最后，**团块堆积注射**适用于在皮下脂肪内或骨膜上注射大量填充剂起到丰盈的作用，如颧骨隆起的附近，有时在眶下缘也会采用小滴状团块堆积注射方法。在团块堆积注射后，应立即进行按摩塑形，使填充剂融合到该区域的自然轮廓中。

可注射的软组织填充材料

透明质酸衍生物

透明质酸衍生物是目前最常用的软组织填充剂（表 158.7）。术语透明质酸来源于希腊语中的玻璃

表 158.7 透明质酸衍生物的益处
● 在所有物种和所有组织类型中都具有同一性
● 超敏反应的风险最小（无需皮肤测试）
● 室温储存
● 可生物降解
● 持久稳定
● 高度安全性（生物相容性、可再吸收性、可逆性）

（hyalos）一词，因其透明、玻璃般的外观而得名。透明质酸（HA）是真皮外纤维基质内的关键糖胺聚糖（GAG，以前称为黏多糖）（见第 95 章）。HA 是结缔组织中普遍存在的组成部分，其在哺乳动物中是保守的，因此是物种非特异性的物质。在结缔组织中，HA 形成围绕胶原蛋白和弹力纤维的凝胶状基质，并通过其结合水的能力产生相应体积。HA 还在细胞迁移中起作用，因此在组织的发育和重塑中非常重要。真皮中HA 的量与其含水量以及细胞外基质的黏弹性之间存在直接关联。皮肤中天然存在的 HA 的浓度随着年龄而降低，导致皮肤保水能力降低、真皮体积减小并增加其产生皱纹的倾向。

HA 分子由多糖链组成，该多糖链由许多重复的N- 乙酰葡糖胺和 D- 葡糖醛酸二糖组成。链越长，分子量越高。所有目前可用的、FDA 批准的 HA 填充剂均来自细菌（链球菌）发酵。"原料"或非交联 HA 以粉末形式存在，暴露于水时形成黏性液体。如果用这种未修饰状态的 HA 注射，外源性 HA 仅保持 12 ~ 24 h 的有效作用时间。为增加 HA 的组织存留时间，必须通过多糖链的化学交联来稳定 HA 分子，这种修饰减缓酶促分解，并提供可接受的矫正持续时间。商业上可获得的 FDA 批准的 HA 交联剂是 BDDE（1,4- 丁二醇二缩水甘油醚），每种 HA 填充剂的制造过程都不同。

初始交联后，HA 以凝胶形式存在，与 Jell-O®相似。交联后的处理赋予产品不同的属性。例如，Restylane®/Perlane® 系列，HA 凝胶通过不同的筛子，产生形状和大小相同的微粒。然后将这些 HA 微粒悬浮于磷酸盐缓冲盐水中。Restylane®（2003 年获批）浓度为 20 mg/ml，每毫升含有 100 000 个凝胶颗粒。与 Restylane® 相比，Perlane® 的平均凝胶粒更大，每毫升含有 10 000 个凝胶颗粒。Juvéderm® 系列依靠专有技术创造出随机形状和大小的颗粒。Juvéderm®产品（2006 年首次获批）的 HA 浓度为 24 mg/ml，Juvéderm® UltraPlus 的交联度高于 Juvéderm® Ultra（图158.1）。Belotero Balance® 是一种单相非颗粒状凝胶，通过两次连续的交联反应，产生出一体化的不同区域具有不同交联密度的黏性 HA 凝胶。Belotero Balance®中的 HA 浓度（2011 年获批）为 22.5 mg/ml。

使 Restylane®、Juvéderm® 和 Belotero Balance® 获FDA 批准的关键性III 期临床试验为 6 个月的随机、盲法、多中心、自身左右脸对照试验，该试验将 Zyplast®胶原蛋白与相应的 HA 治疗中度至重度鼻唇沟凹陷的效果进行比较[9-11]。在 6 个月时，三种 HA 填充剂均显示出优于 Zyplast® 胶原蛋白的结果，交叉研究设计和结果

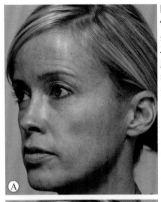

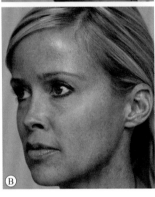

图 158.1 透明质酸——低体重患者的填充。A. 预处理。B. 将大容量的 Juvéderm® Ultra Plus 注入脸颊，将 Juvéderm® Ultra 注入眉区、法令纹和口角纹，1 周后的效果

能实现最佳的矫正效果[11-13]。研究观察到有些患者的疗效持续 1～2 年或更长时间（图 158.2B）。

对于中度至重度皱纹和皱褶的治疗，Restylane® 和 Juvéderm® 系列通常注射到皮下平面。如果注射过于表浅，可能会发生轮廓不规则及丁达尔现象，即局部皮肤发蓝。丁达尔现象是由于 HA 凝胶属于透明物质，会对不同波长的光产生散射。最近的研究表明，与 Restylane® 和 Juvéderm® 家族相比，Belotero Balance® 如果注射在真皮内或更浅，可以更顺畅地整合到真皮中。Belotero Balance® 不太可能产生丁达尔现象[14]。这使得 Belotero Balance® 特别适用于处理浅表皱纹，如垂直唇线（图 158.3 和 158.4）。Restylane® 和 Juvéderm® Ultra 均获得 FDA 批准用于唇部填充（图 158.5），Belotero Balance® 也经常被适应证外使用进行该部位注射[15]。

2013 年，JuvédermVoluma® XC（"Voluma"）是第一种获得 FDA 批准用于颊部深层注射的 HA 填充剂，作为恢复年龄相关容量缺失的一种手段。Voluma® 填充剂由 20 mg/ml 低分子量和高分子量的 HA 混合组成。与其他 HA 填充剂不同，Voluma® 由较短的多糖链组成的较低分子量组分可实现更有效的交联。因此，Voluma® 具有更好的黏弹性，而且维持时间更长。关键性Ⅲ期多中心单盲随机对照研究的结果显示，6 个月时与未填充相比，Voluma® 可显著改善年龄相关的中度至重度中面部容量缺失（与未治疗对照组相比，图 158.6）。数据显示，近一半的患者疗效维持长达 24 个

具有更多相似性（图 158.2A）。已证明 HA 产品对所有皮肤类型都是安全的。进一步的研究显示，三种 HA 6 个月后重复治疗时，往往需要较少的 HA 填充剂体积就

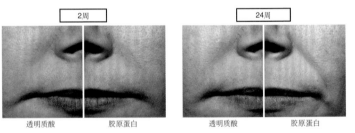

基线（即治疗前）	2周	24周
透明质酸 (Juvéderm® Ultra Plus) ／ 胶原蛋白 (Zyplast®)	透明质酸 ／ 胶原蛋白	透明质酸 ／ 胶原蛋白

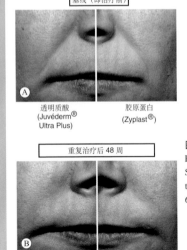

重复治疗后 48 周

透明质酸 ／ 透明质酸

图 158.2 鼻唇沟的矫正。A. 牛胶原蛋白（Zyplast®）与透明质酸（Juvéderm® Ultra Plus）的比较。B. 通过反复注射透明质酸（Juvéderm®）证明长期效果［Adapted from Smith SR, Jones D, Thomas JA, et al. Duration of wrinkle correction following repeat treatment with Juvederm hyaluronic acid fillers. Arch Dermatol Res. 2010; 302（10）: 757-62.］

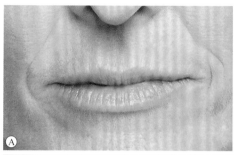

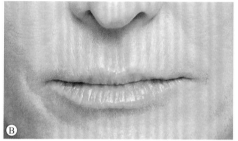

图 158.3　使用 Belotero Balance® 处理浅表皱纹。A. 预处理。B. 治疗后 2 周

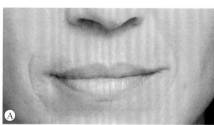

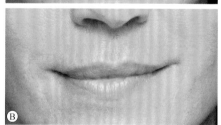

图 158.4　使用 Belotero Balance® 处理浅表皱纹。A. 预处理。B. 治疗后 2 周

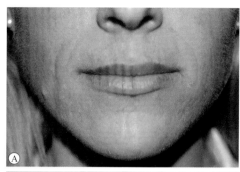

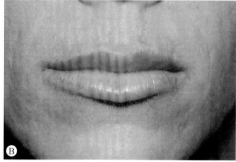

图 158.5　透明质酸——唇和口周填充。A. 将 Restylane® 注入口周区域之前。B. 注射后 3 个月维持矫正（Courtesy，Seth L Matarasso，MD.）

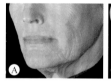 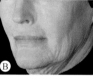

图 158.6　使用 Juvéderm Voluma® XC 恢复中面部体积。A. 预处理。B. 治疗后 6 个月［From Jones D，Murphy DK. Volumizing hyaluronic acid filler for midface volume deficit：2-year results from a pivotal single-blind randomized controlled study. Dermatol Surg 2013；39（11）：1602-12.］

月，强调了其作用的持久性。不良事件与其他 HA 填充剂类似，包括肿胀、触痛和紫癜，大多数人在 1 周内消退[16]。Juvéderm Voluma® XC 适用于皮下深层和骨膜上注射，不应皮内注射，也不应该注射在唇部或眉间区域。

最近，在 2016 年和 2017 年，另外两种基于 Vycross® 技术的填充剂获得了 FDA 的批准。Vobella XC®

适用于 21 岁以上成人的唇部填充和口周皱纹矫正，而 Vollure XC® 可矫正中度至重度皱纹和皱褶，如鼻唇沟（见表 158.4）。与先前 FDA 批准的具有这些适应证的产品不同，Vollure® 是第一个在关键性试验中持续长达 18 个月的 HA 填充剂。

HA 的一个独特之处在于其可逆性，HA 填充剂的并发症通常很容易纠正。注射透明质酸酶（Vitrase®、Hylenex®）可溶解先前注射的 HA。如果填充剂注射失误、注射后有并发症（例如血管闭塞、迟发性肉芽肿反应），或者即将发生血管坏死时，注射透明质酸酶溶解先前注射的 HA 是非常有用的。最近的一项体外

剂量反应研究表明，与 Restylane® 相比，Juvéderm® 对透明质酸酶的抵抗力更强。根据作者的经验，每 0.1 cc 的 Juvéderm 需要使用 10 单位（U）的透明质酸酶（Vitrase®），而每 0.1 cc 的 Restylane 需要使用 5 U 透明质酸酶（Vitrase®）来溶解[17]。Juvéderm® 需要更多透明质酸酶反映该产品可能交联的程度更高。

除 Belotero Balance® 外，所有目前 FDA 批准的 HA 系列产品均有产品是预先与利多卡因混合的，可显著减少注射时的疼痛（见表 158.4）。

聚 L- 乳酸

聚合的聚 L- 乳酸（Sculptra®）通过刺激胶原蛋白的产生来实现软组织填充的效果。2004 年，其获 FDA 批准用于纠正与 HIV 感染相关的面部脂肪萎缩[18]。5 年后，FDA 批准了 Sculptra® 用于矫正轻至中度鼻唇沟皱褶和其他面部皱纹。其经常超适应证注射，用于免疫功能正常、脂肪萎缩有限的个体的全面部年轻化，但单次治疗效果通常比较微弱，需要多次治疗才能达到最佳效果。

Sculptra® 是冻干粉状缝合材料（Vicryl®［polyglactin 910]）。聚 L- 乳酸的冻干粉制剂可以室温储存。基于早期研究设计，目前的用于美容治疗的标签上建议在深度真皮注射前 2 h 配置，每个小瓶加入 5 ml 液体——4 ml 无菌注射用水和 1 ml 利多卡因。这样得到 5 ml 浓稠的含有 4.45% 聚 L- 乳酸的悬液。通常使用的稀释方案改进了标签上的方法，一般提前超过 24 h 进行配置，添加高达 9 ～ 11 ml 的液体，更长的水合时间和更高的稀释度产生更均匀的悬液并降低丘疹产生的风险[18]。

在即将注射之前，剧烈搅拌混合物。使用 25 或 26 号针头将填充剂注射在皮下平面中，并注意避免过度矫正。还应避免皮内注射，因为可能会出现可见的丘疹。由于材料具有形成团块的倾向，可能需要经常更换针头。由于重组溶液中含有大量注射用水或生理盐水和注射后的水肿反应，可能会出现局部立即丰盈的现象。然而，为了实现最佳的矫正效果并延长维持

时间，推荐的方案是进行 3 次或更多次注射，每次间隔 3 ～ 6 周。维持时间每个人有所不同，但在 1.5 ～ 2 年内还可看到一定程度的改善。

一些患者会出现一些可触及但不可见的丘疹或结节，也可能出现注射部位的肉芽肿反应。这些并发症往往持续 1 年或更长时间。为了尽量减少丘疹的形成，可以采取以下措施：使用更大的稀释体积，延长从配置到注射之间的时间间隔，避免皮内注射，每个部位注射较小的体积，并大力按摩注射部位以消除肿块。除了在治疗期间和治疗后按摩，通常建议患者遵循 "5 s 规则"：每天 5 次，每次按摩 5 min，持续 5 天。但是，这一建议在预防迟发性丘疹结节形成方面的作用缺乏对照性临床试验来证实。

羟基磷灰石钙

2006 年，Radiesse® 获 FDA 批准用于矫正中度至重度面部皱褶和皱纹，如鼻唇沟凹陷，以及纠正与 HIV 感染相关的脂肪萎缩症状。Radiesse® 在 2015 年获 FDA 批准用于填充手背的容量缺失[20a]。其适用于所有皮肤类型（图 158.7）[18-20]。Radiesse® 是一种乳白色悬液，由两种成分组成：①含有甘油、羧甲基纤维素钠和水的含水凝胶载体；② 25 ～ 45 μm 的羟基磷灰石钙微球颗粒。羟基磷灰石钙是一种非过敏性（惰性）生物陶瓷，与骨骼和牙齿中的主要矿物成分相同。这种生物相容性产品不含人类、细菌或动物产品，出现过敏反应的风险最小。最初由于产品注射后可能出现明显不适和局部肌肉抽动而导致其使用受到限制，FDA 已批准在注射前用 2% 利多卡因与 Radiesse® 预先混合或使用含有利多卡因的新版本 Radiesse®（＋）。Radiesse® 的正确注射层次是在真皮深层与皮下脂肪交界处。注射时不需过度矫正或矫正不足[1]。

随着凝胶载体的矫正效果逐渐消退，由羟基磷灰石钙颗粒形成的支架所刺激产生的新的胶原蛋白可以取代其填充效果。虽然组织学研究已经证明羟基磷灰石钙和新生胶原蛋白的存在长达 78 周，但缺乏非常好

图 158.7 用 Radiesse® 治疗年龄相关的面部脂肪萎缩。A. 预处理。B. 治疗后 2 周

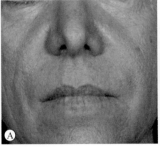
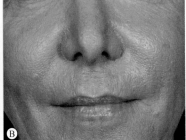

的临床记录证明羟基磷灰石钙的矫正持续时间在 12 个月以上[1]。羟基磷灰石钙禁用于唇部填充，因为可能形成黏膜肉芽肿，唇部的不断运动和口轮匝肌的挤压可能导致填充剂的迁移和结块（图 158.8）[21]。该产品的超适应证使用包括免疫功能正常个体的全面部容积补充[1, 21]。

Radiesse® 填充剂在射线下是不透明的，因此应告知患者牙科 X 线片和 CT 扫描均可以看到 Radiesse® 填充剂。但没有证据表明羟基磷灰石钙颗粒会掩盖下层结构或掩盖异常病理[22]。

自体成纤维细胞

Azficel-T（LAVIV™）是一种自体细胞产品，于 2011 年获得 FDA 批准，用于治疗中度至重度鼻唇沟凹陷。从患者耳后皮肤环钻取皮获得三个 3 mm 皮肤组织运给供应商，从中分离成纤维细胞。然后将成纤维细胞在体外扩增，最终提供一小瓶 1.2 ml 内含有 1800 万个用于注射的自体成纤维细胞的产品。在 Azficel-T 自体成纤维细胞治疗的关键性 III 期试验中，与安慰剂相比，6 个月时 Azficel-T 对于中度至重度鼻唇沟凹陷有很好的矫正率[23]。缺点包括产品产量有限、需要进行皮肤活检、长时间的非现场准备时间、维持时间不确定和高成本。基于利用自体成纤维细胞（例如 Isolagen®）的概念的其他产品在美国已不再销售。

脂肪移植

从历史角度看，自体脂肪一直被认为是最安全的填充剂之一，成功率高达 50%，但仍存在两个问题。最初的整体脂肪移植技术需要从供区切除脂肪组织，从而产生第二个缺陷，本质上来说，患者是用一种新

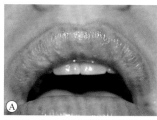

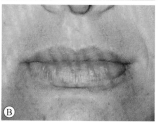

图 158.8 Radiesse® 注入形成的唇部丘疹和结节。A 和 B. 大小可以从几毫米到 1 cm 不等（A, Courtesy, Seth Matarasso, MD.）

的缺陷去弥补原有的缺陷。此外，获取的脂肪组织的非颗粒性固体性质，决定了植入部位具有切口瘢痕的可能性。20 世纪 80 年代出现的吸脂解决了这些问题。吸脂的副产品使得供体脂肪很容易获得，而且这些脂肪可以通过小的钝针或锐针进行注射，从而使自体脂肪移植得以复苏。

一些临床医生认为自体脂肪是最佳的填充剂。优点是生物相容性好，不会过敏，移植物供应相对丰富，可以解决三维体积矫正，以及有永久性矫正的可能性。缺点包括无法用自体脂肪进行真皮内注射以解决细纹、皱纹或小瘢痕，获取供体脂肪的过程相对繁琐，无法预测移植物存活率，关于储存脂肪存活率的争论，以及注射后无法去除脂肪。也许主要缺点是脂肪移植需要两个程序——获取和植入脂肪[24-25]。还存在潜在的"停工期"，部分原因是术后严重的水肿，以及脂肪栓塞和视力改变的罕见风险[26]。

理论上可以从任何部位获取脂肪，但那些要求进行自体脂肪移植术的患者往往皮下脂肪的供应有限。目前没有确定的研究证明某个区域来源的脂肪组织优于其他区域，因此供区常常选择容易吸脂的区域、术后出现并发病症少的区域，以及对饮食波动相对不敏感的区域，包括腹部、膝盖内侧和臀部上外侧[27]。

在给予患者口服抗焦虑药并且进行供体部位的皮下肿胀麻醉后（见第 143 章），用 11 号刀片进行经皮刺穿切口。然后使用安装在传统（10 ~ 20 ml）Luer-Lok® 皮下注射器上的 12 ~ 14 G 单孔微型钝针[1.5 ~ 4.0 英寸（3.8 ~ 10.2 cm）]吸出供体脂肪，或通过传统的吸脂方法（见第 156 章）。将装有吸出脂肪的注射器固定在竖直的位置，靠重力将脂肪与需要丢弃的血液和麻醉液分离。使用大口径（16 或 18 G）的针注射脂肪，以免破坏脂肪细胞。脂肪以最小的不适感被注入皮下平面。通过按摩进行成型，促进脂肪均匀分布并产生平整的轮廓。自体脂肪移植技术存在很大的差异，一些医生喜欢反复穿刺，将非常小的脂肪团块均匀地铺在皮下，也有些医生最近成功地在肌肉内进行脂肪填充。术后需要指导患者进行护理，包括系统用抗生素和不含阿司匹林的止痛药物。剩余的脂肪可仔细标记并冷冻保存长达 12 ~ 18 个月[28]。

面部老化适合采用自体脂肪移植来矫正的区域包括鼻唇沟、面颊、眶下区域、木偶纹和嘴唇。痤疮和外科手术的瘢痕以及特发性面部皮下萎缩相关疾病的稳定期，例如线状硬斑病[包括刀砍样硬斑病（en coup de saber）]和 Parry-Romberg 综合征，也可以采

用自体脂肪移植来治疗（图 158.9）。手背和其他经常暴露于阳光照射的区域一样会产生衰老迹象，但是现在仅对面部年轻化的关注通常会加剧手和面部在老化程度上的差异。在手背进行自体脂肪移植会掩盖老化引起的肌腱和血管突出，赋予手背更年轻的外观，使其与经过年轻化治疗的面部没有年龄差异。自体脂肪移植已被证明可有效地治疗 HIV 相关脂肪萎缩，只要患者具有合适的供体区域脂肪储备。

尽管自体脂肪移植的应用越来越多，但文献中很少有客观研究记录移植的脂肪组织的持久性和吸收率[29]。已有结果显示少量、多次重复注射效果好于单次大量注射，后者受制于较低的脂肪组织存活率和较高的脂肪组织吸收率。可能的原因是过大体积的脂肪组织不容易被动扩散和融合到受体组织中，因此不鼓励过度矫正，将移植区域矫正到 100% 即可。关于自体脂肪移植术，仍有许多未解决的问题，如移植技术、自体脂肪的存活率和持久性，以及如何存储[30-31]。

硅油

硅油（聚二甲基硅氧烷）是以三甲基硅氧烷封端

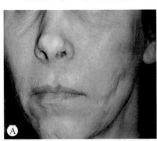
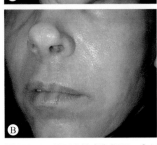

图 158.9　通过脂肪移植矫正手术切除囊肿形成的瘢痕。A. 预处理。B. 治疗后

图 158.10　用可注射硅胶［Silikon®（1000 cs）］矫正 HIV 相关脂肪萎缩。A. 预处理。B. 治疗后 5 年

的二甲基硅氧烷的重复单元组成。Centistoke（cs）是指硅油的黏稠度，与重复单元的量和链长度直接相关。1 cs 产品与水的黏稠度相当，350 cs 产品与矿物油的黏稠度相似，1000 cs 产品的质地与蜂蜜相似。尽管由有经验的医生注射硅油可以获得很好的效果，但硅油的使用历史非常动荡，至今仍存在争议。医疗级（350 cs）液体硅油从未获 FDA 批准用于注射到人体中，并且这种使用至今在美国仍然是被禁止的。但 AdatoSil®（5000 cs）于 1994 年被批准作为填塞物进行眼内注射，治疗视网膜脱离。Silikon®（1000 cs）于 1997 年被批准用于类似用途。同年，根据 1997 年《美国 FDA 现代化法案》，医生获得了超适应证使用医疗器械的权利。硅油在多年禁用于美容领域后，医生终于可以合法地使用这些 FDA 批准的标准化硅油进行软组织填充。由于这种可以超适应证使用的新的法规出现，硅油作为一种永久性软组织填充剂引起了人们的兴趣。

目前可用于软组织填充的最合适的硅油形式是 Silikon® 1000（超适应证使用，见上文）。硅油是永久性的填充剂，因此容错率很小，对于操作的细致程度要求很高。建议采用微滴、连续穿刺技术注射硅油，每点注射 0.005～0.01 ml，间隔 2～5 mm，注射在皮下平面内，避免在同一区域内进行过度矫正和多次穿刺。对于较小面积的区域（如鼻唇沟），平均治疗剂量应限制在 0.5 ml 以内，对于较大面积的区域（如面部脂肪萎缩），应限制在 2 ml 以内。通常每月复诊 1 次，直到胶原蛋白反应及累积的纤维组织形成达到期望的效果（图 158.10）。随着治疗终点的临近，每次注射量减少，治疗间隔时间延长。

常见的不良反应包括红斑、水肿和瘀斑。通过严格遵守适应证和适当的注射方案，可以减少过度矫正、串珠状外观、肉芽肿和炎症反应，以及产品向远处移动（漂移）的发生率。硅油注射可能会出现迟发性肉芽肿，处理方案包括局部注射氟尿嘧啶加曲安奈德和手术切除[33]。

其中一位作者（DJ）认为，高度纯化的液体注射

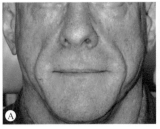
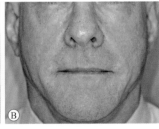

型硅油在经验丰富的医生手中可放心地用于治疗严重的 HIV 相关面部脂肪萎缩，研究证明了其长期有效性和安全性[18, 34]。

聚甲基丙烯酸甲酯（PMMA）微球

Bellafill®（以前的 Artefill®）是 FDA 批准的唯一一种不可被吸收的软组织填充剂。其适用于矫正鼻唇沟凹陷和痤疮瘢痕。Bellafill® 是将聚甲基丙烯酸甲酯（PMMA）微球悬浮在含 3.5% 牛胶原和 0.3% 利多卡因的溶液中；其中胶原蛋白作为载体，在注射后 1～3 个月内降解。剩余完整的、惰性、不可生物降解的 30～40 μm PMMA 颗粒（类似于 Lucite™ 或 Plexiglas™）大到可避免被细胞吞噬，同时又小到足以促进永久性填充。一旦新生的胶原蛋白包裹微球体，这种填充就被认为是永久性的[18, 35]。

Bellafill® 是第三代产品，其前身是 Arteplast® 和 Artecoll®。Bellafill® 的改进包括 PMMA 颗粒的尺寸更均匀，成为具有更光滑表面的圆形颗粒。Bellafill® 中已去除了 < 20 μm 的微球，因为其为前几代产品肉芽肿发生率高的原因之一。使用 27 G 针头将 Bellafill® 注射在真皮和皮下交界处。由于 Bellafill® 含有牛胶原蛋白，其为目前美国唯一一个获得 FDA 批准但在填充前仍需要进行皮试（以筛查过敏反应）的填充剂。除了过敏反应，Bellafill® 还存在发生迟发性肉芽肿的风险。

由于 Bellafill® 出现过重新修改配方、变更名称和供应商不同的情况，很多医生已经对永久填充剂的安全性持怀疑态度。在关键的 FDA 临床试验中，对接受 Bellafill® 治疗的患者进行为期 5 年的随访，结果表明，绝大多数患者（95%）对 Bellafill® 的长期矫正效果感到满意，并且迟发性不良事件（如肿块或肉芽肿）相对不常见（2%），处理方法与硅油不良事件的方式相同（见上文）[35]。

富含血小板的血浆

富含血小板的血浆（platelet-rich plasma，PRP）由患者自身的血小板和纤维蛋白组成，可用作注射填充剂以刺激胶原形成。PRP 治疗缺乏很好的临床对照试验研究。但有一些初步的临床数据表明 PRP 治疗的有效性，还需要进行更多的临床对照研究。对 20 名亚洲患者进行的一项自身左右脸对照、随机、评估者盲法的研究发现，与生理盐水对照组相比，在 3 次 PRP 注射治疗后，下眼睑皱纹和肤色均有良好至中度改善[35a]。还有几个连续病例研究发现 PRP 治疗对于细纹，例如眼周的细纹及轻度的皱纹有改善效果[35b, 35c, 35d]。

并发症

软组织填充剂的应用之所以如此普及，部分是由于其并发症相对少见和轻微。常见的注射相关并发症包括红斑、肿胀、疼痛和瘀斑。这些通常在 1 周内消退，无需治疗。红斑和肿胀一般在注射后会立即出现。尽量减少皮肤穿刺的次数和冰敷可减少疼痛、红斑和肿胀[36]。为减少瘀斑的风险，应指导患者在注射前至少 7～10 天禁止服用抑制血小板聚集的药物。注射后的 24 h 内应避免剧烈运动，以免引起患者血压升高。通过使用更细的针头、每点注射更少的产品、缓慢注射、使用钝针以及减少穿刺的数量，可以进一步减少瘀斑的发生概率。但瘀斑通常是不能完全避免的，可以用强脉冲光、脉冲染料激光和磷酸钛钾（KTP）激光治疗已经形成的瘀斑，因为它们都可针对渗出血液中的血红蛋白色基[37]。填充剂引起的浅表瘀斑通常在激光或强脉冲光治疗后 1 天内明显减轻。

软组织填充可能出现更严重的并发症，包括填充剂注射过浅引起的**结节、串珠样结构和丁达尔现象**，感染，过敏反应，迟发性结节形成和血管损伤（图 158.11A，表 158.8）。填充剂的不适当注射可能导致丘疹结节，往往可以触及且通常肉眼可见。HA 填充剂注射过浅可能会形成串珠样结构或蓝灰色的丘疹团块，其颜色可由丁达尔现象解释。可以用透明质酸酶治疗这些并发症（见上文，图 158.11B）。Vitrase® 和

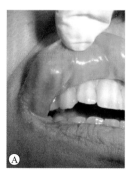

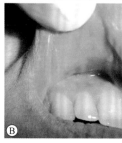

图 158.11 对透明质酸的异物反应。A. 注射后 6 周出现肉芽肿性炎症引起的结节。B. 病灶内注射透明质酸酶和曲安西龙后产生溶解（Courtesy, Mahmoud Abdallah, MD.）

表 158.8　软组织填充剂的并发症	
并发症	预防及处理方法
● 注射部位反应（红斑、肿胀、疼痛、瘀斑）	● 避免使用抗凝血剂和抗血小板药物，如阿司匹林 ● 使用细针头，以尽量减少瘀斑 ● 较细的针可以减轻疼痛和瘀斑 ● 冰敷可以消肿和止痛 ● 强脉冲光或血管激光可用于治疗瘀斑
● 结节、串珠样结构和丁达尔现象	● 避免注射过于表浅，非常平滑地注射 ● 按摩、透明质酸酶（如果是 HA 填充剂）或抽吸 / 切除治疗
● 持续性丘疹	● 某些产品更常见 ● 对于 Bellafill®，非常平滑地注射 ● 对于 Sculptra®，稀释体积更大 ● 对于硅油，使用微滴注射技术
● 感染	● 使用抗菌剂预清洁皮肤，例如氯己定 ● 如果发生感染，可考虑切开引流和（或）抗生素
● 单纯疱疹病毒激活	● 如果出现以下情况，请口服抗病毒药物治疗：①术后单纯疱疹复发史；②对口唇疱疹病史阳性的患者注射口周区域；③明确活动性发作的证据
● 超敏反应 *	● 避免对已知过敏的患者注射 ● 在使用 Bellafill® 时对牛胶原进行皮试 ● HA 填充剂后的过敏反应经常自发消退，可外用他克莫司软膏、病灶内注射皮质类固醇、病灶内注射透明质酸酶，以及（或）切开和引流来治疗
● 迟发性结节： 　● 炎症 / 免疫介导（过敏性） 　● 生物膜相关 　● 感染性 　● 异物肉芽肿	● 注射前用抗菌剂预先清洁皮肤，例如氯己定 ● 切开和引流，并进行培养和（或）活检进行组织病理学检查 ● 透明质酸酶（如果是 HA 填充剂）或手术切除 ● 口服广谱抗生素 2～6 周，例如克拉霉素、米诺环素 ● 对于非感染性病因，考虑口服或病灶内注射皮质类固醇、病灶内注射氟尿嘧啶、口服免疫抑制剂，或激光治疗
● 血管意外（坏死、失明）	● 应掌握面部血管解剖结构和填充剂的注射深度 ● 注射前回抽 ● 在高风险区域使用钝针或更细的针头 ● 缓慢地注射少量产品，保持很低的注射压力以防止栓子逆行 ● 如果发生注射区域苍白或患者出现明显疼痛，或者视力改变，应立即停止注射 ● 如果发生血管损伤，立即进行热敷、按摩和外用硝酸甘油贴；如果是 HA 填充剂，沿动脉及其分支注射透明质酸酶

* 真皮血管周及附属器周围单核细胞浸润，伴中性粒细胞、淋巴细胞、组织细胞和嗜酸性粒细胞浸润填充剂

Hylenex® 是 FDA 批准的两种透明质酸酶，可超适应证用于溶解上述不需要的先前注射的 HA。Hylenex® 是一种基因工程人类重组透明质酸酶，而 Vitrase® 是绵羊睾丸提取的透明质酸酶。眼科学文献中报道的透明质酸酶过敏的发生率约为 1/2000。虽然迄今为止在皮肤科学文献中还没有报道透明质酸酶过敏的病例，但可以考虑对需要使用透明质酸酶的患者进行皮试，以排除过敏反应。因为透明质酸酶与蜂蜜和小黄蜂存在交叉过敏反应，所以对蜜蜂叮咬有严重过敏反应的患者应在使用透明质酸酶治疗前进行皮试[38]。注射 PMMA 微球、聚 L- 乳酸和硅油后可出现持续性丘疹。表 158.8 概述了减少这种并发症的方法。

任何时候皮肤完整性被破坏，就可发生**感染**。为尽量减少感染风险，应在注射前用抗菌剂（如异丙醇或氯己定）清洁皮肤。感染患者可出现压痛性的红斑、有波动感的结节或脓肿。除了这些皮肤表现，可能还伴有全身症状，如发热。当怀疑感染时，应抽取结节或脓肿内脓液进行微生物培养（如果有内容物）和（或）对病变取活检进行组织病理学检查和组织培养。治疗干预包括切开、引流和经验性广谱抗生素（如克拉霉素）治疗，直到得到培养结果[39]。注射的创伤也可能引发单纯疱疹复发。如果患者有术后单纯疱疹复发史，或进行口周注射的患者有复发性口唇疱疹病史时，应考虑预防性抗病毒治疗（如泛昔洛韦、伐昔洛韦）[37]。

在引入 HA 填充剂之前，对填充剂的**过敏反应**比较常见。由于牛胶原的免疫特性，需在美容注射治疗之前进行皮试。也有少量对 HA 填充剂过敏的病例报告（图 158.12），这可能是由 HA 填充剂制造过程中残留的蛋白质或杂质，或是由低分子量 HA 片段引起的过敏反应[39]。对 HA 填充剂的过敏反应通常在数月后自发消退，可通过外用他克莫司软膏、病灶内注射皮质类固醇、病灶内注射透明质酸酶，以及（或）切开和引流来加速消退[36]。

迟发性结节产生的病因是不同的，如果没有组织病理学和（或）培养结果，很难准确诊断。其可能继发于过敏反应、生物膜形成、软组织感染或异物肉芽肿形成（见表 158.8）。虽然迟发性结节更常见于 PMMA 或硅油等永久填充剂，但也可能会出现在注射包括 HA 在内的暂时性填充剂之后。假设迟发性结节是继发于**免疫反应**，其可能由填充剂中的残留蛋白质触发，或者在 HA 填充剂是由低分子量 HA 片段所导致[39]。这也是为什么新型 HA 填充剂（如 Juvéderm Voluma® XC）会发生迟发性结节，与其是高分子量和低分子量 HA 的混合物有关[16]。

生物膜也可能导致迟发性结节。当注射填充剂时，其可能会被细菌包裹并形成生物膜。这些细菌会分泌一种保护性和黏性基质，使其能够黏附在填充剂表面，导致轻度、慢性感染，并对抗生素和免疫系统有抵抗力。由于标准培养技术不足以检测这种类型的感染，细菌培养通常是阴性的。生物膜形成导致的迟发性结节可表现为"无菌"炎性结节、脓疱或其他形式的软组织感染，或异物肉芽肿[39]。为防止生物膜形成，在注射前用抗菌剂（例如氯己定）清洁皮肤非常重要。感染性迟发性结节可能与生物膜有关，但也可能是由不常见的生物，如非典型分枝杆菌感染引起。

所有合成填充剂都属于异物，因此可能引发宿主强烈的免疫反应，导致**异物肉芽肿**的形成。尽管很少见，但这种情况在组织学上已得到充分证明（见图 94.10）[40]。

对迟发性结节有几种治疗措施（见表 158.8），应以培养结果和（或）组织病理学发现为指导。应尽可能多地去除填充剂，包括病灶内注射透明质酸酶（如果使用 HA 填充剂）、切开引流以及切除。免疫介导的迟发性结节很难与继发于细菌生物膜的结节区别开来，特别是在没有诊断信息的情况下，因此，可以先进行试验性治疗，包括 2～6 周的口服抗生素（如克拉霉素）疗程。后者优于使用系统性皮质类固醇，其可能会导致生物膜或感染的扩散。值得注意的是，即使培养呈阴性，也可能需要延长抗生素的疗程[38]。迟发性结节的其他治疗方法包括外用、口服或病灶内注射皮质类固醇，口服免疫抑制剂，以及激光治疗（见表 158.8）[41]。

虽然大多数填充剂导致的不良事件是可逆的，但**血管**并发症可能是毁灭性的，而且往往是不可逆的。如果将填充剂直接注入脉管系统，可能会引发组织坏死，导致缺血或栓塞现象。高风险区域包括眉间和面颊内侧部位，因为在鼻唇沟以上，面动脉立即在这里分支产生内眦动脉。然后内眦动脉分支到侧鼻动脉和其他侧支血管，它们是连接颈内动脉和颈外动脉系统的重要血管[42]（见图 142.15）。

血管损伤的症状和体征包括疼痛、树枝状苍白和沿动脉及其分支分布的网状红斑（图 158.13）。随着时间的推移，还可能会发生坏死、焦痂、溃疡和瘢痕。当出现血管受损的最初迹象时，应立即进行治疗[36]。如果在注射时发生局部皮肤苍白，应立即停止注射。如果是 HA 填充剂，建议注射透明质酸酶。由于市面上透明质酸酶的配方不同，很难以建立透明质酸酶的标准化剂量。文献报道了不同的剂量，如沿动脉每 2 cm×2 cm 区域注射 10～30 U[43]，或在其受影响区

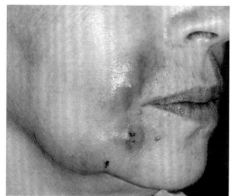

图 158.12　注射透明质酸（Restylane®）的脓疱和肉芽肿反应（Courtesy, Julie V Schaffer, MD.）

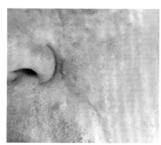

图 158.13　Juvéderm® Ultra XC 注入面颊后血管闭塞的演变。注意除疼痛外还观察到树枝状苍白、微暗和网状红斑

域内总共注射 1500 U 的透明质酸酶[44]。交联度越高的 HA 填充剂（如 Juvéderm®[17]）可能需要更大剂量的透明质酸酶。其他治疗包括热敷、用力按摩和外用硝酸甘油贴。其他干预措施包括口服阿司匹林、口服泼尼松、高压氧舱和低分子量肝素治疗。应为每位患者制定全面的评估和详细的治疗计划。通过频繁监测、即时和持续的护理来确保最佳结果并降低永久性并发症的发生风险[45]。

虽然非常罕见，但更严重的并发症可能继发于填充剂的栓塞，最常见的是脂肪[26]，进入眼部循环，导致失明和（或）眼肌麻痹，或进入大脑，导致脑血管意外。当有足够压力时，填充剂可以从外周血管逆行入动脉系统并进入眼动脉，可能会导致失明[46]。最常引起眼部并发症的填充部位包括鼻、眉间和鼻唇沟[47]。在这些位置，填充剂可经过颈内动脉系统的分支（例如滑车上动脉、鼻背动脉）到达眼动脉，再由眼动脉进一步进入视网膜动脉。在鼻唇沟位置，填充剂可通过颈外动脉和颈内动脉之间丰富的吻合支进入眼部循环（见第 142 章）。眼部栓塞的标志性特征是突然出现的剧烈眼痛和视力障碍。如果有任何眼部并发症的迹象，都应该将患者转眼科诊治。但是，针对栓塞导致失明的治疗往往是不成功的，预防显得至关重要[46]。为了恢复视力，可及早进行球后透明质酸酶注射[26]。

许多临床医生认为钝针可以降低血管损伤的风险，特别是在高危区域。在瞳孔中线的内侧区域尤其如此。钝针最适合在皮下平面注射，不适合皮内注射。

如果小心操作，软组织填充是一种非常有效和安全的方法。为确保最佳结果，同时尽量减少不良事件，医生必须熟练掌握面部解剖以及正确的注射技术。注射者还应了解并发症预防和处理策略，以尽量减少并发症并改善患者预后（见表 158.8）。

结论

大量可用的填充产品和即将出现的填充产品只是改善与衰老和创伤相关的容积缺失的一种方法。通过将注入不同深度、不同来源和不同持续时间的填充剂与其他医学美容手段相结合，可以获得最佳效果。软组织填充相关的科学理论在不断发展。掌握相关的新进展并不断完善先进的技术对患者最为有利。决定成功的关键不仅仅是注射了什么产品，还包括注射的方式。最后，无论选择何种治疗方法，都是临床判断、现实的期望值、细致的准备和完美的手术技巧相结合，从而达到最佳的治疗效果。

版权声明

Derek H. Jones 在第 158 章保留了原始照片的版权。

（韩 乐译 赖 维校 吴 艳审）

参考文献

1. Moers-Carpi M, Storck R, Howell D, et al. Physician and patient satisfaction after use of calcium hydroxylapatite for cheek augmentation. Dermatol Surg 2012;38:1217–22.

2. Ashinoff R. Overview: soft tissue augmentation. Clin Plast Surg 2000;27:479–87.

3. Moody BR, Sengelmann RD. Topical tacrolimus in the treatment of bovine collagen hypersensitivity. Dermatol Surg 2001;27:789–91.

4. Narins RS, Brandt FS, Lorenc ZP, et al. Twelve-month persistency of a novel ribose-cross-linked collagen dermal filler. Dermatol Surg 2008;34(Suppl. 1):S31–9.

5. Braun M, Braun S. Nodule formation following lip augmentation using porcine collagen-derived filler. J Drugs Dermatol 2008;7:579–81.

6. Bacigalupi R, Clark J, Lupo MP. An overview of injectable fillers with special consideration to the periorbital area. Cosmet Dermatol 2012;25:421–6.

7. Rohrich RJ, Nguyen AT, Kenkel JM. Lexicon for soft tissue implants. Dermatol Surg 2009;35(Suppl. 2):1605–11.

8. Rohrich RJ, Ghavami A, Crosby MA. The role of hyaluronic acid fillers (Restylane) in facial cosmetic surgery: review and technical considerations. Plast Reconstr Surg 2007;120(Suppl. 6):41S–54S.

9. Narins RS, Brandt F, Leyden J, et al. A randomized, double-blind, multicenter comparison of the efficacy and tolerability of Restylane versus Zyplast for the correction of nasolabial folds. Dermatol Surg 2003;29:588–95.

10. Baumann LS, Shamban AT, Lupo MP, et al. Comparison of smooth-gel hyaluronic acid dermal fillers with cross-linked bovine collagen: a multicenter,

double-masked, randomized, within-subject study. Dermatol Surg 2007;33(Suppl. 2):S128–35.

11. Narins RS, Coleman WP 3rd, Donofrio LM, et al. Improvement in nasolabial folds with a hyaluronic acid filler using a cohesive polydensified matrix technology: results from an 18-month open-label extension trial. Dermatol Surg 2010;36(Suppl. 3):1800–8.

12. Narins RS, Dayan SH, Brandt FS, Baldwin EK. Persistence and improvement of nasolabial fold correction with nonanimal-stabilized hyaluronic acid 100,000 gel particles/mL filler on two retreatment schedules: results up to 18 months on two retreatment schedules. Dermatol Surg 2008;34(Suppl. 1):S2–8, discussion S8.

13. Smith SR, Jones D, Thomas JA, et al. Duration of wrinkle correction following repeat treatment with Juvederm hyaluronic acid fillers. Arch Dermatol Res 2010;302:757–62.

14. Micheels P, Besse S, Flynn TC, et al. Superficial dermal injection of hyaluronic acid soft tissue fillers: comparative ultrasound study. Dermatol Surg 2012;38:1162–9.

15. Glogau R, Bank D, Brandt F, et al. A randomized, evaluator-blinded, controlled study of the effectiveness and safety of small gel particle hyaluronic acid for lip augmentation. Dermatol Surg 2012;38:1180–2.

16. Jones D, Murphy DK. Volumizing hyaluronic acid filler for midface volume deficit: 2-year results from a pivotal single-blind, placebo-controlled study. Dermatol Surg 2013;39:1602–12.

17. Jones D, Tezel A, Borell M. In-vitro resistance to degradation of HA by ovine testicular hyaluronidase. Dermatol Surg 2010;36:804–9.

18. Jones D. Volumizing the face with soft tissue fillers. Clin Plast Surg 2011;38:379–90.

19. Smith S, Busso M, McClaren M, Bass LS. A randomized, bilateral, prospective comparison of calcium hydroxylapatite microspheres versus human-based collagen for the correction of nasolabial folds. Dermatol Surg 2007;33(Suppl. 2):S112–21.

20. Carruthers A, Carruthers J. Evaluation of injectable calcium hydroxylapatite for the treatment of facial lipoatrophy associated with human immunodeficiency virus. Dermatol Surg 2008;34:1486–99.

20a. Goldman M, Moradi A, Katz B, et al. Safety and efficacy of calcium hydroxylapatite dermal filler for hand treatment. J Am Acad Dermatol 2015;72(5).AB20.

21. Busso M, Moers-Carpi M, Storck R, et al. Multicenter, randomized trial assessing the effectiveness and safety of calcium hydroxylapatite for hand rejuvenation. Dermatol Surg 2010;36:790–7.

22. Carruthers A, Liebeskind M, Carruthers J, Forster B. Radiographic and computed tomographic studies of calcium hydroxylapatite for treatment of HIV-associated facial lipoatrophy and correction of nasolabial folds. Dermatol Surg 2008;34(s1):S78–84.

23. Smith S, Munavalli G, Weiss R, et al. A multicenter, double-blind, placebo-controlled trial of autologous fibroblast therapy for the treatment of nasolabial fold wrinkles. Dermatol Surg 2012;37:1234–43.

24. Tzikas TL. Autologous fat grafting for midface rejuvenation. Facial Plast Surg Clin North Am 2006;14:229–40.

25. Glogau RG. Microlipoinjection. Autologous fat grafting. Arch Dermatol 1988;124:1340–3.

26. Beleznay K, Carruthers JDA, Humphrey S, Jones D. Avoiding and treating blindness from fillers: a review of the world literature. Dermatol Surg 2015;41: 1097–117.

27. Pinski KS, Roenigk HH Jr. Autologous fat transplantation. Long-term follow-up. J Dermatol Surg Oncol 1992;18:179–84.

28. Moscatello DK, Dougherty M, Narins RS, Lawrence N. Cryopreservation of human fat for soft tissue augmentation: viability requires use of cryoprotectant and controlled freezing and storage. Dermatol Surg 2005;31:1506–10.

29. Carpaneda CA, Ribeiro MT. Percentage of graft viability versus injected volume in adipose autotransplants. Aesthetic Plast Surg 1994;18:17–19.

30. Sadick NS, Hudgins LC. Fatty acid analysis of transplanted adipose tissue. Arch Dermatol 2001;137:723–7.

31. Drake L, Dinehart S, Farmer E, et al. Guidelines of care for soft tissue augmentation: fat transplantation. American Academy of Dermatology. J Am Acad Dermatol 1996;34:690–4.

32. Duffy DM. The silicone conundrum: a battle of anecdotes. Dermatol Surg 2002;28:590–4.

33. Jones D. Treatment of delayed reactions to dermal fillers. Dermatol Surg 2014;40:1180.

34. Jones DH, Carruthers A, Orentreich D, et al. Highly purified 1000-cSt silicone oil for treatment of human immunodeficiency virus-associated facial lipoatrophy: an open pilot trial. Dermatol Surg 2004;30:1279–86.

35. Cohen SR, Berner CF, Busso M, et al. Artefill: a long lasting injectable wrinkle filler material- summary of the US Food and Drug Administration trials and a progress report on 4- to 5- year outcomes. Plast and Reconstr Surg 2006;118:64S–76S.

35a. Kang BK, Shin MK, Lee JH, Kim NI. Effects of platelet-rich plasma on wrinkles and skin tone in Asian lower eyelid skin: preliminary results from a prospective randomised, split-face trial. Eur J Dermatol 2014;24:100–1.

35b. Redaelli A, Romano D, Marciano A. Face and neck revitalization with platelet-rich plasma (PRP): clinical outcome in a series of 23 consecutively treated patients. J Drugs Dermatol 2010;9:466–72.

35c. Scalafani AP. Platelet-rich fibrin matrix for improvement of deep nasolabial folds. J Cosmet Dermatol 2010;9:66–71.

35d. Elnehrawy NY, Ibrahim ZA, Eltoukhy AM, Nagy HM. Assessment of the efficacy and safety of single platelet-rich plasma injection on different types and grades of facial wrinkles. J Cosmet Dermatol 2017;16:103–11.

36. Alam M, Gladstone H, Kramer EM, et al. ASDS Guidelines of care: injectable fillers. Dermatol Surg 2008;34(Suppl. 1):S115–48.

37. Funt D, Pavicic T. Dermal fillers in aesthetics: an overview of adverse events and treatment approaches. Clin Cosmet Investig Dermatol 2013;6:295–316.

38. Keller EC, Kaminer MS. Use of hyaluronidase in patients with bee allergy. Dermatol Surg 2014;40:1145–7.

39. Glashofer MD, Flynn TC. Complications of temporary fillers. In: Carruthers J, Carruthers A, editors. Soft Tissue Augmentation. Toronto: Elsevier Saunders; 2013. p. 179–87.

40. Molina-Ruiz AM, Requena L. Foreign body granulomas. Dermatol Clin 2015;33:497–523.

41. Ledon JA, Savas JA, Yang S, et al. Inflammatory nodules following soft tissue filler use: a review of causative agents, pathology and treatment options. Am J Clin Dermatol 2013;14:401–11.

42. DeLorenzi C. Complications of injectable fillers, part 2: vascular complications. Aesthet Surg J 2014;34:584–600.

43. Dayan S, Arkins JP, Mathison CC. Management of impending necrosis associated with soft tissue filler injections. J Drugs Dermatol 2011; 10:1007–12.

44. DeLorenzi C. Complications of injectable fillers, part I. Aesthet Surg J 2013;3:561–75.

45. Beleznay K, Humphrey S, Carruthers J, Carruthers A. Vascular compromise from soft tissue augmentation: experience with 12 cases and recommendations for optimal outcomes. J Clin Aesthet Dermatol 2014;7:37–43.

46. Park SW, Woo SJ, Park KH, et al. Iatrogenic retinal artery occlusion caused by cosmetic facial filler injections. Am J Ophthalmol 2012;154:653–62.

47. Ozturk CN, Li Y, Tung R, et al. Complications following injection of soft-tissue fillers. Aesthet Surg J 2012;33:862–77.

第 159 章　肉毒毒素

Alastair Carruthers，Jean Carruthers，Ada Trindade de Almeida

同义名：■A 型 肉 毒 毒 素（Botulinum toxin type A），肉毒杆菌 A 型外毒素（botulinum A exotoxin），BoNT-A；onabotulinumtoxinA-BOTOX®/BOTOX Cosmetic®；abobotulinumtoxinA-Dysport®，Azzalure®；incobotulinumtoxin-Xeomin®/Bocouture® ■B 型肉毒毒素（Botulinum toxin type B），BoNT-B；rimabotulinumtoxinB-MYOBLOC®

要点

- 肉毒毒素（BoNT）通过阻止乙酰胆碱的释放使肌肉去神经化。
- BoNT 还能够抑制各种突触和神经元系统释放其他神经递质，如 P 物质、去甲肾上腺素、降钙素基因相关肽和谷氨酸。
- 注射 A 型肉毒毒素（BoNT-A）可减弱或放松肌肉张力，进而消除肌肉过度运动导致的皱纹，以及改变面部和颈部轮廓。
- 进行激光嫩肤或组织填充时辅助使用 BoNT-A 可增加疗效，尤其是在经常活动的口周和眼周。
- BoNT-A 的美容效果通常维持数月，持续注射可延长维持时间。
- 除了对肌肉组织的影响外，BoNT-A 还能有效抑制交感神经对汗腺的控制，可作为多汗症的有效替代疗法，其还可改善雷诺现象引起的疼痛、肿胀和变色。
- 并发症（如上睑下垂）主要是由肉毒毒素弥散到相邻非目标肌肉引起，可通过提高浓度、减少药量和仔细操作来避免。

引言

　　注射肉毒毒素通常通过消除面部和颈部的动态纹达到美容的效果。近些年来，BoNT 常常与软组织填充及其他修复方式联合使用，已经演变为一种更三维的面部年轻化方法。此外，由于对 BoNT 的作用机制有了更多理解，已经在更多治疗领域扩大了适应证。

肉毒毒素的特性

　　不同种的肉毒梭状芽孢杆菌产生 7 种不同血清型的肉毒毒素——A、B、C1、D、E、F 和 G[1]。所有血清型肉毒毒素都可通过阻止运动神经终板（图 159.1）突触前膜乙酰胆碱的释放而产生化学去神经作用，从而使骨骼肌萎缩，但其胞内作用机制和临床特性各不相同。

配方

　　A 型肉毒毒素（BoNT-A）是第一种被开发用于人类的血清型，全球范围内有 5 种不同配方（表 159.1）。美国食品药品管理局（FDA）已批准其中 3 种用于治疗眉间纹，并已指定药物名称以避免混淆，并减少剂量错误的可能性：onabotulinumtoxinA（onaA，BOTOX®/BOTOX Cosmetic®）、abobotulinumtoxinA（aboA；Dysport®，Azzalure®）和 incobotulinumtoxinA（incoA，Xeomin®/Bocouture®）。在北美以外，BoNT-A 配方包括 Prosigne® 和 Neuronox®。一种 B 型肉毒毒素［BoNT-B，rimabotulinumtoxinB（rimaB，MYOBLOC®/NeuroBloc®）］的配方也可在北美使用（见表 159.1）。BoNT 的所有制剂在纯化程序、效力和临床效果方面都有所不同，不可互换使用。

临床差异

　　关于 onaA 和 aboA 之间的临床差异，有令人信服的证据。一些研究表明，与 onaA 相比，aboA 更容易扩散和迁移[2-5]，尽管其他研究观察到两种配方的扩散区域相近[6-7]。Wortzman 和 Pickett 认为，aboA 的扩散范围更大，可能是由于不适当的高剂量导致了更小的蛋白质复合体[8]。另一个困惑点在于没有明确的推荐剂量指南，建议的剂量比为 1 : 2 ～ 1 : 4（onaA : aboA）[9]。1 : 2.5 的比例止汗效果更好[4]，而 1 : 3 的高剂量比例持续时间更长[5, 10]，且起效更快[10]。目前还没有就产品之间的剂量转换达成明确的共识，但目前的指南建议使用的剂量比为 1 : 2.5 或小于 1 : 3[4, 11]。

　　相比之下，临床研究显示，incoA（第一种不含复合蛋白的 BoNT 配方）在治疗眉间纹时，与 onaA 一样

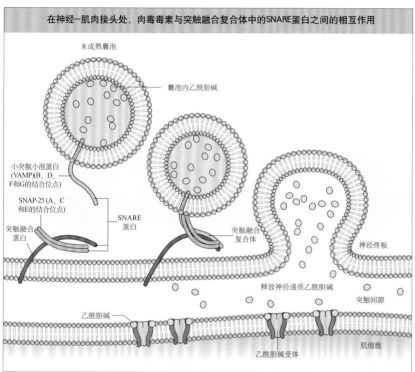

在神经-肌肉接头处，肉毒毒素与突触融合复合体中的SNARE蛋白之间的相互作用

未成熟囊泡

囊泡内乙酰胆碱

小突触小泡蛋白
(VAMP)(B、D、
F和G的结合位点)

SNAP-25(A、C
和E的结合位点)

突触融合
蛋白

SNARE
蛋白

突触融合
复合体

神经终板

释放神经递质乙酰胆碱

突触间隙

乙酰胆碱

肌细胞

乙酰胆碱受体

图 159.1 在神经-肌肉接头处，肉毒毒素与突触融合复合体中的 SNARE 蛋白之间的相互作用。肉毒毒素 A、C 和 E 催化 SNAP-25 蛋白的裂解，肉毒毒素 B、D、F 和 G 催化小突触小泡蛋白（或囊泡相关膜蛋白，VAMP）的裂解（Adapted from Rohrer TE，Beer K. Background to botulinum toxin. In：Carruthers A，Carruthers J（eds）. Botulinum Toxin. Philadelphia：Saunders，2005.）

表 159.1　目前可用的肉毒毒素制剂和临床用途。在撰写本文时，daxibotulinumtoxinA（RT002）正在进入眉间纹的 III 期试验

	onaA	aboA	incoA	rimaB	BoNT-A	BoNT-A
商品名®	BOTOX/BOTOX Cosmetic/Vistabel/ Vistabex	Dysport, Azzalure	Xeomin/ Bocouture	MYOBLOC/ NeuroBloc	Prosigne/Lantox/ Redux	Neuronox/ Meditoxin/ Botulift
制造商	Allergan，Inc.	Ipsen Biopharm Ltd/Medicis Pharmaceutical Corp. Galderma	Merz Pharmaceuticals	Solstice Neurosciences，LLC	Lanzhou Institute of Biological Products	Medytox Inc.
活性物质	BoNT-A ＋复合物 （900 kDa）	BoNT-A ＋复合物 （400 kDa）	BoNT-A 不含复合体蛋白质 （150 kDa）	BoNT-B ＋复合物 （700 kDa）	BoNT-A ＋复合物 （900 kDa）	BoNT-A ＋复合物 （940 kDa）
辅料（每瓶）	HSA 500 μg NaCl 0.9 mg	HSA 125 μg 乳酸 2.5 mg	HSA 1000 μg 蔗糖 4.7 mg	HSA 500 μg NaCl 0.1 mol/L 琥珀酸二钠 0.01 mol/L HCl（调节 pH） 注射用水	明胶 5 mg 葡聚糖 25 mg 蔗糖 25 mg	HSA 500 μg NaCl 0.9 mg
每瓶单位	50 或 100	300 或 500	100	2500、5000 或 10 000	50 或 100	100
适应证（FDA 批准的为粗体字）	**眉间纹*、腋窝多汗症**、慢性偏头痛、眼睑痉挛、颈肌张力障碍**	**眉间纹*、颈肌张力障碍、眼睑痉挛**	**眼睑痉挛、颈肌张力障碍**，某些国家可用作美容目的	**颈肌张力障碍**	眉间纹、腋窝多汗症、眼睑痉挛、颈肌张力障碍	眼睑痉挛

* 中重度眉间纹。
** 严重的原发性腋窝多汗症。
onaA，onabotulinumtoxinA；aboA，abobotulinumtoxinA；HSA，人血清白蛋白；incoA，incobotulinumtoxinA；rimaB，rimabotulinumtoxinB

安全有效，剂量相似，起效快，效果持续时间长达5个月或更长[12-14]。研究人员最初推测，复合蛋白会限制活性神经毒素在目标肌肉内的扩散[15]，但人类和动物研究表明情况并非如此[4, 16]。Kerscher等发现，注射incoA或onaA后无血管区域的大小没有差异[4]。

比较onaA和较新的BoNT-A配方的研究很少。一项针对20名志愿者的随机双盲研究显示，与onaA相比，使用Prosigne® BoNT-A在前额皮下和皮内进行注射时，无汗区域更大[17]。在一项纳入314名患者的双盲随机III期试验中，比较了rimaB与onaA治疗中度至重度眉间纹的效果和安全性[18]。结果发现两种配方同样有效，没有严重的副作用。值得注意的是，rimaB在2000年获FDA批准用于治疗颈部肌张力障碍，而治疗面部皱纹属于超适应证使用。

rimaB和onaA用于治疗面部的动态纹时，存在着关键区别：与onaA相比，rimaB起效更快，但作用持续时间更短，扩散更广，疼痛更明显且其他副作用更多[19]。然而，一项试验研究对比了7种剂量的rimB，发现所有这些剂量对治疗动态纹都是安全有效的，且疗效持续时间与剂量相关[20]。

外用BoNT-A

RT001（Revance Therapeutics, Inc.）是BoNT-A的第一个外用配方，其将纯化的150 kDa BoNT-A蛋白与新肽结合，使之可透皮吸收。作为RT0001的II期临床项目的一部分，5种递增的剂量得以研究[21]，同时Brandt[22]和Glogau[23]的初步报告显示，其治疗鱼尾纹效果显著（图159.2）。研究中观察到一些轻微且短暂的副作用，似乎不是剂量依赖性的，并且没有证据表明肉毒毒素会向邻近肌肉扩散、系统性扩散或有其他安全问题。外用BoNT-A可为解剖结构复杂或者注射疼痛明显的部位提供新的治疗机会，例如手掌多汗症。RT001的III期临床试验虽然没有达到预期的临床终点，但仍在研究当中。另一种外用BoNT-A制剂——ANT-1207凝胶已成功完成II期临床试验[23a]。

RT002（一种可注射形式的RT001）的初步研究显示出较好的应用前景，其持续时间更长，并且比onaA的扩散显著减少[24]。I / II期试验结果显示，在48例中重度眉间纹患者中，中位持续时间为7.3个月，副作用很小[25]。daxibotulinumtoxinA（RT002）已完成关键的II期临床试验[25a]，目前正在进行III期临床试验。

关于剂量的说明

关于BoNT的美容用途，大多数已公布的信息都是来自onaA，近年来也有来自aboA和incoA的数据。关于BoNT-A其他配方的数据很少。由于作者的大多数经验都与onaA的使用有关，因此以下讨论（包括剂量和技术的描述）专门针对该配方。但是，对于所有每瓶100 U的产品（incoA，Prosigne®和Neuronox®），可考虑1∶1的转化率，对于aboA，可考虑1∶2.5的转化率。

A型肉毒毒素在美容方面的应用

动态纹是由与皱纹垂直的肌肉反复收缩所致，使用BoNT-A减弱收缩或松弛这些肌肉可使皱纹变平滑，包括水平的额纹（由额肌收缩产生）、垂直的眉间纹（由皱眉肌收缩产生）、鼻梁的水平纹（由降眉间肌收缩产生）、鱼尾纹和睑下纹（由眼轮匝肌收缩产生），以及口周纹（由口轮匝肌收缩产生）。深沟、皱褶等由肌肉收缩导致的皱纹均对治疗有较好反应。30～50岁患者对BoNT-A的治疗反应最佳，因为他们的皱纹主要是由肌肉收缩产生的动态纹，而不是皮肤老化缺乏弹性所致的静态纹。

肉毒毒素美容治疗可进行肌内、皮下和皮内注射。对于鱼尾纹，建议皮内注射，可减少瘀斑的发生。注射前须进行常规准备。疼痛敏感的患者注射前应冰敷注射部位，也可在注射前15～30 min外用表面麻醉剂，以尽量减少不适。

BoNT-A注射的效果通常在一两天内出现，并且

图159.2 局部用BoNT-A治疗外眦皱纹（鱼尾纹）。治疗之前（A）和之后（B）

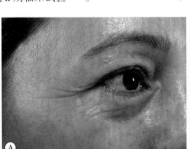
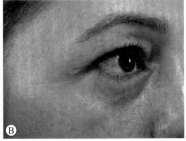

持续 3 ～ 4 个月，有的可持续 6 个月或更长时间。目前趋势是进行反复多次注射，可让美学改善持续更长时间。目前的研究表明，不同 BoNT-A 配方在效果持续时间方面没有显著差异[26]。

眉间纹

眉间纹是由皱眉肌、眼轮匝肌、降眉间肌和降眉肌收缩引起，前两者使眉毛内移，后两者使眉毛下降。因为皱眉肌和降眉间肌的作用只是控制面部表情，所以治疗的目标是使其肌力明显减弱。引起皱眉的肌肉在位置、大小和使用方面个体差异很大，所以治疗点和剂量要个体化。作者最近应用 5 点注射法治疗眉间纹，剂量因人而异（图 159.3，表 159.2）。此项操作可有效消除平静时或尽力皱眉时的眉间纹，持续时间平均 3 ～ 4 个月（图 159.4）。

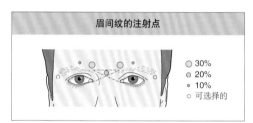

图 159.3　眉间纹的注射点。作者近期在治疗眉间纹时采取 5 点注射的方法，并根据不同患者而采用不同注射剂量。如果有出现眉毛下垂的风险，则瞳孔中线处的注射点可省略，有时也会在外眦上方或眉尾处增加一处注射点

鱼尾纹

眼轮匝肌外侧的肌纤维收缩产生由外眦向外辐射状的鱼尾纹。眼轮匝肌参与用力闭眼，所以治疗目的是减弱眼轮匝肌的收缩而非完全麻痹。眼轮匝肌有广泛的神经支配，多点注射才能广泛地抑制眼轮匝肌。尽管不同临床医师选用的剂量和注射点不同，但这里作者建议将 BoNT-A 均匀地分配到 2 ～ 4 个注射点（图 159.5，表 159.2）。治疗效果能维持 3 个月左右（图 159.6）。

抬头纹

额肌反复收缩引起水平皱纹。这块巨大且垂直走行的肌肉可使眉毛上抬，其起自帽状腱膜浅部，向下止于眉毛的皮肤。若为了去除动力性皱纹而将额肌完全麻痹，可导致不希望出现的眉毛下垂或“面具脸”。因此，作者的做法是在前额中部水平分布的多个点分别注射少量 BoNT-A（图 159.7，见表 159.2）。治疗目的是减轻皱纹，而不是完全消除。理想的结果是治疗后抬眉动作可完成但轻度受限（图 159.8）。作者在注射额肌的同时也对降眉肌进行注射，将在下一部分介绍具体的方法。治疗效果通常能维持 3 ～ 6 个月。

提眉塑形

伴随衰老通常会出现眉下垂，往往给人以愤怒、忧愁的感觉。眉毛的形状和高度取决于两组肌肉之间的平衡。额肌负责提眉，而降眉肌群负责将眉毛向下拉。在眉内侧产生降眉作用的肌肉分别是皱眉肌、降

表 159.2　BoNT-A 在上面部的应用——剂量和技术	
治疗区域	**注射部位和注意事项**
眉间纹	• 男性：起始剂量 60 U，可增至 100 U；女性：起始剂量 30 U，可增至 50 U • 7 ～ 10 U（女性）或 15 ～ 20 U（男性），刚好位于两侧内眦正上方的上骨性眶缘上方（图 159.3） • 5 ～ 10 U 注射入正中线的降眉间肌 • 对于水平眉型：正中线骨性眶缘上方 1 cm 注射 4 ～ 5 U* • 有时需要在外眦上方或眉尾处注射，以改善眉外侧位置
鱼尾纹	• 单侧 12 ～ 15 U，分布于 2 ～ 4 个点（图 159.5） • 患者不微笑时注射，以避免影响同侧颧肌（可导致上唇下垂） • 眼眶外缘外侧注射，太靠内侧注射可导致下眼睑下垂 • 浅表注射（尽可能表），以避免出现瘀斑 • 避免注射到浅表静脉
抬头纹	• 10 ～ 15 U，分布于多个位于前额中部、眉毛上方 2 ～ 3 cm 的水平分布的注射点（图 159.7） • 宽额头 5 个注射点†；窄额头 4 个注射点，剂量略低
眼轮匝肌肥大	• 瞳孔正中线睫状缘下方 3 mm，皮下注射 2 ～ 4 U（图 159.9） • 高剂量可导致干眼症

* 注射部位最容易引起上睑下垂。
† 前额中部颞融合线（颞筋膜与颅骨连接处稍突起的部位）之间的距离超过 12 cm

图 159.4　BoNT-A 注射治疗眉间纹的效果。患者平静时（A）和皱眉时（B）。注射 BoNT-A 2 周后，平静时（C）和尝试皱眉时（D）

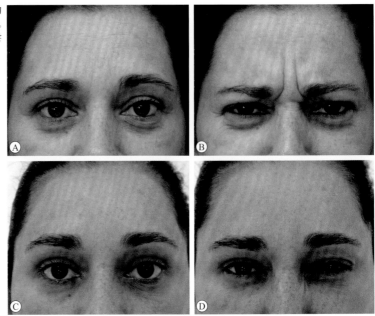

眉间肌和眼轮匝肌的内侧部分，在眉外侧产生降眉作用的是眼轮匝肌的外侧部分（在颞融合线外侧的部分）。以前我们认为提高眉毛主要靠减弱降眉肌肉的

收缩，之后的研究发现，针对皱眉纹注射 20～40 U BoNT-A（最外侧注射点位于瞳孔正中线）可显著抬高眉毛外侧，进而使眉毛整体得到提升，治疗后 12 周时达到最大疗效，而小剂量的 BoNT-A（10 U）会引起眉

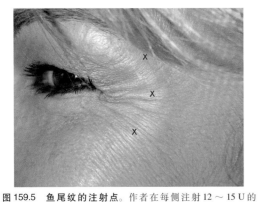

图 159.5　鱼尾纹的注射点。作者在每侧注射 12～15 U 的 onaA，分 2～4 点注射

图 159.6　BoNT-A 治疗鱼尾纹的效果。患者进行治疗前（A）和治疗后（B）

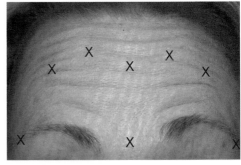

图 159.7　水平额纹的注射点。注射点应在眉毛上方，图中下方的标记 X 代表降眉肌群的注射点

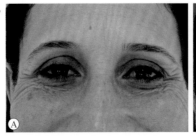

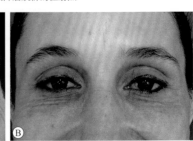

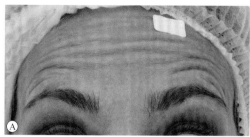
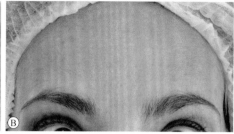

图 159.8　BoNT-A 治疗抬头纹的效果。患者治疗前（A）和治疗后（B）抬眉

毛轻度下降[27]。现在我们认为，女性在接受眉间纹注射后，由于少量 BoNT-A 弥散到下部额肌，可改善肌肉的静息张力，改变眉毛的位置。

眼轮匝肌肥大

眼轮匝肌睑部参与瞬目反射，微笑时眼轮匝肌睑部的收缩会使睑裂变小。睑板前的眼轮匝肌肥大能让下眼睑产生"果冻卷（jelly roll）"样外观，使人看上去像熬过夜一样。作者发现，向下睑板前轮匝肌注射 2 U（偶尔 4 U）onaA 能使眼裂在自然状态和微笑时均增大（图 159.10，见表 159.2）[28]。

中面部注射

鼻肌上部肌纤维收缩引起鼻根部出现扇形皱纹（"兔线"）（图 159.11）。注射 BoNT-A 可放松鼻肌上部肌纤维，显著改善这些皱纹。兔线常与眉间复合体一起注射治疗（表 159.3）。

有些人在公共场合反复出现令人难堪的鼻孔外翻，使鼻中隔暴露。鼻肌的收缩使鼻翼更加突出。小剂量的 BoNT-A 能有效减轻这些患者不自觉的鼻孔外翻，效果可持续 3～4 个月（表 159.3）。

鼻唇沟起自鼻翼外缘斜向外下方，止于嘴角外侧。

年轻人鼻唇沟很浅，有的老年人因为大笑或光损伤，鼻唇沟会变成持久性的深沟。通常的治疗方法是注射剂填充和激光治疗。虽然肌肉收缩参与鼻唇沟形成，但不建议将 BoNT-A 直接注射到鼻唇沟处，因为这可

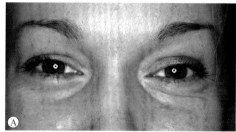
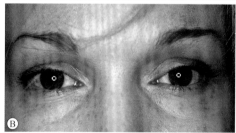

图 159.10　BoNT-A 治疗眼轮匝肌肥大的效果。下睑板前轮匝肌注射后，眼裂变大。注意患者的下眼睑在治疗前（A）和治疗后（B）的位置

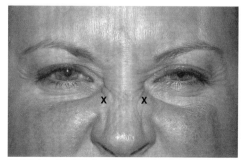

图 159.11　"兔线"的注射点。上鼻背部两侧各注射 2～4 U 的 BoNT-A

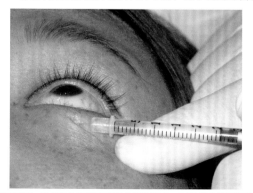

图 159.9　BoNT-A 眼轮匝肌肥大的注射点。下睑板前轮匝肌注射 2～4 U onaA

表 159.3　BoNT-A 在中面部的应用——剂量和技术	
治疗区域	**注射部位和注意事项**
皱鼻纹	• 2～4 U 注射于鼻背上部两侧，通常每侧只注射 1 点（图 159.11） • 注射到鼻面沟*上方，以避免唇部下垂（由于提上唇肌松弛） • 注射后轻柔按摩
反复的鼻孔外翻	• 5～10 U 注射入鼻翼外侧的鼻肌下部肌纤维 • 注入肌肉收缩最明显处
鼻唇沟	• 选择患者，例如那些天生上唇皮肤较短的患者 • 1 U 注入双侧鼻唇沟上方的提上唇肌群内
鼻尖下垂	• 2～3 U 注射入鼻小柱基底部降鼻中隔肌内
* 鼻部和面颊之间的沟	

表 159.4　BoNT-A 在下面部和颈部的应用——剂量和技术	
治疗区域	**注射部位和注意事项**
口周纹	• 4 U/ 唇（2 U/ 单个唇瓣），通常 1 U/ 唇线（图 159.12） • 在两侧唇弓（丘比特弓）旁边肌肉收缩明显的地方，靠近唇红缘处注射 • 避免注射唇角（可能导致嘴角下降和流涎），避免注射在中线部位（可能导致丘比特弓变平）
上齿龈显露	• 在两侧骨性鼻突起处对提上唇肌各注射 1～2 U • 年轻患者
口角下垂	• 双侧降口角肌各注射 2～3 U，靠近下颌骨（图 159.15） • 双侧颏肌近下颌骨处再注射 3 U • 让患者口角下垂有助于定位降口角肌 • 不推荐给歌手或音乐家注射
木偶纹	• 分别在嘴角外 1 cm 靠近下颌角处向每侧降口角肌注射 2～5 U BoNT-A（具体剂量随肌肉大小而定） • 注射点应靠外且偏低，位于降口角肌与下颌骨上缘连接处 • 靠内或偏高的注射点会使降下唇肌力量减弱，使得在做 "O" 形口型时下唇变平，注射位置过高还可能影响口轮匝肌的功能而导致闭口不全
下颏纹	• 双侧颏肌各注射 3～5 U
橘皮样下巴	• 5～10 U 注射入颏肌距离口轮匝肌最远处（即颏突处，图 159.18）
咬肌肥大	• 每盒咬肌注射 20～35 U
颈阔肌条索	• 将每根颈阔肌条索三等分，每个注射点间隔 1～1.5 cm，每点注射 5 U，每根总共 15 U（图 159.20A） • 单次治疗通常包括 2 根条索，共 30 U • 仅推荐给颈阔肌条索明显、颈部皮肤弹性良好和仅有少量颏下脂肪的患者

能导致笑容不对称、面颊松弛、中面部变平，以及皮肤上唇的垂直延长，效果令人失望。对于那些天生上唇皮肤较短的患者，非常小剂量的 BoNT-A 有助于改善鼻唇沟（见表 159.3），尤其是联合填充或激光治疗。因为持续时间长（约 6 个月），对患者的选择及对注射结果的充分认知尤为重要。

　　鼻尖下垂是很常见的衰老表现。位于鼻中隔浅层的降鼻中隔肌收缩导致鼻尖下垂。注射 BoNT-A 会使鼻尖轻微上抬（见表 159.3）。上唇较长的患者治疗时要小心，因为有发生上唇下垂的危险。

口周纹

　　随着年龄增大，口周会出现特征性改变：外侧唇退缩形成玫瑰花苞样嘴。鼻小柱与唇红缘距离增大；唇红部内卷，唇变薄，产生令人失望的老化表现。上唇上方的皮肤延长，出现密集的、垂直的口周纹。通常认为与抽烟有关，但还有其他原因，如遗传、光损伤和用唇演奏乐器。上唇放射状的口周纹可被口轮匝肌的"系荷包样（pursestring-like）"作用放大。对较浅和中等深度的口周纹进行胶原或透明质酸填充治疗可得到明显改善，但对很深的皱纹效果则不佳。

　　BoNT-A 注射口轮匝肌仅适合于很深的皱纹。小剂量注射使局部口轮匝肌轻度瘫痪，可显著减少放射性口周纹并改善唇的外观（表 159.4）。为了预防闭口不全，注射剂量要保守，应放弃深部注射而采用浅表注射（图 159.12）。即使采用保守剂量，也会使口轮匝肌的作用减弱而产生细微的功能改变，所以从事吹奏乐器、职业歌手和演说家不宜接受此项治疗。有些患者治疗后会出现唇的本体感觉障碍，但吃喝、唱歌不受影响。BoNT-A 治疗口周纹与激光、电外科嫩肤或透明质酸填充治疗联合应用时效果更好（图 159.13）。

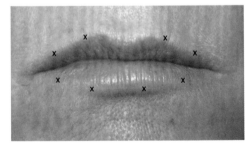

图 159.12　口周注射点。作者通常在每条唇线上注射 1 U 的 onaA

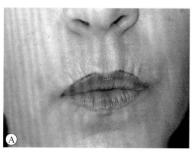

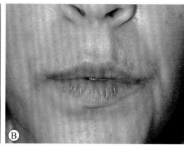

图 159.13　BoNT-A 治疗口周纹的效果。与软组织填充剂（如透明质酸）联合使用时效果特别好。BoNT-A 治疗之前（A）和之后（B）

面部不对称：功能性肌力失衡

BoNT-A 可用来治疗由面神经麻痹、张力失常、手术和外伤引起的面部不对称[29]。轻偏瘫时 BoNT-A 可用来减少健侧肌肉的活动性，肌肉痉挛时可应用 BoNT-A 来减少患侧肌肉的活动。

中面部不对称的产生有骨骼、软组织和神经肌肉等各方面的原因。BoNT-A 对于神经肌肉异常引起的中面部不对称非常有效。单侧面部痉挛的患者，肌肉慢性反复地强直性收缩会将面中线向高功能侧牵拉。向颧肌、笑肌和咬肌注射 BoNT-A 可使面中线位置恢复正常。低功能性面部不对称，如单侧第七脑神经功能障碍引起的 Bell 面瘫中所见，向健侧肌肉注射小剂量 BoNT-A 可缓解面瘫。向颧肌、笑肌和口轮匝肌注射 1～2 U onaA，向咬肌注射 5～10 U onaA 可恢复面部对称性（图 159.14）。

对于下颌运动不对称的患者，向高功能侧的翼状肌内面进行 10～15 U onaA 口腔内注射可放松下颌，缓解不适。单侧手术或外伤引起的笑肌和口轮匝肌损伤，由于健侧对应肌肉的牵拉，会使口角偏离中线。

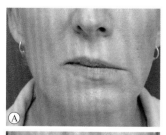

图 159.14　左侧 Bell 面瘫。注射 BoNT-A 之前（A）和之后（B），右侧面部不对称性改善。作者通常向颧肌、笑肌和口轮匝肌注射 1～2 U onaA，向咬肌注射 5～10 U onaA

向健侧的口角外方注射 BoNT-A 可放松笑肌，使面部静止时的口唇恢复居中的位置。同样，先天性或获得性降口角肌单侧无力患者无法降低单侧口角时，可通过向对侧肌肉注射 BoNT-A 达到美学平衡。

口角下垂

口角下垂会给人以不认可或不愉快的感觉。与颧大肌和颧小肌作用相反，降口角肌可引起口角下垂。BoNT-A 可通过削弱降口角肌而重建肌力平衡（图 159.15），使颧肌上拉口角并恢复其水平位置（图 159.16）。重复治疗可使效果延长。

口周注射时要格外小心，稍有不慎会导致并发症，如面颊松弛、闭合不全和笑容不对称。歌手、歌唱家或用口强度过大者不适于治疗。与联合其他口周治疗手段相比，BoNT-A 与激光嫩肤联合效果更佳。

木偶纹

木偶纹（"口水线"）是从口角向下方延伸至下颏外侧的皱纹，产生悲哀的表情并给人以衰老的感觉。因为降口角肌可加重木偶线，所以 BoNT-A 可作为填充治疗的有效辅助手段（表 159.4）。

填充治疗后的患者联合 BoNT-A 注射会产生最佳效果，BoNT-A 可预防填充剂出现扭曲和变形，提高和延长填充治疗的疗效。

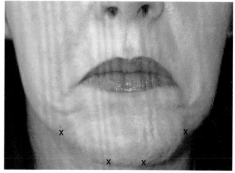

图 159.15　口角下垂的注射点

图 159.16 BoNT-A 治疗口角下垂的效果。BoNT-A 治疗之前（A）和之后（B）。作者通常将 2～3 U 的 onaA 注射到降口角肌后部，3 U 注射到双侧颏肌

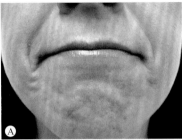
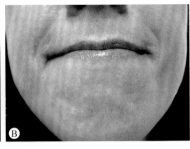

下颏纹

下颏和下唇之间的深沟称为下颏纹。可由颏肌收缩引起。此处与下颌骨联系紧密，不适于填充治疗，否则会出现明显的串珠样外观。BoNT-A 注射治疗下颏纹有时效果不佳，容易造成口轮匝肌无力，形成闭口不全。不过，仅针对颏肌注射 BoNT-A 而避免诱发口轮匝肌无力的并发症可使下颏纹变平滑（见表 159.4）。此处有外伤的患者更适合该治疗（图 159.17）。

橘皮样下巴

下颏的橘皮样外观是随年龄增大，皮下胶原和皮下脂肪减少所致，咀嚼和演讲时，颏肌、降下唇肌和口轮匝肌同时活动，会导致症状加重。合并单侧面神经轻瘫（Bell 面瘫）时，会导致不对称的橘皮样下巴。以往的治疗手段是填充和美容激光，依据患者对下颏美观的需求，可联合应用软组织填充治疗或单用 BoNT-A 治疗（图 159.18，见表 159.4）。注射后按摩有助于药物弥散。

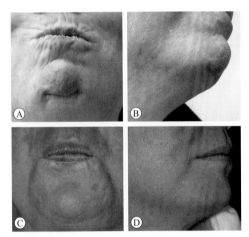

图 159.17 下颏纹。外伤性颏肌损伤的治疗。患者在治疗前做撅嘴动作（A 和 B）。使用 BoNT-A 化学去神经治疗 2 周后（C 和 D）

咬肌肥大

许多研究已经观察到，接受 BoNT-A 治疗咬肌肥大的亚洲[30]和白种人[31]患者咬肌厚度减少。肌肉体积的减少从 20% 到 50% 不等，持续 3～6 个月，具体取决于使用的剂量。可实现对下颌线的雕刻（图 159.19，见表 159.4）。当在白种人和东亚人人群中进行调查时，与后者相比，前者实现审美改善所需的剂量较小，患者磨牙症状可改善 6～7 个月[31]。

颈阔肌条索

浅表颈阔肌纤维分成垂直的、不连续的两部分时，

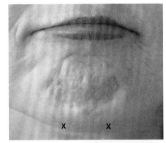

图 159.18 橘皮样下巴的注射点。作者在图中所示位置的颏肌注射 5～10 U 的 onaA

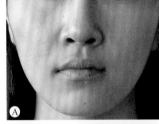

图 159.19 BoNT-A 治疗咬肌肥大的效果。BoNT-A 治疗之前（A）和之后（B）。作者将 20～35 U 的 onaA 注射到双侧咬肌

则形成颈阔肌条索，进行说话、锻炼和演奏乐曲等颈部活动时会更明显。颈阔肌条索随着颈部皮肤弹性丧失和颏下脂肪堆积等其他部位的老化而显现出来。可通过 BoNT-A 对颈阔肌浅表肌肉的去神经化使颈阔肌条索变软（图 159.20），轻度提升颈部。但对于下颌脂肪堆积和骨质吸收造成的颈部老化，BoNT-A 不仅不能减轻，反而会使颈阔肌条索更加明显。颈阔肌的去神经化只适于那些有明显颈阔肌条索、颈部皮肤弹性好并且仅有少量颏下脂肪堆积的患者。

颈部使用大剂量的 BoNT-A 需慎重。颈阔肌向外与喉肌、吞咽肌和颈屈肌相连，75 ～ 100 U 的 BoNT-A 可使颈屈肌无力，造成吞咽困难。作者报道过 1 例只使用 60 U 的 BoNT-A 即导致重度吞咽困难，吞咽恢复前需使用胃管进食的病例[32]。因此建议进行治疗时须谨慎，每次治疗颈部剂量不超过 30 ～ 40 U（见表 159.4）。

辅助应用

BoNT-A 可与其他美容手段联合应用，以提高和延长美容效果。在手术前使用 BoNT-A 可放松特定的肌肉，方便后续手术，为外科操作提供更大的空间，且有利于隐藏手术切口。BoNT-A 还可减小肌肉对伤口或手术切口施加的张力，促进愈合，减少瘢痕形成[33]。

激光、光疗和软组织填充联合 BoNT-A 治疗为面部衰老提供了一种协同治疗的方法。BoNT-A 与皮肤磨削术合用可使动态纹达到更佳、更持久的改善[34-35]。术后每 6 ～ 12 个月给予 BoNT-A 注射治疗能够延长嫩肤术的效果，现在许多医生已将 BoNT-A 纳入常规嫩肤治疗方案。同样，BoNT-A 与光子嫩肤术联合使用，与单独使用光子嫩肤术相比，整体美容效果更好，减少细纹和皱纹，改善肤色和质地，减少皮肤红斑[36]。BoNT-A 也常与填充治疗联合，可防止填充剂变形和移位，并延长填充治疗效果。于填充治疗前 1 周使用 BoNT-A 可减少皮肤重塑后新的动态纹形成，可使填充剂消除皱纹的作用更持久[33]。总体来说，BoNT-A

和填充剂联合使用比单独使用任何一种方法疗效更好，效果更持久。

A 型肉毒毒素在治疗方面的应用

多汗症

在 2001 年和 2004 年，加拿大和美国分别批准 BoNT-A 用于治疗腋窝多汗症，副作用极小，并且在临床试验中效果显著（A 级推荐）[38-39]。出汗减少可持续 6 ～ 24 个月[40]，注射可改善生活质量，减轻体臭长达 7 个月[41-42]。

有研究将 onaA 与 aboA 或 incoA 进行对比，结果显示安全性和有效性均相似[43-45]，aboA 起效更快，但没有显著差异[45]。rimaB 虽然有效，但注射部位的疼痛和全身不良事件（例如口干症、流感样症状）也更加多见[46]。

通常，每侧腋下注射 50 ～ 150 U，分 10 ～ 20 点注射。BoNT-A 可进行皮内注射或直接皮下注射。治疗间隔为 6 ～ 12 个月，但根据作者经验，再次治疗时多汗症状较治疗前明显减轻。另外，局部应用大剂量 BoNT-A（200 U）已被证明是安全的，是腋窝多汗症的有效治疗手段[47]。

BoNT-A 在手掌多汗症中的效果较差（B 级证据，可能有效），盲法、前瞻性试验数量有限[38-39]。患者在手掌面注射 BoNT-A 时需要麻醉，且注射剂量较大，因此，有些人只是将 BoNT-A 作为传统治疗方法失败后的替代治疗[48]。手掌部位的常规剂量范围为 50 ～ 200 U，分布在 50 ～ 100 个注射部位，包括手近端腕横纹、鱼际和小鱼际肌部分。虽然研究显示，注射后 3 ～ 4 个月，汗液产生明显减少（图 159.21），但多数患者会经历一定程度的手部肌肉无力，持续时间长达 2 周，尤其是拇指与示指的对指功能明显受影响[49]。

鉴于出汗和摩擦会加剧 Hailey-Hailey 病，将 BoNT-A 注射到病变部位可改善 Hailey-Hailey 病的临

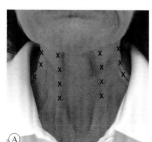
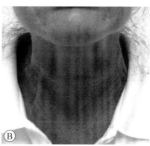

图 159.20　BoNT-A 治疗颈阔肌条索的效果。BoNT-A 治疗之前（A）和之后（B）。每根条索 3 个注射点，间隔 1 ～ 1.5 cm，每点注射 3 ～ 4 U 的 onaA

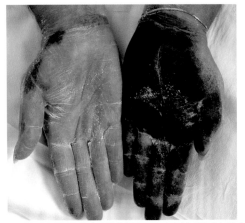

图 159.21 BoNT-A 治疗手掌多汗症。只有右侧手掌进行治疗，因为社交中主要使用右手。仍有小片残留的出汗区可在 2～4 周后进行随访治疗

床症状。一种方法是将总量 100 U 的 BoNT-A 均匀注射患处，剂量为 2 U/cm²。

雷诺现象

BoNT-A 可作为雷诺现象的替代治疗，有一定应用前景。雷诺现象由指动脉加重性、短暂性的血管挛缩引起，手部多发，由受冷或情绪压力引发（见第 43 章）。患者可能经历三个阶段的皮肤变色——白色（由血管收缩和区域血流中断引起）、蓝色（缺氧导致发绀）和红色（发生再灌注）。发作时，由于感觉神经缺血，可出现疼痛和感觉异常，雷诺现象可导致溃疡和坏疽的出现[30]。

BoNT-A 注射对诱发临床表现的神经和血管异常都有效，可明显减轻疼痛，改善皮肤颜色、手指活动度、血流量和氧饱和度，促进指端溃疡的愈合[51-55]。BoNT-A 通过两种机制起作用：在血管水平，由于阻断去甲肾上腺素和乙酰胆碱释放而促进血管舒张，同时在神经中，阻断引起疼痛和血管收缩的受体和神经递质（P 物质，降钙素基因相关肽和谷氨酸）[52]。

可在手掌区域、手腕和（或）手指中进行注射。目前尚未就剂量、稀释度或注射部位达成共识。最简单的技术是使用胰岛素注射器（BD Ultrafine Ⅱ，0.3 ml）将 5 U 的 onaA 注射到每个手指根部的中央和侧缘，每手共 50 U。可在几天到 1 周内出现变化，并且麻木和疼痛得到显著改善。副作用较小，且为暂时性的，例如局部血管挛缩引发的疼痛。

需要进行更多的对照试验对临床效果和最大剂量进行验证。

偏头痛

慢性偏头痛是一种常见且令人困扰的头痛综合征，治疗困难[56]。预防性使用 BoNT-A 治疗慢性偏头痛的总体疗效不尽一致，不过，更多、更近期的试验对这种治疗手段进行了肯定，可显著降低发作的严重程度和频率以及对工作生活的影响[57-58]。目前的研究表明，BoNT-A 可抑制疼痛神经末梢释放神经递质，进而能够镇痛[56]。2011 年，onaA 获得 FDA 批准用于治疗慢性偏头痛。治疗通常是在眉毛、太阳穴和枕骨区域注射 100 U 的 onaA，还要注射其他可能触发偏头痛的部位。

抑郁症

研究表明，BoNT-A 注射之后不能皱眉，可改善抑郁症的临床症状[59-61]，表明面部表情肌可能在情绪调节中发挥作用。10 例临床诊断抑郁症的女性患者接受 BoNT-A 治疗眉间纹或水平额纹，9 例患者的症状消失，1 例症状减轻。一项针对 30 名重度抑郁症患者的双盲、随机、安慰剂对照试验发现，在使用 BoNT-A 治疗眉间纹后，Hamilton 抑郁量表、Beck 抑郁量表和临床总体印象量表的得分平均下降了 47%，使用生理盐水对照组的患者得分减少 9%[60]。在接下来的随访中，疗效可维持长达 16 周。在第二项随机、安慰剂对照试验中，一半严重抑郁症患者接受 BoNT-A 注射皱眉肌和降眉间肌后，抑郁症状好转，Montgomery-Åsberg 抑郁量表的评分降低约 50%，安慰剂组中只有 15% 的患者抑郁症状好转[61]。

并发症

BoNT-A 偶然累及注射部位周围的非目标肌肉或腺体组织可引起以下并发症：上睑下垂（图 159.22）、下睑松弛、溢泪（流泪过多）、复视、眉毛下垂、闭眼无力、干眼、闭口不能、交谈困难和不能吹口哨。仔细操作、精确注射、高浓度低量注射可减少药物向周围肌肉和腺体组织的弥散，从而减少不良反应的产生[62]。总体来说，低浓度可促进药物弥散，故而浓度越高，注射越精确，药物显效的时间越长且副作用越小。须注意，离注射点 1～1.5 cm（直径 2～3 cm）的范围内都可能因为药物弥散而出现去神经化。

当外侧的额肌纤维未被注射而向上牵拉眉毛时，可出现古怪的"斗鸡眼"样外观（图 159.23）。眉毛下垂最多可持续 3 个月，而眼睑下垂要持续 2～12 周。发生上眼睑下垂时，治疗对策包括：①每日 3 次 0.5%

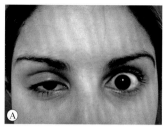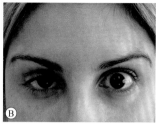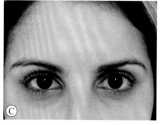

图 159.22　**上睑下垂**。肉毒毒素进入上睑提肌，导致眼睑下垂（A），3 周后部分恢复（B），5 周后完全恢复（C）。治疗方法见正文

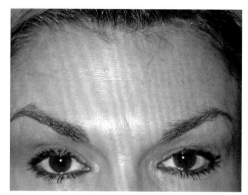

图 159.23　**"斗鸡眼"样眉毛**。当额肌外侧纤维没有被注射时，向上牵拉眉毛外侧导致的古怪面容

的安普乐定滴眼液（一种用于青光眼的 α_2 肾上腺素能受体激动剂），导致 Müller 肌收缩，使上眼睑上升 $1 \sim 2$ mm[63]；②口服溴吡斯的明（60 mg，每日 3 或 4 次），其为一种用于重症肌无力的抗胆碱酯酶药物，可抑制乙酰胆碱分解，其副作用包括唾液分泌过多、视力模糊、肌肉痉挛、呕吐和腹泻[63]；③将 $0.5 \sim 1$ U 的 BoNT-A 精确注射到上眼睑靠近睫毛线的最内侧和最外侧的皮下组织中，从而减少眼轮匝肌的收缩和对 Müller 肌和提上睑肌的拮抗作用[64]。

　　皮下瘀斑、复视、睑外翻、单侧睑无力、笑容不对称（药物弥散到颧大肌所致）等并发症都在 BoNT-A 眼周注射中报道过。面颊部注射可出现短暂的瘀斑、下垂、干眼、复视、面部不对称等并发症。

　　下面部的并发症主要是影响肌肉功能和面部表情，尤其好发于注射大量 BoNT-A 时。注射部位离嘴过近、注入下颏纹、注入口轮匝肌都会引起面颊松弛、闭口不全、笑容不对称，颈阔肌注入 BoNT-A 过量（大于 100 U）会导致吞咽困难和屈颈无力。

　　尽管最大的顾虑是产生中和抗体，导致以后注射 BoNT-A 没有效果，但是按照推荐剂量在神经科应用时，中和抗体的发生率很低（小于 1%）。值得注意的

是，目前批次的 BoNT-A 中的蛋白质含量明显低于之前的批次，并且已经显示出比原始产品更低的抗原性。尽管目前市售的许多 BoNT-A 可出现抗体[65]，但通常是在使用大剂量的治疗领域而非美容领域[66]。incoA 中由于缺乏复合蛋白，抗原性降低[67]，但似乎并未完全消除抗原性[68]。注射最低有效剂量，尽可能延长注射之间的间隔时间，可最大限度地降低免疫原性。

　　对 BoNT-A 的过敏反应很少见，但也有文献报道过。其他反应包括严重或不严重的药疹[69]以及肉芽肿形成[70]。在使用大剂量的治疗领域，有出现过敏反应和严重呼吸衰竭的病例报告[71-72]。

安全性

　　FDA 批准的 BoNT 的适应证中，目前没有永久性不良反应和系统性不良反应的发生。对 BoNT-A 用于美容目的的长期安全性回顾研究显示，在长达 9 年的 850 多次治疗中，没有发生严重不良事件（adverse events，AEs）[73]。对参加 Ⅲ 期临床试验的 768 名患者进行的中期分析发现，他们对于 17 个月内接受的 6 次 aboA 治疗耐受性良好[74]。一项针对鱼尾纹和眉间纹的 onaA 大规模综合 Ⅲ 期项目长达 12 个月，包括 3 项试验、684 名患者和多达 4 个治疗周期，未发现严重的治疗相关 AEs、毒素远距离弥散或出现中和抗体的情况[75]。副作用大多是轻微的，包括血肿、头痛和注射部位出血。同时治疗鱼尾纹区和眉间纹并未导致 AEs 发病率增加，并且副作用的发生率似乎随着重复治疗而下降。

　　然而，严重并发症的风险随着剂量的增加而增加。在向 FDA 提交的 1031 份 AE 报告的分析中，407 例发生在使用大剂量的治疗领域，包括 28 例死亡和其他严重的心血管并发症[69]。FDA 无法确定死亡与 BoNT-A 注射之间的因果关系，特别是 26 名死亡患者本身就患有潜在的心血管疾病，有较高的死亡风险。值得注意的是，在低剂量美容治疗领域中，没有出现死亡或心

血管并发症。类似地，另一项调查对向 FDA 提交的 658 例 AE 进行分析，其中包括 180 例呼吸困难、吞咽困难和（或）肺炎以及 16 例死亡，患者均有基础疾病，且接受了治疗领域常规治疗剂量的 BoNT-A[76]。因此，FDA 要求对所有 BoNT 产品进行安全标签更改，包括黑框警告及风险评估和缓解策略（risk evaluation and mitigation strategy，REMS），消费者指南中也要列出治疗的相关风险[77]。

展望

BoNT 的使用不断发展，新的应用加深了我们对其临床效果和作用机制的理解。有报道称 BoNT-A 注射后皮肤更紧致、更光滑，痤疮发生率更低[78]。目前的研究表明，BoNT-A 对成纤维细胞的生物学行为有影响，包括减少基质金属蛋白酶（matrix metalloproteinases，MMPs）的产生，减少 I 型胶原的降解，刺激 I 型原胶原的产生。通过体外实验对胶原蛋白的产生和降解进行研究，分别测量 I 型前胶原羧基末端肽（PIP）和 MMPs。当成纤维细胞在 BoNT 存在下生长时，PIP 水平显著增加，I 型原胶原表达上调，MMPs 减少[79]。体外试验研究了 BoNT 对光损伤皮肤的影响，通过反复的亚细胞毒性剂量 UVB 照射，诱导人皮肤成纤维细胞出现早衰迹象[80]。BoNT-A 显著降低了与光损伤和过早衰老相关的 MMP 和其他蛋白质的分泌，并增加了 I 型胶原前体的产生。

在第一次此类体内研究中，在有增生性瘢痕的兔耳模型中注射 BoNT-A，与对照组相比，BoNT-A 使得胶原束明显变细，排列更加有序[81]。BoNT-A 促进成纤维细胞凋亡，降低了转化生长因子 β1（TGF-β1）

的表达，后者与增生性瘢痕的形成和生长密切相关。重要的是，TGF-β1 导致胶原过度沉积，因而提出了如下假说：BoNT-A 通过减少 TGF-β1 的分泌来减少增生性瘢痕的形成。综上所述，这些发现可能对未来 BoNT-A 的应用有重要影响，可在老化皮肤和瘢痕的真皮组织中外用或皮内注射 BoNT-A。

皮内注射 BoNT-A 已成功用于治疗油性皮肤和毛孔粗大。20 名患者在 T 区（前额和鼻子）注射 BoNT-A 后，17 名患者皮肤出油情况得到改善[82]。25 名患者接受 BoNT-A 注射，前额 10 个注射点，每点注射 3～5 U 的 aboA，通过皮脂测试仪测量发现，患者的皮脂分泌量显著降低[83]。作者推测，BoNT-A 阻断毛囊皮脂腺单位中的乙酰胆碱受体，导致皮脂分泌率改变。

总结

BoNT-A 已经成为一种治疗面颈部动态纹的选择，使面容变得更年轻和赏心悦目。BoNT-A 单独应用或联合美容手术、软组织填充、剥脱或非剥脱性激光嫩肤，用于面部塑形、提升和美化皮肤，既是一门艺术，又是一门科学。肌内注射 BoNT-A 也是许多以肌肉过度活动为特征的疾病，如斜视、眼睑痉挛、面肌痉挛和颈肌张力障碍的首选治疗。此外，BoNT 能阻断乙酰胆碱释放和其他神经递质，从而抑制自主神经对腺体组织或平滑肌的支配，可应用于多汗症、偏头痛和雷诺现象的治疗。BoNT 易于使用、微创且耐受性好，安全性高，毋庸置疑，其适应证将会继续扩大。

（夏 悦译 赖 维校 吴 艳审）

参考文献

1. Jankovic J, Hallett M, editors. Therapy with Botulinum Toxin. New York: Marcel Dekker; 1994.
2. Trindade de Almeida AR, Marques E, de Almeida J, et al. Pilot study comparing the diffusion of two formulations of botulinum toxin type A in patients with forehead hyperhidrosis. Dermatol Surg 2007;33(1 Spec No.):S37–43.
3. Cliff SH, Judodihardjo H, Eltringham E. Different formulations of botulinum toxin type A have different migration characteristics: a double-blind, randomized study. J Cosmet Dermatol 2008;7:50–4.
4. Hexsel D, Brum C, do Prado DZ, et al. Field effect of two commercial preparations of botulinum toxin type A: a prospective, double-blind, randomized clinical trial. J Am Acad Dermatol 2012;67:226–32.
5. Kerscher M, Roll S, Becker A, Wigger-Alberti W. Comparison of the spread of three botulinum toxin type A preparations. Arch Dermatol Res 2012;304:155–61.
6. Hexsel D, Dal'Forno T, Hexsel C, et al. A randomized pilot study comparing the action halos of two commercial preparations of botulinum toxin type A.

Dermatol Surg 2008;34:52–9.
7. Wohlfarth K, Schwandt I, Wegner F, et al. Biological activity of two botulinum toxin type A complexes (Dysport and Botox) in volunteers: a double-blind, randomized, dose-ranging study. J Neurol 2008;255:1932–9.
8. Wortzman MD, Pickett A. The science and manufacturing behind botulinum neurotoxin type a-abo in clinical use. Aesthet Surg J 2009;29:S34–42.
9. Monheit G, Pickett A. Basic science: Abobotulinum toxin A. In: Carruthers A, Carruthers J, Dover JS, Alam M, editors. Procedures in Cosmetic Dermatology: Botulinum Toxin. 3rd ed. New York: Saunders Elsevier; 2013. p. 26–34.
10. Nettar KD, Yu KC, Bapna S, et al. An internally controlled, double-blind comparison of the efficacy of onabotulinumtoxinA and abobotulinumtoxinA. Arch Facial Plast Surg 2011;13:380–6.
11. Karsai S, Raulin C. Current evidence on the unit equivalence of different botulinumneurotoxinA formulations and recommendations for clinical practice

in dermatology. Dermatol Surg 2009;35:1–8.
12. Sattler G, Callander MJ, Grablowitz D, et al. Noninferiority of incobotulinumtoxinA, free from complexing proteins, compared with another botulinum toxin type A in the treatment of glabellar frown lines. Dermatol Surg 2010;36:2146–54.
13. Carruthers A, Carruthers J, Coleman WP 3rd, et al. Multicenter, randomized, phase III study of a single dose of incobotulinumtoxinA, free from complexing proteins, in the treatment of glabellar frown lines. Dermatol Surg 2013;39:551–8.
14. Prager W, Bee EK, Havermann I, Zschocke I. Onset, longevity, and patient satisfaction with incobotulinumtoxinA for the treatment of glabellar frown lines: a single-arm, prospective clinical study. Clin Interv Aging 2013;8:449–56.
15. Frevert J, Sattler G. Basic science: Xeomin. In: Carruthers A, Carruthers J, Dover JS, Alam M, editors. Procedures in Cosmetic Dermatology: Botulinum Toxin. 3rd ed. New York: Saunders Elsevier; 2013. p. 35–42.
16. Carli L, Montecucco C, Rossetto O. Assay of diffusion of different botulinum neurotoxin type A formulations

injected in the mouse leg. Muscle Nerve 2009;40:374–80.
17. Jiang HY, Chen S, Zhou J, et al. Diffusion of two botulinum toxins type A on the forehead: double-blinded, randomized, controlled study. Dermatol Surg 2014;40:184–92.
18. Won CH, Lee HM, Lee WS, et al. Efficacy and safety of a novel botulinum toxin type A product for the treatment of moderate to severe glabellar lines: a randomized, double-blind, active-controlled multicenter study. Dermatol Surg 2013;39:171–8.
19. Matarasso SL. Comparison of botulinum toxin types A and B: a bilateral and double-blind randomized evaluation in the treatment of canthal rhytides. Dermatol Surg 2003;29:7–13.
20. Carruthers A, Carruthers J, Flynn TC, Leong MS. Dose-finding, safety, and tolerability study of botulinum toxin type B for the treatment of hyperfunctional glabellar lines. Dermatol Surg 2007;33(1 Spec No.):S60–8.
21. Waugh JM, Glogau RG. Topical neurotoxin. In: Carruthers A, Carruthers J, Dover JS, Alam M, editors. Procedures in Cosmetic Dermatology: Botulinum Toxin. 3rd ed. New York: Saunders Elsevier; 2013. p. 67–71.
22. Brandt F, O'Connell C, Cazzaniga A, Waugh JM. Efficacy and safety evaluation of a novel botulinum toxin topical gel for the treatment of moderate to severe lateral canthal lines. Dermatol Surg 2010;36(Suppl. 4):2111–18.
23. Glogau R, Blitzer A, Brandt F, et al. Results of a randomized, double-blind, placebo-controlled study to evaluate the efficacy and safety of a botulinum toxin type A topical gel for the treatment of moderate-to-severe lateral canthal lines. J Drugs Dermatol 2012;11:38–45.
23a. <https://clinicaltrials.gov/ct2/show/NCT01358695>.
24. Stone HF, Zhu Z, Thach TQD, Ruegg CL. Characterization of diffusion and duration of action of a new botulinum toxin type A formulation. Toxicon 2011;58:159–67.
25. Garcia-Murray E, Velasco Villasenor ML, et al. Safety and efficacy of RT002, an injectable botulinum toxin type A, for treating glabellar lines: results of a phase 1/2, open-label, sequential dose-escalation study. Dermatol Surg 2015;41(Suppl. 1):S47–55.
25a. Carruthers J, Solish N, Humphrey S, et al. Injectable daxibotulinumtoxinA for the treatment of glabellar lines: A phase 2, randomized, dose-ranging, double-blind, multicenter comparison with onanbotulinumtoxinA and placebo. Dermatol Surg 2017;doi: 10.1097/DSS.0000000000001206.
26. Chan C-YS, Kent K, Rohrer TE. Comparison of botulinum toxins. In: Carruthers A, Carruthers J, Dover JS, Alam M, editors. Procedures in Cosmetic Dermatology: Botulinum Toxin. 3rd ed. New York: Saunders Elsevier; 2013. p. 59–66.
27. Carruthers A, Carruthers J. Eyebrow height after botulinum toxin type A to the glabella. Dermatol Surg 2007;33(1 Spec No.):S26–31.
28. Flynn TC, Carruthers JA, Carruthers JA. Botulinum-A toxin treatment of the lower eyelid improves infraorbital rhytides and widens the eye. Dermatol Surg 2001;27:703–8.
29. deMaio M. Facial asymmetries. In: deMaio M, Rzany B, editors. Botulinum Toxin in Aesthetic Medicine. Berlin: Springer-Verlag; 2007. p. 93–101.
30. Park MY, Ahn KY, Jung DS. Application of botulinum toxin A for treatment of facial contouring in the lower face. Dermatol Surg 2003;29:477–83.
31. Liew S, Dart A. Nonsurgical reshaping of the lower face. Aesthet Surg J 2008;28:251–7.
32. Carruthers J, Carruthers A. Practical cosmetic Botox techniques. J Cutan Med Surg 1999;3(Suppl. 4):S49–52.
33. Fagien S. Botox for the treatment of dynamic and hyperkinetic facial lines and furrows: adjunctive use in facial aesthetic surgery. Plast Reconstr Surg 2003;112:40S–52S.
34. Zimbler MS, Holds JB, Kokoska MS, et al. Effect of botulinum toxin pretreatment on laser resurfacing results: a prospective, randomized, blinded trial. Arch Facial Plast Surg 2001;3:165–9.
35. Kadunc BV, Trindade de Almeida AR, Vanti AA, DiChiacchio N. Botulinum toxin A adjunctive use in manual chemabrasion: controlled long term study for treatment of upper perioral vertical wrinkles. Dermatol Surg 2007;33:1066–72.
36. Khoury JG, Saluja R, Goldman MP. The effect of botulinum toxin type A on full-face intense pulsed light treatment: a randomized, double-blind, split-face study. Dermatol Surg 2008;34:1062–9.
37. Beer KR. Combined treatment for skin rejuvenation and soft-tissue augmentation of the aging face. J Drugs Dermatol 2011;10:125–32.
38. Naumann M, Dressler D, Hallett M, et al. Evidence-based review and assessment of botulinum neurotoxin for the treatment of secretory disorders. Toxicon 2013;67:141–52.
39. Lakraj AA, Moghimi N, Jabbari B. Hyperhidrosis: anatomy, pathophysiology and treatment with emphasis on the role of botulinum toxins. Toxins (Basel) 2013;5:821–40.
40. Moffat CE, Hayes WG, Nyamekye IK. Durability of botulinum toxin treatment for axillary hyperhidrosis. Eur J Vasc Endovasc Surg 2009;38:188–91.
41. Campanati A, Penna L, Guzzo T, et al. Quality-of-life assessment in patients with hyperhidrosis before and after treatment with botulinum toxin: results of an open-label study. Clin Ther 2003;25:298–308.
42. Heckmann M, Teichmann B, Pause BM, Plewig G. Amelioration of body odor after intracutaneous axillary injection of botulinum toxin A. Arch Dermatol 2003;139:57–9.
43. Talarico-Filho S, Mendonça DO, Nascimento M, et al. A double-blind, randomized, comparative study of two type A botulinum toxins in the treatment of primary axillary hyperhidrosis. Dermatol Surg 2007;33(1 Spec No.):S44–50.
44. Dressler D. Comparing Botox and Xeomin for axillary hyperhidrosis. J Neural Transm 2010;117:317–19.
45. El Kahky HM, Diab HM, Aly DG, Farag NM. Efficacy of onabotulinum toxin A (Botox) versus abobotulinum toxin A (Dysport) using a conversion factor (1:2.5) in treatment of primary palmar hyperhidrosis. Dermatol Res Pract 2013;686329.
46. Glaser DA, Mattox AR. Focal axillary hyperhidrosis. In: Carruthers A, Carruthers J, Dover JS, Alam M, editors. Procedures in Cosmetic Dermatology: Botulinum Toxin. 3rd ed. New York: Saunders Elsevier; 2013. p. 160–8.
47. Glogau RG. Topically applied botulinum toxin type A for the treatment of primary axillary hyperhidrosis: results of a randomized, blinded, vehicle-controlled study. Dermatol Surg 2007;33(1 Spec No.):S76–80.
48. Walling HW, Swick BL. Treatment options for hyperhidrosis. Am J Clin Dermatol 2011;12:285–95.
49. Mariwalla K, Solish N. Palmo-plantar hyperhidrosis. In: Carruthers A, Carruthers J, Dover JS, Alam M, editors. Procedures in Cosmetic Dermatology: Botulinum Toxin. 3rd ed. New York: Saunders Elsevier; 2013. p. 169–74.
50. Levien TL. Advances in the treatment of Raynaud's phenomenon. Vasc Health Risk Manag 2010;6:167–77.
51. Sycha T, Graninger M, Auff E, Schnider P. Botulinum toxin in the treatment of Raynaud's phenomenon: a pilot study. Eur J Clin Invest 2004;34:312–13.
52. Kossintseva I, Barankin B. Improvement in both Raynaud disease and hyperhidrosis in response to botulinum toxin type A treatment. J Cutan Med Surg 2008;12:189–93.
53. Fregene A, Ditmars D, Siddiqui A. Botulinum toxin type A: a treatment option for digital ischemia in patients with Raynaud's phenomenon. J Hand Surg Am 2009;34:446–52.
54. Neumeister MW. Botulinum toxin type A in the treatment of Raynaud's phenomenon. J Hand Surg Am 2010;35:2085–92.
55. Smith L, Polsky D, Franks AG Jr. Botulinum toxin-A for the treatment of Raynaud syndrome. Arch Dermatol 2012;148:426–8.
56. Ashkenazi A. Botulinum toxin type A for chronic migraine. Curr Neurol Neurosci Rep 2010;10:140–6.
57. Freitag FG. Importance of botulinum toxin for prevention of migraine. Expert Rev Neurother 2010;10:339–40.
58. Cady RK. OnabotulinumtoxinA (botulinum toxin type A) in the prevention of migraine. Expert Opin Biol Ther 2010;10:289–98.
59. Finzi E, Wasserman E. Treatment of depression with botulinum toxin A: a case series. Dermatol Surg 2006;32:645–50.
60. Wollmer MA, de Boer C, Kalak N, et al. Facing depression with botulinum toxin: a randomized controlled trial. J Psychiatr Res 2012;46:574–81.
61. Finzi E, Rosenthal NE. Treatment of depression with onabotulinumtoxinA: a randomized, double-blind, placebo controlled trial. J Psych Res 2014;52:1–6.
62. Klein AW. Complications, adverse reactions, and insights with the use of botulinum toxin. Dermatol Surg 2003;29:549–56.
63. Karami M, Taheri A, Mansoori P. Treatment of botulinum toxin-induced eyelid ptosis with anticholinesterases. Dermatol Surg 2007;33:1392–5.
64. Fagien S. Temporary management of upper lid ptosis, lid malposition, and eyelid fissure asymmetry with botulinum toxin type A. Plast Recons Surg 2004;114:1892–902.
65. Lee SK. Antibody-induced failure of botulinum toxin type A therapy in a patient with masseteric hypertrophy. Dermatol Surg 2007;33(1 Spec No.):S105–10.
66. Mejia NI, Vuong KD, Jankovic J. Long-term botulinum toxin efficacy, safety, and immunogenicity. Mov Disord 2005;20:592–7.
67. Hefter H, Hartmann C, Kahlen U, et al. Prospective analysis of neutralising antibody titres in secondary non-responders under continuous treatment with a botulinumtoxin type A preparation free of complexing proteins–a single cohort 4-year follow-up study. BMJ Open 2012;2:pii:e000646.
68. Dressler D. IncobotulinumtoxinA (Xeomin®) can produce antibody-induced therapy failure in a patient pretreated with abobotulinumtoxinA (Dysport®). J Neural Transm 2014;121:769–71.
69. Coté TR, Mohan AK, Polder JA, et al. Botulinum toxin type A injections: adverse events reported to the US Food and Drug Administration in therapeutic and cosmetic cases. J Am Acad Dermatol 2005;53:407–15.
70. Ahbib S, Lachapelle JM, Marot L. Sarcoidal granulomas following injections of botulinum toxin A (Botox) for corrections of wrinkles. Ann Dermatol Venereol 2006;133:43–5.
71. LeWitt PA, Trosch RM. Idiosyncratic adverse reactions to intramuscular botulinum toxin type A injection. Mov Disord 1997;12:1064–7.
72. Li M, Goldberger BA, Hopkins C. Fatal case of BOTOX-related anaphylaxis? J Forensic Sci 2005;50:169–72.
73. Carruthers J, Carruthers A. Complications of botulinum toxin type A. Facial Plast Surg Clin North Am 2007;15:51–4.
74. Monheit GD, Cohen JL. J Long-term safety of repeated administrations of a new formulation of botulinum toxin type A in the treatment of glabellar lines: interim analysis from an open-label extension study. J Am Acad Dermatol 2009;61:421–5.
75. Carruthers J, Rivkin A, Donofrio L, et al. A multicenter, randomized, double-blind, placebo-controlled study to evaluate the efficacy and safety of repeated onabotulinumtoxinA treatments in subjects with crow's feet lines and glabellar lines. Dermatol Surg 2015;41:702–11.
76. U.S. Food and Drug Administration. Early communication about an ongoing safety review Botox and Botox Cosmetic (botulinum toxin type A) and Myobloc (botulinum toxin type B). Plast Surg Nurs 2008;28:150–1.
77. Kuehn BM. FDA requires black box warnings on labeling for botulinum toxin products. JAMA 2009;301:2316.
78. Brin MF, Boodhoo TI, Pogoda JM, et al. Safety and tolerability of onabotulinumtoxinA in the treatment of facial lines: a meta-analysis of individual patient data from global clinical registration studies in 1678 participants. J Am Acad Dermatol 2009;61:961–70.
79. Oh SH, Lee Y, Seo YJ, et al. The potential effect of botulinum toxin type A on human dermal fibroblasts: an in vitro study. Dermatol Surg 2012;38:1689–94.
80. Permatasari F, Hu YY, Zhang JA, et al. Anti-photoaging potential of Botulinum Toxin Type A in UVB-induced premature senescence of human dermal fibroblasts in vitro through decreasing senescence-related proteins. J Photochem Photobiol B 2014;133:115–23.
81. Xiao Z, Qu G. Effects of botulinum toxin type a on collagen deposition in hypertrophic scars. Molecules 2012;17:2169–77.
82. Shah AR. Use of intradermal botulinum toxin to reduce sebum production and facial pore size. J Drugs Dermatol 2008;7:847–50.
83. Rose AE, Goldberg DJ. Safety and efficacy of intradermal injection of botulinum toxin for the treatment of oily skin. Dermatol Surg 2013;39:443–8.

W

warfarin necrosis 442
warty dyskeratoma 2115
wattles 1182
Wegener granulomatosis 475
Wells syndrome 494
Werner syndrome 1156
Wernicke's encephalopathy 883
West Nile virus, WNV 1594
Western blot 69
wheal 4, 337
white piedra 1475
widow spider, *Latrodectus* spp. 1691
Witkop tooth and nail syndrome 1163
Woolf syndrome 1216

Woringer-Kolopp disease 2370
worm 1643
Woronoff's ring 1230

X

X-linked dominant chondrodysplasia punctata, CDPX2） 1917
X-linked dominant chondrodysplasia punctate 1015
X-linked dominant protoporphyria, XLDPP 862
X-linked recessive ichthyosis 986
X-ray therapy 2667
xanthelasma 1813
xanthomas 1807

xeroderma pigmentosum, XP 1724, 2072

Y

yaws 1431
yellow nail syndrome 1342

Z

zebra-like hyperpigmentation in whorls and streaks 1250
zidovudine, AZT 1513
Zika virus 1595
Ziprkowski-Margolis syndrome 1216
ziv-afilbercept 1974
zosteriform lentiginous nevus 2193